Oftalmologia
Ciências Básicas

Oftalmologia
Ciências Básicas

3ª edição

Carla Putz

Mestra pela Universidade Federal de Ciências da Saúde de Porto Alegre
Instrutora do Setor de Óptica Oftálmica e Visão Subnormal do Curso de Especialização
  em Oftalmologia Professor Ivo Corrêa-Meyer
Diretora Clínica da Clínica Oftalmológica Boa Vista

© 2017 Elsevier Editora Ltda.

Todos os direitos reservados e protegidos pela Lei 9.610 de 19/02/1998.

Nenhuma parte deste livro, sem autorização prévia por escrito da editora, poderá ser reproduzida ou transmitida sejam quais forem os meios empregados: eletrônicos, mecânicos, fotográficos, gravação ou quaisquer outros.

ISBN: 978-85-352-8691-5

ISBN versão eletrônica: 978-85-352-8904-6

Capa
Mello e Mayer Design

Editoração Eletrônica
Thomson Digital

Elsevier Editora Ltda.
Conhecimento sem Fronteiras

Rua Sete de Setembro, n° 111 – 16° andar
20050-006 – Centro – Rio de Janeiro – RJ

Rua Quintana, n° 753 – 8° andar
04569-011 – Brooklin – São Paulo – SP

Serviço de Atendimento ao Cliente
0800 026 53 40

atendimento1@elsevier.com

Consulte nosso catálogo completo, os últimos lançamentos e os serviços exclusivos no site www.elsevier.com.br

---

NOTA

Como as novas pesquisas e a experiência ampliam o nosso conhecimento, pode haver necessidade de alteração dos métodos de pesquisa, das práticas profissionais ou do tratamento médico. Tanto médicos quanto pesquisadores devem sempre basear-se em sua própria experiência e conhecimento para avaliar e empregar quaisquer informações, métodos, substâncias ou experimentos descritos neste texto. Ao utilizar qualquer informação ou método, devem ser criteriosos com relação a sua própria segurança ou a segurança de outras pessoas, incluindo aquelas sobre as quais tenham responsabilidade profissional.
Com relação a qualquer fármaco ou produto farmacêutico especificado, aconselha-se o leitor a cercar-se da mais atual informação fornecida (i) a respeito dos procedimentos descritos, ou (ii) pelo fabricante de cada produto a ser administrado, de modo a certificar-se sobre a dose recomendada ou a fórmula, o método e a duração da administração, e as contraindicações. É responsabilidade do médico, com base em sua experiência pessoal e no conhecimento de seus pacientes, determinar as posologias e o melhor tratamento para cada paciente individualmente, e adotar todas as precauções de segurança apropriadas.
Para todos os efeitos legais, nem a Editora, nem autores, nem editores, nem tradutores, nem revisores ou colaboradores, assumem qualquer responsabilidade por qualquer efeito danoso e/ou malefício a pessoas ou propriedades envolvendo responsabilidade, negligência etc. de produtos, ou advindos de qualquer uso ou emprego de quaisquer métodos, produtos, instruções ou ideias contidos no material aqui publicado.

O Editor

CIP-BRASIL. CATALOGAÇÃO NA PUBLICAÇÃO
SINDICATO NACIONAL DOS EDITORES DE LIVROS, RJ

P994o
3.ed.

Putz, Carla
  Oftalmologia : ciências básicas / Carla Putz. -- 3. ed. -- Rio de Janeiro : Elsevier, 2017.
  542 p. : il. ; 27 cm.

  Inclui bibliografia e índice
  ISBN: 978-85-352-8691-5

  1. Oftalmologia. I. Título.

17-41695
CDD: 617.7
CDU: 617.7

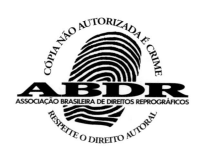

COLABORADORES

ALBERTO LUIZ GIL
Residência em Oftalmologia na Santa Casa de São Paulo
Especialização em Retina na Universidade Federal do Rio Grande do Sul (UFRGS)
Preceptor do Setor de Retina e Vítreo do Programa de Residência Médica em Oftalmologia do Hospital Banco
   de Olhos de Porto Alegre
Preceptor do Curso de Especialização em Retina e Vítreo
Fellowship do Hospital Banco de Olhos de Porto Alegre

AUDIES MARCELINO TROGGIAN
Chefe do Serviço de Anestesiologia do Curso de Especialização em Oftalmologia Professor Ivo Correa-Meyer

AURORA PEZZI D'ALMEIDA
Médica pela Universidade Federal de Ciências da Saúde de Porto Alegre (UFCSPA)
Especialista pelo Curso de Especialização em Oftalmologia, Professor Ivo Correa-Meyer
Membro da Tear Film & Ocular Surface Society (TFOS)

CAIO AUGUSTO SCOCCO
Residência em Oftalmologia no Hospital de Clínicas de Porto Alegre
Fellowship em Retina e Vítreo Clínico e Cirúrgico no Hospital de Olhos do Paraná
Coordenador do Curso de Cirurgia Oftalmológica Experimental do Hospital de Clínicas de Porto Alegre

CARINA GRAZIOTTIN COLOSSI
Responsável pelo Serviço de Córnea e Doenças Externas do Curso de Especialização em Oftalmologia Professor Ivo
   Correa-Meyer
Mestra pela Universidade Federal de São Paulo (Unifesp)

CHEN HUANG
Residência em Medicina Interna no St. Mary's Hospital, Rochester, Estados Unidos
Fellowship em Oncologia na Thomas Jefferson University Hospital, Estados Unidos

ELISABETE BARBOSA DOS SANTOS
Médica Ginecologista e Obstetra
Pós-graduada em Fertilidade

GABRIELA SOARES CORRÊA MEYER
Responsável pelo Setor de Glaucoma e Diretora Clínica do Instituto Professor Ivo Correa-Meyer

JACOBO MELAMED CATTAN
Professor aposentado de Oftalmologia da Faculdade de Medicina da UFRGS

JULIANA MORO
Aluna do Curso de Especialização em Oftalmologia Professor Ivo Correa-Meyer

LÚCIA PELLANDA ZIMMER
Mestra em Cardiologia do Instituto de Cardiologia
Vice-coordenadora do Curso de Pós-graduação em Cardiologia pela Fundação Universitária de Cardiologia (FUC)

LUIZ RICARDO DEL ARROYO TARRAGÔ CARVALHO
Coordenador Setor de Catarata e Transplante de Córnea do Hospital São Lucas da Pontifícia Universidade Católica do
   Rio Grande do Sul (HSL/PUCRS)
Mestre em Medicina/Cirurgia pelo Programa de Pós-gradução da Escola de Medicina (PPGMed) do HSL/PUCRS
Doutor em Medicina/Cirurgia pelo PPGMed HSL/PUCRS

MANUEL AUGUSTO PEREIRA VILELA
Professor Titular de Oftalmologia da Faculdade de Medicina da UFCSPA
Pós-doutorado pela Universidade Federal de Pelotas (UFPel)
Coordenador do Curso de Especialização
Responsável pelo Serviço de Retina e Vítreo do Instituto Professor Ivo Correa-Meyer
Pesquisador do Programa de Pós-graduacão do Instituto de Cardiologia da FUC

MARIA CLARA RESTREPO MÉNDEZ
Microbiologista
Mestra e Doutoranda em Epidemiologia do Centro de Pesquisas Epidemiológicas da UFPel

MARCELO KRIEGER MAESTRI
Professor de Oftalmologia da Faculdade de Medicina da UFRGS
Doutor em Medicina – Ciências Médicas pela UFRGS
Chefe do Setor de Oncologia Ocular do Serviço de Oftalmologia do Hospital de Clínicas de Porto Alegre

MÁRIO JUNQUEIRA NÓBREGA
Mestre e Doutor em Ciências Visuais pela Unifesp
Professor de Oftalmologia da Universidade da Região de Joinville
Oftalmologista do Hospital de Olhos Sadalla Amin Ghanem

NÉDIO CASTOLDI
Neuro-oftalmologia e Eletrofisiologia Visual na Clínica Lavinsky

PAULA BLASCO GROSS
Mestra pela UFRGS
Especialização em Glaucoma pela Unifesp

PAULO RENATO PETERSEN BEHAR
Professor Regente da Disciplina de Infectologia da UFCSPA
Mestre em Microbiologia Clínica da IPPMG-UFRJ – UFCSPA-FAPERGS
Doutor em Medicina (Pneumologia) pela UFRGS

PAULO RICARDO OLIVEIRA
Mestre em Ciências Básicas da Saúde com ênfase em Bioquímica
Professor Adjunto do módulo Oftalmologia/Otorrinolaringologia da Universidade Luterana do Brasil (ULBRA)
Preceptor do Serviço de Estrabismo do Curso de Especialização Ivo Correa-Meyer

RAFAELA CORREA-MEYER CAMPOS ALMEIDA
Médica do Curso de Especialização em Oftalmologia Professor Ivo Correa-Meyer

ROBERTO JORGE EICHENBERG
Professor aposentado da Faculdade de Medicina da UFRGS
Chefe do Serviço de Reumatologia da UFRGS

RODOLFO AUGUSTO RAMOS
Acadêmico de Medicina da Universidade de Caxias do Sul

SERGIO MANOEL RAMOS FILHO
Mestre em Saúde Pública pela Universidade de São Paulo (USP)
Oftalmologista-Diretor da Ramos & Associados Clínica de Olhos

TIANA GABRIELA BURMANN
Doutora em Oftalmologia
Especialista em Cirurgia Plástica Ocular
Membro da Sociedade Brasileira de Cirurgia Plástica Ocular

TICIANA GRANZOTTO
Médica Oftalmologista Especialista em Glaucoma
Preceptora do Setor de Glaucoma do Hospital Banco de Olhos de Porto Alegre

VICTOR CASTAGNO
Professor Adjunto de Oftalmologia da Faculdade de Medicina da UFPel
Doutor em Epidemiologia pela UFPel

DEDICATÓRIA

Este livro é dedicado à minha mãe, Lena, e ao meu tio, Arno, pelo incentivo e pelo apoio constantes. E também à memória de meu pai, Walter, e de minha tia, Gerda, que continuam sempre presentes no meu coração. Como já dizia Shakespeare, "o que importa não é o que você tem na vida, mas quem você tem na vida". Amo muito vocês.

AGRADECIMENTO

Gostaria de agradecer a todos os que me deram apoio e estímulo para a realização desta terceira edição, especialmente minha mãe, Lena, meu tio, Arno, minha irmã, Rosana, e minha secretária, Cristiane. Aos colaboradores deste livro, que generosamente dedicaram seu tempo, que já é escasso, e compartilharam seus conhecimentos, que são vastos; em especial ao dr. Manuel Augusto Pereira Vilela, cuja ajuda foi, como sempre, valiosa e essencial. À Editora, que acreditou e resolveu investir nesta ideia, e a todos que, de uma forma ou de outra, tornaram esta obra possível. Muito, muito obrigada a todos vocês.

PREFÁCIO DA TERCEIRA EDIÇÃO

A terceira edição do livro continua com os mesmos objetivos das duas anteriores (de 2001 e 2011), ou seja:

- Oferecer um estudo geral das ciências básicas (genética, imunologia, microbiologia e embriologia), de uma maneira sucinta e didática, correlacionando-as com a clínica oftalmológica.

- Apresentar as noções gerais sobre anatomia, citologia, histologia, bioquímica e fisiologia ocular, visando uma base para a melhor compreensão do funcionamento e das patologias oculares.

- Exibir, dentro da farmacologia e iatrogenia, conceitos importantes na tomada de decisões individuais na prática médica, e dentro da oftalmologia sanitária, naquelas de saúde coletivas.

- Mostrar aspectos de ética, epidemiologia e estatística que serão úteis não só para aqueles que pretendem fazer pesquisas em oftalmologia, mas também para os que querem aprender como ler e analisar de maneira crítica um artigo, o que é indispensável para qualquer profissional que queira se manter informado.

De uma edição para a outra, no entanto, podem ser observadas mudanças significativas na obra. Isso se deve basicamente ao grande volume de novos conhecimentos que surgiram, melhorando cada vez mais a nossa capacidade de diagnosticar e tratar as patologias existentes, e também à modificação de vários conceitos, que eram aceitos até então e que tiveram que ser revistos em face dos novos conhecimentos. Mas, como já diziam Heráclito: "Nada é permanente, salvo a mudança" e o Barão de Itararé: "Não é triste mudar de ideias, triste é não ter ideias para mudar".

Esta nova edição, portanto, reflete essas mudanças. A ciência está em evolução contínua, e cada vez o processo é mais rápido. Espero que estas descobertas sejam, para o leitor, tão prazerosas quanto foram para mim.

A Autora

APRESENTAÇÃO

Fui cúmplice do nascimento deste projeto. E tenho a impressão de que é por isso que a mim compete reapresentar o agora crescido filho da Carla Putz, conhecido e respeitado por muitos.

Saiu às feições da mãe, uma colega admirável, responsável, competente. Nos tempos em que vivemos, sentar e produzir um livro assim é coisa impensável. Tanto cuidado, expectativas, horas e horas dispendidas visando compartilhar, apoiar, construir. Intenções desta monta, desapegadas das finanças, parece ficção.

Amadurecido, o livro *Oftalmologia: Ciências Básicas* é um abusado. Não poupa nada, seus flancos estão solidamente constituídos por capacitados colaboradores, ensina-nos seus conteúdos com segurança, quase como se estivesse a falar.

Carla, teu filho está a partir de ti, este pouco muito teu está destinado a ficar rodeado de leitores que, com a certeza toda, serão devidamente recompensados.

Manuel A. P. Vilela
Professor Titular de Oftalmologia da Universidade
Federal de Ciências da Saúde de Porto Alegre

SUMÁRIO

Capítulo 1   **Citologia, 1**
Carla Putz, Chen Huang

Capítulo 2   **Microbiologia e Parasitologia, 43**
Carla Putz, Paulo Renato Petersen Behar,
Aurora Pezzi D'Almeida

Capítulo 3   **Genética, 107**
Carla Putz, Elisabete Barbosa dos Santos,
Chen Huang

Capítulo 4   **Imunologia, 157**
Carla Putz, Roberto Jorge Eichenberg,
Alberto Luis Gil

Capítulo 5   **Embriologia, 193**
Carla Putz, Elisabete Barbosa dos Santos

Capítulo 6   **Anatomia, citologia, histologia, fisiologia**
e bioquímica ocular, 225
Carla Putz, Victor Castagno, Tiana Gabriela
Burmann, Aurora Pezzi D'Almeida,
Juliana Moro, Carina Grazziotin Colossi,
Ticiana Granzotto, Gabriela Soares Corrêa Meyer,
Paula Blasco Gross, Caio Augusto Scocco,
Manuel Augusto Pereira Vilela, Rafaela
Corrêa-Meyer Campos Almeida, Jacobo Melamed
Cattan, Paulo Ricardo Oliveira, Nédio Castoldi

Capítulo 7   **Farmacologia, 415**
Carla Putz, Juliana Moro, Carina Grazziotin
Colossi, Paula Blasco Gross, Victor Castagno,

Luiz Ricardo Del Arroyo Tarragô Carvalho,
Manuel Augusto Pereira Vilela, Rafaela
Corrêa-Meyer Campos Almeida, Alberto Luiz Gil
Tiana Gabriela Burmann, Caio Augusto Scocco
Jacobo Melamed Cattanm, Audies Marcelino
Troggian, Mário Junqueira Nóbrega, Marcelo
Krieger Maestri

Capítulo 8   **Iatrogenia Ocular, 497**
Carina Graziottin Colossi

Capítulo 9   **Oftalmologia Sanitária e Prevenção**
da Cegueira, 507
Manuel Augusto Pereira Vilela, Rafaela
Correa-Meyer Campos Almeida

Capítulo 10   **Ética e Bioética, 513**
Sergio Manoel Ramos Filho, Rodolfo Augusto
Ramos

Capítulo 11   **Epidemiologia Clínica e Medicina**
Embasada em Evidências, 523
Lúcia Pellanda Zimmer, Maria Clara Restrepo
Méndez

Capítulo 12   **Bioestatística, 537**
Lúcia Pellanda Zimmer, Maria Clara Restrepo
Méndez

CAPÍTULO 1

Citologia

Carla Putz

Chen Huang

NOÇÕES GERAIS DE CÉLULA

A célula é a unidade básica da vida. Todos os organismos vivos são feitos de células; elas podem existir como unidades independentes, a exemplo das bactérias, ou formar organismos mais complexos, como no ser humano. São pequenas unidades, recobertas por uma membrana preenchida com uma solução aquosa concentrada de produtos químicos e com a habilidade extraordinária de fazer cópias de si mesma, crescendo e se dividindo em duas. O ser humano é formado por aproximadamente 30 trilhões de células.

As células do corpo humano são denominadas eucarióticas, pois o núcleo e algumas organelas celulares são recobertas por membranas; as células procarióticas, assim como as bactérias, não têm tal envoltório, e o material genético está solto dentro da célula, sendo chamado de nucleoide. Ao contrário das células procarióticas, que se dividem por reprodução binária simples, nas eucarióticas ocorre a mitose e a meiose.

A superfície externa de uma célula humana está coberta por uma estrutura muito fina denominada membrana plasmática. Sem ela, não poderia haver célula. É ela que define os limites da célula e aumenta a sua estabilidade estrutural, isola o conteúdo celular do meio extracelular, protegendo-o, e serve como uma barreira seletiva, regulando o fluxo de moléculas para dentro e para fora da célula. Quando uma célula cresce ou muda sua forma, a membrana a acompanha: há um aumento da área pela adição de novas porções de membrana sem perder a continuidade, e pode deformar sem se romper. Se houver uma perfuração, ela não vai colapsar, mas vai rapidamente selar o furo.

O interior de uma célula é composto de duas grandes regiões (Fig. 1-1):

1. Núcleo: estrutura normalmente esférica nas células poligonais e cuboides, elipsoide nas colunares pseudoestratificadas, em forma de fuso nas células musculares e achatada nas células epiteliais pavimentosas. Localizado próximo do centro celular, é o responsável pela reprodução celular e pela transmissão dos caracteres hereditários.

2. Citoplasma: região aquosa, localizada entre o núcleo e a membrana plasmática, que compreende metade do volume da célula e contém subestruturas membranosas, separadas, e de funções específicas denominadas organelas, íons, metabólitos e proteínas.

DIFERENCIAÇÃO CELULAR

Os diferentes tipos celulares presentes no corpo humano se originam a partir de uma única célula, formada pelo óvulo fecundado pelo espermatozoide. Essa célula sofre multiplicações sucessivas, formando células não diferenciadas, ou células-mães, que vão seguir um programa de diferenciação ou especialização, adquirindo as propriedades estruturais e funcionais características de cada tipo celular.

A diferenciação celular compreende os seguintes passos: determinação ou perda da totipotencialidade, que é a propriedade de se especializar em vários tipos de célula, síntese de proteínas específicas para o tipo celular a que pertence, perda total ou parcial da capacidade proliferativa, funcionamento celular específico e morte (apoptose).

As diferentes células de um organismo têm toda a informação genética, embora nem todos os genes estejam ativos em todos os tecidos. A regulação da expressão gênica pode ocorrer tanto em nível de transcrição quanto de tradução, e permite controlar quais genes vão se expressar e em que magnitude.

MEDICINA REGENERATIVA – CÉLULAS-TRONCO

De acordo com a capacidade da célula de originar novas células com diferentes potencialidades, podemos classificá-las como totipotentes, pluripotentes, multipotentes e

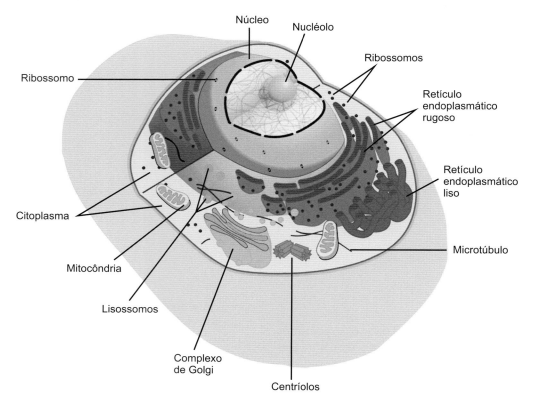

FIGURA 1-1 Célula e organelas celulares. *(Modificada de National Institutes of Health. National Human Genome Research Institute. "Talking Glossary of Genetic Terms.", em https://www.genome.gov/glossary/).*

unipotentes (Fig. 1-2). Os blastômeros do embrião até um estágio de oito células são totipotentes, com capacidade de formar um novo indivíduo através da proliferação, diferenciação e organização do tecido diferenciado. As células pluripotentes podem somente originar determinados tipos celulares, como é o caso das células embrionárias que podem somente formar derivados ecto, endo ou mesodérmicos. Já as células multipotentes podem dar lugar a mais de um, mas não a muitos, tipos celulares, como a medula que origina as séries sanguíneas vermelha, branca e trombocitogênica. Por fim, as células unipotentes originam somente um tipo celular, como, por exemplo as células da epiderme, que podem somente dar lugar aos queratócitos.

Células-tronco são as células com capacidade de autorreplicação, isto é, com capacidade de gerar uma cópia idêntica a si mesma e com potencial de diferenciar-se em outros tecidos.

As chamadas células-tronco são células progenitoras que são responsáveis pela reposição celular e regeneração dos tecidos. Elas podem ser encontradas tanto nos tecidos embrionários (células da massa interna do embrião de poucos dias, cuja obtenção requer a dissecção do blastocisto) quanto adultos (reservas de células-tronco dos diferentes órgãos e tecidos do organismo adulto, como a medula óssea). Elas variam em sua potencialidade, podendo ser totipotentes, pluripotentes, multipotentes ou unipotentes. Como exemplo de células-tronco unipotentes, podemos destacar as células do limbo corneoescleral, que podem gerar apenas um tipo específico de célula.

Múltiplas são as enfermidades da superfície ocular que não se dispõe de soluções eficazes devido a características especiais desta parte do segmento nateriordo olho. Síndromes como Stevens-Johnson ou penfigoide, traumatismos químicos, úlceras corneanas persistentes, insuficiência limbar corneana, entre outras, podem ocasionar defeitos estruturais e funcionais de resolução difícil e que poderiam se beneficiar do uso da membrana amniótica como fonte de células-tronco.

A investigação na medicina regenerativa visa conhecer a capacidade das células-tronco de proliferar, se diferenciar, e suprir células que foram destruídas por acidentes ou doenças. Busca também conhecer a capacidade destas células de conseguir os fatores necessários para uma nova gênese celular *in vivo*. Com a demanda insuficiente de órgãos para transplante, as células-tronco são uma promessa terapêutica no futuro. Dos conhecimentos adquiridos e ratificados nos últimos anos, são chaves para a abordagem da medicina regenerativa:

1. Os tecidos e órgãos do corpo humano têm a capacidade de reparar os danos e se regenerar por si mesmos. Durante o desenvolvimento do organismo são armazenadas reservas de células-tronco; se, por lesão ou mau funcionamento, for preciso substituir algumas células,

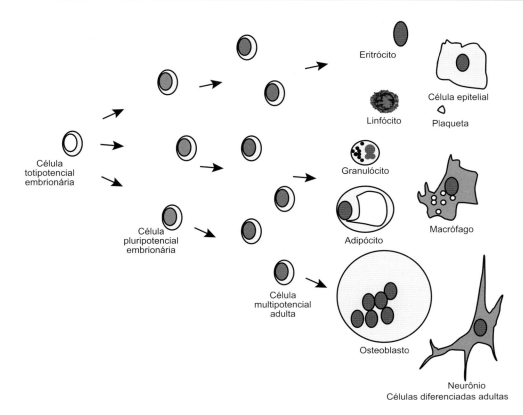

FIGURA 1-2 Potencialidade celular. *(Modificada da figura de Jucomo em https://commons.wikimedia.org/wiki/File:Potencia.jpg.)*

existem mecanismos precisos para induzir a maturação das células-tronco de reserva. Essas células são responsáveis pela manutenção dos tecidos (como a constante renovação da epiderme e do epitélio do tubo digestivo) e pela reparação tecidual. Os diferentes tipos de células-tronco do adulto são unipotentes.

2. A massa celular interna do embrião de aproximadamente 5 dias é totipotencial. Com essas células, pode-se produzir *in vitro* diversos tipos celulares que poderiam substituir a função de células danificadas por alguma doença.

As diferenças entre as células-tronco embrionárias e adultas fazem com que a escolha entre uma ou outra não seja fortuita. No caso das células do adulto, trata-se de induzir e potencializar, na medida do possível, a função que elas já têm, ou seja, a sua utilidade é bem mais restrita. Todo uso terapêutico das células embrionárias supõe conseguir tirá-las do seu contexto natural – um embrião em desenvolvimento – aumentar o seu número, maturá-las e transferi-las para o enfermo. No entanto, apesar do potencial maior dessas células, existem questões éticas sobre o seu uso. O uso terapêutico das células-tronco requer, como condição essencial, que na manipulação não se perca o controle natural de sua proliferação, maturação e morte.

As células-mães são células indiferenciadas com capacidade de proliferação prologada para dar células no mesmo estado de indiferenciação e potencialidade para formar outros tipos celulares. Entre os mecanismos naturais de regulação do equilíbrio entre os processos de crescimento, maturação e morte dessas células, destacam-se os seguintes:

a) Nível de expressão do gene Oct-4, que freia a diferenciação da célula, mantendo seu estado pluripotencial;

b) Nível da enzima telomerase, responsável pela regeneração do telômero, permitindo que ela continue se dividindo;

c) Controle da expressão de genes cujos produtos bloqueiam e desbloqueiam o estado de imaturidade da célula.

MEMBRANAS CELULARES

Membrana plasmática

Essa membrana celular, também chamada de membrana superficial celular ou plasmalema, é composta principalmente por uma dupla camada lipídica, quase que inteiramente fosfolipídios, colesterol, e, em menor quantidade, glicolipídios, (Fig. 1-3) que podem se difundir lateralmente, na qual as proteínas da membrana flutuam. Este é o modelo de membrana denominado mosaico fluido. A distribuição dos fosfolipídios e das proteínas na membrana é diferente em cada camada da membrana plasmática. A composição também varia entre as diferentes membranas da célula: por exemplo, a da membrana plasmática é diferente daquela da mitocôndria.

Os fosfolipídios são moléculas anfifílicas ou anfipáticas, ou seja, apresentam uma porção hidrofílica e uma hidrofóbica. As moléculas de fosfolipídios apresentam uma "cabeça" solúvel em água, isto é, ela é hidrofílica, composta por grupos fosfato, e duas "caudas", solúveis apenas em gorduras, composta por cadeias de ácidos graxos, repelindo a água, ou seja, são hidrofóbicas. Os cinco tipos de fosfolipídios mais importantes para a constituição da membrana plasmática são a fosfatidilcolina, a fosfatidilserina, a fosfatiletanolamina, a esfingomielina e o fosfatildilinositol.

As porções hidrófobas de ambas as moléculas são repelidas pela água, mas se atraem mutuamente entre si, e consequentemente apresentam a tendência natural de se alinharem com as porções hidrofóbicas no centro da membrana. Assim, as hidrofílicas se projetam para as duas superfícies.

Os movimentos dos fosfolipídios dentro da membrana é um mecanismo importante para ajudar a célula a restaurar danos de menor gravidade sofridos pela membrana. Embora o processo de flexão, rotação e difusão lateral dos lipídios da membrana dentro do mesmo plano da mesma monocamada possa ser rápido, a rotação espontânea dos lipídios de uma face da membrana para outra, ou seja, de uma monocamada para a outra, denominada difusão transversa ou *flip-flop*, é um processo muito lento, além de ocorrer bem mais raramente (Fig. 1-4) e ter um consumo energético alto.

O colesterol e os glicolipídios ajudam a manter a fluidez correta da membrana para seu melhor funcionamento, evitando que as moléculas de fosfolipídios se compactem demais em baixas temperaturas e que se dispersem demais em temperaturas mais altas. O colesterol e outros esteroides diminuem a fluidez da membrana, enquanto ácidos graxos insaturados e de cadeia curto a aumentam. Os glicolipídios, além de ajudarem a formar o glicocálice, que será visto a seguir, também estão envolvidos em interações entre células, sendo uma fonte de antígenos para os grupos sanguíneos e podendo agir como receptor para toxinas, como a da cólera e do tétano.

A dupla camada lipídica da membrana permite que substâncias lipossolúveis, como ácidos graxos, hormônios esteroides, anestésicos, o oxigênio, o gás carbônico e o álcool, possam penetrar através dessa membrana. No entanto, forma uma barreira seletiva para a difusão passiva, apresentando permeabilidade seletiva, ou seja, é quase inteiramente impermeável à maioria das substâncias hidrossolúveis, íons, glicose e ureia. As proteínas da membrana plasmática ajudam a resolver esse problema.

Há dois tipos de proteínas:
1. As proteínas integrais ou intrínsecas, que não podem ser destacadas sem romper a camada lipídica, e que podem penetrar na espessura da membrana celular, completa (proteína transmembrana) ou parcialmente, ou podem

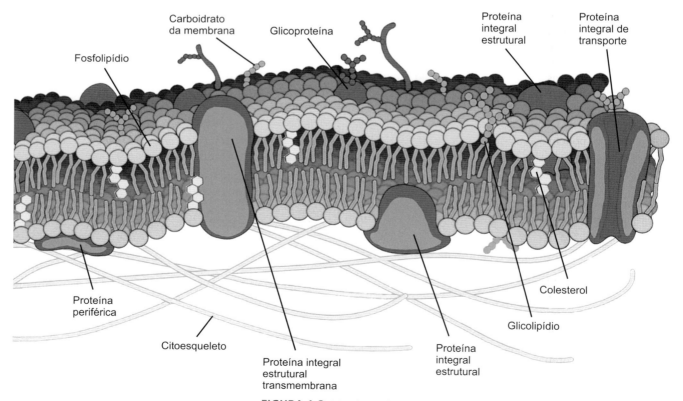

FIGURA 1-3 Membrana lipídica.

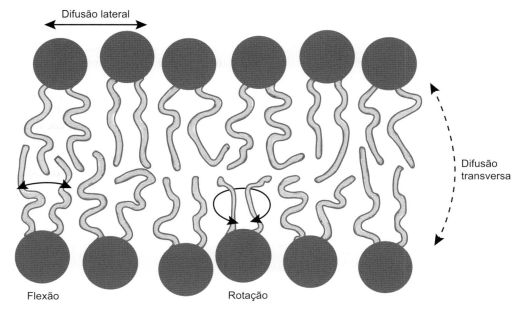

FIGURA 1-4 Difusão lateral, difusão transversa, flexão e rotação na membrana.

mesmo estar fora da membrana, estando ligadas a um componente lipídico dela.
2. E as periféricas ou extrínsecas, que estão ligadas apenas a outras proteínas, podendo ser facilmente destacadas delas.

As proteínas integrais podem ser estruturais ou de transporte. As proteínas estruturais, maciças, têm porções hidrossolúveis em ambas as extremidades e lipossolúveis no centro. As proteínas de transporte podem ter canais, por onde passam algumas substâncias, ou ser carreadoras, se mudarem a sua forma para realizar o transporte. As proteínas periféricas, quando estão na porção interna da membrana, podem funcionar quase que de maneira exclusiva como enzimas. Quando estão na externa, podem funcionar como sítio receptor para hormônios, como a insulina, e também como antígenos, os marcadores que identificam a célula como sendo do indivíduo.

Alguns vírus se aproveitam destes receptores e "enganam" a célula, que permite a entrada dos invasores. Os carboidratos da membrana ocorrem quase invariavelmente do lado externo da mesma e correspondem à porção "glico" das glicoproteínas. Exercem um papel importante como substâncias receptoras para a ligação com hormônios, como a insulina.

Na retina, a rodopsina é um exemplo de proteína periférica; ela recebe os fótons luminosos e se une a uma proteína transmembrana que converte este sinal em um impulso nervoso para conduzir ao interior da célula. Devido à natureza fluida da membrana, as proteínas podem rotar e se difundir lateralmente. As proteínas que flutuam na dupla camada lipídica são, em sua maioria, glicoproteínas.

As glicoproteínas, juntamente com os glicolipídios e proteoglicanos, se arranjam na camada externa lipídica com a porção glico para fora e formam uma camada difusa, filamentosa, de carboidratos sobre a membrana plasmática celular, chamada de glicocálice. Ele ajuda a proteger a superfície da célula do trauma mecânico. Ajuda os leucócitos a passarem por espaços estreitos e protege as células sanguíneas de se baterem entre si ou nas paredes dos vasos. Na córnea, o glicocálice, formado pelas células epiteliais da córnea e conjuntiva, transforma a superfície corneana de hidrofóbica em hidrofílica, auxiliando a lubrificação.

A composição do glicocálice varia de acordo com o tipo celular: esta é a porção da membrana que participa das reações imunes; muitos antígenos estão localizados na superfície, como o complexo de histocompatibilidade maior e os do grupo ABO. Ele é único para cada pessoa; serve para identificar as células do próprio organismo das outras. Contém também moléculas de adesão que permitem a aderência das células umas às outras ou à matriz extracelular.

Transporte pela membrana

Para que a célula possa sobreviver e crescer, os nutrientes devem poder passar pela membrana para entrar na célula, e os detritos devem poder sair. Para isso, a membrana apresenta canais e transportadores altamente seletivos – proteínas que permitem que pequenas moléculas e íons específicos entrem ou saiam da molécula. Outras proteínas nas membranas agem como sensores, ou receptores, permitindo que a célula receba informações sobre mudanças no seu meio ambiente, podendo, então, responder de maneira adequada. As substâncias, portanto, podem atravessar a membrana por várias maneiras:

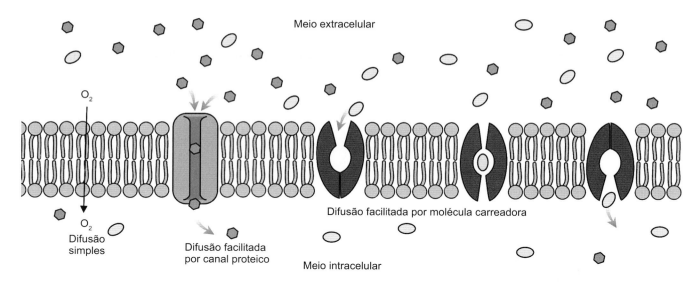

FIGURA 1-5 Difusão.

- Difusão. A difusão é a passagem espontânea de moléculas ou outras partículas de uma área de maior concentração para uma de menor concentração, até que o equilíbrio seja atingido (Fig. 1-5). Este é um tipo de transporte passivo, ou seja, não depende de energia, e pode ocorrer quando a partícula for lipossolúvel ou pequena, sem carga elétrica, ou quando for auxiliada por um carreador. Se a difusão for através da própria matriz da membrana, ou seja, sem que sua estrutura seja afetada, é chamada de difusão simples ou difusão passiva. Se for utilizada uma proteína como carreadora ou canal iônico, que sofre mudanças na sua configuração para impulsionar a passagem das moléculas, é denominada difusão facilitada. Neste caso, o transporte ainda é feito a favor do gradiente e sem gasto de energia, mas numa velocidade maior do que na difusão simples. Um exemplo são as moléculas de glicose, que geralmente precisam de uma proteína carreadora para entrar na célula. Como apenas uma substância atravessa a membrana, o transporte é chamado também de uniporta. A molécula de glicose se liga à proteína, e, quando o faz, altera a conformação desta última, propulsionando a molécula de glicose para dentro da célula. Outros transportadores são específicos para outras moléculas orgânicas, como aminoácidos.

- Osmose. É a difusão da água pela membrana, que se move de uma região hipotônica para uma hipertônica (Fig. 1-6) até que os dois lados apresentem a mesma concentração. É desta maneira que as células intestinais absorvem água dos alimentos – estas células primeiro absorveram sais, ficando mais hipertônicas, então a água entra nas células também.

- Transporte ativo, através da membrana, um mecanismo no qual sistemas enzimáticos e substâncias transportadoras especiais carregam outros elementos através da membrana contra um gradiente e com gasto de energia (ATP) (Fig. 1-7). Um exemplo é a bomba sódio-potássio das células nervosas e musculares, que é responsável por transportar três cátions de sódio para fora e dois cátions de potássio para dentro. Os íons sódio vão se ligar a sítios acessíveis da proteína no citoplasma. O ATP fosforila a proteína transportadora, o que altera a sua conformação e expõe os íons sódio para o exterior, facilitando a sua liberação. Dois íons potássio conseguem agora se unir aos locais de ligação potássica na superfície extracelular. A desfosforilação da proteína permite um retorno da conformação original, lançando os íons potássio para o interior da célula. O transporte ativo ajuda a célula a obter nutrientes que não poderiam entrar de outra maneira.

- Cotransporte é um tipo de transporte ativo que não utiliza diretamente a energia do ATP, mas usa o gradiente de concentração de um íon ou molécula, geralmente o sódio, para formar o gradiente de concentração de outra. O transporte pode ser do tipo simporta ou antiporta (Fig. 1-8). No transporte simporta as substâncias transportadas, em geral açúcares e aminoácidos, movem-se na mesma direção. As proteínas de membrana que bombeiam íons ou moléculas por esse meio são denominadas transportadoras secundárias ou cotransportadoras. Vejamos o caso da glicose, que precisa entrar nas células epiteliais intestinais contra o gradiente. O sódio liga-se ao carreador do lado de fora da célula, onde sua concentração é mais alta. A afinidade do carreador para a glicose aumenta, fazendo com que esta molécula também se una ao carreador. A molécula proteica altera a sua conformação, expondo o sódio e a

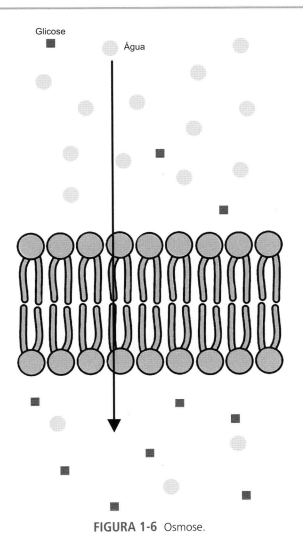

FIGURA 1-6 Osmose.

glicose para o meio intracelular. Devido à baixa concentração de sódio neste meio, o sódio é liberado, o que diminui a afinidade do carreador pela molécula de glicose, o que provoca a sua liberação também. Portanto, a energia derivada do gradiente iônico do sódio é que é utilizada para mover a molécula de glicose contra o seu gradiente. No transporte tipo antiporta, as substâncias transportadas, em geral íons, movem-se em direção contrária. As proteínas de membrana que bombeiam íons ou moléculas por este meio são chamadas de intercambiantes. Um exemplo é o cotransporte de cálcio associado à bomba de sódio; o gradiente eletroquímico do sódio é utilizado para bombear o cálcio para fora da célula, para que sua concentração citosólica continue baixa. Três íons sódio entram para cada íon cálcio que é retirado. A energia para esse transporte, portanto, é gerada pela bomba sódio-potássio.

- Filtração, que também requer energia, mas não diretamente do ATP, mas sim da pressão mecânica. Na filtração, a água e os materiais dissolvidos são forçados através da membrana de uma área de maior pressão para outra de menor pressão (Fig. 1-9). Um exemplo são os capilares, nos quais a pressão sanguínea é maior do que a do fluido tissular adjacente, forçando o plasma e materiais dissolvidos a atravessar as membranas capilares em direção ao tecido.

- Endocitose, que é também um mecanismo ativo, pois depende de energia (ATP), e pode ser mediado por um receptor específico para esta substância, como é o caso do colesterol. A membrana plasmática modifica-se para formar uma vesícula em torno da partícula, e esta vesícula então se destaca para o citoplasma. Os dois tipos de endocitose são:

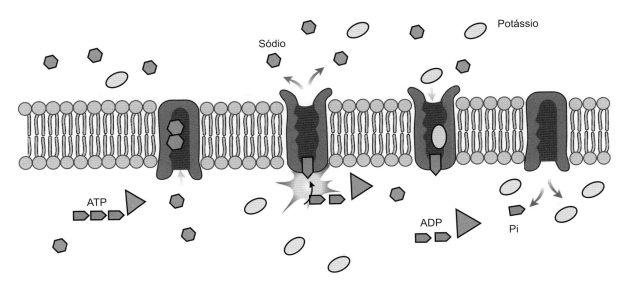

FIGURA 1-7 Bomba sódio-potássio, exemplo de transporte ativo.

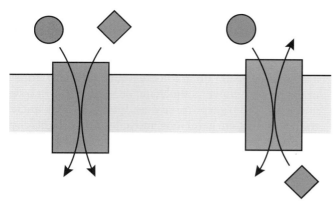

FIGURA 1-8 Cotransporte, do tipo simporta (*à esquerda*) e antiporta (*à direita*).

- Fagocitose, que é a ingestão de grandes partículas pela célula, como uma bactéria ou outra célula (Fig. 1-10, à esquerda).
- Pinocitose, que é a ingestão de líquido extracelular e de substâncias dissolvidas sob a forma de pequenas vesículas (Fig. 1-10, à direita).
- Exocitose, em que a membrana plasmática faz uma pequena invaginação em torno da substância a ser eliminada, formando uma vesícula que se destaca para o exterior.

CITOPLASMA – NOÇÕES GERAIS

O citoplasma é composto de metade citosol, que é a sua porção fluida, e metade organelas. A porção do citoplasma ou hialoplasma imediatamente abaixo da membrana celular contém frequentemente um grande número de microfilamentos compostos de proteínas fibrilares, que propiciam uma sustentação semissólida para a membrana celular (Fig. 1-3). Essa zona do citoplasma é denominada córtex, ou ectoplasma. O citoplasma entre o córtex e a membrana nuclear é líquido e denomina-se endoplasma.

O citoplasma contém água (70% a 90% do conteúdo do citosol), sais minerais (cálcio, fósforo, ferro, cobre, sódio, potássio, magnésio, sulfato, bicarbonato, cloreto, enxofre, cobalto, iodo), gases, moléculas orgânicas, pigmentos e muitas das enzimas requeridas para as reações celulares. Aí também estão várias estruturas subcelulares denominadas organelas.

As organelas estão para a célula assim como os órgãos estão para o corpo. Cada organela realiza uma tarefa específica requerida pela célula. As organelas trabalham juntas para produzir os materiais de que a célula precisa para sobreviver e contribuem para mantê-la saudável. Todas as partículas e organelas dispersas no citoplasma são hidrófilas, ou seja, atraídas pela água, devido às cargas elétricas iônicas negativas em suas superfícies. As partículas permanecem dispersas no citoplasma principalmente devido à repulsão mútua de cargas das diferentes partículas. Assim, o citoplasma é, na verdade, uma solução coloidal.

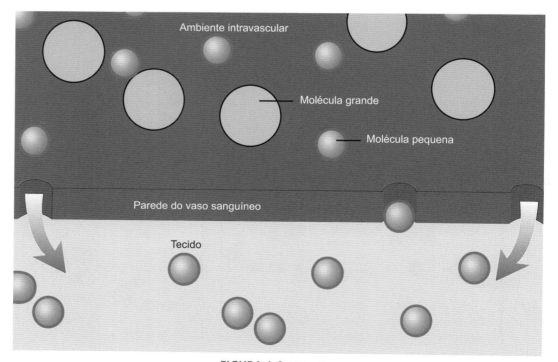

FIGURA 1-9 Filtração.

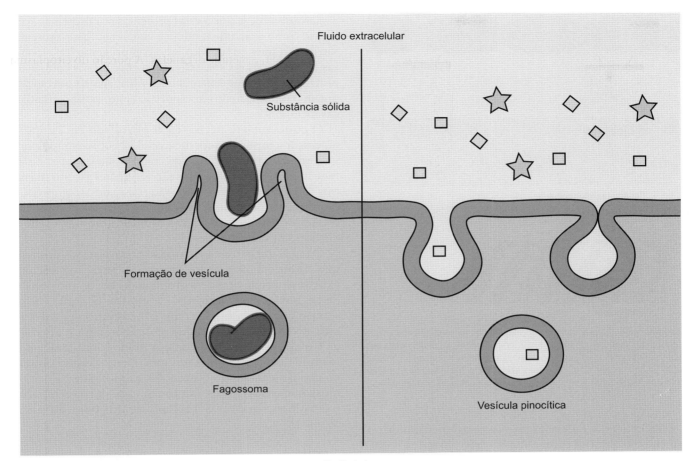

FIGURA 1-10 Endocitose: fagocitose (à *esquerda*) e pinocitose (à *direita*).

CITOPLASMA – CITOESQUELETO

Noções gerais

O citoesqueleto é uma estrutura dinâmica, composto por filamentos de proteína, que estabelece um arcabouço de sustentação para a célula, conferindo também resistência mecânica, e sendo responsável por mudanças na sua forma e no movimento. É importante também para o movimento das organelas intracelulares e outros componentes citoplasmáticos e para ancorar a célula às estruturas externas. Está distribuído no interior da célula, estando ancorado na membrana plasmática e atravessando o citoplasma. Os microfilamentos e os microtúbulos são vistos também radiando do núcleo em direção à membrana plasmática.

O citoesqueleto se baseia em três estruturas filamentosas básicas (Fig. 1-11):
- Os microfilamentos, em forma de bastonetes, de 7 a 8 nm de diâmetro, compostos de actina, são dinâmicos, flexíveis e contráteis. São importantes para induzir a contração em células musculares. Ajudam a regular o estado físico do citosol (ou seja, a porção líquida do citoplasma, sem as organelas) em estado gel, mais sólido, ou sol, quando estão mais estruturadas ou mais fragmentadas, respectivamente. Auxiliam no movimento celular e formam anéis contráteis na divisão celular. Acredita-se que estejam também no núcleo da maioria das células, sendo importante na estrutura da cromatina e do próprio núcleo.
- Os filamentos intermediários de 10 nm de diâmetro, fibrosos, robustos e duráveis, são feitos de proteínas diversas, incluindo queratina, laminina, vimentina e neurofilamentos. São elásticas e resistentes. Dão suporte ao citoplasma e dão força mecânica.
- Os microtúbulos, de 24 nm de diâmetro, são ocos, compostos por polímeros de tubulina, e parecem ser mais rígidos, dando suporte. São longos e retos. Estão envolvidos nos movimentos cromossômicos durante as divisões nucleares (mitose e meiose), na formação dos cílios e flagelos e no transporte intracelular.

Estas três estruturas providenciam um suporte estrutural, um citoesqueleto, dando à célula uma forma específica para aquele tecido. Para isto, pode ser composto por um ou mais destes três elementos filamentosos.

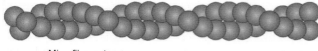
Microfilamentos

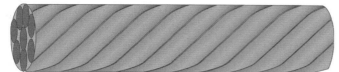
Filamentos intermediários

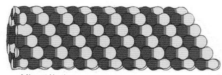
Microtúbulos

FIGURA 1-11 Microfilamentos, filamentos intermediários *(modificada dos originais de Zlir'a em https://commons.wikimedia.org/wiki/File:ActinaFilamento.png e https://commons.wikimedia.org/wiki/File:IF_id.svg) e microtúbulos (modificada do original de Alejandro Porto em https://commons.wikimedia.org/wiki/File:Microtubulos.jpg).*

Os filamentos do citoesqueleto estão distribuídos de maneira diferente no citoplasma. Os microfilamentos estão mais concentrados abaixo da membrana celular no córtex celular. Os filamentos intermediários estão distribuídos no citosol entre o envelope nuclear e a membrana plasmática.

O citoesqueleto se liga na matriz extracelular através de complexos juncionais especializados. As conexões são feitas por proteínas transmembrana especiais. No lado intracelular, o citoesqueleto, particularmente os microfilamentos e microtúbulos, se une a estas proteínas por proteínas acessórias, como α-actinina, talina e vinculina. Essas proteínas são importantes para controlar o comprimento das estruturas filamentosas e a sua associação com outros complexos proteicos, organelas e membranas. Além disso, também permitem modificação do citoesqueleto em respostas a mudanças metabólicas.

O citoesqueleto parece estar envolvido em manter e modificar a forma da superfície celular. Fornece um suporte para resistir tanto às forças de compressão quanto ao estiramento. Os microfilamentos são resistentes ao estiramento e os filamentos intermediários são resistentes à compressão. Os filamentos intermediários são a parte mais forte e mais estável do citoesqueleto. Eles também formam a lâmina nuclear, em volta do núcleo.

O citoesqueleto está envolvido nos processos celulares que produzem movimento, como na contração muscular, exocitose e endocitose (microfilamentos), no movimento de organelas no interior da célula (onde muitas vezes servem como "trilhos", como é o caso nas vesículas do retículo endoplasmático que se dirigem para o aparelho de Golgi) (principalmente microtúbulos, mas também os microfilamentos) e ainda nos movimentos especializados de divisão celular (microtúbulos para conduzir os cromossomos, filamentos intermediários para reconstruir o envoltório nuclear e microfilamentos para dividir as células).

Centríolo

Os centríolos são dois corpúsculos cilíndricos pequenos, em ângulo reto um com o outro, e compostos de nove conjuntos (*triplets*) de microtúbulos fusionados (Fig. 1-12, à esquerda). Estão geralmente localizados próximos ao núcleo quando a célula não está se dividindo, em uma estrutura denominada centrossomo ou centro

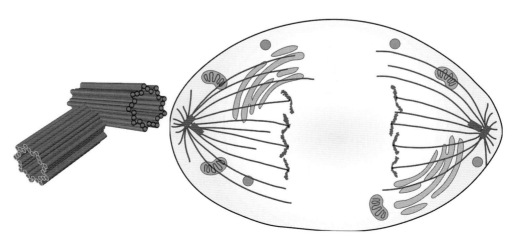

FIGURA 1-12 Centríolos em maior aumento à *esquerda (modificada de National Institutes of Health. National Human Genome Research Institute. "Talking Glossary of Genetic Terms.", em https://www.genome.gov/glossary/) e organizando os cromossomos à direita.*

de organização de microtúbulos, que é recoberta por um material granular. Este centrossomo regula o número, a localização e orientação citoplasmática dos microtúbulos. No início da divisão celular, eles se dividem e vão para a região polar da célula e participam da divisão nuclear e celular, onde funcionam como centro de atração dos cromossomos, organizando os microtúbulos (Fig. 1-12, à direita).

Cílio, flagelo e microvilo

Os cílios e flagelos são projeções móveis da membrana plasmática. São formados por nove feixes com dois microtúbulos cada um formando suas paredes, e dois microtúbulos centrais – esse conjunto é chamado de axonema (Fig. 1-13). Os membros de um par de microtúbulos estão conectados pela proteína dineína os pares estão conectados entre si por pontes proteicas chamadas nexinas, e aos microtúbulos centrais pelos raios radiais. São recobertos por uma membrana. No corpo basal, onde estão presos à célula, são formados por nove feixes de três microtúbulos, sem microtúbulos centrais nem membrana, como em um centríolo.

Os cílios são geralmente mais curtos do que os flagelos, estão em grande quantidade na superfície da célula, e tendem a fazer um movimento coordenado, em uníssono, "varrendo" os materiais sobre a superfície da célula; um exemplo são as células que pavimentam os tubos de falópio, que "empurram" o ovo em direção ao útero.

O único tipo de célula humana com flagelo é o espermatozoide, e sua função é a de dar motilidade. O movimento é realizado pelo deslizamento entre os pares de microtúbulos.

A membrana celular, assim como as membranas que circundam as organelas celulares internas, é muito flexível. Por isso, a membrana plasmática pode se invaginar frequentemente para o interior da célula, formando dobras, ou se estende para o exterior da superfície em projeções semelhantes a dedos. Os microvilos ou microvilosidades são pregas na superfície livre da membrana celular plasmática que aumentam bastante a superfície da membrana, sendo portanto parte das células dos órgãos absortivos, como o intestino. Os microvilos apresentam uma rede ampla de microfilamentos de actina para dar sustentação.

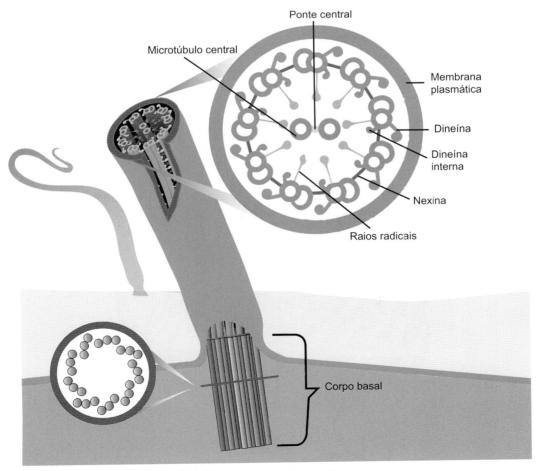

FIGURA 1-13 Cílio mostrando sua ultraestrutura.

CITOPLASMA – ORGANELAS CELULARES

Ribossomo

Os ribossomos, compostos de RNA (2/3) e proteínas (1/3), são os locais nos quais os aminoácidos são incorporados às proteínas, ou, em outras palavras, onde estas são sintetizadas. Apresentam duas subunidades, uma grande e outra pequena (como será visto mais adiante, na Figura 1-30). A subunidade grande apresenta 3 moléculas de RNA ribossômico e aproximadamente 50 proteínas enquanto a subunidade pequena contém apenas 1 molécula de RNA ribossômico e aproximadamente 30 proteínas.

Células com grande atividade de síntese proteica, como os hepatócitos, apresentam um número aumentado de ribossomos. A síntese proteica será mais detalhada a seguir.

Além de se apresentarem no retículo endoplasmático rugoso, os ribossomos também estão presentes na porção citoplasmática do envelope nuclear, que é contínuo com ele. Outras partículas ribossômicas, ribossomos livres, podem ocorrer no citoplasma em forma livre, isto é, não aderida a membranas. Podem se organizar em grupos, os polirribossomos, sobre o RNA mensageiro. As proteínas sintetizadas a partir dos ribossomos livres são liberadas para o citosol para o uso interno da própria célula.

Retículo endoplasmático

A organela celular citoplasmática mais extensa é o retículo endoplasmático, que consiste de duas membranas opostas separadas por um pequeno espaço, denominado lúmen, e que formam uma série de camadas relativamente achatadas, distribuídas através do citoplasma, formando um labirinto irregular, e que se intercomunicam entre si (Fig. 1-14). Em algumas áreas, o lúmen se expande para formar as cisternas. O retículo endoplasmático inicia no envelope nuclear e se estende para o citoplasma. Portanto, o espaço entre as duas membranas do envelope nuclear é contínuo com a luz do retículo endoplasmático.

Ele está sendo continuamente sendo formado e reformado e apresenta estrutura semelhante à membrana plasmática. É o local onde a maioria dos componentes da membrana celular, assim como os materiais destinados para exportação da célula, são feitos.

É possível distinguir dois tipos de retículo endoplasmático: rugoso (RER) e liso (REL) (Fig. 1-1). O retículo endoplasmático liso não apresenta partículas ribossômicas em sua superfície, tendo uma aparência mais fragmentada e menor probabilidade de ocorrer na forma de extensas camadas membranosas.

Está envolvido na síntese de lipídios, triglicerídios e esteroides, metabolismo dos carboidratos, na formação das membranas celulares e em numerosos outros processos

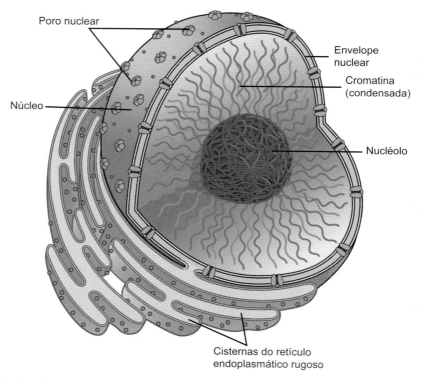

FIGURA 1-14 Retículo endoplasmático, contínuo com o espaço entre as membranas do envelope nuclear. *(Modificada de OpenStax College em https://commons.wikimedia.org/wiki/File:0318_Nucleus.jpg).*

enzimáticos da célula, como a metabolização de fármacos e o armazenamento e a liberação de cálcio nas células musculares. Algumas substâncias, como álcool e barbitúricos, aumentam a quantidade de retículo endoplasmático liso nas células, e isto contribui para o mecanismo de tolerância. E, como as enzimas de detoxicação podem ter uma ação não seletiva, o aumento da quantidade de retículo endoplasmático liso em resposta a um fármaco pode aumentar a tolerância a outros fármacos, e diminuir o efeito de alguns antibióticos, por exemplo. As células hepáticas, o epitélio pigmentar retiniano e as células da glândula de Meibômio têm grande quantidade de retículo endoplasmático liso.

O retículo endoplasmático rugoso apresenta ribossomos fixados na superfície de sua membrana, através de proteínas chamadas de riboforinas; os ribossomos estão envolvidos na produção de proteína. A proteína sintetizada é produzida para inserção nas membranas, ou podem ser armazenadas dentro de certas organelas, como os lisossomas, ou ainda ser liberada para o interior do lúmen (espaço) entre as membranas do retículo, sendo posteriormente liberadas para o exterior da célula pelo processo de secreção proteica. O retículo endoplasmático rugoso é mais desenvolvido em células secretoras, como as células acinares da glândula lacrimal.

Tanto o retículo endoplasmático liso como o rugoso podem coexistir na mesma célula e parecem ser continuação um do outro, mas suas quantidades relativas variam nas diferentes células e até numa mesma célula, dependendo de alterações de suas atividades.

Aparelho de Golgi

O aparelho de Golgi ou complexo de Golgi consiste em uma série de sacos membranosos, achatados e fenestrados em estreita oposição, que se apresentam levemente curvados, formando estruturas caliciformes, denominadas cisternas. Apresenta as porções "cis", que é mais convexa, que fica de frente para o retículo endoplasmático, a "trans", mais côncava, no lado oposto, e a medial, no centro (Fig. 1-15).

Pequenas vesículas, as denominadas vesículas de transporte, migram rapidamente a partir do retículo endoplasmático rugoso principalmente para o complexo de Golgi. As vesículas de transporte formadas pelo retículo endoplasmático rugoso se fundem com a porção "cis" do aparelho de Golgi, liberando nele o seu conteúdo proteico. Estas proteínas são então modificadas e concentradas. Cada região (cis, medial e trans) é responsável por realizar mudanças distintas, como glicosilação, fosforilação, ou proteólise, nas proteínas recém-sintetizadas, que então são processadas e convertidas em proteínas maduras e funcionais. Elas são então novamente colocadas dentro de vesículas, as vesículas secretórias, que são maiores do que as de transporte, e que apresentam grânulos secretores ou grânulos de zimogênio, um material densamente corado correspondendo a enzimas digestivas muito concentradas. Essas vesículas secretoras são posteriormente lançadas para fora da organela pela porção "trans", e se movem para a periferia da célula, onde se fundem com a membrana plasmática e esvaziam seus conteúdos para o exterior da célula durante a secreção proteica. Esse processo é denominado exocitose. Logo, este complexo de Golgi é muito importante nas células secretoras, nas quais está situado no local da célula onde as substâncias secretadas são liberadas. Por este motivo, células secretórias costumam ter uma quantidade grande de aparelhos de Golgi. Observe que, com essa fusão à membrana celular, aumenta a expansão desta última, e, desta forma, a recompõe à medida que vai sendo destruída, como na formação de vesículas fagocíticas e pinocíticas.

O complexo de Golgi também concentra os elementos que formam a membrana celular e regulam quando eles devem ser liberados para a renovação desta última. Por outro lado, algumas das vesículas são destinadas ao uso intracelular.

O aparelho de Golgi pode também sintetizar certos carboidratos que não são formados no retículo endoplasmático. É o local de glicosilação das glicoproteínas de síntese de polissacarídios. Porções especializadas do complexo de Golgi formam os lisossomas, que serão vistos a seguir.

Lisossoma

Os lisossomas, formados no aparelho de Golgi, apresentam enzimas digestivas sintetizadas nos ribossomos do retículo endoplasmático rugoso e são corpúsculos pequenos, esféricos ou ovais, envoltos por uma única membrana lipídica, que circunda uma matriz granular densamente corada (Fig. 1-16). Esses grânulos são agregados proteicos de enzimas hidrolíticas (digestivas) que atuam melhor em pH ácido (abaixo de 4,8). O pH é mantido por proteínas na membrana que bombeiam íons de hidrogênio. Mais de 40 diferentes hidrolases ácidas foram encontradas nos lisossomas (proteases, nucleases, lipases, glicosidases, fosfatases, sulfatases, β-glucoronidases) capazes de degradar praticamente todos os componentes macromoleculares da célula (carboidratos, glicídios, lipídios, proteínas, ácidos nucleicos, mucopolissacarídios e glicogênio). Os produtos da digestão são pequenas moléculas de aminoácidos, glicose, ácidos graxos, fosfatos e assim por diante, que podem difundir-se através da membrana da vesícula para o citoplasma. Além disso, os lisossomos também contêm agentes bactericidas (lisozima, que dissolve a parede celular da bactéria, lisoferrina, que se liga ao ferro e a outros metais que são essenciais para o crescimento da bactéria, ácido e peróxido de hidrogênio, que envenena alguns dos sistemas metabólicos bacterianos) e enzimas que, quando liberadas no citoplasma, podem dissolver gotículas de lipídios e grânulos de glicogênio, tornando o lipídio e o glicogênio disponíveis para sua utilização em outro local da célula ou do organismo. Eles se constituem, assim, num sistema digestivo intracelular altamente especializado.

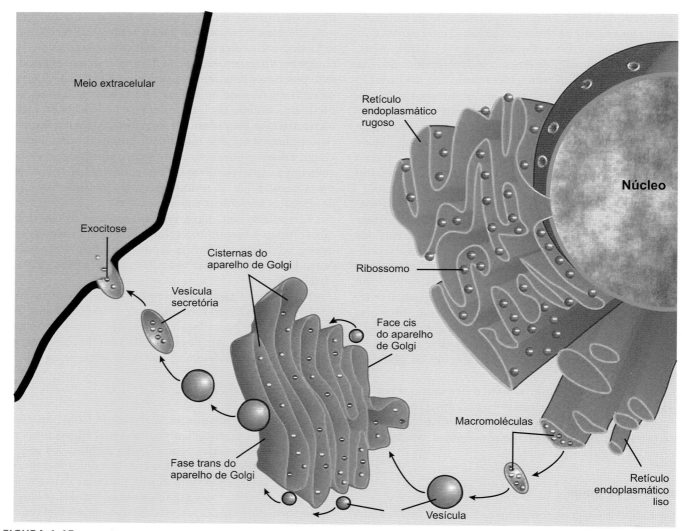

FIGURA 1-15 Retículo endoplasmático liso e rugoso e aparelho de Golgi. As vesículas de transporte chegam do retículo endoplasmático rugoso e se fundem ao aparelho de Golgi, assim como as vesículas de secreção liberadas, que são eliminadas por exocitose.

Os lisossomas, quando não estão com suas enzimas ativadas, são denominados lisossomas primários e apresentam conteúdo homogêneo; quando englobam alguma partícula e as enzimas são ativadas, são denominados de lisossomas secundários, apresentando conteúdo heterogêneo.

Quando uma vesícula pinocítica ou fagocítica entra na célula, um ou mais lisossomas se aderem a ela, esvaziando suas hidrolases na vesícula. Os lisossomas funcionam intracelularmente, desdobrando várias estruturas complexas, tais como bactérias e restos celulares, que foram englobados pela célula. Quando sobram substâncias não digeridas, o lisossomo é denominado corpo residual. Algumas vezes, esse produto é eliminado através da membrana celular por exocitose, ou se acumula no citoplasma.

Eles também podem desdobrar outras organelas intracelulares que foram danificadas e não se encontram mais funcionando normalmente, um processo que se denomina autofagia, formando assim o vacúolo autofágico, que, quando persistente, tende a acumular o pigmento lipofucsina, que é um produto da degradação dos lipídios das membranas principalmente.

Normalmente, a membrana que circunda o lisossoma evita que as enzimas hidrolíticas nele contidas entrem em contato com outras substâncias na célula. No entanto, o dano tecidual causa rotura de lisossomas e as hidrolases liberadas começam imediatamente a digerir as substâncias orgânicas circunjacentes. Se o dano for pequeno, somente uma porção da célula será removida, seguindo-se o reparo celular. Entretanto, se o dano for de grandes proporções, toda a célula será digerida através de um processo denominado autólise. Deste modo, uma célula é completamente removida e, em geral, forma-se uma nova célula idêntica à anterior por reprodução mitótica de uma célula adjacente, para substituir a antiga. Os componentes da célula digerida podem ser utilizados

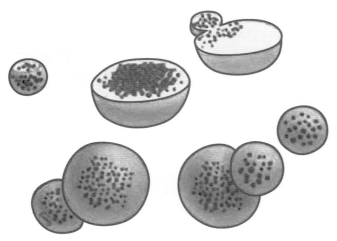

FIGURA 1-16 Lisossomas; alguns estão cortados para mostrar a matriz granular.

pelas células adjacentes. Na degeneração pós-morte, devido à deprivação de oxigênio, as enzimas lisossômicas escapam e começam a digerir as macromoléculas das células.

Uma mutação nos genes que codificam as hidrolases dos lisossomas pode causar um acúmulo do substrato para a enzima inativa dentro do lisossoma. As células de vida longa, como os neurônios, são os mais afetados. Uma doença deste tipo é a de Tay-Sachs, que leva a cegueira, paralisia, demência e morte.

Os lisossomas são particularmente abundantes em células que exibem atividade fagocítica, como os macrófagos.

Peroxissomo

Os peroxissomos são pequenas organelas, limitadas por uma única camada de membrana, que constituem um compartimento metabólico especializado, lembrando um lisossomo (Fig. 1-17). São formados no retículo endoplasmático rugoso, e suas enzimas são formadas por ribossomos livres, não sofrendo modificação no RER ou complexo de Golgi.

Contêm enzimas que funcionam em reações oxidativas e podem produzir peróxido de hidrogênio e outros peróxidos orgânicos para uma série de funções, como, por exemplo, partir aminoácidos e ácidos graxos para serem transferidos para as mitocôndrias e posteriormente serem usados como combustível para a respiração celular, eliminar toxinas e outros compostos prejudiciais, como o álcool, ou matar bactérias fagocitadas. O próprio peróxido de hidrogênio é tóxico, mas o peroxissomo contém enzimas como a catalase, capaz de transformar duas moléculas deste composto reativo em duas de água e oxigênio. A destruição do peróxido de hidrogênio é essencial para a vida na célula, pois muitos processos metabólicos formam peróxido de hidrogênio e sua presença constante na célula seria altamente tóxica para muitos outros sistemas enzimáticos. Os peroxissomos podem sofrer autorreplicação.

Corpos de inclusão

Podemos encontrar ainda os corpos de inclusão citoplasmáticos, que podem ser de fontes de energia (glicogênio, lipídios), pigmentos exógenos (caroteno, carvão) ou endógenos (melanina, hemossiderina, bilirrubina, lipofucsina).

Mitocôndria

As mitocôndrias são as geradoras de energia química para a célula, a partir da oxidação de moléculas de nutrientes, como os açúcares e lipídios, para produzir o trifosfato de adenosina (ATP). Como consome oxigênio e libera gás carbônico durante esta atividade, o processo é chamado de respiração celular. Este processo será mais bem descrito a seguir.

Elas são autorreplicativas, o que significa que uma mitocôndria pode se dividir sempre que houver necessidade de aumentar as quantidades de ATP nas células. Concentram-se nas regiões da célula que são responsáveis pela maior parte do seu metabolismo energético. Nas células com cílios ou microvilos, estão mais presentes na região apical, enquanto nas células musculares estriadas, entre as microfibrilas.

São organelas celulares que apresentam usualmente forma oval ou em bastão e estão envoltas por duas membranas, as membranas mitocondriais interna e externa. Entre elas, fica o espaço intermembranas (Fig. 1-18).

A membrana externa é lisa, e serve como uma barreira para a entrada de substâncias indesejadas para dentro da organela. Ela contém grandes proteínas que formam canais permeáveis, chamados de porinas, moléculas de até 5.000 Da, como citosol, água, oxigênio, gás carbônico, íons. Também contém enzimas envolvidas na síntese de lipídios da mitocôndria e aquelas que convertem os lipídios em formas que possam ser metabolizadas na matriz.

No espaço intermembranas se acumulam as substâncias filtradas pela membrana externa, para serem gradualmente

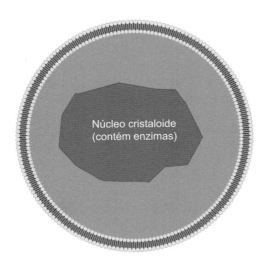

FIGURA 1-17 Peroxissomo.

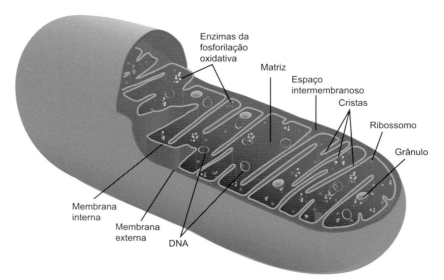

FIGURA 1-18 Mitocôndria cortada para observação das estruturas internas.

utilizadas na matriz mitocondrial. Nele também se encontram as proteínas responsáveis pelo transporte de metabólitos entre o citoplasma e o compartimento externo.

A membrana interna, bem menos permeável do que a externa, se dobra em uma camada de túbulos, denominados cristas ou pregas, que se estendem para dentro do espaço interno ou matriz da mitocôndria, e aumentam a superfície dessa membrana. Esse processo é importante, pois essa membrana contém as enzimas responsáveis pela fosforilação oxidativa; logo, quanto maior a superfície, mais eficiente será a respiração celular. Apresenta também a ATP sintase, que produz ATP na matriz, e proteínas de transporte, que permitem a passagem de metabólicos para dentro e para fora da matriz.

A matriz é o espaço central dentro da mitocôndria, sendo rica em proteínas, íons, além de enzimas, em particular aquelas relacionadas ao ciclo de Krebs, assim como ribossomos, DNA mitocondrial e RNA.

As mitocôndrias estão distribuídas pelo citoplasma e são consideradas as "usinas" que produzem a maior parte de energia química utilizada pelas células. As enzimas mitocondriais produzem 15 vezes mais ATP do que a glicólise no citoplasma. Sem elas, as células seriam incapazes de extrair quantidades significativas de energia dos nutrientes e do oxigênio e, em consequência, praticamente todas as funções celulares cessariam. Estão presentes em grande número em células que utilizam grandes quantidades de energia, como o hepatócito e a célula muscular, em pequena quantidade nas células de gordura e praticamente ausentes na córnea e cristalino.

É dentro da mitocôndria que a glicose lançada pelo sistema digestivo na corrente sanguínea é finalmente convertida em uma forma de energia que a célula pode utilizar - o trifosfato de adenosina (ATP). Para isso, consomem oxigênio molecular e produzem dióxido de carbono (que é eliminado pela célula na corrente sanguínea, sendo posteriormente carregado para o pulmão, onde é eliminado), água (que se torna parte do conteúdo aquoso celular), calor (que ajuda a manter a temperatura do organismo constante) e ATP. Em resumo, podemos dizer que:

$$Glicose + O_2 \rightarrow CO_2 + H_2O + ATP$$

Isto é feito mediante o ciclo de Krebs (também chamado de ciclo do ácido cítrico ou ciclo do ácido tricarboxílico), que resulta nas coenzimas reduzidas NADH e $FADH_2$, que servem como fonte de elétrons para o transporte de elétrons para a cadeia respiratória, que providencia a energia para a formação de ATP (estes dois últimos fazendo parte da fosforilação oxidativa), reações que ocorrem em sequência. Utiliza para isto 5 complexos proteicos, numerados de I a V, que são utilizados juntos com o citocromo C na cadeia de transporte de elétrons. O ATP é então transportado para fora da mitocôndria e se difunde através da célula, a fim de liberar sua energia onde e quando esta seja necessária para o desempenho das funções celulares. O ATP, ao liberar um íon fosfato, se transforma em ADP (difosfato de adenosina) e produz energia.

As reações metabólicas nas mitocôndrias geram radicais livres, que são neutralizados ao menos em parte pelos antioxidantes, que ajudam a tamponar o ambiente redox. A glutationa, um tripeptídeo formado por glutamato, cisteína e glicina, é vital para a função celular normal. Está normalmente presente em grande quantidade no cristalino, que é rico em proteínas. Outros antioxidantes são o ascorbato, vitamina E e o precursor da vitamina A, o retinol. A vitamina E e o retinol são lipossolúveis, e, portanto, podem inibir as reações em cadeia que se formam nas membranas lipídicas sob ataque dos radicais livres.

O estresse oxidativo é o desequilíbrio entre a formação de moléculas reativas oxidantes e este sistema de neutralização. Tal desequilíbrio dá lugar ao acúmulo de moléculas instáveis e altamente reativas que tendem a oxidar e/ou degradar moléculas lipídicas, proteicas, carboidratos ou mesmo DNA, induzindo a ativação de rotas celulares tanto de reparação quanto de morte celular. Enquanto o organismo conseguir reparar as moléculas danificadas (como o DNA) ou eliminá-las (p. ex., proteínas via proteossomas), nenhum dano estrutural maior vai ocorrer. No entanto, se o estresse oxidativo exceder a capacidade dos antioxidantes e o dano molecular exceder a capacidade de reparo ou eliminação, um dano estrutural vai ocorrer, resultando em doenças.

O estresse oxidativo leva a várias doenças oculares, incluindo:

1. Xeroftalmia.

2. Catarata senil. O cristalino contém proteínas hidrossolúveis denominadas cristalins. Essas proteínas compõem 90% da estrutura. Para que o cristalino permaneça transparente, as proteínas têm que estar organizadas de maneira regular e mantidas bem juntas. Se a distância entre as fibras for maior do que metade do comprimento de onda da luz que deve passar por elas, ou se essas fibras perderem o seu arranjo regular, o resultado será uma perda da transparência do cristalino. Ambas as condições podem ser causadas pelo estresse oxidativo. O cristalino tem várias enzimas que protegem contra o estresse oxidativo, como por exemplo a glutationa peroxidase, catalase e superóxido dismutase. Ácido ascórbico, vitamina E e carotenoides também estão presentes no cristalino. O conteúdo de glutationa normalmente está bastante reduzido na catarata senil.

3. *Floaters* ou moscas volantes. Elas tendem a ocorrer com a idade, podem ocorrer com a despolimerização do ácido hialurônico, que ocorre, em parte, devido ao estresse oxidativo. A despolimerização leva a um agrupamento das fibras de colágeno.

4. Aumento da pressão intraocular. A malha trabecular humana é composta de lamelas de colágeno com uma camada de células endoteliais em cima. O espaço entre os feixes de colágeno é preenchido com matriz extracelular, composta principalmente de proteiglicanos e glicoproteínas, por onde o humor aquoso é filtrado. O estresse oxidativo leva a uma superexpressão e alteração das glicoproteínas, assim como a uma perda das células endoteliais trabeculares, o que, por sua vez, leva a uma drenagem insuficiente do humor aquoso, aumentando a pressão intraocular. A degeneração neuronal também tem sido associada aos radicais livres, podendo ser uma das causas do dano no glaucoma. A Superóxido Dismutase, uma enzima chave envolvida na remoção dos radicais livres, e que catalisa a conversão de duas moléculas de ânion superóxido em peróxido de hidrogênio e oxigênio, está também reduzida no glaucoma, potencializando o dano causado.

5. Degeneração macular. Na retina, uma produção particularmente alta de radicais livres resulta da combinação de alta exposição ao sol, alta concentração de oxigênio, e lipofucsina, que são grânulos de pigmento compostos de resíduos contendo lipídios após a digestão lisossomal da membrana celular e organelas. Como a retina apresenta alta concentração de ácidos graxos poli-insaturados, que são prontamente peroxidados, já que contêm um alto número de ligações duplas, o estresse oxidativo é altamente destrutivo para a retina e epitélio pigmentar retiniano. Este mecanismo parece estar relacionado à degeneração macular relacionada à idade (DMRI). Os depósitos, chamados de drusas, são formados pela degradação do segmento externo dos fotorreceptores, e, como não conseguem ser completamente eliminados pelo epitélio pigmentar retiniano, acumulam-se na membrana de Bruch, que separa o epitélio pigmentar retiniano dos vasos da coroide. O componente inflamatório crônico é ao menos parcialmente devido às moléculas modificadas pelo processo oxidativo. Essas moléculas modificadas, como o malonaldeído, ativam a via alternativa do sistema complemento. Esta via é regulada por alguns fatores, entre eles o fator inibitório de complemento H, que também se liga aos epítopos de malonaldeído. Se o fator H estiver alterado (polimorfismo), o efeito inibitório estará diminuído, resultando em um aumento da inflamação. A degeneração macular senil é a principal causa de cegueira permanente no mundo desenvolvido, e é geralmente bilateral. O risco, em pacientes acima de 85 anos de idade, é de 11% a 18,5%, sendo mais rara em pessoas da raça negra. Três carotenoides, luteína, zeaxantina e mesozeaxantina, podem se concentrar na mácula, onde tamponam os radicais livres e previnem contra o dano produzido pelo sol. A luteína e a zeaxantina não são sintetizadas nos humanos e são inteiramente originados da dieta, enquanto a mesozeaxantina é formada primariamente na retina a partir da luteína. A zeoxantina é o carotenoide predominante na região foveal, enquanto a luteína predomina na região parafoveal. A concentração de mesozeaxantina é maior no centro da mácula. Outros antioxidantes normalmente presentes na retina e epitélio pigmentar são a vitamina E, selênio, glutationa, glutationa perixidase, catalase, superóxido dismutase e vitamina C.

O DNA mitocondrial, contendo 10 cromossomos circulares, contém seus próprios genes (em número de 37). Nem todos os genes necessários para a respiração celular estão presentes no DNA mitocondrial, alguns estão localizados no DNA nuclear, na realidade, a maior parte deles. O DNA mitocondrial responde por apenas 0,3% a 1% do DNA total da célula, e apresenta um mecanismo próprio de transcrição e tradução, da mesma maneira que o DNA do núcleo, e que será visto mais adiante.

As mitocôndrias apresentam uma capacidade de reparo ao dano limitada, pois não há um mecanismo eficiente para este propósito como o encontrado dentro do núcleo, que são as enzimas de reparação do DNA. Elas usam mecanismos de fissão e fusão para prevenir o acúmulo de DNA danificado. Esses dois mecanismos são necessários para manter as mitocôndrias em funcionamento. Enquanto a fusão protege o funcionamento normal das mitocôndrias por, entre outros aspectos, permitir o reparo do DNA mitocondrial, a fissão facilita a segregação equalitária das mitocôndrias nas células-filhas. Quando esses mecanismos protetores falham, a fissão pode ainda promover a apoptose.

A ocorrência de mutações mitocondriais é alta, aproximadamente 10 vezes maior do que as mutações no DNA nuclear. Possivelmente este alto índice ocorre devido à natureza oxidativa da matriz mitocondrial, associada a essa falta de um mecanismo reparador do DNA eficiente. Não apenas os genes, mas também as regiões regulatórias parecem sofrer mais mutações do que as dos genes nucleares. As células geralmente não apresentam a mutação no DNA em todas as mitocôndrias (homoplasmia), mas apenas em um grupo delas, um fenômeno conhecido por heteroplasmia. Quando as células se dividem, as mitocôndrias são repartidas ao acaso, fazendo com que algumas células apresentem mais mitocôndrias com alterações do DNA do que outras. A expressão da doença tem relação com a proporção de mitocôndrias com o defeito.

A maioria das mutações puntiformes do DNA mitocondrial é passada da mãe para todos os filhos, homens e mulheres, mas só as mulheres vão passar adiante para a sua descendência. Isso acontece porque o DNA mitocondrial é praticamente só de origem materna, já que praticamente nada está presente na cabeça do espermatozoide, que penetra no óvulo durante a fertilização.

Um exemplo é a neuropatia óptica de Leber. Ainda que a mutação mitocondrial (que afeta os nucleotídeos nas posições 11778, 3460 ou 14484 em 95% dos casos) esteja presente já nos primeiros anos de vida, a manifestação ocorre bem mais tarde, em homens na faixa dos 20 aos 30 anos em 85% dos casos. Isso pode ser explicado pelo fato de que fatores ambientais como fumo e álcool também têm o seu papel no desencadeamento da doença. A mutação, embora presente em todas as células do corpo, se manifesta clinicamente principalmente no nervo óptico. Surpreendentemente, as formas heteroplasmáticas não apresentam manifestações mais leves do que as homoplasmáticas, ainda que tenham menor penetrância. A manifestação predominante nas células ganglionares retinianas parece ser devida tanto a alta demanda de energia por estas células quanto ao fluxo instável na cabeça do nervo óptico, levando ao estresse oxidativo. Em outras células, as mitocôndrias ainda funcionariam o suficiente para permitir a sobrevivência da célula.

Como é uma herança mitocondrial, as mulheres transmitem a toda sua descendência, todas as filhas são carreadoras, e nenhum dos filhos homens pode passar para a sua prole. Cinquenta a 70% dos filhos e 10% a 15% das filhas vão manifestar a doença. O motivo desta diferença é desconhecido. Há diminuição no suprimento de energia nos neurônios do nervo óptico que consomem alta energia, principalmente do feixe papilomacular. O transporte axonal das células ganglionares da retina é comprometido causando cegueira e atrofia do nervo óptico. A queixa inicial é de diminuição da acuidade visual central, aguda ou subaguda, indolor, ou alteração das cores em um olho (embora em 25% dos casos a apresentação é bilateral). Cerca de 50% têm história de sintomas virais antes do início do quadro. Inicialmente, o disco pode estar normal. Com o tempo, vai apresentar hiperemia e capilares dilatados (microangiopatia telangiectásica). Tortuosidade vascular e edema da camada de fibras nervosas peripapilares também podem ser observados. O campo visual vai apresentar inicialmente um escotoma central, que evolui para ceco-central. Leva a uma atrofia óptica bilateral, afetando primeiro um olho e mais tarde (em semanas a meses) o outro. Apenas uma minoria pode ter uma recuperação da acuidade visual.

A síndrome Kearns-Sayre é causada por uma grande deleção do DNA mitocondrial (incluindo mais de 12 genes), resultando na alteração do processo de fosforilação oxidativa e diminuição da produção de energia celular. É rara e resulta na paralisia dos músculos oculares (oftalmoplegia externa progressiva) e degeneração da retina (retinose pigmentar).

No entanto, as doenças causadas por alterações mitocondriais não são causadas unicamente por deleções e depleções do DNA mitocondrial; muitas vezes podem ser por mutações nos genes do núcleo que codificam as proteínas e enzimas mitocondriais. Estas mutações, portanto, não são necessariamente de origem materna.

O RNA mensageiro e o transportador estão presentes dentro da mitocôndria, e servem exclusivamente para serem usados pela própria organela.

As mitocôndrias também agem como centro de controle no mecanismo de apoptose ou morte celular programada. Neste caso, poros se formam na membrana mitocondrial, permitindo o lançamento de proteínas que facilitam este processo. Este mecanismo vai ser mais bem detalhado no tópico sobre apoptose.

NÚCLEO

O núcleo é a maior estrutura celular, sendo também o seu centro de controle. Todas as células humanas contêm um único núcleo durante algum estágio de seu ciclo vital. No entanto, alguns tipos de células especializadas, como as hemácias, perdem o núcleo durante o processo de diferenciação celular, enquanto outras se tornam multinucleadas, pela fusão de várias células, como no caso das musculares esqueléticas.

Ele é circundado por um envoltório nuclear, que consiste em duas membranas concêntricas, a interna, delimitando o conteúdo do núcleo, e a externa, que é contínua ao retículo endoplasmático rugoso, separadas por um pequeno espaço preenchido por líquido, chamado de espaço periplasmático ou cisterna perinuclear. Este envoltório serve como uma barreira para a movimentação da maioria das moléculas.

A intervalos regulares, ao longo da superfície deste envoltório, as duas membranas nucleares se unem formando as bordas de aberturas circulares denominadas poros nucleares (Fig. 1-19). Esses poros providenciam acesso para a entrada e a saída de moléculas e proteínas que não podem atravessar nos outros locais do envoltório nuclear. Por aqui, passa o RNA mensageiro do núcleo para o citoplasma. Certas moléculas de RNA podem se deformar ativamente para permitir a sua passagem pelo poro. Este movimento entre o núcleo e o citoplasma é chamado de transporte núcleo-citoplasmático. A lâmina nuclear de uma célula que está produzindo muitas proteínas apresenta um número alto de poros nucleares, enquanto que uma que está produzindo poucas proteínas apresenta um número bem mais baixo.

A membrana externa frequentemente apresenta ribossomos. Ela é contínua ao retículo endoplasmático rugoso, e o espaço periplasmático, à luz dessa organela.

Abaixo do envelope nuclear, temos os filamentos intermediários formando a lâmina nuclear, que ajuda a dar rigidez a esta estrutura, organiza o fluido no qual estão os cromossomos, chamado de nucleoplasma ou carioplasma, forma associações entre o DNA e a membrana nuclear interna, além de partir e reconstruir a membrana nuclear durante a divisão celular, e ligar a membrana ao retículo endoplasmático.

Dentro do núcleo, podemos encontrar a cromatina, o nucléolo, e a matriz nuclear. A cromatina é composta basicamente de proteína (mais comumente, uma histona) mais um ácido nucleico, o desoxirribonucleico (DNA). A cópia completa do genoma do indivíduo está contida neste DNA. A maior parte do DNA envolve núcleos de histona, formando subunidades esféricas, os nucleossomos (Fig. 1-20).

Os filamentos de cromatina estão enrolados em maior ou menor grau, produzindo uma variação na densidade granular do núcleo. As partes mais dispersas (material genético ativo) são chamadas de eucromatina e as mais condensadas (material genético inativo), de heterocromatina. Uma célula que está sintetizando proteína apresenta uma quantidade maior de eucromatina, enquanto outra que não está realizando transcrição apresenta maior quantidade de hetero-

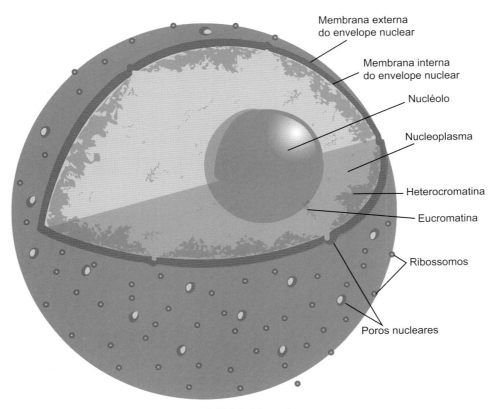

FIGURA 1-19 Núcleo.

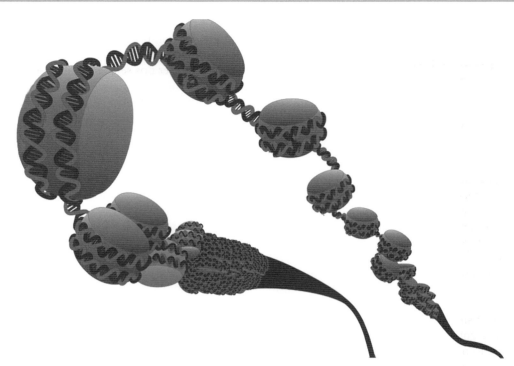

FIGURA 1-20 Nucleossomas.

cromatina. A heterocromatina está mais associada à lâmina nuclear. Durante a divisão celular, a cromatina se condensa e se torna rapidamente identificável como parte integrante dos cromossomos, que são altamente estruturados (Fig. 1-21, à esquerda).

A molécula de DNA do cromossomo é composta de duas cadeias espiraladas de nucleotídeos, formando uma hélice dupla (Fig. 1-21, centro). Cada cadeia forma sequências lineares de subunidades repetidas chamadas de nucleotídeos, apresentando um grupo fosfato, um açúcar desoxirribose, e uma base contendo nitrogênio. A base pode ser púrica (adenina ou guanina), com um duplo anel, ou piramídica (citosina e timina), com um anel simples (Fig. 1-21, à direita). A união do açúcar e da base nitrogenada é chamada de nucleosídeo.

O DNA é de tal forma organizado que a adenina de uma hélice sempre constitui um par com a timina da outra e a guanina de uma pareia com a citosina da outra. Assim, ambas as cadeias contêm uma sequência precisamente ordenada

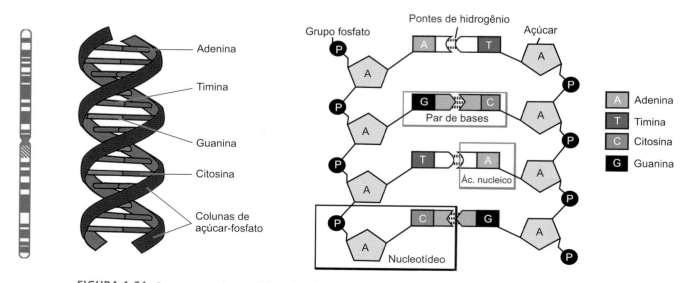

FIGURA 1-21 Cromossomo (esquerda), cadeia dupla, no DNA (centro) e mostrando os nucleotídeos (direita).

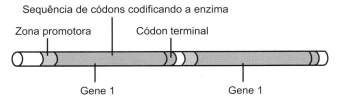

FIGURA 1-22 Zona promotora do gene e códon terminal.

de bases, complementares uma a outra. A sequência dessas bases ao longo das cadeias de polinucleotídeos da hélice provê o código genético, que especifica finalmente a sequência dos aminoácidos nas proteínas. Os nucleotídeos são mantidos unidos na mesma hélice por ligações chamadas de pontes fosfodiestéricas, enquanto as bases nitrogenadas apresentam uma fraca ligação entre si, as pontes de hidrogênio, que, portanto, unem as duas cadeias.

O DNA armazena a informação genética codificada no interior de sua estrutura, através dos genes, que são a unidade principal de transmissão dos caracteres hereditários. Cada gene está representado por uma partícula que ocupa um local determinado no cromossomo que é chamado de lócus e representa o código para um polipeptídeo específico. No total, os genes humanos são aproximadamente 30 mil, ou provavelmente menos. No entanto, são formadas no corpo humano aproximadamente 200 mil proteínas. Essa diferença entre o número de genes e de proteínas não é porque um gene produza várias proteínas, mas porque os polipeptídeos formados podem ser modificados para formar diferentes versões de proteínas.

Antes de cada gene também existe uma região regulatória, chamada de região promotora, envolvida em ativá-lo ou inativá-lo (Fig. 1-22). Em alguns casos, a região regulatória pode estar bem afastada do gene, ou mesmo pode haver várias regiões regulatórias para um gene. Algumas regiões regulatórias podem ser responsáveis por mais de um gene.

A sequência completa dos nucleotídeos do DNA do indivíduo, que corresponde ao programa genético que dá as instruções para a célula, corresponde ao genoma. Os cromossomos então determinam a sequência de aminoácidos nas proteínas celulares e são responsáveis pela transmissão genética da célula-mãe para a célula-filha e dos pais para a prole. No entanto, apesar de cada célula nucleada conter nos seus 46 cromossomos toda a genética e informação para todos os órgãos e sistemas humanos, apenas um pequeno número de genes estão ativos em cada célula, que são aqueles necessários para as funções daquela célula específica.

A porção do DNA em um cromossomo que não codifica nenhuma proteína, sendo formada por sequências repetitivas, é denominada íntron. As porções que apresentam código são chamadas de éxons. Dentro de um gene, existem porções íntrons e porções éxons (Fig. 1-23). Cerca de 95% do DNA são formados por íntrons. Não se conhece ainda a função de muitas destas sequências repetitivas dos íntrons, mas, das conhecidas, podemos destacar os telômeros, os centrômeros, os pontos de replicação do DNA e os elementos genéticos móveis.

O telômero, que envolve a ponta do cromossomo, permite que o resto do DNA seja replicado em toda a sua extensão. Ele estabiliza o cromossomo (não permitindo que as pontas do cromossomo sejam reconhecidas como quebra da cadeia de DNA, o que faria com que os mecanismos de reparo do DNA unissem essas duas pontas) e protege a porção final do cromossomo da ação das nucleases. Ele é um dos responsáveis pelo "relógio biológico" da célula. Quando o DNA é replicado antes da divisão celular, não é acompanhado pela replicação do DNA do telômero. Isso será mais bem estudado quando falarmos da replicação do DNA.

Os centrômeros, uma região estreitada que divide o cromossomo em duas partes, vão permitir que o fuso mitótico se ligue aos cromossomos durante a divisão celular. Isto é feito através de complexos proteicos chamados de cinetócoros. O centrômero, conforme a sua localização, permite que o cromossomo seja classificado de metacêntrico, submetacêntrico, acrocêntrico ou telocêntrico (Fig. 1-24). Quando as duas partes do cromossomo apresentam comprimentos diferentes, a porção mais curta é o braço p e a mais longa, braço q.

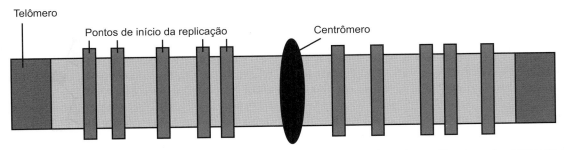

FIGURA 1-23 Íntrons: telômeros, pontos de início da replicação do DNA e centrômero. As partes codificadoras dos genes são chamadas de éxons.

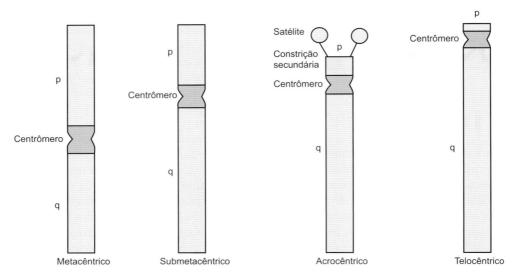

FIGURA 1-24 Classificação dos cromossomos segundo o centrômero.

Outra sequência determina o início da porção a ser lida na replicação do DNA; nas células eucarióticas, como as humanas, existem vários destes pontos de início de replicação em cada molécula do DNA (Fig. 1-23). Os elementos genéticos móveis serão mais bem estudados no capítulo de genética.

Os 46 cromossomos das células somáticas ou não germinativas do ser humano podem ser divididos em 22 pares autossômicos ou não sexuais, e um par de cromossomos sexuais, sendo um cromossomo X e um cromossomo Y. Os homens possuem um X e um Y, enquanto as mulheres apresentam dois cromossomos X (Fig. 1-25). Os cromossomos autossômicos são numerados de 1 a 22, em ordem descrescente de tamanho.

Numa célula somática, cada cromossomo herdado da mãe terá um equivalente, herdado do pai. Esses dois cromossomos são chamados de homólogos e apresentam tamanho, forma e posição do centrômero idênticas (Fig. 1-26, à esquerda). Eles vão conter alelos, ou diferentes formas do mesmo gene que expressam variantes de um mesmo caráter hereditário, encontrados no mesmo lócus de cada um deles. Os pares homólogos vão ter uma sequência idêntica de genes ao longo do seu comprimento, ou seja, codificar para a mesma coisa (cor dos olhos, do cabelo etc.), mas não necessariamente alelos iguais destes genes, (ou seja, um pode determinar cor castanha da íris e o outro, cor azul, por exemplo). Quando os alelos são idênticos, o indivíduo é chamado de homozigótico para aquele lócus; se forem diferentes, heterozigótico.

O cromossomo Y é menor do que o cromossomo X, e apresenta genes diferentes, portanto, não são homólogos, apesar de formarem um par. Os cromossomos são chamados de heterólogos quando não são o equivalente um do outro, ou seja, quando fazem par com outros cromossomos (Fig. 1-26, à direita). Cada par apresenta características morfológicas diferentes dos outros pares, além de não apresentar a mesma sequência de genes.

As células não germinativas contêm, normalmente, um par de cada cromossomo (2n, onde "n" corresponde ao número de cromossomos em cada conjunto), sendo denominadas diploides, ao contrário dos gametas, que têm apenas um cromossomo de cada par (n), sendo chamadas de haploides. Na fecundação, os cromossomos dos dois gametas vão gerar novamente uma célula com 2n.

O nucléolo (Fig. 1-14), a estrutura mais proeminente do núcleo, está envolvido na manufatura dos ribossomos. Mais do que um nucléolo pode estar presente no mesmo núcleo, mas geralmente existem apenas 1 ou 2. É rico em RNA (ácido ribonucleico). O RNA apresenta uma única cadeia de nucleotídeos (Fig. 1-27, à esquerda), tem como açúcar a ribose e a timina não está presente, sendo substituída pela uracila (Fig. 1-27, à direita). Esse ácido nucleico, determinado a partir da transcrição do DNA, como será visto a seguir, está envolvido em instruções para a síntese de proteínas, na tradução. Esse é o motivo por que o nucléolo aumenta consideravelmente quando a célula está em atividade sintetizando proteínas.

O nucléolo está distribuído em uma porção, *pars* fibrosa, que consiste no DNA organizador do nucléolo (que apresenta o código para o RNA ribossômico), e ao RNA transcrito a partir deste DNA, e uma porção granular, que consiste de ribossomos em maturação.

O RNA do nucléolo, inicialmente fibrilar e esparso, depois se condensa para formar os ribossomos granulares. Em outras palavras, é o local de síntese de RNA ribossômica. Os ribossomos migram através dos poros da membrana nuclear para o citoplasma, onde a maior parte deles

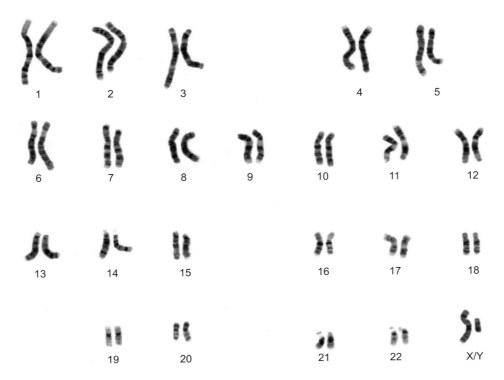

FIGURA 1-25 Cariótipo, mostrando os 23 pares de cromossomos. *(Fonte: National Institutes of Health. National Human Genome Research Institute. "Talking Glossary of Genetic Terms.", em https://www.genome.gov/glossary/).*

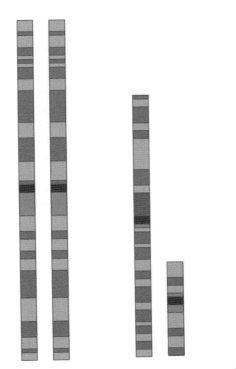

FIGURA 1-26 Cromossomos homólogos, com os mesmos alelos, à esquerda, e heterólogos, à direita.

adere ao retículo endoplasmático, no qual desempenham um importante papel na síntese proteica.

Dois outros tipos de RNA formados pelo nucléolo ajudam o ribossomo a sintetizar proteínas: o RNA mensageiro (RNAm), que contém a informação para a sequência dos aminoácidos e carrega a informação do núcleo da célula até o ribossomo, no citoplasma e o RNA transportador (RNAt), que está envolvido em levar os aminoácidos para o ribossomo.

A matriz nuclear é o componente claro e viscoso no qual as organelas nucleares estão embebidas. É composta principalmente de proteínas, metabólitos e íons.

REPLICAÇÃO DO DNA

A replicação do DNA acontece na fase S (Síntese) da interfase, e envolve tanto a síntese de DNA quanto a de histona, para formar a cromatina. A eucromatina é replicada no início da fase S, e a heterocromatina, mais para o fim. A replicação começa com a ligação de uma proteína DNAA no ponto inicial de replicação, fazendo com que as ligações das bases comecem a se dissolver. A replicação é dita semiconservativa porque cada uma das hélices duplas serve de molde para um novo, e em cada célula-filha vai

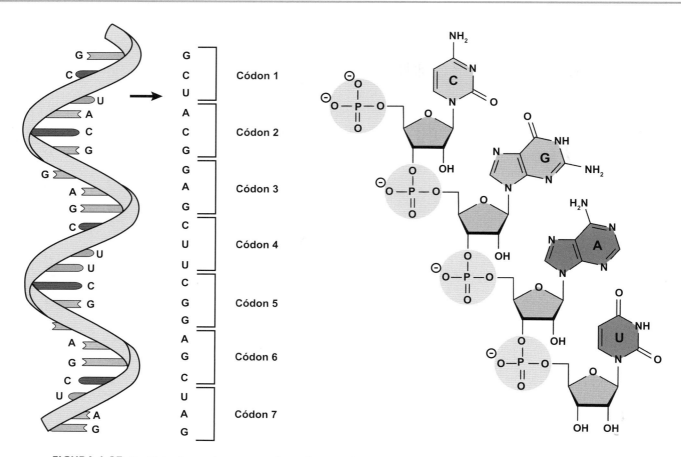

FIGURA 1-27 Nucléolo. Esquerda: estrutura formada por cadeia simples no RNA. Direita: composição do nucleotídeo.

haver uma hélice original e uma nova. O processo é bidirecional, o que significa que avança em ambas as direções a partir do ponto inicial de replicação. Enzimas denominadas DNA helicases se ligam ao DNA próximo ao local da separação, rompendo as pontes de hidrogênio, o que força as duas metades a ficarem separadas, formando uma bolha de replicação com uma forquilha de replicação em cada ponta. A seguir, proteínas de ligação se juntam a cada metade do DNA, com uma dupla função: mantê-las afastadas para a replicação, e protegê-las da ação das nucleases (Fig. 1-28).

Quando houver um estresse torcional da cadeia de DNA, uma enzima, a topoisomerase I, pode fazer um corte na cadeia, quebrando uma ligação fosfodiestérica. Isso é feito em uma hélice apenas, permitindo que ela possa rotar pela outra hélice, aliviando o estresse torcional, e posteriormente ligando-a novamente. Após o rompimento das fracas pontes de hidrogênio entre as duas cadeias de DNA, cada base, em cada filamento da cadeia de DNA, vai atrair um nucleotídeo livre que contém a base complementar apropriada.

Para replicar o DNA, uma enzima, a DNA-polimerase III, se move ao longo da hélice, ajudando os nucleotídeos a se unirem e catalisando a formação das pontes fosfo-diestéricas. Na origem da replicação, um fragmento de RNA sobre a cadeia molde do DNA, chamado de RNA *primer*, sintetizado por outra proteína, a primase do DNA, é necessário para que o processo tenha início.

Uma das hélices vai ser replicada de maneira contínua pela DNA polimerase, mas a outra vai replicar pequenas porções por vez, a partir de fragmentos de RNA *primer*; esses pequenos fragmentos de DNA replicados são chamados de fragmentos de Okazaki. Após a duplicação, os RNA *primers* são liberados por uma ribonuclease e substituídos por DNA. Os fragmentos de Okazaki são, então, "selados" pela DNA ligase.

O telômero não foi duplicado, já que a DNA polimerase não consegue atuar na ponta do cromossomo. Logo, após cada divisão celular, o telômero vai se tornando mais curto, até que chega a um ponto onde a célula já não pode se dividir mais, e então morre. A maioria das células apresenta um tipo de telomerase para sintetizar cópias desta sequência do telômero a partir do RNA *primer*, mas que é inativa, ou muito pouco ativa, depois que ela se diferencia.

Algumas células, como as do sistema hematopoiético e as cancerosas, têm uma atividade permanente da telomerase, permitindo que elas possam se dividir indefinidamente. Pes-

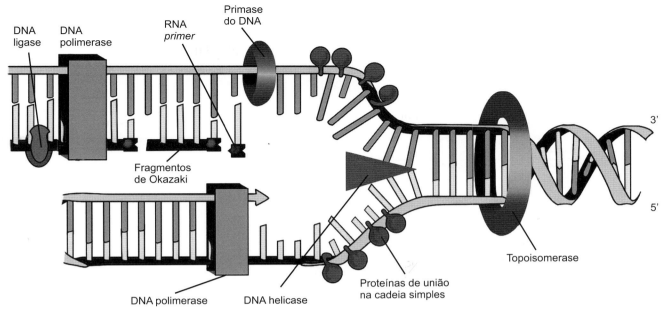

FIGURA 1-28 Replicação do DNA.

quisas com o telômero e as telomerases, portanto, parecem ser uma grande promessa no tratamento do câncer e do envelhecimento.

Quando o cromossomo inteiro foi replicado, as cópias, cada uma composta de um único filamento de DNA e idênticas uma à outra, são ligadas no centrômero por complexos proteicos, as coesinas, e são chamadas de cromátides-irmãs.

SÍNTESE PROTEICA

A essência da transcrição é a passagem da informação contida no DNA para a sequência linear de nucleotídeos no RNA mensageiro (RNAm) (Fig. 1-29). O RNA mensageiro é assim denominado porque carrega uma mensagem genética do DNA até o local de síntese da proteína dentro da célula.

A acetilação da histona reduz a afinidade entre ela e o DNA; um aumento dessa acetilação reforça a chance de que esse segmento de DNA seja transcrito em RNA, e, portanto, quaisquer genes contidos nesse segmento serão expressos. Uma enzima denominada RNA polimerase liga-se, então, a uma região do DNA chamada de região promotora, onde será iniciada a síntese do RNA. A enzima se movimenta ao longo do DNA, rompendo as fracas pontes de hidrogênio entre as duas cadeias e formando uma bolha de transcrição. A seguir, juntam-se nucleotídeos de RNA que estão livres no líquido plasmático e se forma uma cadeia de RNA complementar à do DNA, que vai formar o RNA mensageiro (RNAm). Quando a RNA polimerase alcança uma sequência de terminação, a transcrição é interrompida, liberando o RNA transcrito e dissociando a enzima do DNA.

O RNA transcrito (transcrição primária), antes de alcançar o citoplasma, vai perder as suas porções íntrons (que não codificam nenhuma proteína), e juntar suas porções éxons, ficando, portanto, menor e podendo atravessar melhor os poros nucleares. O RNA mensageiro apresenta o códon, uma sequência de três nucleotídeos ou tríplets, que são complementares às palavras código no DNA e codifica para um aminoácido específico. A maioria dos aminoácidos pode ser codificado por mais de um códon – apenas a metionina e o triptofano não. Cada molécula de RNAm contém a informação genética correspondente a um único gene. Após a transcrição, ou seja, a formação do RNA mensageiro, é feita a tradução: no citoplasma, o RNA mensageiro liga-se a um ribossomo, que realiza a mediação da ordenação proteica (Fig. 1-30).

O RNA mensageiro se posiciona entre as subunidades pequena e grande do ribossomo, e, à medida que se movimenta pela organela, pequenas sequências de RNAm, de três nucleotídeos, que, como já vimos, são os códons, e correspondendo a um aminoácido, são expostas. O ribossomo então vai deslizar sobre a sequência de códons do RNA mensageiro, desenrolando o RNA com a ajuda de uma enzima helicase, procurando o códon de iniciação. Antes de cada um desses códons iniciais, existe uma sequência, denominada sequência de Kozak, que indica para o ribossomo que ele atingiu a parte correta de iniciação e pode iniciar a síntese proteica.

Os aminoácidos livres não conseguem se ligar sozinhos às bases do RNA mensageiro, sendo necessário o RNA transportador (RNAt), que atua como elo entre o aminoácido e o códon do RNA mensageiro. Para cada aminoácido, existe ao menos um, mas frequentemente mais, RNAt. Cada RNAt

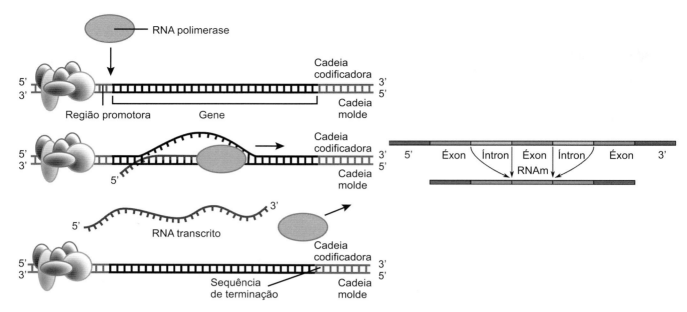

FIGURA 1-29 À esquerda: formação do RNA mensageiro. À direita: perda das porções íntron.

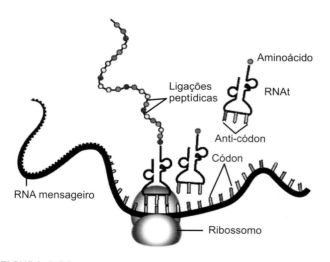

FIGURA 1-30 Síntese proteica, também chamada de tradução ou expressão gênica.

se liga a um aminoácido específico, através de uma enzima, a aminoacil-RNAt-sintetase. Este RNAt tem um anticódon que se une a um códon específico. O ribossomo vai, então, unir o aminoácido do RNAt à cadeia proteica que está sendo criada através de uma enzima, a peptidil transferase.

A síntese proteica se encerra quando um códon que não corresponde a nenhum aminoácido, chamado códon terminal, é apresentado pelo ribossomo. Neste ponto, nenhum outro aminoácido pode ser acrescentado à cadeia, e a proteína é então liberada com a ajuda de proteínas conhecidas como fator de liberação. Quando acontece um erro ou mudança na sequência de aminoácidos, pode haver uma perda da função da proteína.

Apenas 20 aminoácidos são responsáveis pela formação de todas as proteínas. Os seres humanos conseguem sintetizar 11 deles, os aminoácidos não essenciais, contudo os demais, denominados aminoácidos essenciais (fenilalanina, valina, teonina, triptofano, isoleucina, metionina, leucina, lisina e histadina), têm que ser supridos pela dieta.

MITOSE

A mitose é o processo pelo qual a célula-mãe se divide ao meio, recebendo cada célula-filha um jogo cromossômico igual ao da célula original, e ocorre nas células não germinativas. A maioria dos nossos tecidos sofre um constante processo de renovação. Esse processo de divisão celular visa fazer cópias idênticas de si mesma, para repor células mortas, curar feridas e ajudar os tecidos e órgãos a crescer. Somando tudo, perdemos aproximadamente 50 milhões de células por segundo, devendo estas, na maioria das vezes, ser repostas através da mitose. Esta divisão normalmente é regulada de tal forma que uma célula divide-se apenas quando mais células são requeridas e quando as condições são favoráveis. O ciclo celular se estende do início de uma divisão celular até ao início da próxima. Compreende a interfase, o período em que a célula não está se dividindo, e a mitose (ou meiose, no caso dos gametas), em que está.

A célula passa a maior parte do tempo na interfase. As células que se dividem frequentemente passam menos tempo do que aquelas que raramente se dividem. Já aquelas que não se dividem mais, como as células neuronais, estão

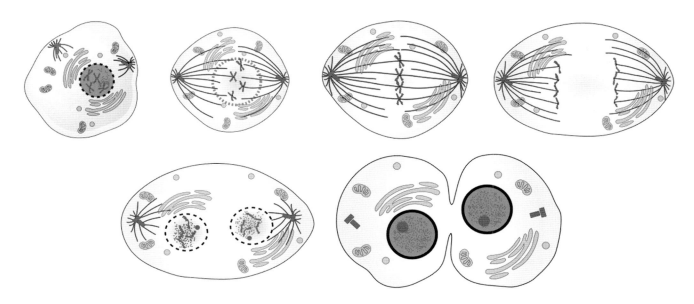

FIGURA 1-31 Mitose, sendo na sequência: célula pré-mitótica, prófase, metáfase, anáfase, telófase, citocinese.

sempre neste estágio, mais precisamente na fase quiescente (G0). Durante a interfase, a célula pode estar se preparando para dividir. Neste caso, sai da fase G0 para o estágio de preparação para a divisão celular, que pode ser subdividida em três fases sucessivas, G1 (*first gap* ou fase pré-sintética), S (síntese) e G2 (*second gap*).

Na fase G1 a maioria das organelas é duplicada, e a célula, portanto, aumenta a sua massa. Algumas células podem ficar nesta fase por vários dias. O ponto crítico é a transição entre esta fase e a seguinte, a de síntese, e aqui está um ponto de verificação de erros importante (*checkpoint*). Para isso, vai haver uma checagem do ambiente celular para verificar se já outras proteínas chamadas de fatores de crescimento, que estimulam as células a se dividir. Os fatores de crescimento se ligam a proteínas da membrana denominadas receptores que levam a uma resposta da célula. Se fatores de crescimento suficientes estiverem presentes para desencadear a divisão celular, então outras proteínas verificam se a célula tem tamanho suficiente para se dividir e se todos os nutrientes requeridos para a divisão celular estão disponíveis. Uma vez que passe este ponto, a célula provavelmente vai se dividir.

Na fase de síntese há a duplicação dos cromossomos, que começam a espiralar-se, contrair e condensar-se, formando as cromátides-irmãs, e também há a duplicação dos centríolos.

Na fase G2, algumas das enzimas que vão ajudar a conduzir a mitose são produzidas. A célula começa a se preparar para a divisão dos cromossomos, o que acontece durante a mitose. Na transição da fase G2 para o início da mitose (M), o DNA recém duplicado é novamente checado para erros para ver se é seguro entrar em mitose. Para isto,

outras proteínas verificam se o DNA se replicou de maneira apropriada e novamente checa se o tamanho da célula é suficiente para se dividir.

A mitose apresenta quatro fases: prófase, metáfase, anáfase e telófase (Fig. 1-31).

Na prófase, os cromossomos duplicados começam a se tornar mais visíveis, espiralando-se mais, encurtando-se e ficando mais grossos. Os centríolos se dividem e migram para os polos da célula, ancorando os microtúbulos, que também começam a se organizar, formando raios a partir dos polos da célula que está se dividindo, o fuso mitótico. A membrana nuclear começa a se partir no fim desta fase, então os microtúbulos podem ter acesso aos cromossomos duplicados, que assumem a forma de dois filamentos (cromátides). Esses microtúbulos vão movimentar os cromossomos, ligando-se aos seus centrômeros. O nucléolo desaparece.

Na metáfase, os cromossomos duplicados, que já podem ser facilmente observados como dois filamentos (cromátides-irmãs) unidas por uma estrutura denominada centrômero, que está ligada aos microtúbulos, estão alinhados no equador, exatamente entre os dois polos. Aqui é realizado o terceiro e último *checkpoint*. As proteínas presentes na metáfase verificam se todos os cromossomos estão realmente ligados aos microtúbulos para que a divisão celular possa transcorrer de maneira apropriada.

Logo em seguida, na anáfase, os microtúbulos se encolhem e cada cromossomo sofre divisão longitudinal no centrômero e se separa em dois cromossomos-filhos que migram em direção aos polos opostos da célula.

Na telófase, há a reconstituição do envelope nuclear pelo retículo endoplasmático, o nucléolo volta a aparecer

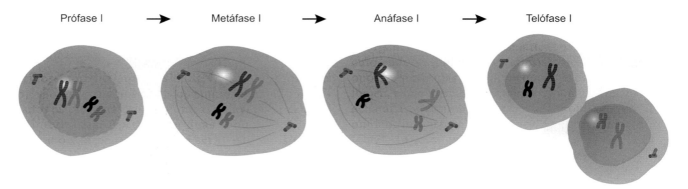

FIGURA 1-32 Meiose I. *(Modificada de National Institutes of Health. National Human Genome Research Institute. "Talking Glossary of Genetic Terms.", em https://www.genome.gov/glossary/).*

e os cromossomos começam a voltar a seu estado não condensado. Os microtúbulos saem de sua formação e o fuso mitótico se desfaz.

Um grupo de microfilamentos forma, no equador da célula, o anel de contração, e ela sofre então um estrangulamento, dividindo-a em duas, um processo denominado citocinese.

É importante notar que nenhuma vez durante a divisão os membros de um cromossomo par se unem.

MEIOSE

A divisão por meiose ocorre somente para a formação dos gametas (ou seja, o espermatozoide no homem e o óvulo, na mulher) e difere da divisão mitótica comum.

A interfase é essencialmente semelhante àquela da mitose.

A meiose é constituída por duas divisões em sucessão: a meiose I e a II. Na meiose I, há uma separação dos membros do par homólogo, enquanto na meiose II separa uma cromátide da outra. Desta forma, no final cada uma das quatro células finais recebe somente metade dos cromossomos presentes na célula original.

A primeira divisão meiótica apresenta quatro fases, prófase I, metáfase I, anáfase I e telófase I (Fig. 1-32).

A prófase I é subdividida em cinco estágios:

1. Leptoteno: o envelope nuclear começa a se romper, os microtúbulos começam a se organizar, e os cromossomos se condensam, ficando mais visíveis.
2. Zigoteno: os cromossomos homólogos se emparelham e se ligam para formar bivalentes.
3. Paquiteno: cada cromossomo, ligado ao seu par (um processo chamado de sinapse), divide-se, por sua vez, em duas cromátides. Nesta fase, segmentos de cromossomos herdados do pai podem ser intercambiados com segmentos da mãe, num processo denominado entrecruzamento ou *crossing over* (Fig. 3-4). Este é o motivo para a variabilidade de constituição genética dos filhos. Observe que este emparelhamento dos cromossomos homólogos não existe na mitose.
4. Diploteno: os bivalentes começam a se separar; os seus centrômeros permanecem intactos.
5. Diacinese: termina a separação dos bivalentes.

Na metáfase I, os cromossomos homólogos se alinham no equador da célula. Os microtúbulos se ligam a esses cromossomos próximos ao centrômero. O arranjo dos pares homólogos, em relação a qual membro do par está em qual polo, é aleatório. Isso é denominado alinhamento aleatório (Fig. 1-33), e, conforme esse alinhamento, diferentes gametas são produzidos. Assim, aumenta o "embaralhamento genético" e, consequentemente, o número de possíveis combinações para os gametas produzidos.

Na anáfase I, os homólogos são separados pelo encurtamento dos microtúbulos, e na telófase I o envelope nuclear se forma novamente. A célula se divide por citocinese.

A meiose II consiste de prófase II, metáfase II, anáfase II e telófase II, e é praticamente idêntica à mitose (Fig. 1-34). É seguida pela citocinese, assim como na meiose I.

Na segunda divisão meiótica, os cromossomos se dividem no centrômero e cada uma das células-filhas recém-formadas recebe 23 cromátides, ou seja, apresentam apenas um membro de cada par homólogo (n) – essas células são denominadas haploides. Como é o acaso que determina qual cromossomo do par irá para determinado gameta, existe uma possibilidade de 2^{23} combinações nos gametas. Um par completo de cromossomos (2n) será refeito pela fusão de dois gametas (n), cada um contribuindo com uma unidade de cada cromossomo – as células são, então, denominadas diploides. Observe que todas as células humanas são diploides, com exceção dos gametas, que são haploides. As células dos testículos e dos ovários também são diploides.

SISTEMAS DE CHECAGEM E REPARO DO DNA

Na fase inicial do estágio embrionário, as células do novo organismo proliferam ativamente, mas, à medida que o organismo cresce e amadurece, estes processos diminuem em frequência e intensidade, ou cessam definitivamente,

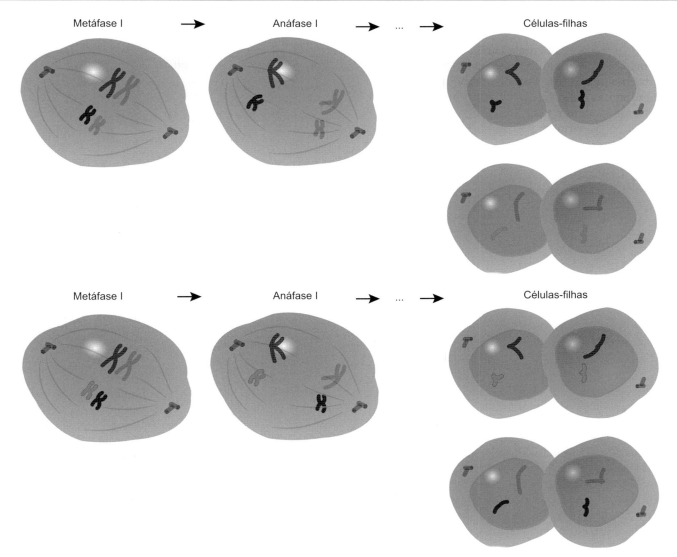

FIGURA 1-33 Exemplos de alinhamento aleatório na metáfase I, com os gametas resultantes. *(Modificada de National Institutes of Health. National Human Genome Research Institute: "Talking Glossary of Genetic Terms.", em https://www.genome.gov/glossary/).*

dependendo do tecido. Esse ciclo celular é controlado por numerosas proteínas, codificadas por genes. Os proto-oncogenes são responsáveis por proteínas que ativam controladamente a proliferação celular, e os genes supressores de tumor são os responsáveis por proteínas que detêm a divisão celular. Esses genes serão mais bem descritos no capítulo de genética.

Além disso, há também os genes envolvidos diretamente no reparo do DNA. Em condições fisiológicas, nós constantemente adquirimos quebras de DNA, que, felizmente, podem ser reparadas por vários mecanismos. Todavia, quando a incidência de quebras é maior do que a capacidade de regeneração, há a ocorrência da doença. Um exemplo é a mutação do gene *Xeroderma pigmentosum*, que faz parte dos genes envolvidos na reparação do DNA, levando à manifestação clínica dessa doença.

Uma mutação destes genes pode, portanto, alterar o ciclo, fazendo com que as células entrem em apoptose precocemente ou tenham um crescimento desordenado, dependendo da natureza desta mutação. Quando uma célula escapa dessa regulação e começa a se dividir desordenadamente, pode haver o surgimento de um tumor ou neoplasia. Um tumor benigno, se formar uma massa localizada, ou um tumor maligno ou câncer, se invadir outros tecidos.

Um grupo de proteínas sensoras determina a duração de cada etapa do ciclo celular e fazem a checagem do DNA, em vários pontos. Esses momentos de revisão do DNA, específicos, são chamados de *checkpoints* (Fig. 1-35).

As proteínas quinases ciclina-dependentes (Cdks) são proteínas-chave do sistema de controle do ciclo da célula, determinando quando irá começar uma nova divisão. Elas fosforilam proteínas específicas para iniciar as diferentes

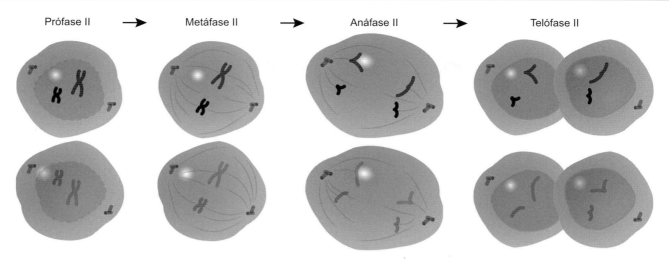

FIGURA 1-34 Meiose II. *(Modificada de National Institutes of Health. National Human Genome Research Institute. "Talking Glossary of Genetic Terms.", em https://www.genome.gov/glossary/).*

fases do ciclo celular. Elas são ativadas por um segundo grupo proteico, denominado ciclinas, cujas concentrações aumentam e diminuem durante o ciclo celular, estando presentes apenas em uma fase específica. As ciclinas se ligam às moléculas Cdks, formando um complexo ciclina-Cdk que tem a capacidade de fosforilar as proteínas alvo; sem as ciclinas, as Cdks são inativas. Após completar a sua função, estes complexos são inativados, e a ciclina é degradada. A inativação é feita por meio: (a) de remoção de mudanças ativadoras – fosforilação inibitória da Cdk, ou (b) através da ligação a uma proteína inibitória da Cdk (CKIs ou *cyclin kinase inhibitors*). O controle negativo da atividade das Cdks é realizado por proteínas inibidoras específicas, as CKIs, e que se ligam no complexo ciclina-Cdk. Os genes que codificam as CKIs frequentemente sofrem mutações em casos de câncer.

Esses "sistemas de checagem" funcionam em vários pontos do ciclo celular e monitoram o processo para retardá-lo até que cada etapa esteja completa. Se as condições não estiverem apropriadas para a divisão, a célula volta para um estado de repouso. Ela continua nessa condição até que as condições voltem a ficar favoráveis, ou inicia um programa alternativo, que resulta em diferenciação, senescência ou apoptose (Fig. 1-36).

Esses pontos de checagem são importantes não só para retardar o processo de mitose quando necessário, mas também porque checam a integridade do DNA que está sendo replicado, permitindo que este seja reparado, antes que mutações importantes e permanentes ocorram. A replicação do DNA tem que ser muito precisa, já que as informações genéticas devem ser passadas de geração a geração. Quando há uma mudança na sequência de pares de base do DNA, que pode ser replicada e, portanto, herdada, chamamos de mutação. A mutação de um único gene pode levar à inativação de uma proteína crucial para a célula, levando à sua morte.

A checagem durante a replicação (*proofreading*) detecta a grande maioria das mutações; permite que a enzima DNA polimerase "volte atrás", corte o nucleotídeo com defeito e insira um correto. Para lidar com os erros que continuam após essa primeira correção, um outro tipo de reparo é efetuado, o reparo de pareamento errôneo (*mismatch repair*) (Fig. 1-37), que procura por bases que não estejam pareadas adequadamente. Proteínas MSH reconhecem o defeito e se unem a ele, formando heterodímeros. Uma endonuclease abre a dupla hélice, uma exonuclease excisa o nucleotídeo errado, a polimerase substitui por um correto e uma DNA ligase "religa" novamente a molécula de DNA. Esse tipo de correção é utilizado não só para corrigir erros que ocorrem durante a replicação, mas também aqueles que ocorrem mais tarde.

Além dos erros que podem ocorrer na divisão celular, mutações também ocorrem devido às agressões diárias ao DNA, como por exemplo por produtos químicos, radicais livres, radiação e raios ultravioleta.

Os defeitos que mais ocorrem são a depurinação do DNA, a desaminação de citosina a uracil e a dimerização da pirimidina. A depurinação é o dano mais comum sofrido pelo DNA, e se dá através da perda de uma adenina ou guanina. A desaminação da citosina a transforma em uracil. A radiação ultravioleta pode fazer com que duas bases timidinas se liguem, formando um dímero de timina, o que irá evitar a replicação (Fig. 1-38).

Para minimizar tudo isso, o DNA apresenta ainda um eficiente sistema enzimático para detectar e corrigir erros. A resposta ao dano do DNA é iniciada por duas quinases, ATM (que responde principalmente às quebras duplas da cadeia) e ATR (que responde principalmente às quebras de um lado da cadeia).

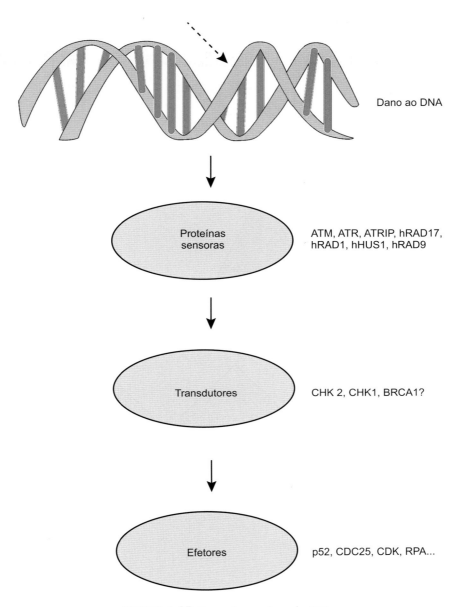

FIGURA 1-35 Respostas ao dano do DNA.

No reparo de excisão de base (Fig. 1-39, à esquerda) é utilizado uma enzima DNA glicosilase para remover somente a base danificada. A DNA glicosilase faz um corte entre a base e o açúcar. O açúcar com a base faltando é então reconhecido por uma enzima chamada de AP endonuclease, que então remove o açúcar desoxirribose. A DNA polimerase então corrige o defeito, e, por fim, a DNA ligase religa novamente a molécula de DNA. Este sistema pode ser utilizado para corrigir tanto as depurinações quanto as desaminações.

O mecanismo de reparo mais comum, chamado de reparo de excisão de nucleotídeo (Fig. 1-39, à direita) é utilizado para reparar lesões do DNA de maior monta, que alteram ou distorcem a dupla hélice. Esse reparo pode corrigir dímeros de timidina. Uma enzima nuclease de reparo do DNA é utilizada, que excisa todo o nucleotídeo, em vez da DNA glicosilase, que remove somente a base danificada. Após o reconhecimento do erro pelas proteínas especializadas, a helicase abre a fita dupla de DNA e a seguir uma enzima chamada de nuclease de reparo do DNA ou endonuclease extirpa o nucleotídeo que contém a parte danificada do gene. Às vezes um pedaço maior é extirpado, quando necessário. A ação da DNA polimerase (enzimas que produzem moléculas de DNA através dos nucleotídeos) e da DNA ligase (enzima que facilita a ligação do DNA através de pontes fosfodiéster) é semelhante ao caso anterior.

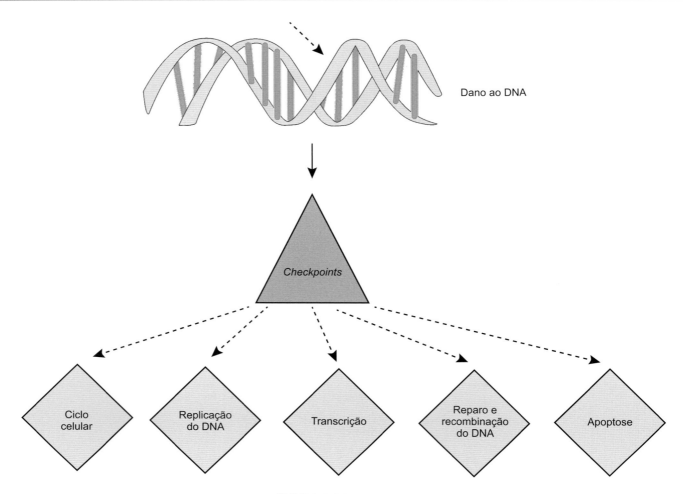

FIGURA 1-36 Checkpoints.

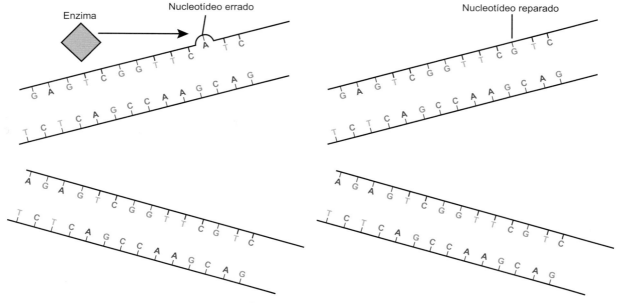

FIGURA 1-37 *Mismatch repair.*

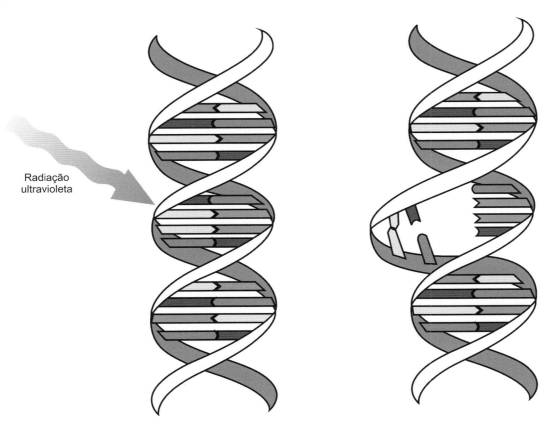

FIGURA 1-38 Formação de dímero de timina.

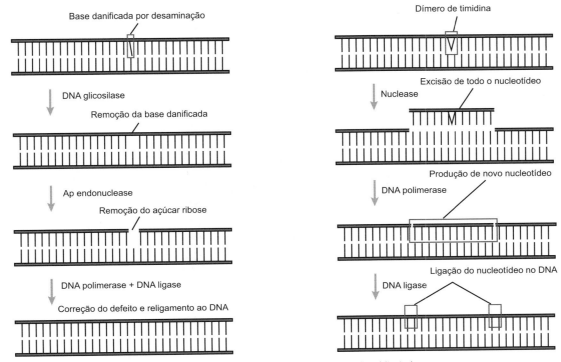

FIGURA 1-39 Reparo de excisão de base (esquerda) e reparo de excisão de nucleotídeo (direita).

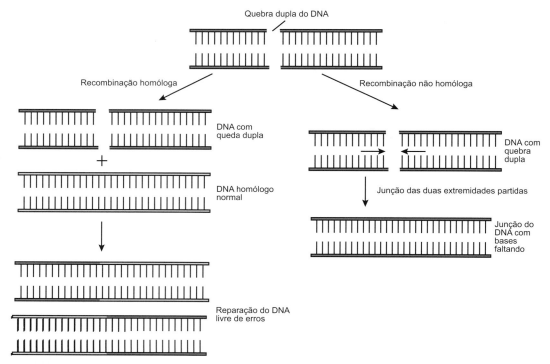

FIGURA 1-40 Reparo por recombinação homóloga (à *esquerda*) e não homóloga ou NHEJ (à *direita*).

Quando há uma quebra da cadeia dupla de DNA, um erro que, por si, pode levar a célula à apoptose, dois mecanismos de correção são importantes: a recombinação homóloga e a não homóloga ou NHEJ (*nonhomologous end joining*) (Fig. 1-40).

Na recombinação homóloga, há a excisão da cadeia defeituosa, e o cromossomo homólogo é usado como "molde" para refazer a parte que estava faltando. Na NHEJ, as pontas do DNA partido são simplesmente juntadas e ligadas. Ainda que haja perda de material genético, é um mecanismo muito importante para descartar quebras duplas de DNA potencialmente fatais para a célula. Os mecanismos enzimáticos de reparo de DNA têm sido utilizados para a recombinação genética, introduzindo genes modificados em partículas virais no DNA celular.

APOPTOSE

Quando há a morte celular acidental, causada por algum insulto externo grave, como queimadura, deprivação de oxigênio ou trauma, ocorre a necrose (Fig. 1-41, à esquerda). Neste caso, as concentrações de ATP caem a níveis tão baixos que a bomba sódio-potássio para de funcionar, e as concentrações iônicas não são mais controladas. O retículo endoplasmático sofre edema, os ribossomos se desagregam, e a síntese proteica é prejudicada, o que causa um dano na membrana da célula e das organelas, inclusive dos lisossomas. A célula incha e explode, e o conteúdo celular é lançado nos tecidos adjacentes, causando uma inflamação.

No entanto, as células também podem morrer sob condições fisiológicas. Em tais casos, a morte ocorre pela ativação de um programa intrínseco de autodestruição, denominado apoptose, em que há gasto de energia (ATP). Este é um mecanismo importante para a eliminação de células desnecessárias em embriões e animais adultos, assim como de células anormais, como as infectadas por vírus ou cancerosas. Neste caso, as perdas celulares são benéficas, necessárias para o bom funcionamento e sobrevivência do organismo, em contraposição à necrose, que é uma morte celular patológica. Ainda que apoptose e morte celular programada sejam termos muitas vezes utilizados como sinônimos, não são exatamente a mesma coisa. A morte celular programada se refere especificamente à morte celular geneticamente determinada, como aquela que ocorre no envelhecimento.

A célula perde líquido, encolhe, se separa de suas vizinhas e assume formato arredondado. O retículo endoplasmático se enche de líquido, parecendo, às vezes, fundir-se com a membrana plasmática. A cromatina se condensa, dispondo-se em posição adjacente à face interna da membrana nuclear, os cromossomos se fragmentam pela ativação das endonucleases endógenas e o conteúdo celular é colocado em vesículas, e aquelas que contêm os restos nucleares recebem o nome de corpos apoptóticos. A célula modifica a sua membrana plasmática, formando bolhas

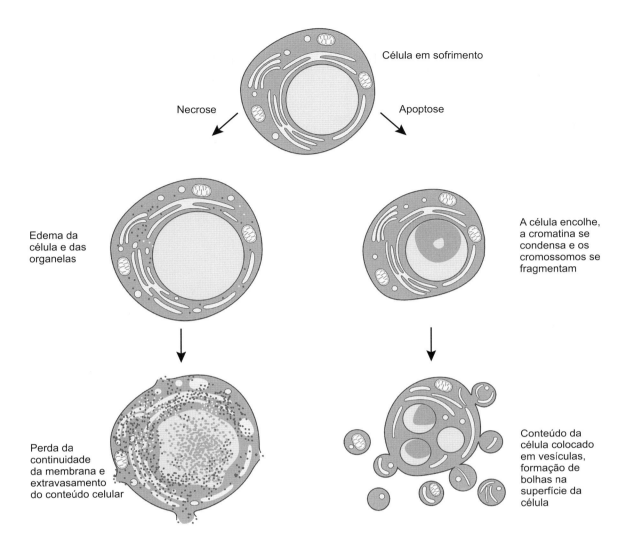

FIGURA 1-41 Necrose (à *esquerda*) e apoptose (à *direita*).

em sua superfície que vão se desprendendo e sinalizando para os macrófagos, que vão responder fagocitando os restos celulares (Fig. 1-41, à direita). Nesse caso não há inflamação significativa, pois a célula também secreta citocinas para inibi-la.

As duas condições chaves para desencadear a resposta apoptótica são o dano cromossômico substancial e a desregulação do ciclo celular, para prevenir a proliferação de células malignas que poderiam se desenvolver como resultado de mutações acumuladas do DNA e que não puderam ser corrigidas pelo mecanismo de reparo.

A apoptose, como já vimos, pode ser desencadeada nas mitocôndrias. Este é o mecanismo intracelular ou rota intrínseca. Proteínas pró-apoptóticas se inserem na membrana, formando poros. Um poro, denominado poro de transição de permeabilidade mitocondrial (mtPTP), forma-se no contato entre as membranas externa e interna da mitocôndria,

aumentando a sua permeabilidade. Por esses poros, uma proteína, conhecida como citocromo C, e que é uma das mais potentes ativadoras da apoptose, deixa o espaço intermembranas e entra no citoplasma, ativando uma cascata de enzimas denominadas caspases. Essas enzimas são seletivas para determinados substratos. A maioria das mudanças morfológicas da apoptose pode ser atribuída às caspases.

A apoptose também pode ser desencadeada pela ligação com os "receptores da morte", um subgrupo da família dos receptores do fator de necrose tumoral (TNF), como o receptor Fas. Esta é a rota extracelular ou extrínseca. Embora ambos os mecanismos, intrínseco e extrínseco, envolvam caspases, parecem envolver rotas distintas. Defeitos no mecanismo de apoptose podem causar algumas doenças neurodegenerativas, autoimunes ou alguns tipos de câncer.

A retinose pigmentar, que é caracterizada pela depleção progressiva de células receptoras pela apoptose, pode ser

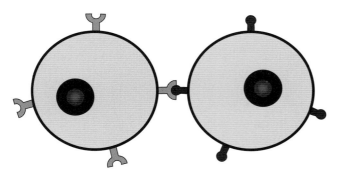

FIGURA 1-42 Comunicação direta.

causada por uma série de mutações, uma delas a do gene CERKL, que tem um efeito protetor contra a morte celular programada. De maneira geral, podemos então dizer que as quatro etapas da morte celular programada são: a) iniciação do processo, através de um receptor ou das mitocôndrias; b) ativação das caspases efetoras; c) ativação da morte celular, incluindo ativação das nucleases, que partem a cromatina em pedaços, e alterações da membrana celular; d) fagocitose e remoção dos restos, antes da perda da integridade da membrana, para evitar reação inflamatória nas células vizinhas.

COMUNICAÇÕES INTERCELULARES

As células da maioria dos tecidos humanos estabelecem comunicação entre si, o que permite a troca de íons e de macromoléculas e, portanto, a troca de informações, visando coordenar e integrar as suas funções. Isto ocorre tanto através de modificações em locais específicos das membranas de células vizinhas quanto através de uma variedade de processos, conhecidos globalmente como sinalização celular, em que uma molécula de sinalização produzida por uma célula é detectada por outra, muitas vezes a grande distância.

A comunicação entre células vizinhas pode ser feita por dois meios principais:
a) dependente de contato: as células fazem contato direto através da molécula sinalizadora presente na membrana plasmática de uma célula e do receptor de membrana da outra (Fig. 1-42);
b) através de um tipo de junção celular denominada junção comunicante, *fasciae communicantes*, nexus ou tipo *gap* (*gap junctions*). As membranas ficam bem próximas, e células se aderem fortemente uma à outra (Fig. 1-43). Essa junção se apresenta constituída por dois hemicanais ou conexons, cada um formado por seis moléculas de proteínas tubulares, denominadas de conexinas, inseridas nas membranas. Estas partículas presentes em regiões justapostas de duas membranas vizinhas se fundem, formando canais, pelos quais pode

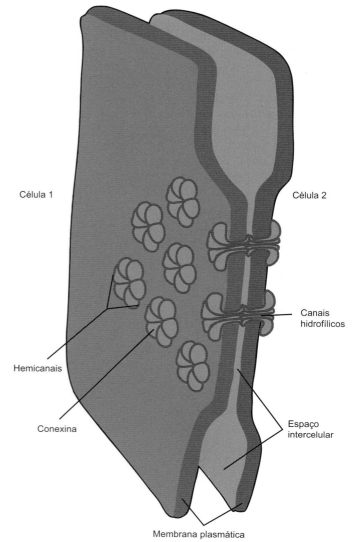

FIGURA 1-43 Junção tipo *gap*.

ocorrer o intercâmbio de substâncias. Portanto, servem como comunicação entre as células, além de reforçar sua adesão. O tamanho da abertura permite passagem de pequenas partículas e íons. Estes canais tendem a permanecer abertos por segundos a minutos. São fechados por altas concentrações de íons cálcio ou hidrogênio, para proteger as células normais das vizinhas que estão traumatizadas ou morrendo. As contrações dos músculos cardíaco e liso são exemplos bem evidentes desse fenômeno de integração funcional entre células de um tecido. Na maioria dos tumores, as células se encontram isoladas, sem estas comunicações.

A comunicação entre células que não estão em contato é realizada através de moléculas sinalizadoras, que podem realizar o seu efeito de duas maneiras principais:

a) Nas moléculas que são grandes demais ou hidrofílicas demais para cruzar a membrana plasmática da célula-alvo, elas se ligam a uma molécula de proteína receptora específica na superfície extracelular da membrana. A célula receptora traduz o sinal para mensagens químicas que modifica o comportamento da célula. Em vários destes casos, podem ser utilizadas substâncias como o AMPc (monofosfato de adenosina cíclico) e íons cálcio como "segundos mensageiros", que podem se ligar a proteínas específicas dentro da célula e desencadear respostas, como a ativação de enzimas. Os hormônios e os neurônios agem deste jeito.

b) Nas moléculas pequenas ou hidrofílicas o suficiente para cruzar a membrana plasmática da célula-alvo, que são a minoria, elas penetram na célula e podem ativar enzimas intracelulares ou se ligar a receptores proteicos intracelulares que regulam a expressão gênica.

O sinal pode ser dado de várias formas (Fig. 1-44):

1. Sinal endócrino: realizado a distância, como no lançamento de hormônios na corrente sanguínea.

2. Sinal paraendócrino: em vez de serem lançadas na corrente sanguínea, as moléculas se difundem no meio extracelular, permanecendo perto do local onde foram secretadas. A ligação com as proteínas receptoras da membrana produz mudanças na estrutura proteica que podem ser detectadas na superfície interna da membrana.

3. Sinal neuronal: quando ativado por fatores ambientais ou outros neurônios, ele envia impulsos elétricos ao longo de seu axônio até que, na sua porção terminal, este impulso elétrico causa o lançamento de neurotransmissores na fenda sináptica, onde se difundem para a célula alvo.

4. Sinal autócrino: as moléculas se ligam aos receptores da própria célula, causando uma estimulação. Um exemplo disso é a liberação de fatores de crescimento lançados por algumas células cancerosas, que estimulam a sua própria proliferação.

Para que a sinalização ocorra, a molécula deve se ligar a um sítio receptor. Se este receptor for ativado, a molécula que se ligou é chamada de agonista, se não ativou o

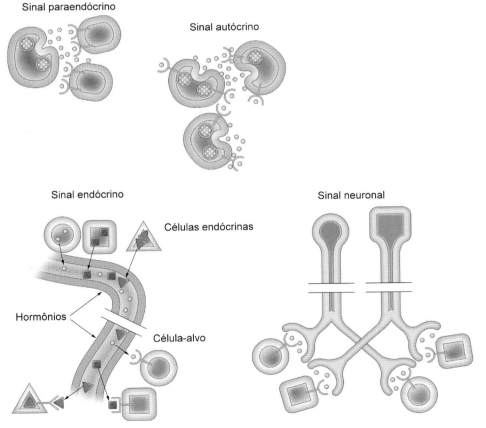

FIGURA 1-44 Sinal paraendócrino, sinal autócrino, sinal endócrino e sinal neuronal. *(Fonte: Goodman SR, 2008.)*

receptor, é antagonista, se ela produz um efeito, que, no entanto, não foi total, é chamada de agonista parcial.

COESÃO ENTRE AS CÉLULAS

A matriz extracelular é uma rede de proteínas e carboidratos localizada no espaço extracelular e que é secretada pela célula. Ela constitui o arcabouço orgânico de sustentação das células. Na córnea, ela é transparente. Apresenta-se sob a forma de fibras e material amorfo, combinados em proporções variáveis conforme o tecido. O material amorfo funciona principalmente como meio de difusão através do qual as diversas substâncias – alimentos, gases (oxigênio e gás carbônico), substâncias excretadas da célula etc. – passam dos capilares às células e vice-versa. É composta de 4 componentes:

a) Glicoproteínas. O carboidrato se liga a várias moléculas de água, o que confere à matriz extracelular elasticidade e capacidade de absorver pressão.

b) Colágeno. É uma proteína fibrosa, que confere resistência ao estiramento, suporte e força. Na córnea, assim como no osso, está disposto em camadas paralelas.

c) Elastina, uma fibra elástica, que permite que o tecido se estique no estiramento sem romper, depois retornando à sua forma original. É mais frequente em locais onde flexibilidade é importante, como pele, vasos e pulmões.

d) Proteínas multiadesivas, que unem o colágeno, as glicoproteínas e as células. São as moléculas de adesão celular. A mais proeminente é a laminina.

As células epiteliais apresentam uma intensa adesão mútua e, para separá-las, são necessárias forças mecânicas relativamente grandes. Existem dois tipos principais de contatos entre as células, ambos associados a moléculas de adesão celular: geral, e associada a regiões de especialização na superfície celular.

Os contatos gerais são formados por proteínas transmembrana, que se estendem do citoplasma até o espaço extracelular, onde se ligam aos seus ligantes. Os ligantes podem ser moléculas de adesão de outras células, certas moléculas na superfície de outras células, ou componentes da matriz extracelular. Podem ser ou não dependentes de cálcio.

As moléculas de adesão cálcio-dependentes são as caderinas, seletinas e integrinas.

As caderinas estão presas na sua porção citoplasmática ao citoesqueleto (actina ou filamentos intermediários) por meio de outras proteínas, chamadas cateninas. Externamante, elas se ligam às caderinas da célula vizinha. Desta maneira, quando duas células estão unidas por caderinas, os seus citoesqueletos estão indiretamente unidos também. As caderinas parecem estar alteradas na maioria das neoplasias malignas epiteliais, o que contribui para a disseminação das metástases.

As selectinas são encontradas em células do sistema imune, como leucócitos (L-selectina) e em plaquetas (P-selectina), onde mediam a sua migração para os locais onde estes são necessários. São encontradas também em células endoteliais vasculares (E-selectina). São glicoproteínas lectina, e que podem se ligar com baixa afinidade aos grupos carboidratos em outras superfícies celulares.

As integrinas são glicoproteínas que estão ligadas ao citoesqueleto (microfilamentos) e tipicamente mediam a adesão entre as células, através de ligantes da família das imunoglobulinas, e também à componentes da matriz extracelular, com fibronectina, colágeno e laminina servindo como ligantes. A fibronectina é a principal proteína adesiva nos tecidos conectivos, enquanto a laminina é a principal nos tecidos epiteliais.

As selectinas funcionam cooperativamente e em sequência com as integrinas, o que aumenta a adesão. Um exemplo da cooperação entre elas ocorre no leucócito: a selectina se liga a carboidratos na parede dos vasos, o que leva a uma diminuição da sua velocidade; as integrinas vão então ancorar a célula às paredes do vaso, para que ocorra a diapedese (Fig. 1-45).

As moléculas de adesão cálcio-independentes mais conhecidas são as glicoproteínas com sítios externos relacionados a moléculas de imunoglobulinas. A adesão celular é reforçada por estruturas especiais, também chamadas de contatos adesivos especializados ou complexos juncionais: desmossomas, zônula de oclusão e zônula de adesão (Fig. 1-46).

a) Desmossomas:

São os mais frequentes.

Os desmossomas, também chamados de *maculae adhaerentes* ou *adherens junctions*, são constituídos pela justaposição de duas regiões elétron-densas, as placas dos desmossomas, estando em porções contíguas da membrana celular de duas células vizinhas, em forma de disco, nos quais se inserem feixes de filamentos intermediários. Entre as duas membranas celulares do desmossoma, frequentemente observam-se estruturas fibrilares e granulares, ricas em glicoproteínas, provavelmente responsáveis pela intensa adesão intercelular aí observada. Eles conectam principalmente células epiteliais, como aquelas da córnea e conjuntiva, e certos tecidos mesodérmicos.

Os desmossomas, apesar de parcialmente responsáveis pela aderência da célula e devido ao fato de serem estruturas descontínuas, não impedem o afastamento das membranas celulares nos locais em que não estão presentes. Pode haver, no entanto, passagem de fluido e de material entre células epiteliais.

Às vezes, na zona de contato entre o tecido epitelial e a lâmina basal, ligando o epitélio ao tecido subjacente, estando presentes só no lado da célula epitelial, observam-se os chamados hemidesmossomas, em forma de um meio desmossoma. Os hemidesmossomas usam as integrinas como suas moléculas de adesão, ao contrário dos desmossomas, que usam as caderinas. Tem sido postulado que a perda

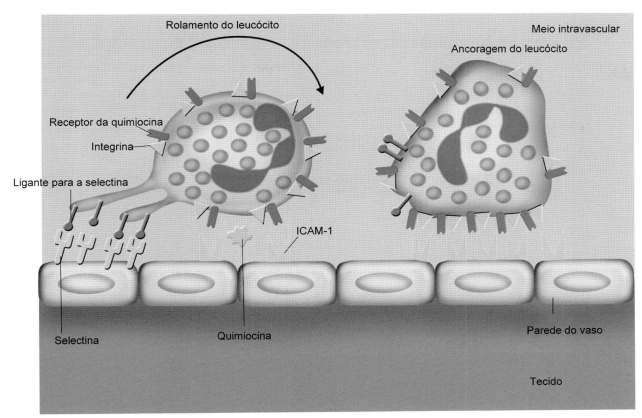

FIGURA 1-45 Colaboração entre as selectinas e integrinas para a adesão do leucócito no capilar.

dos filamentos possa ser responsável pela adesão insuficiente dos hemidesmossomas epiteliais às suas membranas basais em pacientes com a síndrome da erosão corneana recorrente.

b) Complexo unitivo:

É um espessamento, também chamado de rede terminal, da membrana celular localizado na região apical da célula, sendo constituído por 3 componentes, do ápice da célula para a base:

- Zônula de oclusão (*zonulae occludentes ou tight junctions*), caracterizada pela íntima justaposição periódica das membranas celulares de duas células vizinhas, com a fusão dos folhetos externos das membranas, lacrando o espaço intercelular. Forma uma banda contínua sobre o perímetro da célula, próximo à superfície apical. Separa o polo apical do polo basolateral. Ela é importante porque forma uma barreira que impede a passagem de substâncias hidrossolúveis por entre as células epiteliais. Este arranjo assegura que as substâncias apenas possam passar através da camada de células na sua membrana apical e citoplasma por difusão ou transporte. Sua integridade é cálcio-dependente. Na retina, esta junção une os corpos celulares do epitélio pigmentar retiniano.

- Zônula de adesão (*zonula adherens* ou junção intermediária), caracterizada pela separação das membranas celulares e um pequeno acúmulo de material amorfo na superfície interna dessas membranas. Altas concentrações de caderina se encontram aí, com suas terminações citoplasmáticas ancoradas a filamentos de actina. A zônula de adesão ajuda a reforçar a ligação intercelular da zônula de oclusão. Aí estão inseridos filamentos intermediários da trama terminal, mantendo-a distendida e tensa, podendo ser utilizada como apoio para a contração dos microvilos. Na retina, está presente no ápice dos fotorreceptores e corresponde à membrana limitante externa.

- Desmossomas, que aqui são denominados de máculas de adesão (*macula adherens*).

Enquanto os desmossomas têm forma alongada e são descontínuos, a zônula de oclusão forma uma faixa contínua que circunda completamente a célula. O mesmo ocorre com a zônula de adesão: é quase sempre contínua, mas, em determinados casos, poderá apresentar interrupções no seu trajeto.

c) Interdigitações

São observadas nas membranas das paredes laterais das células epiteliais, aumentando a superfície de contato entre as células e reforçando a sua adesão.

d) Junções tipo *gap*:

Já foram descritas antes.

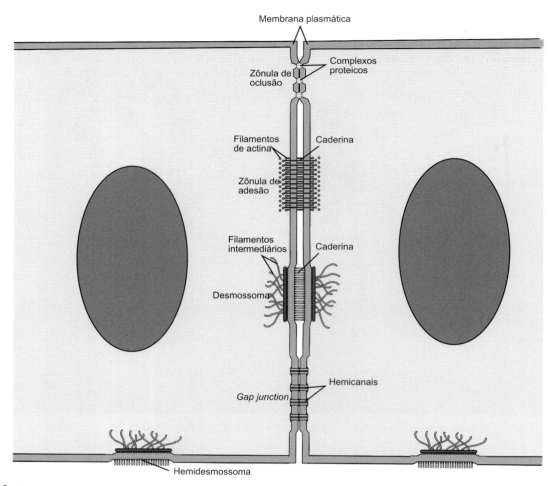

FIGURA 1-46 Principais estruturas que proporcionam a coesão entre as células epiteliais.

BIBLIOGRAFIA

Alberts B, Bray D, Hopkin K, Johnson AD, Lewis J, Raff M, Roberts K, Walter P. Essential Cell Biology. 4th edition New York: Garland Science; 2014. 862 p.

Bolsover SR, Hyams JS, Shephard EA, White HA, Wiedemann CG. Cell biology - a short course. 2nd ed Hoboken: John Wiley & Sons Inc; 2004. 531 p.

Bye LA, Modi NC, Stanford M. Oxford specialty training. Basic Sciences for Ophthalmology. Oxford: Oxford University Press; 2013. xii, 272 p.

Chandar N, Viselli S. Lippincott's Illustrated Reviews Series. Cell and Molecular Biology. Philadelphia: Wollters Kluwer Health/Lippincott Williams & Wilkins; 2010. 236 p.

Cooper GM, Hausman RE. La Célula. 5a edición Madrid: Marbán; 2011. XIII, 818 p.

De Robertis EMF, Hib J. Fundamentos De Biología Celular Y Molecular De De Robertis. 4a edición Buenos Aires: Editorial El Ateneo; 2004. 442 p.

Evans J. Lo Esencial En Célula Y Genética. 3a edición Barcelona: Elsevier; 2011. XV, 213 p. (até página 24; cap 2, 4, 5).

Flammer J, Mozaffarieh M, Bebie H. Basic Sciences in Ophthalmology: Physics and Chemistry. Berlin: Springer; 2013. xv, 250 p.

Forrester JV, Dick AD, McMenamin PG, Roberts F, Pearlman E. The eye: basic sciences in practice. 4th ed London: Saunders Elsevier; 2016. 560 p.

Goodman SR. Medical Cell Biology. 3rd edition Amsterdam: Elsevier/Academic Press; 2008. xiii, 320 p.

Harold FM. The Way of the Cell: Molecules, Organisms, and the Order of Life. Oxford: Oxford University Press; 2001. xiv, 305 p.

Jiménez García LF, Merchant H. Biología Celular Y Molecular. México: Pearson Educación; 2003. xl, 853 p.

Junqueira LCU, Carneiro J. Biologia Celular E Molecular. 6a ed Rio De Janeiro: Guanabara Koogan; 1997. 299 p.

Karp G, Patton JG. Cell and Molecular Biology: Concepts and Experiments. 7th edition Hoboken, NJ: Wiley; 2013. xvi, 783 p.

Klintworth GK, Garner A. Garner and Klintworth's Pathobiology of Ocular Disease. 3rd edition New York: Informa Healthcare USA; 2008. 2 vol. (XXVIII-1565 p.).

Lodish HF, Berk A, Kaiser C, Krieger M, Bretscher A, Ploegh HL, Amon A, Scott MP. Molecular Cell Biology. 7th edition New York: W.H. Freeman and Company; 2013. xxxiii, 1154 p.

O'Connor CM, Adams JU. Essentials of Cell Biology. Cambridge, MA: NPG Education; 2010.

Ojea N, Cárdenas Romero R. Biología Celular Y Humana. Bogotá, D.C., Colombia: Ecoe Ediciones; 2014. 316 p.

Paniagua Gómez-Álvarez R, Martín de Serrano MN, Sesma Egozcue P, Rico-Valdemoro MAU, Fraile Láiz B, Anadón Álvarez R, Sáez Crespo FJ. Biología Celular. 3a edición Madrid: McGraw-Hill Interamericana; 2007. xv, 389 p.

Phillips R, Kondev J, Theriot J. Physical Biology of the Cell. New York: Garland Science; 2009. xxiv, 807 p.

Plopper G, Sharp D, Sikorski E. Lewin's Cells. 3rd edition Burlington, MA: Jones & Bartlett Learning; 2015. xxiii, 1056 p.

Pollard TD, Earnshaw WC, Lippincott-Schwartz J, Johnson GT. Cell Biology. 2nd edition Philadelphia: Saunders/Elsevier; 2008. xix, 905 p.

Sperelakis N. Cell Physiology Sourcebook: A Molecular Approach. 3rd edition San Diego: Academic Press; 2001. xxv, 1235 p.

Stubbs M, Suleyman N. Crash Course series. Cell Biology and Genetics. 4th edition Edinburgh: Mosby/Elsevier; 2013. xiii, 200 p.

CAPÍTULO 2

Microbiologia e Parasitologia

Carla Putz

Paulo Renato Petersen Behar

Aurora Pezzi D'Almeida

HISTÓRIA DA MICROBIOLOGIA

Pasteur e a teoria da geração espontânea

No século XIX, observou-se que o alimento, se deixado por algum tempo ao ar livre, apodrecia; se esse material fosse olhado ao microscópio, uma grande quantidade de bactérias seria observada. Algumas pessoas acreditavam que os germes chegariam pelo ar, enquanto outras imaginavam que seriam gerados espontaneamente a partir de material inerte (teoria da geração espontânea).

O químico francês Louis Pasteur (1822-1895) era o mais ferrenho adversário desta última teoria. Conseguiu destruí-la com sua experiência, na qual esterilizava com calor um caldo de cultura, que não entrava mais em contato com os microrganismos presentes no ar, e o líquido permanecia estéril.

Conceito de agente infeccioso

O conceito de agente infeccioso emergiu na metade do século XIX, tendo sido proposto por J. Henle em 1840 e posteriormente testado por um médico alemão, Robert Koch, em 1876, que inoculou o *Bacillus anthracis* em ratos. Ele demonstrou o isolamento deste microrganismo a partir de casos de antraz, a reprodução da doença por meio da inoculação do organismo em animais de laboratório e o reisolamento do mesmo organismo em casos experimentais.

O preenchimento dessas condições essenciais se tornou o padrão para a definição de um agente infeccioso, dando origem aos postulados de Koch:

1. O microrganismo deve sempre estar presente nos indivíduos doentes e ausente nos saudáveis.

2. O microrganismo deve ser passível de ser isolado e cultivado *in vitro* (o que não é exato à luz dos conhecimentos atuais – vírus não podem ser cultivados *in vitro*, mas somente em células hospedeiras).

3. Quando o microrganismo é inoculado em um hospedeiro saudável, a mesma doença deve resultar.

4. O mesmo organismo deve ser reisolado de um hospedeiro experimentalmente afetado.

Esse início abriu uma porta excepcional para a medicina e para a sociedade, pois possibilitou o estudo do mundo da vida microscópica, incluindo a microbiota humana normal e a patogênica e o conhecimento da fisiopatogenia da maioria das doenças infecciosas, sua correlação com o quadro clínico e o tratamento.

NOÇÕES GERAIS

Tipos de interação com o ser humano

As bactérias, vírus, fungos e protozoários interagem com o ser humano de uma forma que pode ser simbiótica (quando há vantagens mútuas, como no caso das bactérias que colonizam o intestino), saprofítica (os organismos, como as bactérias encontradas na cavidade oral, consomem células mortas ou em sofrimento, não causando doenças) ou parasítica (quando a presença do organismo é nociva para o hospedeiro, como no caso do HIV).

Infecção, patogenicidade, virulência e doença

A infecção é a presença e a replicação de um microrganismo nos tecidos de um hospedeiro, onde pode causar doença ou permanecer quiescente. Por exemplo, a tuberculose pode ser somente uma infecção ou uma doença. No primeiro caso, a bactéria está viva e quiescente nos tecidos; no segundo, a bactéria causa dano e o nosso organismo reage por meio de uma resposta inflamatória que se expressa por sinais e sintomas. Em outras palavras, em termos específicos, infecção = presença de microrganismo vivo em

CAPÍTULO 2 Microbiologia e Parasitologia

tecido; doença infecciosa = presença de microrganismo vivo em tecido gerando dano e resposta tecidual.

A patogenicidade indica se o microrganismo pode ou não causar algum dano ou doença.

A virulência é o complexo de propriedades que permite que o microrganismo infecte ou cause doenças. Ele deve (1) entrar no corpo, (2) evitar ou ultrapassar as múltiplas defesas do hospedeiro, (3) acomodar-se para crescer no tecido ou órgão/sistema humano e/ou (4) parasitar as células humanas. A virulência reflete, portanto, tanto as estruturas inerentes do micróbio invasor quanto a interação desses fatores com os mecanismos de defesa do hospedeiro.

A doença é a expressão clínica da infecção; ou seja, a indicação de que não apenas o microrganismo está presente, mas também é o responsável por uma série de sinais e sintomas do hospedeiro.

Períodos do processo infeccioso

O processo infeccioso, de maneira geral, pode ser dividido nas seguintes fases:
- Período de incubação: é o tempo que decorre desde a entrada e multiplicação do microrganismo até o aparecimento do primeiro sinal ou sintoma.
- Período prodrômico: após o período de incubação, aparecem sintomas inespecíficos, como febre, cefaleia, e mal-estar, entre outros.
- Período de estado: aparecem os sinais e sintomas típicos da doença.
- Período final, no qual a doença pode evoluir satisfatoriamente até a cura, evoluir para o óbito ou se cronificar.
- Período de transmissibilidade: engloba todo o tempo em que o processo infeccioso pode passar de um indivíduo para outro.
- Período de convalescença.

Infecção subclínica

A infecção subclínica é aquela que está limitada a uma resposta imunológica por parte do hospedeiro e que pode ser diagnosticada apenas por outros meios, como os sorológicos. Outras possibilidades diagnósticas incluem testes diretos de detecção do microrganismo, como os de biologia molecular e culturais.

Colonização *versus* contaminação recorrente

Na colonização, há o estabelecimento de uma comunidade estável, independente e praticamente autoperpetuante de bactérias. A população dos micróbios é balanceada pelas defesas do organismo e pelos demais participantes da microbiota do sítio anatômico em questão, o que resulta em um número estável por um longo período sem produzir doença, seja clínica ou subclínica.

Na contaminação recorrente, há uma introdução repetida de bactérias à medida que as defesas do organismo reduzem continuamente a contagem dos microrganismos até que sejam eliminados. Quando a contaminação recorrente é frequente ou contínua, resulta em uma população microbiana estável por um longo período, assim como na colonização.

Portador

Portador é todo hóspede colonizado e aparentemente são, ou seja, sem evidência de enfermidade. O portador é, portanto, um reservatório do microrganismo. No entanto, o reservatório também pode ser ambiental, como será visto mais adiante.

Vetor

Os vetores são insetos e outros carreadores que transmitem a doença de uma pessoa para outra.

Propriedades microbianas relacionadas com a sobrevivência no ambiente

- Latência: é o intervalo entre o tempo em que o patógeno é excretado e o tempo em que ainda pode infectar um hospedeiro.
- Persistência: é a capacidade do patógeno de sobreviver por um período determinado no meio, ou seja, sua viabilidade. Quanto maior a persistência do microrganismo, maior a latência.
- Multiplicação: ocorre quando os patógenos se multiplicam no meio, principalmente alimentos, chegando a concentrações suficientes para levar à infecção.

Disseminação microbiana no hospedeiro

Quando um agente infeccioso penetra no organismo, não apenas permanecendo no local de entrada, pode se estender a outros tecidos por várias vias possíveis:
- Disseminação local. Esta via é facilitada pela destruição dos tecidos locais, especialmente se houver produção de exotoxinas.
- Disseminação linfática. Os microrganismos podem ser levados pelos macrófagos aos gânglios linfáticos ou podem entrar na corrente linfática. O aumento dos gânglios linfáticos pode ocorrer tanto pela resposta imune induzida quanto pela própria infecção.
- Disseminação hematogênica. Os microrganismos podem viajar livremente no plasma (p. ex., o vírus da hepatite B) ou dentro de células como os monócitos (micobactérias, herpes-vírus, citomegalovírus, HIV).
- Disseminação pelos fluidos corporais. Pode ocorrer nas cavidades pleural e abdominal e é um sinal importante de peritonite e infecção pleural.
- Disseminação neural. O vírus da raiva e da varicela-zóster produz infecção viajando ao longo dos nervos.

Viremia, bacteremia e sepse

Viremia e bacteremia descrevem, respectivamente, a presença comprovada pela detecção de vírus e bactérias na corrente sanguínea. A presença desses microrganismos pode ocorrer no estado de saúde, mas também no de doença.

A sepse ocorre quando há manifestações sistêmicas intensas com bactérias se multiplicando na corrente sanguínea. De modo semelhante, há ainda as possibilidades de fungemia e parasitemia (ver em "Noções gerais de micobiologia" e "Noções gerais de parasitologia" aspectos gerais da micologia e da parasitologia).

CADEIA DE INFECÇÃO

Noções gerais

A disseminação da infecção pode ser mais bem explicada por meio de uma cadeia com seis elos:
- Agente infeccioso.
- Reservatório.
- Portal de saída.
- Modo de transmissão.
- Portal de entrada.
- Hospedeiro suscetível.

Agente etiológico

Os agentes que causam infecções podem ser divididos em quatro classes principais:
- Eucarióticos, que exibem compartimentação subcelular com funções intracelulares sendo realizadas por organelas específicas, como núcleo, mitocôndrias, aparelho de Golgi, retículo endoplasmático e lisossoma. Os eucarióticos envolvidos na infecção humana são:
  - Fungos.
  - Protozoários (organismos unicelulares com uma membrana celular flexível).
  - Helmintos.
- Bactérias, que são microrganismos procarióticos. Este grupo divide os seguintes aspectos essenciais: contêm tanto RNA quanto DNA, apresentam facilidades para fazer o metabolismo proteico e são geralmente de vida livre, embora alguns, como as clamídias e as rickéttsias, sejam parasitas intracelulares. Não têm um núcleo bem definido (Fig. 2-1), mas se reproduzem de maneira autônoma. DNA adicional pode ser encontrado na forma de plasmídeo, como será visto mais adiante.
- Vírus, que não são considerados seres vivos por alguns cientistas, já que não têm membrana celular, citoplasma nem maquinaria para gerar energia ou sintetizar seja o que for, sendo então parasitas obrigatórios. Eles são pequenos, contêm dois tipos de macromoléculas: proteínas e ácidos nucleicos, que pode ser ou DNA ou RNA (mas não os dois). Eles não conseguem se reproduzir de maneira autônoma, necessitando entrar em outra célula, seja procariótica ou eucariótica, para fazer que ela realize a replicação viral. Para atacar esta célula hospedeira, valem-se de uma proteína que se liga a um receptor específico. Entretanto, algumas escolas reconhecem características de seres vivos nos vírus. Não há consenso sobre isso.
- Príons, que são os agentes mais simples, ainda mais que os vírus, consistindo em uma única molécula proteica que pode catalisar uma mudança conformacional em uma proteína endógena. Aqui, sim, há consenso de que príon não é um ser vivo. É uma proteína animal ou humana de conformação alterada. É, entretanto, uma proteína infecciosa, ou seja, com capacidade de disseminação num mesmo organismo e de transmissão entre pessoas, entre animais e de animais para pessoas. A doença é causada pelas mudanças

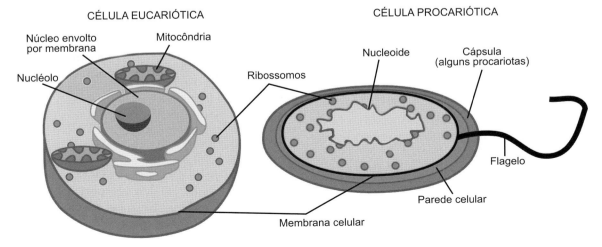

FIGURA 2-1 Diferença entre o núcleo das células eucariótica e procariótica.

estruturais e funcionais resultantes. Um exemplo de doença causada por príon é a encefalopatia espongiforme. Não serão vistos com detalhes neste capítulo por não apresentarem grande importância na área oftalmológica.

Reservatório

O reservatório é o ambiente ou objeto no qual um microrganismo pode sobreviver e se multiplicar. Objetos inanimados, seres humanos, animais, todos podem servir como reservatórios.

Reservatórios humanos

A infecção pode se originar de um microrganismo presente no próprio paciente (infecção endógena, normalmente a partir de pele, nasofaringe ou intestino) ou de fontes externas (infecção exógena), frequentemente outra pessoa que pode estar sofrendo da infecção ou apenas sendo a carreadora do microrganismo patogênico. Os carreadores são normalmente saudáveis e podem abrigar o organismo na garganta (como a difteria ou o meningococo), no intestino (salmonela) ou no sangue (hepatite B).

Reservatórios animais

Os animais são uma fonte importante de muitas infecções (zoonoses). Exemplos são:
- Carne ou aves domésticas contaminadas: *Campylobacter*, salmonela e botulismo.
- Leite: tuberculose, brucelose.
- Fluidos corporais, como saliva (raiva) ou urina (leptospirose).
- Secreções ou fezes de pássaros: psitacose.
- Animais domésticos e selvagens: raiva.

Reservatórios ambientais

Podemos encontrar a *Legionella* em aparelhos de ar-condicionado ou tubulações de água domésticas. Enteropatógenos que causam tifo, cólera e hepatite A podem estar presentes em depósitos de água. Os esporos causadores do tétano e do antraz podem estar no solo.

Portal de saída

O portal de saída é a maneira como o microrganismo deixa o reservatório; no ser humano geralmente isso ocorre por um fluido corporal, como sangue e escarro.

Modo de transmissão

É o mecanismo pelo qual um patógeno deixa a fonte ou reservatório para infectar um hospedeiro suscetível.

O ser humano pode se infectar por várias rotas de transmissão, devendo ser assinaladas:

- Contato direto (doenças sexualmente transmissíveis, herpes-vírus, bactérias multirresistentes).
- Transmissão parenteral (HIV, sífilis, toxoplasmose).
- Aerossóis (tuberculose, varicela).
- Gotículas (gripe, meningite meningocócica e por hemófilo)
- Rota fecal-oral (diarreia, hepatite, tifo).
- Vetor (malária, doença de Lyme).
- Entrada direta
  - Através da pele intacta (leptospirose).
  - Por mordida (raiva).
  - Por transfusão (HIV, hepatite).
  - Por ingestão (*Salmonella*, *Listeria*).
  - Por cirurgia ou trauma.

Portal de entrada

É o local no corpo que permite a entrada do patógeno. Como exemplo podemos citar boca, nariz e feridas na pele.

Hospedeiro suscetível

O hospedeiro suscetível é a pessoa que pode se tornar infectada. Ele não pode ter imunidade ao patógeno, como, por exemplo, através de uma infecção prévia ou imunização.

EPIDEMIOLOGIA DA INFECÇÃO

Importância das infecções

As infecções são a maior causa de morbidade e mortalidade em muitos locais do mundo.

É a interação entre o paciente (hospedeiro) e o patógeno que determina o curso da infecção.

Padrões de infecção nos países em desenvolvimento

Durante os últimos cem anos, a incidência de doenças transmissíveis nos países em desenvolvimento caiu dramaticamente. Isso aconteceu devido a melhora da nutrição, melhores condições sanitárias e de habitação, imunização e quimioterapia antibacteriana.

Infecções como difteria, poliomielite e tétano diminuíram e, em algumas localidades, até desapareceram. A varíola foi erradicada mundialmente, enquanto outra infecção, o HIV, emergiu em proporções pandêmicas. Algumas infecções que tinham diminuído ou sido controladas, como a tuberculose e sífilis, estão agora ressurgindo.

Há ainda doenças emergentes causando infecções em territórios localizados, como a febre maculosa brasileira ou epidemias como dengue, Chikungunya e infecção pelo vírus Zika, que inclusive podem cursar com manifestações oculares.

Os fatores responsáveis por isso incluem desenvolvimento de resistência microbiana, imunossupressão, viagens internacionais, comportamento sexual promíscuo, uso de drogas injetáveis, mudanças na criação de animais e produção de alimentos e a disponibilidade de vacinas.

PREVENÇÃO DA INFECÇÃO – VACINAS E IMUNIZAÇÃO PASSIVA

Noções gerais

Para o indivíduo saudável predisposto, é possível prevenir a infecção por quatro meios:
- Higiene pessoal e etiqueta da tosse.
- Medidas de saúde pública: desinfecção da água, cuidados no preparo da comida, controle de insetos, lavagem das mãos etc.
- Quimioprofilaxia: uso de algum fármaco.
- Vacinação.
- Imunização passiva (soro).

Vacinação

O objetivo da vacinação é que o indivíduo desenvolva uma imunidade adquirida ativa similar à conferida pela infecção natural, mas sem apresentar o quadro clínico e sem doenças ou reações, ou que estas sejam tão leves que sejam aceitáveis pelo indivíduo.

Tipos de vacinas

As vacinas podem ser de:
- Microrganismos vivos atenuados. São mais efetivas do que as vacinas com microrganismos mortos, mas carregam um risco de elas próprias causarem a doença.
- Microrganismos mortos ou inativados.
  - Vacina inteira (contém o microrganismo completo).
  - Vacina de subunidades (contém antígenos secretados ou frações do microrganismo).

Imunização passiva

Em algumas situações, é possível realizar uma proteção imunitária de forma passiva mediante a administração de anticorpos produzidos previamente. A imunização passiva apresenta a vantagem de conferir uma proteção imediata, muito importante em casos de exposição a certas infecções. Por outro lado, é de curta duração, já que não estimula o sistema imunológico do indivíduo.

FLORA NORMAL OCULAR

Colonização e reinfecção na conjuntiva e pálpebra

Muitas das bactérias encontradas nas pálpebras são colonizações, e outras são recorrentemente introduzidas a partir da pele adjacente ou, em menor grau, do trato respiratório superior (nariz) e do trato gastrointestinal (boca). Na conjuntiva, ao contrário, a colonização não é um fator importante, e a contaminação contínua a partir da pálpebra é a principal fonte de contágio.

Fatores microbianos de aderência

A aderência microbiana é importante para a colonização da pálpebra e, principalmente, da conjuntiva, onde existem mecanismos para lavar e varrer a superfície conjuntival.

As bactérias conseguem aderir à superfície bacteriana por meio de várias técnicas. As adesinas, que são glicoproteínas da parede bacteriana, se ligam aos receptores proteicos epiteliais (integrinas). Um exemplo de microrganismo que se utiliza desta técnica é o *Staphylococcus aureus*.

Existem ainda outros componentes da parede microbiana que facilitam a aderência a outros componentes da célula epitelial, como colágeno, laminina, fibronectina, fibrinogênio, sulfato de heparina e elastina. Algumas bactérias Gram-negativas, como as das espécies *Pseudomonas*, *Neisseria*, *Moraxella* e *Haemophilus*, usam fímbrias para se aderirem ao epitélio.

Defesas oculares no hospedeiro

A superfície ocular é úmida, quente, com alta tensão de oxigênio e um amplo suprimento de nutrientes. Sem defesas adequadas, a colonização, invasão e infecção seriam frequentes.

Esses mecanismos de defesa incluem:
- Epitélio intacto.
- Cílios, que filtram o pó e partículas contaminadas, impedindo que atinjam o olho.
- Reflexo de piscar, que é iniciado quando um objeto ou inseto toca nos cílios, impedindo a entrada na superfície ocular.
- Ação da pálpebra no piscar, que empurra os debris e os organismos da superfície ocular para o ponto lacrimal, onde são sugados para o duto lacrimal e seguem para o nariz.
- Lacrimejamento, que lava bactérias e debris da conjuntiva.
- Descamação frequente e contínua das células epiteliais, prevenindo a invasão dos micróbios e retirando aqueles aderidos à superfície epitelial.
- Defesas bioquímicas, como ácidos graxos produzidos pelas glândulas de Meibômio (que destroem algumas bactérias e fungos), lipídios (produzem um meio ácido, fatal para algumas bactérias), componentes da lágrima (lisozima, proteínas quelantes como a lactoferrina, que se ligam ao ferro e interferem no metabolismo bacteriano), sistema imunológico (incluindo complemento e imunoglobulinas na lágrima).
- Vascularização abundante, permitindo uma boa resposta imune humoral e celular.

Flora normal ocular

As bactérias mais frequentemente isoladas na conjuntiva são os estafilococos coagulase-negativos e as espécies *Corynebacterium*, *P. acnes* e *S. aureus*. Os estreptococos são mais frequentes em crianças do que em adultos. *P. acnes*, *Corynebacterium* e bactérias Gram-negativas são mais comuns em adultos. A flora bacteriana da pálpebra é similar à da conjuntiva, embora apresente uma densidade bacteriana maior.

CITOLOGIA BACTERIANA

Noções gerais

As bactérias são estruturas procarióticas, pois não apresentam envelope nuclear e o seu cromossomo, denominado nucleoide, fica livre no citoplasma.

Elas apresentam os seguintes elementos estruturais (Fig. 2-2):
- Invólucros celulares.
  - Parede celular.
  - Membrana citoplasmática.
- Citoplasma e inclusões.
- Nucleoide.
- Organelas bacterianas.
  - Plasmídeo.
  - Cápsula.
  - Flagelos.
  - Fímbrias.
  - Esporos.

Parede celular

A parede celular é um invólucro resistente que faz com que um espirilo, por exemplo, mantenha a sua forma helicoidal apesar dos movimentos. A pressão osmótica interna da maioria das bactérias varia de 5 a 20 atmosferas e resulta da concentração de soluto conseguida por meio do transporte ativo. Em numerosos ambientes, essa pressão seria suficiente para destruir a célula se não existisse uma parede celular capaz de resistir a grandes forças de tensão.

A parede celular bacteriana deve sua resistência a camadas compostas por glicopeptídeos, diferentemente dos organismos eucarióticos, cuja composição normalmente é de celulose ou quitina. As bactérias são classificadas em Gram-positivas ou Gram-negativas em função de sua resposta à coloração pelo método de Gram. A diferença

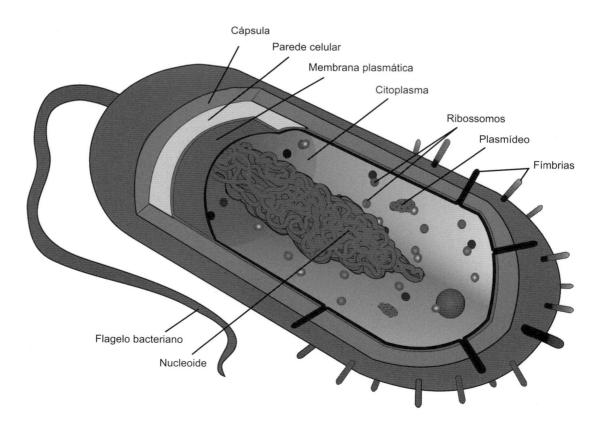

FIGURA 2-2 Célula bacteriana esquemática.

entre as bactérias Gram-positivas e Gram-negativas está comprovadamente na parede celular: sua constituição química é diversa. Além da proteção osmótica, a parede celular desempenha um papel importante na divisão celular e ainda funciona como um modelo para a sua própria biossíntese.

Várias camadas da parede constituem o ponto de localização dos principais determinantes antigênicos da superfície da célula (sendo os ácidos teicoicos, encontrados somente nas bactérias Gram-positivas e em grande quantidade, os principais antígenos de superfície dessas células), e uma camada (a lipossacáride das bactérias Gram-negativas) é responsável pela atividade inespecífica da endotoxina dessas células. Nas bactérias Gram-positivas existem muitas camadas de glicopeptídeos, que correspondem a até 90% do material da parede celular, enquanto nas Gram-negativas há apenas uma ou duas camadas.

Membrana citoplasmática

Aderente à parede celular, separando-a do citoplasma, está a membrana citoplasmática, que é uma membrana hemipermeável através da qual se processam as trocas nutritivas entre a bactéria e o meio.

As principais funções da membrana citoplasmática são:
- Permeabilidade seletiva e transporte de solutos.
- Transporte de elétrons e fosforilação oxidativa nas espécies aeróbicas.
- Eliminação de exoenzimas hidrolíticas.
- Carregar as enzimas e transportar moléculas que participam da biossíntese do DNA de polímeros da parede celular e de lipídios da membrana.
- Carrear os receptores e outras proteínas dos sistemas quimiotáxicos.

Citoplasma e inclusões

O citoplasma bacteriano caracteriza-se principalmente por sua riqueza em ácido ribonucleico (RNA). Encontram-se no citoplasma granulações de natureza diversa: glicogênio, gordura, enxofre, ferro etc. Muitas bactérias acumulam reservas de fosfato inorgânico sob a forma de grânulos, e podem ser usadas para sintetizar ATP, são as volutinas. Não apresentam mitocôndrias nem retículo endoplasmático, mas são ricas em ribossomos.

Nucleoide

O DNA bacteriano pode ser extraído sob a forma de uma molécula única contínua, podendo, deste modo, ser considerado um cromossomo único. Não há histonas. Não está organizado dentro de uma membrana, como nos organismos eucarióticos. O DNA parece formar uma alça em torno de um cerne de RNA que serve para manter o DNA em sua forma compacta.

Plasmídeo

As bactérias são hospedeiras para pequenos elementos genéticos, pequenas porções de DNA, muitas vezes contendo apenas poucos genes, denominados plasmídeos ou replicons. Com frequência, esses plasmídeos conferem resistência ao antibiótico, dirigem o metabolismo de nutrientes raramente encontrados, ou têm funções contingenciais.

Geralmente a célula pode sobreviver sem os seus plasmídeos, já que todas as funções essenciais são codificadas pelo cromossomo (nucleoide). No entanto, sob certas circustâncias, como, por exemplo, o emprego de um antibiótico, o plasmídeo pode aumentar bastante a chance de sobrevivência da célula.

Cápsula

As bactérias podem se apresentar cercadas por um envoltório viscoso conspícuo. Esse envoltório, quando forma uma camada densa, bem definida e que envolve estreitamente a célula, é denominado cápsula; quando forma uma malha frouxa de fibrilas que se estende para fora da célula, é chamado de glicocálice.

A natureza química dessa formação é variável.

Nas bactérias desprovidas de cápsula, esta é substituída por um envoltório limoso delgado denominado camada limosa.

A cápsula contribui para a capacidade de invasão das bactérias patogênicas; aumenta a aderência ao substrato e protege da fagocitose, a menos que sejam recobertas por anticorpo anticapsular.

O glicocálice ajuda a defender o microrganismo do ataque do sistema imune do hospedeiro. Além disso, desempenha um papel importante na aderência das bactérias às superfícies no seu meio ambiente, incluindo as células de seus hospedeiros vegetais e animais. Isso é conseguido pelas moléculas de adesão, denominadas adesinas.

Flagelos

Os flagelos são apêndices filiformes totalmente constituídos de proteína. São as organelas de locomoção das formas móveis e servem para o microrganismo ir ao encontro do alimento ou afastá-lo dos perigos. Esse movimento é denominado taxia. Quando o movimento é causado por um estímulo luminoso, temos a fototaxia, e um estímulo químico pode levar à quimiotaxia.

O microrganismo pode ter um ou vários flagelos.

De acordo com a distribuição dos flagelos, as bactérias podem ser classificadas em:
- Atríquias: sem flagelos, como o bacilo do carbúnculo.
- Monotríquias, com um só flagelo situado numa das extremidades, como o vibrião colérico.
- Lofotríquias: um tufo ou penacho em uma das extremidades ou em ambas, como alguns grandes espirilos.

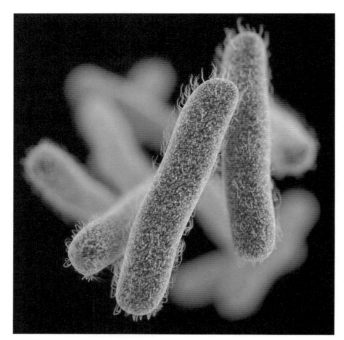

FIGURA 2-3 *Shigella* e suas fímbrias. *(Cortesia de Centers for Disease Control and Prevention.)*

- Anfitríquias: um flagelo em cada extremidade, como em numerosos vibriões saprófitas.
- Peritríquias: cercadas de flagelos, como o *Proteus* ou o bacilo do tifo.

Fímbrias

Muitas bactérias Gram-negativas apresentam apêndices rígidos na superfície, denominados fímbrias ou *pili* (Fig. 2-3). São mais curtos e mais delgados do que os flagelos, e, à semelhança deles, são constituídos de subunidades proteicas.

Duas classes podem ser distinguidas: fímbrias comuns, que desempenham uma função na aderência de bactérias simbióticas às células hospedeiras, e fímbrias sexuais ou *pili*, as quais são responsáveis pela fixação entre as células doadoras e receptoras da conjugação bacteriana, que será vista adiante.

Esporos

Em certas bactérias (aquelas dos gêneros *Bacillus* e *Clostridium*) dá-se a formação de esporos no interior do corpo bacilar. Em culturas examinadas a fresco, os esporos bacterianos se apresentam como corpúsculos esféricos ou ovoides altamente refringentes, livres ou no interior das bactérias.

De acordo com a situação no corpo bacteriano, os esporos adquirem designações especiais: central, subterminal ou terminal. Se o esporo fizer saliência no corpo da bactéria, ela receberá a denominação clostrídio se o esporo for central, e de plectrídio se for terminal. Numa cultura em que há bacilos esporulados e outros ainda não portadores de esporos, dá-se a estes últimos o nome de formas vegetativas, ao passo que os esporos constituem a forma de resistência. Sob condições de depleção nutricional, em especial quando ocorre diminuição da fonte de nitrogênio ou de carbono ou de ambos, cada célula forma um esporo interno único que é liberado quando a célula-mãe sofre autólise.

Os esporos são células em repouso, bastante resistentes ao ressecamento, ao calor e a agentes químicos, sendo também acidorresistentes. Quando encontra novamente condições nutritivas favoráveis e é ativado, o esporo germina para produzir uma única célula vegetativa.

FISIOLOGIA GERAL DAS BACTÉRIAS

Nutrição

Para que as bactérias possam crescer e se multiplicar nos meios de cultura, é necessário que disponham de:
- Uma fonte de carbono.
- Uma fonte de nitrogênio.
- Uma fonte de energia.

No que concerne às fontes de C e N, dividem-se as bactérias em dois grupos:
- Autotróficas: como os vegetais, podem se desenvolver em meio exclusivamente mineral utilizando fontes inorgânicas de C e N.
- Heterotróficas, que, como os animais, necessitam de fontes orgânicas de C e N para o seu metabolismo.

Além da fonte de energia e de alimentos plásticos (compostos de C e N, íons inorgânicos essenciais), certas bactérias precisam ainda, para o seu desenvolvimento, da incorporação ao meio de cultura dos chamados fatores de crescimento, representados por substâncias essenciais ao metabolismo (metabólitos essenciais) que a bactéria é incapaz de sintetizar.

Respiração

As bactérias, como outras células vivas, respiram, isto é, oxidam certos substratos e liberam, desta forma, a energia de que precisam para a síntese de sua própria matéria orgânica. A quantidade de energia liberada por tais oxidações é muito grande quando o processo ocorre em presença de oxigênio (oxidações aeróbicas), sendo relativamente pequena na ausência daquele elemento (oxidações anaeróbicas).

Emprega-se o termo respiração para denotar as oxidações aeróbicas, e fermentação para a anaeróbicas. A ação inibidora do oxigênio sobre as fermentações é geralmente denominada "efeito Pasteur", sendo também observado que certas bactérias não podem viver em presença de oxigênio livre (bactérias anaeróbicas).

As bactérias, em relação ao seu comportamento em presença de O_2 livre, podem ser agrupadas da seguinte maneira:

- Bactérias aeróbicas: só crescem na presença de oxigênio livre, como o *B. anthracis*.
- Bactérias anaeróbias: crescem na ausência de oxigênio livre, podendo ser:
  - Anaeróbicas estritas: só crescem na ausência de oxigênio livre, como o *C. tetani*.
  - Anaeróbicas facultativas: crescem tanto na presença quanto na ausência de oxigênio livre, como o *Streptococcus pyogenes*.
- Bactérias microaerófilas: só crescem na presença de um fraco teor de oxigênio livre, como, por exemplo, *B. abortus*.

Produção de calor e luz pelas bactérias

- *Termogênese*. Como já foi dito, as bactérias utilizam a energia de que necessitam para suas transformações metabólicas da decomposição de certos constituintes do meio. Essas decomposições se dão, via de regra, por oxidação, com desprendimento de calor.
- *Fotogênese*. Na carne ou no peixe em início de putrefação, observa-se, por vezes, uma luminescência, condicionada por certas espécies bacterianas, que luzem na obscuridade. Essas bactérias, para se desenvolverem, necessitam de meio de cultura rico em sal e oxigênio.

Modo de reprodução das bactérias

As bactérias podem se reproduzir por cissiparidade, também chamada de divisão binária, ou por esporogenia.

Divisão bacteriana por divisão binária

A célula bacteriana se divide em duas células-filhas exatamente iguais, criando uma divisória denominada septo

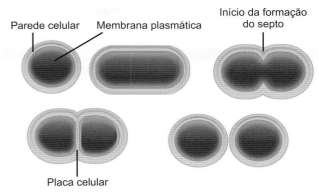

FIGURA 2-4 Reprodução por cissiparidade. *(Modificada do original de Mcstrother, em https://commons.wikimedia.org/wiki/File:Binary_fission2.svg)*

(Fig. 2-4), podendo se efetuar segundo qualquer direção nos cocos, mas somente segundo o diâmetro transversal nos bacilos. Já os organismos eucarióticos, que serão vistos a seguir, se reproduzem mais por mitose, e não por cissiparidade.

Grupamentos celulares

Caso as bactérias permaneçam unidas após a divisão, surgirão certos grupamentos celulares característicos. Dependendo do plano de divisão e do número de divisões através dos quais as bactérias continuam ligadas, poderão aparecer os seguintes arranjos das formas em cocos (Fig. 2-5):

- Divisão no mesmo plano: pares (pneumococos) ou cadeias (estreptococos).
- Divisão em dois planos: tétrades.
- Divisão em três planos: feixes cúbicos (sarcinas).
- Divisão em vários planos: agrupamentos de cocos.

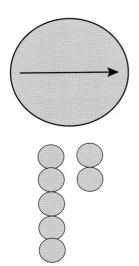 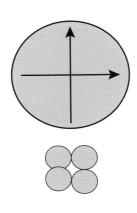 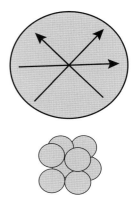

FIGURA 2-5 Tipo de agrupamentos de cocos conforme o seu plano de divisão. Da esquerda para a direita: a divisão no mesmo plano dá origem aos diplococos e cadeias de cocos, como o estreptococo. A divisão em dois planos dá origem à tétrade. Em três planos, origina a sarcina.

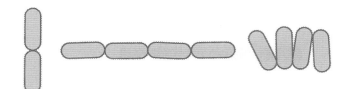

FIGURA 2-6 Tipos de agrupamentos de bacilos: diplobacilos, estreptobacilos e em paliçada.

Os bastonetes formam pares (diplobacilos) ou cadeias (estreptobacilos ou em paliçada) (Fig. 2-6).

Divisão por esporogenia

Esse tipo ocorre sob condições adversas, como já foi visto, em certas bactérias que normalmente se dividem por cissiparidade. Há inicialmente o crescimento de uma invaginação da membrana celular (Fig. 2-7). Os pontos de crescimento da membrana movem-se em direção ao polo da célula. A cromatina se condensa no lugar do corpo bacteriano onde é gerado o esporo. A fusão das membranas completa o isolamento do protoplasma (também chamado de cerne) do esporo.

Germinação dos esporos

A germinação pode se realizar segundo tipos morfológicos distintos (Fig. 2-8), cuja observação é de grande importância na sistemática das espécies do gênero *Bacillus*.
- Germinação polar.
- Germinação equatorial.
- Germinação por alongamento.

Curva de crescimento das bactérias

Se inocularmos uma suspensão de bactérias em um meio de cultura apropriado, poderemos verificar que o aumento da população bacteriana se dá conforme uma curva característica, sendo observadas quatro fases:

- Fase inicial estacionária ou fase *lag*. Corresponde ao período de adaptação das células bacterianas a um novo meio de cultura. Por exemplo, se uma população de bactérias passa de um meio mais rico para um menos rico em nutrientes, vai ter que sintetizar metabólitos que não estão presentes no novo meio.
- Log-fase. Pode ser dividida em duas subfases:
  - Fase de crescimento lento. Fase de divisão bacteriana inicial.
  - Fase logarítmica de crescimento. Fase mais rápida de divisão bacteriana.
- Fase estacionária. Ocorre quando os nutrientes começam a se esgotar e os produtos tóxicos metabólicos aumentam a sua concentração. A população bacteriana entra em um estado de equilíbrio, no qual a morte e a duplicação celular são equivalentes, mantendo estável o número de células.
- Fase de declínio. Se a fase estacionária se mantiver por algum tempo, a maioria das células começará a morrer, algumas por lise celular, e outras continuarão intactas, porém inviáveis.

Transferência genética entre as bactérias

Os principais mecanismos de transferência genética entre as bactérias são:
a) Conjugação.
b) Transdução.
c) Transformação.

Conjugação bacteriana

Durante a conjugação (Fig. 2-9), uma célula que tem o plasmídeo transfere-o para outra hospedeira, que não o tem, através de uma fímbria sexual, que se adere a uma molécula específica da célula receptora. Esta fímbria se retrai, aproximando ambas as células. Finalmente, as membranas

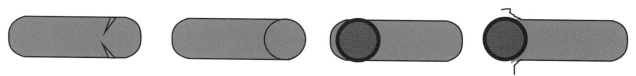

FIGURA 2-7 Processo de esporulação.

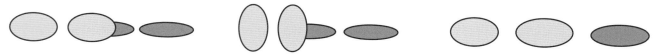

FIGURA 2-8 Da esquerda para a direita: germinações polar, equatorial e por alongamento.

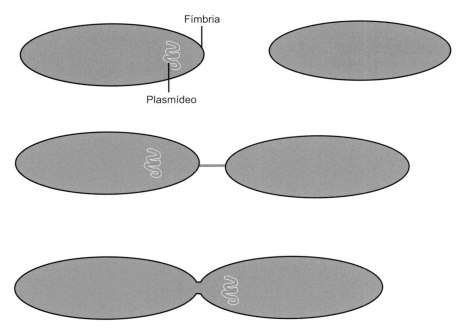

FIGURA 2-9 Conjugação bacteriana.

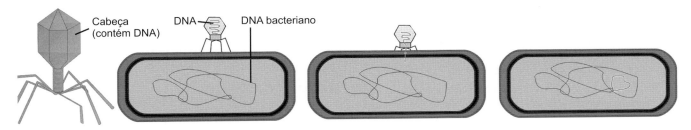

FIGURA 2-10 À esquerda: bacteriófago. À direita: transdução.

das bactérias se fundem, formando um poro por onde passa o plasmídeo.

Os plasmídeos são dispensáveis para a bactéria em condições comuns de crescimento.

Sua presença é detectável quando os genes que eles carregam conferem novas propriedades ao hospedeiro, e, via de regra, são denominados segundo essas propriedades, como, por exemplo:
- Fatores sexuais.
- Fatores Col, que levam o hospedeiro a produzir colicinas, que são letais para os coliformes.
- Fatores de resistência a antibióticos.
- Plasmídeos penicilinase dos estafilococos.
- Plasmídeos degradadores de *Pseudomonas*.
- Plasmídeos de virulência, que transportam genes cujos produtos contribuem para a patogenicidade relativa da bactéria.

Transdução

Na transdução, o DNA se transfere de uma bactéria para outra através de um fago ou bacteriófago (Fig. 2-10). Este último é um vírus que infecta bactérias.

Existem dois tipos de transdução mediados por fagos: a transdução generalizada e a especializada. Na generalizada, qualquer parte do genoma bacteriano pode ser incorporado à partícula viral e transferido para outra célula. Na forma especializada, o DNA do fago se integra a um sítio do genoma bacteriano.

Transformação

A transformação bacteriana implica a captação do DNA desde o meio externo, causando uma troca genética na célula receptora (Fig. 2-11). As células, para poderem captar o DNA desde o meio, devem estar em um estado denominado competência, uma propriedade determinada geneticamente na

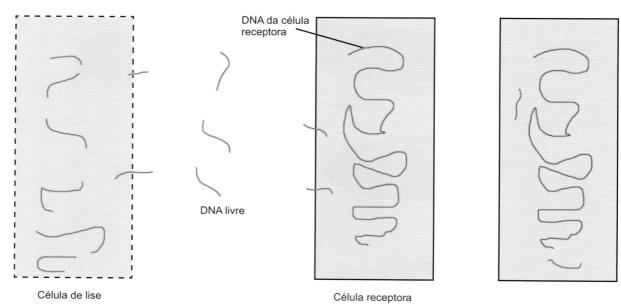

FIGURA 2-11 Transformação.

qual intervêm múltiplas funções celulares que participam do processamento e transporte do DNA até o interior da célula.

Ação de certos agentes físicos sobre as bactérias

- *Luz*. A luz solar direta destrói as bactérias, mesmo as mais resistentes, como o bacilo da tuberculose e as bactérias esporuladas, devido à luz ultravioleta.
- *Eletricidade*. A passagem de uma corrente elétrica de uma intensidade e frequência adequadas através de uma solução salina de bactérias ocasiona a destruição parcial ou total dos microrganismos. Tal efeito bactericida se deve, em parte, ao calor gerado dentro do corpo bacteriano pela passagem da corrente, e, em parte, a fenômenos de ionização.
- *Calor*. O calor é um dos meios mais práticos e eficientes para a destruição das bactérias. O efeito letal resulta de um processo de desnaturação e subsequente coagulação das proteínas citoplasmáticas.
- *Frio*. O frio exerce ação inibidora do crescimento bacteriano, porém apenas fraca ação bactericida, que só se patenteia quando se empregam temperaturas extremamente baixas (-180° C).
- *Dessecação*. A dessecação lenta ao ar determina a morte das bactérias em suas formas vegetativas, mesmo das mais resistentes, como o bacilo da tuberculose.

Interações microbianas

As bactérias podem interagir entre si de várias formas. Os locais de ligação dos receptores podem estar ocupados pela flora normal, limitando, portanto, a ligação de patógenos potenciais.

As bactérias podem se proteger produzindo proteínas denominadas bacteriocinas (ou colicinas, quando produzidas pelas bactérias coliformes), que são letais para outras cepas não produtoras. Além disso, os produtos finais metabólicos das bactérias, como os ácidos lático e acético, também inibem o crescimento de outras bactérias.

DANO BACTERIANO

Mecanismos de entrada na célula

A bactéria pode infectar o hospedeiro de duas maneiras:
- Aderindo-se à superfície mucosa e invadindo diretamente a célula.
- Ligando-se a células epiteliais e produzindo toxinas, que invadem as células.

O resultado, em ambos os casos, é uma alteração na função celular normal ou morte celular. À medida que alguns microrganismos se multiplicam, eles se estendem para os tecidos mais profundos e eventualmente entram na corrente sanguínea.

Exotoxinas

Durante o crescimento bacteriano, as bactérias liberam exotoxinas, que são toxinas que danificam as células do hospedeiro, alterando a sua função ou matando-as. Algumas toxinas fazem que o sangue se coagule nos pequenos vasos, fazendo que os tecidos supridos por estes vasos sejam privados de sangue e danificados. Outras toxinas podem danificar as paredes celulares dos pequenos vasos, causando um extravasamento plasmático. Essa perda de fluido causa uma diminuição da pressão arterial, que, em contrapartida, diminui a habilidade cardíaca de bombear sangue suficiente para os órgãos vitais.

As enterotoxinas são um tipo específico de exotoxina secretada por bactérias que infectam o trato gastrointestinal e causam gastroenterite. As exotoxinas também podem causar reações difusas no hospedeiro, como inflamação, sangramento, coágulos e febre.

Endotoxinas

As endotoxinas estão contidas nas paredes celulares das bactérias Gram-negativas, e são lançadas durante a lise das bactérias.

COLORAÇÃO DAS BACTÉRIAS

Noções gerais

As bactérias têm afinidade para grande número de corantes, em particular os derivados básicos da anilina (azul de metileno, violeta de genciana, tionina, fucsina básica etc). Estudos sobre o comportamento das bactérias em relação a certos corantes constataram que há reações corantes características para determinados grupos de bactérias. Dessas reações, duas se destacam: a coloração de Gram e a coloração de Ziehl.

Coloração de Gram

O método de Gram se baseia no fato de que, quando certas bactérias são coradas pela violeta de genciana e depois tratadas pelo iodo (solução de Lugol), forma-se um composto de coloração escura entre o iodo e o corante (iodopararrosanilina), o qual é fortemente retido pelas bactérias e não pode ser facilmente removido pelo tratamento subsequente com álcool: são as bactérias Gram-positivas ou que tomam o Gram.

Outras bactérias são ditas Gram-negativas porque não tomam o Gram, deixando-se descorar facilmente pelo álcool. Assim sendo, se após a ação do álcool fizermos uma coloração de fundo pela fucsina, as bactérias Gram-negativas aparecerão vermelhas, ao passo que as Gram-positivas se apresentarão roxas, isto é, conservam a cor da violeta.

Como já vimos, a base da reação diferencial pelo Gram está na estrutura da parede celular – o peptidioglicano "aprisiona" o corante violeta no citoplasma e não permite que o álcool o remova. Nas células Gram-negativas, a parede apresenta uma camada mais fina de peptidioglicanos, mas existe uma membrana externa formada por lipoproteínas, polissacarídios e fosfolipídios (Fig. 2-12). Essa reação é de grande importância para a sistemática bacteriana.

De uma maneira geral, podemos dizer que:
- Os cocos são geralmente Gram-positivos, com exceção dos pertencentes ao gênero *Neisseria* (gonococo e meningococo).
- Os bacilos são geralmente Gram-negativos, com exceção dos pertencentes aos gêneros *Corynebacterium*, *Bacillus* e *Clostridium*.

Coloração de Ziehl

O método de Ziehl baseia-se no fato de que certas bactérias, como os bacilos da tuberculose e da lepra, são álcool-acidorresistentes, isto é, quando tratadas pela fucsina, resistem ao descoramento subsequente por uma solução de ácido

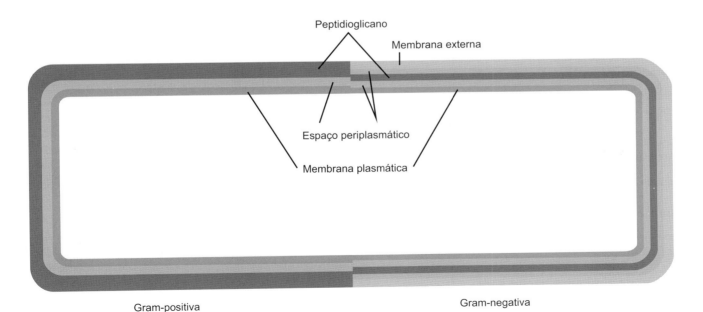

FIGURA 2-12 Bactérias Gram-positiva e Gram-negativa.

CAPÍTULO 2 Microbiologia e Parasitologia

clorídrico em álcool e, assim sendo, permanecem coradas em vermelho; outras bactérias não resistem ao descoramento e tomam a coloração de fundo.

DIAGNÓSTICO BACTERIOLÓGICO

Importância do diagnóstico etiológico

O diagnóstico etiológico das doenças infecciosas é de suma importância, pois a terapêutica é planejada com base no microrganismo isolado. A seguir, veremos os principais métodos de diagnóstico.

Maneiras de se fazer o diagnóstico

- Pela demonstração da bactéria ou de seus antígenos e de outras substâncias bacterianas nas secreções e fluidos do organismo (exame direto).
- Pelo isolamento e identificação da bactéria (cultura).
- Pesquisa da sensibilidade das bactérias a diversas substâncias.
- Pesquisa de antígenos bacterianos.
- Demonstração de ácidos orgânicos.
- Pesquisa de sequências homólogas de ácidos nucleicos.
- Investigação do metabolismo.
- Pesquisa de fatores de virulência.
- Pela dosagem de anticorpos séricos.
- Pela pesquisa de hipersensibilidade tardia.

Os exames diagnósticos mais utilizados são a pesquisa direta e a cultura, sendo este último o teste padrão-ouro, desde que compatível com o contexto clínico do paciente.

Demonstração direta da bactéria

Será vista no tópico "Exame bacteriológico direto".

Isolamento e identificação da bactéria

Serão vistos no tópico "Isolamento e identificação da bactéria".

Pesquisa da sensibilidade das bactérias a diversas substâncias

Será vista no tópico "Isolamento e identificação da bactéria".

Pesquisa da hipersensibilidade tardia

O exemplo clássico é a pesquisa de hipersensibilidade tuberculínica.

Pesquisa de antígenos bacterianos

Na maioria das vezes, os antígenos pesquisados correspondem a estruturas superficiais da célula bacteriana.

Os testes mais utilizados são reações de aglutinação em látex e imunofluorescência. A contraimunoeletroforese também tem sido utilizada com sucesso.

Demonstração de ácidos orgânicos

Em alguns processos infecciosos, a bactéria responsável pela infecção forma vários ácidos orgânicos que lhe são característicos. Assim sendo, a pesquisa desses ácidos, por meio da cromatografia a gás, permite o diagnóstico etiológico da infecção.

Pesquisa de sequências homólogas de ácidos nucleicos

É realizada através de sondas genéticas, que consistem em segmentos específicos de DNA ou RNA, de fitas simples, que podem ser utilizados para a pesquisa de sequências homólogas presentes no genoma de bactérias, vírus ou praticamente qualquer tipo de célula eucariótica.

Investigação do metabolismo

Geralmente é feita por meio de provas bioquímicas, através das quais é pesquisada a presença de diferentes enzimas.

Pesquisa de fatores de virulência

Permite detectar o fator ou fatores responsáveis pela patogenicidade da bactéria.

EXAME BACTERIOLÓGICO DIRETO

Métodos

O material deve ser coletado através de biomicroscópio ou microscópio cirúrgico. Deve-se anestesiar a córnea preferencialmente com cloridato de propacaína a 0,5%, por ter menos ação sobre a bactéria e possibilitar a remoção do material necrótico e purulento que cobre a lesão.

O material é coletado da borda da úlcera, da pálpebra e da conjuntiva, de ambos os olhos, com cotonete esterilizado. O material deve, então, ser fixado em lâminas com álcool metílico para coloração em Gram (para identificar as bactérias) e calor (bico de Bunsen) para Giemsa (para identificar os tipos de células). É importante lembrar ao paciente que não use antibiótico por 24 horas antes do exame para não levar a resultados falso-negativos.

Demonstração direta da bactéria

A visualização direta das bactérias nas secreções e fluidos do organismo é um recurso prático extremamente útil, podendo ser feita pelo microscópio óptico comum ou pelo microscópio de fluorescência. O primeiro pode ser usado com iluminação direta ou de campo escuro e o segundo, após coloração do material com substâncias fluorescentes ou com anticorpos conjugados ao isotiocianato de fluoresceína (imunofluorescência). O microscópio óptico comum, com iluminação direta, somente pode ser usado para o exame de esfregaços corados, como, por exemplo, pelo método de Gram ou de Ziehl-Neelsen.

A coloração de Gram informa se a bactéria é Gram-positiva ou Gram-negativa, e a de Ziehl-Neelsen, se ela é álcool-acidorresistente. As únicas bactérias álcool-acidorresistentes são as micobactérias e as nocárdias.

ISOLAMENTO E IDENTIFICAÇÃO DA BACTÉRIA

Cuidados na coleta do material

Os resultados dos exames bacteriológicos, particularmente os da cultura, são fortemente influenciados pelo tipo de espécime ou material clínico coletado.

Cuidados a serem tomados na coleta de qualquer material clínico:

- Coletar o material antes de administrar antimicrobianos, porque, se a bactéria infectante for sensível a ele, dificilmente ela crescerá no meio de cultura. A bactéria poderá estar morta no momento da coleta ou então ter seu crescimento inibido pelo antimicrobiano presente no material clínico. O mesmo cuidado deve ser observado com relação ao uso de antissépticos quando da coleta de secreções de garganta, vagina ou outras.

- De modo geral, a quantidade de germes presentes no foco infeccioso é maior na fase aguda da doença ou durante a exacerbação dos sintomas. Por essa razão, o material deve ser coletado o mais cedo possível após o início da infecção, ou no momento em que os sintomas estão exacerbados.

- Se a infecção se localizar numa região do organismo que contenha flora normal ou se o material a ser examinado passar por uma dessas regiões, como acontece com o escarro e a urina, todos os cuidados deverão ser tomados para reduzir o máximo possível a quantidade de bactérias da flora normal no material. A presença dessas bactérias em grande quantidade pode impedir o crescimento ou o isolamento da bactéria patogênica.

- Nos casos de septicemia, meningite, doenças articulares e coleções fechadas de pus, o material deve ser coletado por punção, fazendo-se antes assepsia rigorosa da pele.

Instrumentos para coleta

Os instrumentos utilizados para coleta variam de acordo com o material clínico. Alguns, como o sangue e o liquor, são coletados por punção, usando-se seringas comuns; outros, como urina e fezes, após emissão natural, e ainda outros, por meio de *swab*. O *swab* é particularmente útil para a coleta de secreções purulentas e pode ser facilmente colocado em meio de transporte.

Transporte do material para o laboratório

Como a bactéria patogênica pode se tornar inviável ou ser facilmente suplantada pelas bactérias da flora normal, a semeadura do material clínico nos meios de cultura não pode ser retardada. Não sendo possível a semeadura imediata, ou dentro de 1 a 2 horas, o material deve ser colocado em meio de transporte.

Entendem-se por meio de transporte determinadas soluções tamponadas, líquidas ou solidificadas, nas quais as bactérias presentes no espécime clínico permanecem viáveis por mais tempo, sem, entretanto, proliferar-se. A permanência nesses meios não deve ultrapassar 24 horas.

Semeadura

As culturas são feitas pela semeadura dos materiais clínicos em meios sólidos, distribuídos em placas de Petri ou em meios líquidos, distribuídos em tubos de ensaio ou em outros tipos de frascos. Os meios em placa permitem a obtenção de colônias isoladas, necessárias para a identificação da bactéria, fornecendo ainda uma ideia aproximada da quantidade de bactérias no foco de infecção. Os meios líquidos são utilizados como meios de enriquecimento ou quando é grande o volume de material clínico a ser semeado, como ocorre com o sangue.

De modo geral, utilizam-se no laboratório de bacteriologia diferentes meios de cultura porque eles variam de acordo com a espécie bacteriana que se pretende isolar, flora não patogênica presente no foco infeccioso e natureza do material clínico. Os meios de cultura mais usados são: ágar-sangue, ágar-chocolate, ágar-Saboraud e caldo enriquecido de triglicerato.

Meios de culturas *versus* microrganismos

Os meios de cultura indicados para cada microrganismo são:

- Ágar-sangue para organismos aeróbicos.
- Caldo de tioglicolato para organismos anaeróbicos facultativos.
- Ágar-chocolate para as neissérias e hemófilos.
- Ágar-Sabouraud para fungos.
- Caldo de infusão de cérebro-coração para fungos que não crescem no ágar-Sabouraud, estafilococos e estreptococos.
- Ágar não nutriente para acantamoeba.

Incubação

Uma vez semeados, os meios devem ser incubados em temperatura e atmosfera adequadas para o crescimento da bactéria responsável pela infecção. Com poucas exceções, a temperatura usada é próxima à temperatura do corpo humano, isto é, em torno de 36-37°C.

Quanto à atmosfera, quatro tipos são normalmente utilizados: atmosfera comum, que é a do ar atmosférico, empregada para o cultivo de bactérias aeróbias em geral; atmosfera contendo 5% a 10% de CO_2, utilizada para o cultivo de bactérias aeróbias que proliferam melhor em atmosfera contendo CO_2; atmosfera pobre em O_2, onde a concentração deste gás é menor que a do ar atmosférico, utilizada para o cultivo de bactérias microaerófilas; atmosfera isenta de O_2, necessária para o cultivo de germes anaeróbios, que são incapazes de proliferar nas três primeiras atmosferas.

O período de incubação dos meios varia de acordo com a velocidade de crescimento da bactéria, isto é, pode ser de 1 ou mais dias, semanas ou mesmo meses. A maioria das bactérias pode ser cultivada em 24 a 48 horas.

Identificação da bactéria

As técnicas de identificação variam de acordo com a bactéria, disponibilidade do laboratório e preferência do bacteriologista. De modo geral, usam-se técnicas que permitem investigar a atividade metabólica da bactéria, sua estrutura antigênica, seus fatores de virulência e sensibilidade a certas substâncias. Entretanto, antes de empregar essas técnicas é necessário enquadrar a bactéria em um dos grandes grupos ou gêneros.

Em geral, isso é feito pelas características das colônias nos meios de isolamento, forma e coloração da bactéria (cocos ou bacilos Gram-positivos ou Gram-negativos), vistas pelo microscópio, bem como sua atmosfera de crescimento (aeróbia, anaeróbia ou microaerófila). O estudo das colônias bacterianas deve registrar sua forma, elevação, tamanho (em mm), a sua estrutura da superfície, seus bordos e sua superfície (lisa ou rugosa).

Em relação à sua elevação (Fig. 2-13), as colônias podem ser classificadas em:
- Chata.
- Espraiada.
- Convexa baixa.
- Convexa alta.
- Umbilicada.
- Centro saliente.
- Papilífera.

Em relação à forma (Fig. 2-14), podem ser classificadas em:
- Puntiforme.
- Circular.
- Irregular.
- Rizoide.
- Irregular.
- Filamentosa.

Em relação aos bordos, podem ser classificados em:
- Inteiros.
- Ondulados.
- Lobados.
- Denticulados.
- Franjados.

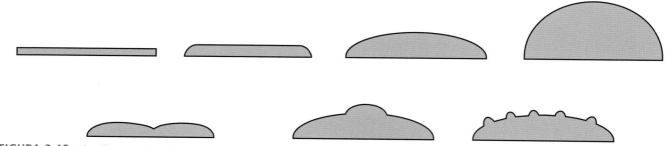

FIGURA 2-13 Classificação das colônias conforme a elevação. Da esquerda para a direita, linha de cima: chata, espraiada, convexa baixa e convexa alta. Linha de baixo, da esquerda para a direita: umbilicada, centro-saliente e papilífera.

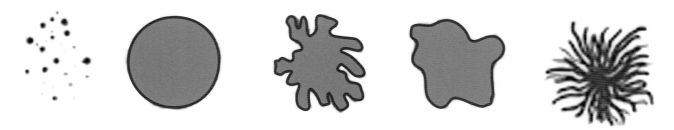

FIGURA 2-14 Classificação das colônias conforme a forma. Da esquerda para a direita: puntiforme, circular, rizoide, irregular, filamentosa.

Antibiogramas com disco

Os antibiogramas com disco são bastante práticos e geralmente consistem em verificar se o crescimento da bactéria é inibido por um disco que contém a substância ou o antibiótico (Fig. 2-15). Ele mede a capacidade dos medicamentos de *inibir* o crescimento dos microrganismos (efeito bacteriostático). Logo, seus resultados se correlacionam razoavelmente bem com a resposta terapêutica nos processos patológicos em que as defesas do organismo podem quase sempre eliminar os organismos infectantes, mas em pacientes com a imunidade deprimida podem ser enganadores, já que não medem a capacidade do antibiótico de *matar* o microrganismo (efeito bactericida).

Podem-se usar discos com uma concentração única de cada antibiótico ou com quantidades diferentes. No primeiro caso, a sensibilidade será aferida em termos de diâmetro do halo produzido em redor do disco com a concentração única (geralmente em excesso) do antibiótico.

A leitura pode ser interpretada da seguinte forma:
- Altamente sensível: halo com mais de 15 mm.
- Moderadamente sensível: halo entre 10 e 15 mm.
- Resistente: halo com menos de 10 mm.

No segundo caso, o grau de sensibilidade é avaliado em função da existência ou não de um halo inibitório em torno dos discos com as diferentes concentrações do antibiótico.

Os resultados são os seguintes:
- Altamente sensível: sensível à concentração mais fraca.
- Moderadamente sensível: sensível à concentração média.
- Pouco sensível: sensível à concentração mais forte.
- Resistente: insensível mesmo à concentração mais forte.

Antibiograma semiquantitativo

Em vez do antibiograma com discos (método Bauer-Kirby ou método de difusão em disco), pode ser utilizado um método semiquantitativo (teste de diluição), que mede, com mais exatidão, a concentração de um antibiótico que é necessária para inibir o crescimento de um inóculo – concentração inibitória mínima (MIC) ou para matá-lo – concentração bactericida mínima (MBC).

NOMENCLATURA DAS BACTÉRIAS

Conforme definido por Carl Linnaeus em 1837, a nomenclatura das bactérias deve ser binomial para as espécies: *Pseudomonas aeruginosa*. O nome do gênero deve ser composto por um substantivo latino no singular e escrito com inicial maiúscula, enquanto o nome da espécie deve ser também uma palavra latina escrita em letra minúscula logo após o nome do gênero: *Treponema pallidum*. Os dois ficarão em itálico, preferencialmente, e, quando não for possível, serão sublinhados. Quando o gênero for óbvio, ou quando várias espécies forem mencionadas juntas, pode-se escrever o nome binomial colocando-se apenas a primeira letra do gênero. Por exemplo: *S. aureus*.

O nome do organismo vai descrevê-lo. Por exemplo, o *Staphylococcus aureus*. *Staphylo* é um agrupamento de células, enquanto *coccus* significa que essas células são esferas, e *aureus* é a palavra latina para dourado, descrevendo a cor das células. Às vezes, entretanto, o nome é dado em homenagem ao cientista que o descreveu, como por exemplo a *Escherichia coli*. *Escherichia* foi dado como homenagem a um microbiologista, Theodor Escherich, e *coli* significa que foi encontrada no cólon. Quando subespécies são descritas, um terceiro nome é adicionado.

TIPOS MORFOLÓGICOS BACTERIANOS FUNDAMENTAIS

Noções gerais

As bactérias podem se apresentar sob três tipos morfológicos fundamentais (Fig. 2-16):
- Cocos (forma de pequenas esferas).
- Bacilos (forma de bastonetes retos).
- Espirilos (forma de bastonetes curvos).

Cocos

Os cocos tomam denominações diferentes de acordo com o seu agrupamento (Fig. 2-17):

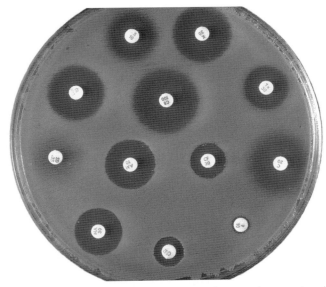

FIGURA 2-15 Placa de Peyer, com cultura de *Enterobacter sakazakii* mostrando a sensibilidade a vários antibióticos introduzidos em discos. Quanto maior o halo em volta, maior a sensibilidade. O disco sem halo em volta representa um antibiótico ao qual o microrganismo apresenta resistência. (Cortesia: Dr. J. J. Farmer, Centers for Disease Control and Prevention.)

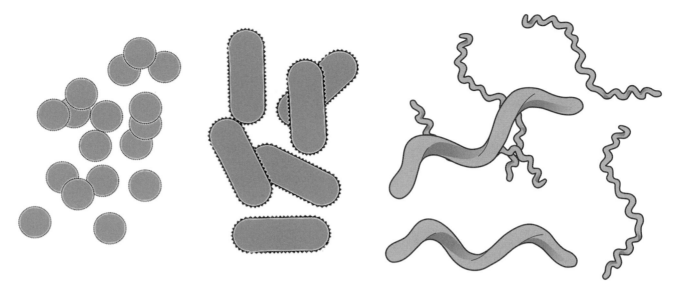

FIGURA 2-16 Da esquerda para a direita: cocos, bacilos e espirilos.

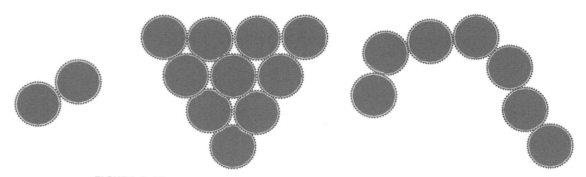

FIGURA 2-17 Da esquerda para a direita: diplococo, estafilococo e estreptococo.

- Diplococos: cocos agrupados dois a dois.
- Estafilococos: esférulas agrupadas em forma de cacho de uva.
- Estreptococos: cocos formando cadeias.

Os elementos constitutivos dos cocos podem ser perfeitamente esféricos (Fig. 2-18), como nos estafilococos; de seção elíptica, como em muitos estreptococos, ou apresentar mesmo formas geométricas irregulares, como no pneumococo, que é constituído de elementos grupados dois a dois, com a forma de lança ou chama de vela, e no gonococo, formado de grupos de dois elementos com a forma de rins ou grãos de café.

Bacilos

Os bacilos, segundo suas pontas, podem ser chamados de:
- Bacilo propriamente dito: apresenta pontas retas, como o *Bacillus anthracis*, que causa o carbúnculo.
- Bacterium: apresenta pontas arredondadas, como o bacilo da peste.

Espirilos

Os espirilos apresentam dois tipos básicos morfológicos (Fig. 2-19):
- Espirilo propriamente dito: em forma de hélice ou saca-rolha.
- Vibrião: em forma de vírgula, como o vibrião colérico (*Vibrio comma*).

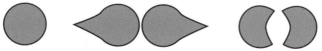

FIGURA 2-18 À esquerda: coco isolado esférico. No centro: pneumococo. À direita: gonococo.

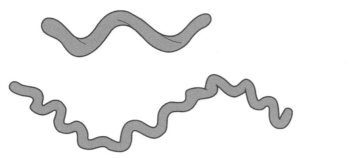

FIGURA 2-19 À esquerda: espirilos. À direita: vibrião.

GRUPOS BACTERIANOS DE INTERESSE MÉDICO

Grupos bacterianos de interesse médico

As bactérias de interesse médico podem ser classificadas em cinco grandes grupos com base em suas características fenotípicas mais evidentes e comuns aos membros de cada grupo. Estes grupos são os seguintes:
- Eubactérias unicelulares simples de vida livre (Gram-positivas e Gram-negativas).
- Eubactérias micelianas (micobactérias e nocárdias).
- Espiroquetídeos.
- Bactérias sem parede celular (micoplasmas).
- Eubactérias unicelulares simples parasitas obrigatórios (rickéttsias e clamídias).

Eubactérias unicelulares simples de vida livre

Estas bactérias diferem das dos demais grupos pelo tipo de parede que apresentam. Podem ser aeróbias, aeróbias facultativas e anaeróbias, em forma de cocos ou de bacilos. Muitas são patogênicas e outras membros da flora normal do corpo humano.

Elas podem ser de quatro tipos, segundo sua forma e coloração: cocos Gram-positivos, cocos Gram-negativos, bacilos Gram-positivos e bacilos Gram-negativos. São as bactérias mais frequentemente encontradas numa rotina de diagnóstico bacteriológico, seja como causa de infecção ou não.

Micobactérias, Actinomyces e Nocárdias

A família Actinomycetaceae (actinomicetos) inclui os gêneros Micobactéria, Actinomyces e Nocardia; todos são importantes na patologia humana. O gênero Actinomyces é principalmente composto de parasitas anaeróbicos obrigatórios, e Nocardia de parasitas aeróbicos facultativos, embora a necessidade de oxigênio varie no mesmo gênero. As bactérias, que pertencem ao grupo dos actinomicetos, têm forma de bastonetes, crescem em micélios (filamentos ramificados) e não formam esporos.

Os actinomicetos foram antigamente considerados como verdadeiros fungos. Agora, muitos o consideram bactérias filamentosas; outros como algo entre fungos e bactérias. As micobactérias diferem das bactérias que coram pelo método de Gram e dos demais grupos de bactérias pela quantidade e natureza dos lipídios que apresentam na parede. Graças a essa característica, as micobactérias são álcool-acidorresistentes, porque quando coradas pela fucsina não se deixam descorar por uma mistura de álcool e ácido. Por essa razão, as micobactérias são também denominadas bacilos álcool-acidorresistentes (BAAR). O método clássico de coloração para este grupo de bactérias é o de Ziehl-Nielsen. Embora a álcool-acidorresistência não seja regularmente encontrada nas nocárdias, estes germes são geralmente considerados como tal.

São também Gram-positivos. As duas espécies podem causar úlcera corneana quando se seguem a traumatismo e contato com esterco ou material em decomposição. O raspado da lesão pode mostrar bastonetes finos álcool-acidorresistentes (*M. fortuitum*) ou filamentos Gram-positivos (Nocardia). As micobactérias são agrupadas no gênero Mycobacterium, que contém várias espécies, estando entre elas o *M. tuberculosis* e o *M. leprae*. As nocárdias pertencem ao gênero Nocardia, que contém várias espécies pouco conhecidas.

Espiroquetídeos

Os espiroquetídeos são bactérias em forma de espiral, graças à conformação do peptidoglicano que têm na parede. A parede é delgada e flexível. Ao contrário do que ocorre com as demais bactérias, os flagelos dos espiroquetídeos são normalmente envolvidos por uma membrana e, com algumas exceções, estes germes não se coram bem pelo método de Gram.

Os espiroquetídeos de importância médica são encontrados nos gêneros Treponema, Leptospira e Borrelia. Em cada gênero existem espécies de interesse médico variável. Uma das espécies mais importantes é o *T. pallidum*, agente da sífilis.

Micoplasmas

Os micoplasmas são bactérias desprovidas de parede, ou, mais especificamente, de peptidoglicano. Devido a essa falha estrutural, os micoplasmas diferem em muitas propriedades das demais bactérias. Compreendem os gêneros Mycoplasma e Ureaplasma, cada um contendo várias espécies. Os micoplasmas podem ser patogênicos (*M. pneumoniae*) ou membros da flora normal. Uma característica importante dessas bactérias é a total resistência aos antibióticos betalactâmicos, uma vez que não apresentam a estrutura alvo destes antibióticos.

Rickéttsias e Clamídias

As rickéttsias compreendem os gêneros Rickettsia, Rochalimaea e Coxiella, e as clamídias englobam apenas o gênero Chlamydia. Estas bactérias são parasitas intracelulares estritos (exceto Rochalimaea) e, portanto, não cultiváveis em meios de cultura. Se coradas pelo Gram, são Gram-negativas. Podem ser cultivadas em ovos embrionados e em culturas de células. Várias espécies de rickéttsias são associadas a infecções sistêmicas ou do aparelho respiratório.

As clamídias englobam as espécies *C. psitacci* (agente de infecções respiratórias), *C. trachomatis* (agente do tracoma e de uretrites), *C. pneumoniae* e *C. pecorum*. Muitos não consideram nem as clamídias nem as rickéttsias como bactérias, mas como tipos diferentes de microrganismos que merecem uma classificação própria. Neste capítulo, vamos seguir esta classificação própria.

COCOS GRAM-POSITIVOS

Noções gerais

Cocos Gram-positivos podem ser aeróbios, facultativos ou anaeróbios. Os aeróbios podem ser obrigatórios, se sobrevivem só na presença do ar, ou facultativos, se podem sobreviver com ou sem ar. Fazem parte deste grupo de cocos Gram-positivos aeróbicos facultativos os gêneros Staphylococcus e Streptococcus.

No primeiro gênero estão incluídos o *S. aureus* e o *S. epidermidis*, entre outros. O *S. aureus* é uma bactéria frequentemente encontrada em indivíduos normais, mas pode causar infecção em vários órgãos. É um dos patógenos mais importantes e mortais. O *S. epidermidis* é um habitante normal da pele e mucosas humanas, mas também pode causar infecções, embora raramente.

O gênero Streptococcus contém um grande número de espécies, algumas patogênicas, como o *S. pyogenes* e outras habitantes da flora normal. O *S. pneumoniae*, embora seja um germe da flora normal da via aérea superior, é a principal causa de pneumonia.

Os anaeróbios sobrevivem na ausência de ar. Estão distribuídos em dois gêneros: Peptococcus e Peptostreptococcus. Os dois gêneros encerram várias espécies. Todos são membros da flora normal do corpo humano, mas em condições especiais podem causar infecção.

Staphylococcus

Apresentam-se como cocos Gram-positivos agrupados em cacho de uva (Fig. 2-17). É imóvel e não forma esporos. Pode sobreviver tanto em condições aeróbicas quanto anaeróbicas.

O *S. aureus* é o agente mais comum de infecções piogênicas. Essas infecções podem se localizar na pele ou em regiões mais profundas. A foliculite é a infecção de um só folículo piloso, que surge em decorrência de sua obstrução. O hordéolo, ou terçol, é a infecção de uma glândula sebácea marginal das pálpebras. É também a causa mais comum de conjuntivite bacteriana.

As infecções estafilocócicas podem determinar o aparecimento de anticorpos séricos contra enzimas, toxinas e outros antígenos do germe, bem como imunidade celular. A opsonização do germe é normalmente mediada pelo complemento e não por anticorpos. O diagnóstico é feito pelo isolamento e identificação do germe. O isolamento é realizado nos meios de cultura comuns, como ágar-sangue.

A diferenciação do *S. aureus* das outras duas espécies do gênero é feita pela pesquisa de coagulase e pelo teste de sensibilidade à novobiocina. O *S. aureus*, que é coagulase-positivo, apresenta muitos fatores de virulência que os outros estafilococos, coagulase-negativos, não têm. No exame bacterioscópico das secreções purulentas, geralmente vê-se a bactéria formando pequenos cachos ou isoladamente.

O *S. epidermidis* é habitante normal da pele e mucosas, sendo encontrado em praticamente todos os indivíduos. Devido a isso, o seu isolamento de um processo infeccioso deve ser interpretado com cuidado, pois o espécime clínico pode ter sido contaminado no momento da coleta.

O estafilococo produz catalase, transformando o peróxido de hidrogênio em água e oxigênio, e os estreptococos, não. Isso pode ajudar a diferenciar estas duas espécies de cocos Gram-positivos.

Streptococcus

O estreptococo apresenta-se como cocos Gram-positivos agrupados em cadeias (Fig. 2-17). Um exame cuidadoso revela extremidades levemente cônicas, o que lhe dá uma aparência em forma de lança.

Apresenta vários determinantes de virulência:

- A cápsula é o principal fator de virulência conhecido do pneumococo, em virtude de sua propriedade antifagocitária.

- Fatores de aderência, permitindo o seu crescimento em células epiteliais.

- Enzimas e proteases, que degradam a imunoglobulina ou secreções mucoides.

- Toxinas (também inibem a fagocitose).

O estreptococo coloniza frequentemente a nasofaringe de indivíduos saudáveis. Durante o inverno, em populações fechadas, até 60% dos indivíduos podem servir como reservatório.

As principais doenças causadas pelo *S. pneumoniae* são pneumonia, otite média, sinusite, meningite e endocardite. A doença ocular ocorre por invasão direta do organismo. Em recém-nascidos, o pneumococo pode causar *ophthalmia neonatorum*. Também causa frequentemente uma conjuntivite catarral aguda. É um patógeno corneano verdadeiro, podendo penetrar na córnea íntegra. No adulto, é uma causa comum de dacriocistite. O *S. Pyogenes* causa com bastante frequência faringite aguda, impetigo e pioderma.

O diagnóstico é feito pelo isolamento e identificação do germe. Para o isolamento, usa-se geralmente ágar-sangue, no qual o germe forma colônias alfa-hemolíticas. A distinção do pneumococo dos outros estreptococos que formam colônias semelhantes é feita pelo teste de solubilidade em bile e de sensibilidade à optoquina. Os sais biliares parecem ativar o sistema autolítico do pneumococo e a optoquina inibe o crescimento do pneumococo, mas não o de outros estreptococos. Além do método bacteriológico, o diagnóstico de uma infecção pneumocócica pode ser feito pela pesquisa imunológica do polissacarídeo capsular no sangue e liquor, em casos de bacteremia e meningite, respectivamente.

Peptococcus

São cocos Gram-positivos que se distribuem em cachos irregulares, semelhantes aos formados pelos estafilococos. São membros da flora normal da cavidade oral, intestinos e vagina. Podem ser facilmente cultivados e identificados no nível de gênero.

Peptostreptococcus

São cocos Gram-positivos em cadeia, semelhantes aos estreptococos. Estão entre os germes anaeróbios mais frequentemente isolados de material clínico, e também podem ser cultivados e identificados facilmente.

COCOS GRAM-NEGATIVOS

Noções gerais

Podem ser anaeróbios, aeróbios obrigatórios ou facultativos. Estão incluídos entre os aeróbios o gênero Neisseria, sendo as principais espécies a *N. gonorrhoeae* e a *N. meningitidis*. As bactérias denominadas Acinetobacter podem se apresentar sob a forma de cocos Gram-negativos. Os anaeróbios fazem parte do gênero Veillonella. As espécies do gênero são membros da flora normal do corpo humano.

Neisserias

A Neisseria tem a forma de cocos Gram-negativos, com formato de grãos de café dispostos aos pares (Fig. 2-18). Com exceção de *N. gonorrhoeae* (que causa a gonorreia) e *N. meningitidis* (que causa a meningite), as demais espécies são habitantes normais da mucosa da nasofaringe e só raramente causam infecção em determinados órgãos.

As duas espécies apresentam várias características em comum, sendo uma delas a resistência natural à vancomicina e à polimixina. Esses dois antibióticos, juntamente com a nistatina, são usados no meio de Thayer-Martin que, devido à sua seletividade, é extensamente empregado no isolamento de gonococo e de meningococo de espécimes clínicos que contenham outros microrganismos.

Gonococo

O gonococo pode invadir a córnea mesmo com o epitélio intacto. A infecção mais comum da criança é a conjuntivite neonatal, adquirida durante o nascimento. Há evidências de que a criança pode adquirir a infecção por contato não sexual, com pessoas infectadas.

Normalmente o quadro tem início entre o segundo e o quarto dia pós-natal. Antes disso, se pensa em conjuntivite química pelo nitrato de prata. A conjuntivite entre o terceiro e o décimo dia pode ser devida à clamídia, e, entre o segundo e o décimo sexto dia, a causa pode ser o herpes-vírus simples.

O diagnóstico é feito pelo exame bacterioscópico de esfregaços corados pelo Gram e pelo isolamento e identificação do gonococo. O quadro microscópico costuma ser bastante característico, uma vez que consiste em grande número de leucócitos, vários deles contendo diplococos Gram-negativos com morfologia típica. A cultura deve ser feita por semeadura da secreção no meio de Thayer-Martin, que é seletivo para o gonococo.

A oftalmite neonatal é facilmente prevenida pela instilação de nitrato de prata no olho do recém-nascido (método de Credé), ou pelo emprego de pomadas oftálmicas à base de penicilina. O único hospedeiro do gonococo é o homem. No adulto, a infecção é primariamente transmitida durante a prática de atos sexuais. Indivíduos contaminados assintomáticos são a maior fonte de contágio. Nos homens, a infecção normalmente leva a uma sensação de queimação durante a micção e a secreção uretral purulenta, embora 10% sejam assintomáticos. Nas mulheres, metade não desenvolve sintomas; no restante, pode ocorrer uma doença inflamatória pélvica.

Veilonella

São cocos Gram-negativos que podem se confundir com neissérias ao exame microscópico de esfregaços de material clínico. São normalmente encontradas na mucosa da orofaringe, trato gastrointestinal e genitais femininos. As veilonelas não parecem ser patogênicas.

BACILOS GRAM-POSITIVOS

Noções gerais

Entre os aeróbios ou facultativos, são poucos os bacilos Gram-positivos de interesse médico, entre eles, os do gênero Corynebacterium, Listeria, Bacillus, Erisipelotrix e Lactobacillus. Dos anaeróbios, os mais importantes pertencem ao gênero Clostridium e as espécies *C. tetani*, *C. botulinum* e *C. perfringens*. O *Propionibacterium acnes* também deve ser lembrado.

Corynebacterium

São bastonetes Gram-positivos, imóveis, usualmente dispostos em paliçada e que frequentemente apresentam extremidades em clava (Fig. 2-20). A espécie mais importante é a *Corynebacterium diphtheriae*, causadora da difteria. Pode penetrar no epitélio corneano íntegro. Pode causar raramente uma conjuntivite com membranas ou pseudomembranas.

Listeria

São bastonetes curtos, Gram-positivos, aeróbios, móveis, que vegetam escassamente nos meios comuns e que também levam raramente à conjuntivite.

Bacillus

O *Bacillus cereus* (Fig. 2-21) é um patógeno altamente virulento. O organismo entra no olho ou como resultado de um trauma penetrante com um corpo estranho metálico contaminado por material do solo ou como uma infecção metastática que ocorre mais frequentemente em dependente químico. As espécies Bacillus estão apenas atrás dos estafilococos como os patógenos mais comuns isolados na endoftalmite pós-traumática.

A infecção pelo *B. cereus* resulta no desenvolvimento de uma panoftalmite fulminante, acompanhada por febre e leucocitose. O curso é extremamente rápido, desenvolvendo-se um abcesso corneano e periflebite retiniana, que podem ocorrer ainda antes do hipópio. Toxinas e proteases estão envolvidas na inflamação, que é devastadora. O prognóstico é mau.

Clostridium

O gênero compreende mais de 60 espécies, algumas relacionadas com doenças específicas e outras com infecção de diferentes órgãos e tecidos. O *C. tetani* é o agente do

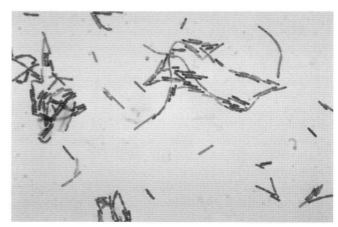

FIGURA 2-21 Bacillus cereus. *(Cortesia: Centers for Disease Control and Prevention.)*

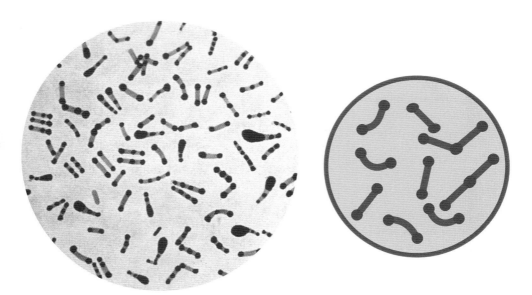

FIGURA 2-20 À esquerda: cultura de *Corynebacterium diphtheria*. À direita: detalhe do formato com extremidade em clava. *(Cortesia: Centers for Disease Control and Prevention.)*

CAPÍTULO 2 Microbiologia e Parasitologia 65

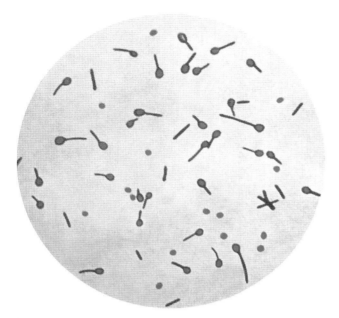

FIGURA 2-22 Cultura de Clostridium tetani. *(Cortesia: Centers for Disease Control and Prevention.)*

tétano, enquanto o *C. botulinum* é o agente do botulismo. Sua característica morfológica principal é a presença de um esporo terminal que lhe confere a forma de raquete (Fig. 2-22).

Propionibacterium acnes

É um bacilo Gram-positivo anaeróbico, que não forma esporos, pleomórfico, associado a uma ampla variedade de infecções oculares. Pode causar úlceras corneanas infecciosas, conjuntivite, dacriocistite e endoftalmite. Tem sido associado à síndrome de endoftalmite crônica pós-extração de catarata, com grandes precipitados ceráticos e hipópio recorrente.

BACILOS GRAM-NEGATIVOS

Noções gerais

Os aeróbios ou facultativos abrangem grande número de gêneros e espécies extremamente importantes em medicina. Estão entre eles a família Enterobacteriaceae, que compreende os gêneros Escherichia, Klebsiela, Shigella, Salmonella, Proteus e muitos outros.

As enterobactérias são os principais agentes de infecção hospitalar.

Outros gêneros de bacilos Gram-negativos aeróbios ou facultativos que contêm espécies frequentemente associadas a infecções humanas são: Vibrio (Fig. 2-23), Pseudomonas, Haemophilus, Bordetella, Aeromonas, Yersinia e outros.

Em oftalmologia, tem especial interesse a *Moraxella lacunata*.

Os anaeróbios são encontrados em diferentes espécies dos gêneros Bacteroides e Fusobacterium.

Escherichia

É um bastonete Gram-negativo, móvel (Fig. 2-24) ou imóvel, encontrado normalmente nas fezes e que pode levar a uma conjuntivite catarral subaguda, com exsudato aquoso, muito fino ou floconoso. A espécie mais importante é a *Escherichia coli*.

Klebsiella

É um bastonete Gram-negativo, curto e de extremidades arredondadas, imóvel, com cápsula conspícua. Pode levar a uma úlcera corneana indolente e sem hipópio. A espécie mais importante é a *Klebsiella pneumoniae*.

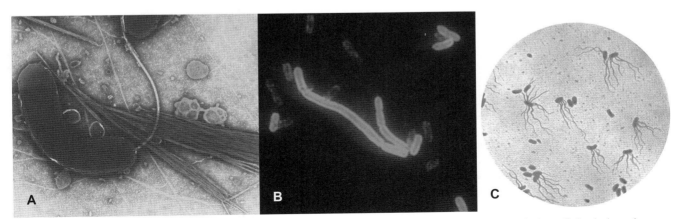

FIGURA 2-23 Exemplos de bacilos Gram-negativos que causam infecções humanas. Da esquerda para a direita: *Vibrio cholerae* (que causa a cólera), *Yersinia pestis* (peste), *Salmonella typhi* (tifo).

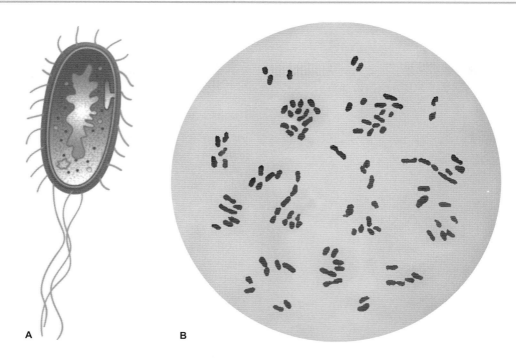

FIGURA 2-24 À esquerda: *Escherichia coli* em grande aumento, mostrando fímbrias e flagelos (*modificada do original de Database Center for Life Science*). À direita: cultura de *Escherichia coli*.

Proteus

É um bastonete Gram-negativo, pleomórfico, móvel (Fig. 2-25). Assim como a Escherichia, pode levar a uma conjuntivite catarral subaguda, com exsudato aquoso, muito fino ou floconoso. Ceratite, úlceras e abcessos corneanos também podem ocorrer.

Pseudomonas

Pseudomonas é um bastonete Gram-negativo móvel (monotríquio) (Fig. 2-26). O gênero compreende grande número de espécies de bacilos Gram-negativos, normalmente diferenciados por meio de provas bioquímicas, testes de sensibilidade a antibióticos, formação de pigmentos, número e localização dos flagelos.

A *P. aeruginosa* tem a capacidade de produzir um pigmento azul-esverdeado denominado piocianina. O forte odor, adocicado, também auxilia o diagnóstico. É um germe tipicamente oportunista, que pode causar várias doenças. As infecções localizadas, em consequência de processos cirúrgicos ou queimaduras, podem resultar em bacteremias graves.

A *P. aeruginosa* pode causar ceratites em consequência de cirurgias oculares ou uso de lentes de contato. Causa um dano corneano grave devido à sua capacidade de produzir

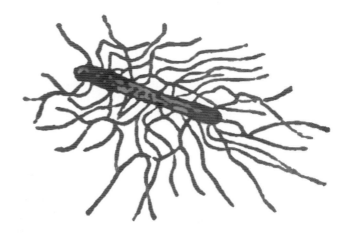

FIGURA 2-25 Proteus vulgaris.

proteases, que rapidamente causam necrose estromal com perfuração corneana em 24 horas.

O diagnóstico é comumente feito pela cultura do material proveniente do processo infeccioso. O germe não é exigente, crescendo facilmente e de maneira rápida em meios de cultura comuns. A identificação é feita pelas suas características bioquímicas e pela produção de pigmento.

A espécie mais importante é a *Pseudomonas aeruginosa*.

CAPÍTULO 2 Microbiologia e Parasitologia

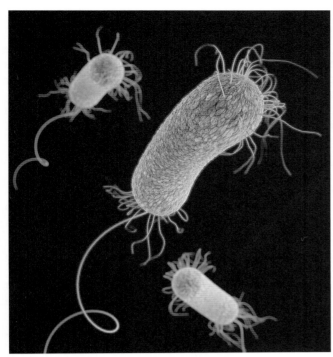

FIGURA 2-26 Imagem gerada em computador da *Pseudomonas aeruginosa*. (Modificada do original de Centers for Disease Control and Prevention & James Archer.)

Haemophilus

Este gênero é constituído por bastonetes Gram-negativos delicados, geralmente cultivados em meios que contenham sangue. O meio em que melhor proliferam é o ágar-chocolate porque o aquecimento do sangue, além de destruir eventuais inibidores, promove a liberação dos fatores X e V das hemácias.

De modo geral, as doenças causadas pelos hemófilos são precedidas de uma infecção viral das vias aéreas superiores. Normalmente, a bactéria encontra-se na nasofaringe, sem despertar manifestações clínicas. Os hemófilos não capsulados aparentemente não são causa de infecções primárias, estando geralmente associados à exacerbação de bronquites crônicas, sinusites e conjuntivites.

As espécies mais importantes são *Haemophilus influenza* (causador de meningite e supurações), *Haemophilus ducreyi* (causa o cancro mole) e *Haemophilus pertussis* (causa coqueluche). O *Haemophilus influenza* é a principal causa de conjuntivite bacteriana, mas estreptococos e Moraxella também são comuns; 65% a 80% das conjuntivites bacterianas são causadas por um destes três agentes infecciosos.

Diagnóstico: é feito pelo exame bacterioscópico de esfregaços corados pelo Gram e pela cultura. Nos esfregaços, a bactéria geralmente se apresenta como cocobacilos (Fig. 2-27) Gram-negativos bem pequenos. A cultura deve ser feita por semeadura do material clínico em ágar-chocolate, preferencialmente enriquecido com vitaminas e outros fatores de crescimento. A diferenciação do *H. influenzae* de

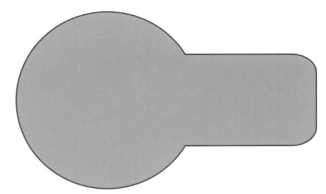

FIGURA 2-27 Representação esquemática de um cocobacilo.

outras espécies é geralmente feita verificando-se as necessidades dos fatores X e V pelas amostras. A identificação sorológica dos tipos capsulados de *H. influenzae* é feita pelo emprego de soros anticapsulares tipo-específicos.

Moraxella lacunata

É um grande diplobacilo Gram-negativo (Fig. 2-28), cultivado com dificuldade a partir de exsudatos purulentos de infecções oculares, especialmente conjuntivites. Causa uma blefaroconjuntivite angular espumosa crônica com folículos e uma típica aparência eczematosa da pele no canto lateral. Pode durar anos. Pode também induzir uma úlcera corneana grave acompanhada de hipópio. Às vezes é encontrada associada ao tracoma. É também conhecida por bacilo de Morax-Axenfeld.

Fusobacterium

É um bacilo Gram-negativo, anaeróbio, que não forma esporos, habitante normal da boca e tratos respiratórios, intestinal e urogenital. A infecção geralmente é secundária a uma diminuição das defesas do indivíduo. No olho, pode haver conjuntivite purulenta, úlcera corneana, infecção do sistema lacrimal, celulite, tenonite ou panoftalmite metastática.

MICOBACTÉRIAS

Noções gerais

As micobactérias são bastonetes delgados, retos ou ligeiramente encurvados (Fig. 2-29), por vezes ramificados, não esporulados, aeróbios e álcool-acidorresistentes. Entre as espécies mais importantes para o homem, podemos citar o *Mycobacterium tuberculosis*, que causa a tuberculose, e o *Mycobacterium leprae*, causador da hanseníase ou lepra.

São patógenos intracelulares, localizam-se dentro dos macrófagos e apresentam grande capacidade de desenvolver resistência durante o tratamento, razão pela qual para o tratamento normalmente são utilizados dois ou mais medicamentos e, como a resposta é lenta, deve ser mantido por meses a anos.

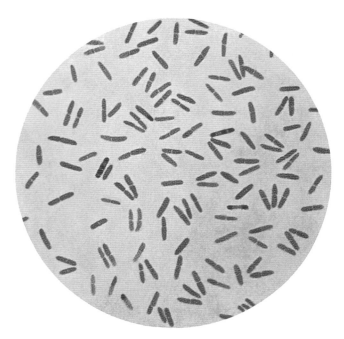

FIGURA 2-28 Moraxella lacunata.

Tuberculose

Este microrganismo é talvez o que causa mais mortes, em termos absolutos, por ano.

O teste tuberculínico é utilizado para o diagnóstico de infecção pelo *Mycobacterium tuberculosis*, e consiste na aplicação de tuberculina intradérmica. Em um indivíduo que não teve contato com as micobactérias não há reação, já um teste tuberculínico positivo indica que um indivíduo foi infectado por micobactérias, mas não indica doença em atividade. Somente o isolamento do microrganismo serve como prova de doença ativa (Fig. 2-30).

A fonte mais frequente de infecção é o ser humano, que elimina, principalmente pela via aérea, grande quantidade de bacilos. No olho, pode causar uveíte. A irite (que pode ser granulomatosa ou não granulomatosa) e tubérculos coróideos (manchas amareladas obscurecidas em parte por um vítreo turvo) são as manifestações mais comuns da doença.

Hanseníase

A hanseníase é uma doença insidiosa, cujo período de incubação pode ser de muitos anos, e seu modo de transmissão é ainda controverso. Pode ser de dois tipos: lepromatosa e tuberculoide.

No tipo lepromatoso o curso é progressivo e maligno, com lesões cutâneas nodulares, envolvimento nervoso simétrico e lento, bacilos álcool-acidorresistentes em abundância nas lesões cutâneas, bacteremia contínua e uma intradermorreação com lepromina negativa.

No tipo tuberculoide o curso é benigno e não progressivo, com máculas cutâneas, envolvimento nervoso assimétrico e grave de aparecimento súbito e um número pequeno de bacilos presentes nas lesões e uma reação à lepromina positiva.

O diagnóstico é feito por raspados da pele ou mucosa nasal ou de material de biópsia, esfregados numa lâmina e corados pelo método de Ziehl-Neelsen (Fig. 2-31).

Em 30% dos casos há envolvimento ocular. No olho, pode causar uveíte e madarose (perda dos cílios e supercílios). O envolvimento do nervo facial pode causar paralisia do músculo orbicular, ectrópio (eversão da pálpebra)

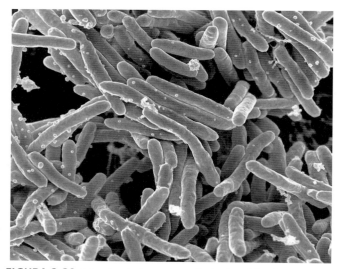

FIGURA 2-29 Mycobacterium tuberculosis. *(Modificada do original de National Institute of Allergy and Infectious Diseases.)*

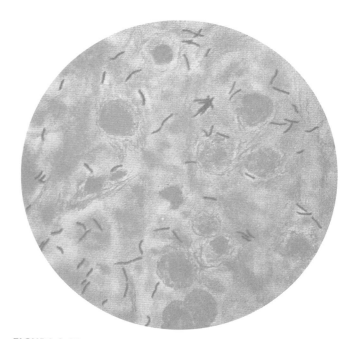

FIGURA 2-30 Bacilo da tuberculose em amostra de escarro. *(Modificada do original de Centers for Disease Control and Prevention.)*

CAPÍTULO 2 Microbiologia e Parasitologia

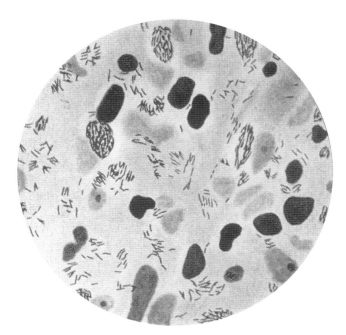

FIGURA 2-31 Mycobacterium leprae. *(Modificada do original de Centers for Disease Control and Prevention.)*

e lagoftalmo (incapacidade de fechamento das pálpebras), levando à ceratite de exposição.

ACTINOMYCES

Noções gerais

Espécies de Actinomyces causam actinomicose; a espécie *A. bovis* infecta o gado e a espécie *A. israelli* afeta o homem, mas alguns as consideram como a mesma espécie.

Morfologia

Estes organismos são filamentos longos, ramificados ou em forma de bastão, circundados por inflamação supurativa e fibrosante. O achado típico é de um "grânulo de enxofre" no pus, que consiste em uma colônia de filamentos micelianos, Gram-positivos, rodeados por elementos eosinofílicos ("clavas"), que podem ser complexos antígeno-anticorpo. Coram como Gram-positivos, parecendo Corynebacteria em seu tingimento irregular, arranjo e forma de bastão.

Cultura

As espécies de Actinomyces crescem anaeróbica e lentamente, levando 2 semanas ou mais. Ágar-sangue pode ser utilizado. Ágar-Sabouraud não suportaria esses organismos. As colônias são pequenas, irregulares, cinzentas ou brancas, e sua superfície áspera parece nodular. A maioria das linhagens é não hemolítica e não proteolítica.

Achados oculares

O envolvimento das pálpebras, embora infrequente, usualmente ocorre por disseminação contígua de partes adjacentes da face ou seios.

A infecção é ocasionalmente primária.

Nódulos subcutâneos indolentes desenvolvem-se; usualmente múltiplos, eles tornam-se interligados, causando uma aparência de favo de mel.

A actinomicose pode também envolver as margens das pálpebras, causando muitos abscessos pequenos, indolentes, com tendência a ulcerar.

Uma conjuntivite purulenta, exsudativa, pode ocorrer particularmente em crianças. Nódulos indolores e móveis algumas vezes ocorrem na conjuntiva bulbar, próxima ao limbo. Sua associação com blefaroconjuntivite tem sido observada.

Actinomyces israelii ou Streptothrix

É causa de concreções no canal lacrimal, sendo quase patognomônico. Recentemente, várias espécies têm sido identificadas como causas de concreções lacrimais: Candida, Nocardia, Actinomyces.

Streptothrix é um agente etiológico comum de canaliculite, que é praticamente restrita a mulheres. É usualmente unilateral, sendo envolvido principalmente o canalículo mais baixo. Inicialmente, lacrimejamento é o único sintoma e o processo pode ser facilmente dominado. Mais tarde, uma dilatação localizada característica desenvolve-se na área do canalículo. Um acúmulo de concreções causa a dilatação, mas a inflamação local é moderada. Outras manifestações oculares são raras.

O Streptothrix é estudado em material obtido de concreções de canaliculite. O diagnóstico é usualmente determinado pelo exame microscópico de amostras originais. A concreção pode ser apertada e esmagada em uma lâmina; solução salina é adicionada a este material muito seco, então a preparação é corada com Gram. Os organismos são filamentos ramificados (Fig. 2-32) que prontamente segmentam em forma de bastões e cocos. O tingimento pela coloração de Gram varia. Algumas formas bacilares são Gram-negativas. Alguns autores acham que a coloração com Giemsa revela a estrutura mais distintamente.

Contaminantes bacterianos secundários estão sempre presentes nas concreções. O cultivo é dificultado porque o organismo é anaeróbio, e as concreções geralmente contêm numerosos invasores bacterianos secundários. Contudo, os organismos são cultivados com sucesso no meio de Brewer, em uma zona anaeróbica do tubo. Requer mais de 9 dias. O crescimento consiste principalmente em uma massa de hifas, cadeia de cocos e bacilos.

Leptothrix

É a denominação de algas comumente encontradas em reservatórios de água. Elas são bactérias filamentosas não ramificadas (Fig. 2-33), não patogênicas e não relacionadas

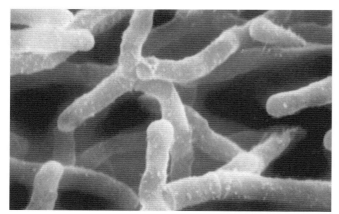

FIGURA 2-32 Filamentos ramificados do *Actinomyces israelli*. (Cortesia: Graham Beards, em https://commons.wikimedia.org/wiki/File:Actinomyces_israelii.jpg)

ao gênero Actinomyces. Contudo, na oftalmologia, Leptothrix é de especial interesse como uma causa de síndrome de Parinaud conjuntivoglandular.

A leptotricose do olho é rara e é quase exclusivamente encontrada em crianças e adultos jovens, principalmente homens. A doença aparece mais comumente no inverno. A conjuntiva é o único local conhecido de invasão, a qual é usualmente precedida por traumatismo.

As lesões características são nódulos únicos, ou, mais frequentemente, múltiplos. Pode haver dispersão na conjuntiva palpebral. Podem surgir lesões em forma de cogumelo, grandes. A conjuntiva bulbar, próxima ao limbo, é mais comumente afetada. As lesões não tendem a ulcerar, e a córnea não está envolvida.

A morfologia é similar à do Streptothrix, exceto pelo fato de ser não ramificado. Não é fácil demonstrar o Leptothrix no corte transversal, e o material tem que ser obtido de lesões essenciais, fixado em fluido de Zenker e corado pelo método de Gram modificado.

O corte revela grânulos e linhas, sendo os grânulos Gram-positivos, e algumas vezes arranjados em cadeias. Alguns filamentos são Gram-positivos, outros Gram-negativos. O cultivo é difícil e é raramente utilizado.

NOCARDIA

Dados gerais

A Nocardia tem sido considerada como um gênero aeróbio da família Actinomycetaceae. O gênero inclui muitas espécies que vivem livres na natureza. *Nocardia asteroides* é encontrada como um patógeno humano.

Morfologia

A Nocardia mostra filamentos ramificados, dos quais alguns tendem a fragmentar em bastões e cocos (Fig. 2-34). Todos da espécie coram Gram-positivos. Alguns são também álcool-acidorresistentes, podendo ser confundidos com o bacilo tuberculoso.

Grânulos miceliais marrons, vermelhos ou amarelados, que consistem nos organismos, podem ser vistos no pus. Este é o melhor espécime para exame laboratorial.

Cultura

Nocardia cresce prontamente em uma variedade de meios simples, em temperatura ambiente. O meio de Sabouraud é usualmente utilizado; neste, o crescimento leva 3 a 4 semanas. No meio simples, o crescimento é sempre mais lento.

As colônias são enrugadas e fracionadas (esmigalhadas), assemelhando-se às das micobactérias. Contudo, tipicamente há uma grande variação na aparência das culturas sempre no mesmo meio.

Algumas colônias produzem micélios aéreos; elas têm uma aparência pulverosa e de "pó de giz". A cor das colônias pode diferir, sendo cremosa, amarela, rosa ou vermelha.

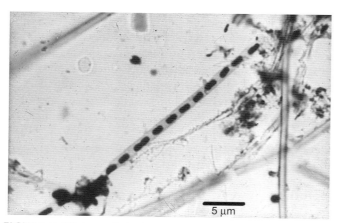

FIGURA 2-33 Leptothrix. (Cortesia: Brudersohn, em https://commons.wikimedia.org/wiki/File:Leptothrix_lichtmikroskopisch.jpg)

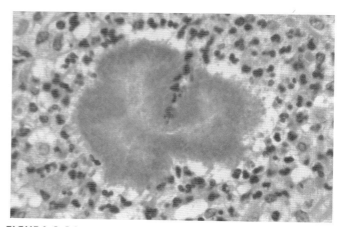

FIGURA 2-34 *Nocardia brasiliensis* encontrada em um micetoma extraído do tórax de um paciente. (Cortesia: Centers for Disease Control and Prevention.)

Achados oculares

Pouco tem sido publicado sobre a nocardiose ocular. Ceratoconjuntivite crônica pode ocorrer secundariamente à nocardiose de áreas adjacentes. Também tem sido relatada infecção por N. *asteroides* do duto lacrimal.

ESPIROQUETAS

Noções gerais

São bactérias que se apresentam sob a forma de espiral, são relativamente longas, finas, flexíveis e se movimentam por rotação e flexão. Os espiroquetídeos englobam três gêneros bastante diferentes em muitas propriedades: Treponema, Leptospira e Borrelia.

Treponema

Este gênero compreende várias espécies, sendo T. *pallidum* a de maior significado clínico, causadora da sífilis.

A sífilis adquirida é uma doença infecciosa normalmente transmitida por via sexual e que produz uma lesão localizada típica, o cancro, na região de contato 3 semanas após a inoculação. Aparece como uma pápula que erode e se transforma em uma úlcera, normalmente endurecida e de consistência cartilaginosa. Esta é a fase primária.

Após algum tempo, essas lesões desaparecem e a doença entra em estágio de latência até o aparecimento de erupções generalizadas da pele e membranas mucosas. Durante esse estágio, as manifestações oculares são comuns e incluem iridociclite, panuveíte, coriorretinite, retinite, papilite, periflebite retiniana, edema macular cistoide, envolvimento dos segundo e sétimo nervos cranianos e descolamento de retina. Após a segunda fase, entra novamente em latência até que a sífilis tardia ou terciária se manifeste, após 20 ou mais anos da infecção primária. O envolvimento dos nervos cranianos e a atrofia óptica são mais comuns nesta fase.

A sífilis congênita leva a uma síndrome aparente já ao nascimento, com tíbias em sabre, bossa frontal, molares em amora, dentes de Hutchinson, nariz em sela, rágades e juntas de Clutton. Mais tarde aparecem os sinais oculares: ceratite intersticial, uveíte anterior (muitas vezes com glaucoma secundário à destruição do ângulo pela inflamação), neovascularização corneana, coriorretinite em "sal e pimenta".

O fundo também pode mimetizar a retinose pigmentar, com suas espículas ósseas e pigmentações periféricas. Também pode ocorrer atrofia óptica na sífilis congênita.

O T. *pallidum* não é cultivável em meios de cultura, mas pode causar infecção experimental no coelho e em macacos. É interessante notar a presença da cardiolipina no T. *pallidum*, uma substância encontrada nos tecidos do homem e de animais e de grande importância no diagnóstico sorológico da sífilis.

Diagnóstico: o da sífilis primária é feito pela demonstração do T. *pallidum* na secreção da lesão, usando-se microscopia de campo escuro ou imunofluorescência. Após o desaparecimento do cancro duro, o diagnóstico é basicamente sorológico, devendo ser feito em duas etapas. Na primeira, usa-se um teste cujo antígeno seja a cardiolipina e, na segunda, a imunofluorescência indireta, na qual se emprega antígeno treponêmico. Dentre as técnicas que utilizam a cardiolipina, a mais conhecida é a de VDRL, que é um teste de floculação. A técnica de imunofluorescência indireta é geralmente chamada de FTA-ABS.

Doença de Lyme

É causada por um espiroqueta, a *Borrelia burgdorferi,* a qual é transmitida pela picada do carrapato. Assim como a sífilis, apresenta três estágios. A manifestação mais comum ocular é a conjuntivite durante a primeira fase. Paralisias dos nervos cranianos que afetam a motilidade ocular também são relativamente comuns.

CLAMÍDIAS

Noções gerais

As bactérias do gênero Chlamydia são parasitas intracelulares estritos que recebem da célula hospedeira compostos ricos em energia, os quais não podem sintetizar. Apresentam corpúsculos de inclusão citoplasmáticos. Do ponto de vista estrutural, apresentam parede semelhante à das bactérias Gram-negativas (Fig. 2-35), embora a coloração de Gram não seja utilizada na sua identificação.

A C. *trachomatis* causa no homem as seguintes doenças: tracoma, conjuntivite de inclusão, uretrite, linfogranuloma venéreo, epididimite, salpingite e outras infecções dos órgãos genitais. É uma causa importante de conjuntivite neonatal.

Tracoma

Os imunotipos associados ao tracoma são os A, B e C. O tracoma está associado a baixas condições de higiente e é transmitido através de moscas, toalhas, dedos e pincéis para aplicar cosméticos. A doença é prevalente na idade escolar.

No Brasil, a doença é endêmica e encontrada em praticamente todos os estados, não ocorrendo, entretanto, na faixa litorânea. É uma doença progressiva e crônica da conjuntiva, com posterior invasão da córnea, frequentemente levando à cegueira (Fig. 2-36).

O diagnóstico é feito por raspados conjuntivais corados com anticorpos fluorescentes ou pelo método de Giemsa, mostrando células epiteliais com inclusões citoplasmáticas típicas, os denominados corpúsculos de Halberstaedter-Prowazek (Fig. 2-37).

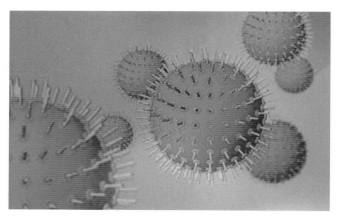

FIGURA 2-35 Chlamydia trachomatis. *(Modificada do original de Bio-Rad Laboratories, em http://wiki.ubc.ca/File:Figure_2._Chlamydia_trachomatis..jpg)*

Conjuntivite de inclusão

A conjuntivite de inclusão é causada pelos imunotipos D a K. Os sorotipos responsáveis pela infecção são encontrados no trato genital e também em águas de piscina, embora este meio de transmissão seja bem mais raro. A conjuntivite de inclusão é transmitida basicamente a partir dos genitais do paciente, onde também pode causar uretrite, epididimite, cervicite e salpingite. O neonato adquire a infecção ao passar através do canal de parto infectado.

É um processo inflamatório da conjuntiva, de natureza benigna, que cura espontaneamente sem deixar cicatrizes. O diagnóstico é feito pelo exame microscópico e isolamento do microrganismo. As clamídias podem ser cultivadas em cultura de tecidos e no saco vitelino de ovos embrionados. A pesquisa de anticorpos séricos ou lacrimais por meio de reação de fixação de complemento também pode ser usada. De modo geral, o diagnóstico pode ser feito tendo-se por base as manifestações clínicas e dados epidemiológicos. Por esta razão, raramente se recorre a exames laboratoriais.

Linfogranuloma venéreo

O agente é a *C. trachomatis* dos imunotipos L1 a L3. É uma doença de transmissão sexual, caracterizada por adenite inguinal supurativa, e é comum em zonas tropicais e temperadas.

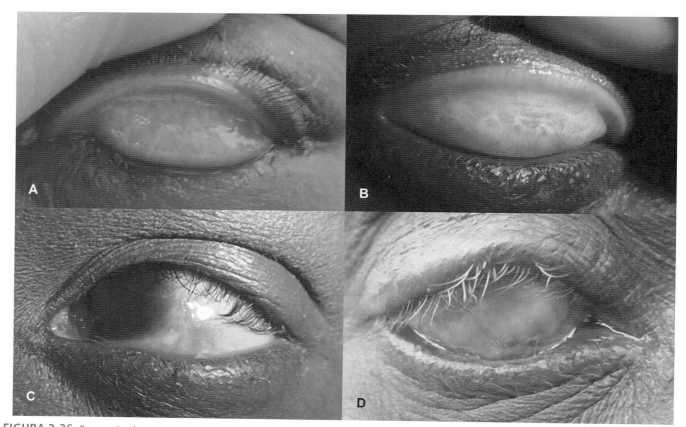

FIGURA 2-36 Formação do tracoma mostrando em **(A)** uma reação papilar mista e resposta folicular, em **(B)** formação de cicatrizes no tarso, em **(C)** entrópio e triquíase e, em **(D)**, formação de cicatrizes corneanas. *(De Burton MJ, Mabey DCW. The Global Burden of Trachoma: A Review. Brooker S, ed. PLoS Neglected Tropical Diseases. 2009;3(10):e460. doi:10.1371/journal.pntd.0000460.)*

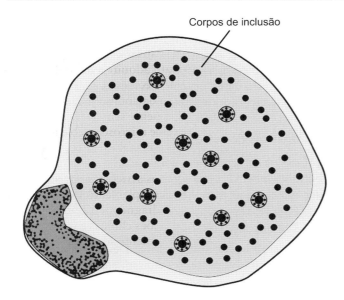

FIGURA 2-37 Corpúsculos de inclusão citoplasmáticos em um esfregaço do tracoma.

RICKÉTTSIAS

Entre as espécies principais, podemos citar a *R. prowazekii* (causa o tifo europeu) e a *R. rickettsii* (causa a febre maculosa). São parasitas intracelulares obrigatórios, e são transmitidas para humanos por artrópodes (carrapato). Pelo menos quatro tipos de rickéttsias (*R. rickettsii*, *R. conorii*, *R. tsutsugamushi*, *R. akari*) – e talvez outras – são transmitidos no artrópode, o qual serve tanto como vetor quanto como reservatório. Doenças por rickéttsias tipicamente exibem febre, *rash* e vasculite.

As rickéttsias são pleomórficas, aparecendo ou como bastões curtos, ou como cocos, e ocorrem sozinhas, em pares, em curtas cadeias, ou em filamentos. Quando coradas, são prontamente visíveis sob a luz do microscópio. Com a coloração de Giemsa, aparecem azuis; com a coloração de Macchiavello, aparecem vermelhas, em contraste com o citoplasma corado de azul ao redor delas.

Os principais métodos diagnósticos são: imunofluorescência indireta com antígenos riquetsiais, CF com antígenos riquetsiais, aglutinação de rickéttsias, hemaglutinação indireta e teste de aglutinação com látex, além de ensaio imunoenzimático (ELISA).

O teste de anticorpos imunofluorescentes direto pode ser usado para detectar rickéttsias em carrapatos e partes de tecidos. Evidências sorológicas de infecção por rickéttsia não ocorre antes da segunda semana de doença por qualquer das doenças rickettsiais. Assim, testes sorológicos são úteis somente para confirmar o diagnóstico, o qual é baseado nos achados clínicos e informação epidemiológica.

Tradicionalmente, a reação de Weil-Felix era utilizada; contudo, esta reação não tem boa sensibilidade e especificidade e é primariamente de interesse histórico. Uma variedade de outros testes sorológicos tem sido utilizada para diagnosticar rickéttsia. A maioria desses testes é apresentada somente em laboratórios de referência pela baixa incidência de doenças rickettsiais. A técnica de anticorpos fluorescentes indireta pode ser o método mais amplamente utilizado, pela eficácia dos reagentes e a facilidade com que ele pode ser apresentado.

RESISTÊNCIA BACTERIANA

Resistência microbiana

A resistência aos fármacos antimicrobianos pode ser adquirida ou inata. No último caso, uma espécie bacteriana inteira pode ser resistente a um medicamento, antes ainda de entrar em contato com ele. Por exemplo, *Pseudomonas aeruginosa* sempre foi resistente à flucoxacilina. No entanto, mais importante clinicamente é a resistência adquirida, que indica que a bactéria já foi sensível a um fármaco, mas deixa de ser.

Mecanismos possíveis para a resistência bacteriana são:
- Enzimas inativadoras que destroem o medicamento. Por exemplo, as β-lactamases, produzidas por muitos estafilococos, inativam a maioria das penicilinas e boa parte das cefalosporinas.
- Diminuição do acúmulo do fármaco. Por exemplo, a resistência à tetraciclina ocorre quando a membrana celular bacteriana se torna impermeável ao fármaco, ou quando há um aumento da eliminação.
- Alteração dos sítios de ligação. Por exemplo, a estreptomicina, que é um aminoglicosídeo, e a eritromicina se ligam aos ribossomas bacterianos, inibindo a síntese proteica. Nos microrganismos resistentes, há uma alteração nos locais de ligação, diminuindo a afinidade entre o medicamento e os ribossomas.
- Desenvolvimento de vias metabólicas alternativas. Por exemplo, as sulfonamidas e o trimetoprim atuam em enzimas bacterianas, a di-hidropteroato sintetase e a di-hidrofolato redutase. Microrganismos resistentes produzem enzimas modificadas, que não se ligam aos fármacos.

Resistência em populações bacterianas

Alguns dos mecanismos para a ocorrência de resistência em populações bacterianas inteiras são:
- Seleção. Dentro de uma população, vão surgir algumas bactérias com resistência adquirida a determinado medicamento. Se elas forem introduzida no meio, as bactérias sensíveis serão eliminadas, sobrando as resistentes, que irão se proliferar.
- Resistência transferida. Como já foi visto, as bactérias podem transferir plasmídeos com genes para resistência a determinado medicamento por meio da conjugação, transdução ou transformação.

NOÇÕES GERAIS DE VÍRUS

Estrutura

Contêm somente um tipo de ácido nucleico (RNA ou DNA) com o seu genoma. O ácido nucleico viral contém as informações necessárias para programar a célula hospedeira infectada, de forma a sintetizar diversas macromoléculas vírus-específicas necessárias à proliferação viral. Aqueles que contêm RNA, também chamados de retrovírus, contêm a enzima transcriptase reversa, que transforma o RNA viral em DNA, que é captado pelo genoma da célula hospedeira. O exemplo mais importante de retrovírus é o HIV.

Alguns vírus infectam bactérias, são os chamados vírus bacteriófagos.

O ácido nucleico viral encontra-se envolvido por uma capa proteica (capsídeo), formando um conjunto denominado nucleocapsídeo (Fig. 2-38). O capsídeo envolve e estabiliza o ácido nucleico contra o meio extracelular e facilita a aderência e, talvez, a penetração do vírus em contato com novas células suscetíveis. Ele é formado por unidades morfológicas denominadas capsômeros.

Alguns vírus apresentam uma membrana lipoproteica sobre o nucleocapsídeo, esta cobertura permite que o vírus deixe a célula sem destruir a membrana plasmática da célula hospedeira, o que iria matá-la.

A unidade infecciosa íntegra é denominada vírion. Em alguns casos (adenovírus, papovavírus, picornavírus) pode ser idêntica ao nucleocapsídeo, mas, em vírions mais complexos, abrange o nucleocapsídeo mais um envoltório circundante.

Características dos vírus

As principais características gerais são:
- Filtrabilidade. Os vírus são capazes de passar por filtros que retêm até as menores bactérias.
- Dimensões. Vírus são os menores agentes infecciosos (20-300 nm em diâmetro).
- Parasitismo intracelular estrito. Desta característica, decorrem duas importantes consequências:
  - Formação de inclusões intracelulares.
  - Impossibilidade de multiplicação na ausência de células vivas.
- Modificações irreversíveis da virulência.

Acontecem frequentemente com os vírus que, sendo inoculados em série no organismo de certos hospedeiros

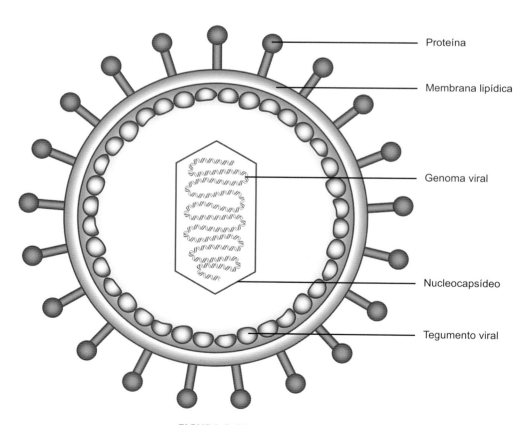

FIGURA 2-38 Estruturas virais.

ou após repetidas subculturas em meios artificiais, modificam pouco a pouco a sua virulência originária até certo limite, que se mantém estável. Desta propriedade se tira excelente proveito no preparo de vacinas.

Inclusões intracelulares

Os corpúsculos ou inclusões podem ser citoplasmáticas, nucleares (Fig. 2-39) ou perinucleares. Exemplos de inclusões citoplasmáticos são os corpúsculos de Negri, da raiva e os corpúsculos de Guarnieri, da varíola-vaccínia. Exemplos de inclusões intranucleares são as inclusões observadas no herpes-vírus simples, na varíola, na poliomielite e na febre amarela (inclusões de Torres).

A natureza das inclusões é controversa. A tendência atual é de aceitar que elas sejam constituídas por colônias de corpúsculos elementares do vírus cercadas por um manto de reação celular.

Vírus defectivo e pseudovírions

Um vírus defectivo é uma partícula viral que é funcionalmente deficiente em algum aspecto da reduplicação. Já o pseudovírion ocorre quando o capsídeo, durante a replicação viral, envolve o ácido nucleico do hospedeiro em vez do viral. Logo, os pseudovírions contêm o ácido nucleico "errado" e não se reduplicam.

Transcrição e tradução

Chamamos de transcrição o mecanismo pelo qual informações específicas codificadas em uma cadeia de ácido nucleico são transmitidas ao RNA mensageiro. Já a tradução ocorre quando o RNA mensageiro leva à produção pelo hospedeiro de uma sequência específica de aminoácidos numa proteína. A transcrição e a tradução já foram estudadas com mais detalhes no Capítulo 1.

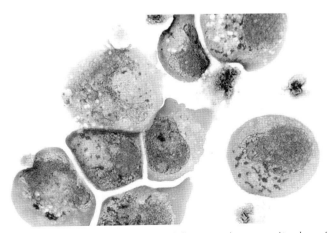

FIGURA 2-39 Inclusões intracelulares nucleares e citoplasmáticas em células infectadas pelo herpes-vírus 6. *(Cortesia: Zaki Salahuddin.)*

Replicação viral

O vírus se adsorve à membrana da célula infectada e é captado para o interior da célula por viropexia (semelhante à pinocitose), onde o genoma é desnudado (Fig. 2-40). Nos vírus RNA, esse RNA vai atuar como seu próprio RNA mensageiro para a produção de partículas virais. Já nos vírus DNA, esse DNA reduplica-se no núcleo, enquanto as proteínas virais são sintetizadas no citoplasma. Há, portanto, a formação de vírions completos, que são liberados para o meio após a lise celular.

Mecanismos das doenças por vírus

Os vírus frequentemente causam doença matando as células, mas muitos não. Por exemplo, o rotavírus interfere com a função dos enterócitos prevenindo a síntese das proteínas que transportam as moléculas da luz intestinal, causando diarreia.

Os vírus também podem promover o lançamento de mediadores químicos que iniciam respostas imunológicas ou inflamatórias. Por exemplo, os sintomas da gripe comum ocorrem pela liberação de bradicinina pelas células infectadas.

Outros vírus podem fazer que as células se proliferem, levando ao desenvolvimento de tumores. O papilomavírus, por exemplo, causa lesões proliferativas das células escamosas do colo uterino, podendo levar à formação de câncer.

Imunidade nas doenças produzidas por vírus

As doenças produzidas por vírus deixam geralmente imunidade sólida e duradoura. Em grande número de casos tal imunidade só se desenvolve à custa da infecção, sendo impossível obtê-la artificialmente por meio da inoculação de vacinas mortas; é o que acontece, por exemplo, na febre amarela, na varíola, no sarampo, na caxumba etc. Noutros casos, porém, consegue-se imunizar solidamente mesmo com vacinas mortas.

CLASSIFICAÇÃO DOS VÍRUS

Os vírus podem conter DNA ou RNA.
Os vírus que contêm DNA são:
- Parvovírus.
- Papovavírus.
- Adenovírus.
- Herpes-vírus.
- Poxvírus.

Os vírus que contêm RNA de interesse em oftalmologia são:
- Picornavírus (enterovírus e rinovírus).
- Togavírus (rubéola).
- Coronavírus (resfriado).
- Ortomixovírus (vírus da influenza).

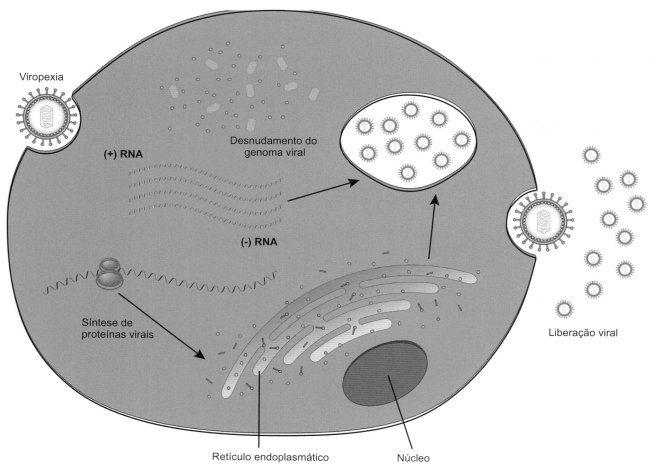

FIGURA 2-40 Replicação viral.

- Paramixovírus (sarampo, caxumba, parainfluenza, rubéola).

As doenças oculares causadas por vírus mais frequentes são conjuntivite adenoviral, ceratoconjuntivite herpética e conjuntivite hemorrágica epidêmica (enterovírus 70).

PAPOVAVÍRUS

Entre os papilomavírus, o único que tem interesse em oftalmologia é o vírus do papiloma, que causa a verruga vulgar, que pode atingir as pálpebras (Fig. 2-41). Propaga-se por autoinoculação através de arranhaduras, ou por contatos diretos ou indiretos.

ADENOVÍRUS

Dados gerais

São vírus infecciosos, extremamente contagiosos, em forma de icosaedros (Fig. 2-42). Podem replicar e produzir doença no olho e nos tratos respiratório, gastrointestinal e urinário. Muitas infecções adenovirais são subclínicas, e os vírus podem persistir no hospedeiro por meses.

Quase um terço dos 41 sorotipos humanos conhecidos é responsável pela maioria dos casos de doença adenoviral humana. Alguns tipos servem como modelos para indução de câncer em animais.

Os adenovírus infectam células epiteliais da faringe, conjuntiva, intestino delgado e, ocasionalmente, outros órgãos. Eles usualmente não se espalham além dos linfonodos regionais. O adenovírus pode causar ceratoconjuntivite epidêmica, febre faringoconjuntival, conjuntivite hemorrágica, conjuntivite papilar crônica e ceratite recorrente.

Febre faringoconjuntival

Moderado envolvimento ocular pode fazer parte das síndromes faringorrespiratórias causadas por adenovírus. A cura completa sem sequelas permanentes é o resultado mais comum.

Conjuntivites em nadadores (piscina) podem ser causadas pelos adenovírus do grupo B, especialmente os tipos 3 e 7.

CAPÍTULO 2   Microbiologia e Parasitologia   77

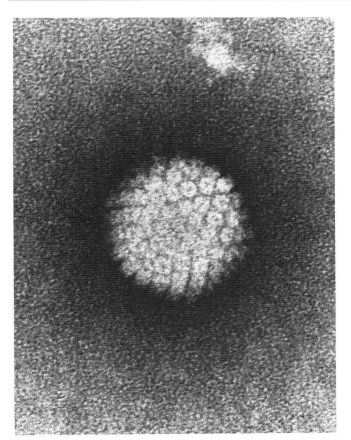

FIGURA 2-41 Papilomavírus. *(Cortesia: National Institutes of Health.)*

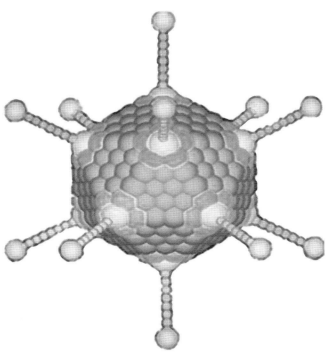

FIGURA 2-42 Adenovírus.

Conjuntivite folicular aguda

A conjuntivite folicular causada pelos muitos tipos de adenovírus assemelha-se à conjuntivite por clamídia e é autolimitada.

Ceratoconjuntivite epidêmica

Uma doença mais grave é a ceratoconjuntivite epidêmica. Esta doença é altamente contagiosa e caracterizada por conjuntivite aguda, com nódulos pré-auriculares aumentados, moles, seguidos por ceratite que deixa opacidades subepiteliais redondas na córnea por mais de 2 anos. É causada pelos tipos 8, 19 e 37.

Diagnóstico laboratorial

É feito pelo isolamento e identificação do vírus. Dependendo da doença clínica, o vírus pode ser obtido das fezes ou urina, ou de um *swab* de orofaringe, conjuntival ou retal. O isolamento viral em uma cultura de células requer células humanas.

Culturas a longo prazo de células *in vitro* permitem que os vírus cresçam, mas eles não podem ser isolados diretamente das suspensões de tais tecidos. Isolados podem ser identificados como adenovírus pelo uso de anticorpos fluorescentes ou testes CF para detectar antígenos grupoespecíficos. Isso é feito usando-se um anticorpo anti-hexon e cultura de fluido de células infectadas. A caracterização de DNA viral por hibridização ou por restrição de padrões de digestão endonuclease pode identificar um isolado como um adenovírus e agrupá-lo. Esses acessos são especialmente úteis para tipos de difícil cultivo.

Uma vez que os adenovírus podem persistir no intestino e tecido linfoide por longos períodos, e já que a disseminação viral recrudescente pode ser precipitada por outras infecções, a significância de um isolamento viral deve ser interpretada com cautela. A obtenção viral do olho ou trato genital é diagnóstica de infecção corrente.

Transmissão

Infecções oculares podem ser transmitidas de várias maneiras, mas a transferência mão-olho é particularmente importante.

HERPES-VÍRUS

Dados gerais

Os herpes-vírus apresentam um cerne de DNA de filamento duplo, circundado por uma capa proteica (Fig. 2-38). A família dos herpes-vírus contém vários dos mais importantes patógenos humanos. Clinicamente, os herpes-vírus exibem um espectro amplo de doenças.

A principal propriedade deste tipo de vírus é sua habilidade de estabelecer infecções persistentes em seus hospedeiros e sofrer reativação periódica. Sua frequente reativação em pacientes imunossuprimidos causa sérias complicações à sua saúde. Curiosamente, a infecção reativada pode ser clinicamente diferente da doença causada pela infecção primária. Os herpes-vírus têm um grande número de genes, dos quais alguns têm demonstrado ser suscetíveis à quimioterapia antiviral.

Há sete herpes-vírus que comumente infectam humanos: HSV tipos 1 e 2, vírus varicela-zóster, citomegalovírus, vírus Epstein-Barr e herpes-vírus humano 6 e 7.

Vírus herpes-vírus simples

Os HSV são extremamente disseminados na população humana. Aos 40 anos, 90% da população são soropositivos para o HSV1. O herpes-vírus tipo 1 normalmente se manifesta na região em volta da boca (Fig. 2-43), enquanto o tipo 2 é geralmente genital. Eles exibem uma ampla variedade de hospedeiros, sendo capazes de replicar em muitos tipos de células e infectar muitos animais diferentes. Crescem rapidamente e são altamente citolíticos.

Os HSV são responsáveis por um espectro de doenças, variando de gengivoestomatite a ceratoconjuntivite, encefalite, doença genital e infecções de recém-nascidos. Os herpes-vírus estabelecem infecções latentes nas células nervosas; recorrências são comuns. Na infecção primária, o vírus entra na célula epitelial da pele, perde seu envoltório, faz a transcrição viral e replicação do DNA no núcleo, faz a montagem do vírus, e este sai da célula. Alguns vírus, no entanto, entram nos terminais sensoriais neuronais e viajam retrogradamente até o núcleo, onde ficam em estado latente. A reativação periódica resulta no trasporte anterógrado de partículas virais, a partir do neurônio, com reinfecção das células epiteliais

A infecção inicial pelo HSV-1 pode ocorrer no olho, produzindo grave ceratoconjuntivite ou vesículas na pele das pálpebras. Lesões oculares recorrentes são comuns e aparecem como ceratite dendrítica ou úlceras (Fig. 2-44) corneanas indolores (já que atingem os nervos corneanos) ou como vesículas nas pálpebras. Com a ceratite recorrente pode haver progressivo envolvimento do estroma corneano, com opacificação permanente e cegueira.

Diagnóstico laboratorial: o vírus pode ser isolado das lesões herpéticas (pele, córnea ou cérebro). Pode também ser encontrado em lavados orofaríngeos, fluido cerebrospinal e fezes, ambos durante infecção primária e durante períodos assintomáticos. Portanto, o isolamento do HSV não é por si só suficiente evidência para indicar que o vírus é o agente causal de uma doença sob investigação.

A inoculação de culturas teciduais é usada para o isolamento viral. Como o HSV tem um hospedeiro bastante variável, muitas culturas de células são suscetíveis. A aparência dos efeitos citopáticos típicos em culturas celulares em 2 a 3 dias sugerem a presença do HSV. O agente é, então, identificado pelo teste Nt ou pela imunofluorescência com antissoro específico. Raspados ou *swabs* da base das lesões herpéticas contêm células gigantes multinucleadas. Estas são indicativas, mas não diagnósticas, de infecção por HSV.

Transmissão: ocorre por contato com secreções infectadas. A frequência das infecções recorrentes pelo HSV-1 varia amplamente entre os indivíduos. Em algum dado tempo, 1% a 5% dos adultos normais estarão excretando vírus, frequentemente na ausência de sintomas clínicos.

Herpes-zóster

É um vírus envelopado de cerca de 110 nm de dimensão; o mesmo que causa a varicela em crianças. Sua principal porta de entrada é pela árvore respiratória, sendo raros os casos em que a penetração do vírus se faz pela conjuntiva ou pele. A disseminação ocorre por via hematogênica ou linfática.

O herpes-zóster é uma doença esporádica, que atinge principalmente adultos imunodeprimidos ou acima de 50 anos, caracterizada pelo desenvolvimento de lesões cutâneas muito dolorosas que seguem o trajeto nervoso. O período de incubação da doença é de 10 a 14 dias.

O herpes-zóster oftálmico segue a distribuição do ramo frontal do trigêmeo e varia de trivial a muito grave, e seu tratamento deve ser cuidadoso. Quando afeta a asa do nariz, o comprometimento corneano é provável pelo envolvimento do ramo nasociliar. Este é o sinal de Hutchinson. Pode causar uma conjuntivite não específica, ceratites que podem ser dendríticas, disciformes, neuroparalíticas, neurotróficas, puntatas ou numulares, *rash* e lesões palpebrais que podem levar a entrópio, uveíte, atrofia de íris etc.

Diagnóstico laboratorial: pode ser feito pelo exame direto de esfregaços preparados com o conteúdo das lesões vesiculares, corado pelo método de Giemsa, evidenciando-se a presença de células gigantes multinucleadas e corpúsculos de inclusão intranucleares. A presença de antígeno viral pode ser caracterizada por imunofluorescência. A micros-

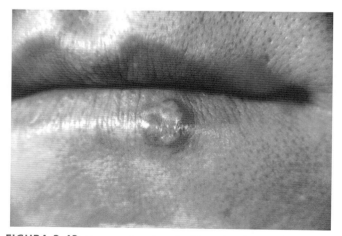

FIGURA 2-43 Herpes-vírus tipo 1. *(Cortesia: Centers for Disease Control and Prevention.)*

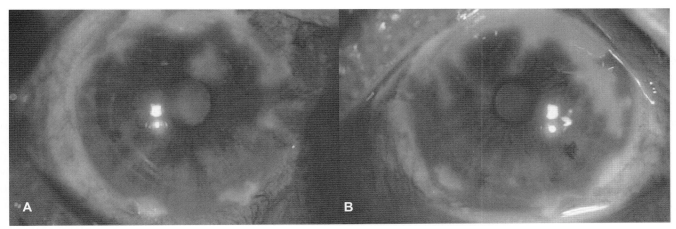

FIGURA 2-44 Úlceras corneanas geográficas em olho direito (A) e esquerdo (B), formadas por coalisão de lesões dendríticas em um paciente que estava fazendo uso de corticoides sistêmicos. *(De Yang HK, Han YK, Wee WR, Lee JH, Kwon JW. Bilateral herpetic keratitis presenting with unilateral neurotrophic keratitis in pemphigus foliaceus: a case report.* J Med Case Rep. *2011 Jul 27;5:328. doi: 10.1186/1752-1947-5-328.)*

copia eletrônica do conteúdo das vesículas revela partículas virais com uma morfologia bastante típica.

O isolamento do vírus é feito em condições ideais usando-se culturas celulares de origem humana, tanto primárias quanto estabelecidas, sendo necessário que elas sejam mantidas em boas condições de exame por um período que pode prolongar-se até 21 dias. A identificação é feita pelo exame citológico, demonstrando-se a presença de células multinucleadas, com inclusões intranucleares, por imunofluorescência direta ou por fixação de complemento.

O diagnóstico sorológico baseia-se na determinação dos títulos de anticorpos, em duas amostras de soro, a primeira obtida nos primeiros 5 dias da doença e a segunda 2 a 3 semanas após. Os anticorpos podem ser pesquisados por reações de fixação de complemento, neutralização e outras.

Varicela

A varicela é um exantema (Fig. 2-45) altamente contagioso da infância caracterizado por febre e erupções vesiculares pruriginosas na pele e membranas mucosas, causado por um membro do grupo herpes-vírus. O envolvimento oftálmico consiste em erupções papulares pequenas, flictenulares, ao longo da margem palpebral, na prega semilunar, mais comumente no limbo.

Cytomegalovirus

São herpes-vírus ubíquos que são causas comuns de doença humana. A doença de inclusão citomegálica é uma infecção generalizada de crianças, causada pela infecção intrauterina ou pós-natal precoce.

Esta doença provoca várias anomalias congênitas. A infecção congênita pode resultar em morte fetal intraútero. A doença de inclusão citomegálica dos recém-nascidos é caracterizada pelo envolvimento do SNC e do sistema reticuloendotelial. Entre as anomalias congênitas estão as anormalidades oculares. As alterações oculares podem variar de um envolvimento retiniano leve até uma necrose retiniana total bilateral.

Em pacientes imunocomprometidos, a coriorretinite é um problema comum. Afeta até um terço dos pacientes com AIDS. Podem ser observados exsudatos algodonosos, hemorragia retiniana extensa e necrose, associados a turvação vítrea e vasculite retiniana.

Diagnóstico laboratorial: o isolamento do vírus é o melhor método de diagnóstico da infecção pelo citomegalovírus. Em culturas, 1 a 2 semanas são geralmente necessárias para o aparecimento das alterações citológicas, consistindo em pequenos focos de células translúcidas, edemaciadas, com grandes inclusões intranucleares.

Os métodos de cultura celular de isolamento viral são muito lentos para serem úteis como guia terapêutico, particularmente em imunossuprimidos. Métodos diagnósticos rápidos que têm sido desenvolvidos incluem observação de corpos de inclusão nos tecidos, detecção direta do antígeno viral, visualização do vírus por microscópio eletrônico e hibridização DNA. O isolamento viral, associado à soroconversão, é a melhor indicação de infecção citomegálica primária em hospedeiros normais.

Sorologia: anticorpos podem ser detectados por Nt, CF, radioimunoensaio ou testes de imunofluorescência. Tais testes podem ser úteis na detecção de crianças infectadas congenitamente, sem manifestações clínicas de doença.

Vírus Epstein-Barr

A mononucleose infecciosa é uma síndrome clínica de adolescentes e adultos jovens caracterizada por mal-estar, febre, dor de garganta e linfadenopatia generalizada. Outros envolvimentos sistêmicos podem incluir esplenomegalia,

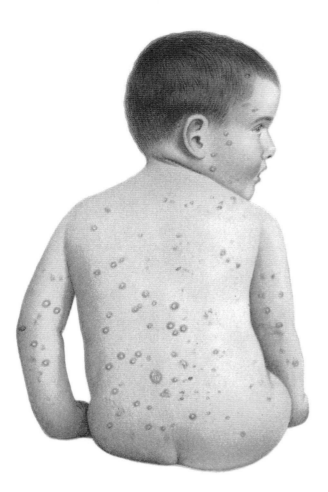

FIGURA 2-45 Varicela.

Varíola

A varíola leva a um exantema inicialmente papular, e posteriormente vesicular e pustuloso. Considera-se erradicada da face da terra desde 1979.

Vaccínia

A vaccínia é uma infecção pelo vírus DNA de laboratório usado para a vacina da varíola. Suas inclusões citoplasmáticas são denominadas corpos de Guarnieri, e são características desta doença. A vacinação com este vírus vivo pode resultar na infecção dos tecidos oculares como resultado da transferência pelas mãos de um sítio primário de vacinação.

A pele da pálpebra é mais comumente atingida. Lesões únicas ou múltiplas, inicialmente papulovesiculares, tornam-se pustulares ou ulceradas, ou dos dois tipos.

A conjuntivite pode ocorrer com ou sem blefarite, e é frequentemente purulenta, com possível formação de membranas ou franca ulceração. A infecção corneana normalmente ocorre associada, podendo variar em intensidade de uma leve ceratite puntata superficial a uma ceratite estromal disciforme necrotizante.

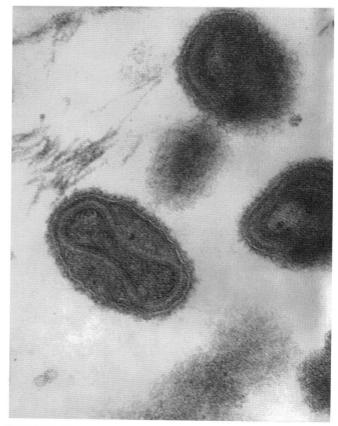

FIGURA 2-46 Micrografia eletrônica do vírus da varíola, um poxvírus. *(Cortesia: Centers for Disease Control and Prevention.)*

hepatomegalia, dor de cabeça, vômitos, icterícia e *rash* cutâneo. As complicações podem ocorrer em qualquer órgão ou sistema.

O olho pode ser envolvido diretamente pelo vírus ou indiretamente via sistema nervoso central. O envolvimento ocular mais comum é uma conjuntivite folicular. Hemorragias conjuntivais, ceratite, dacrioadenite, dacriocistite, episclerite, esclerite, uveíte, vitreíte, retinite e coroidite também podem ocorrer. Distúrbios neuroftalmológicos possíveis são neurite, distúrbio de convergência, nistagmo e oftalmoplegia.

POXVÍRUS

Noções gerais

Os poxvírus são partículas em forma de tijolo ou elipsoides, com uma membrana lipoproteica externa e um cerne com uma membrana espessa englobando o genoma, que é um filamento duplo de DNA (Fig. 2-46). Os representantes mais importantes desta classe são a vaccínia e a varíola.

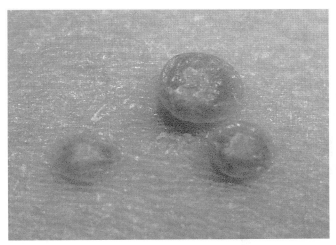

FIGURA 2-47 Lesões umbilicadas do molusco contagioso. *(Cortesia: Bart van Herk.)*

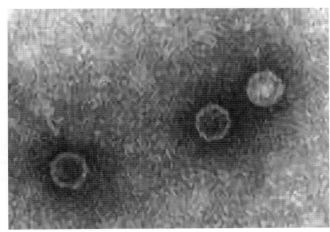

FIGURA 2-48 Microscopia eletrônica do vírus da poliomielite.

Molusco contagioso

O molusco contagioso é uma doença de pele pouco contagiosa, cujas lesões típicas são pequenas pápulas umbilicadas, brilhantes, não inflamadas e, de resto, assintomáticas (Fig. 2-47). As lesões nas margens palpebrais podem ser pequenas e escondidas pelos cílios; menos comumente, lesões podem ser encontradas na conjuntiva e, mais raramente, na córnea. Os achados corneanos normalmente envolvem o terço superior do olho e podem progredir para um quadro do tipo tracoma. A conjuntivite folicular e a ceratite associada ao molusco contagioso são reações tóxicas ao vírus.

PICORNAVÍRUS

Noções gerais

Os picornavírus são pequenos, não têm envoltório e contêm um genoma de RNA de filamento único.

O nucleocapsídeo tem simetria cúbica.

A maturação do vírus ocorre no citoplasma da célula infectada.

As espécies que comumente infectam os seres humanos são os enterovírus e os rinovírus.

Enterovírus

Os enterovírus englobam um grande número de vírus, incluindo o poliovírus, causador da poliomielite (Fig. 2-48), e os Cocksackie (causadores de herpangina, pleurodinia e meningite asséptica).

O enterovírus 70 é a principal causa de conjuntivite hemorrágica aguda. Este tipo de conjuntivite ocorre repentinamente, havendo irritação ocular, sensação de corpo estranho, conjuntivite e hemorragias subconjuntivais, que começam como pequenas petéquias na conjuntiva bulbar e rapidamente se espalham para cobrir toda a conjuntiva, variando de pequenas petéquias a grandes manchas cobrindo a conjuntiva bulbar.

Adenopatia pré-auricular está presente. Pode haver também ceratite epitelial e ocasionalmente radiculomielopatia. A doença é mais comum em adultos, com período de incubação de 1 dia e duração de 8 a 10 dias. Completa recuperação é a regra.

O vírus é altamente transmissível e espalha-se rapidamente em condições de multidão ou em condições não higiênicas.

TOGAVÍRUS

Noções gerais

É um vírus do tipo RNA, com um nucleocapsídeo interno com membrana dupla. O exemplo mais importante desta classe é a rubéola.

Rubéola

A rubéola é uma enfermidade febril aguda caracterizada por exantema e linfadenopatia auricular posterior e suboccipital, que acomete crianças e adultos jovens. O episódio da doença não mostra alterações oculares, mas, se ocorrer durante a gestação, pode levar à síndrome da rubéola congênita.

Os achados oculares mais comuns nesta síndrome são:
- Retinopatia em "sal e pimenta" (devido à presença de áreas mais e menos pigmentadas no fundo de olho).
- Catarata central, frequentemente excêntrica, nuclear, densa.
- Microftalmo.

Achados menos comuns são a presença de hipoplasia de íris com defeito do epitélio pigmentado, nistagmo, estrabismo, glaucoma congênito, ceratite.

ORTOMIXOVÍRUS

Noções gerais

É um vírus do tipo RNA de filamento único, que apresenta afinidade por mucinas (Fig. 2-49). Sua replicação celular ocorre no núcleo das células do hospedeiro.

As proteínas mais importantes são os antígenos hemaglutinina e neuraminidase, ambas glicoproteínas da envoltura viral. A hemaglutinina é responsável pela adesão à célula hospedeira ao unir-se aos resíduos de ácido siálico da membrana plasmática. A neuraminidase tem atividade enzimática e rompe a união entre a hemaglutinina e o receptor celular. Ambos os antígenos sofrem pequenas variações, gerando uma enorme variabilidade de vírus e dificultando a obtenção de uma vacina efetiva.

O vírus mais importante desta classe é o da influenza.

Influenza

A influenza é uma infecção respiratória aguda causada pelos tipos antigênicos A, B e C do vírus da influenza, e os tipos A e B infectam humanos. Atualmente ainda há predominância do influenza A, subtipo H1N1.

Essa doença ocorre esporadicamente e em locais como escolas ou campos militares, normalmente no inverno ou outono. Tem início com dor de cabeça, febre, mal-estar, dor muscular, coriza, dor de garganta e náusea. Olho vermelho também é comum.

Complicações oculares incluem a conjuntivite catarral aguda, ceratite intersticial ou puntata superficial, edema palpebral e infecções bacterianas secundárias. Uveíte anterior não granulomatosa, autolimitada, pode ocorrer durante a convalescença.

PARAMIXOVÍRUS

Noções gerais

Abrangem importantes vírus humanos (sarampo, caxumba, parainfluenza, sincicial respiratório). A partícula tem um envoltório com lipídios com espículas envolvendo o nucleocapsídeo (Fig. 2-50).

Propriedades dos paramixovírus

- Fusão celular. No curso da infecção, os paramixovírus provocam a fusão celular, reconhecida como a formação de uma célula gigante.
- Infecção persistente. A maioria dos paramixovírus consegue provocar uma infecção persistente, não citocida, em células cultivadas.
- Propriedades antigênicas. Os vírus da caxumba, parainfluenza e doença de Newcastle apresentam antígenos correlatos.
- Reduplicação. O genoma RNA desses vírus não é infeccioso e não funciona como RNA mensageiro. Ao contrário, o genoma viral é transcrito em moléculas menores de RNA complementares ao genoma e que servem como mensageiras.

Doença de Newcastle

O vírus da doença de Newcastle é patogênico primariamente para as aves. A infecção humana é uma doença ocupacional limitada ao pessoal de laboratório e tratadores que lidam com aves infectadas.

O paciente sente em um olho sensação de queimação e corpo estranho, dor, vermelhidão, lacrimejamento e fotofobia. Aparecem folículos no tarso da carúncula. O envol-

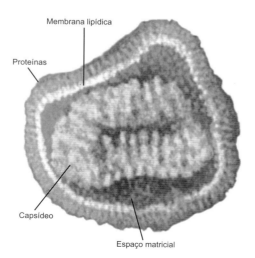

FIGURA 2-49 Vírus da influenza. *(Modificada do original de Centers for Disease Control and Prevention.)*

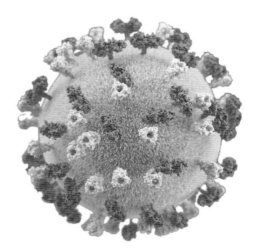

FIGURA 2-50 Paramixovírus – vírus do sarampo em uma representação gráfica 3D. *(Modificada do original de Alissa Eckert, em https://phil.cdc.gov/phil/details.asp?pid=21074)*

vimento corneano é raro, mas pode haver uma discreta ceratite epitelial ou opacidades subepiteliais redondas.

Sarampo

O sarampo é uma doença aguda e altamente infecciosa, que afeta principalmente crianças em idade escolar. Caracteriza-se por uma inflamação catarral do trato respiratório e conjuntivite subepitelial na fase prodrômica, seguidas por um *rash* cutâneo maculopapular.

A ceratoconjuntivite epitelial viral, que inicia no fim da fase prodrômica e no estágio exantematoso, começa nas partes expostas da conjuntiva e progride em direção à córnea central. Lesões separadas podem coalescer formando úlceras.

Caxumba

É uma doença infecciosa aguda, transmitida pela saliva, cujas portas de entrada são o nariz, a boca e talvez a conjuntiva. Uma viremia generalizada leva o vírus para vários órgãos suscetíveis. A parótida e as outras glândulas salivares costumam estar afetadas. Podem ocorrer surdez permanente, meningite, neurite cranial e mielite.

No olho, as complicações que podem ocorrer são, em ordem de frequência, dacrioadenite, neurite óptica, conjuntivite, esclerite, ceratite, uveíte, retinite e paralisia dos músculos extraoculares.

A imunidade é permanente.

HIV

Noções gerais

A infecção ou doença pelo HIV é uma condição crônica cujo agente etiológico é o vírus da imunodeficiência humana, HIV-1 (Fig. 2-51), ou, dependendo da área geográfica, HIV-2, que infecta células que têm o marcador CD4, principalmente os linfócitos T-*helper*.

A história natural da doença inclui diferentes estágios. Inicialmente, pode ocorrer um quadro clínico compatível com a síndrome da mononucleose com duração de poucas semanas. Segue um longo período assintomático, com duração média de 8 a 10 anos. A AIDS, ou síndrome da imunodeficiência adquirida, corresponde ao estágio avançado da infecção, no qual o comprometimento imunológico é maior (Cap. 7), propiciando o desenvolvimento de doenças oportunísticas definidoras de AIDS, infecciosas e neoplásicas, assim também como a exacerbação de condições como psoríase e alergias.

Epidemiologia

A infecção ocorre por:
- Contato sexual. O sexo anal aumenta muito as chances de contrair a infecção devido à formação de microero-

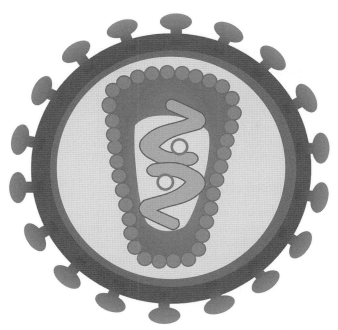

FIGURA 2-51 Vírus da imunodeficiência humana (HIV), um retrovírus. *(Modificada do original de Los Alamos National Laboratory.)*

sões da área, além do fato de que, por ser uma mucosa, tende a haver maior absorção; logo, homossexuais ou bissexuais apresentam maior risco. As mulheres também apresentam maior risco numa relação heterossexual do que o homem, já que a carga de vírus é maior no sêmen do que na secreção vaginal.

- Sangue contaminado por transfusão ou drogadição. Atualmente, o sangue utilizado para transfusão é testado para HIV, mas antigamente não era. Seja como for, é importante lembrar que existe um certo período após a infecção em que o paciente pode transmitir o vírus pelo sangue, e o teste ainda não se tornou positivo. Logo, grupos de risco, como drogaditos, não devem doar. Os pacientes usuários de drogas intravenosas que partilham seringas também fazem parte do grupo de risco, assim como suas companheiras.

- Transmissão congênita transplacentária.

Quadro clínico sistêmico

A infecção inicia-se assintomaticamente ou com um quadro autolimitado semelhante ao da mononucleose. Segue uma fase longa assintomática que passa diretamente para a fase de AIDS, ou, antes, ocorre uma síndrome de linfadenopatia, febre, perda de peso e diarreia. Entre os distúrbios causados pela AIDS, podemos citar a pneumonia pelo *Pneumocystis carinii* e o sarcoma de Kaposi como exemplos de doenças definidoras de AIDS ou comprometimento diretamente causado pelo vírus como a encefalopatia pelo HIV.

Atualmente, os protocolos clínicos da Organização Mundial de Saúde e dos governos norte-americano e brasileiro, dentre outros, preconizam a terapia antirretroviral logo após o diagnóstico e estadiamento inicial por meio dos resultados de contagem de células T CD4+ e da carga viral do HIV por reação de polimerase em cadeia (PCR). O início precoce do tratamento muda importantemente o curso da história natural da infecção, interrompendo a progressão da doença de modo que o paciente que tem acesso e que adere ao tratamento não desenvolve a fase de AIDS.

Quadro clínico ocular

Os distúrbios oculares estão entre as manifestações mais frequentes da doença, e a maioria dos pacientes desenvolve um ou mais problemas oftalmológicos.

Os distúrbios geralmente entram em quatro categorias:
- Lesões relacionadas a doenças microvasculares (exsudatos algodonosos, hemorragias retinianas, microvasculopatia conjuntival).
- Infecções oportunísticas (p. ex., retinite por citomegalovírus). A retinite por citomegalovírus é a doença que mais ameaça a visão em pacientes com AIDS e é de péssimo prognóstico, pois os pacientes acometidos geralmente vão a óbito pouco tempo depois.
- Neoplasias dos olhos e anexos (p. ex., sarcoma de Kaposi conjuntival).
- Anormalidades neuro-oftalmológicas relacionadas a infecções e neoplasias intracranianas, como toxoplasmose.

NOÇÕES GERIAIS DE MICOLOGIA

Dados epidemiológicos

Apenas cerca de cem das milhares de espécies conhecidas de leveduras e fungos filamentosos causam doenças no homem e nos animais. Fungos geralmente não produzem epidemias, e apenas os dermatófitos e *Candida* são comumente transmitidos de um ser humano para outro. Em quase todas as micoses, há uma história de lesão no hospedeiro precedendo a invasão pelo fungo. Micoses são encontradas mais frequentemente em homens do que em mulheres. As infecções micóticas são principalmente crônicas e de gravidade variável.

Estrutura

Os fungos são estruturas incapazes de fazer a fotossíntese, multicelulares, embora leveduras e alguns fungos ramificados sejam unicelulares. Eles crescem como uma massa de filamentos entrelaçados e ramificados (hifas). Embora as hifas apresentem septos, eles são perfurados e permitem a passagem livre de núcleos e citoplasma (Fig. 2-52).

O microrganismo como um todo é, portanto, um cenócito (massa multinucleada de citoplasma contínuo) restrito ao interior de uma série de túbulos ramificados. Esses túbulos, constituídos por polissacarídios tais como a quitina, são homólogos das paredes celulares.

Uma hifa é um filamento individual; uma mistura de hifas constitui o micélio (Fig. 2-53), que é mais bem demonstrado na cultura.

A parte do crescimento que se projeta acima da superfície do substrato é denominada micélio aéreo, e aquela que penetra no substrato e absorve os alimentos é conhecida por micélio vegetativo.

As formas com micélio são denominadas filamentosas, mas alguns tipos, as leveduras, não formam um micélio, mas são facilmente reconhecidas como fungos pela natureza de seus processos de reprodução sexuados e pela presença de formas de transição. Os fungos apresentam um núcleo bem definido, sendo, portanto, um organismo eucariótico.

Diagnóstico

Os fungos são Gram-positivos; alguns são álcool ácido resistentes e podem ser confundidos com o bacilo tuberculoso. O exame microscópico do material clínico original

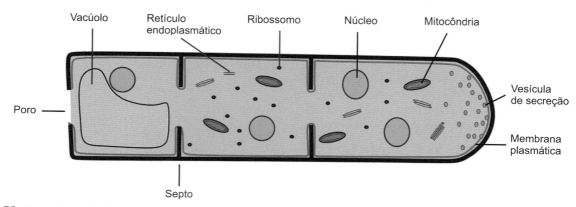

FIGURA 2-52 Corte de uma hifa mostrando septo perfurado. *(Modificada do original de Pancrat, em https://commons.wikimedia.org/wiki/File:Hyphe.svg)*

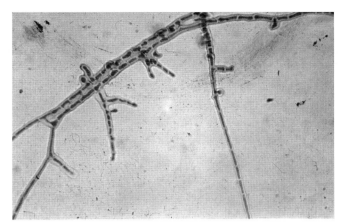

FIGURA 2-53 Micélio. (Cortesia: Lucille K. Georg, Centers for Disease Control and Prevention.)

é importante e pode levar ao diagnóstico de micose mais rapidamente que a cultura.

Cultura

Os fungos crescem prontamente na maioria dos meios laboratoriais de rotina, aerobicamente e na temperatura ambiente. Em média, o crescimento dos fungos é lento, geralmente levando mais de 1 semana. O meio de Sabouraud é o mais satisfatório para fungos. Contudo, métodos e meios especiais são necessários para identificar certas espécies.

Exame do fungo

É feito com base no tipo de esporos e seu arranjo. Deve-se ter extremo cuidado no trabalho com culturas, pois várias infecções fatais por esporos ou micélios têm sido relatadas em trabalhadores de laboratórios.

Características sorológicas

Alguns fungos mostram reações de aglutinação ou fixação de complemento e vários fenômenos de imunidade e hipersensibilidade.

Patogênese e patologia

Três importantes fatores devem ser considerados na patogênese e patologia das micoses:
- Endotoxinas. Em geral, os fungos patogênicos não produzem toxinas.
- Multiplicação dos fungos. É geralmente muito lenta.
- Fenômeno de hipersensibilidade. No hospedeiro, os fungos induzem regularmente hipersensibilidade aos seus componentes químicos.

Nas micoses sistêmicas, a reação tecidual típica é um granuloma crônico com graus variáveis de necrose e formação de abcesso.

REPRODUÇÃO FÚNGICA

Reprodução

A maioria dos fungos se reproduz formando esporos através de meiose. Os fungos que são conhecidos apenas na forma assexuada (ou seja, que aparentemente não formam esporos) são denominados fungos imperfeitos.

Os fungos são classicamente divididos em grupos segundo sua reprodução sexuada em ficomicetos, ascomicetos, basidiomicetos e fungos imperfeitos, mas os estágios sexuados são de difícil indução e raramente são observados. Portanto, as descrições das espécies baseiam-se, principalmente, nas várias estruturas assexuadas, incluindo os esporangiósporos e as conídias.

Reprodução assexuada

A reprodução assexuada pode ocorrer por:
- Esporangiósporos.
- Conídias.
  - Artrósporos.
  - Clamidósporos.
  - Blastósporos.

Esporangiósporos

São esporos assexuados formados internamente, na intimidade de um saco conhecido por esporângio (Fig. 2-54). Nas formas terrestres, o esporângio é formado na extremidade de um filamento denominado esporangióforo. Estas estruturas são características dos ficomicetos.

Conídias

São esporos assexuados observados na maioria das colônias de fungos de interesse médico. Podem se formar em conidióforos especializados, nas laterais ou nas extremidades de hifas não diferenciadas, ou a partir de uma hifa. Nomes especiais foram atribuídos a cada forma de desenvolvimento das conídias.

Quando mais de um tipo de conídia é produzido dentro de uma determinada colônia, as pequenas e unicelulares são denominadas microconídias, e as grandes, em geral multicelulares, macroconídias (Fig. 2-55). Os tipos mais comuns de conídias são as blastoconídias, as clamidoconídias e as artroconídias.

Blastoporos ou blastoconídias

Neste tipo, uma estrutura simples desenvolve-se por brotamento, com separação posterior entre brotamento e célula-mãe (Fig. 2-56).

Clamidósporos ou clamidoconídias

As células em uma hifa aumentam de tamanho e desenvolvem paredes espessas.

86 CAPÍTULO 2 Microbiologia e Parasitologia

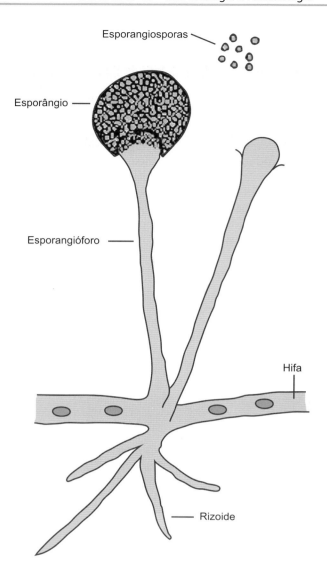

FIGURA 2-54 Esporangiósporos dentro de esporângio.

Essas estruturas (Figs. 2-56 e 2-57) são resistentes às condições desfavoráveis do meio ambiente, sobrevivendo após a morte e desintegração do micélio restante e germinando quando as condições se tornam mais favoráveis ao crescimento vegetativo.

Artrósporos ou artroconídias

As estruturas resultam da fragmentação de hifas em células isoladas (Fig. 2-58), como no *Coccidioides*.

Esporos sexuais

Os seguintes tipos de esporos sexuais são encontrados em fungos de interesse médico:
- Zigósporo. Em certos fungos, as extremidades de hifas próximas fundem-se, ocorre meiose e desenvolvem-se grandes zigósporos com paredes espessas (Fig. 2-59).
- Ascósporo. Em geral, formam-se 4 a 8 esporos dentro de uma célula especializada denominada asco, na qual ocorreu meiose (Fig. 2-60).
- Basidiósporo. Após a meiose, geralmente formam-se quatro esporos na superfície de uma célula especializada denominada basídio (Fig. 2-61).

Classificação dos fungos pelos esporos sexuais

Os fungos podem ser divididos em quatro classes:
- Classe I ou Zygomycotina.
- Classe II ou Ascomycotina.
- Classe III ou Basidiomycotina.
- Classe IV ou Deuteromycotina.

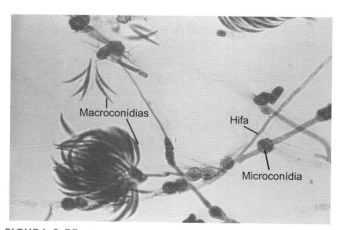

FIGURA 2-55 Macro e microconídias típicas de *Fusarium poae*. (Cortesia: Dr. Hardin, Centers for Disease Control and Prevention.)

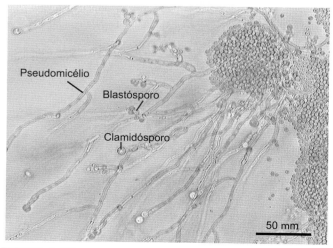

FIGURA 2-56 Imagem de *Candida albicans* mostrando blastósporos, clamidósporos e pseudo-hifas. (Cortesia: Y. Tambe, em https://commons.wikimedia.org/wiki/File:Candida_albicans.jpg.)

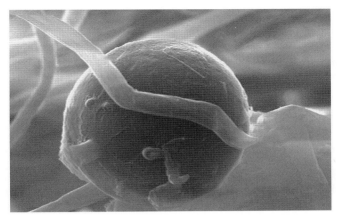

FIGURA 2-57 Micrografia eletrônica de um clamidósporo.

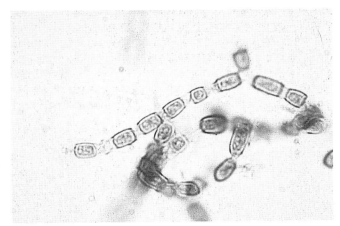

FIGURA 2-58 Formação de artrósporos de *Coccidioides immitis*. *(Cortesia: Dr. Hardin, Centers for Disease Control and Prevention)*

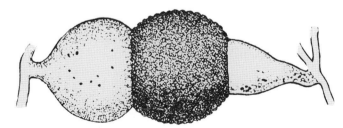

FIGURA 2-59 Zigósporo.

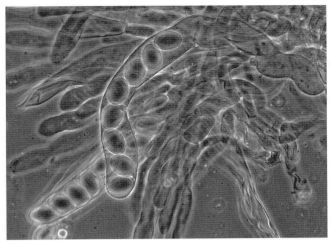

FIGURA 2-60 Ascos e ascósporos. *(Cortesia: Peter G. Werner, em https://commons.wikimedia.org/wiki/File:Morelasci.jpg.)*

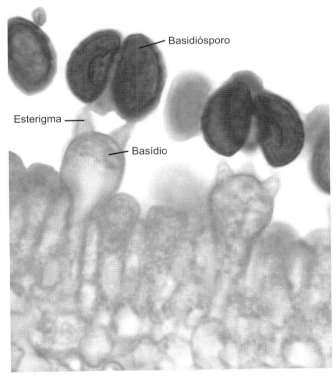

FIGURA 2-61 Basidiósporo. *(Modificada do original de Jon Houseman, em https://commons.wikimedia.org/wiki/File:Basi1001.jpg.)*

Classe I

Também são chamados de ficomicetos. Apresentam as seguintes características:
- O micélio, em geral, não é septado.
- Esporos assexuados são produzidos em número indefinido dentro de uma estrutura denominada esporângio (Fig. 2-54).
- A fusão sexuada resulta na formação de uma célula quiescente e de paredes espessas denominada zigósporo (Fig. 2-59).

Um exemplo é o Rhizopus nigricans.

Classe II

Também chamados de ascomicetos.

Apresentam as seguintes características:

- Os esporos assexuados (conídias) aparecem externamente nas extremidades das hifas (Fig. 2-55).
- A fusão sexuada resulta na formação de um saco, ou asco, que contém o produto das meioses, 4 ou 8 esporos (ascósporos) (Fig. 2-60).

Exemplos desta classe são *Trichophyton*, *Microsporum* e *Blastomyces*.

Classe III

Também chamados de basidiomicetos. Suas características são:

- Os esporos assexuados (conídias) aparecem externamente nas extremidades das hifas.
- A fusão sexuada resulta na formação de uma organela em forma de clava denominada basídio, em cuja superfície aparecem os quatro produtos da meiose (basidiósporos) (Fig. 2-61).

Um exemplo desta classe é o *Cryptococcus neoformans*.

Classe IV

Também chamada de fungos imperfeitos. Não constituem um grupo filogenético verdadeiro, mas sim uma classe artificial, na qual são colocadas temporariamente todas as formas em que o processo sexuado ainda não foi observado. Exemplos desta classe são o *Epidermophyton*, o *Sporothrix* e *Candida*.

CLASSIFICAÇÃO ANATÔMICA DOS FUNGOS

Os fungos são divididos conforme a localização anatômica em três grupos:

- Micoses profundas, geralmente com envolvimento sistêmico. Exemplos incluem o *Coccidioides immitis*, *Histoplasma capsulatum*, *Blastomyces dermatidis*. Os microrganismos oportunistas incluem *Candida*, *Cryptococcus neoformans*, *Aspergillus*, mucormicose.
- Micoses subcutâneas, como a causada pelo *Sporothrix schenckii*.
- Micoses superficiais, raramente afetando a saúde geral. Como exemplo, temos as dermatofitoses.

Em geral, o olho está envolvido secundariamente em micoses sistêmicas, por continuação de áreas circundantes ou por metástases de órgãos distantes.

Tanto as micoses oculares primárias (envolvimento direto) quanto secundárias (metástases), embora raras no passado, estão agora aumentando. Podem envolver todo o organismo e ser, raramente, fatais. São causadas por microrganismos que vivem livremente na natureza, no solo ou em material orgânico em decomposição, e,

frequentemente, são limitadas a certas áreas geográficas onde muitos se infectam.

As micoses superficiais de pele, cabelo e unha podem ser de natureza crônica e resistentes ao tratamento, mas são de pouco risco.

MICOSES PROFUNDAS NÃO OPORTUNISTAS

Coccidioides immitis

Dados gerais

É um fungo do solo responsável pela coccidioidomicose. Em geral, a infecção é autolimitada; a disseminação é rara, mas pode ser fatal.

Morfologia e identificação

No tecido, ele se apresenta como uma esférula de parede dupla, repleta de esporos, que são liberados com a rotura desta parede, formando novas esférulas nos tecidos infectados (Fig. 2-62). Em culturas, aparecem colônias algodonosas, de coloração branca a castanha. As hifas aéreas formam alternadamente células vazias e esporos e se fragmentam facilmente, liberando os esporos, altamente contagiosos.

Patologia

O quadro mais comum é de uma infecção respiratória, podendo simular um estado gripal. Pode haver um eritema nodoso ou polimorfo como resultado de uma reação de hipersensibilidade. Raramente pode se disseminar e levar à morte.

Achados oculares

As lesões coriorretinianas ocorrem em até 9% dos indivíduos com a doença, e as lesões, em sua maioria, são assintomáticas e se resolvem espontaneamente. Quando sintomáticas, levam a uma morbidade ocular importante. Pode também causar lesões granulomatosas das pálpebras e conjuntiva palpebral.

Histoplasma capsulatum

Noções gerais

É um fungo leveduriforme que causa histoplasmose com manifestações clínicas variadas. É uma micose altamente infecciosa, geralmente aparecendo como uma doença pulmonar primária. Sua natureza intracelular no sistema reticuloendotelial e cura pela calcificação são características similares às do toxoplasma.

Morfologia

O *H. capsulatum* é um organismo leveduriforme, oval, brotante, geralmente encontrado dentro de células endoteliais, mononucleares ou polimorfonucleares (Fig. 2-63). Os fungos podem ser demonstrados no exsudato, sangue ou cortes de tecido corados com método

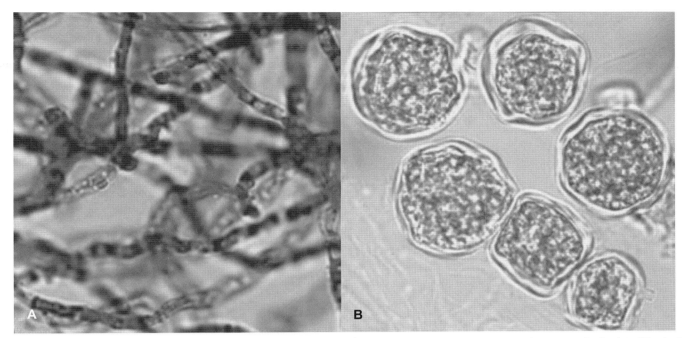

FIGURA 2-62 *Coccidioides immitis*. À esquerda: hifas, forma saprofítica. À direita: esférulas contendo esporos, forma parasitária. *(Modificada de Viriyakosol S, Singhania A, Fierer J, Goldberg J, Kirkland TN, Woelk CH. Gene expression in human fungal pathogen Coccidioides immitis changes as arthroconidia differentiate into spherules and mature. BMC Microbiology. 2013;13:121.)*

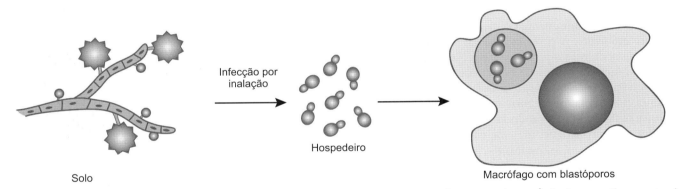

FIGURA 2-63 À esquerda: forma saprofítica no solo. No centro: forma parasitária do *Histoplasma capsulatum*. À direita: macrófago contendo blastósporos de *H. capsulatum*. *(Modificada de Voorhies M, Foo CK, Sil A. Experimental annotation of the human pathogen Histoplasma capsulatum transcribed regions using high-resolution tiling arrays. BMC Microbiology. 2011;11:216.)*

de Giemsa ou Wright, e examinados com óleo de imersão objetivo. Corpos brotantes leveduriformes típicos ou esporos tuberculosos são encontrados na preparação a fresco da cultura.

Cultura

Este fungo pode ser cultivado em todos os meios laboratoriais comuns. No meio de Sabouraud, ele cresce à temperatura ambiente, levando em torno de 1 mês. Inicialmente, o crescimento é algodonoso e branco, tornando-se marrom em culturas mais antigas. No ágar-sangue, o crescimento assemelha-se ao de estafilococos, mas um crescimento micelial pode também ocorrer.

Achados oculares

O histoplasma no olho é extremamente raro. A síndrome da histoplasmose adquirida ocular é caracterizada pela tríade:

1. Coroidite disseminada na média periferia, consistindo em infiltrados e cicatrizes que aparecem como lesões amarelo-esbranquiçadas.
2. Uma membrana neovascular sub-retiniana, com ou sem sangue sub-retiniano, exsudato ou cicatriz disciforme.
3. Atrofia ou cicatrizes próximo ao disco óptico, que aparecem como uma lesão achatada, branco-acastanhada.

Contudo, a conjuntiva pode estar envolvida em associação a outras mucosas; histoplasmose tem sido sugerida na adenopatia generalizada.

Diagnóstico

Baseia-se no achado de fungos leveduriformes intracelulares nas amostras de sangue periférico ou outros espécimes. Contudo, a cultura é mais importante para diagnóstico pelas colônias típicas e, particularmente, pelos esporos tuberculados característicos de *H. capsulatum*. Os esporos de paredes espessas esféricos típicos têm projeções semelhantes a dedos.

Blastomyces dermatidis

Formas clínicas

É clinicamente manifestado em três formas: cutânea, pulmonar ou sistêmica. O processo é usualmente granulomatoso, similar clínica e histologicamente à tuberculose.

Morfologia

O fungo aparece no tecido ou exsudato como um corpo leveduriforme, grande, esférico, de paredes espessas, duplo contorno, brotando (Fig. 2-64). O organismo é menor no tecido, e pode ser confundido com *Histoplasma capsulatum*. No meio de cultura, o fungo primeiro aparece na forma de corpos leveduriformes, os quais logo se tornam filamentares.

Cultura

O fungo cresce prontamente no meio de Sabouraud à temperatura ambiente. A princípio, as colônias são lisas, uniformes, semelhantes a leveduras, parecendo-se com estafilococos, mas projeções de hifas aéreas rapidamente se desenvolvem. As colônias são inicialmente brancas e algodonosas, porém mais tarde tornam-se marrons e espinhosas. As formas filamentares predominam. Os fungos também crescem em ágar-sangue, mas mais lentamente, desenvolvendo colônias rugosas, moles.

Achados oculares

A blastomicose do olho é relativamente incomum. Tem predileção pelas pálpebras, aparecendo na forma de pequenos abscessos ao redor dos cílios. O processo é destrutivo e seguido por ectrópio e cicatrização. A blastomicose da conjuntiva ou córnea é usualmente secundária à blefarite. A ceratite é rara e geralmente ulcerativa, similar a úlceras por cândida. Pode ocorrer bloqueio do duto nasolacrimal por uma massa micótica, resultando no desenvolvimento de dacriocistite diverticular.

Diagnóstico

O teto da lesão deve ser removido para obter pus para exame, e o material fresco não tratado examinado diretamente. Ele é montado na lâmina com uma gota de KOH a 10%, um tampão é colocado e a lâmina é brandamente aquecida para clarear o espécime. A preparação é, então, examinada sob luz "suave". As paredes espessas dos corpos brotantes têm uma aparência de duplo contorno característica de Blastomyces.

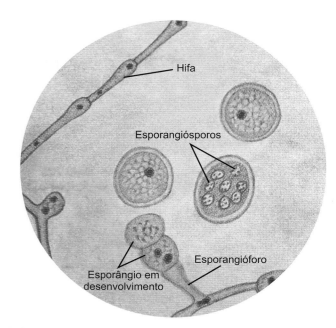

FIGURA 2-64 Dimorfismo do *Blastomyces dermatitidis*: forma saprofítica (hifas) e parasítica (formação de esporangiósporos). *(Modificada do original de Centers for Disease Control and Prevention.)*

MICOSES PROFUNDAS OPORTUNISTAS

Cândida

Morfologia

A *C. albicans* tem uma morfologia de levedura, mostrando uma célula pequena, ovoide ou cilíndrica, 4 ou 5 vezes tão grande quanto a dos estafilococos (Fig. 2-65). O tamanho maior das células individuais, seu brotamento, e o fato de corar mais densamente Gram-positivos, são importantes critérios práticos para distinguir células de cândida de cocos na amostra. Muitas das células têm paredes celulares duras que possivelmente são compostas de celulose.

Cultura

Espécies de cândida crescem em todos os meios comuns, tanto à temperatura ambiente quanto a 37°C. No ágar-Sabouraud a glicose é preferível, pois o crescimento é mais rápido neste meio, requerendo somente 3 a 5 dias. O ágar-sangue também pode ser usado. As colônias são tipicamente de cor creme, pequenas, redondas, opacas, secas ou úmidas, e assemelham-se com colônias de estafilococos. Elas produzem pseudomicélios (Fig. 2-56) e têm um odor semelhante ao das leveduras.

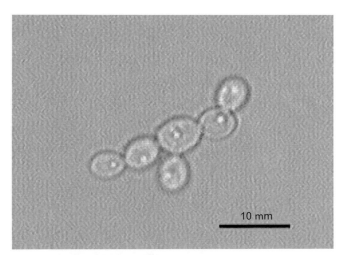

FIGURA 2-65 *Candida albicans.* Forma saprofítica de levedura. (Cortesia: Y. Tambe, em https://commons.wikimedia.org/wiki/File:C_albicans_budding2.jpg.)

Achados oculares

Algumas estruturas do olho e seus anexos podem ser afetadas pela cândida, primária ou secundariamente. Embora a candidíase ocular seja infrequente e incomum, sua frequência agora parece estar aumentando. Lesões da pele da pálpebra estão usualmente associadas a candidíase generalizada da face. Blefarite eczematosa ou blefaroconjuntivite angular têm sido observadas.

Conjuntivite

Uma conjuntivite necrótica localizada ou difusa, pseudomembranosa, é encontrada associada a manifestações similares de outra mucosa. Uma descarga mucopurulenta está comumente presente. Lesões de natureza granulomatosa também podem ocorrer.

Ceratite

As manifestações da ceratite por cândida são variadas. A cândida é a causa mais comum de úlcera corneana. Podem se desenvolver úlceras corneanas redondas, rasas, indolentes, de cor cinza e secas com bordos indeterminados. Próximo ao limbo, as lesões podem se assemelhar à ceratite fascicular. Uma úlcera com hipópio central semelhante à úlcera bacteriana pode também ser causada por cândida. Uma úlcera profunda mostrando uma mistura necrótica seca, semelhante a migalhas de pão, com uma base brilhante, de cor rosa, pode resultar em perfuração e panoftalmite.

Diagnóstico

A *C. albicans* é frequentemente encontrada no homem, ou na flora normal ou como invasor secundário. Portanto, é difícil provar quando a cândida é um agente etiológico primário.

O exame direto de material fresco da lesão é o mais importante para o diagnóstico. Uma gota de KOH a 10% é adicionada ao exsudato, o qual é então examinado em preparação fresca após aquecimento brando da lâmina para clarear o exsudato. A coloração do raspado pelo Gram é útil.

A cultura e demonstração dos clamidósporos são importantes para o diagnóstico. Para demonstrar clamidósporos, é usado o exame direto da cultura fresca no ágar *corn-meal*. Os clamidósporos aparecem como células terminais, de paredes espessas, sendo o restante esporos ou pseudo-hifas.

Testes cutâneos podem ter valor para o diagnóstico. É necessário determinar e avaliar uma possível hipersensibilidade aos fungos.

Cryptococcus neoformans

Dados gerais

O criptococo é um fungo leveduriforme, não esporulado e não micelial, que pode envolver qualquer parte do corpo, mas tem predileção pelo SNC.

Morfologia

Criptococos são corpos brotantes, grandes, de paredes espessadas, redondos ou alongados. Eles estão geralmente arranjados em uma "massa" com aparência de favo de mel. O organismo é envolto por uma cápsula gelatinosa, espessa, usualmente duas vezes tão ampla quanto o corpo celular. A cápsula é mais demonstrada com tinta da Índia em preparação fresca.

Cultura

O fungo cresce no meio de Sabouraud, lentamente e na temperatura ambiente. As colônias aparecem brancas, rugosas e granulares. Mais tarde, elas tornam-se úmidas e brilhantes, tendem a coalescer e são de cor café com leite. Células brotantes são encontradas e uma cápsula é prontamente demonstrada neste estágio. Não há formação de esporos. No ágar-sangue, as colônias são de cor cinza, opacas, redondas e brilhantes, lembrando estafilococos.

Achados oculares

O olho está raramente envolvido, em geral secundariamente à meningite. Os sintomas oculares da meningite são ambliopia, estrabismo, nistagmo, ptose e diplopia. Neurorretinite, edema de disco e degeneração cistoide ou hemorragias da retina têm sido observados. O diagnóstico de micose criptocócica é de difícil realização para os oftalmologistas e é usualmente feito *post mortem*.

Diagnóstico

É determinado pelo achado de *C. neoformans*, ou no espécime ou na cultura. O material pode ser obtido por aspiração, *swab* ou raspando-se o tecido do espécime biopsiado. Deve-se montar o material em uma gota de tinta da Índia diluída e examiná-lo. A tinta da Índia é utilizada para contrastar com a cápsula. A ampla cápsula é importante para o diagnóstico diferencial. O congelamento do tecido é montado em corante de Giemsa não diluído. A técnica de PAS também dá um excelente resultado. O fungo na secção é encontrado livre ou dentro de células gigantes.

Para provar a patogenicidade dos organismos, a suspensão da cultura é injetada em ratos, intraperitonial, intracerebral ou intravenosamente. A virulência da linhagem é indicada por meningite ou morte do rato.

Aspergilose

Noções gerais
A aspergilose é uma infecção sistêmica causada pelos fungos Aspergillus, que são normalmente saprofíticos. São normalmente encontrados em vegetais em decomposição. Normalmente, o sistema respiratório é a porta de entrada.

Morfologia
O Aspergillus é um fungo que, nos tecidos, se apresenta filamentoso, septado, geralmente com ramificações dicotômicas. Nas culturas em ágar-Sabouraud, desenvolve colônias cinza-esverdeadas com uma saliência que contém conidióforos (Fig. 2-66).

Envolvimento ocular
O envolvimento ocular e orbitário é raro, e pode ser associado a complicações de seios infectados, trauma, cirurgia, drogadição ou imunossupressão. A infecção alcança a órbita por extensão direta e é caracterizada por uma inflamação crônica granulomatosa e não necrotizante com fibrose. A ceratomicose devida ao Aspergillus é responsável por aproximadamente 50% das oculomicoses conhecidas.

Mucormicose

Dados gerais
A mucormicose é também chamada de zigomicose ou ficomicose. Os zigomicetos saprófitas, como o *Mucor* e o *Rhizopus*, são ocasionalmente encontrados nos tecidos de pacientes debilitados.

Infecção
Em pacientes diabéticos, particularmente na acidose, nas queimaduras extensas, em pacientes com leucemia, linfoma ou outra enfermidade crônica ou imnossupressão, eles invadem e proliferam nas paredes dos vasos sanguíneos, produzindo trombose.

Nesses casos, ocorre frequentemente nos seios paranasais, afetando secundariamente a órbita.

Morfologia
Em cultura, são vistos como largas hifas irregulares (Fig. 2-67), não septadas, nos vasos trombosados ou seios da face, circundados de leucócitos e células gigantes.

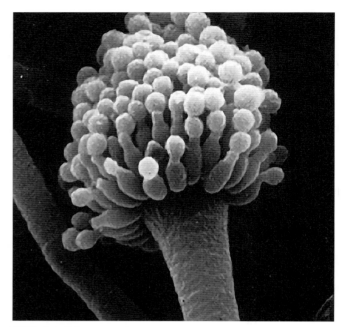

FIGURA 2-66 Conidióforos do Aspergillus fumigatus.

MICOSES SUBCUTÂNEAS

Noções gerais
O único exemplar que interessa em oftalmologia é o *Sporothrix schenckii*. O fungo vive nas plantas ou na madeira e causa a esporotricose, uma infecção granulomatosa crônica, quando é introduzido na pele por traumatismo. Quase sempre a disseminação é linfática.

Morfologia
Nos tecidos, são vistos como pequenas células Gram-positivas, variando de redondas a alongadas. Nas culturas em ágar-Sabouraud apresentam colônias com conídias simples,

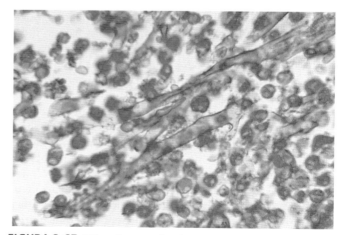

FIGURA 2-67 Hifas não septadas do *Mucor pusillus* em uma válvula cardíaca em um caso de zicomicose. *(Modificada do original de Centers for Disease Control and Prevention/Dr. Libero Ajello.)*

ovoides e arrumadas em cachos nas extremidades dos conidióforos, lembrando uma margarida (Fig. 2-68).

Infecção

A infecção normalmente ocorre quando os esporos são traumaticamente inoculados na pele, nas extremidades, ou, mais raramente, nos olhos. As lesões caracterizam-se por nódulos ou pústulas que podem evoluir para pequenas úlceras. Além do envolvimento palpebral, podem ocorrer conjuntivite, esclerite e ceratite.

MICOSES SUPERFICIAIS

Noções gerais

As micoses superficiais são causadas por fungos que só invadem o tecido queratinizado superficial (pele, cabelo e unhas), mas não invadem os tecidos mais profundos.

Os mais importantes desses fungos são os dermatófitos.

Dermatofitoses

Os dermatófitos são classificados em três gêneros: Epidermophyton, Microsporum e Tricophyton (Fig. 2-69).

Morfologia

No tecido queratinizado, esses fungos formam apenas hifas e artrósporos (Fig. 2-70). Em cultura, desenvolvem colônias características e conídias, por meio das quais podem ser divididos em espécies.

Envolvimento cutâneo

As lesões iniciam como pápulas vermelhas que ficam, depois, avermelhadas, e, ao aumentarem centrifugamente, clareiam no centro, continuando com as bordas ativas avermelhadas.

Envolvimento ocular

O envolvimento ocular ou periocular é raro e normalmente resulta da infecção facial. Podem ocorrer blefarite marginal e úlcera de pálpebra.

Pityrosporum ovale

Noções gerais

Este fungo é de interesse particular em oftalmologia, já que é frequentemente encontrado na seborreia, ainda que não se saiba se é realmente um agente etiológico.

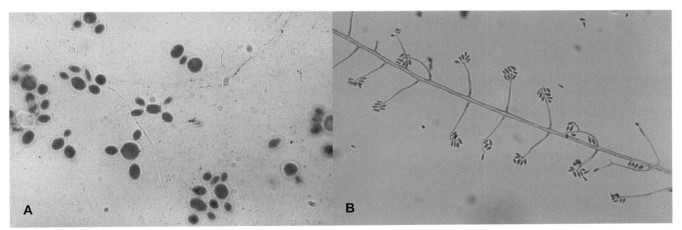

FIGURA 2-68 *Sporothrix schenckii*. À esquerda: células Gram-positivas presentes nos tecidos, forma parasitária. À direita: hifa com conídias simples lembrando margarida, forma saprofítica. *(Cortesia: Centers for Disease Control and Prevention.)*

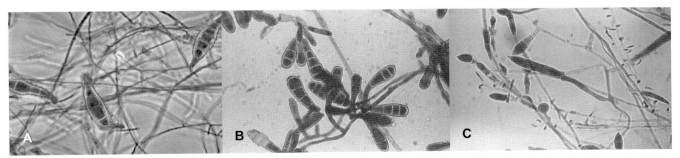

FIGURA 2-69 À esquerda: *Microsporum*. No centro: *Epidermophyton*. À direita: *Tricophyton*. *(Cortesia: Centers for Disease Control and Prevention.)*

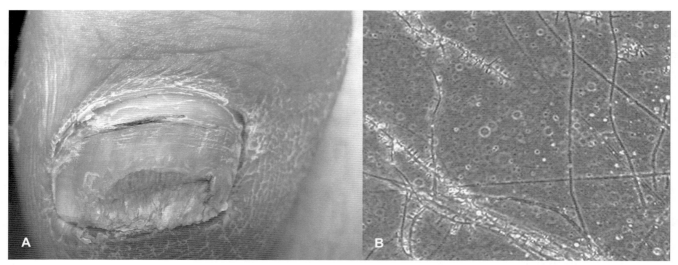

FIGURA 2-70 À esquerda: ornicomicose. À direita: dermatófitos no raspado da unha mostrando hifas ramificadas e formação de artrósporos. *(De Ghannoum M, Isham N. Fungal Nail Infections (Onychomycosis): A Never-Ending Story? Goldman WE, ed. PLoS Pathogens. 2014;10(6):e1004105.)*

Morfologia

Não formam micélios. Podem ser esféricos, ovoides ou cilíndricos. A cultura, de difícil realização, tem aparência semelhante à de estafilococos, mas são maiores e coram mais densamente.

NOÇÕES GERAIS DE PARASITOLOGIA

Filos dos animais que parasitam o homem

Os animais que parasitam o homem estão incluídos em cinco grandes filos:
- Protozoa: animais unicelulares.
- Platelmintos: são os vermes achatados.
- Nematelmintos: são os vermes arredondados.
- Acantocephala: são vermes arredondados, com pseudossegmentação e que apresentam uma probóscida armada de ganchos. Não são de interesse em oftalmologia.
- Arthropoda: insetos e ácaros em geral.

Protozoários em oftalmologia

Os protozoários são pequenos organismos unicelulares que contêm núcleo e organelas funcionais; não têm parede celular e apresentam uma película. Essa película é uma cobertura proteica flexível. A reprodução é rápida e assexuada no hospedeiro definitivo, mas podem ter uma fase sexual em outro hospedeiro ou vetor.

Neste grupo, são de interesse oftalmológico:

- *Leishmania braziliensis*, *L. mexicana* e *L. amazonensis*, causadoras das leishmanioses mucocutâneas, e *Leishmania tropica*, *L. ethiopica* e *L infantum*, causadoras da forma cutânea.
- *Acanthamoeba*, que pertence ao grupo Sarcoidina por apresentar pseudópodos.
- *Toxoplasma gondii*, que pertence ao grupo *Apicomplexa* por apresentar um complexo apical.

Platelmintos em oftalmologia

Os platelmintos são organismos multicelulares, visíveis a olho nu quando em sua forma adulta. Eles se reproduzem sexualmente, normalmente dentro do hospedeiro, e têm estágios pré-adultos (ovo, larva) que vivem externamente ou em outros hospedeiros.

Os platelmintos que apresentam interesse oftalmológico são alguns dos cestodos. Os cestodos caracterizam-se por terem forma de fita, cujo tamanho se mede em metros. Apresentam três estruturas: cabeça ou escólex, responsável pela fixação do verme, pescoço ou colo, e corpo ou estróbilo, que é formado por uma cadeia de proglotes ou anéis, que podem ser jovens, maduros e grávidos. São hermafroditas, e cada segmento apresenta órgãos sexuais masculino e feminino.

Os cestodos que causam distúrbios oftalmológicos são:
- *Taenia multiceps*, *T. serialis* e *T. glomeratus*, que causam a coenurose.
- *Cysticercus cellulosae*, que é a forma larval da *Taenia solium* e causa a cisticercose.
- *Echinococcus granulosus*, que causa a equinococose.

Nematelmintos em oftalmologia

Os nematodos, assim como os platelmintos, são organismos multicelulares e visíveis a olho nu quando em sua forma adulta. Eles se reproduzem sexualmente, normalmente dentro do hospedeiro, e tem estágios pré-adultos (ovo, larva) que vivem externamente ou em outros hospedeiros. Eles são cilíndricos, apresentando duas extremidades: uma anterior, onde encontramos a boca, que é semelhante em machos e fêmeas da mesma espécie, e uma posterior, que nas fêmeas tem formato de ponta e nos machos é enrolada ou em forma de bolsa, a bolsa copuladora.

Os nematelmintos que atingem mais comumente os olhos são:
- Família Ascarididae: *Ascaris lumbricoides* e *Toxocara canis*.
- Família Filariidae (filárias): *Loa-loa* e *Dirofilaria immitis*. São raros, e o Loa-loa é encontrado praticamente só na África.

Artrópodes em oftalmologia

O nome artrópode significa pés articulados. Tem simetria bilateral, com um esqueleto externo formado pelo tegumento. O corpo é dividido em cabeça, tórax e abdome. Internamente, apresenta uma cavidade geral (hemocele) cheia de líquido (hemolinfa) e demais órgãos e sistemas.

Em oftalmologia, são de interesse os artrópodes da classe Insecta:
- Ordem Anoplura: *Pediculus humanus* e *Pthirus pubis*.
- Larvas de moscas (miíase).

Hospedeiro definitivo e hospedeiro intermediário

O hospedeiro definitivo é aquele no qual a reprodução sexuada ocorre (p.ex., o mosquito para a malária) ou aquele em que a forma adulta do parasita se encontra (p.ex., o ser humano para a tripanossomíase africana). O hospedeiro intermediário é um outro animal essencial para se completar o ciclo de vida do parasito (p.ex., o caramujo para o esquistossoma).

PROTOZOÁRIOS

Leishmânia

As leishmânias pertencem ao grupo *Mastigophora* por apresentarem um flagelo.

Apresentam duas formas, a promastigota, cilíndrica, com um flagelo, e a amastigota, ovoide (Fig. 2-71). Apresentam um hospedeiro vertebrado (forma amastigota) e um hospedeiro inseto, normalmente o mosquito do gênero Phlebotomus (forma promastigota).

O mosquito, ao sugar o sangue de um hospedeiro contaminado, ingere a forma amastigota, presente nos macrófagos, que vai se desenvolver em seu organismo na forma promastigota. Esta última é transmitida para um novo hospedeiro quando esse mosquito contaminado picá-lo. O macrófago vai fagocitar a forma promastigota, e após isso essa forma vai se metamorfosear em amastigota.

Leishmaniose mucocutânea

A leishmaniose mucocutânea é uma zoonose causada pela *Leishmania braziliensis*, ou, mais raramente, *L. amazonensis*, *L. panamensis*, *L. guyanensis* ou *L. mexicana*, e que é transmitida pela picada do mosquito *Phlebotomus*, no Velho Mundo, ou pelo *Lutzomya*, no Novo. É endêmica em certas áreas da América Latina.

A lesão inicial normalmente ocorre em áreas expostas do corpo, e consiste em uma pápula eritematosa que gradualmente aumenta de tamanho e pode vesicular, ulcerar ou tomar aparência de framboesa. Em geral as lesões se infectam posteriormente e mais tarde se resolvem, deixando

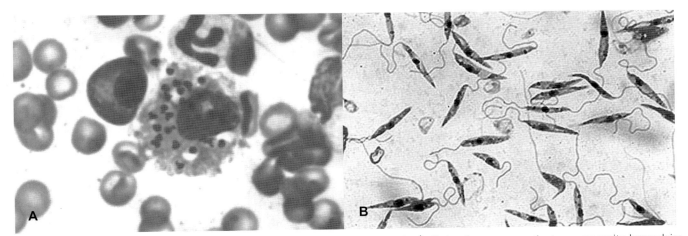

FIGURA 2-71 Leishmânia. À esquerda: forma amastigota no macrófago infectado. À direita: forma promastigota no mosquito hospedeiro. *(Cortesia: Fundación Io.)*

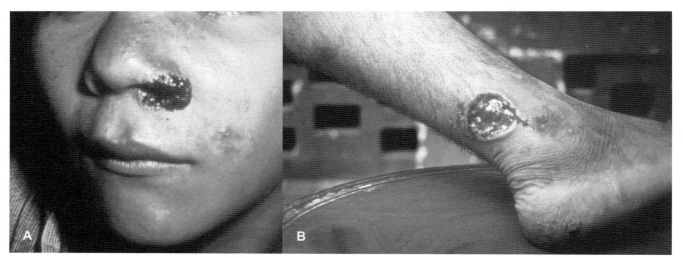

FIGURA 2-72 À esquerda: leishmaniose mucocutânea. À direita: leishmaniose cutânea. *(Cortesia: Dr. Mae Melvin, Centers for Disease Control and Prevention.)*

cicatriz. Posteriormente, outros órgãos são atingidos: faringe, palato, laringe e lábio superior, em ordem de frequência. Muito comumente, apresenta-se como um crescimento protuberante no nariz ou lábios (Fig. 2-72, à esquerda). No olho, pode atingir as pálpebras e a conjuntiva.

Leishmaniose cutânea

Pode ser causada por *Leishmania tropica, L. major, L. ethiopica* ou *L. infantum*, e o mecanismo de transmissão é o mesmo da leishmaniose mucocutânea. O parasita invade e se multiplica nos macrófagos da pele. Essas células doentes serão atacadas por linfócitos e plasmócitos.

Forma-se uma pápula no local da picada, que aumenta, torna-se dura e aderente, assintomática, exceto por um pouco de prurido. Com o tempo, ocorre uma ulceração central e uma cicatriz típica (Fig. 2-72, à direita).

Ao contrário da forma mucocutânea, o trato respiratório não é envolvido e a condição não é ameaçadora à vida. As manifestações oculares se limitam às pálpebras.

Acanthamoeba

A ameba de interesse oftalmológico é a *Acanthamoeba* (Fig. 2-73). É uma ameba de vida livre, frequentemente encontrada no solo e água de lagos e rios. As lesões oculares são provocadas por determinadas espécies de *Acanthamoeba*, e caracterizam-se por úlceras, opacificação da córnea e cegueira (Fig. 2-74). Um infiltrado corneano em anel pode ser observado, mas não é patognomônico.

A infecção corneana é causada por contato com um corpo estranho infectado, com lentes de contato infectadas ou com a solução fisiológica para lentes de contato infectada.

Diagnóstico

Para o isolamento desses protozoários, são sugeridos dois meios de cultura:
- Meio de ágar – infusão de feno.
- Meio de ágar – infusão de soja.

Após o preparo do meio, ele é distribuído em placas de Petri (para cultivo) e em tubos de ensaio (para isolamento e cultivo). O material deve ser semeado com todos os cuidados bacteriológicos de assepsia. Após o inóculo, a cultura deve ser mantida a 23-28° ou 37°, com repiques a cada 7 dias, aproximadamente.

Toxoplasma gondii

É um protozoário intracelular obrigatório de distribuição geográfica mundial, com alta prevalência sorológica, podendo atingir mais de 60% da população; os casos de doença são menos frequentes.

A infecção pelo *T. gondii* é a zoonose mais difundida no mundo. Em todos os países, grande parte da população humana e animal apresenta parasitismo pelo *T. gondii*. Em algumas regiões, 40% a 70% dos adultos aparentemente saudáveis apresentam-se positivos para toxoplasmose. Apresenta-se em três formas (Fig. 2-75):

1. Oocistos, excretados nas fezes dos gatos. Cada oocisto contém oito esporozoítos dentro de dois esporocistos.
2. Bradizoítos, encistados nos tecidos.
3. Taquizoítos, que se proliferam e causam destruição tissular.

O gato e outros felídeos são os hospedeiros definitivos ou completos, e o homem e outros animais são os hospedeiros intermediários ou incompletos. O homem e outros hospedeiros intermediários adquirem a infecção por três vias principais (Fig. 2-76):

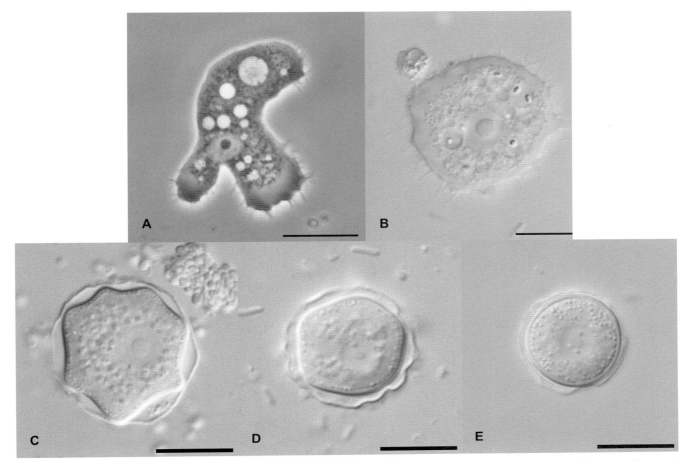

FIGURA 2-73 Acima: trofozoítos da *Acanthamoeba*. Abaixo: cistos de *Acanthamoeba* dos grupos I, II e III, respectivamente. *(De Lorenzo-Morales J, Khan NA, Walochnik J. An update on Acanthamoeba keratitis: diagnosis, pathogenesis and treatment. Parasite. 2015; 22: 10.)*

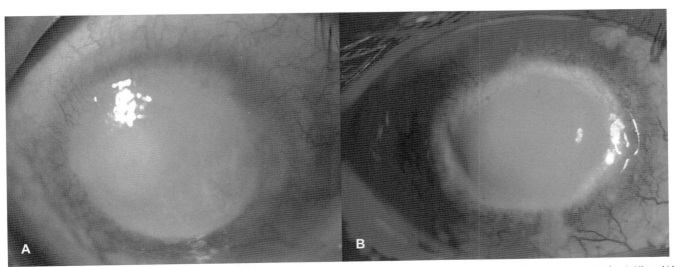

FIGURA 2-74 Lesão corneana provocada pela *Acanthamoeba*, sem e com instilação tópica de fluoresceína. *(De Lorenzo-Morales J, Khan NA, Walochnik J. An update on Acanthamoeba keratitis: diagnosis, pathogenesis and treatment. Parasite. 2015; 22: 10.)*

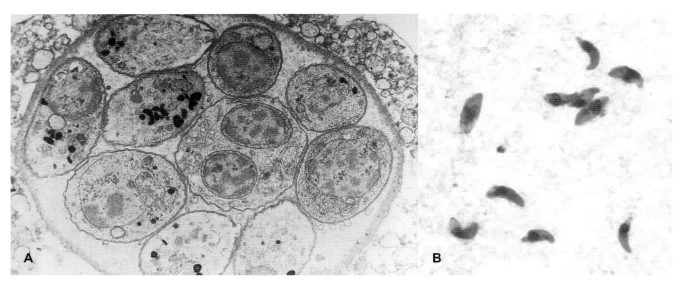

FIGURA 2-75 À esquerda: cistos intracelulares do toxoplasma contendo bradizoítos (*cortesia: Centers for Disease Control and Prevention*). À direita: taquizoítos.

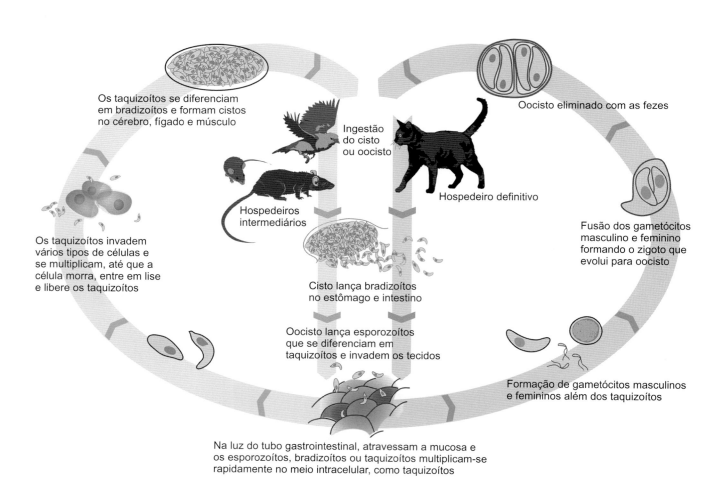

FIGURA 2-76 Ciclo do Toxoplasma gondii.

- Ingestão de oocistos presentes em jardins, caixas de areia etc.
- Ingestão de bradizoítos, presentes em cistos encontrados em carne crua ou malcozida, especialmente do porco e do carneiro.
- Congênita ou transplacentária: a transmissão dos taquizoítos através da placenta no início da gestação é menos frequente (10% no primeiro, 30% no segundo e 60% no terceiro trimestre de gestação) do que em uma fase tardia. No entanto, tende a ser mais grave, causando aborto espontâneo no início da gestação e lesões de coriorretinite ou catarata numa fase mais tardia. Cerca de 40% dos fetos podem adquirir o *T. gondii* durante a gravidez, estando a gestante na fase aguda da doença. Em vista das possíveis anomalias que podem ocorrer no feto, a transmissão congênita é a mais grave. Em crianças recém-nascidas pode haver encefalite, icterícia, urticária e hepatomegalia, geralmente associada a coriorretinite, hidrocefalia e microcefalia, com alta taxa de mortalidade. É clássica a tríade convulsões, calcificações intracranianas e coriorretinite.

É a causa mais comum de uveíte posterior. Cerca de 30% a 60% dos casos de retinocoroidite se devem ao *T. gondii*. Manifesta-se como uma lesão amarelada no fundo de olho e que resolve em 4 a 12 semanas espontaneamente. Cicatrizes maculares são comuns nos casos congênitos, e 82% dos indivíduos infectados durante a gestação irão desenvolver lesões oculares até a adolescência. Mais da metade dos pacientes com coriorretinite sofre recorrência da uveíte em 2 anos. As novas lesões geralmente ficam próximas às cicatrizes antigas (lesões satélites).

Geralmente não se apresenta como uma infecção primária, mas como reativação dos cistos retinianos, que não são destruídos pela medicação. Na toxoplasmose adquirida, a manifestação pode se apresentar vários anos após a infecção. É devida a uma infecção crônica ou mesmo aguda, mas localizada. Essa característica faz que o nível da taxa de anticorpos sanguíneos não se eleve, dificultando, muitas vezes, o diagnóstico sorológico conclusivo. Pode evoluir, levando o paciente à cegueira parcial ou total.

A resistência ao toxoplasma depende da imunidade humoral, mediada por anticorpos, e da imunidade celular, mediada por células sensibilizadas. A produção de imunoglobulinas da classe IgM aparece inicialmente seguida de IgG após a infecção do hospedeiro. As imunoglobulinas podem ser detectadas pelas reações sorológicas 8 a 12 horas após a infecção pelo *T. gondii*. A produção de IgM geralmente é de curta duração.

É importante observar que, mesmo que o paciente venha a desenvolver novas crises de coriorretinite, o IgM não voltará a subir, e os níveis de IgG não se correlacionam com a atividade da doença (não estarão excepcionalmente altos durante os episódios oculares e se manterão positivos pelo resto da vida).

A infecção pelo toxoplasma, caracterizada pela presença prolongada nos tecidos do hospedeiro, induz um estado de hipersensibilidade. O diagnóstico da toxoplasmose ocular é baseado nos dados clínicos e exame de fundo de olho, para observar as lesões na retina (uveíte), e no diagnóstico imunológico.

PLATELMINTOS

Cisticercose

É uma doença causada pela infestação da larva da *Taenia solium* (Fig. 2-77), também conhecida como tênia do porco, no organismo humano, e ocorre principalmente na região Centro-Sul do Brasil. É adquirida pela ingestão dos ovos, e o homem serve de hospedeiro intermediário (Fig. 2-78).

Há a formação de uma vesícula clara, transparente e com um líquido translúcido no seu interior, contendo também a cabeça e o colo invaginados (Fig. 2-79). O cisticerco tem localização preferencial no sistema nervoso central e músculos, sendo também frequente no globo ocular. A infestação é geralmente múltipla.

No globo ocular, pode se localizar no vítreo ou no espaço sub-retiniano, levando a uveítes, endoftalmites e hemorragias vítreas, que podem se complicar com descolamento de retina e atrofia. O cisticerco pode ainda localizar-se na órbita, no tecido celular subcutâneo e nos músculos extraoculares.

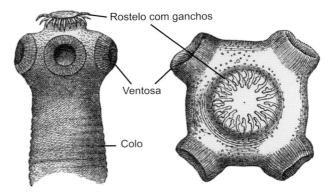

FIGURA 2-77 *Taenia solium*, visão lateral (esquerda) e superior (direita). Apresenta quatro dentes e um rostelo armado com ganchos.

Coenurose

A coenurose é uma infestação pelo estágio larval da *Taenia multiceps*, *T. serialis* ou *T. glomeratus*, e o homem serve de hospedeiro intermediário. A infecção é adquirida da mesma

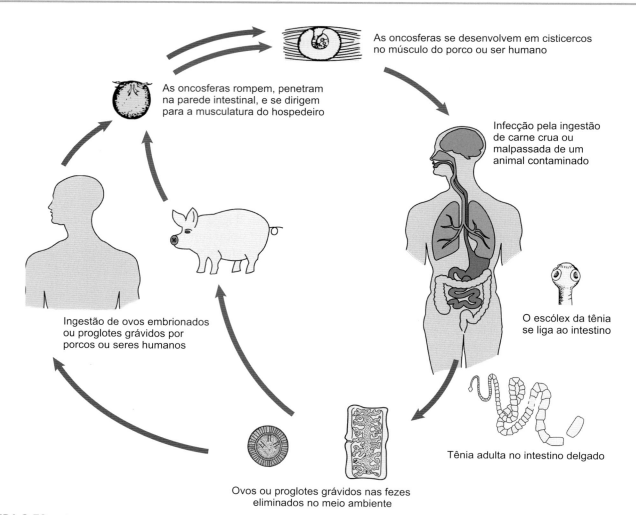

FIGURA 2-78 O homem tanto pode servir de hospedeiro intermediário para a *Taenia solium*, ingerindo ovos e formando cistos (cisticercos), quanto de hospedeiro definitivo, quando ingere carne contaminada com cisticercos, e desenvolve a forma adulta no intestino, que começa a liberar ovos. *(Modificada do original de Centers for Disease Control and Prevention/Alexander J. da Silva, PhD/Melanie Moser.)*

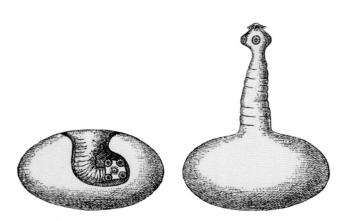

FIGURA 2-79 Cisticerco. À esquerda: apresentação nos tecidos contendo o colo e a cabeça invaginados. À direita: desinvaginando.

forma que na cisticercose, ou seja, pela ingestão de ovos da *Taenia* contendo embriões, os quais são eliminados dentro dos proglotes nas fezes do hospedeiro definitivo.

O hospedeiro intermediário se contamina pela inalação ou ingestão de comida contaminada pelos ovos do parasita. Há formação de um cisto de paredes finas que contém muitos escólices, sem outros cistos em volta. O cisto pode se desenvolver nos músculos, tecido subcutâneo, sistema nervoso e olho. A coenurose pode se desenvolver em qualquer parte do globo ou músculos extraoculares.

Equinococose

O *Echinococcus granulosus* é uma tênia que tem o cachorro como hospedeiro definitivo. Ele é curto, tem apenas 3 a 6 mm de extensão, e consiste em uma cabeça com duas carreiras de ganchos, um pescoço ou colo curto e normalmente apenas três segmentos (Fig. 2-80).

A forma adulta vive no intestino delgado do cão. Os ovos passam para as fezes e podem infectar o homem e outros animais, como o carneiro. O homem, portanto, vai ser um hospedeiro intermediário quando for infectado pela ingestão de comida, geralmente vegetais crus infectados por ovos provenientes das fezes de gatos ou cachorros (hospedeiros definitivos).

Dentro do hospedeiro intermediário, o *Echinococcus granulosus* lentamente se desenvolve em um cisto hidático que contém numerosos protoescólices, que são infecciosos para os hospedeiros definitivos (como quando o cão come os cistos contidos na ovelha) (Fig. 2-81). Essa é, portanto, uma infecção causada por formas larvais (hidátides) do *Echinococcus granulosus, E. multiloculares, E. vogelis* ou *E. oligarthrus*.

O local mais comum para a formação do cisto hidático é o fígado (50%), seguido pelo pulmão (40%) e por outros locais (10%). A órbita é a localização ocular preferida, tendo sido também encontrado abaixo da retina, no vítreo e na câmara anterior.

NEMATÓDEOS

Ascaridíase

A ascaridíase é uma das infecções parasitárias mais presentes no homem. O áscaris pode ser encontrado em três formas: adulto, ovo e larva. O verme adulto é de cor branco-cremosa. Apresenta três lábios proeminentes com bordas denteadas (Fig. 2-82). A fêmea é maior do que o macho e pode pôr 200 a 200 mil ovos de cor marrom-dourado por dia.

A ascaridíase resulta da ingestão de ovos embrionados (nem todos os ovos são fertilizados, e os não fertilizados não causam a infecção) do *Ascaris lumbricoides* junto com a comida ou água, e que podem, após eclodir nos intestinos, migrar para o fígado, coração, pulmão (onde pode causar pneumonia, a chamada síndrome de Loffler), traqueia, laringe, e finalmente alcançando novamente o intestino delgado, onde se desenvolve na forma adulta. Quando a larva atinge a circulação sistêmica, pode chegar, a partir daí, ao olho e estruturas anexas. Sistemicamente, pode ser assintomática, causar doença pulmonar ou abdominal.

Toxocara canis

O *T. canis* (Fig. 2-83) é um ascarídeo de distribuição cosmopolita, frequentemente encontrado parasitando o intestino delgado de cães. A infecção em cães se inicia com a ingestão de ovos embrionados. O homem se infecta ingerindo ovos embrionados, assim como os cães, mas a larva não consegue se estabelecer no seu intestino, como faz com o cão; portanto, continua migrando pelos órgãos viscerais e causando estragos.

A larva *migrans* visceral (LMV) é a síndrome determinada por migrações prolongadas de larvas de nematódeos no organismo humano, de parasitas comuns aos animais.

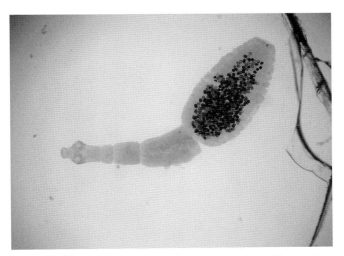

FIGURA 2-80 *Echinococcus granulosus* mostrando as três estruturas dos cestodos: cabeça, colo e corpo. *(Cortesia: Ganímedes, em https:// commons.wikimedia.org/wiki/File:Echinococcus_granulosus.JPG.)*

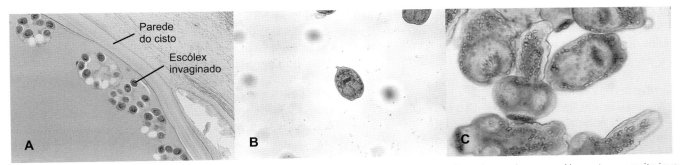

FIGURA 2-81 À esquerda: corte da parede de um cisto hidático demonstrando os protoescólices dos equinococos. No centro: parasita invaginado no interior do cisto hidático (*cortesia: Dr. Mae Melvin, Centers for Disease Control and Prevention*). À direita: equinococo evaginando no intestino do hospedeiro.

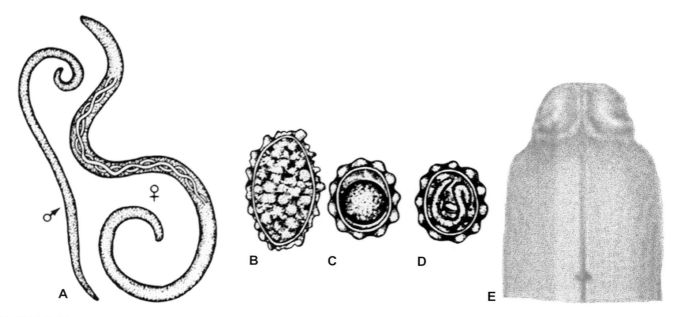

FIGURA 2-82 *Ascaris lumbricoides*. Da esquerda para a direita: adulto macho, adulto fêmea, ovo não fertilizado, fertilizado e embrionado (*modificadas do original de Centers for Disease Control and Prevention*), detalhe da cabeça mostrando os lábios.

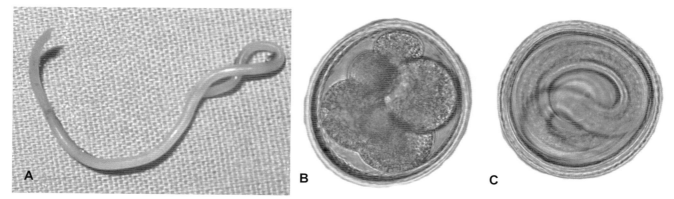

FIGURA 2-83 *Toxocara canis*. À esquerda: forma adulta (*cortesia de Joel Mills*). À direita: ovos embrionados (*modificada do original de Flukeman*).

Quando as larvas desses parasitas migram para o globo ocular, é denominada larva *migrans* ocular (LMO). A espécie mais importante envolvida na síndrome de LMC e LMO é a *Toxocara canis*, parasita encontrado em cães. É mais comum em crianças que têm contato com filhotes de cães.

Manifestações clínicas

A maioria das infecções oculares é unilateral, e são vários os aspectos que podem assumir, sendo a endoftalmia crônica a forma mais comum, geralmente envolvendo a coroide, retina e vítreo, determinando a perda de visão em casos graves. Pode também ocorrer granuloma no polo posterior, granuloma periférico do olho, hemorragia retiniana, papilite, iridociclite, catarata, ceratite e lesões orbitárias.

Diagnóstico

O diagnóstico de LMV é difícil, pois a única evidência de certeza é a identificação da larva nos tecidos por meio de biópsias. O diagnóstico é feito com base na história do paciente, sintomas e resultados do imunodiagnóstico. Eosinofilia persistente, hipergamaglobulinemia, principalmente IgM e IgE, elevação dos títulos de iso-hemaglutininas anti-A e anti-B, e hepatomegalia, mais a anamnese do paciente, permitem ao clínico suspeitar de LMV e, nos casos de LMO, acrescenta-se ainda o exame oftalmológico (processo uniocular, aspecto morfológico e topográfico das lesões, tomografia ocular). Para o exame de imunodiagnóstico, a técnica recomendada é o teste ELISA utilizando antígenos somáticos, larvários ou de secreção e excreção de Toxocara.

ARTRÓPODES

Miíase

A infestação conjuntival por larvas de diferentes espécies de moscas (Fig. 2-84) ocorre com frequência nos trópicos. As larvas são depositadas no saco conjuntival. A conjuntiva se apresenta vermelha e com numerosas larvas, brancas, alongadas, especialmente nos fórnices. O paciente se queixa de prurido, irritação, queimação e lacrimejamento. Se as larvas forem numerosas, poderão invadir a órbita e destruir os tecidos orbitários, podendo haver comprometimento meningiano e morte em 24 a 48 horas. O tratamento consiste na retirada mecânica das larvas.

Pediculose e pitiríase

Existem três tipos de piolho que infectam os seres humanos, *Pediculus humanus*, *Pediculus capitis* e *Pthirus pubis*. O corpo pode ser dividido em cabeça, tórax e abdome. Eles são achatados dorsoventralmente e podem ser facilmente vistos a olho nu. Sugam o sangue do hospedeiro e podem causar dermatite e servir de vetor para a rickéttsia (tifo) e a *Borrelia*.

O *Pediculus humanus* (Fig. 2-85) infecta mais o corpo e é mais comum em regiões mais frias, enquanto o *Pediculus capitis*, que acomete principalmente os cabelos, pode ser encontrado em locais tropicais. Já a pitiríase ou piolho púbico (Fig. 2-86) é causada pelo *Pthirus pubis*, ou "chato", que infesta os pelos púbicos.

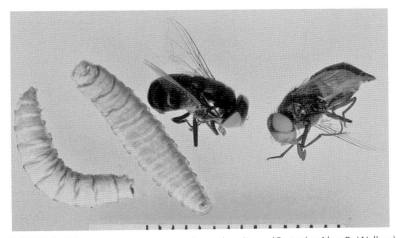

FIGURA 2-84 Moscas e larvas causadoras da miíase. *(Cortesia: Alan R. Walker.)*

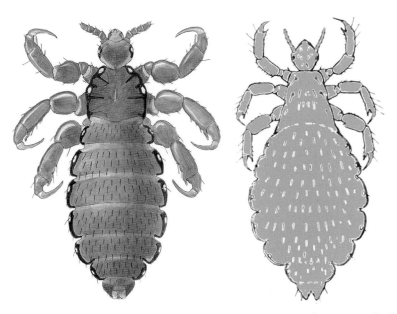

FIGURA 2-85 À esquerda: *Pediculus capitis*. *(Cortesia: Wellcome Library.)* À direita: *Pediculus humanus*.

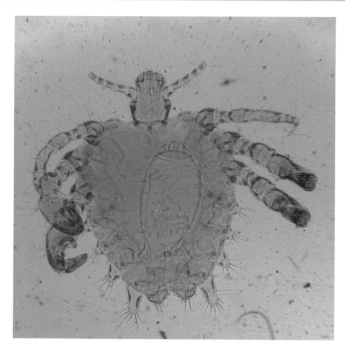

FIGURA 2-86 Pthirus pubis.

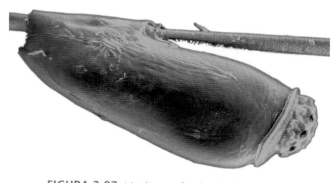

FIGURA 2-87 Lêndea em fio de cabelo humano.

Tanto o *Pediculus* quanto o *Pthirus* aderem aos fios de cabelo, pelos ou cílios, onde põem os ovos, também chamados de lêndeas (Fig. 2-87). O *Pediculus* é transmitido de pessoa a pessoa por contato próximo ou com roupas contaminadas. Raramente infesta os cílios, e, quando isso ocorre, infesta maciçamente o cabelo adjacente. O *Pthirus pubis* é de longe o piolho que mais acomete o olho. É transmitido principalmente por via sexual. Tanto a pediculose quanto a ptiríase estão associados a más condições de higiene e lugares onde moram muitas pessoas.

BIBLIOGRAFIA

Bauman RW. Microbiology: With Diseases by Body System. 4th ed Boston: Pearson; 2015. 819 p.

Becerril Flores MA. Parasitología Médica. 3ª ed México, D.F: McGraw-Hill Interamericana; 2011. XV, 399 p.

Black JG. Microbiology: Principles and Explorations. 8th edition Hoboken, NJ: Wiley; 2012. xxx, 851 p.

Brooks GF, Carroll KC, Butel JS, Morse SA, Mietzner TA. Jawetz, Melnick & Adelberg's Medical Microbiology. 26th ed New York: McGraw-Hill Medical; 2013. xi, 864 p.

Chaudhry IA. Common Eye Infections. Rijeka: InTech; 2013. 249 p.

Cornelissen CN. Lippincott Illustrated Reviews Flash Cards. Microbiology. Philadelphia: Wolters Kluwer Health; 2015.

Cowan MK. Microbiology: A Systems Approach. 3rd ed New York: McGraw-Hill; 2012. xxxi, 785 p.

Engelkirk PG, Duben-Engelkirk JL. Burton's Microbiology for the Health Sciences. 9th ed Philadelphia: Wolters Kluwer Health/ Lippincott Williams & Wilkins; 2011. x, 433 p.

Forrester JV, Dick AD, McMenamin PG, Roberts F, Pearlman E. The eye: basic sciences in practice. 4th ed London: Saunders Elsevier; 2016. 560 p.

Freitas Júnior M. Doenças infecciosas e parasitárias. Aspectos clínicos, vigilância epidemiológica e medidas de controle. Guia de Bolso. 2ª edição revisada e ampliada. Brasília: Ministério da Saúde – Fundação Nacional de Saúde; 2000.

Goering RV, Dockrell HM, Zuckerman M, Roitt IM, Chiodini PL. Mims' Medical Microbiology. 5th ed Philadelphia: Elsevier/ Saunders; 2013. xiv, 565 p.

Goldman E, Green LH. Practical Handbook of Microbiology. 3rd ed Boca Raton: CRC Press/Taylor & Francis Group; 2015. 996 p.

Gunn A, Pitt SJ. Parasitology: An Integrated Approach. Chichester, West Sussex: John Wiley & Sons; 2012. xiv, 442 p.

Hawley L, Ziegler RJ, Clarke BL. Board review series. Microbiology and Immunology. 6th ed Philadelphia: Wolters Kluwer/Lippincott Williams & Wilkins Heath; 2014. x, 347 p.

Kayser FH, Bienz KA, Eckert J, Zinkernagel RM. Medical Microbiology. Stuttgart: Georg Thieme Verlag; 2005. xxvi, 698 p.

Levinson W. Review of Medical Microbiology and Immunology. 13th ed New York: McGraw-Hill Education; 2014. ix, 789 p.

Madigan MT, Martinko JM, Bender KS, Buckley DH, Stahl DA. Brock Biology of Microorganisms. 14th ed Boston: Pearson; 2015. xxiv, 1006 p.

Mahon CR, Lehman DC, Manuselis G. Textbook of Diagnostic Microbiology. 4th ed Maryland Heights: Saunders/Elsevier; 2011. xvii, 1080 p.

Mandell GL, Douglas RG, Bennett JE, Dolin R. Mandell, Douglas, and Bennett's Principles and Practice of Infectious Diseases. 6th ed New York: Elsevier/Churchill Livingstone; 2005. 2 volumes (xxxviii, 3661, cxxx páginas).

Mims CA, Dockrell HM, Goering RV, Roitt IM, Wakelin D, Zuckerman M. Mims' Medical Microbiology. 3rd ed Philadelphia: Mosby Elsevier; 2004. 648 p.

Murray PR, Rosenthal KS, Pfaller MA. Medical Microbiology. 7th ed Philadelphia: Elsevier/Saunders; 2013. x, 874 p.

Neves DP. Parasitologia Humana. 11th ed São Paulo: Atheneu; 2005. 494 p.

Paniker CKJ, Ghosh S. Paniker's Textbook of Medical Parasitology. 7th ed New Delhi: Jaypee Brothers Medical Publishers; 2013. xii, 266 p.

Pommerville JC. Alcamo's Fundamentals of Microbiology. 9th ed Sudbury, Mass: Jones and Bartlett Publishers; 2011. xxx, 805 p.

Pumarola A. Microbiología y Parasitología Médica. 2ª ed Barcelona: Salvat; 1987. XVIII, 916 p.

Ryan KJ, Ray CG. Sherris Medical Microbiology. 6th ed New York: McGraw-Hill Education/Medical; 2014. 994 p.

Seal DV, Pleyer U. Ocular Infection. 2nd ed New York: Informa Healthcare; 2007. xi, 380 p.

Tille PM. Bailey & Scott's Diagnostic Microbiology. 13th ed St. Louis: Elsevier; 2014. xii, 1038 p.

Tortora GJ, Funke BR, Case CL. Microbiologia. 10ª ed Porto Alegre: Artmed; 2012. 940 p.

Willey JM, Sherwood LM, Woolverton CJ. Prescott, Harley, and Klein's Microbiology. 7th ed New York: McGraw-Hill Companies; 2008.

CAPÍTULO

3

Genética

Carla Putz

Elisabete Barbosa dos Santos

Chen Huang

DARWIN E A EVOLUÇÃO

Em 1859, Charles Darwin publicou seu estudo sobre a evolução das espécies. Ele observou que os seres vivos apresentavam variações coletivas, que poderiam ser apenas caprichosas, sem função alguma, ou úteis àqueles grupos. Citou como exemplo as orelhas dos animais domésticos, que são mais caídas do que as dos selvagens, pois não precisam estar em estado contínuo de alerta, e, portanto, fazem menos uso dos músculos das orelhas. Observou também o pato doméstico, que tinha ossos das asas mais leves e das patas mais pesados do que no pato selvagem, e acreditava que isso se devia ao fato de que andavam mais e voavam menos do que estes últimos. Outro exemplo seria o aumento de tamanho do úbere das vacas que sofriam ordenhas periódicas. Achava que todos esses efeitos, produzidos unicamente pela mudança de hábitos, poderiam ser transmitidos para a sua descendência. Acreditava também que, ao longo do tempo, as espécies podiam sofrer variações, sendo determinadas características perpetuadas e outras não, e que essa seleção era lenta e inconsciente. Quando as variações, ainda que pequenas, eram vantajosas para o indivíduo, tendiam a passar para os seus descendentes, em um processo de seleção natural ou sobrevivência dos mais aptos. Talvez o ponto mais polêmico da sua teoria seja o fato de defender que todas as formas de vida descendem de um ancestral comum.

Naquela época, havia várias teorias sobre o papel dos pais para produzir as características dos filhos. Darwin mesmo acreditava que as características dos pais eram misturadas na descendência, uma ideia bastante comum na época. Achava também, assim como Pitágoras já havia defendido, que qualquer coisa que acontecesse com o corpo do indivíduo poderia passar para os filhos. Outros defendiam que o esperma continha um homem em miniatura, o homúnculo, que ia dar origem à criança – esta é a teoria da pré-formação. Outros defendiam que o homúnculo estava no óvulo. Outros ainda achavam que a criança iria se parecer com o pai (ou mãe) que iniciasse o intercurso sexual.

LEIS DE MENDEL

Os estudos de Darwin já eram bastante conhecidos na época do monge austríaco Gregor Mendel (1822-1884), tendo servido como estímulo para o seu trabalho. Para isso, utilizou ervilhas de jardim (*Pisum sativum*, *Pisum quadratum* e *Pisum umbellatum*) para pesquisar os princípios da hereditariedade. O objetivo era estabelecer uma lei quantitativa que permitisse "resolver o problema da transmissão dos caracteres parentais aos híbridos".

A escolha dessas plantas foi feita devido a certas condições que as tornavam mais adequadas a este tipo de trabalho: fácil de cultivar, flor grande, fecundação cruzada (ou seja, uma planta que é normalmente polinizada por outra) e por serem fáceis de emascular (extrair as partes masculinas da planta e que contêm os grãos de pólen ou células germinais masculinas). Mendel elegeu deliberadamente características simples com formas claramente perceptíveis e não intermediárias, como por exemplo se a semente era lisa ou rugosa, se a planta tinha um talo alto ou baixo etc. Essas características são atualmente denominadas caracteres mendelianos. Fazendo esses cruzamentos por várias gerações, Mendel então pôde explicar a forma de transmissão dos caracteres.

Mendel acreditava que características como comprimento do talo, rugosidade ou não da semente e cor da flor seriam dadas por fatores distintos, que hoje nós sabemos que são os genes. Ele observou que, cruzando características paternas e maternas, as contribuições de cada um se distribuíam na prole de maneira desigual. Por exemplo, cruzando plantas de talo longo e curto, a primeira geração era toda de talo longo, não aparecendo o talo curto.

107

No entanto, na geração seguinte, as plantas de talo curto voltavam a aparecer, embora três vezes menos frequentes do que as de talo longo. Observou também que uma planta podia ter talo longo ou curto, independentemente de sua semente ser lisa ou rugosa, e independentemente de ter flor branca ou amarela.

As leis de Mendel são:

1ª lei de Mendel, também chamada de lei da pureza dos gametas ou lei da segregação dos fatores: "Cada característica é determinada por dois fatores que se separam na formação dos gametas, onde ocorrem em dose simples", ou seja, para cada gameta, feminino ou masculino, encaminha-se apenas um fator, e ambos apresentam a mesma chance de aparecer em cada gameta. Mendel não tinha ideia da constituição desses fatores, nem onde se localizavam, embora hoje saibamos que são os genes.

2ª lei de Mendel ou lei de segregação independente dos fatores: as diversas características se distribuem nos gametas independentemente umas das outras. Isso equivale a dizer que genes localizados em alelos diferentes segregam separadamente, embora genes e alelos não fossem também conhecidos naquela época.

3ª lei de Mendel ou lei da transmissão independente dos fatores: Cada característica herdada é determinada por dois fatores hereditários (chamados por ele de elementos ou partes) um de cada pai, e os fatores podem ser dominantes, e se manifestar, ou recessivos, e não ser expressos. Os caracteres conjugados dos pais não se misturam ou unificam, mas permanecem como fatores individuais: mesmo não se manifestando na prole, podem aparecer inalteradas nas próximas gerações.

As descobertas de Mendel foram publicadas em 1865, mas passaram despercebidas pela comunidade científica, parte por não ser um pesquisador conhecido, e parte por terem sido publicadas em uma revista pouco conhecida e a que poucos investigadores tinham acesso, a *Revista de la Sociedad de Ciencias Naturales*, de Brno. Mendel, sentindo-se desencorajado, além de não ter conseguido replicar seus resultados com uma espécie de margarida, a pilosela (que se reproduz por partenogênese, e, portanto, não é um bom modelo para isso), abandonou as pesquisas e passou a cuidar apenas do monastério até a sua morte.

Em 1900, Hugo De Vries, August Von Tschermak e Carl Correns, separadamente, basearam-se nos trabalhos do monge para realizar suas próprias investigações, tentando repetir os seus experimentos, embora somente Correns mostre ter entendido corretamente o trabalho de Mendel e suas consequências. Mas a partir daí foram redescobertas as leis de Mendel e modificada a maneira de pensar e pesquisar os problemas dos caracteres hereditários.

BASE CROMOSSÔMICA DA HEREDITARIEDADE

Meiose e a redescoberta dos trabalhos de Mendel

Em 1902, William Sutton, um estudante universitário, e Theodor Boveri, citologista e embriologista alemão, pesquisando de maneira independente um do outro a migração dos cromossomos durante a meiose, se lembraram das ideias de Mendel, que estavam começando a ser comentadas naquela época. Eles se deram conta de que os cromossomos estavam dispostos em pares, e de que cada membro deste par ia para um gameta diferente. Também se deram conta de que a escolha de qual cromossomo de cada par iria para determinado gameta era completamente aleatório. Juntando os dois aspectos, desenvolveram a teoria que os cromossomos eram a base da hereditariedade, e os fatores de Mendel, os genes, estavam situados nos cromossomos. No entanto, para a maioria dos citologistas e geneticistas nos próximos anos, os cromossomos eram apenas partes casuais do núcleo celular, não havendo associação com os genes.

Em 1909, o botânico Wilhelm Johanssen usou pela primeira vez o termo gene para descrever os fatores hereditários de Mendel.

Escola morganiana ou Grupo das moscas

Thomas Hunt Morgan fez a partir de 1908 novas pesquisas, utilizando para isso não os vegetais, como os pesquisadores daquela época estavam fazendo, mas, sendo um zoólogo, preferiu trabalhar com a mosca da fruta (*Drosophila melanogaster*), e publicou, em 1915, o livro *O mecanismo da herança mendeliana*, estabelecendo as bases cromossômicas da hereditariedade, que postula que os fatores mendelianos da herança genética, ou genes:

a) São entidades de natureza físico-química, que estão localizadas nos cromossomos.

b) Ordenam-se em sequência linear, de modo que a distância entre dois pontos no cromossomo corresponde à distância que separa os genes localizados nestes pontos ou lócus.

c) Sofrem mutações ao acaso, aumentando a variação genotípica da população.

d) São condições necessárias, ainda que não suficientes, para a expressão fenotípica.

Morgan e seu ajudante, Sturtevant, observaram que, sobre a distribuição independente dos fatores, ou segunda lei de Mendel, nem sempre ela será verdadeira. Funciona bem quando estão em cromossomos separados, mas quando estão no mesmo cromossomo é diferente, pois irão viajar juntos durante a anáfase I da meiose, chegando ao mesmo gameta, a não ser que ocorra *crossing over* no cromossomo na região que fica entre eles. Alguns genes, portanto, são denominados ligados ou sintênicos, como será visto mais adiante, e serão transmitidos juntos em mais de 50% das vezes. A porcentagem não é de 100% devido ao *crossing over*, que pode separá-los.

A chance de genes no mesmo cromossomo serem distribuídos no mesmo gameta aumenta quando os dois genes estão em lócus próximos, pois há uma chance menor de que ocorra *crossing over* na porção do cromossomo que está situada entre eles. Genes vizinhos no cromossomo, que permanecem sendo transmitidos ligados por centenas de gerações, são denominados haplótipos.

A estrutura molecular dos cromossomos, o DNA, com sua dupla hélice, foi descoberta por Jim Watson e Francis Crick em 1951.

UNIDADES HEREDITÁRIAS I: CROMOSSOMOS

Genoma

O termo genoma se refere ao conteúdo completo de instruções genéticas para um determinado organismo – o total de DNA da célula, tanto nuclear quanto mitocondrial. Embora todos nós dividamos sequências genômicas iguais em 99,9%, são os outros 0,1% os responsáveis por toda a diversidade da raça humana; e o que nos separa dos chipanzés é apenas 1,6%!

Dados gerais sobre cromossomos

Os 46 cromossomos das células somáticas normais humanas formam 23 pares, sendo que em cada par, um oriundo do pai e o outro, da mãe. Vinte e dois pares são denominados autossômicos, e um par de cromossomos sexuais. Cada cromossomo de um par autossômico é homólogo um ao outro, mas não aos outros. Cada membro de um par de homólogos apresenta os mesmos lócus gênicos na mesma sequência, embora possa conter alelos iguais ou diferentes em qualquer lócus (Fig. 1-26).

Os dois cromossomos sexuais, o par restante, diferem nos homens e mulheres, e são da maior importância na determinação do sexo. As mulheres apresentam dois cromossomos "X", enquanto os homens apresentam um "X", idêntico ao X do sexo feminino, e um "Y", menor do que o outro e não sendo homólogo, exceto com respeito a alguns genes, situados na parte superior do braço curto (Fig. 3-1). O cromossomo Y tem duas regiões, uma pequena, chamada de pseudoautossômica, e uma maior, chamada de região única. A região pseudoautossômica, que é a que tem lócus homólogos para uma região no cromossomo X, pareia com este durante a meiose e pode sofrer recombinação, enquanto a região única não pareia e, portanto, não sofre recombinação.

Os genes contidos nos cromossomos X e Y são denominados "genes ligados ao sexo". A maioria desses genes está em dose dupla nas mulheres, mas os homens possuem apenas uma cópia, já que o cromossomo Y é muito menor e muitos daqueles genes presentes em X não têm um correspondente em Y. Alguns genes, a maioria envolvida na fertilidade masculina, assim como aquele responsável pelo

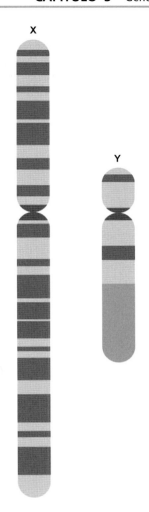

FIGURA 3-1 Diferenças entre o cromossomo X e o Y. *(Modificada de U.S. Department of Energy Genomic Science Program, em https://public.ornl.gov/site/gallery/highressurvey.cfm)*

desenvolvimento dos testículos, estão presentes em Y, mas não em X – estes genes são denominados holândricos. Nos gametas, somente um membro de cada par é transmitido para cada filho.

Elementos transportáveis

Elementos transportáveis, genes saltadores ou genes móveis são sequências de DNA móveis que podem "saltar" de um lugar do cromossomo para outro, seja no mesmo cromossomo ou em outro diferente, fenômeno este chamado de transposição. Em mamíferos, calcula-se que compõe aproximadamente 25% a 40% dos cromossomos. Eles compõe até 30% a 50% dos cromossomos da raça humana. A causa é desconhecida. São inibidos por pequenos fragmentos de RNA sequestrados no DNA que não codifica proteínas. Estes elementos transportáveis ficam quiescentes por longos períodos, seguidos por períodos de intensa movimentação.

Podem ser de dois tipos: a) Classe 1 ou elementos RNA, onde a sequência de DNA a ser inserida é transcrita para uma cópia de RNA, que vai ser convertida novamente em uma cópia de DNA, que vai ser então inserida em outro local do genoma (as sequências LINE-1 e Alu são exemplos deste tipo). Uma parcela significativa do genoma humano consiste nestas duas sequências, Alu (10%) e LINE-1 (15%). 2) Classe 2, na qual a sequência de DNA vai ser inserida diretamente em outro local (Fig. 3-2). Eles contribuem para a variabilidade genética do indivíduo. Isto acontece por vários meios:

a) Formação de mutação onde estava previamente a sequência transportada, e que sofreu reparo do DNA.
b) Se a sequência for transportada próxima a um promotor ou gene ativo, pode alterar o nível de expressão dele – o efeito é normalmente deletério, mas não sempre.
c) Quando a sequência for inserida dentro de um gene, ele vai sofrer mutação e inativação.
d) Se a sequência de DNA contiver um gene, ele será transferido também.
e) Um pedaço de gene inserido dentro de outro gene poderá formar um gene híbrido.

Divisões celulares

Existem dois tipos de divisão celular, a mitose e a meiose, que já foram discutidas em maiores detalhes no capítulo sobre Citologia.

Mitose é a divisão celular em que as duas células resultantes são idênticas à célula-mãe e apresentam dois pares de 23 cromossomos, ou seja, um número diploide, ou $2n$, de cromossomos (Fig. 3-3, acima). Este processo é responsável pelo crescimento corporal e regeneração de células mortas ou danificadas.

A meiose resulta na produção de quatro células reprodutivas (gametas), contendo cada uma somente 23

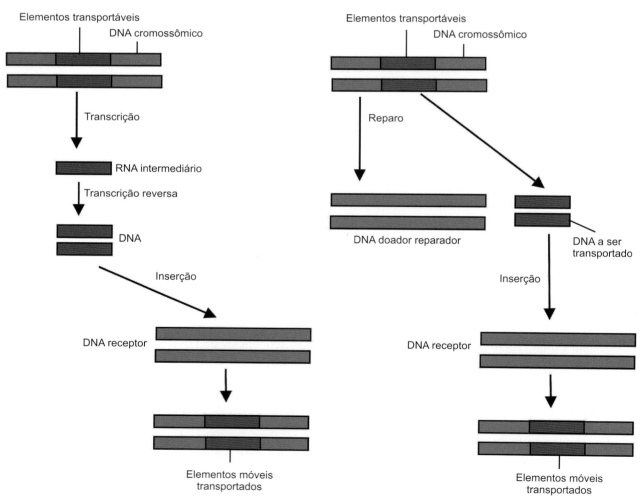

FIGURA 3-2 Elementos transportáveis classe 1 à esquerda e classe 2 à direita.

CAPÍTULO 3 Genética 111

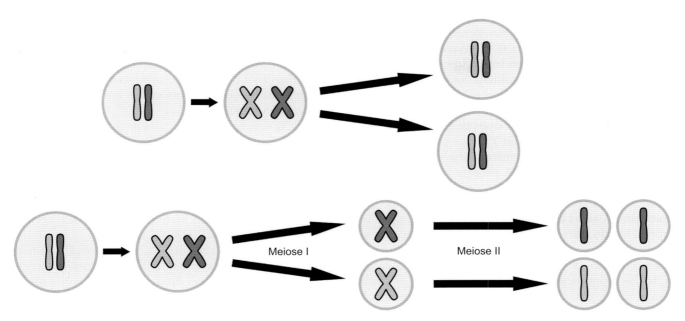

FIGURA 3-3 *Acima:* Mitose, em que as células-filhas apresentam o mesmo número de cromossomos na mesma posição que a célula-mãe. *Abaixo:* Meiose, em que o número de cromossomos é reduzido à metade na formação dos gametas.

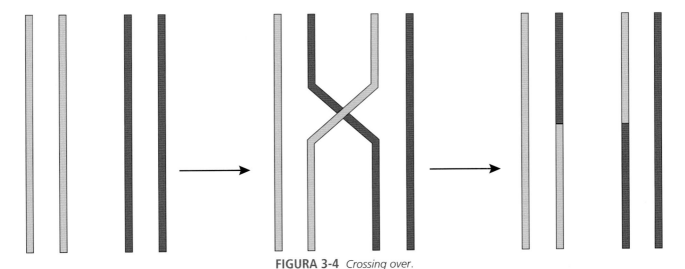

FIGURA 3-4 *Crossing over.*

cromossomos, portanto, apresentam um número haploide, ou *n*, de cromossomos. Isso ocorre porque a meiose, assim como a mitose, é precedida pela duplicação do DNA, mas essa replicação única é seguida por dois ciclos de segregação e divisão nuclear em sequência – meiose I, na qual os cromossomos homólogos se separam, e meiose II, que separa as duas cromátides (Fig. 3-3, abaixo). A meiose é responsável por uma grande variação genética induzida na descendência dos indivíduos. Isso ocorre basicamente por alguns fatores:

a) *Crossing-over:* Pode haver, na prófase I, um processo chamado de *crossing over*, em que determinado cromossomo, durante a divisão, leva um pedaço do cromossomo do pai e o outro pedaço, da mãe. Desta maneira o cromossomo do gameta é uma mistura do cromossomo do pai e o da mãe (Fig. 3-4).

b) Distribuição independente ou orientação randômica dos cromossomos: na metáfase I, os pares homólogos, sendo um de origem paterna e outro de origem materna (e não os cromossomos individuais replicados, como na mitose) se unem ao fuso na placa equatorial. Na anáfase I, cada um dos cromossomos do par vai para uma célula, mas qual deles, se o do pai ou da mãe, vai para qual célula, é aleatório. Isso ocorre porque o posicionamento de cada par na placa equatorial, ou seja, qual membro de cada par está do lado de qual polo, é independente dos outros pares. Assim, cada célula-filha vai ter uma combinação de alguns cromossomos de origem paterna e outros, materna (Fig. 1-32).

Durante a fecundação, cada cromossomo do espermatozoide se une ao seu cromossomo correspondente do óvulo, formando uma célula com 46 cromossomos. Todas as divisões celulares após a fecundação ocorrem por mitose, produzindo células com um número constante de 46 cromossomos. Como o sexo feminino é XX, todos os óvulos vão carregar um cromossomo X; mas, como o sexo masculino é XY, vai produzir dois tipos de espermatozoides, um levando um X e o outro um Y.

As diferenças entre a espermatogênese e a ovulogênese têm um significado genético. A prófase meiótica no sexo feminino tem uma longa duração – todos os oócitos são formados no quinto mês da vida fetal, permanecendo dormentes em prófase I até a puberdade, quando um por vez continua o ciclo, para que a ovulação ocorra. Isso pode ser a causa da relação entre a idade materna aumentada e o aumento de risco de não disjunção meiótica (falha na disjunção dos cromossomos pareados).

Além disso, parece haver uma taxa de recombinação maior na meiose feminina do que na masculina. Outro mecanismo envolvido é o fato de que os *checkpoints* da meiose (basicamente os mesmos da mitose) são menos efetivos nas mulheres do que nos homens, podendo produzir mais erros durante esse tipo de divisão celular.

A probabilidade de erro nas inúmeras replicações da informação genética, que ocorrem durante a espermatogênese no sexo masculino, pode explicar o fato de que a idade paterna avançada é frequentemente observada nos pais de mutantes novos. A recombinação genética e as mutações são as responsáveis pelas variações entre os indivíduos.

Cariótipo

Cada espécie tem uma constituição cromossômica característica (cariótipo), não apenas com respeito ao número e morfologia dos cromossomos, mas também com relação aos genes de cada cromossomo e sua localização (mapa genético) (Fig. 1-25).

Os cromossomos de uma célula metafásica humana, quando são analisados, aparecem ao microscópio como uma preparação cromossômica. Para analisar uma preparação, utilizam-se normalmente os linfócitos, embora possam ser também utilizados fibroblastos da pele ou células fetais obtidas por amniocentese. Estas células serão cultivadas por 72 horas e estimuladas a se dividirem pela ação de um agente mitogênico (fito-hemaglutinina).

Quando tiver um bom número de células e estas estiverem se multiplicando rapidamente, é introduzida no meio a colchicina, que interfere na ação do fuso e evita a divisão dos centrômeros, parando a mitose na fase de metáfase. É introduzida então uma solução hipotônica para inchar as células, os cromossomos são então espalhados em lâminas e corados. A seguir, são levados ao microscópio e fotografadas.

Os cromossomos fotomicrografados são recortados e arrumados aos pares numa classificação padrão: os pares autossômicos são ordenados em posição decrescente de tamanho, numerando-se sucessivamente de 1 a 22, e o par sexual é o 23. Esse processo é denominado cariotipagem e o quadro completo é um cariótipo. No cariótipo, podem ser analisados a posição do centrômero, tamanho das cromátides e as bandas cromossômicas que são evidenciadas sob certos corantes.

A classificação original, também chamada de "classificação de Denver" divide os cromossomos em sete grupos, identificados pelas letras de A a G, de acordo com seu comprimento total (vão do maior ao menor) e posição do centrômero. Atualmente, as regras para a ordenação dos cromossomos e a nomenclatura do cariótipo seguem as pautas do Internation System for Human Cytogenetics Nomenclatura (ISCN, 2013).

A localização do centrômero, ou constrição primária, é uma característica constante de cada cromossomo; ele divide o cromossomo em duas partes, sendo que quando estas são desiguais, o braço pequeno é chamado de "p" e o longo, de "q". Os cromossomos podem ser classificados em quatro tipos: metacêntrico, submetacêntrico, acrocêntrico e telocêntrico (Fig. 1-24).

O metacêntrico, ou mediocêntrico, tem um centrômero central. Se estiver próximo a uma extremidade, é acrocêntrico. E se estiver um pouco distante do centro, é submetacêntrico ou submediocêntrico. Um quarto tipo, o telocêntrico, que tem um centrômero terminal, não é visto no ser humano.

Citogenética

O estudo dos cromossomos – sua estrutura, sua herança e suas anomalias – é chamado de citogenética. A partir de 1970, começou-se a utilizar técnicas especiais de coloração dos cromossomos, que formavam bandas claras e escuras, características de cada cromossomo, facilitando portanto a sua identificação segundo número de bandas e o seu padrão de bandeamento vistos pelo microscópio. Alguns dos métodos de coloração mais utilizadas são o bandeamento Q (por quinacrina), o G (Giemsa, o mais utilizado), R (padrão inverso a G) etc.

O cariótipo espectral utiliza combinações de sondas fluorescentes de forma que cada cromossomo é identificado pois aparece em uma cor única.

A técnica FISH (hibridação *in situ* fluorescente) emprega o uso de sondas (fragmentos de DNA) marcados com fluorocromos. Essas sondas se ligam aos seus correspondentes homólogos do DNA, podendo ser visualizados com um microscópio de fluorescência. Pode ser utilizada para determinar a existência de deleções, duplicações e reorganizações cromossômicas. É altamente eficaz (98%).

Nomenclatura

A fórmula cromossômica se estabelece citando em primeiro lugar o número total de cromossomos, em seguida uma vírgula e o par de cromossomos sexuais. Em indivíduos normais, portanto, teríamos 46,XX para uma mulher ou 46,XY para um homem.

Descreve-se então as possíveis anomalias, onde "p" é o braço curto, "q", o longo, "Cen", o centrômero, "Ter" o telômero, "del", uma deleção, "dup", uma duplicação, um sinal " + " ou "–" antes do número de um cromossomo significa ganho ou perda respectivamente, e ".../..." significa mosaicismo.

Exemplos:

- 47,-XX + 21 (indivíduo feminino, com um cromossomo 21 a mais)
- 45,-X (síndrome de Turner, faltando um cromossomo X)
- 46,-XX, 8p+ (mulher, com material cromossômico adicional no braço curto do cromossomo 8)
- 46,-XY / 47,-XY + 21 (indivíduo masculino mosaico, com uma linhagem celular normal e outra com duplicação do cromossomo 21).

Se formos especificar uma banda, ela será específica de acordo com o número do cromossomo, braço, região e banda. As regiões são numeradas do centrômero em direção ao telômero. Então a banda 1q32 indica a região 3, banda 2, do braço longo do cromossomo 1.

Aplicações médicas da análise dos cromossomos

a) Diagnóstico clínico
Pode auxiliar no diagnóstico clínico, especialmente em pacientes com malformações congênitas que envolvem vários sistemas, retardo mental e dificuldade de aprendizado, crescimento deficiente ou alterações no desenvolvimento sexual.

b) Ligação e mapeamento
Permite estabelecer a atribuição de genes específicos humanos nos grupos de ligação e posição no cromossomo.

c) Polimorfismo
Diferenças menores no padrão de bandeamento que podem ser herdadas são frequentes. Esses polimorfismos muitas vezes podem ser usados na investigação de cromossomos individuais através de famílias, e permite auxiliar na determinação da fonte do gameta anormal em anomalias cromossômicas, como num recém-nascido com trissomia.

d) Estudos de malignidade
Uma das primeiras aplicações do bandeamento Q foi a demonstração do chamado cromossomo Filadélfia, encontrado em células da medula óssea da maioria dos pacientes com leucemia mieloide crônica (aproximadamente 90%). Há uma translocação do braço longo dos cromossomo 9 para o braço longo do 22. Sua ausência é um indicativo de mau prognóstico. Pode também ser encontrado em 10% a 15% dos pacientes com leucemia linfocítica aguda, mas neste caso, sua presença indica um mau prognóstico.

No olho, podemos lembrar o retinoblastoma, que está comumente associado à mutação de um gene específico no cromossomo 13 ou à deleção de uma parte do cromossomo contendo o gene.

e) Problemas reprodutivos
Os abortos espontâneos acontecem em aproximadamente 20% das gestações; durante o primeiro trimestre de gestação, 50% dos casos apresentam anomalias cromossômicas; no segundo semestre, 20%. A análise cromossômica pode, também, ser utilizada na determinação da causa de infertilidade ou abortos repetidos, embora apenas uma pequena proporção dos casais com tais problemas tenha uma anomalia cromossômica em um dos pais, que poderia explicar suas dificuldades reprodutivas.

f) Diagnóstico pré-natal
Devido à conhecida associação de anomalias cromossômicas com idade materna avançada, associada à facilidade e relativa segurança com que o cariótipo do feto pode ser determinado muitas mulheres grávidas idosas optam por realizar a amniocentese, permitindo a análise dos cromossomos do feto. Anomalias cromossômicas familiares podem também ser previstas por esta técnica.

Análise do cromossomo sexual pelo esfregaço de células epiteliais

Quando se faz um esfregaço de células epiteliais, da bochecha, por exemplo, e se cora, observamos, na imersão a óleo, o segundo cromossomo X como uma massa escura aderente ao envelope nuclear, que é chamada de corpúsculo de Barr. Esse cromossomo é típico das mulheres, já que os homens não possuem dois cromossomos X. Esse cromossomo é mantido inativo durante o desenvolvimento, por um fenômeno denominado inativação do X ou lionização. No entanto, até 20% dos genes deste cromossomo vão escapar à inativação. Qual dos cromossomos vai ser mantido inativo é aleatório, o que significa que parte das células sofrerão influência do cromossomo X do pai, e a outra parte, da mãe. No entanto, se houver um problema estrutural com um dos cromossomos X, este será preferencialmente o inativado. Se o cromossomo X anormal tiver uma translocação de um autossomo, a inativação será do cromossomo X normal, para proteger o autossomo, já que, se o X translocado for inativado, o processo de inativação pode envolver também uma parte do autossomo. Isso adquire importância em distúrbios recessivos ligados ao X, como veremos a seguir. Uma célula com o X materno inativado irá dar origem somente a células com X materno inativado, o mesmo ocorrendo com aquelas em que o cromossoma X paterno é o inativado.

UNIDADES HEREDITÁRIAS II: GENES

Noções gerais

Como já exposto, cada cromossomo é composto de várias unidades pequenas chamadas genes, sendo que cada gene ocupa um determinado lugar naquele cromossomo, que é chamado de lócus. Os genes que têm seus lócus em um mesmo cromossomo, e, portanto, são geralmente passados juntos para o mesmo gameta, são denominados genes ligados (quando a taxa de recombinação gênica entre eles for menor do que 5%) ou sintênicos (quando for maior do que 5% e menor do que 50%).

Alelos

Alelos são diferentes formas alternativas possíveis de um gene que podem ocupar o mesmo lócus. Ainda que possa haver alelos múltiplos na população, cada lócus contém somente um alelo.

Polimorfismo

O polimorfismo se refere às múltiplas formas alélicas encontradas na população; por exemplo, no lócus ABO, podemos ter o alelo A, o B ou o O. Quando existe outro alelo possível, mas está presente em menos de 1% da população, não é polimorfismo, mas idiomorfismo, da mesma maneira que, quando está presente em mais de 99% da população é monomorfismo. Um alelo encontrado em mais de 5% da população é considerado comum, e quando for menos do que 0,1%, raro.

Cerca de 25% dos genes humanos apresentam polimorfismo. Os outros 75% são monomórficos. Por exemplo, os genes α e β para hemoglobina, que são iguais em todos os seres humanos.

Genótipo, fenótipo e fenocópia

O genótipo de um indivíduo é a sua constituição genética, normalmente se referindo a um único lócus.

O fenótipo é a expressão do genótipo, com suas características morfológicas, bioquímicas, fisiológicas ou comportamentais. Ou seja, determina as características visíveis ou mensuráveis do indivíduo. O fenótipo não é determinado unicamente pelo genótipo do indivíduo, normalmente resulta de interações entre genótipo e meio ambiente (como dieta, infecção e idade) em maior ou menor grau. Altura e peso são bons exemplos desta interação.

Há anomalias congênitas de etiologia exógena que podem mimetizar defeitos genéticos, ou seja, o indivíduo apresenta um genótipo que em um ambiente mais comum apresenta um fenótipo normal, mas que, em um ambiente que foi alterado, vai apresentar um fenótipo anômalo. A isso se chama de fenocópia.

Homozigose e heterozigose

Cada gene em um cromossomo apresenta um gene correspondente, ocupando o lócus equivalente no outro cromossomo do par. Esse par de genes, um herdado do pai e outro da mãe, determinam as características físicas. Eles podem ser idênticos (homozigotos) ou não semelhantes (heterozigotos). Um heterozigoto composto é aquele em que dois alelos mutantes diferentes, potencialmente patogênicos, estão presentes, em vez de um alelo normal e um mutante.

Dominância e recessividade

O gene de um par heterozigoto que for expresso é o dominante; aquele que não for expresso é o recessivo. O gene dominante pode ser expresso tanto em homozigose quanto em heterozigose, enquanto o recessivo apenas será expresso em homozigose.

Para sabermos se determinada doença é dominante ou recessiva, temos que saber se o gene anormal é o dominante ou o recessivo. Um indivíduo heterozigoto vai ser clinicamente normal se o gene patogênico for recessivo e anormal se for dominante.

Genes dominantes e recessivos podem estar tanto nos cromossomos sexuais quanto nos autossômicos. Na realidade, é o caráter (expressão fenotípica de um gene) que é dominante ou recessivo, mas o uso consagrou os termos gene dominante e gene recessivo.

Portador

Um indivíduo que tem determinado gene recessivo, que causa uma doença, sem que a manifeste fenotipicamente (ou seja, este gene tem por par um gene normal), é denominado carreador ou portador do gene.

Codominância e herança intermediária:

Se os alelos de um par não apresentam dominância um sobre o outro, e ambos são completamente expressados no heterozigoto, ou expressos de maneira semelhante, os genes são denominados codominantes. Como exemplo, podemos citar os grupos sanguíneos, onde o indivíduo *AB* expressa tanto o gene *A* quanto o *B*. Observe que ambos são dominantes sobre o gene *O*, e, portanto, um indivíduo *B* pode ser *BB* ou *BO*, o *A* pode ser *AA* ou *AO*, mas o *O* só pode ser *OO*. Se o heterozigoto é diferente de ambos os homozigotos, diz-se que os genes envolvidos apresentam uma herança intermediária ou dominância parcial. Isso pode ser notado facilmente em plantas, como na *Mirabillis jalapa*, em que o cruzamento de flores brancas e vermelhas dá flores rosas, e, no cruzamento das rosas, pode-se obter novamente flores brancas e vermelhas.

Na patologia humana, a herança intermediária pode ser vista na hipercolesterolemia familiar. Nela, indivíduos HH apresentam níveis elevados de colesterol que não respondem ao tratamento dietético, muitas vezes sofrendo infarto do miocárdio já na segunda década de vida; indivíduos Hh apresentam níveis elevados de colesterol, porém, além de ser menos elevado que o anterior, responde ao tratamento dietético, e indivíduos hh apresentam níveis normais de colesterol.

Em oftalmologia, os casos de herança intermediária são principalmente aqueles relacionados a genes ligados ao sexo. Com estes genes ligados ao sexo, o efeito completo é manifesto no homem, já que não há um alelo normal para modificar sua expressão. Na mulher portadora o quadro é mais leve, porque há outro gene normal. Um exemplo seria a coroideremia.

Consanguinidade

Como os genes raros recessivos são transmitidos nas famílias e, portanto, são concentrados em grupos familiares, o risco de um portador casar com outro é maior casando-se com um parente próximo do que com um estranho, já que possuem um ancestral comum. Na verdade, primos de primeiro grau podem partilhar mais de um gene recessivo deletério, pois eles possuem um oitavo de seus genes em comum, e sua descendência será, na média, homozigota para 1/16 de seus lócus gênicos.

Portanto, digamos um gene recessivo raro, que ocorra na população na proporção de 1/30.000. Se tivermos um heterozigoto para a condição, é óbvio que se ele se casar com uma prima, que partilha 1/8 dos seus genes, a chance de que ela também tenha o gene recessivo deletério é, obviamente, muitíssimo maior do que se fosse outra pessoa qualquer da população.

Filhos nascidos de primos em primeiro grau têm o dobro de chance de ter um distúrbio genético (6% a 8%) do que aqueles nascidos de um casal não relacionado geneticamente (3% a 4%). Este é o motivo pelo qual casamentos consanguíneos apresentam mais chances de apresentar distúrbios genéticos na descendência, pois os genes raros tendem a se "encontrar".

Isolados genéticos

Algumas pequenas populações, separadas por geografia, religião, cultura ou linguagem, apresentam uma frequência de certos genes recessivos raros diferente da população em geral; estes são os isolados genéticos. Mesmo que não haja diretamente uma consanguinidade nestas populações, como há uma escolha limitada dos parceiros, a chance de um casal de determinados isolados genéticos ter uma criança com distúrbio autossômico recessivo pode ser igual àquela observada em casamentos de primos em primeiro grau. Um exemplo é o gene da doença de Tay-Sachs, que se desenvolve na idade de 6 meses levando a criança a cegueira, aparecendo uma mancha vermelho-cereja no fundo de olho, e ocorrendo posteriormente regressão mental e física. Essa doença é 100 vezes mais comum na comunidade judia Ashkenazi.

Amplificação gênica

A amplificação gênica ocorre quando múltiplas cópias de um determinado gene são formadas devido a rodadas múltiplas de síntese de DNA dentro de um mesmo ciclo celular. Essas cópias podem ser arrumadas de maneira repetida dentro do cromossomo, (Fig. 3-5) sendo esses segmentos duplicados denominados *amplicon*, ou formar uma estrutura que parece um cromossomo extra, mas sem um centrômero. Essa amplificação leva a um aumento dos níveis da proteína que o gene está codificando.

A amplificação gênica pode trazer dois problemas no curso do desenvolvimento e tratamento de um câncer:

a) Amplificação dos genes envolvidos no ciclo celular, os proto-oncogenes, contribuindo para um crescimento celular descontrolado e subsequente desenvolvimento tumoral. Ocorre em muitos tumores, como no neuroblastoma, onde pode ser detectado em 25% dos casos.

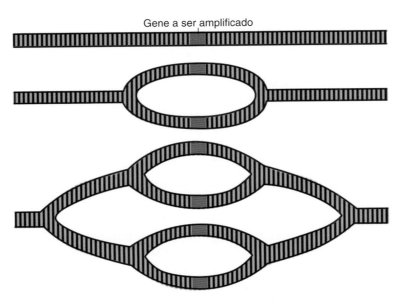

FIGURA 3-5 Amplificação gênica.

116 **CAPÍTULO 3** Genética

b) Resistência aos fármacos nas células cancerosas, que podem ser tornar resistentes ao metotrexato. Este fármaco inibe a dihidrofolase redutase, uma enzima que reduz o ácido fólico para a sua forma ativa, e que está envolvida na síntese de DNA. As células cancerosas podem amplificar o gene que produz a enzima, aumentando os seus níveis intracelulares e, portanto, conseguindo sobrepujar o efeito do fármaco.

Impressão gênica

Geralmente não há diferença funcional entre o gene herdado da mãe e o do pai, ainda que um possa ser dominante e o outro recessivo. Mas, embora isso seja verdade para a maior parte dos nossos genes, em alguns deles (já foram descobertos 100 nos autossomas humanos) ocorre algo chamado de impressão gênica, que inativa seletivamente um dos dois alelos. A impressão é dita materna, quando for dela o gene inativado, e paterna, quando for do pai. A impressão ocorre no gameta, antes da fertilização, e, portanto, vai ser transmitida a todas as células somáticas através da mitose. Quando a descendência tiver uma mutação no alelo que o estiver ativo, vai aparecer a síndrome correspondente. Da mesma maneira, um gene que deve estar impresso e não está, também gera uma síndrome.

Pseudogenes

Os pseudogenes são sequências de nucleotídeos no DNA que lembra um gene funcional, mas não apresentam porções íntrons, e não são transcritas, geralmente por não terem uma sequência promotora. Não são, portanto, funcionais. Acredita-se que os pseudogenes surjam pela duplicação de um gene existente por um *crossing over* desigual, com perda do promotor ou outras regiões próximas necessárias para a transcrição, ou por mutações.

Representação gênica

Uma letra itálica maiúscula vai ser utilizada para indicar um gene dominante, e a mesma letra minúscula para o alelo recessivo correspondente. Em casos de codominância, são utilizadas letras maiúsculas, diferentes, para cada uma das características.

Por exemplo, se quiséssemos descrever os genes responsáveis pela distrofia de Bückler corneana, que é autossômica dominante, onde B é o gene determinante da doença e b o normal, poderíamos ter:

Genótipos	Fenótipos
BB	Distrofia de Bückler
Bb	Distrofia de Bückler
bb	Córnea normal

Prováveis genótipos da descendência

Para termos uma ideia da proporção provável de genótipos na descendência, podemos montar um quadro, que é chamado de quadrado de Punnett, onde se coloca os gametas de um dos pais nos extremos superior e do outro no extremo esquerdo, com as suas possíveis progênies nos espaços centrais, cruzando o gene da fileira com o da coluna correspondentes. Por exemplo, em dois heterozigotos para a distrofia de Bückler, um distúrbio autossômico dominante:

	B	*b*
B	*BB*	*Bb*
b	*Bb*	*bb*

Logo, neste caso, teríamos ¾ dos pacientes expressando a distrofia (1/4 homozigoto dominante – *BB* – e 2/4 heterozigotos – *Bb*) e ¼ não expressando-a (homozigoto recessivo – *bb*). Claro que, se a distrofia fosse recessiva, teríamos somente um quarto de indivíduos afetados, aqueles homozigotos recessivos *bb*.

HERANÇA MONOGÊNICA AUTOSSÔMICA

Heranças autossômicas

A herança autossômica, ao contrário da ligada ao sexo, como veremos mais adiante, se caracteriza por acometer homens e mulheres praticamente na mesma proporção.

Vamos primeiro ver a distribuição gênica autossômica possível na descendência de acordo com o genótipo dos pais para depois analisarmos a herança autossômica dominante e recessiva.

Distribuição gênica autossômica nos filhos

Podemos ter as seguintes possibilidades:
- Pais homozigóticos dominantes (AA X AA).
- Pais homozigóticos recessivos (aa X aa).
- Um dos pais homozigótico dominante e o outro recessivo (AA X aa).
- Um dos pais homozigótico dominante e o outro heterozigótico (AA X Aa).
- Um dos pais homozigótico recessivo e o outro heterozigótico (aa X Aa).
- Dois pais heterozigóticos (Aa X Aa).

Dois pais homozigóticos dominantes ou dois pais homozigóticos recessivos

Quando os dois pais forem homozigóticos dominantes ou recessivos para determinado gene, obviamente todos os filhos serão também.

	A	A
A	AA	AA
A	AA	AA

	a	a
a	aa	aa
a	aa	aa

Um dos pais homozigótico dominante e o outro recessivo

Colocando-se os dados no quadrado de Punnett:

	A	A
a	Aa	Aa
a	Aa	Aa

Neste caso, todos os filhos serão heterozigóticos, expressando o caráter do gene dominante.

Se o gene dominante for o normal, ou seja, o distúrbio for recessivo, todos os filhos serão fenotipicamente normais, e se o gene dominante for o anormal, ou seja, um distúrbio dominante, todos os filhos serão fenotipicamente anormais.

Um dos pais homozigótico dominante e o outro heterozigótico

Colocando-se os dados no quadrado de Punnett:

	A	A
A	AA	AA
a	Aa	Aa

Logo, neste caso, metade dos filhos serão homozigóticos dominantes e metade heterozigóticos, mas todos expressarão o gene dominante A. Se a doença for recessiva, nenhum dos filhos apresentará o quadro, mas 50% serão carreadores.

Um dos pais homozigótico recessivo e o outro heterozigótico

Colocando-se os dados no quadrado de Punnett:

	a	a
A	Aa	Aa
a	aa	aa

Se o distúrbio for dominante, o pai afetado (Aa) irá passar o gene da doença para metade dos filhos, que serão heterozigotos e irão expressar o distúrbio, e a outra metade dos filhos serão homozigóticos recessivos, portanto não expressando o gene dominante.

Em uma doença recessiva, onde *a* equivale ao gene que causa a doença e *A* o gene normal, o cruzamento de um heterozigótico, que não expressa a doença, sendo portanto um portador, com um homozigótico recessivo, que expressa, gera uma descendência com metade dos indivíduos afetados, simulando um distúrbio dominante. Essa herança é denominada herança quasidominante.

Quando o distúrbio autossômico dominante é por um gene raro, somente a combinação de um indivíduo heterozigoto com um recessivo, que é normal, é suficientemente frequente para ser significante na prática. Obviamente, um indivíduo homozigoto para o gene da doença seria muito difícil de se encontrar, já que ambos os pais teriam que ter o gene.

Dois pais heterozigóticos

Colocando-se os dados no quadrado de Punnett:

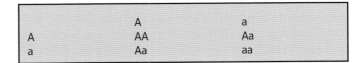

	A	a
A	AA	Aa
a	Aa	aa

Neste caso, teremos 25% dos filhos homozigóticos dominantes, expressando o gene, 25% homozigóticos recessivos, não o expressando, e 50% heterozigóticos, expressando a característica do gene dominante.

Doença autossômica dominante

Sua distribuição será feita de acordo com os quadrados de Punnett, considerando-se que o gene dominante é o anormal. Neste tipo de distúrbio, como pode ser observado, os indivíduos afetados passam o gene para a descendência mesmo quando o outro pai não é afetado. Se o indivíduo for afetado, pode passar o gene para a metade dos filhos, se for heterozigótico, ou para todos, se for homozigótico.

Indivíduos não afetados não passam o gene anormal para os filhos (não há portador), já que, se ele tiver o gene anormal, mesmo em heterozigose, irá manifestá-lo. Logo, o distúrbio é vertical, não "pula" gerações, aparecendo no avô, não no pai, e depois no filho. Se em uma das gerações, o gene não for transmitido, as próximas também serão normais.

Um grande número de doenças raras graves, com manifestações oculares, são transmitidas desta forma:

- Algumas formas de glaucoma juvenil.
- Síndrome de Marfan.
- Cegueira noturna estacionária congênita.
- Osteogênese imperfeita.
- Todas as facomatoses:

- Neurofibromatose.
- Doença de von Hippel-Lindau.
- Esclerose tuberosa.
- Síndrome de Sturge-Weber.
- Síndrome de Louis-Bar.

Distúrbios autossômicos recessivos

Sua distribuição será feita de acordo com os quadrados de Punnett, considerando-se que o gene anormal é o recessivo. Neste tipo de distúrbio, os indivíduos afetados só podem ter filhos afetados se o outro pai também for, ou se for heterozigoto. Se o indivíduo for afetado, mas o outro genitor for homozigótico normal, nenhum filho irá manifestar a doença, ainda que traga o gene, já que o gene dominante é o normal.

Indivíduos não afetados heterozigóticos são portadores e podem passar o gene anormal para os filhos, e a partir daí para os netos, bisnetos etc. sem que se manifeste a característica, até que haja um cruzamento com outro indivíduo que também possua o gene. Poderá ser então gerado um indivíduo homozigótico que vai, portanto, manifestar o distúrbio. Por isso, a consanguinidade é importante neste tipo de herança. Logo, o distúrbio apresenta um padrão de herança horizontal, "pulando" gerações, aparecendo no avô, não no pai, e depois no filho. Mesmo se numa das gerações não for observada a característica em questão, as próximas gerações poderão apresentá-la.

Entre os distúrbios autossômicos recessivos de interesse oftalmológico, podemos citar:
- Síndrome de Lawrence-Moon-Biedl.
- Erros inatos do metabolismo:
  - Albinismo oculocutâneo.
  - Deficiência de galactocinase.
  - Doença de Tay-Sachs.

HERANÇA MONOGÊNICA SEXUAL

Dados gerais

Os genes "ligados ao sexo" podem ser transmitidos tanto pelo cromossomo X quanto pelo Y. As doenças ligadas ao cromossomo X podem teoricamente afetar tanto homens quanto mulheres, podendo ser dominante ou recessivo, enquanto aquelas ligadas ao Y obviamente só irão afetar os indivíduos do sexo masculino. Um homem é hemizigoto com respeito aos genes ligados ao X, enquanto a mulher pode ser homozigota ou heterozigota.

Heranças monogênicas sexuais

Podem ser de três tipos:

- Recessiva ligada ao X.
- Dominante ligada ao X.
- Ligada ao Y.

Herança recessiva ligada ao X

Um distúrbio recessivo ligado ao X vai se manifestar em todos os homens que possuem o gene, já que eles têm apenas um cromossomo X, mas nas mulheres, só irá se manifestar quando ela for homozigota para este gene. Logo, as doenças recessivas ligadas ao X praticamente estão restritas aos homens.

Observe o quadrado de Punnett mostrando o genótipo da descendência de uma mulher portadora de um gene recessivo para uma determinada doença e de um homem normal, onde X_H representa o gene dominante no cromossomo X e X_h o seu alelo recessivo:

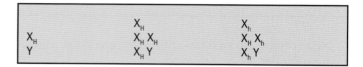

A descendência será, portanto, de uma mulher normal, uma portadora que não expressa o gene, um homem normal e um afetado. Observe que nenhuma das filhas irá desenvolver a doença, mas metade dos filhos, sim. No entanto, se uma das filhas tiver um cromossomo com problema estrutural e herdar o gene recessivo no outro, ou em um comossomo X que tiver uma translocação, a mulher será afetada pela doença. Isso ocorre porque, como já vimos, nesses casos a inativação do cromossomo X não seria aleatória, deixando os cromossomos X com o distúrbio recessivo ativo.

O homem sem o gene recessivo, portanto, não poderá transmiti-lo, enquanto as mulheres portadoras poderão. Já um homem afetado que case com uma mulher normal irá necessariamente transmitir o gene para suas filhas, que serão todas portadoras, já que receberam o cromossomo X do pai, e jamais para os filhos, já que para eles é o cromossomo Y que será herdado do pai.

Observe o quadro:

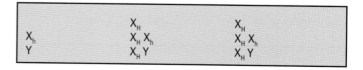

Um exemplo clássico deste tipo de herança é a hemofilia.
Em oftalmologia, podemos citar a deuteroanopsia, em que há uma deficiência na percepção do verde, albinismo e alguns tipos de retinose pigmentar.

Herança dominante ligada ao X

A herança dominante ligada ao X atinge tanto homens quanto mulheres, mas, ao contrário da recessiva, apresenta uma chance duas vezes maior nas mulheres de ser atingida, já que elas possuem dois cromossomos X, e os homens, apenas um. Como é fácil de se imaginar, os homens atingidos irão transmitir a doença para todas as filhas (como elas não herdaram o cromossomo Y, obrigatoriamente herdaram o X com o gene dominante do pai) e nenhum dos filhos (já que eles vão herdar obrigatoriamente o Y do pai).

Veja o quadro:

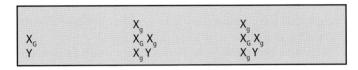

Já quando uma mulher atingida heterozigota tem filhos com um homem normal, metade dos filhos e filhas irão ter a doença:

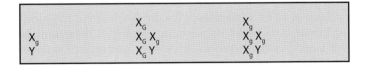

Poucas doenças genéticas exibem o modelo de dominância ligada ao X, como a hipofosfatemia ou raquitismo resistente à vitamina D.

Herança ligada ao Y

Os genes do cromossomo Y tem herança holândrica, se transmitindo exclusivamente na linha masculina, passando de um homem afetado para todos os seus filhos homens. Como o cromossomo Y só ocorre em homens, nenhuma mulher será afetada ou portadora. O único exemplo conhecido deste tipo de herança é a hipertricose auricular.

VARIAÇÕES CLÍNICAS E GÊNICAS DAS AFECÇÕES HEREDITÁRIAS

Noções gerais

Se os fenótipos normal e anormal puderem ser facilmente distinguidos, o modelo de herança geralmente pode ser prontamente estabelecido. No entanto, as pessoas com o distúrbio podem não apresentar um modelo óbvio familiar, mesmo que a incidência da anormalidade seja claramente maior dentro dela do que na população.

Alguns dos fatores que podem afetar a expressão gênica e confundir a interpretação dos dados de heredogramas são:
- Penetrância.
- Expressividade variada.
- Ligação.
- Pleiotropia.
- Heterogeneidade genética.
- Heterogeneidade alélica.
- Digenia ou poligenia.
- Interação gênica.
- Epistase
- Idade de manifestação.
- Distúrbios relacionados ao sexo.

Penetrância

A penetrância se aplica à habilidade de um gene se expressar como um todo, ou seja, é a probabilidade de que um alelo terá uma expressão fenotípica. Quando a frequência de expressão é menor do que 100%, ou seja, quando alguns indivíduos com o genótipo não expressam o fenótipo, dizemos que a penetrância é incompleta ou reduzida. Aqui não nos importa se o indivíduo apresenta um quadro leve ou grave, simplesmente se o manifesta ou não, é tudo ou nada. Pode ocorrer pela ação de outros genes, chamados de genes modificadores, que modulam a sua ação, ou mesmo por fatores ambientais.

Expressividade variada

A expressividade se refere à gravidade de expressão daquele fenótipo entre os indivíduos que possuam o mesmo gene patogênico. Um gene patogênico pode ser completamente expresso, ter expressividade diminuída ou mesmo não se expressar. Quando a gravidade da doença difere em pessoas com o mesmo genótipo, podemos dizer que o fenótipo tem expressividade variada.

Determinada característica genética pode ter sua expressividade variando de suave a grave, mesmo dentro de uma determinada família. Na síndrome de Marfan, por exemplo, podemos ter um avô afetado, um pai normal, e um neto também gravemente afetado. Como o distúrbio é autossômico dominante, o pai necessariamente teria que ter o gene, mas apresentou uma forma frusta da doença.

Outro exemplo é a neurofibromatose, em que indivíduos genotipicamente afetados podem ter somente manchas café-com-leite na pele ou podem ter um quadro mais grave, com neoplasias do sistema nervoso central ou gliomas do nervo óptico. Uma possível explicação para isto é que outros genes do indivíduo poderiam "modular" o efeito observado.

Ligação genética

Alguns genes, como já vimos, estão situados próximos no cromossomo, e por isto são herdados juntos.

Como exemplo, temos os genes que transmitem o complexo HLA (antígeno leucocitário humano), contendo vários genes importantes no complexo imunológico.

No entanto, pode haver *crossing over* durante a meiose separando estes genes, que, portanto, não serão mais herdados como um todo, fazendo que partes das características que eram observadas na síndrome de um dos pais ou avós não sejam mais observadas. Quanto maior a distância entre esses genes dentro do cromossomo, maior a possibilidade de que esse *crossing over* ocorra.

Pleiotropia

Cada gene tem somente um efeito primário, já que dirige a síntese de uma cadeia polipeptídica. No entanto, esse efeito primário pode ser expresso de maneira diferente em uma variedade de órgãos, produzindo um complexo de sintomas. Na pleiotropia, portanto, um único gene pode ter influência em várias características.

Logo, o efeito de um gene patogênico pode ser relativamente leve, como na cegueira a cores, no qual nada mais parece estar envolvido, ou amplo, na qual várias anomalias são vistas. Um exemplo é a anemia falciforme, que não apenas predispõe à hemólise das células anormais. As células alteradas também se depositam nos pequenos vasos, induzindo, por exemplo, fibrose esplênica, infarto dos órgãos e alterações ósseas. É interessante notar que, em um distúrbio com um complexo de sintomas, alguns caracteres determinados pelo gene podem ser recessivos, ocorrendo só em homozigose, enquanto outros, determinados pelo mesmo gene, serem dominantes, podendo ocorrer mesmo em heterozigose, ou ainda serem codominantes. O pleiotropismo, então, indica efeitos fenotípicos múltiplos secundários a um único gene mutante ou par de genes.

O pleiotropismo pode ser encontrado, por exemplo:
- Na síndrome Laurence-Moon-Biedl.
- Na galactosemia.
- Na síndrome de Marfan.
- Na osteogênese imperfeita.

Heterogeneidade genética ou não alélica

Existem casos onde uma mesma característica pode ser causada por mutações em vários lócus (não todos juntos, mas em qualquer um deles). Se a mutação em lócus diferentes podem produzir independentemente o mesmo caráter ou caracteres que são difíceis clinicamente de se distinguir, este caráter é conhecido como heterogêneo. Por exemplo, a surdez infantil pode ser causada por muitos tipos diferentes de mutações autossômicas recessivas. A retinose pigmentar também apresenta heterogeneidade genética. Alguns desses genes são dominantes, outros recessivos, autossômicos ou ligados ao X.

Heterogeneidade alélica

A heterogeneidade alélica se refere ao fato que diferentes mutações no mesmo lócus podem causar um fenótipo similar ou idêntico. Por exemplo, várias mutações diferentes no lócus β-globina podem causar β-talassemia.

Digenia ou poligenia

Na digenia, determinada característica é secundária a dois pares de genes defeituosos. Existe um tipo de retinose pigmentar, por exemplo, em que cada um dos pais é portador de um gene mutante em um lócus diferente para a doença, tendo visão normal, mas os filhos heterozigóticos para ambos os lócus vão desenvolver a patologia (Fig. 3-6).

Algumas características, como altura e cor da pele são herdadas como um resultado da combinação de alelos em três ou mais lócus diferentes, são as heranças poligênicas. Esses múltiplos genes podem estar em um único cromossomo, mas normalmente estão distribuídos em cromossomos diferentes.

O número de genes que necessitam estar afetados, na poligenia, para a manifestação da doença, é denominado limiar crítico. Assim, se uma patologia, determinada por cinco genes diferentes, necessitar que quatro estejam afetados para a manifestação da doença, este é o limiar crítico.

Em alguns casos, os sintomas vão se tornando mais graves à medida que mais desses genes determinantes estejam afetados, até que a manifestação da doença seja total, quando atingir o limiar crítico. A isso denomina-se variação quase contínua.

Uma herança poligênica não deve ser confundida com uma multifatorial, em que tanto os fatores ambientais como os genéticos podem estar envolvidos. Ambas podem estar presente para uma mesma característica. A cor da pele, por exemplo, é uma herança poligênica, pois mais de um gene está envolvido, e multifatorial, pois os fatores ambientais também são importantes. Em oftalmologia, podemos destacar a miopia, a degeneração macular senil e o glaucoma crônico de ângulo aberto.

Interação gênica

A expressão de um gene pode ser afetada pelo seu próprio alelo normal, pela presença de genes específicos em outros lócus envolvidos na mesma rota biossintética ou pelo resto do genoma, o "ambiente genético".

Se tivermos uma família de pessoas de baixa estatura, um paciente com Marfan pode não ter uma altura tão alta que chame a atenção, assim como o retardo mental da síndrome de Down pode ser menos manifesto em pacientes de uma família de pessoas muito inteligentes. Esta é a influência do ambiente genético.

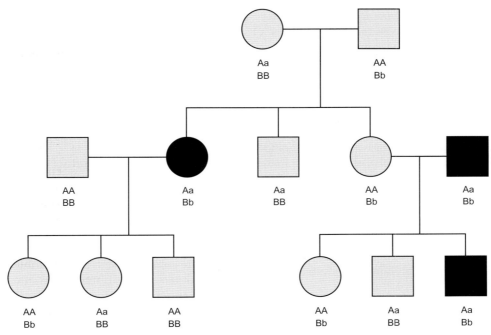

FIGURA 3-6 Exemplo de herança digênica na retinose pigmentar.

Epistase

Na epistase, um gene em um lócus altera a expressão fenotípica de um gene em um segundo lócus. Os genes do primeiro lócus são chamados de epistáticos para aqueles genes do segundo lócus, e o segundo lócus são hipostáticos para aqueles do primeiro lócus. Por exemplo, mesmo que o indivíduo tenha genes codificando para olhos castanhos, se o indivíduo tiver albinismo ocular, eles não serão manifestos fenotipicamente.

Idade de manifestação

Uma doença congênita é aquela que se manifesta ao nascimento, não sendo necessariamente genética, podendo ter causas variadas, como uma infecção intrauterina (toxoplasmose, citomegalovírus) etc.

Uma doença genética pode ser congênita ou se manifestar mais tarde. Algumas doenças normalmente se manifestam em uma idade característica, como a galactosemia, logo após o nascimento, enquanto outras podem se apresentar em idades muito variadas, como a diabete, que pode normalmente aparecer dos 0 aos 80 anos.

Genes limitados a um sexo e genes controlados pelo sexo

Existem genes situados nos autossomos que se manifestam fenotipicamente em apenas um dos sexos; exemplos são os genes responsáveis pelo tipo de barba, ou pelo tipo e quantidade de leite produzido. Estes são os limitados a um sexo. Da mesma maneira, uma doença também pode ser autossômica e ser expressa somente em um dos sexos, como na puberdade precoce, onde homens heterozigotos sofrem um ímpeto de crescimento por volta dos quatro anos de idade. Um distúrbio também pode ser autossômico e se expressar nos dois sexos, mas muito mais num do que no outro. Como exemplo, podemos citar a trissomia do cromossomo 18 (síndrome de Edwards, que será estudada mais adiante), em que a incidência em mulheres é 3 a 4 vezes maior. Uma possível explicação para isso é que os fetos femininos seriam mais viáveis *in utero* do que os masculinos, que, devido a isso, geralmente não chegariam a termo.

Outros genes nos autossomos se manifestam de maneira diferente nos dois sexos, como aqueles responsáveis pela determinação dos diferentes tipos de voz da mulher (soprano, meio-soprano e contralto) e no homem (tenor, barítono e baixo). Estes são os genes controlados pelo sexo.

CLASSIFICAÇÃO DAS DOENÇAS GENÉTICAS

Noções gerais

Um caráter é normalmente o resultado da ação conjunta de fatores genéticos e ambientais, mas em algumas doenças os defeitos na *informação genética* têm importância primária,

122 CAPÍTULO 3 Genética

enquanto em outras os *riscos ambientais*, incluindo riscos do ambiente intrauterino, são os fatores principais, e em outras ainda a *combinação* da constituição genética e ambiental é responsável.

Grupos de doenças genéticas

As doenças genéticas podem, *grosso modo*, ser divididas em três grupos principais:

- *Doenças gênicas*: causadas por genes mutantes de grande efeito, como distúrbios do armazenamento e erros inatos do metabolismo. São chamados também de distúrbios mendelianos, já que seguem os padrões mendelianos de herança. São responsáveis por menos de 2% das doenças humanas. A maioria dessas doenças é rara; sendo que as mais comuns atingem normalmente até 1:500 a 1:1000, mas a maioria é bem menos comum. No entanto, contribuem significativamente para o espectro das doenças crônicas.

- *Doenças cromossômicas*: o defeito é devido a um excesso ou deficiência de todo o cromossomo ou de segmentos de cromossomos, que desarranjam o balanço normal do genoma. Portanto, envolve mutações genômicas ou cromossômicas. Normalmente, mas nem sempre, as doenças cromossômicas não percorrem as famílias. Aproximadamente 10% dos espermatozoides e 25% dos oócitos maduros apresentam algum tipo de alteração cromossômica. Num todo, estas doenças são muito comuns, afetando cerca de 1 em 150 nascimentos e totalizando praticamente a metade de todos os abortos espontâneos ocorridos no primeiro trimestre da gestação.

- *Doenças multifatoriais*: são aquelas causadas pela combinação de fatores genéticos e ambientais. O efeito total pode ser um defeito sério. Algumas características, como inteligência, altura e pressão sanguínea, apresentam caráter multifatorial. Inúmeras doenças comuns, como hipertensão, esquizofrenia, doenças coronárias, defeitos do tubo neural e diabetes também são multifatoriais. Um exemplo de doença ocular que segue um padrão multifatorial é a degeneração macular relacionada à idade (DMRI), que é a maior causa de perda visual irreversível nos países desenvolvidos. Tendem a se agrupar nas famílias, mas obviamente não mostram o padrão bem definido no heredograma dos caracteres gênicos simples. As doenças multifatoriais estão presentes em 5% da população pediátrica e em mais de 60% da população em geral. Constituem o principal grupo das doenças humanas, sendo esta, possivelmente, a causa de cerca de 99% das doenças. Aqui também se inclui um importante conceito médico que é a predisposição (conjunto de genes que facilitam a manifestação de um agente ambiental, que nesse caso age apenas como um disparador).

- *Doenças gênicas com padrões de herança não clássicos*: são doenças causadas por um único gene, mas não seguem os padrões mendelianos. Neste grupo estão incluídas aquelas causadas por mutações do DNA mitocondrial (já vistas no capítulo sobre citologia), as causadas por distúrbios do alelo não impresso nas impressões genômicas, os mosaicos gonadais, as mutações associadas a repetições longas de três nucleotídeos e as dissomias uniparentais.

Doenças causadas por mutações do DNA mitocondrial

O DNA mitocondrial (Cap. 1), de origem apenas materna, contém 37 genes que codificam para a atividade de respiração celular; os demais genes necessários para a função estão no DNA nuclear. Ao contrário do DNA nuclear, este é bastante compacto, não contendo íntrons (o que faz com que qualquer mutação tenha bastante chance de ter um efeito) e apresentando forma circular (Fig. 3-7).

As mutações no DNA nuclear seguem basicamente as leis de Mendel, mas as causadas por mutações mitocondriais, não. Neste tipo de herança, tanto homens quanto mulheres podem herdar a mutação, mas só as mulheres irão passar ele adiante para a sua descendência.

Como cada célula apresenta centenas de mitocôndrias, múltiplas cópias do DNA mitocondrial estão presentes. As mutações mitocondriais são frequentemente heteroplásmicas (ou seja, a célula apresenta DNA mitocondrial mutante e não mutante). Com sucessivas divisões celulares, algumas células vão manter a heteroplasmia, enquanto outras vão ir em direção à homoplasmia, seja de DNA com mutação ou sem mutação. A gravidade da doença depende da proporção entre os dois tipos de DNA.

A neuropatia óptica de Leber é um exemplo de doença de herança mitocondrial. Os homens são mais atingidos do que as mulheres (80% a 90% dos casos). Embora toda a descendência da mãe com o gene defeituoso o receba, apenas 50% a 70% dos filhos e 10% a 15% das filhas irão manifestar a doença. Como já foi dito, todas as filhas são carreadoras e vão passar adiante o gene para a sua prole, mas os filhos não vão passar para nenhum dos seus descendentes. Inicia normalmente entre os 15 e os 35 anos (mas podendo ser desde os 2 até os 80 anos). Causa uma perda visual, piorando ao longo de alguns meses, não dolorosa e central, em um dos olhos, que pode ser percebida como uma neblina ou um "desbotamento" das cores nesta área. O segundo olho normalmente é afetado semanas a meses mais tarde, embora o acometimento simultâneo possa acontecer em até 25% dos casos. A perda visual pode estar associada ao sintoma de Uhthoff (piora transitória da visão com exercício ou calor), tonturas, dores de cabeça, flashes luminosos e parestesia das pernas, mas normalmente não há outras queixas. A visão pode variar de próximo ao normal até amaurose, e a maioria fica com acuidade visual pior do que 20/200. A visão de cores

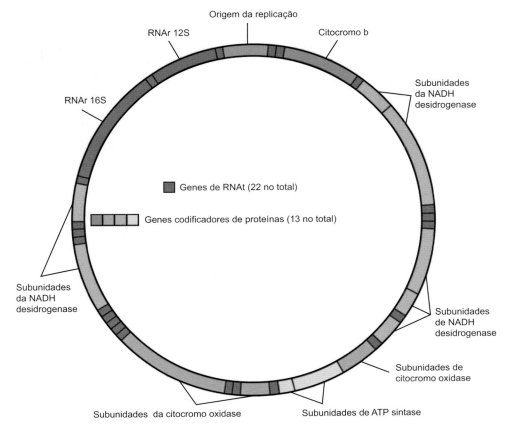

FIGURA 3-7 DNA mitocondrial.

também se encontra gravemente alterada já no início da doença, embora normalmente não apareça antes da diminuição da acuidade visual. A resposta pupilar está relativamente preservada, e o campo visual apresenta escotomas centrais ou ceco-centrais, que podem ser inicialmente relativos, mas rapidamente aumentam de tamanho e se aprofundam, gerando um defeito absoluto. O disco óptico pode estar normal ou se apresentar hiperemiado, com os vasos dilatados e tortuosos, hemorragias de disco e retina, edema macular, exsudatos, estrias retinianas e borramento das bordas papilares. Com o tempo, a papila se mostra atrófica.

Mosaicismo

O mosaicismo, como já foi visto, é a presença de duas ou mais linhagens celulares em um indivíduo, que diferem em sua constituição genética, mas que são derivadas de um único zigoto (quando forem originados de organismos diferentes, é chamado de quimerismo). Ele pode envolver todo um cromossomo ou apenas um único gene, iniciando em uma única célula. Uma vez gerada, a mutação é transmitida a todas as suas células filhas, formando uma nova linhagem celular.

Pode surgir na vida embrionária, fetal ou no período pós-natal. Quanto mais precoce, maior o número de células da linhagem com mutação e, portanto, maior a gravidade do fenótipo.

Distúrbios de expansão repetidas de *triplets*

Esses distúrbios são causados por uma longa repetição de três nucleotídeos. O genoma humano apresenta normalmente várias sequências de trinucleotídeos repetidos, normalmente na faixa de 6 a 54 repetições cada uma. Quando houver um erro na replicação, o número destas repetições pode aumentar mais ainda, o que é chamado de pré-mutação. Por exemplo, o gene FMR1, situado na parte distal do braço longo do cromossomo X, costuma apresentar menos de 50 repetições CGG. Na pré-mutação, este número aumenta para 50 a 200 repetições. Se, em uma meiose subsequente aumentar ainda mais o número de repetições, uma mutação completa pode ocorrer, gerando a síndrome.

Outros exemplos de distúrbios de expansão repetida de *triplets* são o distúrbio de Huntington e a distrofia miotônica (Fig. 3-8).

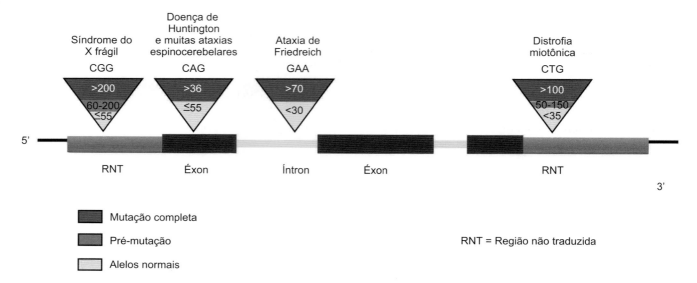

FIGURA 3-8 Várias doenças são causadas por repetições de *triplets*. (Modificada de: Morris-Rosendahl DJ. A glossary of relevant genetic terms. Dialogues in Clinical Neuroscience 2010;12(1):116-120.)

Antecipação genética

Alguns distúrbios hereditários parecem surgir em idade cada vez mais precoce e com quadro mais grave a cada geração; a este fenômeno chamamos de antecipação genética. Esta é uma característica dos distúrbios de expansão repetida de tríplets. Um exemplo de doença na qual isso ocorre é a distrofia miotônica. Na primeira geração, frequentemente apenas uma catarata de início tardio é o único sintoma; nas futuras gerações, graves sintomas aparecem de forma cada vez mais precoce, inclusive em carreadores da mutação.

Disomias uniparentais

Nas disomias uniparentais, ambas as cópias de um determinado cromossomo são herdadas de um dos pais, e nenhuma do outro. Se os dois cromossomos são idênticos, chama-se isodisomia, e, quando não forem, ou seja, são os homólogos de um dos pais, heterodisomia. Pode acontecer pela perda de um cromossomo de uma concepção que era inicialmente trissômica ("resgate trissômico"). Ocasionalmente, um dos gametas pode ter inicialmente um cromossomo a menos, e, após a fertilização, pode haver a duplicação do outro gameta ("resgate monossômico"). Na teoria, também poderia ocorrer pela união de um gameta monossômico com um trissômico.

A disomia uniparental pode não ter consequências, ou pode ser detectada pelo início do quadro de um distúrbio recessivo em que apenas um dos pais é portador. Quando o cromossomo envolvido contém um ou mais genes impressos, também pode causar um distúrbio genético.

Herança pseudogenética

Existem outros motivos que não os genéticos para a ocorrência de uma doença em vários membros de uma família. Possíveis causas incluem fatores ambientais, exposição a teratógenos etc. Um exemplo típico seria uma mulher que abusa do álcool durante a gestação, com vários filhos apresentando fascies atípica, baixo peso e atraso do desenvolvimento.

Capacidade reprodutiva x mutação

Quando uma doença tem um efeito deletério na capacidade reprodutiva do indivíduo afetado, uma proporção apreciável de pacientes com essa doença pode ser de mutantes novos que receberam o gene defeituoso como uma mutação nova em uma célula germinativa a partir de um progenitor geneticamente normal. Se for uma nova mutação, o risco de novos filhos afetados pelos pais não é maior do que o risco da população em geral.

MUTAÇÕES – NOÇÕES GERAIS

Causas de mutações

Uma mutação é uma mudança permanente no DNA. O dano ao DNA pode levar a célula a tentar repará-lo, ou, quando o dano for muito extenso, pode levar à apoptose. Apesar das mutações adquiridas serem bastante comuns, as células apresentam um mecanismo de reparo do DNA bastante eficiente (conseguem reparar 99% dos erros).

As principais causas das mutações são:

a) Radiação ionizante, como o raio-X. Ela gera íons retirando elétrons dos átomos; os íons se desestabilizam e partem o DNA ou alteram suas bases.

b) Radiações não ionizantes, como os raios ultra-violeta. Favorece a ligação química entre os resíduos contíguos de timina em uma cadeia de DNA, provocando a formação de um dímero de pirimidina. Estas mudanças distorcem a dupla hélice de DNA na região do dímero.

c) Substâncias químicas, que podem ser de 3 tipos: análogos das bases, que se incorporam ao DNA gerando erros de leitura, modificadores químicos, que reagem com as bases para formar derivados, também gerando erros de leitura, e intercaladores, que deslizam entre bases adjacentes e inibem a transcrição do RNA.

d) Genomas víricos, que podem se incorporam à cromatina. Com isto, podem interromper as regiões codificantes ou promotoras ou afetar os níveis de expressão dos genes existentes.

Tipos de mutações

Baseado na extensão da alteração genética, as mutações podem ser classificadas em 3 categorias:

1. Genômicas ou numéricas: envolve perda ou ganho de cromossomos inteiros, devido a erros durante a mitose ou a meiose, por perda do centrômero ou falha no fuso mitótico ou meiótico. Isto leva a uma monosomia ou trissomia, respectivamente.

2. Cromossômicas ou estruturais: envolve rearranjos do material genético, o que causa mudanças estruturais nos cromossomos. Isso pode acontecer durante o *crossing over* ou quando há um rompimento do cromossomo com reparo em uma posição diferente da original.

3. Gênicas: ocorrem principalmente por erros na replicação do DNA, e são as mais comumente transmitidas, já que a maioria das alterações genômicas ou cromossômicas são incompatíveis com a vida. Quando afeta um único par de nucleotídeos, a mutação é dita pontual. Estas mutações pontuais podem ser silenciosas (onde o códon alterado corresponde ao mesmo aminoácido), missense ou com sentido trocado (onde o códon alterado corresponde a um aminoácido diferente) ou nonsense ou sem sentido (o códon alterado corresponde a um códon de parada).

Local das mutações

Uma mutação pode ocorrer nas células somáticas, nas células germinativas ou durante a embriogênese.

Mutação nas células somáticas

A mutação pode afetar o indivíduo, mas não será transmitida aos seus descentes. Tendem a ser mais sérias do que aquelas nas células sexuais. Pode ser o primeiro passo para o desenvolvimento de uma neoplasia, como já foi visto no capítulo de citologia. É responsável pela maioria dos casos de câncer no ser humano.

Não vai haver maiores consequências quando a mutação produz um alelo autossômico recessivo, já que o alelo dominante, que é normal, vai predominar. Mas quando a mutação for dominante ou no cromossomo X, pode ter um impacto maior, já que provavelmente será expresso. Como exemplo, podemos citar alguns casos de retinose pigmentar unilateral.

Mutação das células germinativas

Estas podem ser transmitidas à sua descendência, ao contrário das mutações em células somáticas. O efeito patológico pode se tornar aparente nos filhos do indivíduo que sofreu a mutação, se o gene mutante for dominante, ou pode somente se tornar aparente após várias gerações, se este for recessivo, pois é necessário que haja um cruzamento com outro indivíduo que também apresente o mesmo gene recessivo. O indivíduo que carrega o gene recessivo sem expressá-lo, mas podendo passá-lo para a próxima geração é chamado de carreador.

Se o gene for recessivo, mas ligado ao X, se manifestará logo em indivíduos do sexo masculino, pois eles carregam apenas um X, não possuindo portanto um alelo normal dominante para impedir a manifestação.

Mutação das células embrionárias

As mutações que ocorrem durante o desenvolvimento levam ao mosaicismo, que é uma situação no qual os tecidos estão compostos por células com diferentes constituições genéticas, algumas normais e outras com a mutação.

MUTAÇÕES GENÔMICAS

Noções gerais

O homem tem um número característico de cromossomos (2n = 46 e n = 23).

Qualquer número que seja o múltiplo exato do número haploide (n) é euploide: 2n (diploides), 3n (triploides), 4n (tetraploides) etc. Obviamente, um euploide 3n ou 4n não vai ser normal. Os euploides que forem maiores do que 2n são também chamados de poliploides.

A causa da triploidia geralmente é a fecundação de um óvulo por mais de um espermatozoide (dispermia) mas também pode ser pela união de um gameta normal com outro que contenha um número diploide de cromossomos por uma falha na primeira ou segunda divisão meiótica ou mesmo por uma falha na extrusão do segundo corpúsculo polar do ovo fecundado. Apesar de serem responsáveis por 15% das cromossomopatias que ocorrem durante a fecundação, esses pacientes são abortados precocemente durante a gestação, e apenas 1 em 1.000 chega a termo, embora com graves malformações e indo precocemente a óbito. A tetraploidia é bem mais rara.

Qualquer número que não for o número exato de cromossomos da célula normal é denominado aneuploide. Portanto, os pacientes que possuem um cromossomo a mais ou a menos são aneuploides. Alguns estados clínicos podem ser correlacionados a um número anormal de cromossomos, mais frequentemente um a mais (trissomia) ou mais raramente um a menos (monossomia) do que os 46 encontrados em uma célula humana normal. A causa mais frequente é a separação anormal dos cromossomos durante a meiose, como será visto mais adiante.

A trissomia é representada por 2n + 1, e a monossomia, por 2n − 1, considerando-se que 2n é o número diploide da espécie. Já que a adição ou subtração de um gene inteiro é obviamente a maior anormalidade genética, essas síndromes são caracterizadas por várias e graves deformidades.

De um modo geral, a monossomia é mais prejudicial do que a trissomia, sendo incompatível com a vida, exceto a do cromossomo X, que é chamada de síndrome de Turner. Entre as trissomias, são compatíveis com a vida as do cromossomo 13, 18, 21 e as dos cromossomos sexuais, sendo a do 21 a mais frequente. A maioria das trissomias é causada por não disjunção meiótica e está associada à idade materna avançada. Certamente, muitas fertilizações anormais resultam em abortos prematuros e crianças natimortas.

Mecanismos de alterações cromossômicas numéricas

As mudanças numéricas surgem principalmente por:
- Não disjunção meiótica.
- Não disjunção mitótica.

Não disjunção meiótica

Como já sabemos, a primeira divisão meiótica é a redutora, enquanto a segunda mantém o número de cromossomos. Pode acontecer que, na metáfase, seja da primeira divisão meiótica ou da segunda, haja uma falha na separação dos cromossomos entre as células-filhas, fazendo que uma contenha dois cromossomos iguais e a outra, nenhum.

Quando o erro ocorre na primeira divisão meiótica (Fig. 3-9, à esquerda) redutora, vamos ter uma célula com todos os cromossomos e uma sem nenhum. Como a segunda divisão mantém o número de cromossomos, todos os gametas vão ser anormais. Quando o erro ocorre na segunda (Fig. 3-9, à direita), metade dos gametas será normal, pois uma das células da primeira divisão meiótica, que teve a redução do número de cromossomos, vai se dividir e manter o número correto de cromossomos.

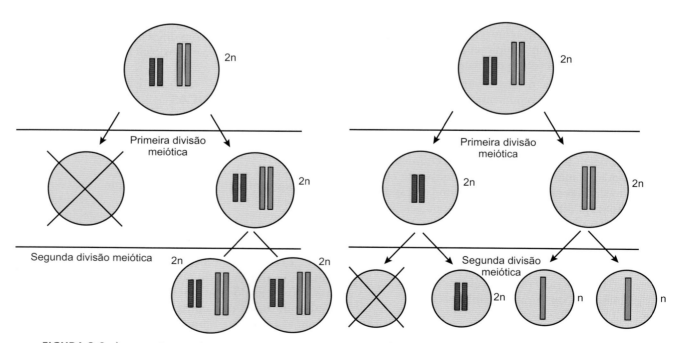

FIGURA 3-9 À esquerda: Não disjunção na primeira divisão meiótica. À direita: não disjunção na segunda divisão meiótica.

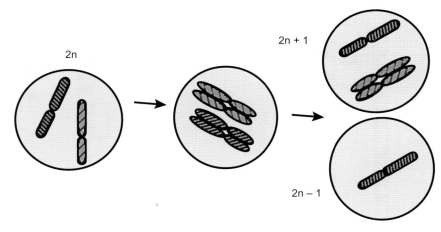

FIGURA 3-10 Não disjunção na divisão miótica.

Não disjunção mitótica

Ocorre, assim como na meiose, devido a uma falha na separação dos cromossomos para as células-filhas durante a metáfase. A não disjunção mitótica (Fig. 3-10) pode ocasionar a situação de mosaico, em que duas ou mais populações de cariótipos diferentes coexistem no mesmo indivíduo.

MUTAÇÕES CROMOSSÔMICAS

Noções gerais

As aberrações cromossômicas, como já visto, são uma causa importante de defeitos congênitos e perdas fetais, estando presente em metade dos abortos espontâneos, 10% dos natimortos e estima-se que a sua presença nos nascimentos vivos seja de 0,4% a 0,6%. O retardo no desenvolvimento e as múltiplas características dismórficas são comuns a todas as aberrações autossômicas, não importa qual o cromossomo envolvido, se houve uma perda de material cromossômico ou se ele está presente em excesso.

Mecanismos de alterações cromossômicas estruturais

As alterações cromossômicas estruturais podem ocorrer por:
- Translocação.
- Inversão.
- Deleção.
- Duplicação.
- Isocromossomos.

As reorganizações cromossômicas podem ser balanceadas, quando não há ganho nem perda de material genético, ou não balanceadas, quando há. Estes últimos são mais graves.

Normalmente são mais graves quando atingem os autossomos ao invés dos cromossomos sexuais.

Translocação

No *crossing over*, os cromossomos homólogos estão envolvidos na troca de material genético; no entanto, pode haver troca entre não homólogos. Esse fenômeno é chamado de translocação.

Como normalmente não há perda de material genético, ou seja, a translocação é dita balanceada, o indivíduo vai ser fenotipicamente normal. Ocasionalmente pode acontecer que a quebra cromossômica seja em um gene, interrompendo a sua função. Isto não é comum, já que apenas 5% do nosso genoma é formado por áreas codificadoras ou regulatórias. No entanto, é uma causa importante de tumores do sistema hematopoiético.

Nos gametas do indivíduo que sofreu uma translocação, se os dois cromossomos que sofreram a translocação estiverem incluídos, ou ambos ausentes, não vai haver perda ou ganho de material genético e o filho será fenotipicamente normal. Entretanto, pode haver um desbalanço nos gametas, se apenas um dos cromossomos que sofreu a translocação for incluído, pois o gameta terá parte do material genético duplicado e parte ausente, o que faria com que a descendência seja anormal.

Pode ser de quatro tipos (Fig. 3-11):
- Translocação simples: um pedaço de um cromossomo sofre translocação para outro.
- Translocação recíproca: há troca de segmentos de cromossomo entre os dois. É a mais comum.

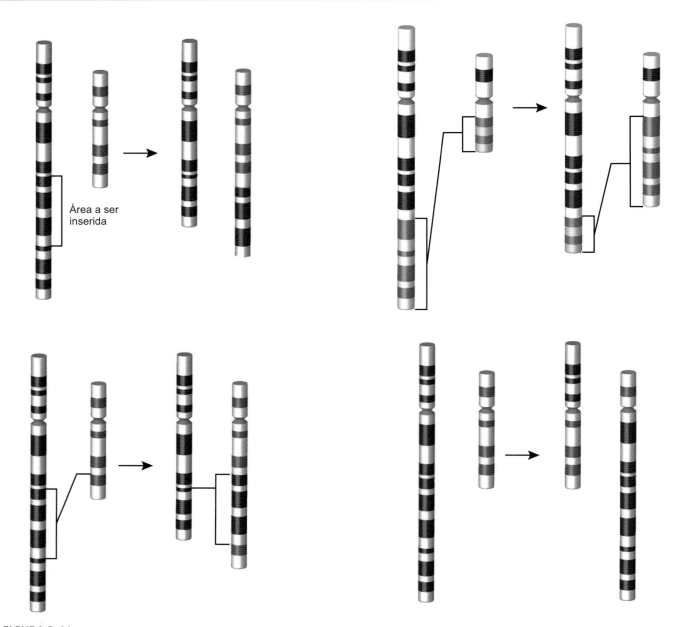

FIGURA 3-11 Tipos de translocação. *Da esquerda para a direita e de cima para baixo:* simples, recíproca, inserção e fusão cêntrica. *(Modificada de National Institutes of Health. National Human Genome Research Institute. "Talking Glossary of Genetic Terms", em https://www.genome.gov/glossary/).*

- Inserção: um segmento de um cromossomo se insere no meio de outro.
- Fusão cêntrica ou robertsoniana: ocorre entre cromossomos acrocêntricos, que se fundem no centro, ocorrendo uma quebra próximo ao centrômero, que recolhe a extremidade do outro cromossomo. A mais comum é a fusão do cromossomo 14 com o 21.

Inversão

Na inversão (Fig. 3-12), após a quebra cromossômica, há um giro de 180° do segmento, seguido por nova união com o cromossomo; desta maneira, ele se liga "invertido", ou seja, as pontas ficam "trocadas". Se a inversão envolve apenas um braço do cromossomo, sem envolver o centrômero, é chamada de paracêntrica; se as quebras forem em

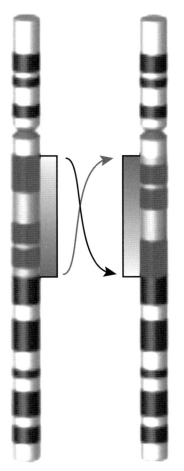

FIGURA 3-12 Inversão cromossômica. *(Modificada de National Institutes of Health. National Human Genome Research Institute. "Talking Glossary of Genetic Terms", em https://www.genome.gov/glossary/).*

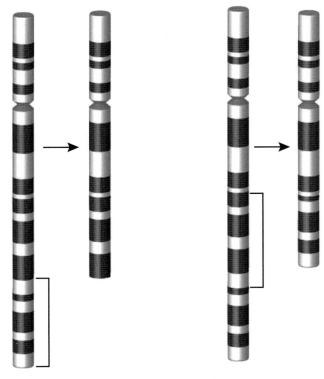

FIGURA 3-13 Mecanismo de deleção. À esquerda, observa-se uma deleção terminal, e, à direita, após a perda de um segmento intermediário, a porção terminal volta a se unir com o cromossomo. *(Modificada de National Institutes of Health. National Human Genome Research Institute. "Talking Glossary of Genetic Terms", em https://www.genome.gov/glossary/).*

lados opostos do centrômero, fazendo com que ele também esteja invertido, ela é pericêntrica. As inversões são frequentemente compatíveis com um desenvolvimento normal.

Deleção

A deleção consiste na perda de um segmento do cromossomo. Pode ser terminal, quando há uma única rotura e a ponta do cromossomo é perdido, ou intercalar ou intersticial, quando há dois pontos de quebra e o fragmento entre eles é perdido (Fig. 3-13).

As deleções podem ter tamanhos variáveis e, inclusive, necessitarem de métodos especiais, como o FISH, para serem detectadas, ainda que envolva vários genes; são as microdeleções. Desta maneira, pode ser gerada a síndrome dos genes contíguos. Por exemplo, uma microdeleção no braço curto do cromossomo X pode causar ao mesmo tempo baixa estatura, ictiose, síndrome de Kallman, albinismo ocular e condrodisplasia puntacta. Quando ambas as pontas do cromossomo sofrem deleção, pode haver fusão das duas pontas pelo mecanismo de reparo do DNA. Como há perda das porções terminais, a alteração não é balanceada. Esse cromossomo em anel (Fig. 3-14) é instável durante a divisão celular.

Duplicação

Uma duplicação é a presença de duas cópias de um fragmento cromossômico, podendo ocorrer em um entrecruzamento desigual durante a meiose (Fig. 3-15). Aparecem principalmente como pequenos cromossomos supernumerários. Quase metade destes pequenos cromossomos são derivados do cromossomo 15, sendo duplicações invertidas da região pericêntrica. As duplicações são mais comuns e muito menos prejudiciais do que as deleções. Uma microduplicação também pode causar uma síndrome dos genes contíguos.

Isocromossomos

Pode acontecer que, durante a divisão celular, o centrômero do cromossomo se divida transversalmente, ao invés de longitudinalmente, de modo que separa os dois braços em vez das duas cromátides (Fig. 3-16). O cromossomo vai ter

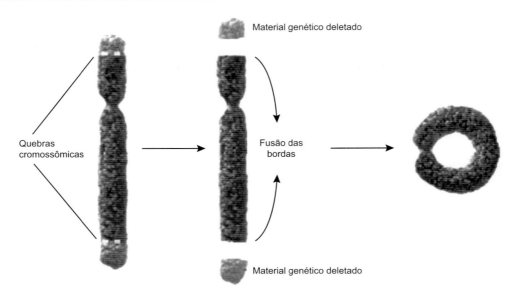

FIGURA 3-14 Alteração cromossômica em anel. *(Modificada de U.S. National Library of Medicine, em https://ghr.nlm.nih.gov/primer/mutationsanddisorders/structuralchanges)*

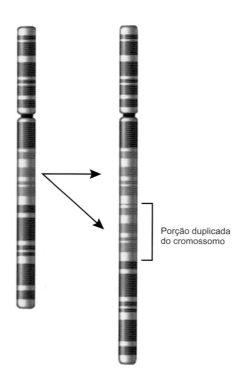

FIGURA 3-15 Duplicação. *(Modificada de U.S. National Library of Medicine, em https://ghr.nlm.nih.gov/art/large/duplication.jpeg)*

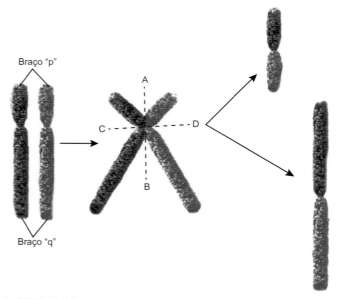

FIGURA 3-16 Formação dos isocromossomos: em vez de haver a divisão A-B, normal, separa C-D, dando origem a dois cromossomos que têm dois braços iguais e sem o outro. *(Modificada de U.S. National Library of Medicine, em https://ghr.nlm.nih.gov/primer/mutationsanddisorders/structuralchanges)*

dois braços longos ou dois curtos, com idêntica informação genética em ambos. Os cromossomos assim formados são chamados de isocromossomos. O tipo mais comum é o que se forma para o braço longo do X. Os outros são incompatíveis com a vida.

Rearranjos estruturais balanceados e não balanceados

Os rearranjos estruturais, como já foi dito, podem ser resultantes da quebra dos cromossomos, seguida de reconstituição de uma forma anormal. As quebras cromossômicas normalmente ocorrem em baixa frequência, mas podem também ser induzidas por uma grande variedade de agentes (clastogenes), tais como infecções virais, medicamentos e radiações ionizantes.

Os rearranjos estruturais balanceados, nos quais o material gênico está todo presente, mas arranjado de maneira anormal, estão normalmente associados a fenótipos normais, embora haja um excesso de rearranjos balanceados nas populações de retardados mentais. A causa mais frequente destes arranjos balanceados é a translocação.

Se os rearranjos estruturais balanceados forem nas gônadas, pode haver um desbalanceamento nos filhos, levando, muito frequentemente, a abortos espontâneos.

Nos rearranjos estruturais desbalanceados, há ganho ou perda de material gênico, sendo que nas perdas as alterações costumam provocar um quadro mais grave. As causas mais frequentes são a perda do segmento na translocação e a duplicação de parte do cromossomo. As mudanças na estrutura cromossômica podem se manter durante a divisão celular ou ficarem instáveis.

MUTAÇÕES GÊNICAS

Como já foi visto, a maioria do genoma humano (aproximadamente 75%) não é composto por genes. Nos genes, a maioria do DNA não codifica para proteínas. A porção de DNA que não codifica para proteínas funcionais forma os chamados íntrons. Existem longas regiões assim entre os genes e até mesmo dentro dos genes. Calcula-se que sejam responsáveis por até 95% a 98% do nosso genoma.

Os genes são estruturas muito complexas e altamente estáveis, mas pequenas alterações podem ocorrer, e isso pode modificar bastante as características que esses genes determinam. Um gene mutante pode ser benéfico (raramente), produzir um efeito patológico (mais frequentemente) ou ser inócuo (geralmente).

Quando as mutações afetam os íntrons, são geralmente neutras ou silenciosas, não levando a maiores alterações da célula. Se envolverem a porção que codifica para determinada proteína, a mutação afetará a sua produção – este é o caso das enfermidades metabólicas, como a fenilcetonúria. No entanto, quando envolverem as regiões regulatórias, que estão próximas aos genes, podem impedir a transcrição daquele gene.

Mutações que levam a perda de função mais comumente são recessivas, enquanto aquelas que levam a um ganho de função geralmente são dominantes. Um exemplo de mutação benéfica, que leva a um ganho de função, é aquela que permite que continuemos a produzir lactase mesmo durante a vida adulta, e, portanto, podemos continuar a ingerir leite. Nossos antepassados eram intolerantes a lactose, e aqueles que não sofreram a mutação continuam com esta limitação.

Doenças gênicas que afetam crianças, como a osteogênese imperfeita, são mais frequentemente recessivas, enquanto que aquelas que iniciam o quadro na vida adulta, como a doença policística renal, são mais frequentemente dominantes.

A maioria das mutações deletérias são recessivas, já que, se fossem dominantes, a sua expressão em todos os indivíduos com o gene alterado os levaria rapidamente à extinção.

Novas mutações são relativamente frequentes nos distúrbios dominantes. Neste caso, a doença será expressa no primeiro indivíduo no qual aconteceu esta mutação. Quando há uma capacidade limitada do indivíduo afetado se reproduzir (digamos, uma patologia que leve ao óbito no primeiro ano de vida), a maioria ou todos os casos da doença deve ser de novas mutações.

Estima-se que cada indivíduo seja portador de uns 10 genes deletérios. Destes, 80% a 85% são familiares e os outros, esporádicos, causados por novas mutações. Logo, a consanguinidade, do ponto de vista genético, aumenta e muito a possibilidade de homozigose destes genes.

A mutação pode ocorrer secundária a uma série de fatores, como radiação e certas drogas, como cigarro ou álcool, ou sem um fator definido.

HEREDOGRAMA

Noções gerais

Dados familiares podem ser resumidos em um heredograma, que é um mapa genético, um método abreviado de se classificar os dados, com uso de símbolos padrões, para uma consulta rápida. O membro da família que primeiro chama a atenção de um pesquisador para uma família é o propósito, se for homem, e propósita, se mulher, ou ainda caso índice. Se for o único caso da família, é um caso isolado. Se for provado que é devido a uma nova mutação, é chamado de caso esporádico.

Quando há um ancestral em comum, os indivíduos são ditos consanguíneos. Quando não há um ancestral comum,

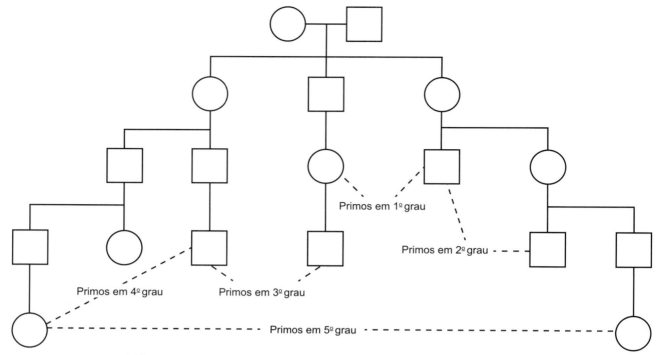

FIGURA 3-17 Heredograma para mostrar a nomenclatura para designar os primos.

mas foi estabelecido uma relação de parentesco com uma pessoa e os consanguíneos dela através de um casamento, são os parentes afins. A sequência de gerações entre os parentes consanguíneos é chamada de linha reta, e pode ser ascendente, se a partir do caso for se investigando os pais, avós, bisavós etc. ou descendente, se for investigando os filhos, netos, bisnetos etc. Os outros parentes consanguíneos, como por exemplo irmãos, meios-irmãos, primos e tios-avós, cuja consanguinidade não segue uma linha reta, são ditos consanguíneos colaterais.

Com relação aos primos, existe uma nomenclatura específica (Fig. 3-17). Os filhos de dois irmãos são primos em primeiro grau, primos-primeiros ou primos-irmãos. O filho do primo em primeiro grau é primo em segundo grau deste indivíduo. Os filhos de dois primos em primeiro grau são primos em terceiro grau entre si. O filho do primo em terceiro grau é primo em quarto grau deste indivíduo, enquanto que os filhos de primos em quarto grau são primos em quinto grau entre si, e assim por diante.

Os numerais romanos podem ser usados para indicar as diferentes gerações, em ordem crescente, da mais antiga para a mais nova. Os numerais arábicos indicam os indivíduos dentro de uma mesma geração, devendo-se numerá-los de maneira consecutiva, da direita para a esquerda, e reiniciando a contagem na próxima geração. Logo, se dissermos que o propósito é II, 3, significa que o membro da família que nos está chamando a atenção está na segunda geração descrita, sendo o terceiro indivíduo representado nesta geração.

É comum que se abrevie o heredograma, para ocupar menos espaço. Uma das maneiras é representar somente o cônjuge consanguíneo do propósito, desde que aquele que não estiver representado não tenha a anomalia em questão, e desde que aquele que está no gráfico não tenha filhos de mais de um relacionamento. Se tivermos que falar deste cônjuge que não está no heredograma, descrevemos ele com o número do cônjuge assinalado, seguido da letra a.

Símbolos comuns usados nos heredogramas (Fig. 3-18)

Exemplo de heredograma de um distúrbio autossômico dominante

Observe o seguinte heredograma (Fig. 3-19) da cegueira noturna estacionária congênita, um distúrbio autossômico dominante, em determinada família hipotética:

Há uma proporção aproximadamente igual de homens e mulheres atingidos, sugerindo que seja um problema autossômico. Um pai afetado transmite o distúrbio à pelo menos metade dos seus filhos, enquanto um não afetado não transmite a nenhum, isto tudo sugere que o gene seja dominante.

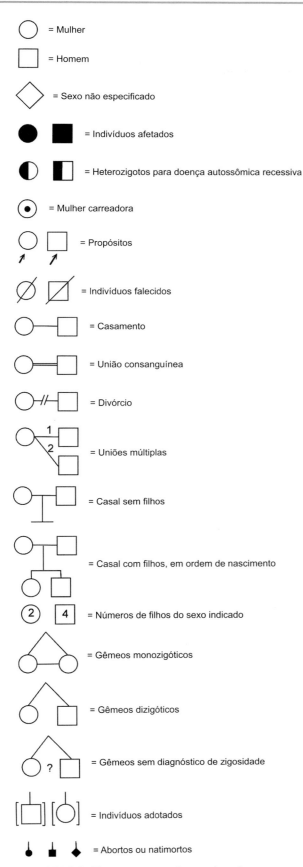

FIGURA 3-18 Símbolos usados nos heredogramas.

Exemplo de heredograma de um distúrbio autossômico recessivo

Observe agora o heredograma de um homem que se casa sucessivamente com duas irmãs, que são primas de segundo grau do marido, com descendentes com albinismo, que é um distúrbio autossômico recessivo (Fig. 3-20):

Tanto homens quanto mulheres foram afetados. Pais fenotipicamente normais passaram o distúrbio para os filhos, mas em menos da metade deles. Isto é sugestivo de um distúrbio autossômico recessivo.

Exemplo de heredograma de um distúrbio ligado ao X

A seguir, observe na Figura 3-21 o heredograma de uma família com casos de daltonismo, uma herança recessiva ligada ao sexo. Podemos observar os seguintes aspectos: só os homens são afetados (sugere distúrbio ligado ao X), devendo ser recessivo (mulheres normais fenotipicamente passam o distúrbio para a prole).

Exemplo de heredograma de uma nova mutação

Observe, na Figura 3-22, o heredograma de uma família com caso de retinoblastoma, onde os símbolos ■ e ● indicam retinoblastoma bilateral e ◨ retinoblastoma unilateral. Observando-se o heredograma, fica fácil notar que a herança (retinoblastoma) a partir do indivíduo IV, 3 se comporta como uma herança autossômica dominante.

No entanto, os pais do propósito eram normais, o que não seria esperado para um distúrbio autossômico dominante. A partir daí, podemos supor que o indivíduo IV, 3 apresenta genes mutantes, germinativos (transmite para a descendência), e, portanto, seus irmãos não terão maiores risco do que a população em geral de ter filhos com retinoblastoma.

SÍNDROMES CROMOSSÔMICAS AUTOSSÔMICAS DE INTERESSE OFTALMOLÓGICO – TRISSOMIAS

Trissomia do 13

É também chamada de síndrome de Patau. Citogeneticamente, há, em 80% dos caso, um cromossomo 13 extra, sendo seu cariótipo 47,XX ou XY + 13. Esses casos acontecem por não disjunção meiótica, geralmente materna, e a incidência aumenta com a idade da mãe. Os outros casos acontecem por uma translocação não balanceada, quando um dos pais apresenta uma translocação balanceada do braço largo do cromossomo 13. Cerca de 95% dos embriões com esta síndrome acabam em aborto espontâneo. O prognóstico é extremamente pobre, com uma sobrevida média de 2,5 a 7 dias, e somente 5% chegam aos 6 meses de idade.

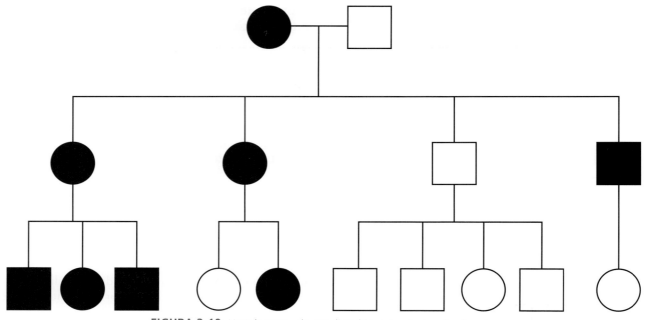
FIGURA 3-19 Heredograma de um distúrbio autossômico dominante.

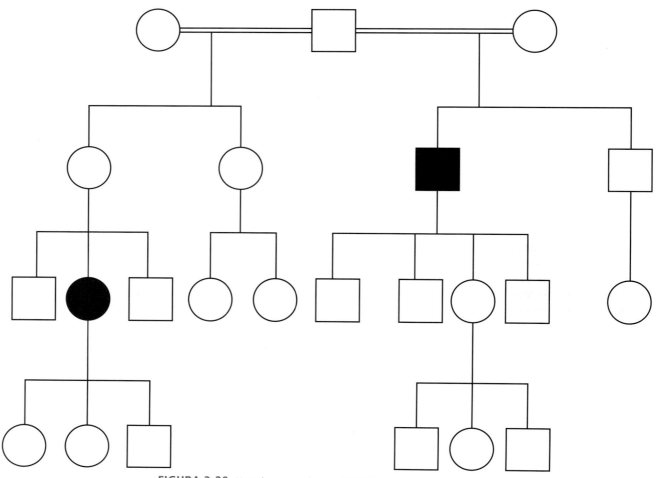
FIGURA 3-20 Heredograma de um distúrbio autossômico recessivo.

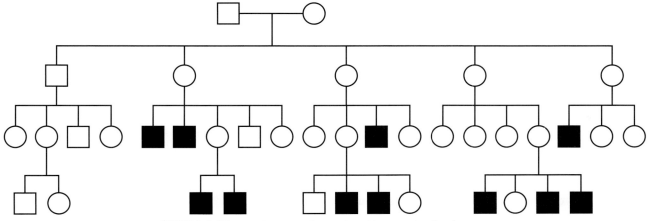

FIGURA 3-21 Heredograma de um distúrbio recessivo ligado ao X.

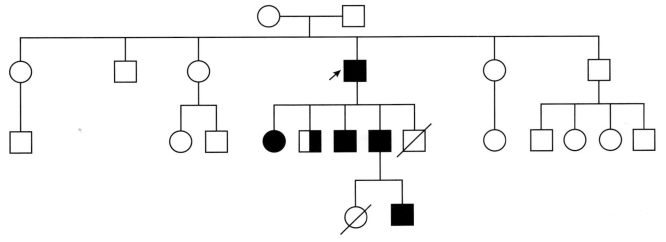

FIGURA 3-22 Heredograma de uma nova mutação.

Sistemicamente, causa microcefalia, fontanelas alargadas, defeitos cerebrais, convulsões, defeitos no couro cabeludo, retardo físico e mental, surdez, lábio leporino, fenda palatina, orelhas malformadas e de baixa implantação, polidactilia, punhos cerrados, hipotonia, hérnias, criptorquidia, útero bicorno, pé arqueado, defeitos cardíacos, renais, e urológicos e hemangiomas capilares.

No olho, podem ser observados: anoftalmia, microftalmia, hipertelorismo, catarata, coloboma de úvea, displasia retiniana e atrofia óptica.

Trissomia do 18

É também chamada de síndrome de Edwards. Apresenta um cromossomo 18 a mais, sendo seu cariótipo 47,XX ou XY + 18. Ocorre devido a uma não disjunção meiótica, geralmente materna, e aumenta sua incidência com a idade. Provavelmente por volta de 95% dos fetos com trissomia do 18 vão ser abortados espontaneamente. A sobrevivência pós-natal é pequena, em média 5 a 14 dias, 60% morre antes da primeira semana e 80% antes de 1 mês, devido aos problemas cardíacos, e menos de 10% chegam a atingir 1 ano.

Sistemicamente, é observado hipotonia neonatal seguida por hipertonia, microcefalia, occipito proeminente, maxilares recuados, lábio leporino), fenda palatina, orelhas com baixa implantação e malformadas, pés arqueados, punhos fechados, com o segundo dedo se sobrepondo ao terceiro e o quinto dedo se sobrepondo ao quarto, unhas hipoplásicas, hérnias, esterno curto, pélvis pequeno, criptorquidia, hirsutismo, anormalidades cardíacas renais, pulmonares, do sistema gastrointestinal, da tireoide, timo e glândulas adrenais, escoliose, além de retardo físico e mental.

No olho, observa-se epicanto, ptose unilateral, opacidades de córnea e cristalino, colobomas de úvea e disco óptico e atrofia óptica.

Trissomia do 21

É também conhecida como síndrome de Down. Essa é a mais comum das três síndromes, ocorrendo em aproximadamente 1:800 a 1:1000 nascimentos. Sua incidência é significativamente baixa em mulheres jovens (1:2.500) e alta em crianças nascidas de mulheres mais velhas, particularmente após os 35 anos, chegando em 1:50 em mulheres com mais de 40 anos.

Geralmente (95% dos casos) é causada por uma não disjunção meiótica, sendo seu cariótipo 47,XX ou XY + 21. Em 90% dos casos, o gameta envolvido é o materno. Um a 2% dos casos pode ter mosaicismo, com algumas células com um cromossomo a mais e outras normais; isto acontece por uma não disjunção mitótica após a formação do zigoto. O restante dos casos parecem estar relacionados a uma translocação não balanceada do cromossomo 21, que está fundido em outro cromossomo, geralmente o 14, mas podendo também ser o 15, 21 ou 22.

Sistemicamente são observados: baixa estatura, pele seborreica, cabelo liso, face achatada e redonda, orelhas pequenas, nariz em sela, lábio inferior espesso, língua protrusa, pescoço curto, obesidade, genitália pequena, hiperflexibilidade articular, hipotonia, dedos curtos, pregas simiescas, cardiopatias congênitas, retardo mental e distúrbios psíquicos frequentes. Há um risco aumentado de desenvolverem a doença de Alzheimer.

No olho, são observados: pregas epicânticas, fissuras palpebrais estreitas, com inclinação oriental, megalocórnea, ceratocone, blefarite crônica, estrabismo, nistagmo, manchas de Brushfield (prata-acinzentadas) na íris, hiperplasia de íris, catarata em 15% dos casos e alta miopia.

Embora 75% dos fetos com síndrome de Down sejam abortados espontaneamente, essa é a única trissomia autossômica humana na qual um número significativo de indivíduos sobrevive mais do que um ano após o nascimento. Oitenta por cento deles chegam aos 30 anos, pelo menos.

SÍNDROMES CROMOSSÔMICAS AUTOSSÔMICAS DE INTERESSE OFTALMOLÓGICO – DELEÇÕES

Deleção do braço curto do cromossomo 5

A grande maioria dos casos (85% a 90%) são esporádicos, e, destes, 85% são causados pela deleção do braço curto do cromossomo 5, sendo então representada pelo cariótipo 46,XX,5p⁻ ou 46,XY,5p⁻. O tamanho da porção deletada é variável; quanto maior a deleção, mais grave o quadro da síndrome nos sobreviventes. Os outros casos esporádicos são mosaicos (4%), cromossomo em anel (3%) e translocações (4%). Os casos familiares são bem mais raros (10% a 15%), e envolvem translocações, inversões e mosaicismo paternos.

A síndrome é também chamada de *cri du chat*, pelo desenvolvimento anormal da glote e da laringe, dando ao choro da criança um som que lembra um gato miando.

O aspecto fisionômico é característico, com microcefalia, micrognatia, baixa implantação das orelhas, apêndices pré-auriculares e surdez. Retardo de desenvolvimento e mental graves, malformações cardíacas e do sistema gastrointestinal, hipotonia e baixo peso ao nascer também são encontrados. Metade deles não fala.

No olho, se observa hipertelorismo, obliquidade antimongoloide da fissura da pálpebra, epicanto, estrabismo e catarata.

A maioria chega até a idade adulta.

Retinoblastoma

O retinoblastoma é um tumor de retina que aparece no princípio da infância e pode ser uni ou bilateral. É o tumor intraocular maligno primário mais comum na criança, embora mesmo assim seja raro (1 para 15 ou 20 mil nascimentos). É responsável por 3% de todos os tumores da infância, e o terceiro mais comum nesta faixa etária, ficando atrás somente das leucemias e dos linfomas. Corresponde a cerca de 5% da cegueira infantil.

Está envolvido com a mutação em um gene supressor de tumor, o RB1, no braço longo do cromossomo 13 (13q14), ou com a deleção ou translocação de parte do cromossomo que contém um dos alelos do gene.

Em 40% dos pacientes o distúrbio é hereditário, ou seja, ocorreu nas células germinais. Quando a idade paterna é avançada, sugere que a mutação ocorreu no espermatozoide. Destes casos hereditários, 15% são unilaterais e o resto, bilaterais, sendo a herança autossômica dominante, com 90% de penetrância, ou seja, aproximadamente 90% dos indivíduos que herdaram o gene vão sofrer nova mutação e desenvolver o tumor bilateralmente. Nesses pacientes, um alelo do RB1 sofreu mutação, e está presente em todas as suas células, e não vai haver a doença. Quando um segundo evento mutagênico afeta o segundo alelo, vai então haver uma transformação maligna das células retinianas primitivas antes que sofram uma diferenciação. Observe que um gene alterado não é o suficiente para causar a doença.

Como todas as células precursoras retinianas contém a mutação inicial, estas crianças tendem a desenvolver tumores bilaterais e multifocais. Geralmente o tumor se desenvolve por volta de 1 ano nos tumores bilaterais e 2 anos nos unilaterais. Como estas células desaparecem nos primeiros anos de vida, este tipo de tumor é raro após os 3 anos de idade (90% surgem antes), e muito raro após os 7 anos, e nesta idade é frequente encontrarmos regressões espontâneas.

Estes casos familiares também apresentam uma predisposição a outros tipos de câncer, não oculares, principalmente pinealoblastoma ("retinoblastoma trilateral") que ocorre em 3% dos casos, e osteossarcoma, mas também fibrossarcoma, melanoma, tumores de pulmão, cérebro, próstata e mama. O risco de desenvolver uma segunda neoplasia é de 6%, mas aumenta em cinco vezes se a irradiação externa for utilizada para tratar o tumor inicial, e o segundo tumor tende a aparecer dentro do campo irradiado.

O risco de um sobrevivente deste tipo de retinoblastoma transmitir para os filhos o gene com mutação é de 50% e, devido à alta penetrância, 45% dos filhos irão desenvolver o tumor. Os pais não afetados que têm um filho com retinoblastoma terão uma chance de 2% de que, se tiverem outro filho, este também venha a desenvolver o tumor.

Nos outros 60% dos retinoblastomas, o distúrbio é não hereditário (esporádico), unilateral e único. Nesses casos esporádicos, também precisa haver a mutação dos dois alelos, mas aqui vai haver dois eventos somáticos ocorrendo na mesma célula, ou seja, o indivíduo não vai herdar um alelo mutante. Obviamente, não vai haver transmissão para os descendentes, e nem aumenta o risco de outros tumores.

O que normalmente chama a atenção dos familiares é a leucocoria (60% das vezes, o sinal inicial), que, no entanto, é tardio para preservar o olho e a visão. O estrabismo é o segundo sintoma em frequência (20%), podendo ser tanto uma esotropia quanto exotropia e sendo geralmente mais precoce que a leucocoria, mas muitas vezes chamando menos a atenção. Olho vermelho e doloroso pode ser a apresentação inicial em 10% dos casos, por um retinoblastoma difuso causando uma uveíte, com pseudo-hipópio. Também pode haver lacrimejamento, turvação corneana, conjuntivite, hifema, heterocromia da íris, celulite orbitária, catarata e glaucoma em 3% dos casos.

Um tumor vascularizado, branco-acinzentado, que se estende para o vítreo pode ser visto na oftalmoscopia – esta é a forma endofítica. Pode também se apresentar como uma massa por baixo de um descolamento de retina (forma exofítica) ou como uma lesão difusa, sem crescimento exo ou endofítico, simulando uveíte (forma difusa infiltrante). A infiltração da câmara anterior (pseudo-hipópio), do corpo vítreo, nervo óptico (podendo se espalhar do espaço subaracnoide até o cérebro) e órbita podem ocorrer em 1 a 3% dos casos.

Estudos recentes associaram o retinoblastoma esporádico com o HPV (*human papilloma virus*).

SÍNDROMES CROMOSSÔMICAS SEXUAIS DE INTERESSE OFTALMOLÓGICO

Síndrome de Turner

Nesta síndrome, em mais da metade (57%) dos casos, há todos os cromossomos autossômicos, mas só um sexual, um X, sendo, portanto, o cariótipo 45,X. O erro na gametogênese, em 60% a 80% das vezes, é no gameta paterno, por não disjunção meiótica, e a idade materna não é avançada. Em 25% dos casos, o cromossomo X está presente, mas apresenta alterações estruturais (cariótipo 46,XX). Entre essas alterações podemos ter a perda do braço curto do cromossomo X (10%) ou a presença de

um isocromossomo, em que houve a perda do braço curto. Cerca de 15% a 40% dos casos são mosaicos, com células afetadas e não afetadas.

A grande maioria dos fetos com síndrome de Turner sofre aborto espontâneo (99%) antes de 28 semanas de gestação, mas aqueles que sobrevivem até o nascimento geralmente atingem a idade adulta. É o achado cromossômico mais comum quando se analisa os abortos espontâneos (15% a 20% das cromossomopatias). O paciente é fenotipicamente uma mulher.

Sistemicamente, são observados retardo no crescimento, baixa estatura, linha de implantação dos cabelos baixa, surdez, pregas no pescoço, higroma cístico, linfedema das mãos e dos pés, unhas em formato de colher, mamilos hipoplásicos e afastados, atraso puberal, ovários e genitália feminina rudimentares, amenorreia, infertilidade e cúbito *valgus*. Elas podem sofrer problemas cardiovasculares, renais, hipotireoidismo e osteoporose. Apresentam alto risco de diabetes tipo II. A inteligência é normal ou próxima do normal, embora possam apresentar retardo na fala, nos comportamentos neuromotores e no aprendizado.

No olho, é observado um epicanto e uma alta incidência de cegueira a cores, já que esse é um distúrbio recessivo ligado ao X, e a paciente não tem um outro X onde possa haver um gene normal.

Síndrome de Klinefelter

Nesta síndrome, além dos 44 cromossomos autossômicos, haverá 3 sexuais: 2 XX e 1 Y. O cariótipo fica 47,XXY. Ocorre pela não disjunção meiótica, em metade dos casos no gameta do pai e a outra metade, no da mãe. Está associado a uma idade materna mais elevada. Alguns casos podem ocorrer por mosaicismo (não disjunção zigótica).

O paciente é fenotipicamente um homem. Esses indivíduos apresentam testículos pequenos e atrofiados, sendo estéreis, frequentemente com ginecomastia, poucos pelos corporais e um físico eunucoide. Atraso neurológico, timidez, problemas no aprendizado e distúrbios de fala também são observados.

No olho, o achado digno de nota é a rara incidência de cegueira a cores, já que um gene anormal pode ser mascarado por um normal do outro X.

A expectativa de vida é normal.

DISTÚRBIOS AUTOSSÔMICOS DOMINANTES DE INTERESSE OFTALMOLÓGICO

Distúrbios autossômicos dominantes em oftalmologia

Os distúrbios que apresentam interesse são:
- Distrofias corneanas.
  - Distrofia de Reis-Buckler.
  - Distrofia de Meesmann.

- Distrofia lattice.
- Distrofia granular.
- Distúrbios hereditários do tecido conectivo:
  - Osteogênese imperfeita.
  - Síndrome de Marfan.
  - Síndrome de Weill-Marchesani.
  - Ehler-Danlos.
- Catarata congênita.
- Glaucoma juvenil.
- Distrofias dos fotorreceptores:
  - Retinose pigmentar.
  - Cegueira noturna estacionária congênita.
  - Distrofia de cones.
- Distrofias do epitélio pigmentar retiniano:
  - Distrofia macular viteliforme de Best.
  - Distrofia foveomacular viteliforme do adulto.
  - Drusas dominantes maculares.
- Degenerações vitreorretinianas:
  - Síndrome de Stickler.
  - Vitreorretinopatia exsudativa familiar.
- Distrofias da coroide:
  - Distrofia coróidea areolar central.
  - Atrofia coróidea generalizada.
- Atrofia óptica autossômica dominante.
- Facomatoses:
  - Neurofibromatose.
  - Doença de Von Hippel-Lindau.
  - Esclerose tuberosa.
  - Síndrome Louis-Bar.
- Nistagmo congênito.
- Síndrome de Duane.
- Distrofia miotônica.
- Estenoses craniofaciais.
  - Síndrome de Crouzon.
  - Síndrome de Apert.
  - Síndrome Pfeifer.
- Microstomias faciais laterais:
  - Síndrome Treacher Collins.
  - Síndrome de Goldenhar.
- Síndrome de Waardenburg.

Distrofias corneanas

As distrofias corneanas são um grupo de alterações que levam a uma opacidade corneana variável, geralmente central, de aparecimento espontâneo, bilaterais, estacionárias ou lentamente progressivas, geralmente não dolorosas, que se desenvolvem na ausência de doença sistêmica, inflamação ou neovascularização corneana e geralmente se apresentam entre a primeira e a segunda década de vida, mas podem aparecer mais tarde. Tendem a ser raras.

De maneira geral, podem ser classificadas em anteriores (afetando o epitélio, membrana basal e membrana de Bowman), estromais (qualquer parte do estroma) e posteriores (afetam a membrana de Descemet ou o endotélio).

As distrofias anteriores são distrofia de Cogan ou distrofia da membrana epitelial basal anterior, distrofia de Reis-Buckler, distrofia de Meesman, distrofia Thiel-Behnke, distrofia epitelial de Lisch, distrofia mucinosa subepitelial e distrofia gelatinosa tipo gota. Elas podem ser assintomáticas, causar sintomas inespecíficos ou erosões corneanas recorrentes.

As distrofias estromais são as reticulares ou lattice, maculares, granulares distrofia central de François, distrofia estromal polimórfica, distrofia cristalina marginal de Bietti, distrofia estromal amorfa posterior, distrofia estromal hereditária congênita, distrofia de Fleck e distrofia de Schnyder. Elas, de maneira geral, já causam mais sintomas, com edema ou opacidade corneanos e comprometendo a visão.

As distrofias posteriores são a distrofia polimorfa posterior, a distrofia endotelial de Fuchs e a distrofia endotelial hereditária congênita. Elas têm quadros de gravidade bem distintos: a distrofia polimorfa posterior geralmente é assintomática, enquanto a distrofia endotelial de Fuchs causa um edema corneano grave, com baixa da visão e descompensação corneana.

A maioria é transmitida por herança autossômica dominante, mas a distrofia macular, a distrofia marginal cristalina de Bietti e a gelatinosa tipo gota são autossômicas recessivas, e a distrofia corneana de Lisch é ligada ao X.

Osteogênese imperfeita

Geralmente é causada por uma nova mutação nos genes envolvidos na produção do colágeno, sendo autossômica dominante (embora o tipo VII é autossômica recessiva). A forma recessiva está associada a alterações ósseas mais graves. No quadro, há esclerótica azul (devido à diminuição de espessura da camada de colágeno, a coroide se torna visível), ossos frágeis (causados por osteoporose, fazendo com que o paciente apresente múltiplas fraturas, às vezes espontâneas, otosclerose causando surdez e defeitos na dentição.

Ocasionalmente pode apresentar ceratocone, megalocórnea e opacificações lenticulares ou corneanas. A córnea apresenta menor espessura, sendo mais vulnerável à laceração e rotura, mesmo em traumas menores. Glaucoma também pode ocorrer. Normalmente não há baixa da acuidade visual.

A expectativa de vida é normal.

Síndrome de Marfan

De herança autossômica dominante, com expressividade variável, em 15% a 30%, está associada a uma nova mutação, no cromossomo 15, de um gene que é responsável pela fibrilina, uma proteína estrutural que dá suporte para a deposição de tropoelastina e a produção das fibras elásticas, sendo um componente importante das microfibrilas. Assim, dá origem a um defeito nas fibras elásticas do tecido conjuntivo.

Apresenta um quadro de articulações flexíveis, aracnodactilia, extremidades alongadas, alta estatura, magreza, subdesenvolvimento muscular, predisposição a hérnias, anormalidades no esterno com deformidade peitoral, cifoescoliose e anormalidades cardiovasculares, como prolapso da válvula mitral e dilatação da aorta. A inteligência é normal.

No olho observa-se *ectopia lentis* (80% dos casos) por um defeito na proteína zonular por uma mutação do gene que codifica a fibrilina onde a subluxação é normalmente superior e temporal, bilateral, e, como a zônula está intacta, não há perda da acomodação. Raramente há luxação para o vítreo ou câmera anterior. Por vezes, pode ser vista uma microesferofacia. Catarata pode ser observada em alguns casos. Anomalia de ângulo está presente em 75% dos casos e pode levar ao glaucoma. Descolamento de retina, associada a degeneração lattice e alta miopia axial, é a complicação mais séria. Córnea aplanada, megalocórnea, ceratocone, esclera azul, poliose, estrabismo, erros refrativos, coloboma uveal e hipoplasia do dilatador da pupila (dificultando a midríase) também podem ser observados.

A expectativa de vida é reduzida em um terço da normal nesses pacientes, mas o tratamento das manifestações cardiovasculares fez com que ela aumentasse até perto daquela de um indivíduo normal.

Síndrome de Weill-Marchesani

A herança pode ser autossômica dominante ou recessiva, sendo que o gene envolvido é o mesmo da síndrome de Marfan. Essa síndrome é uma doença rara do tecido conectivo que causa braquidactilia, baixa estatura, rigidez articular, distúrbio de aprendizado e retardo mental. Defeitos cardíacos também são comuns.

No olho, podem ser vistos com frequência microfacia e microesferofacia, a ectopia lentis ocorre em metade dos casos na adolescência ou logo após, sendo normalmente bilateral e inferior. Uma anomalia do ângulo pode estar presente. Catarata ou bloqueio pupilar com glaucoma devido à um deslocamento anterior do cristalino pode ocorrer. Miopia também é comum. O cristalino, quando deslocado, pode causar uma disfunção endotelial corneana grave devido ao contato corneolenticular, e a lensectomia, realizada o quanto antes, é importante para evitar esta complicação.

Ehlers-Danlos

Este é um distúrbio raro do colágeno, que é causado por uma deficiência de hidroxilisina. Como múltiplos genes estão envolvidos na produção de colágeno, este distúrbio, ainda que geralmente seja autossômico dominante, também pode ser autossômico recessivo ou recessivo ligado ao X. No entanto, só o subtipo 6, uma forma autossômica recessiva, está associado a achados oculares.

Como o colágeno é um dos componentes mais importantes do tecido conjuntivo, cartilaginoso e ósseos, estas estruturas acabam sendo bastante afetadas. A pele é fina e hiperelástica, forma equimoses com facilidade e demora para cicatrizar. As articulações são hiperextensíveis e luxam com facilidade. Cifoescoliose também é comum. Pode haver distúrbios cardiovasculares, como aneurismas, roturas espontâneas de grandes vasos, prolapso da válvula mitral e fístulas entre a carótida ou seus ramos e o seio cavernoso. Hérnias do trato gastrointestinal e problemas respiratórios também podem estar presentes.

No olho, há uma fragilidade escleral, que pode romper ao mínimo trauma. Esclera azul e microcórnea também são comuns. Pode ainda ectopia lentis, microcórnea, ceratocone, ceratoglobo, alta miopia, descolamento de retina, hemorragias retinianas, estrias angioides e pregas epicânticas.

Catarata congênita

Entre 8,3% e 25% das cataratas congênitas são hereditárias. A herança é normalmente autossômica dominante e com alta penetrância. Formas autossômicas recessivas ou ligadas ao X também já foram descritas.

As cataratas hereditárias podem ser lamelares ou zonulares (afetando apenas uma camada de fibras cristalinianas, na região equatorial), nucleares (camada externa do núcleo embriônico), coronárias (opacidades finas radiais na região equatorial) ou ceruleanas (opacidades periféricas finas, azuladas, redondas ou claviformes).

Em sua maioria, os casos de catarata hereditária não prejudicam significativamente a visão e não são progressivos.

Glaucoma juvenil

Em sua maioria, os glaucomas congênitos são de herança autossômica recessiva, de penetrância incompleta, mas alguns tipos de glaucoma juvenil (aparecimento entre 2 e 16 anos) podem ser autossômicos dominantes. Os defeitos na malha trabecular e no ângulo da câmara anterior levam à obstrução da drenagem do humor aquoso com consequente aumento da pressão intraocular e dano ao nervo óptico.

Retinose pigmentar

A retinose pigmentar afeta 1:5.000 pessoas. É a principal causa hereditária de cegueira em países desenvolvidos.

Boa parte dos casos ocorre como uma mutação do gene para a rodopsina. Pode ocorrer como um distúrbio esporádico isolado, ou apresentar uma herança autossômica dominante (a de melhor prognóstico) ou recessiva (esta é a mais comum), ou o que é menos frequente, recessiva ligada ao X. Formas de herança mitocondrial e digênicas também já foram descritas. Já foram identificados mais de 100 diferentes tipos de mutações que podem produzir um quadro de retinose pigmentar.

As heranças autossômica recessiva e recessiva ligada ao X produzem os sintomas mais graves.

A retinose pigmentar é uma distrofia difusa, normalmente bilateral e simétrica, dos fotorreceptores (e embora atinja tanto cones quanto bastonetes, o prejuízo aos bastonetes é predominante). Esses bastonetes são afetados diretamente pela doença, enquanto os cones sofrem apoptose de maneira secundária.

Já que os cones se concentram mais no polo posterior e os bastonetes na periferia, o envolvimento periférico é muito maior, causando uma contração do campo visual que pode incapacitar bastante o paciente, ainda que a visão central se encontre preservada. Geralmente o início é na região da média periferia. A visão central, com o tempo, pode ser atingida também, baixando a acuidade visual. A visão para cores também é prejudicada em um estágio mais tardio.

A queixa inicial é de dificuldade para enxergar no escuro (cegueira noturna ou nictalopia), já que devemos nos lembrar que são os bastonetes os responsáveis pela visão no escuro. A tríade clássica da doença consta de atenuação vascular retiniana, pigmentação retiniana em "espículas ósseas" e palidez cérea do disco óptico. Maculopatias (atrofia, membrana epirretiniana ou edema macular cistoide) e catarata subcapsular posterior também são frequentes, assim como miopia, drusas e glaucoma.

Na forma ligada ao X, as portadoras podem apresentar um fundo de olho normal ou com um reflexo dourado metálico temporal à mácula, além de alterações atróficas e pigmentares da periferia retiniana.

A retinose pigmentar pode estar associada a uma série de doenças sistêmicas como: síndrome Bassen-Kornzweig, síndrome de Refsum, síndrome de Usher, síndrome Kearns-Sayre, síndrome Bardet-Biedl, síndrome de Cockayne, mucopolissacaridoses e ataxia de Friedreich.

Cegueira noturna estacionária congênita

A cegueira noturna estacionária congênita engloba um grupo de distúrbios que se caracterizam por nictalopia, com fundoscopia normal ou não, sem disfunção retiniana progressiva e que iniciam na infância. Frequentemente há uma resposta pupilar paradoxal. Pode ser autossômica dominante ou recessiva, e também ligada o X.

Quando o fundo é normal, podemos ter o tipo 1, completo, em que não há função dos bastonetes, mas a dos cones está normal no ERG, e a do tipo 2, incompleto, em que a função dos cones também está alterada. As duas formas envolvem mutações em genes diferentes. Em ambos os casos, vai haver uma ausência de adaptação ao escuro. A forma autossômica dominante geralmente apresenta boa acuidade visual, enquanto algumas formas de herança recessiva e a ligada ao X tem visão baixa e nistagmo.

As duas formas com alterações fundoscópicas são a doença de Ogushi e o fundus albipuntactus, são herdades de forma autossômica recessiva, embora o fundus albipuntactus também possa ser autossômico dominante.

Na doença de Oguchi há um distúrbio no processo de fototransdução, e é caracterizada por um atraso de 3 a 24 horas no limiar de adaptação ao escuro dos bastonetes. A função deles está ausente após 30 minutos de adaptação ao escuro, mas se torna quase normal à medida que o tempo passa. A coloração do fundo de olho muda de amarelo-dourado, (que pode estar presente em toda a retina, só no polo posterior ou só na periferia) no estado adaptado à luz, para uma cor normal, quando estiver adaptado ao escuro, este é o fenômeno de Mizuo ou Mizuo-Nakamura. O ERG pode estar normal quando o paciente já estiver adaptado ao escuro.

O *fundus albipuntactu*s apresenta pontos branco-amarelados que se estendem do polo posterior, preservando a mácula, até a periferia. Quando o indivíduo passa de um ambiente claro para um escuro, a regeneração da rodopsina é lenta, fazendo com que o paciente demore mais para conseguir enxergar no escuro, mas, dando tempo suficiente, a sensibilidade estará normal ou próximo do normal. Os vasos retinianos, disco óptico, campos visuais periféricos e acuidade visual permanecem normais, mas o ERG mostra alteração da função tanto dos cones quanto dos bastonetes. No entanto, com a adaptação prolongada ao escuro, o ERG pode voltar ao normal.

Distrofia de cones

As distrofias dos cones são, na maioria das vezes, distrofias dos cones e bastonetes, mas os cones são afetados mais precocemente e mais gravemente do que os bastonetes. Esse distúrbio muitas vezes é esporádico (novas mutações), mas, quando uma herança pode ser determinada, geralmente é autossômica dominante ou ligada ao X, ainda que alguns casos de herança autossômica recessiva tenham sido observados. A mutação geralmente é no gene ABCA-4.

O quadro geralmente começa entre a primeira e a terceira década de vida. Os pacientes se queixam de hemeralopia (diminuição da visão em ambientes muito iluminados), alteração da visão central (devido a escotomas centrais) e da visão de cores, que pode ser seguida por fotofobia. A acuidade visual, com o tempo, chega a 20/200 ou, em alguns casos, a movimento de mãos.

O ERG mostra uma função anormal dos cones. O quadro geralmente é bilateral.

A fundoscopia típica mostra, inicialmente, a mácula com um aspecto normal, algumas alterações pigmentares ou uma atrofia. Posteriormente, uma lesão macular em "olho de boi" se desenvolve. Uma atrofia progressiva do epitélio pigmentar retiniano na mácula, com uma eventual atrofia geográfica pode ser observada mais tarde.

Com o tempo, os bastonetes são afetados também, e espículas ósseas e palidez temporal do disco podem ser vistos. Pode haver nistagmo.

Distrofia macular viteliforme de Best

Também chamada de distrofia viteliforme de início juvenil, é a segunda distrofia macular mais comum, ficando atrás da doença de Stargardt. É um distúrbio de herança autossômica dominante que envolve o gene VMD2, que codifica a bestrofina, um canal de cloreto transmembrana sensível ao cálcio que é expresso no epitélio pigmentar retiniano. O lócus do gene está situado no cromossomo 11 (11q13). Apresenta penetrância e expressividade variada.

A aparência inicial é variável, sendo observado, durante a infância, entre os 5 e 15 anos, aproximadamente, desde um leve distúrbio pigmentar até uma lesão em "gema de ovo" na região da mácula, formada por depósitos de um material amarelado, lipofucsina sub-retiniana, geralmente redondo e bem demarcado, lembrando uma gema de ovo frito, medindo de meio a dois discos de diâmetro, que não causa uma diminuição importante na acuidade visual. Com o tempo, esta lesão degenera, podendo estar associado com neovascularização sub-retiniana, hemorragia sub-retiniana e uma cicatriz atrófica que baixa a visão até aproximadamente 20/200, embora o melhor olho normalmente fique por volta de 20/40. Costuma ser bilateral, embora muitas vezes assimétrico.

Distrofia foveomacular viteliforme do adulto

Essa distrofia do epitélio pigmentar retiniano também mostra lesões amareladas, redondas ou ovais, bilaterais e simétricas, mas ao contrário do distúrbio de Best, são menores, de 1/3 a um disco de diâmetro, se apresentam mais tarde (quarta à sexta década de vida) e não evoluem. A visão se acha diminuída em 1 ou 2 linhas e tem uma leve deterioração depois. O ERG e o EOG estão normais, e o teste de cores mostra um defeito na faixa tritan.

Drusas dominantes maculares

Também recebe as denominações "coroidite em favo de mel de Doyne", *mallatia neventinese*, coroidite de Hutchinson-Tay, coroidite superficial de Holthouse-Batten e drusas familiares.

Este distúrbio autossômico dominante de penetrância completa e expressividade variável se apresenta entre a segunda e a quarta década de vida e se caracteriza por inúmeros pequenos drusas sub-retinianas espalhadas no fundo de olho, estendendo-se para além das arcadas vasculares e nasal ao disco óptico e que podem coalescer. O paciente pode se queixar de metamorfopsia.

A visão normalmente não é afetada, já que as drusas são extrafoveais. O ERG e o EOG são tipicamente normais.

É mais comum em mulheres.

Síndrome de Stickler

Na síndrome de Stickler, também chamada de artro-oftalmopatia hereditária, há uma mutação em um dos genes responsáveis pela produção de colágeno.

Existem cinco tipos: o tipo 1(forma clássica, a mais comum, chamado de tipo vitreomembranoso), o tipo 2 (associado a alta miopia e surdez neurossensorial), tipo 3 (não ocular, tem os aspectos sistêmicos, mas não os oculares) e os tipos 4 e 5 (muito raros). Os tipos 1 a 3 apresentam herança autossômica dominante, enquanto os outros dois, recessiva. A penetrância é completa mas a expressividade, variável.

Os aspectos oculares característicos desta síndrome são:
1. a alta miopia,
2. a degeneração vitreorretiniana, com alto índice de descolamento de retina. Esta é a complicação ocular mais comum, em aproximadamente 50% dos pacientes na primeira década de vida, devido a rasgos múltiplos ou gigantes, sendo geralmente bilateral). É a causa hereditária mais comum de descolamento de retina nas crianças.
3. e a catarata pré-senil, subcapsular posterior ou, menos comumente, anterior.

No tipo 1, o vítreo vai mostrar uma cavidade opticamente vazia, com membranas translúcidas que se estendem da região equatorial da retina em direção ao vítreo. No tipo 2, o vítreo vai ter uma aparência fibrilar.

Há degeneração tipo lattice da retina, hiperplasia do epitélio pigmentar, embainhamento vascular e esclerose. Outros aspectos oculares associados são: *ectopia lentis* (incomum) e glaucoma congênito, associado a anomalias no ângulo (5% a 10%).

Sistemicamente, pode estar associada a anomalias faciais e orais: hipoplasia de metade da face, micrognatia, língua pequena, glossoptose, que é o deslocamento da língua para trás, palato fendido, úvula bífida, displasia espondiloepifisial leve, hipermobilidade articular, osteoartrite de início precoce, prolapso da válvula mitral, surdez neurossensorial.

Vitreorretinopatia exsudativa familiar

A vitreorretinopatia exsudativa familiar, também chamada de síndrome Criswick-Schepens, apresenta herança autossômica dominante, e, mais raramente, recessiva ligada ao X ou autossômica recessiva. Ao menos quatro lócus parecem estar envolvidos. Apresenta alta penetrância e expressividade variável. Normalmente se manifesta na infância.

As lesões retinianas, que ocorrem de forma bilateral, consistem de uma cessação abrupta da rede capilar na periferia retiniana, no equador, especialmente na região temporal, sendo similar à retinopatia da prematuridade. Há degeneração vítrea e membranas de densidade e consistência variável no vítreo, com ligamentos vitreorretinianos periféricos proeminentes, associados a áreas de "branco sem pressão".

A tortuosidade vascular periférica e as telangiectasias progridem para uma proliferação pré-retiniana com ou sem exsudação sub-retiniana. Com a progressão do quadro, a proliferação fibrovascular e a tração vitreorretiniana levam a formação de um descolamento de retina localizado, com ou sem exsudação, que vai ficando extenso, evoluindo para o acometimento da mácula e a seguir para um descolamento total. A hemorragia vítrea, catarata e glaucoma neovascular podem ocorrer.

Muitas vezes, a leucocoria e o estrabismo são os sinais que primeiro chamam a atenção dos pais. A diminuição da acuidade visual pode ser devida às pregas maculares, à tração da mácula ou do nervo óptico ou pelo descolamento retiniano.

Distrofia coróidea areolar central

A distrofia coróidea areolar central, também chamada de esclerose coroidal, é uma distrofia da coroide autossômica dominante que se apresenta da terceira à quinta décadas de vida com diminuição da visão central, progressiva e bilateral. Não há associação com miopia, descolamento do epitélio pigmentar retiniano ou inflamação da coroide.

Há uma pequena granularidade foveal inicialmente, seguindo-se atrofia circunscrita do epitélio pigmentar e perda da coriocapilar na mácula. Essa atrofia geográfica vai se expandindo lentamente, demonstrando os grandes vasos da coroide, e, na sexta ou sétima décadas de vida, a perda visual é grave, podendo chegar a conta-dedos.

Atrofia coróidea generalizada

Esse distúrbio é normalmente autossômico dominante, e se apresenta na quarta ou quinta década de vida, com diminuição da visão central ou cegueira noturna. Há uma atrofia difusa do epitélio pigmentar e coriocapilar na região parapapilar e pericentral, que vai evoluindo até que todo o fundo de olho esteja atingido. Os vasos coróideos também são afetados, podendo ser vista a esclera.

A retina apresenta uma pigmentação difusa e irregular.

Atrofia óptica autossômica dominante

Este tipo de atrofia óptica hereditária, de herança autossômica dominante, apresenta alta penetrância, mas expressividade variada. Também chamada de atrofia tipo Kjer, é a neuropatia óptica mais comum. Ela se apresenta com perda visual insidiosa bilateral durante os 6 primeiros anos de vida. A acuidade visual baixa para 0,1 a 0,5. Nistagmo está raramente associado. A palidez do nervo óptico é principalmente temporal, mas pode envolver todo o disco. Atrofia peripapilar, reflexo foveal ausente, alterações pigmentares maculares leves, atenuação arterial e aumento da escavação papilar podem também ser observados. O campo visual mostra um escotoma ceco-central, paracentral ou central. Discromatopsia no eixo azul-amarelo pode ser observada. As anormalidades sistêmicas são raras, exceto por perda auditiva neurossensorial, que está presente em 20% dos casos.

Neurofibromatose

A neurofibromatose é uma das facomatoses, juntamente com a esclerose tuberosa e a doença de von Hippel-Lindau, que são distúrbios de desenvolvimento envolvendo a presença simultânea de alterações na pele, sistema nervoso central e porções ectodérmicas do olho. Os dois tipos principais são o tipo um ou periférico, o mais comum, que se apresenta na infância e está ligado a uma mutação no braço longo do cromossomo 17, e o tipo 2 ou central, ligado a uma mutação no braço longo do cromossomo 22.

A neurofibromatose tipo I, ou doença de Recklinghausen, é uma doença autossômica dominante com penetrância irregular e expressividade variável. É o resultado de uma nova mutação em metade dos casos. Está envolvido o gene NF-1, que é um gene supressor tumoral que influencia a proliferação normal das células de Schwann e sua diferenciação.

Caracteriza-se por tumores, solitários ou múltiplos, que são os neurofibromas, pequenos e benignos, mas altamente vascularizados e infiltrativos, de pele, sistema nervoso central, nervos periféricos e bainhas nervosas. Podem ocorrer em qualquer lugar ao longo do curso dos nervos periféricos ou autônomos, ou em nervos internos, mas não em nervos puramente motores. Tumores de pálpebras estão frequentemente presentes, e podem levar à uma deformidade em forma de S, característica da pálpebra superior.

Está associada a outros tumores intracranianos, como meningiomas e gliomas.

Os nódulos de Lisch, presentes em 95% dos pacientes, são hamartomas melanocíticos da íris, pequenos e bem definidos, pigmentados, protruindo da superfície externa da íris, se desenvolvendo durante a segunda ou terceira década de vida, e apresentam-se invariavelmente bilaterais.

Gliomas na porção orbitária do nervo óptico são particularmente comuns: 25% dos gliomas de nervo óptico estão associados à neurofibromatose tipo 1, e 15% dos pacientes com neurofibromatose vão desenvolver gliomas do nervo óptico. Esses gliomas causam perda visual, proptose e edema de papila seguido por atrofia óptica e estrabismo. Ocorre tipicamente em crianças pequenas, podem ser bilaterais e se estender para o quiasma, trato óptico e hipotálamo. Astrocitomas retinianos são mais raros, mas já foram descritos. Meningiomas e schwannomas também podem ocorrer na órbita.

Nervos corneanos proeminentes também podem ser eventualmente observados.

Nevus coróideos, que podem ser multifocais e bilaterais, são comuns; estes pacientes apresentam um risco maior de desenvolverem melanoma de coroide. Hamartomas coróideos, pequenos e múltiplos, são raros.

Glaucoma é relativamente raro, mas, quando aparece, é unilateral e congênito. Quase 50% destes pacientes com glaucoma apresentam um neurofibroma plexiforme da pálpebra superior ipsilateral, ou hemiatrofia facial. A ectropia de úvea também pode estar associada ao glaucoma.

Hipertelorismo, fissuras palpebrais anguladas para baixo, são outras alterações oculares também descritas.

Manchas "café com leite" (pequenas áreas pigmentadas, marrom-claras, na pele) aparecem geralmente no tronco, durante o primeiro ano de vida, e tendem a aumentar e escurecer com a idade.

Sardas axilares se tornam aparentes por volta dos 10 anos, e são patognomônicas.

Outras anomalias de desenvolvimento, particularmente de ossos, podem vir associadas, como baixa estatura, macrocefalia, hemiatrofia facial e escoliose. Autismo afeta quase metade dos pacientes, assim como as dificuldades de aprendizado. Hipertensão, implantação baixa das orelhas, pregas cervicais e estenose pulmonar também podem estar associados.

Na neurofibromatose tipo 2, a herança também é autossômica dominante, e 50% são novas mutações. O gene envolvido é o NF-2. Neuroma acústico bilateral está presente em 60% dos pacientes. A catarata precoce está presente em mais do que 60% dos pacientes, sendo capsular ou subcapsular posterior, cortical ou mista. Defeitos oculares motores ocorrem em 10% dos pacientes. Hamartoma combinado de retina e epitélio pigmentar retiniano também é relativamente comum. Também está associado a neurofibromas, meningiomas, gliomas e schwannomas.

Doença de Von Hippel-Lindau

A doença de Von Hippel-Lindau, ou angiomatose retiniana, é um distúrbio autossômico dominante, envolvendo o gene de supressão tumoral VHL, situado no braço curto do cromossomo 3. Vinte por cento dos casos são esporádicos. A penetrância é de 90% a 100% até os 65 anos. Normalmente aparece na segunda década de vida.

É uma facomatose rara, bilateral na metade das vezes, que forma hamartomas vasculares, consistindo de capilares com células endoteliais em proliferação, uma artéria que alimenta o tumor e veias de drenagem. Os primeiros sinais são dilatação e tortuosidade dos vasos retinianos, geralmente na periferia temporal inferior ou superior, que mais tarde se desenvolvem em uma formação angiomatosa, endofítica, com hemorragias e exsudatos. Mais raramente, pode se apresentar justapapilar, sendo geralmente exofítico. Sessenta por cento dos pacientes com a doença de Von Hippel-Lindau tem hemangiomas de retina, e 50% dos pacientes com um hemangioma retiniano e virtualmente todos com mais de um apresentam a doença de Von Hippel-Lindau.

Um estádio de exsudação maciça, descolamento de retina e glaucoma absoluto ocorre mais tarde, geralmente destruindo o olho em 5 a 15 anos.

Em um quarto dos casos, a doença está associado a um processo generalizado similar, podendo afetar o cerebelo, medula, ponte, pâncreas, rins, supra-renais, testículos e outros órgãos.

Esclerose tuberosa

Cerca de 60% a 75% dos casos são novas mutações na família. A herança é autossômica dominante, e a penetrância é reduzida. A esclerose tuberosa, ou doença de Bourneville, é uma facomatose generalizada que se caracteriza pela tríade epilepsia, retardo mental e adenoma sebáceo, que está presente em apenas uma minoria dos pacientes, mas que, quando aparece, é patognomônica.

As alterações na pele estão presentes em todos os pacientes. Os adenoma sebáceos, que são pápulas fibroangiomatosas vermelhas, com distribuição em forma de asas de borboleta em volta do nariz e na bochechas são extremamente comuns, afetando 90% dos pacientes. Manchas pálidas em forma de folha são vistas no tronco, pernas e escalpo. Placas mais grossas sobre a região lombar também podem aparecer, assim como manchas "café com leite" corporais e hamartomas subungueais.

Os tumores do SNC, hamartomas cerebrais astrocísticos, também são universais. O início se dá com crises convulsivas e retardo mental, embora 40% a 50% dos pacientes tenham inteligência normal.

Os tumores da retina, chamados de hamartomas astrocíticos ou astrocitomas, acontecem na metade dos pacientes, e aparecem como áreas ovais ou circulares, formando placas, nódulos, ou com aparência de amora, brancas ou amareladas, frequentemente semitransparentes na sua periferia e calcificadas centralmente, situados na periferia da retina ou no nervo óptico. Poliose, manchas hipopigmentadas na íris e retina, papiledema e paralisia do sexto nervo são achados oculares menos comuns.

Alterações renais (cistos, angiomiolipomas, doença policística renal, câncer), cardíacas (rabdomiomas), reto (pólipos hamartosos) e ósseas (cistos) podem também estar presentes.

O prognóstico depende das alterações neurológicas; quando são graves, levam à morte na segunda ou terceira

Nistagmo congênito

Pode ser autossômico dominante, dominante ou recessivo ligado ao X. Se apresenta 2 a 3 meses após o nascimento e persiste por toda a vida. É normalmente pendular, de baixa amplitude, na posição primária, podendo converter para sacádico tipo *jerk* (em sacudidelas) ao olhar para o lado. É normalmente horizontal e uniplanar (mesma direção em todas as posições do olhar). Diminui com a convergência e apresenta um ponto nulo, em que o nistagmo está diminuído ou ausente. A acuidade visual fica entre 20/40 e 20/120.

Síndrome de Duane

Esta afecção rara e estacionária é, em geral, unilateral. Normalmente é esporádica, e a herança, autossômica dominante.

Há uma restrição completa ou parcial da abdução, e uma restrição, geralmente parcial, da adução. Na adução, vai haver uma cocontração dos retos medial e lateral, resultando em retração do globo e estreitamento da fissura palpebral. Um movimento do olho para cima ou para baixo na adução também pode ocorrer.

Na convergência, o olho afetado não se mexe, gerando uma insuficiência de convergência.

Na posição primária, geralmente não há desvio, mas pode haver uma leve esotropia, ou, menos comumente, exotropia.

O músculo reto medial é geralmente menos envolvido do que o lateral. Pode haver supressão facultativa.

Distrofia miotônica

É causada por um defeito no gene que codifica a proteína miotonina cinase; o gene defeituoso apresenta um número aumentado de repetições de uma sequência de trinucleotídeos. A herança é autossômica dominante, há poucos casos esporádicos e apresenta o fenômeno de antecipação, tornando-se mais grave e mais precoce a cada geração. Caracteriza-se por um retardo do relaxamento muscular após cessar o esforço voluntário (miotonia). A apresentação ocorre entre a terceira e a sexta décadas, com fraqueza das mãos e dificuldade para caminhar. Os pacientes apresentam uma face sem expressão, dificuldade para engolir e fala arrastada do envolvimento da língua e músculos faríngeos. Quando o paciente troca um aperto de mão, tem dificuldade de soltar o aperto. Calvície frontal, sonolência, atraso do desenvolvimento motor, anormalidades cardíacas, pulmonares, ósseas e endócrinas, além de hipogonadismo, também podem ser encontrados.

No olho, pode ser observada uma catarata, com finas opacidades tipo pó na região cortical e subcortical. Corpos refráteis multicoloridos (principalmente verde e vermelho) estão dispersos entre essas opacidades; este achado é conhecido como "catarata tipo árvore de natal". Ptose palpebral também pode estar presente, assim como hipermetropia. Alterações menos comuns como ceratopatia em banda, disfunção da motilidade ocular (estrabismo e nistagmo), dissociação longe-perto do reflexo pupilar (bilateral), tufos vasculares na íris, retinopatia pigmentar leve, atrofia óptica e hipotonia também podem ser observadas.

Estenoses craniofaciais

É um grupo de doenças raras que se caracterizam por uma sinostose precoce das suturas da parte superior do crânio, fazendo com que este tenha um formato anormal, sendo acompanhado por anormalidades orbitárias graves. Os tipos mais comuns são a síndrome de Crouzon, a síndrome de Apert e a síndrome Pfeiffer.

A síndrome de Crouzon é autossômica dominante, mas em 25% pode ser esporádica. A expressividade é variável. Ela é caracterizada por deformidades cranianas (oxicefalia, em que apresenta formato em cone, ou braquicefalia, com diminuição do diâmetro fronto-occipital) e faciais, com hipoplasia dos maxilares superiores (por falha do crescimento do osso maxilar e do zigomático), prognatismo, testa proeminente, nariz em gancho, alterações do paladar, órbitas muito rasas, com consequente exoftalmia, que pode levar a lesões corneanas por exposição, fissuras palpebrais dirigidas para baixo, atrofia óptica, papiledema, hipertelorismo e exotropia em "V". Outras associações oculares são aniridia, esclera azul, catarata, ectopia lentis, glaucoma, coloboma, megalocórnea e hipoplasia do nervo óptico. Hipoperfusão cerebral devido à apneia pode ocorrer, mas retardo mental é raro.

A síndrome de Apert, ou acrocefalosindactilia, é um distúrbio autossômico dominante, mas a maioria dos casos são esporádicos e associados à idade avançada dos pais. Esta é a estenose craniofacial mais grave, podendo envolver todas as suturas cranianas. O crânio pode ser oxicefálico ou braquicefálico. Há hipoplasia da metade da face, com baixa implantação das orelhas e nariz em formato de bico de papagaio. A sindactilia também pode envolver parcial ou completamente as mãos ou as mãos e os pés. Este é o aspecto mais importante para diferenciar a síndrome de Crouzon da de Apert. Há a presença de órbitas rasas, proptose e hipertelorismo, mas não tão pronunciados quanto na sídrome de Crouzon, ainda que as complicações (ceratopatia de exposição, ceratopatia óptica) também possam aparecer. Aproximadamente um terço dos pacientes tem retardo mental e atraso do desenvolvimento. Palato fendido, surdez, anomalias cardíacas, renais e pulmonares podem se manifestar.

A síndrome Pfeiffer, que também tem herança autossômica dominante, com expressividade variada, apresenta hipoplasia da metade da face e fissuras palpebrais dirigidas para baixo. As características oculares são semelhantes às encontradas na síndrome de Apert.

Síndrome Treacher Collins e síndrome de Goldenhar

São duas das formas de microstomias faciais laterais, secundárias a um defeito na migração das células da crista neural, apresentando um espectro de anomalias que envolve estruturas derivadas do primeiro e segundo arcos braquiais, caracterizando-se por subdesenvolvimento assimétrico da face e afetando principalmente a mandíbula e as orelhas. São herdados de maneira autossômica dominante.

A síndrome de Treacher Collins (que também é conhecida como disostose mandibulofacial ou síndrome de Franceschetti-Klein), apresenta um desenvolvimento anormal das orelhas, surdez e hipoplasia da mandíbula e maxila. Aspectos oculares mais frequentes são a rotação do conteúdo orbitário, com uma prega antimongólica, coloboma da pálpebra inferior, ectrópio, abertura palpebral inclinada, dermoide limbar, catarata, estrabismo, ambliopia, atresia lacrimal e microftalmia.

Na síndrome de Goldenhar, também conhecida como espectro óculo-aurículo-vertebral, podemos observar apêndices pré-auriculares e faciais, hipoplasia da região malar, mandibular e maxilar, macrostomia, microtia e surdez. Há a presença de vértebras cervicais fundidas, hemivértebras, normalmente cervicais, retardo mental, anomalias cardíacas, renais, geniturinárias, gastrointestinais e do sistema nervoso central. No olho, podemos observar microftalmia, anoftalmia, coloboma de pálpebra superior, dermoide limbar (principalmente em limbo inferotemporal), lipodermoide orbitário, rebordos orbitários laterais deprimidos, microcórnea, coloboma ou hipoplasia de nervo óptico e mácula e estrabismo.

Síndrome de Waardenburg

Esta entidade rara, de herança autossômica dominante, caracteriza-se por uma larga separação dos cantos internos dos olhos, raiz do nariz larga, abundantes supercílios, poliose, sobrancelhas contínuas, íris hipocrômicas com heterocromia total ou segmentar, despigmentação de coroide, glaucoma, mecha branca no cabelo e surdez congênita. Anomalias das pernas e neurológicas também já foram descritas. Foram encontrados casos associados a alta miopia.

DISTÚRBIOS AUTOSSÔMICOS RECESSIVOS DE INTERESSE OFTALMOLÓGICO

Distúrbios autossômicos recessivos em oftalmologia

- Microftalmo.
- Distrofias corneanas (já descritas no tópico "Distúrbios autossômicos dominantes de interesse oftalmológico"):
  - Distrofia macular.
  - Distrofia polimorfa posterior.
- Distúrbios metabólicos hereditários:
  - Galactosemia.

- Deficiência da galactocinase.
- Mucopolissacaridoses.
- Degeneração hepatolenticular.
- Cistinose.
- Homocistinúria.
- Albinismo.
- Doença de Tay-Sachs.
- Facomatoses:
  - Síndrome Louis-Bar.
- Síndrome de Werner
- Glaucoma congênito primário.
- Síndrome Bardet-Biedl.
- Distrofias dos fotorreceptores:
  - Amaurose de Leber.
  - Cegueira noturna estacionária congênita (já descrita no tópico "Distúrbios autossômicos dominantes de interesse oftalmológico")
- Distrofias do epitélio pigmentar retiniano:
  - Distrofia macular de Stargardt.
  - Fundus flavimaculatus.
- Distrofias da coroide (já descritas no tópico "Distúrbios autossômicos dominantes de interesse oftalmológico"):
  - Distrofia coróidea areolar central.
  - Atrofia coróidea generalizada.
- Degenerações vitreorretinianas:
  - Síndrome Favre-Goldmann.
  - Atrofia girata.
- Atrofia óptica autossômica recessiva.

Microftalmo

Normalmente é herdado de forma esporádica.

No microftalmo, um ou ambos os olhos são notadamente menores do que o normal, com pelo menos dois desvios-padrão da média do comprimento axial para a idade.

Muitas outras anomalias podem também estar presentes, como microcórnea, catarata, glaucoma, aniridia, cisto orbitário e coloboma. Os defeitos podem estar presentes no olho não microftálmico. A visão é afetada de acordo com a gravidade das anomalias.

Anormalidades somáticas frequentemente se apresentam, como a polidactilia, sindactilia, pé torto, rins policísticos, fígado cístico, fissura palatina e meningoencefalocele.

Galactosemia

Na galactosemia, há a falta da enzima galactose-1-fosfato uridil transferase, responsável pela conversão de galactose para glicose.

A criança pode parecer normal quando nasce, mas, logo após começar a ser alimentada com leite, os sintomas começam. Eles incluem vômitos, diarreia, letargia, irritabilidade, hipoglicemia, convulsões, ganho inadequado de peso, cirrose hepática, icterícia, hepatomegalia, esplenomegalia, ascite, suscetibilidade aumentada à infecção, aminoacidúria, galactosúria, surdez e retardo mental. Com o tempo, podem surgir ataxia, distúrbios da fala, diminuição da densidade óssea e falência ovariana precoce. No olho pode aparecer, em alguns dias a semanas após o nascimento, catarata em "gota de óleo", pois, devido ao acúmulo de galactitol, o cristalino absorve mais água.

Deficiência da galactocinase

O distúrbio é de herança autossômica recessiva. A galactocinase catalisa a conversão da galactose em galactose-1--fosfato, e, portanto, a sua deficiência leva ao acúmulo de galactose.

Pode haver icterícia neonatal, mas não há retardo mental nem, ao contrário da galactosemia, um quadro sistêmico.

No olho, pode levar à formação de catarata lamelar. A galactose é apenas indiretamente cataratogênica, devido à redução à galactitol dentro da lente, aumentando a pressão osmótica intralenticular, com resultante influxo de água, rotura das fibras cristalinianas e opacificação.

Mucopolissacaridoses

As mucopolissacaridoses são um grupo de distúrbios dos lisossomas, em que há uma deficiência para uma das enzimas envolvidas na degradação dos glicosaminoglicanos, as glicosidases. Há, portanto, uma decomposição imperfeita dos mucopolissacarídeos, resultando no acúmulo destes intracelularmente nos tecidos e elevada excreção urinária.

Há seis perturbações claramente definidas do metabolismo dos mucopolissacarídeos que costumam ser agrupados sob o nome de gargoilismo: síndrome de Hurler, síndrome de Scheie, doença de Morchio, síndrome de Maroteaux-Lamy, síndrome de Hunter e síndrome de Sanfelippo.

O paciente apresenta um aspecto facial típico, com bossa frontal, prognatismo, depressão da ponte nasal, hepatoesplenomegalia, pele fina, turvação corneana, displasia esquelética, retardo mental, deficiência de crescimento, alterações comportamentais e perda auditiva. Contratura articular, anormalidade das válvulas cardíacas e hérnias, umbilicais e inguinais, também podem estar presentes.

A turvação da córnea (opacificação corneana puntacta e opacificação estromal difusa) ocorre na síndrome de Hurler, na síndrome de Scheie, na doença de Morchio e na síndrome de Maroteaux-Lamy, todas autossômicas recessivas. Não ocorre na síndrome de Hunter, única variedade de herança ligada ao X, nem na síndrome de Sanfelippo, que também é autossômica recessiva.

Outras alterações oculares que podem ocorrer nas mucopolissacaridoses são a retinose pigmentar (não está presente na doença de Morquio e na síndrome de Maroteaux-Lamy), edema de papila, atrofia óptica (mais grave na Hurler), glaucoma (raro), megalocórnea e buftalmo.

Degeneração hepatolenticular

A degeneração hepatolenticular, ou doença de Wilson, de caráter autossômico recessivo, caracteriza-se por um metabolismo anormal do cobre, por deficiência da ceruloplasmina, que é a mais importante proteína plasmática carreadora deste metal, fazendo com que ele se acumule nos tecidos e não seja adequadamente excretado pela bile. Causa então alterações nos núcleos basais (levando a distonia, tremores, alterações de personalidade e distúrbios cognitivos), cirrose do fígado, icterícia, hemólise (pela liberação do cobre no sangue a partir dos hepatócitos necróticos), disartria, acidose tubular renal, osteoartropatia e cardiomiopatia.

No olho, pode ocorrer uma pigmentação corneana patognomônica chamada de anel de Kayser-Fleischer, que consiste de um anel situado perifericamente na descemet, e que, quando muito sutil, pode ser mais bem visualizado pela gonioscopia. É formado por grânulos que mudam de cor sob diferentes tipos de iluminação, variando de vermelho-rubi para verde, amarelo, azul e marrom, que se depositam preferencialmente no meridiano vertical e que progridem para o limbo, sem área de córnea clara no meio. Está presente em 60% a 65% dos pacientes que apresentam apenas alterações hepáticas e em 95% dos pacientes com sintomas neurológicos. Uma catarata capsular anterior em forma de girassol pode ser vista em alguns pacientes. A doença é progressiva e frequentemente resulta em morte por volta dos 40 anos.

Cistinose

A cistinose, doença autossômica recessiva, causa uma alteração rara do transporte pela membrana do lisossomo, causando uma deposição difusa de cristais de cistina no corpo.

Há três tipos de cistinose, com graus diferentes de envolvimento; a mais leve, não nefrótica, que altera somente a córnea, há uma forma intermediária, nefrótica de início tardio, e uma forma mais grave, nefrótica e sistêmica, que é forma clássica, com desidratação, acidose, vômitos, distúrbios dos eletrólitos, raquitismo hipofosfatêmico, nanismo, hipotireoidismo, miopatia, diminuição da capacidade de suar e nefropatia com insuficiência renal aos 9 a 10 anos e morte na infância devido à insuficiência renal são a regra.

Na conjuntiva e no estroma corneano (em toda a espessura perifericamente e nos dois terços exteriores centralmente) no primeiro ano de vida há um depósito progressivo de cristais de cistina, o que causa fotofobia, blefaroespasmo, e erosão corneana. Posteriormente, o envolvimento da íris, da cápsula cristaliniana e da retina (retinopatia em sal e pimenta) causam uma baixa visual.

Homocistinúria

A homocistinúria é um erro inato do metabolismo, de herança autossômica recessiva, causado por uma inativação da enzima cistationa β-sintetase hepática (responsável pela conversão da homocisteína e serina em cistationina) o que dá origem a altos níveis de homocisteína e metionina no plasma e urina.

O quadro sistêmico inclui cabelo fino e grisalho, rubor malar, e um quadro semelhante à síndrome de Marfan, com ossos longos mais compridos e mais finos, mas a aracnodactilia é menos comum. Osteoporose e escoliose também fazem parte do quadro, assim como vértebras bicôncavas, *genu valgo* e pés cavos. As articulações estão mais rígidas. Atraso do desenvolvimento neurológico, retardo mental, convulsões, psicose, manchas azuladas na pele das mãos e pés, predisposição a trombose e aterosclerose precoce também são descritos.

A subluxação do cristalino, que normalmente ocorre por volta de 3 anos de idade, e é praticamente universal aos 25 anos, quando não for tratado, é tipicamente para baixo e medial e a acomodação é perdida, já que a zônula, que normalmente possui níveis altos de cisteína, praticamente se desintegra.

Glaucoma secundário de ângulo fechado pode ocorrer secundariamente ao encarceramento do cristalino pela pupila ou deslocamento para a câmara anterior. Estrabismo, atrofia de íris, íris azul, catarata, miopia, descolamento de retina e atrofia óptica também estão descritos.

Albinismo

No albinismo há uma deficiência da tirosinase, que media a conversão de tirosina em melanina. O albinismo apresenta duas formas:

a) Oculocutânea, que é autossômica recessiva e apresenta, além dos achados oculares, alteração na cor dos cabelos e palidez da pele. Os achados são mais discretos na forma tirosina-positiva, em que sintetiza quantidades variáveis de melanina, do que na forma tirosina-negativa, em que não há síntese.

b) Ocular, de herança autossômica recessiva ou ligada ao X recessiva, onde os olhos são predominantemente afetados. As portadoras na herança ligada ao X são assintomáticas e podem apresentar alterações leves fundoscópicas.

Aspectos oculares do albinismo são uma íris translúcida, sendo que, na retroiluminação, na lâmpada de fenda, aparece avermelhada, pelo reflexo vermelho do fundo de olho. Também há falta de pigmento no fundo de olho, com extrema palidez retiniana e visibilidade dos vasos coróideos, podendo haver também uma distribuição anômala dos vasos retinianos, uma diminuição dos vasos que formam a arcada perimacular, hipoplasia da mácula e do nervo óptico. A acuidade visual é baixa desde o nascimento, variando de 20/40 a menos de 20/200, pela hipoplasia foveal. Na forma ocular, a acuidade visual pode ser normal. A visão é pior ao olhar para longe, pois o nistagmo diminui com a convergência. O paciente pode ter fotofobia, pela perda da função de filtro do EPR, nistagmo (normalmente pendular e horizontal, e piora na luz intensa) e estrabismo. Erros refrativos esféricos são comuns. A estereopsia está diminuída, e pode haver reação pupilar paradoxal (a pupila dilata na luz e contrai no escuro).

Doença de Tay-Sachs

A doença de Tay-Sachs, também chamada de gangliosidose Gm2 tipo 1 ou idiotia amaurótica infantil familiar, é causada por uma deficiência da enzima lisossômica hexaminidase A, que catalisa os esfingolipídios, os quais são constituintes das membranas neuronais, fazendo com que os gangliosídios GM2 não sejam degradados e causando um acúmulo nos lisossomos do cérebro, fígado, baço e coração, o que geralmente acaba causando a morte por volta de 4 anos de idade. A enzima depende, para a sua produção, de um alelo no cromossomo 15, na região 15q23-q24. O distúrbio é autossômico recessivo. Ela ocorre tipicamente em pessoas de origem judia, sendo 10 vezes mais comuns na comunidade judaica Ashkenazi, e tem início no primeiro ano de vida, normalmente entre 3 e 6 meses de idade.

O quadro é de retardo e deterioração mental e motora progressiva, com hipotonia, inabilidade para manter a cabeça elevada ou sentar, dificuldade para se alimentar, letargia, irritabilidade, convulsões, retardo mental, déficit de atenção e macrocefalia. Há um aumento à sensibilidade ao som (hiperacusia) e, posteriormente, surdez.

A acuidade visual está diminuída. Na fundoscopia, é observada uma lesão vermelho-cereja na mácula em 90% dos casos, causada por um acúmulo intracelular progressivo de quantidades excessivas de lipídios na camada ganglionar da retina, dando um aspecto esbranquiçado. Como as células ganglionares estão ausentes na fovéola, esta área irá contrastar, dando este aspecto característico. A alteração macular leva à cegueira por volta de 1 ano de idade. A retina está pálida e a atrofia óptica e estreitamento dos vasos também está presente em um estágio mais avançado.

Síndrome de Louis-Bar

A telangiectasia atáxica, ou síndrome de Louis-Bar, é uma das facomatoses, apresentando alterações sistêmicas e oculares. O cromossomo envolvido é o de número 11, e a herança, autossômica recessiva.

As principais alterações sistêmicas são a ataxia cerebelar progressiva, telangiectasias cutâneas envolvendo o ouvido, face (em padrão "asas de borboleta"), lábios e superfícies extensoras das extremidades e retardo mental. A hipoplasia do timo leva a um profundo defeito dos linfócitos T, levando a uma deficiência da resposta imune celular, e também um defeito dos linfócitos IgA, IgE e IgG. Acredita-se que essa alteração da resposta imune seja a causa das infecções pulmonares frequentes nesses pacientes. Dermatite seborreica, vitiligo, embranquecimento precoce dos cabelos, atrofia testicular ou ovariana também já foram descritos.

As principais alterações oculares são: telangiectasia da conjuntiva bulbar, defeitos de motilidade (secundários às alterações neurológicas), como apraxia oculomotora com paralisia do olhar supranuclear, nistagmo de fixação, estrabismo e defeito de convergência.

Rearranjos cromossômicos mais randômicos e inabilidade para reparar o DNA após dano por radiação também são observados. Há uma alta incidência de neoplasias. Leucemia ou linfoma geralmente levam à morte na infância ou no começo da vida adulta.

Síndrome de Werner

É uma doença autossômica recessiva, também chamada de progéria adulta, que produz atrofia dos músculos e da pele, anormalidade facial, embranquecimento precoce do cabelo, calcificações subcutâneas, arterioesclerose prematura, diabetes melito e baixa estatura. Há uma incidência aumentada de neoplasias, como meningioma, adenoma de hipófise, carcinoma medular da tireoide e feocromocitoma. Catarata juvenil e pré-senil são comuns, começando com a formação de estrias na região subcapsular e cortical posterior, com um brilho metálico. A catarata aumenta e se torna rapidamente intumescente, e progride para a opacificação total da lente. Glaucoma e calcificações corneanas também podem ser observados.

Glaucoma congênito primário

A maioria dos casos são esporádicos. Em 10%, a herança é autossômica recessiva, com penetrância variável. É bilateral em 70% dos casos, embora possa ser assimétrico, e atinge o sexo masculino em 70% dos casos. Nesta condição, há uma falha de desenvolvimento do trabéculo e junção iridotrabecular, levando a um glaucoma cuja idade de aparecimento é variável, podendo estar presente ao nascimento (glaucoma congênito verdadeiro), (40% dos casos), aparecer antes dos 3 anos (glaucoma infantil) (55%) ou após, até os 16 anos (5%).

Relatos comuns dos pais são a epífora, fotofobia e blefaroespasmo persistente. Há um aumento bilateral da PIO e da escavação do nervo óptico (acima de 0,3, ou uma assimetria são fatores suspeitos). A escavação pode diminuir com o tratamento. Um diâmetro corneano de mais de 10,5 mm é suspeito, e 12 mm antes de um ano é altamente sugestivo da patologia, edema de córnea, com estrias de Haab (quebras curvilíneas cicatrizadas) na descemet e, se for de aparecimento precoce (antes dos 3 anos de idade), buftalmo (aumento do tamanho do globo ocular) também podem ser vistos. O buftalmo pode causar esclera azulada (devido ao afinamento, fazendo com que a úvea fique mais visível), miopia axial e subluxação do cristalino. A córnea pode estar vascularizada ou com cicatrizes. A cegueira é o resultado

final na metade dos casos. A criança costuma ser irritável, esfregar os olhos com frequência e se alimentar mal.

Síndrome Bardet-Biedl

A síndrome Bardet-Biedl apresenta retinose pigmentar no adulto, embora na criança e no adolescente um fundo de olho em sal e pimenta possa ser observado. Pode haver também uma maculopatia em olho de boi em casos iniciais, que evolui para uma atrofia difusa do epitélio pigmentar e coriocapilar. Sistemicamente são observados baixa estatura, polidactilia, retardo mental, hipogonadismo e obesidade.

Amaurose congênita de Leber

A amaurose congênita de Leber é uma doença autossômica recessiva, envolvendo um grande grupo de genes. É responsável por aproximadamente 15% das cegueiras congênitas herdadas. Ela leva a uma distrofia de cones e bastonetes. Uma das causas é a perda da enzima lecitina-retinol acil transferase, que é necessária para a regeneração do fotopigmento visual na retina.

Apresenta-se com cegueira ao nascimento ou dentro dos primeiros anos de vida. Os pais observam que a criança não acompanha os objetos nem a luz, tem movimentos oculares errantes e aversão à luz. As crianças normalmente veem melhor sob luz forte. Nistagmo pendular pode ser observado nos primeiros meses de vida. Os reflexos pupilares à luz estão ausentes ou diminuídos, podendo mesmo ser paradoxais. A oftalmoscopia pode ser inicialmente normal, ou apenas com um leve estreitamento vascular, mas alterações sempre aparecem posteriormente. Elas incluem uma pigmentação em sal e pimenta (espículas ósseas, maculopatia em olho de boi, atrofia do epitélio pigmentar retiniano, e, mais raramente, áreas branco-amareladas múltiplas e irregulares na periferia e média periferia). Pode também se apresentar com edema de papila, neovasos de disco, atrofia óptica e coloboma macular. Hipermetropia, ceratocone, ceratoglobo, catarata e estrabismo também podem estar presentes.

Um aspecto característico é a síndrome oculodigital, ou sinal de Franceschetti, em que, pelo fato da criança estar constantemente esfregando os olhos, há uma reabsorção da gordura orbitária, com subsequente enoftalmia.

Sistemicamente, podem ser observados retardo mental, doença renal, surdez, epilepsia, anomalias do sistema nervoso central, malformações esqueléticas e disfunção endócrina.

Distrofia macular de Stargardt e *fundus flavimaculatus*

A distrofia macular de Stargardt é uma das distrofias maculares mais comuns. A mutação ocorre no gene ABCA4, situado em 1p21-p22. Ainda que normalmente seja autossômica recessiva, há alguns casos autossômicos dominantes. A distrofia de Stargardt e o *fundus flavimaculatus* são considerados duas formas variantes de uma mesma distrofia do epitélio pigmentar retiniano.

No início, que ocorre na infância ou no adulto jovem, a baixa de visão é desproporcional ao exame ocular. O fundo de olho pode parecer praticamente normal, exceto por uma forte pigmentação do epitélio pigmentar retiniano. À medida que progride, a distrofia de Stargardt apresenta uma lesão oval na mácula que tem aparência de "bronze batido" ou "trilha de caracol", causada pelo acúmulo de lipofuccina, e que progride para uma atrofia geográfica, em uma configuração tipo olho de boi. Uma pequena proporção dos pacientes desenvolve neovasos de coroide. A lesão macular pode ser circundada por pontos amarelo-esbranquiçados, redondos, ovais, lineares ou pisciformes, no nível do epitélio pigmentar retiniano, que estão dispersos pelo polo posterior e média periferia (em maior número no *fundus flavimaculatus* que na doença de Stargardt), e que representam depósitos de lipofucsina no epitélio pigmentar retiniano. O *fundus flavimaculatus* pode apresentar apenas estes pontos amarelados. Se não houver envolvimento da fovéola pelos pontos ou atrofia do epitélio pigmentar, a visão poderá estar normal.

A doença apresenta uma rápida progressão, mas normalmente estabiliza, após alguns anos, entre 20/120 e 20/400. Apesar de haver a perda da visão central, os pacientes mantém a visão periférica mesmo em estágios mais tardios.

Além da perda de acuidade visual, o paciente pode se queixar de fotofobia e nictalopia.

Síndrome Favre-Goldmann

Esta degeneração vitreorretiniana, que apresenta herança autossômica recessiva, com expressividade variada, e penetrância completa ou quase completa, é muito rara, e se apresenta na infância com cegueira noturna. As alterações pigmentares sobre as arcadas vasculares ou média-periferia podem estar associadas, em casos mais graves, a espículas ósseas. A mácula pode ter uma maculopatia cistoide ou uma retinosquise macular. O vítreo apresenta descolamento vítreo e sinérese, mas a cavidade nunca está vazia. Retinosquise periférica pode ocorrer.

As lesões retinianas são similares à retinosquise congênita (que será descrita junto com os distúrbios monogênicos sexuais), embora os achados maculares possam ser mais sutis. Outros achados oculares incluem hipermetropia, vasos brancos, dendritiformes na periferia, além de catarata. Atrofia óptica é rara.

Atrofia girata

A atrofia girata da retina e coroide é uma doença progressiva, de herança autossômica recessiva, muito rara, causada por uma deficiência da enzima matricial mitocondrial ornitina-aminotransferase. Causa um acúmulo de ornitina não só no olho, mas também em vários outros tecidos e órgãos, como músculos, cérebro e cabelo.

Ela se apresenta na primeira década de vida com cegueira noturna e desenvolvimento de alta miopia. Catarata subcapsular posterior, ou, menos comumente, subcapsular anterior, também pode ser eventualmente encontrada.

Ao exame, mostra áreas, circulares ou ovais, de atrofia coriorretiniana na média-periferia da retina, com bordas hiperpigmentadas, que coalescem para envolver todo o fundo de olho, poupando a mácula até um estágio mais tardio. As áreas atróficas podem estar associadas a numerosos cristais brilhantes no polo posterior. O campo visual mostra uma contração. As lesões estão frequentemente associadas à degeneração vítrea. Pode haver envolvimento macular também na forma de membrana epirretiniana e edema. Palidez do disco óptico, estreitamento dos vasos retinianos e defeito na visão de cores também estão presentes tardiamente. A cegueira legal pela atrofia geográfica normalmente ocorre por volta dos 50 anos.

As portadoras podem ter um fundo de olho normal, mas um leve aumento da ornitina às vezes está presente.

Atrofia óptica autossômica recessiva

Pode ser de três tipos:

a) Simples, que se apresenta antes dos 4 anos, sem outros sinais além da palidez papilar, baixa importante da acuidade visual (geralmente menor do que 0,1) e discromatopsia (às vezes até acromatopsia). Nistagmo pode estar presente também. Está mais associada à consanguinidade.

b) Complicada ou síndrome de Behr: manifesta-se na primeira década de vida, e está associada com anormalidades neurológicas como espasticidade, hipertonia e ataxia. Retardo mental pode estar presente, assim como nistagmo e estrabismo. Incontinência urinária e pés cavos também estão descritos. A perda visual varia de moderada a grave. Pacientes heterozigotos podem ter alguns sinais leves.

c) Associada a outros distúrbios, como diabetes melito juvenil, diabetes insipidus e surdez neurossensorial, também chamada de síndrome de Wolfram. Diabetes é normalmente o primeiro sinal. A atrofia óptica, progressiva, se apresenta durante a infância. A maioria dos pacientes tem acuidade visual de 20/200 ou pior. Nistagmo pode estar presente em casos de degeneração cerebelar. Outros aspectos neurológicos, como anosmia, convulsões, tremores, rigidez axial, atonia do trato urinário, ataxia, neuropatia periférica e retardo mental também são comuns. A neurodegeneração é progressiva e muitos pacientes tem episódios de distúrbios psiquiátricos. Baixa estatura, dismotilidade gastrointestinal, distúrbio vestibular e colapso das vias aéreas superiores também estão descritos. No olho, foram relatados também oftalmoplegia, paralisia do olhar vertical, insuficiência de convergente, ptose, hipossecreção lacrimal, irite, pupila tônica, catarata e retinopatia pigmentar. A expectativa de vida está reduzida, e normalmente a morte ocorre por volta dos 30 anos de idade, por insuficiência respiratória central.

DISTÚRBIOS MONOGÊNICOS SEXUAIS DE INTERESSE OFTALMOLÓGICO

Noções gerais

Os distúrbios monogênicos sexuais de interesse oftalmológico são aqueles recessivos ligados ao X, como:
- Distúrbios metabólicos hereditários:
  - Síndrome de Hunter (já foi descrita com as mucopolissacaridoses no tópico "Distúrbios autossômicos recessivos de interesse oftalmológico").
  - Doença de Fabry.
  - Albinismo ocular (já foi descrito).
- Síndrome de Lowe.
- Cegueira para cores.
- Distrofia dos fotorreceptores (já descritas no tópico "Distúrbios autossômicos dominantes de interesse oftalmológico"):
  - Retinose pigmentar.
  - Cegueira noturna estacionária congênita.
  - Distrofia de cones.
- Degenerações vitreorretinianas:
  - Retinosquise congênita.
- Distrofia coróidea:
  - Coroideremia.
- Nistagmo congênito (já descrito).

Um distúrbio dominante ligado ao X é a síndrome de Aicardi.

Doença de Fabry

É uma doença recessiva, ligada ao X, portanto ocorre predominantemente em homens. As mulheres carreadoras são normalmente assintomáticas, mas podem ser tão gravemente afetadas quanto os homens ou ter uma forma de doença atenuada, devido à inativação randômica do X. É causada por uma deficiência da α-galactosidase A, uma enzima envolvida na degradação dos glicoesfingolipídios, levando a um aumento do número de lisossomos intracelulares, com acúmulo desta substância.

Com início na infância ou adolescência, o paciente apresenta angioceratomas, que se iniciam como lesões vasculares pequenas e redondas, se tornando posteriormente hiperceratóticas, distúrbios cardiovasculares e renais, e episódios de dor excruciante em queimação envolvendo os dedos (acroparestesias) e trato gastrointestinal. Há febre pela diminuição da sudorese (hipo-hidrose).

Córnea verticilata, com opacidades epiteliais corneanas por depósitos variando de branco a marrom dourado, também pode ser observada, e pode ser o primeiro sinal da doença. Catarata, em forma de cunha ou radiada, se desenvolve em ¼ dos pacientes. Tortuosidade vascular com formação de aneurismas na conjuntiva e retina também podem ocorrer.

A morte ocorre aproximadamente aos 40 anos.

Síndrome de Lowe

É um distúrbio recessivo ligado ao X, afetando portanto principalmente meninos, mas as mulheres portadoras também podem ter sintomas leves a graves. Um grande número de mutações já foi descrito. A síndrome de Lowe ou oculocerebrorrenal é um distúrbio raro do metabolismo de aminoácidos.

O quadro inclui baixa estatura, retardo mental, distúrbios comportamentais, disfunção tubular renal que progride a insuficiência renal, hipotonia muscular, raquitismo, articulações hiperflexíveis, atraso do desenvolvimento motor, escoliose, convulsões e proeminência frontal.

Nos olhos, a catarata é um achado universal, podendo ser capsular, lamelar, nuclear ou total. O cristalino pode também apresentar microfacia, lenticono posterior ou *ectopia lentis*. Em 50% dos pacientes pode haver glaucoma congênito, uma das poucas condições em que podem coexistir catarata congênita e glaucoma congênito. Ausência de sobrancelha, nistagmo, degeneração corneana, esclera azul e hipoplasia macular também estão associados.

As portadoras podem apresentar, em 94% dos casos, numerosas (mais de 100 em cada olho) pequenas opacidades corticais cristalinianas, irregulares, dispostas de maneira radial, periféricas, sem baixa da acuidade visual. As opacidades estão situadas principalmente na região cortical anterior, mas pode haver opacidades polares posteriores significativas.

Há um alto índice de mortalidade precoce.

Cegueira para cores

Os pigmentos visuais (opsinas) estão localizados nos segmentos externos dos cones; existem os azuis, os verdes e os vermelhos. São necessários pelo menos dois pigmentos para haver alguma discriminação de cores, e três para que esta seja normal.

Uma anomalia ou defeito parcial para o vermelho é uma protanomalia para o verde é deuteranomalia e para o azul tritanomalia. Quando a cegueira para a cor é total, falamos em protanopia deuteranopia e tritanopia. Quando um único pigmento está presente, o indivíduo é monocromata, quando dois pigmentos estão presentes, como no indivíduo com protanopia, ele é dicromata, quando todos os três estão presentes, como no indivíduo normal ou com tritanomalia, ele é chamado de tricromata.

As opsinas verde e vermelha são codificadas por genes adjacentes no cromossomo X, enquanto a azul está codificada no cromossomo 7.

A cegueira para cores é geralmente determinada por uma herança recessiva ligada ao X, e, portanto, afeta as opsinas para o verde ou para o vermelho e basicamente homens, que não irão passar para a sua descendência masculina. As mulheres não desenvolvem o distúrbio quando heterozigotas, mas o transmitem para seus filhos. Quando ambas as opsinas estão afetadas, há uma monocromacia dos cones azuis, e o indivíduo não apresenta uma discriminação de cores.

Um distúrbio autossômico dominante raro no cromossomo 7 leva à tritanopia.

Retinosquise congênita

O distúrbio, de herança recessiva ligada ao X ocorre exclusivamente em homens. As mulheres carreadoras são assintomáticas. Há uma variação grande na intensidade do quadro entre as famílias e mesmo dentro de uma mesma família. A mutação é no gene Xp22, que codifica para uma proteína extracelular específica da retina, a retinoquisina, que é secretada pelos fotorreceptores. O defeito básico ocorre nas células de Müller (ao contrário da retinosquise adquirida, onde é na plexiforme externa), causando uma separação da camada de fibras nervosas da retina do resto da retina sensorial.

Essa é uma degeneração vitreorretiniana incomum, bilateral, que se manifesta na primeira década de vida, entre 5 e 10 anos, apresentando uma maculopatia em "roda de bicicleta" (pelos espaços cistoides de descolamento na fóvea). Pontos esbranquiçados, tipo drusas, e variação pigmentares podem ser vistos. A degeneração macular pré-senil é comum e leva a uma perda de visão central, sendo que a acuidade visual se situa na faixa entre 20/30 e 20/200. A maculopatia está associada a retinosquise em 50% dos casos, e envolvendo predominantemente o quadrante ínfero-temporal. Os vasos sanguíneos são visíveis na camada interna da retinosquise. A camada interna, composta pela membrana limitante interna e a camada de fibras nervosas, pode desenvolver defeitos ovais, que podem coalescer, deixando apenas os vasos sanguíneos retinianos flutuando no vítreo. Outros sinais incluem embainhamento perivascular, brilho dourado da periferia retiniana, desvio nasal dos vasos retinianos e pontos retinianos.

Menos frequentemente, a doença é mais precoce, com estrabismo ou nistagmo, associados com retinosquise periférica avançada, muitas vezes com hemorragia vítrea.

As complicações incluem hemorragias intravítrea e intrarretinosquise em 25% dos casos. Descolamento de retina é menos comum, mas também pode ocorrer, assim como neovasos e exsudação sub-retiniana. A acuidade visual se deteriora durante as primeiras duas décadas, se estabilizando depois até a sexta ou sétima década, antes de se deteriorar novamente.

Coroideremia

A coroidoremia, também chamada de distrofia tapetocoroidéa, é um distúrbio recessivo ligado ao X (Xq-21.2; CHM), e que, portanto, afeta quase que exclusivamente homens e que causa uma degeneração difusa e progressiva da coroide, epitélio pigmentar retiniano e fotorreceptores. As mulheres portadoras mostram mudanças fundoscópicas leves, na forma de pequenas áreas de atrofia do epitélio pigmentar com dispersão granular de pigmento marrom na periferia – fundo em "sal e pimenta".

A queixa inicial pode ser de cegueira noturna. Nos homens, as alterações iniciais do epitélio pigmentar retiniano na média periferia podem lembrar a retinose pigmentar. Após, inicia uma despigmentação difusa do epitélio pigmentar. Grandes áreas de atrofia do epitélio pigmentar e coroide se desenvolvem na região da média-periferia, tendendo a se alargar em direção à periferia, dando uma constrição progressiva do campo visual periférico, e centralmente. A visão central é a última a ser afetada, chegando a aproximadamente 20/200 na quarta década. Estreitamento arteriolar e atrofia óptica também podem aparecer em fases mais tardias.

Síndrome Aicardi

Esse distúrbio dominante ligado ao X é muito raro, e letal *in utero* para os homens. Nas mulheres, apresenta-se como uma série de distúrbios oculares e malformações do sistema nervoso central que geralmente causam a morte nos primeiros anos de vida.

O envolvimento dos olhos é frequentemente bilateral e assimétrico. Entre os distúrbios oculares, podemos citar a atrofia coriorretiniana em volta do disco, alterações do epitélio pigmentar, coloboma, hipoplasia ou pigmentação do nervo óptico, descolamento de retina, cicatriz macular e persistência do vítreo primário hiperplásico, catarata, membrana pupilar persistente, coloboma ou sinéquias de íris, estrabismo, cistos retrobulbares e microftalmo.

O quadro sistêmico inclui espasmos infantis, agenesia do corpo caloso, atraso de desenvolvimento, microcefalia, malformações vertebrais (vértebras fundidas, escoliose, espinha bífida) e costais (costelas ausentes, fundidas ou bifurcadas), hipotonia muscular, palato fendido, lábio leporino, anormalidades auriculares e distúrbios auditivos.

GENÉTICA E CÂNCER

Na medida em que o câncer ocorre por ação de mutações que alteram as sequências do DNA, como já foi visto no capítulo 1, pode ser considerado como uma enfermidade genética. Quinze por cento dos cânceres tem uma tendência genética. No entanto, o câncer normalmente surge como resultado de influências hereditárias e ambientais (cigarro, álcool, obesidade etc.), cada uma contribuindo em maior ou menor parte para o resultado final.

O câncer é a segunda causa de morte nos Estados Unidos, ficando atrás apenas das doenças cardíacas. Um em cada três americanos vai desenvolver esta doença, e um em cada quatro americanos vai morrer dela. Em 2030, a carga global será de 21,4 milhões de casos novos de câncer e 13,2 milhões de mortes por câncer, em consequência do crescimento e do envelhecimento da população, bem como da redução na mortalidade infantil e nas mortes por doenças infecciosas em países em desenvolvimento.

No Brasil, a estimativa para o ano de 2014, válida também para o ano de 2015, aponta para a ocorrência de aproximadamente 576 mil casos novos de câncer, incluindo os casos de pele não melanoma, reforçando a magnitude do problema do câncer no país. O câncer de pele do tipo não melanoma (182 mil casos novos) foi estimado como sendo o mais incidente na população brasileira, seguido pelos tumores de próstata (69 mil), mama feminina (57 mil), cólon e reto (33 mil), pulmão (27 mil), estômago (20 mil) e colo do útero (15 mil).

A proliferação celular pode ser regulada direta ou indiretamente – diretamente através dos mecanismos que determinam se uma célula pode passar por um ponto de restrição para o estágio seguinte – os chamados *checkpoints*, já vistos no capítulo de citologia – ou indiretamente, por exemplo, através da regulação da diferenciação celular ou da apoptose, como será visto a seguir. Em qualquer um dos casos, os genes regulatórios normais podem ser classificados, de maneira geral, em genes que estimulam um aumento do número de células e genes que ajudam a inibir este aumento.

Assim, existem quatro rotas mutacionais que podem levar a uma proliferação celular descontrolada e capacidade invasiva, que são características de câncer:

1. Fazer com que um gene estimulatório, chamado de proto-oncogene, que codifica as proteínas responsáveis por ativar controladamente a proliferação celular (e que só vai ativar a divisão quando as condições forem satisfatórias), fique hiperativo. Este tipo de mutação, que induz a um ganho de função, normalmente tem um efeito dominante – apenas um dos alelos precisa sofrer a mutação. O gene alterado será denominado oncogene. Além da mutação, uma translocação cromossômica ou estimulação viral também podem induzir a transformação de um proto-oncogene em oncogene. Proto-oncogene seria então um gene normal que quando mutado pode se tornar um oncogene que irá contribuir para o surgimento da neoplasia.

2. Fazer com que um gene inibitório, chamado de gene supressor tumoral ou antioncogene, que codifica proteínas que cessam temporariamente a divisão celular, permitindo a ação da maquinaria de reparo do DNA, seja inativado. Este tipo de mutação, que induz a uma perda de função, normalmente tem um efeito recessivo – ambos os alelos tem que estar afetados para iniciar o tumor. Quatro importantes genes de supressão tumoral são o gene que codifica a proteína retinoblastoma, o gene p53, o gene BRCA1 e o BRCA2.

   A proteína retinoblastoma é codificada por um anti-oncogene (ou gene de supressor tumoral). Ela se liga às proteínas reguladoras do ciclo celular e sua função é a de suprimir genes responsáveis pela mitose.

Desta forma, a célula não passa do estágio G1 para o estágio S da interface. Essa proteína deve ser fosforilada para que seja inativada e o ciclo celular possa prosseguir. Quando há mutações nesta proteína, pode ocorrer a formação do retinoblastoma, que é o tumor intraocular primário mais comum na infância A mutação da proteína também está associada a outros tumores, como de mama, ósseo, pulmão e bexiga.

Outro gene de supressão tumoral é o p53. Ele codifica uma proteína, também chamada de p53, que induz a expressão do gene p21, que produz uma proteína que se liga às Cdks, impedindo a sua ativação pelas ciclinas. Desta maneira, regula se a célula vai reparar o DNA danificado ou sofrer apoptose. Quando há mutação neste gene, a célula continua com a mitose mesmo se existe dano ao DNA, produzindo novas células defeituosas. Este é o gene que mais frequentemente sofre mutação em todos os cânceres humanos, responsável por aproximadamente metade deles, incluindo neoplasias coloretais, carcinomas de mama e pulmão, tumores cerebrais, osteossarcoma e leucemia.

Logo, mutações no gene para retinoblastoma e no gene p53 podem causar neoplasias.

Mutações nos genes de supressão tumoral BRCA1 e BRCA2 aumenta a predisposição para câncer de ovário e de mama.

Alguns vírus DNA, como os papilomavírus, bloqueiam a ação de genes de supressão tumoral, visando ativar a maquinaria da replicação celular do hospedeiro – esse vírus utiliza as proteínas da célula infectada para replicar e transcrever o seu próprio genoma. Outros, como o HTLV-1, que pode causar leucemia, faz com que as células T do hospedeiro expressem uma proteína viral que interfere no controle do ciclo celular. Vinte por cento de todos os cânceres no mundo são causado por vírus, como o da hepatite B e C, que causam tumor de fígado, o papilomavírus, que causa câncer da cérvice uterina e o Epstein-Barr, que pode causar linfoma.

3. Genes diretamente envolvidos no reparo do DNA. As mutações tipo perda de função afetam os genes de reparo do DNA diminuindo a habilidade da célula de reconhecer e reparar um dano genético não letal em outros genes. Como resultado, as células afetadas adquirem mutações em ritmo aceleredado.

4. Genes envolvidos na apoptose. Quando o controle da apoptose falha, as células não são capazes de induzir a sua morte, aumentando a sua sobrevivência, e, portanto, o risco de câncer. Essas anormalidades nos genes que regulam a apoptose incluem mutações de ganho de função, quando ocorre em genes cujos produtos suprimem a apoptose, e mutações de perda de função em genes cujos produtos promovem a morte celular.

ACONSELHAMENTO GENÉTICO

Causa genética × causa ambiental

É importante observar que nem todas as doenças que afetam mais que um membro da família são de causa genética, ocasionalmente uma etiologia ambiental bem definida (p. ex., infecção ou teratógeno) pode afetar mais do que um membro da família. Para melhor podermos separar as causas genéticas daquelas ambientais, Neel e Schull (1954) prepararam uma lista útil de indicações de etiologia genética:

- Ocorrência da doença em proporções definidas entre pessoas aparentadas por descendência, quando causas ambientais podem ser rejeitadas;
- Não aparecimento da doença em linhas não relacionadas (por exemplo, cônjuges);
- Idade e curso iniciais característicos, na ausência de fatores desencadeantes conhecidos;
- Maior concordância em gêmeos monozigóticos do que dizigóticos;
- Presença no propósito de um fenótipo característico (comumente incluindo retardo mental) e uma anomalia cromossômica demonstrável, com ou sem uma história familiar da mesma doença ou de doenças relacionadas.

História familiar

Essa é uma parte essencial do assessoramento de um paciente com uma doença genética; é também de grande auxílio na eliminação da possibilidade de que a condição tem uma base genética. Uma história genética deve sempre lidar com dados pertinentes à condição do paciente. Deve-se procurar saber sobre a saúde e idade materna, complicações gestacionais, exposição a teratógenos, crescimento e movimento fetais. Sempre que possível, falar com mais de uma pessoa da família, pois algumas informações podem estar incompletas ou incorretas.

Uma única doença, como a retinose pigmentar, pode ter mais de uma forma de transmissão (autossômica dominante, recessiva e ligada ao X), e a história pode nos ajudar a definir qual a herança, e, portanto, qual a chance de novos filhos com a doença.

Informações negativas, isto é, a ausência de uma doença em algum parente, podem ser tão importantes quanto um achado positivo.

Registrar a "história familiar negativa", depois de uma ou duas perguntas breves ao paciente ou seu parente mais próximo pode dar uma impressão completamente errada.

É necessário perguntar especificamente sobre a idade, o sexo e saúde (tanto presente quanto passada) dos pais, irmãos e outros parentes próximos, inquirindo-se sobre cada pessoa, separadamente. Um heredograma é a melhor maneira de organizar estas informações. É sempre bom lembrar que, como a variabilidade de sintomas dos distúrbios genéticos pode ser bem ampla, devemos estar atentos para sinais discretos desta doença. Em um paciente isolado, ou seja, único caso na família, se um dos pais é mais idoso, sugere que podemos estar diante de uma nova mutação dominante.

Abortos e natimortos devem ser relacionados, esforçando-se para descobrir se os abortos foram espontâneos ou provocados, tempo de gestação, idade da mãe na época do ocorrido, se houve ingestão de medicamentos, infecções ou exposição a raios-X no início da gestação. Se algum parente do paciente tem ou teve uma condição semelhante, todo esforço deverá ser feito para confirmação do diagnóstico.

A identificação do portador é útil para o aconselhamento genético. Um irmão não afetado de uma criança afetada recessivamente tem uma probabilidade de 2:3 de ser heterozigoto, tios e tias têm uma probabilidade de 1:2 e primos de primeiro grau tem uma probabilidade de 1:4.

A idade na época da morte dos parentes falecidos e as causas de suas mortes devem ser registradas. Se a causa foi estabelecida na autópsia, este fato também deve ser anotado.

O parentesco exato dos parentes com o paciente e com algum outro parente deve ser estabelecido, e para esta finalidade é útil construir um heredograma, que dará uma visão do parentesco dos parentes afetados com o propósito e entre si. Normalmente, não é necessário estender o heredograma por muitas gerações; quanto mais remoto for o parente, menos precisa será a informação.

Deve-se averiguar se há alguma consanguinidade no heredograma, principalmente nos pais do propósito (pois quanto mais raro o distúrbio recessivo na população, maior a possibilidade de consanguinidade), e determinar se ambos os pais são da mesma área geográfica ou isolado étnico (já que alguns distúrbios são mais comuns em determinados grupos étnicos, o que pode ser uma pista para chegarmos ao diagnóstico).

Sabe-se que a proporção de descendência anormal é de aproximadamente 2% para casamentos ao acaso e aproximadamente 3% para casamentos consanguíneos. Este aumento pode parecer pequeno, mas, para o casal, a consanguinidade irá aumentar em 50% a chance de ter uma criança com um distúrbio genético. Muitas vezes, dependendo-se da doença em questão, quando for alguma como o diabetes, por exemplo, em que só pela história provavelmente estaremos deixando passar boa parte dos casos, pode ser necessário que se tente fazer exames apropriados para que o diagnóstico seja realizado.

História gestacional

Um questionário cuidadoso sobre a saúde materna durante a gravidez pode sugerir que a anomalia é ambiental e, por isso, não relacionada com os genes.

Riscos de recorrência

Quando o diagnóstico e a história familiar são conhecidos, é frequentemente possível classificar o distúrbio monogênico, cromossômico, multifatorial ou não genético e determinar o risco de recorrência em uma base mendeliana ou como um risco empírico.

No entanto, pode ser difícil ou impossível estimar um risco de recorrência se o diagnóstico específico é duvidoso, se o caráter é raro e seu padrão de herança e desconhecido ou se existem fenocópias (caracteres não genéticos que mimetizam os genéticos).

A penetrância reduzida ou a expressividade variável podem confundir o padrão do heredograma, até o ponto de ser difícil saber se o distúrbio da criança é uma mutação nova ou foi herdado. E esse é um problema importante, pois se a criança for um novo mutante, não haverá risco de recorrência para seus irmãos.

DIAGNÓSTICO PRÉ-NATAL E DIAGNÓSTICO PRÉ-IMPLANTAÇÃO

Noções gerais

Pode-se, através de exames, estabelecer definitivamente se o feto tem ou não determinada doença. Os principais exames para o diagnóstico pré-natal são a dosagem de alfafetoproteína, a amniocentese e a ultrassonografia.

Dosagem de alfafetoproteína

A dosagem no sangue da mãe de alfafetoproteína, produzida pelo feto, serve para a detecção pré-natal de malformações do tubo neural. É realizada no segundo trimestre. Dosagens altas são indicativas de que a parte neurológica não está tendo um desenvolvimento adequado. Na trissomia do 21, normalmente está abaixo do normal.

Amniocentese e amostragem de vilos coriônicos

Na amniocentese, é realizada uma punção para coletar fluido amniótico contendo células fetais (Fig. 3-23, à esquerda). É realizado um cultivo para posterior análise cromossômica, se obtido o cariótipo fetal. Pode ser realizada com 14 a 16 semanas de gestação. Este exame, além de desconfortável, apresenta um pequeno risco de perda fetal – aproximadamente 0,5% a 1%.

São indicações para a amniocentese:
- Abortos de repetição: as alterações cromossômicas do embrião são responsáveis por 50% dos abortos no primeiro trimestre. Como poucas células são colhidas, se analisam somente 9 pares de cromossomos, que são os responsáveis por 80% desses abortos.
- Idade materna avançada (acima de 35 a 40 anos), devido ao risco de trissomias.
- Nascimento prévio de uma criança trissômica (o risco materno é de 1%, independente da idade).

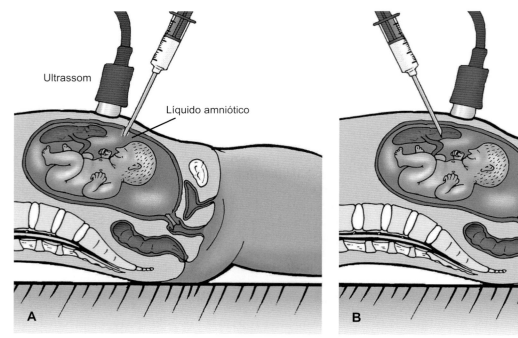

FIGURA 3-23 Amniocentese à esquerda e amostragem de vilos coriônicos à direita. *(Modificada de Filip Mares, http://www.wikilectures.eu/index.php/File:Villus_sampling.png)*

CAPÍTULO 3 Genética

- Translocação cromossômica ou outra anomalia cromossômica estrutural no pai ou na mãe, o que pode levar a um cariótipo não balanceado na criança.

- Mulheres portadoras de distúrbio recessivo ligado ao X e que desejem interromper a gestação se a criança for do sexo masculino (em países onde o aborto é permitido).

- História familiar para um defeito bioquímico raro.

- História de defeitos do tubo neural.

Na amostragem de vilos coriônicos, um cateter é inserido no útero e uma pequena amostra de tecido coriônico, de origem fetal, é removido. Pode também ser realizada a coleta via transabdominal (Fig. 3-23, à direita). Pode ser realizada mais precocemente do que a amniocentese (entre 10 e 12 semanas), embora tenha um risco maior do que a amniocentese de provocar um aborto (aproximadamente 1% a 2%).

As células presentes podem ser cultivadas e usadas para cariotipagem ou, após uma longa cultura, ou após o PCR, que reduz muito o tempo necessário, ser utilizada para testes bioquímicos.

Ultrassonografia

A ecografia permite estabelecer a idade gestacional, localizar a placenta, controlar a quantidade de fluido amniótico e monitorar o crescimento fetal. Anomalias grosseiras como defeitos da parede abdominal, displasias esqueléticas, agenesia renal etc. podem ser identificados entre 17 e 20 semanas de gestação. Outros, como hidrocefalia, microcefalia e atresia duodenal, podem não se manifestar até o terceiro trimestre.

Na síndrome de Down, podem ser observadas uma prega nucal afinada, defeitos cardíacos congênitos, atresia duodenal ("sinal da dupla bolha"), úmero e fêmur curtos, quinto dedo com a falange média curta.

Diagnóstico genético pré-implantação

No diagnóstico genético pré-implantação é realizada a fertilização *in vitro*, e, após algumas divisões, uma célula do embrião é analisada para defeitos genéticos, e apenas os embriões não afetados são implantados. Combina a técnica de biópsia embrionária com as de diagnóstico citogenético FISH e PCR.

BIBLIOGRAFIA

Alberts B, Johnson A, Lewis J, Morgan D, Raff M, Roberts K, Walter P. Molecular biology of the cell; with problems by John Wilson, Tim Hunt. 6th ed New York: Garland Science, Taylor and Francis Group; 2015. xxxiv, 1342 p.

Blachford S. The Gale Encyclopedia of Genetic Disorders. Detroit, MI: Gale Group; 2002. 2 vol.

Black GCM. Genetics for Ophthalmologists: The Molecular Genetic Basis for Ophthalmic Disorders. London: Remedica; 2002. 367 p.

Bowling B. Kanskís Clinical ophthalmology: a systematic approach. 8th ed London: Elsevier; 2016. 917 p.

Brooker RJ. Genetics: Analysis & Principles. 4th. edition New York: McGraw-Hill; 2012. xviii, 761 p.

Dudek RW. Board review series. BRS Genetics. New Delhi: Wolters Kluwer Health/Lippincott Williams & Wilkins; 2010. xiii, 239 p.

Forrester JV, Dick AD, McMenamin PG, Roberts F, Pearlman E. The eye: basic sciences in practice. 4th ed London: Saunders Elsevier; 2016. 560 p.

Gersen SL, Keagle MB. The Principles of Clinical Cytogenetics. 3rd edition New York: Springer; 2013. 561 p.

Hartl DL, Jones EW. Genetics: Principles and Analysis. 4th edition Sudbury, Mass: Jones and Bartlett Publishers; 1998. xxiii, 840 p.

Humphries P, Humphries MM, Tam LCS, Farrar GJ, Kenna PF, Campbell M, Kiang AS. SpringerBriefs in Genetics Series. Hereditary Retinopathies: Progress in Development of Genetic and Molecular Therapies. New York: Springer New York Heidelberg Dordrecht London; 2012. 48 p.

Jorde LB. Encyclopedia of Genetics, Genomics, Proteomics, and Bioinformatics. Chichester: John Wiley & Sons; 2005. 8 volumes (xlvii, 3897 p.).

Jorde LB, Carey JC, Bamshad MJ. Genética Médica. 4a. ed Barcelona: Elsevier; 2011. XI, 350 p.

Juan Solari A. Genética Humana: Fundamentos Y Aplicaciones En Medicina. 4a ed Buenos Aires: Editorial Médica Panamericana; 2011. X, 554 p.

King RC, Stansfield WD, Mulligan PK. A Dictionary of Genetics. 7th edition Oxford: Oxford University Press; 2006. x, 596 p.

Kingston HM. Abc of Clinical Genetics. 3rd edition London: BMJ Books; 2002. 128 p.

Klug WS, Cummings MR, Spencer C, Palladino M. Concepts of Genetics. 10th edition Harlow: Pearson; 2014. 886 p.

Lewis R. Human Genetics: Concepts and Applications. 8th edition Boston: McGraw-Hill/Higher Education; 2008. xxi, 442 p.

Lorenz B, Moore A. Essentials in Ophthalmology Series volume 7. Pediatric Ophthalmology, Neuro-Ophthalmology, Genetics. Berlin: Springer; 2008. XIX, 333 p.

Nussbaum RL, McInnes RR, Willard HF. Thompson & Thompson Genetics in Medicine. 8th edition Philadelphia, PA: Elsevier/Saunders; 2016. xi, 546 p. (cap. 1, 2 até pág 38, 7 até pág. 260).

Passarge E. Color Atlas of Genetics. 3rd ed., revised and updated. Stuttgart: Thieme; 2007. X, 486 p.(part 1-chromosomes).

Pierce BA. Genetics: A Conceptual Approach. 4th edition New York: Freeman; 2012. 745p.

Pritchard DJ, Korf BR. Medical Genetics at a Glance. Oxford: Blackwell Science; 2003. 115 p.

Rimoin DL, Pyeritz RE, Korf B. Emery and Rimoin's Essential Medical Genetics. 6th edition Oxford: Elsevier/Academic Press; 2013. xx, 626 p.

Robinson R. Genetics. New York: McMillan Reference USA; 2003.

Schaaf CP, Zschocke J, Potocki L. Human Genetics: From Molecules to Medicine. Philadelphia: Wolters Kluwer/Lippincott Williams & Wilkins Health; 2012. ix, 397 p.

Schaefer GB, Thompson JN. Medical Genetics: An Integrated Approach. New York: McGraw-Hill Education; 2014. 374 p.

Snustad DP, Simmons MJ. Principles of Genetics. 6th edition Hoboken, NJ: Wiley; 2012. xviii, 766 p.

Traboulsi EI. Oxford Monographs On Medical Genetics Series. Genetic Diseases of the Eye. 2nd edition Oxford: Oxford University Press; 2011. 940 p.

Turnpenny PD, Ellard S. Emery's Elements of Medical Genetics. 14th edition Philadelphia: Elsevier/Churchill Livingstone; 2012. xiii, 445 p.

Wissinger B, Kohl SA, U Langenbeck. Developments in Ophthalmology Series, volume 37. Genetics in Ophthalmology. Basel: Karger; 2003. vi, 223 p.

CAPÍTULO

4

Imunologia

Carla Putz

Roberto Jorge Eichenberg

Alberto Luis Gil

RESPOSTA IMUNE INATA E ADQUIRIDA

Definição de sistema imune

O sistema imune é uma rede de componentes cuja função é distinguir o que é próprio do indivíduo e o que não é, e eliminar o que não é próprio: microrganismos, células tumorais, transplantes, toxinas etc.

Resposta imune inata e adquirida

A resposta imune inata ou inespecífica dá imediata proteção contra um patógeno invasor, enquanto a resposta imune adquirida, adaptativa ou específica, leva algum tempo para se desenvolver, mas confere uma proteção específica e duradoura.

Resposta imune inata

A resposta inata está presente ao nascimento e não necessita contato prévio com o antígeno. Ela não envolve o reconhecimento de padrões, ou seja, não é específica para determinado antígeno.

Podemos citar barreiras anatômicas, a fagocitose por leucócitos polimorfonucleares, células *natural killer*, macrófagos e outras células do sistema reticuloendotelial, a degranulação de mastócitos, a ativação de complementos e citocinas. Entretanto, esses processos inespecíficos frequentemente atuam associados a anticorpos e linfócitos, em reações dirigidas contra determinadas substâncias antigênicas, ou seja, também participam das reações específicas.

Barreiras anatômicas

Entre as barreiras constitutivas à infecção podemos citar a pele, com suas células compactadas e queratinizadas, pH baixo, baixa tensão de oxigênio, glândulas de gordura (que secretam óleos que repelem água e microrganismos), suor (contém lisozimas, que destroem a integridade da parede bacteriana, amônia, que tem propriedades antibacterianas, e vários peptídeos antimicrobianos).

Da mesma maneira, as membranas mucosas dos tratos respiratório, gastrointestinal e geniturinário também constituem uma barreira à infecção. O muco age como uma barreira física, "aprisionando" os patógenos, e o IgA evita que vírus e bactérias se liguem e penetrem nas células epiteliais. Assim como na pele, e também na lágrima, lisozima e peptídeos antimicrobianos podem matar diretamente os patógenos invasores, e ainda a lactoferrina pode depletar as bactérias invasoras do ferro.

Dentro do trato respiratório, os cílios "aprisionam" diretamente os patógenos e contribuem para a remoção do muco, assistidos por manobras físicas como tosse e espirro. No trato gastrointestinal, o ácido hidroclorídrico e a amilase salivar destroem quimicamente as bactérias, enquanto a peristalse intestinal, vômitos e diarreia induzidos ajudam a colocar os patógenos para fora do organismo.

As bactérias comensais endógenas constituem um sistema de defesa adicional contra os microrganismos. Elas residem em superfícies epiteliais em simbiose com o hospedeiro. Elas competem com os microrganismos patogênicos por espaço e nutrientes, além de produzirem ácidos graxos e bactericidinas que inibem o crescimento de muitos patógenos.

Fagócitos (neutrófilos, monócitos e macrófagos), mastócitos, basófilos, células natural killer

Serão vistos no tópico "Tipos celulares envolvidos na imunidade".

Complemento

Será visto em tópico específico.

Citocinas

As citocinas são pequenas proteínas solúveis que agem como mensageiros químicos multipropósito. Serão descritas com as células inflamatórias.

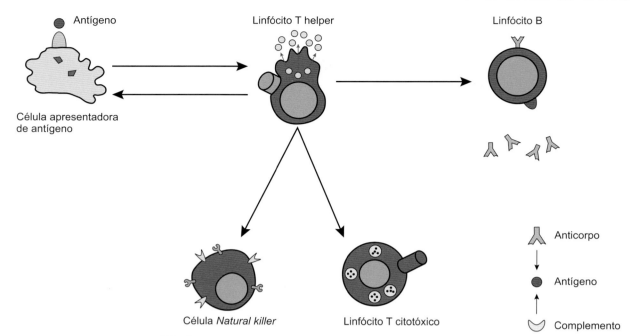

FIGURA 4-1 Esquema simplificado da resposta imune adquirida.

Resposta imune adquirida

A resposta imune adquirida específica inicia com a migração de células apresentadoras de antígeno para os órgãos linfoides, primeiro desencadeando uma resposta imune sistêmica, e a seguir uma resposta de memória.

Portanto, ela envolve o reconhecimento de um determinante antigênico (epítopo) específico na superfície dos antígenos, respondendo somente a esta configuração. Pode ser humoral (reação antígeno-anticorpo) ou celular (pelo linfócito T) (Fig. 4-1).

ORIGEM DAS CÉLULAS DO SISTEMA IMUNE

Todas as células sanguíneas originam-se de uma única célula indiferenciada, totipotente, que foi originada no saco vitelínico e se estabelece na medula óssea, da qual se originam células progenitoras que constituem a base de diferentes linhagens celulares (Fig. 4-2): linfocítica, eritrocítica, trombocítica, granulocítica (que origina os neutrófilos, basófilos e eosinófilos) e monocítica (que origina os monócitos sanguíneos, os quais, por sua vez, originam os macrófagos).

Os linfócitos podem deixar a medula óssea e se diferenciar sob a influência do timo (linfócitos T) ou podem se diferenciar em linfócitos B na própria medula óssea (nas aves isso ocorre na bursa ou bolsa de Fabricius). Os primeiros órgãos a aparecerem no estágio embrionário e onde ocorre a diferenciação das células linfoides são os órgãos linfoides primários (medula, timo, e, nas aves, a bolsa de Fabricius) (Fig. 4-3).

A capacidade dos linfócitos T e B de reconhecerem especificamente determinadas áreas dos órgãos linfoides denomina-se ecotaxia. Os locais (baço, linfonodos e demais agregados linfoides) para onde os linfócitos vão após deixarem os órgãos linfoides primários, e onde vão se proliferar e interagir com os estímulos antigênicos, são os órgãos linfoides secundários.

ÓRGÃOS LINFOIDES

Vasos linfáticos

A pressão sanguínea do sistema cardiovascular força parte do plasma para os tecidos através da parede dos capilares; este é o fluido intersticial. A maior parte desse fluido (mas não todo) é reabsorvida pelos capilares por diferenças na pressão osmótica, mas o resto deve ser drenado para prevenir edema. Este é o papel dos capilares linfáticos.

Uma vez que o fluido intersticial entra no capilar linfático, passa a ser chamado de linfa. Os vasos linfáticos se originam como tubos fechados em uma das pontas (Fig. 4-4), que aparecem sozinhos ou formando plexos, e que se dirigem para o coração. Apresentam válvulas para evitar que o fluxo se inverta.

Linfonodos

O linfonodo é uma estrutura oval ou em forma de feijão, encontrada ao longo dos vasos linfáticos (Fig. 4-5). Eles são uma parte importante do sistema imune para lutar contra infecções e células cancerosas. O sistema linfático da cabeça

CAPÍTULO 4   Imunologia   159

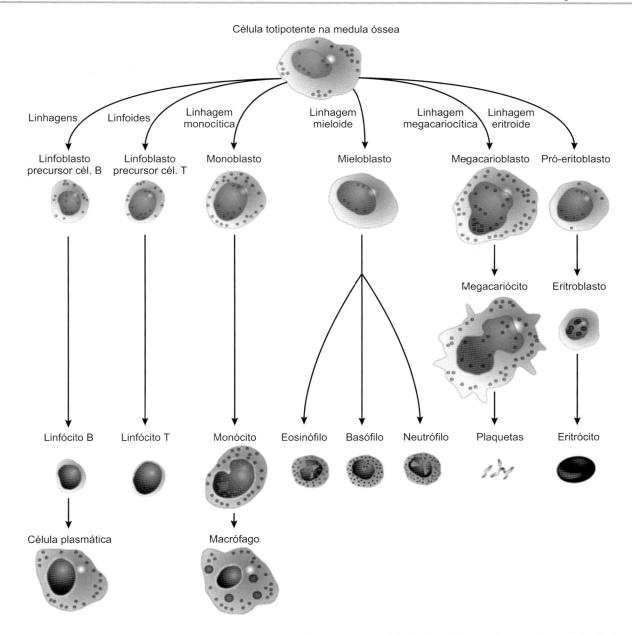

FIGURA 4-2 Origem das células sanguíneas (Modificada de National Institutes of Health. National Human Genome Research Institute. "Talking Glossary of Genetic Terms", em https://www.genome.gov/glossary/).

e pescoço é importante em infecções oculares. Os linfonodos pré-auriculares recebem linfa da pálpebra superior, metade externa da pálpebra inferior e o canto lateral. Os nódulos submandibulares drenam linfa da porção média das pálpebras superior e inferior, o canto medial e a conjuntiva. Os nódulos cervicais profundos recebem linfa da pele e do músculo orbicular.

O linfonodo apresenta uma depressão em um dos lados, o hilo, por onde passam vasos (artéria e veia nodais) (Fig. 4-6). Cada linfonodo é coberto por uma cápsula de tecido conjuntivo fibroso, que penetra no interior da estrutura formando trabéculas. Estas trabéculas dividem o linfonodo em uma série de compartimentos, que contém seios linfáticos e tecidos linfáticos. Os vasos linfáticos que entram nos linfonodos em vários pontos são denominados aferentes.

O tecido linfático do linfonodo consiste em diferentes tipos de linfócitos, como será visto a seguir, que formam agregados densos chamados de folículos linfáticos (Fig. 4-7). Eles recobrem um centro germinativo, produtor de linfócitos. Quando microorganismos ou substâncias estranhas entrarem com a linfa, o centro germinativo irá responder produzindo linfócitos. Os seios linfáticos são espaços entre esses grupos de tecido linfático, e contêm uma rede de fibras e macrófagos.

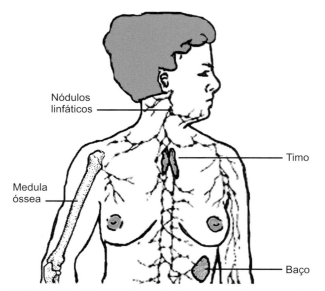

FIGURA 4-3 Principais órgãos linfáticos, primários e secundários.

baço e áreas interfoliculares das placas de Peyer intestinais. Embora o timo permaneça ativo após o nascimento, a maior parte do seu papel imunológico é desempenhada antes. Já os linfócitos B, após deixarem o seu local de diferenciação, se localizam preferencialmente nos tecidos linfoides (nos cordões da região medular dos linfonodos, na polpa branca do baço e na medula óssea) e no tecido conjuntivo.

A migração dos linfócitos para os linfonodos depende de uma proteína de adesão celular, denominada E-selectina, que causa uma adesão fraca às paredes do endotélio vascular, fazendo com que os linfócitos circulem mais lentamente. Esse processo continua até que um sistema adesivo mais forte é ativado, através de uma proteína de adesão denominada integrina, que permite que o linfócito pare de circular e saia do vaso sanguíneo em direção ao linfonodo. Essa passagem de células através de um vaso intacto denomina-se diapedese (Fig. 4-8).

Ao deixar o timo, as células T, que já são imunologicamente competentes, entram novamente na circulação e se concentram principalmente na região paracortical dos linfonodos (Fig. 4-6) na bainha linfática periarteriolar do

Baço

O baço está localizado no quadrante superior esquerdo, logo abaixo do diafragma, atrás do estômago; é protegido de traumatismo pelas costelas. No feto, ele produz células vermelhas, função que a medula óssea assume após o nascimento. Após o nascimento, funciona basicamente como

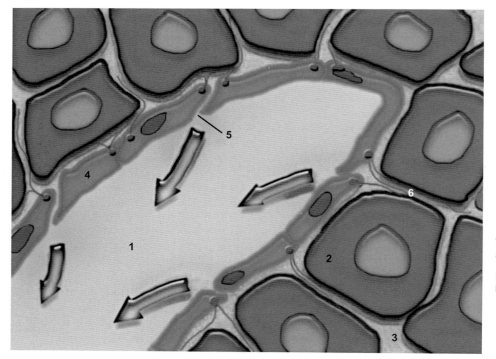
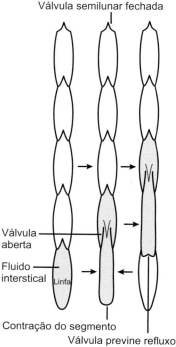

FIGURA 4-4 À esquerda: Capilar linfático, onde: 1) luz do capilar, 2) célula do tecido, 3) espaço intersticial, 4) célula endotelial do capilar linfático, 5) Aberturas (*flaps*) endoteliais e 6) fibras de colágeno (modificada do original de Larriot, em https://commons.wikimedia.org/wiki/File:Capillaire_lymphatique.jpg). À direita: Capilares linfáticos mostrando as válvulas para evitar que o fluxo se inverta.

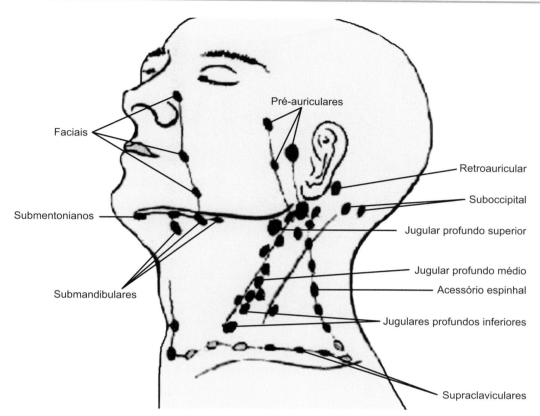

FIGURA 4-5 Sistema linfático da cabeça e pescoço (modificada do original de Radiation Oncology Notes, em http://rtnotes.wikidot.com/h-n-lymph).

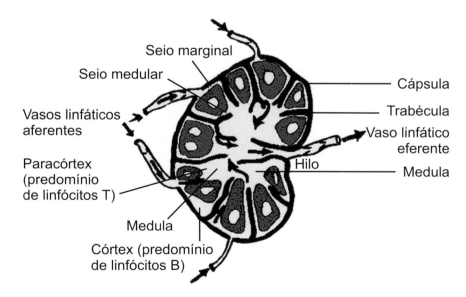

FIGURA 4-6 Estrutura de um linfonodo (modificada do original de Ruth Lawson, Otago Polytechnic, em https://commons.wikimedia.org/wiki/File:Anatomy_and_physiology_of_animals_Lymph_node.jpg).

um linfonodo gigante, exceto pelo fato de que por ele passa o sangue, e não linfa. As suas funções após o nascimento são, portanto:

1. Contém células plasmáticas que produzem anticorpos para antígenos estranhos.
2. Contém macrófagos fixos que fagocitam patógenos ou outro material estranho no sangue.
3. Armazena plaquetas e as destrói quando já não são mais úteis.

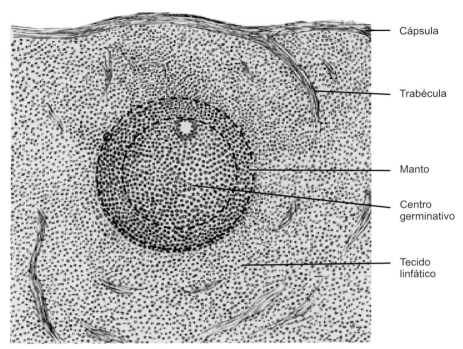

FIGURA 4-7 Centro germinativo do folículo linfático.

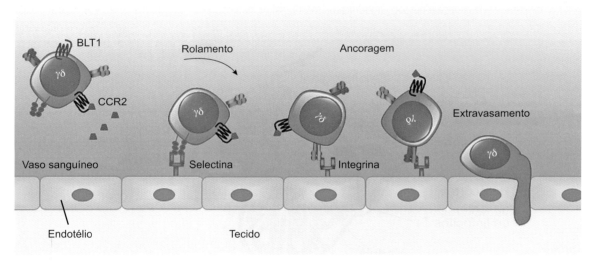

FIGURA 4-8 Migração dos linfócitos para os linfonodos (modificada de: De Oliveira Henriques MDGM, Penido C. γδT Lymphocytes Coordinate Eosinophil Influx during Allergic Responses. *Frontiers in Pharmacology*. 2012;3:200).

Timo

O timo está localizado em posição inferior à tireoide. No feto e no recém-nascido, ele é grande e se estende para baixo do esterno. À medida em que o tempo passa, o timo vai encolhendo e é relativamente pequeno no adulto, embora ainda seja ativo.

É responsável, como já vimos, pelas células T.

Medula óssea

A medula óssea é encontrada dentro do osso esponjoso. Além do seu papel na hematopoiese (formação das células sanguíneas), é uma fonte de linfócitos B.

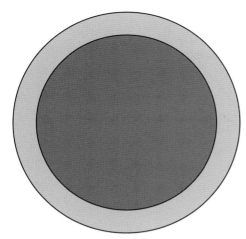

FIGURA 4-9 Linfócito.

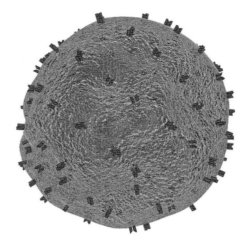

FIGURA 4-10 Receptores na superfície do linfócito T.

TIPOS CELULARES ENVOLVIDOS NA IMUNIDADE

Linfócitos

O linfócito (Fig. 4-9) é o principal envolvido na resposta imune. Os linfócitos, após entrarem em contato com o antígeno, tornam-se células blásticas (linfoblastos) e entram em mitose sucessivamente, formando um clone de células capazes de reconhecer e interagir com o estímulo a que a célula inicial foi exposta.

O linfócito B é o responsável pela resposta imune humoral (antígeno-anticorpo), enquanto o T é pela resposta imune celular. A imunidade humoral é efetiva contra microrganismos que não invadem as células, aí incluindo a maioria das bactérias e parasitas multicelulares. A imunidade celular é efetiva contra parasitas intracelulares, incluindo vírus e algumas bactérias.

Do ponto de vista morfológico, não se pode distinguir entre um linfócito B de um T; no entanto, existem componentes presentes na membrana que, ao serem identificados, caracterizam e definem essas populações celulares. Logo, pode-se utilizar soros de animais que apresentem anticorpos dirigidos contra um destes marcadores de superfície para separá-los:

a) Linfócitos T

Após o contato inicial com o antígeno, a célula T sofre proliferação clonal e diferencia-se em linfócitos sensibilizados com várias funções. Estas células praticamente carecem do retículo endoplasmático rugoso, embora existam abundantes ribossomas livres, tanto isolados quanto como polissomas.

Têm um receptor em sua superfície, que apresenta apenas um local de reconhecimento de antígeno (Fig. 4-10). Algumas se diferenciam em células auxiliares ("T *helper*") e outras em supressoras, regulando a atividade imune.

Os linfócitos T *helper* (Fig. 4-11) (antígeno de superfície: T4, também chamado de CD4) têm dois subtipos, o tipo 1 e o tipo 2. Os T *helper* de classe I (Th1) estão relacionados à imunidade celular, produzem fator α de necrose tumoral (TNF-α), interferon-γ (IFN-γ) e interleucina-2 (IL-2), que induzem a proliferação dos linfócitos T citotóxicos e causam a ativação dos macrófagos. Ainda participam do fenômeno de hipersensibilidade tardia.

Os T *helper* da classe 2 (Th2) estão relacionados à imunidade humoral e vão ajudar as células B a responder a certos antígenos por meio da secreção de substâncias solúveis com atividades biológicas específicas, as linfocinas, que atuam nas reações de imunidade celular. Entre elas, podemos destacar a produção de BSF-1, que é importante na proliferação de células B, e pela secreção de uma série de fatores de diferenciação celular, a interleucina 4 (IL-4), IL-5, IL-10 e IL-13. Exercem um papel importante na regulação da classe de imunoglobulina sintetizada (são eles que induzem a modificação de produção de IgM para IgG) e na expansão seletiva de clones de células B que expressam certos determinantes antigênicos únicos (idiótopos) nos seus receptores.

A ativação dos T *helper* acontece pela interação com células apresentadoras de antígeno que têm complexos de antígeno de classe II e produzem IL-1. Na AIDS, vai haver uma diminuição numérica e funcional da célula T *helper*.

As células T ativadas podem também agir diretamente contra as células estranhas destruindo-as (linfócitos T citotóxicos). Os linfócitos T citotóxicos (antígeno de superfície: T8, também chamado de CD8) reconhecem, interagem com e destroem células que apresentam antígenos estranhos junto com moléculas de histocompatibilidade do tipo I (Fig. 4-12). Como praticamente todas as células expressam essas moléculas de classe I, os T citotóxicos podem

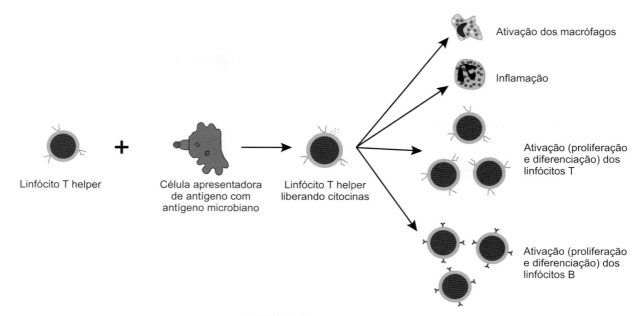

FIGURA 4-11 Linfócito T *helper*.

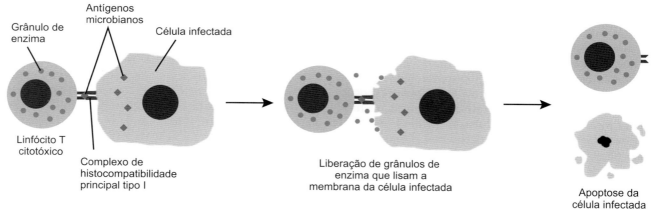

FIGURA 4-12 Linfócito T citotóxico.

destruir praticamente qualquer célula que estiver expressando um antígeno estranho. Esses linfócitos parecem lisar seu alvo por meio de uma série de passos, incluindo o reconhecimento e ligação à célula-alvo e subsequente formação de "buracos", por lise osmótica, da membrana desta última.

Depois, esses linfócitos se libertam desta célula e estão prontos para agir novamente em outra. Eles são importantes na destruição de células infectadas por vírus, que apresentam antígenos virais na membrana, e de células tumorais, que apresentam antígenos tumorais na membrana.

Outras células T ativadas transformam-se em linfócitos T de memória, que aceleram o tempo de desenvolvimento e a intensidade da resposta imune em um segundo contato com o antígeno, aumentando assim o número de células com capacidade de reagir ao antígeno específico.

Os linfócitos T supressores (antígeno de superfície: T8, também chamado de CD-8) inibem a resposta imune contra antígenos do indivíduo, e regulam as respostas aos antígenos estranhos (Fig. 4-13).

A regulação das respostas ao antígeno estranho, prevenindo o aumento descontrolado de células T e B, que poderia resultar de uma estimulação antigênica continuada, pode ser tanto pela inibição de células T *helper* e T citotóxicas (devido à redução da secreção de interleucina-2) quanto pela inibição direta da síntese de anticorpos pelos plasmócitos.

Este linfócito T supressor também limita a produção de anticorpos específicos para determinantes de autoantígenos

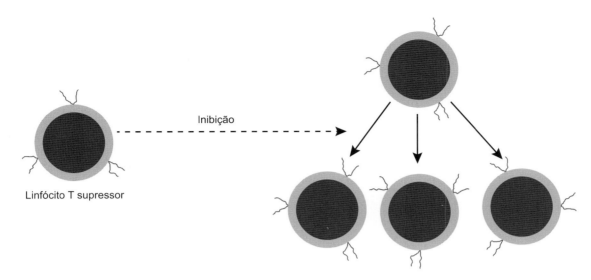

FIGURA 4-13 Linfócito T supressor.

(linfócitos potencialmente capazes de tal resposta autoespecífica são eliminados (deleção clonal) ou sua ativação inibida (anergia clonal) pelo estabelecimento de tolerância imunológica, que é desenvolvida se um antígeno potencial alcançar as células linfoides durante sua fase de desenvolvimento no período pré-natal. Desta forma, regula a produção de anticorpos, assim como a resposta imunocelular, pelo efeito em macrófagos e nas células T citotóxicas e pela produção de linfocinas. As doenças autoimunes representam uma diminuição da atividade supressora, enquanto as doenças por imunodeficiência representam atividade supressora excessiva.

b) Linfócitos B

Os linfócitos B, quando estimulados, se diferenciam em células secretoras de anticorpos, denominadas plasmócitos (Fig. 4-14), e células de memória.

As células de memória fazem com que, quando o indivíduo entra em contato pela segunda vez com o mesmo antígeno, a produção de anticorpos seja muito mais rápida e mais intensa. Este é o motivo pelo qual uma pessoa que já teve varicela, caxumba ou sarampo, por exemplo, não contrai a doença de novo. O objetivo da vacinação é a administração de uma forma inócua ou atenuada de antígeno que provoca uma reação leve, mas com formação de células de memória, restando uma sólida imunidade.

Observe que, quando há a estimulação da célula B, há uma expansão e maturação do clone específico que reage com aquele antígeno. As células secretoras de anticorpos produzem moléculas de imunoglobulinas com sítios de combinação ao antígeno que são idênticas aos expressos pelos linfócitos B originais, ou seja, têm a capacidade de interagir com o mesmo tipo de imunógeno.

As imunoglobulinas ajudam a destruir o antígeno pela neutralização do microrganismo, auxílio na fagocitose e ativação do complemento (Fig. 4-15). Cada plasmócito apresenta cerca de 10^5 moléculas de imunoglobulina, e, por isso, tem um retículo endoplasmático rugoso e aparelho de Golgi bem desenvolvidos, características de uma célula que produz proteína para "exportação". As imunoglobulinas existem numa série de classes estruturalmente distintas, que são: IgM, IgD, IgG, IgA e IgE. Cada um desses tipos tem uma função distinta.

Teoria de seleção clonal

A teoria da seleção clonal é a mais aceita para explicar o sistema imune. Parte de quatro pontos básicos:

1. As células T e as células B estão presentes antes da exposição do antígeno.
2. Cada célula B carrega em sua superfície uma imunoglobulina para um único antígeno. Cada célula T carrega em sua superfície um receptor para um único antígeno.
3. As células B e T são estimuladas pelos antígenos a produzir células-filhas com a mesma especificidade antigênica.
4. As células T e B que reagem com os antígenos próprios do indivíduo são eliminadas por apoptose, ou são de alguma maneira inativadas para que a reação imune não ocorra.

Células nulas

São células linfoides que não apresentam marcadores de linfócitos T nem B, e podem lisar células-alvo *in vitro*. Podem ser de dois tipos: citotóxicas ou *killer* ("K"), que necessitam de anticorpo específico, e citotóxicas naturais ou *natural killers* ("NK"), (Fig. 4-16) que não precisam.

As *natural killers* podem lisar certos tipos celulares, particularmente certas linhagens tumorais, assim como células infectadas por vírus. O mecanismo mais comum

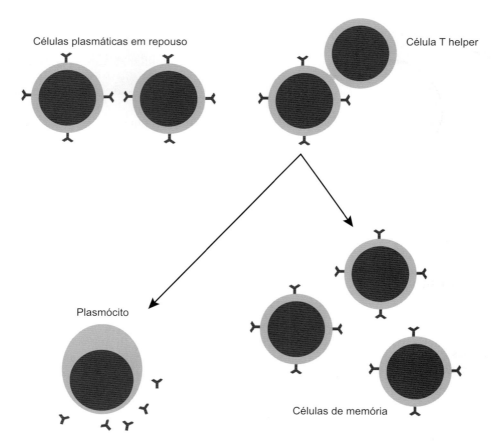

FIGURA 4-14 Estimulação do linfócito B.

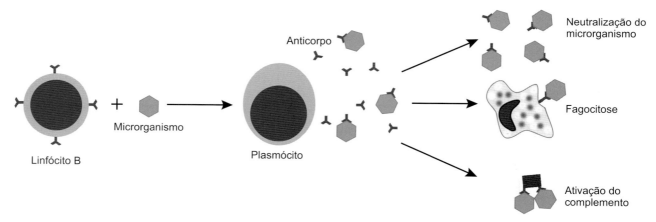

FIGURA 4-15 Linfócito B.

ocorre por meio do lançamento de grânulos líticos. Os grânulos contêm perforina, uma proteína que cria poros na membrana da célula hospedeira, e granzimas, um grupo de diferentes proteinases que alcançam o núcleo celular, onde ativam a apoptose por meio das caspases (Fig. 4-17). Essas células parecem ter importância nos mecanismos de vigilância, destruindo clones emergentes de células tumorais. Seu mecanismo parece ser parecido com o dos linfócitos T citotóxicos.

Monócitos

Os monócitos (Fig. 4-18) são os precursores dos macrófagos tissulares. Eles são produzidos na medula óssea e exportados para a circulação, onde constituem aproximadamente

CAPÍTULO 4 Imunologia 167

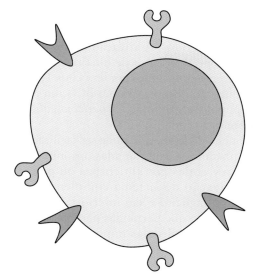

FIGURA 4-16 Natural killer.

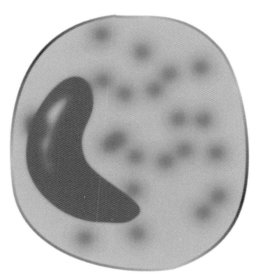

FIGURA 4-18 Monócito.

5% dos leucócitos. Após 7 a 10 horas na corrente sanguínea eles migram para os tecidos periféricos, onde se diferenciam em macrófagos.

Macrófagos

É necessária a presença do macrófago (Fig. 4-19) para que haja tanto a resposta humoral quanto a celular. Esta célula pertence ao sistema mononuclear fagocitário (SMF). Também se origina a partir de uma célula primitiva da medula óssea, formando sucessivamente o monoblasto, o promonócito e o monócito sanguíneo. Do sangue periférico, o macrófago migra para os tecidos, diferenciando-se localmente em histiócito, célula de Küpfer, macrófago alveolar etc.

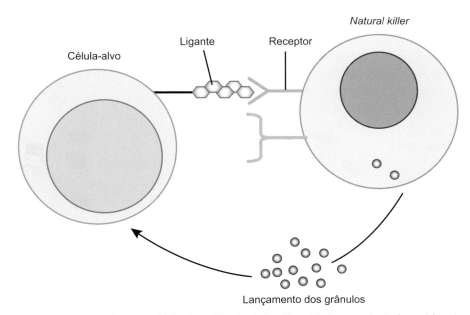

FIGURA 4-17 Mecanismo de ação da célula *natural killer* (modificada de Drukker, M., Immunological considerations for cell therapy using human embryonic stem cell derivatives (December 16, 2008), StemBook).

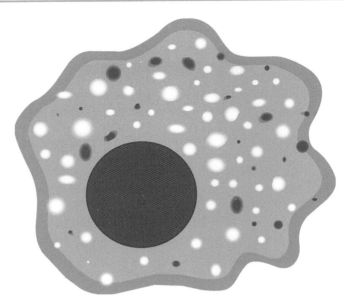

FIGURA 4-19 Macrófago (modificada do original de A. Rad, Mikael Häggström, Spacebirdy, RexxS, domdomegg, em https://commons.wikimedia.org/wiki/File:Hematopoiesis_simple.png).

No sistema imune, agem por:
a) degradação de estruturas mais complexas como microrganismos intactos;
b) processamento dos antígenos resultantes;
c) apresentação desses antígenos, junto com moléculas de classe II, para células T.

Também funcionam como células fagocíticas. Eles se ligam a partículas estranhas que estão unidas a anticorpos ou componentes do complemento e as fagocita. A destruição dos microrganismos fagocitados (bactérias, vírus e protozoários capazes de viver dentro das células do hospedeiro) e células tumorais depende tanto da natureza da partícula ingerida quanto do estado de ativação do macrófago.

Os produtos de células T, como o interferon-γ, aumenta a capacidade dos macrófagos de destruir microrganismos e células ingeridos. A ativação macrofágica pode ser desencadeada pela presença de uma resposta imune com produção de fatores liberados por linfócitos T, pela presença de certos microrganismos, como o BCG, ou por produtos como o lipopolissacarídio de *Escherichia coli*, que ativam diretamente esta célula.

O fenômeno da fagocitose pode ser facilitado por determinadas substâncias denominadas opsoninas (Fig. 4-20). Partículas revestidas por anticorpos ou por certos produtos da ativação do sistema complemento aderem à membrana do fagócito e são interiorizadas mais rápida e intensamente do que partículas não opsonizadas. Além disso, sintetizam moléculas importantes para a resposta inflamatória (prostaglandinas, leucotrienos) e imune (componentes do sistema complemento, interleucina-1), enzimas hidrolíticas (inclusive lipases, não existentes nos neutrófilos), inibidores de enzimas proteolíticas, fator ativador de plaquetas e outros. Por todas essas características, apresenta muitas mitocôndrias, grande número de lisossomas e aparelho de Golgi e retículo endoplasmático rugoso desenvolvidos.

Células dendríticas

As células dendríticas, (Fig. 4-21), que se caracterizam por sua morfologia irregular e seus dendritos abundantes, são formadas na linha monocítica e contêm a maioria dos autoantígenos de superfície. São as células apresentadoras de antígeno mais eficientes.

Os linfócitos que se ligam a essas células entram em apoptose.

Neutrófilos

Assim como os macrófagos, são responsáveis por englobar e digerir microrganismos. Esta célula contém em seu interior

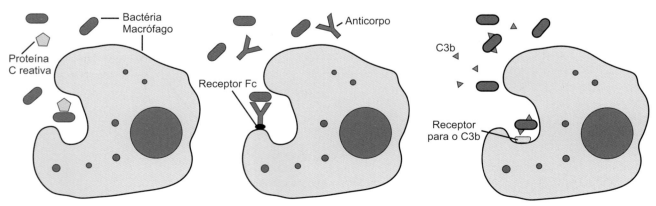

FIGURA 4-20 Opsonização por proteína C reativa (à esquerda), anticorpos (no centro) e complemento (à direita).

CAPÍTULO 4 Imunologia   169

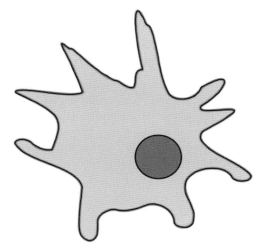

FIGURA 4-21 Célula dendrítica.

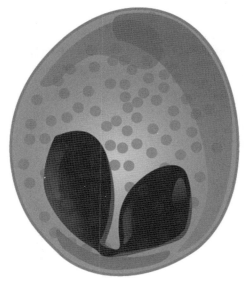

FIGURA 4-23 Eosinófilo (modificada do original de OpenStax College, em https://commons.wikimedia.org/wiki/File:1907_Granular_Leukocytes.jpg).

peróxido e superóxido de hidrogênio, que são letais para os microrganismos. O mecanismo não oxidativo ocorre pelo lançamento de enzimas bactericidas dentro do fagolisossomo, incluindo lisozima e lactoferrina. Cada enzima tem um espectro antimicrobiano único, proporcionando ampla cobertura contra bactérias e fungos.

O processo de fagocitose depleta as reservas de glicogênio do neutrófilo, causando a sua morte com consequente liberação de seu conteúdo e enzimas lisossômicas, causando a liquefação do tecido adjacente. O acúmulo de neutrófilos mortos e em sofrimento resulta na formação de pus, que, se muito extenso, pode formar um abscesso.

Eosinófilos

Até algum tempo atrás, acreditava-se que os eosinófilos estivessem envolvidos unicamente no mecanismo de alergia, mas agora sabe-se que são leucócitos multifuncionais, atuando em processos inflamatórios e na modulação da resposta imune inata e adaptativa.

Eosinófilos são granulócitos que sofrem quimiotaxia por vários fatores, sendo o mais importante o fator quimiotático eosinófilo de anafilaxia, que é lançado pela degranulação dos mastócitos na hipersensibilidade de tipo I. Parece que também estão envolvidos na hipersensibilidade tardia do tipo basofílico cutâneo. Um eosinófilo contém em seus grânulos um determinado número de moléculas cuja função parece ser a inativação da histamina e de substâncias de ação lenta com a consequente inibição de mais inflamação. O seu núcleo é bilobado (Fig. 4-23).

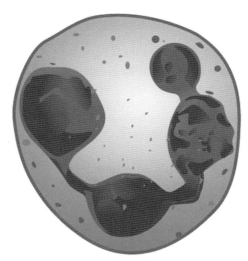

FIGURA 4-22 Neutrófilo (modificada do original de OpenStax College, em https://commons.wikimedia.org/wiki/File:1907_Granular_Leukocytes.jpg).

um núcleo multilobulado e no citoplasma grânulos com um amplo espectro de fatores nocivos ao microrganismo englobado (proteases, lipases, lisinas) (Fig. 4-22). Constituem mais de 50% dos leucócitos sanguíneos e são a primeira linha de defesa contra as bactérias piogênicas.

Quando o microrganismo é englobado, ele fica no interior de uma vesícula e se junta aos grânulos citoplasmáticos para formar o fagolisossomo. Dentro desse compartimento protegido, a morte do patógeno ocorre por meio de uma combinação de mecanismos oxidativos e não oxidativos. No mecanismo oxidativo, também chamado de respiratório, o oxigênio é convertido em oxigênio reativo, como

Mastócitos

São os primeiros a responder a um alérgeno. Embora não viajem pelos vasos sanguíneos, novos mastócitos aparecem no sítio da inflamação. Estão distribuídos por todo o corpo, predominando em locais onde estão expostos ao exterior, como pele e intestino; no entanto, há estruturas onde estão ausentes (como a retina) ou quase ausentes (como a glândula lacrimal). Os mastócitos provavelmente apresentam um papel importante no controle fisiológico do sistema vascular por lançarem pequenos "pacotes" de suas aminas vasoativas (Fig. 4-24).

Na anafilaxia, eles lançam seu poder explosivo na forma de mediadores, como histamina, heparina, substância de anafilaxia de reação lenta (SRS-A), fator quimiotático de anafilaxia dos eosinófilos (ECF-A), fator ativador de plaquetas, fator quimiotático de neutrófilos e prostaglandina E.

Basófilos

São granulócitos que sofrem quimiotaxia para sítios inflamatórios por fatores não bem isolados, provavelmente lançados por linfócitos. Seus grânulos (Fig. 4-25) contêm aproximadamente os mesmos mediadores que os grânulos dos mastócitos, e parecem exercer uma função muito parecida. No entanto, apresentam uma maior mobilidade e a quimiotaxia os habilita a alcançar o sítio de inflamação mais rapidamente do que os mastócitos.

MOLÉCULAS DA INFLAMAÇÃO

Funções das moléculas da inflamação

Numerosos mediadores químicos são usados para a iniciação, amplificação e término dos processos inflamatórios. Estes mediadores trabalham em conjunto para:

1. Ligar-se a receptores específicos,
2. Recrutar células para o local da lesão e
3. Estimular o lançamento de mediadores solúveis adicionais. Estes mediadores são de duração relativamente curta, ou são inibidos por mecanismos intrínsecos, efetivamente terminando a resposta inflamatória e permitindo que o processo se resolva.

Moléculas de inflamação e tamanho

A habilidade de uma molécula de se difundir através de várias partes do olho depende de seu tamanho; quanto menor, maior a habilidade de difusão. Como exemplo de pequenas moléculas podemos citar a histamina, substâncias de reação lenta de anafilaxia, cininas, prostaglandinas E_2 e $F_{2\alpha}$, fator quimiotático de anafilaxia de eosinófilo, fator de ativação plaquetária e bradicinina. Exemplos de moléculas de tamanho médio incluem as linfocinas, proteases neutrofílicas, IgG, IgD, IgA e IgE. Entre as moléculas de tamanho grande, podemos citar a IgM. Devido a isso, não atravessa a barreira placentária. Logo, um recém-nascido que apresenta IgG para determinada doença, como o HIV, pode ser que as imunoglobulinas da mãe tenham passado passivamente pela placenta, mas, se tiver IgM, é certamente da própria criança.

Dos 9 fatores do complemento (ver adiante), existem quatro componentes com pequeno peso molecular (C2, C6, C7 e C9), três de tamanho médio, e que, portanto, atravessam com dificuldade a córnea (C4, C5 e C8) e um grande (C1), e que, portanto, não atravessa a córnea. A via alternativa do complemento envolve pelo menos quatro outras moléculas de inflamação, incluindo o fator B e a properdina.

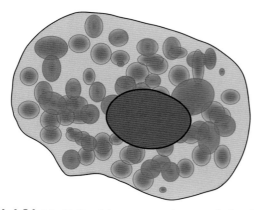

FIGURA 4-24 Mastócito. A imagem mostra as vesículas de aminas vasoativas.

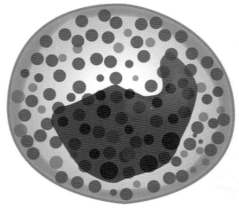

FIGURA 4-25 Basófilo (modificada do original de OpenStax College, em https://commons.wikimedia.org/wiki/File:1907_Granular_Leukocytes.jpg).

Histamina e leucotrienos

Os basófilos e mastócitos lançam histamina e leucotrienos, causando vasodilatação e aumento da permeabilidade vascular, permitindo que leucócitos e fluido passem para os tecidos atingidos (Fig. 4-26).

Cininas

As cininas são potentes agentes inflamatórios formados no plasma. A bradicinina e peptídeos relacionados regulam múltiplos processos fisiológicos, inclusive pressão arterial, contração e relaxamento do músculo liso, extravasamento de plasma, migração celular, ativação das células inflamatórias e resposta à dor causada por inflamação.

As cininas amplificam a resposta inflamatória estimulando as células teciduais locais e células inflamatórias a gerar mediadores adicionais, incluindo prostanoides, citocinas (especialmente o fator de necrose tumoral e as interleucinas) e ácido nítrico. As cininas são rapidamente degradadas a produtos inativos pelas cininases e, portanto, têm uma ação rápida mas de curta duração.

Citocinas

Como foi visto, são pequenas proteínas que agem como mensageiros químicos.

Elas podem ser produzidas por células envolvidas tanto na resposta imune inata quanto adquirida, e mais de 100 citocinas já foram descritas. Podemos destacar entre elas:

- Interferon-alfa, presente nas células *natural killer*, linfócitos T e macrófagos, onde pode ativá-los, e que tem ainda atividade antiviral.
- Interferon-gama, presente nas células T, determina a produção de citocina nestas células e nos macrófagos, e também aumenta a atividade antimicrobiana e antitumoral nestes últimos.
- Fator de necrose tumoral alfa, presente nos macrófagos, aumenta a apoptose e a expressão das citocinas e moléculas de adesão. Também é diretamente citotóxico.
- Interleucina-1, presente nos macrófagos e neutrófilos, reage na fase aguda, estimula o recrutamento dos neutrófilos, febre, ativação dos leucócitos T e macrófagos e a produção de imunoglobulinas.
- Interleucina-2, presente nos linfócitos T, estimula a diferenciação e proliferação dos linfócitos T antígeno-específicos.
- Interleucina-4, presente nas células T e mastócitos, estimula a maturação dos linfócitos B e T e a produção de imunoglobulinas IgE.

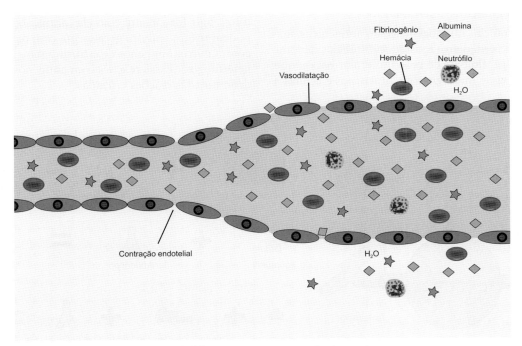

FIGURA 4-26 Ação da histamina e dos leucotrienos.

- Interleucina-6, presente em monócitos e macrófagos, reage na fase aguda e estimula a maturação de células B em células plasmáticas.
- Interleucina-12, presente em monócitos e macrófagos, estimula o lançamento de interferon-gama e fator de necrose tumoral pelos linfócitos T e ativa as células *natural killer*.

NUCLEOTÍDEOS CÍCLICOS

Os nucleotídeos cíclicos AMP_c e GMP_c são "segundos mensageiros" intracelulares que são induzidos pela interação de hormônios (primeiros mensageiros) nas enzimas celulares ligadas a membrana. Eles, principalmente o AMP_c, exercem um papel central na regulação da resposta imune. Existe uma relação inversa entre as ações do AMP_c e do GMP_c.

Muitos fármacos podem alterar a concentração dos dois, e, portanto, a resposta imune: baixos níveis de AMP_c (propranolol, anti-histamínicos) e altos de GMPc (acetilcolina, carbacol) são associados a um aumento da resposta inflamatória, enquanto níveis altos de AMP_c (adrenalina, isoproterenol, cafeína, teofilina, prostaglandinas E_1 e E_2) e baixos de GMP_c (atropina) estão associados a uma diminuição.

ANTÍGENOS

Conceito

Antígeno é aquela estrutura que apresenta duas propriedades:
a) Imunogenicidade, que é a capacidade de induzir uma resposta imune específica.
b) Antigenicidade, que é a capacidade de interagir com os anticorpos ou linfócitos T sensibilizados.

Todas as substâncias imunogênicas são antigênicas, mas o contrário não é verdadeiro. Existem substâncias denominadas haptenos, geralmente de peso molecular baixo, que, embora seja capaz de interagir com anticorpos e células T sensibilizadas, só vão induzir uma resposta imune quando ligados a uma molécula maior, designada como molécula carreadora. Quando conjugamos haptenos a uma molécula carreadora, os substituintes, às vezes acrescidos dos resíduos de aminoácidos aos quais o hapteno se acha ligado, são designados como grupos haptênicos.

O epítopo, também denominado determinante antigênico, é a menor porção da molécula antigênica responsável pela propriedade de estimular linfócitos, ou seja, é a região da molécula que cabe no sítio de ligação de receptores dos linfócitos ou do anticorpo (Fig. 4-27). Parte deste epítopo se liga mais fortemente no sítio do que o resto; este grupo é denominado grupo imunodominante.

Os próprios anticorpos expressam determinantes antigênicos em suas variadas regiões, contra os quais anticorpos específicos podem ser produzidos. Estes determinantes são chamados de idiótipos, enquanto um anti-idiótipo é simplesmente um anticorpo que tem um sítio de combinação complementar a um idiótipo.

A teoria da rede idiotípica propõe que o sistema imune seja constituído, na verdade, por uma rede idiotípica onde cada receptor é, antes de mais nada, um antígeno, reconhecido por outro receptor do sistema (então, um antirreceptor), que, por sua vez, também é um antígeno, reconhecido por outro receptor do sistema (antirreceptor), e assim por diante. Dentro desta rede, o desequilíbrio causado por um antígeno provocará um rearranjo da rede, que será notado como uma resposta imune.

Classificação dos antígenos

Anticorpos formados contra uma determinada substância irão reagir fortemente com ela (antígeno homólogo), mas podem reagir, embora geralmente com menor intensidade, contra outros antígenos de estrutura semelhante (antígenos heterólogos). Essas reações com antígenos heterólogos são denominadas reações cruzadas.

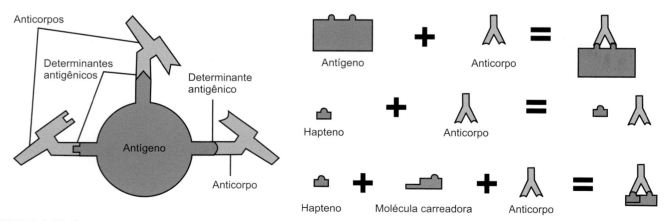

FIGURA 4-27 À esquerda: diferenciação entre antígeno e determinante antigênico (modificada de World of Biology, em https://worldofbiology09.wikispaces.com/file/view/03_Epitope2.jpg). Hapteno (à direita).

As reações cruzadas podem ocorrer basicamente por:

a) Similaridade entre dois diferentes determinantes antigênicos ou

b) Dois antígenos diferentes apresentando o mesmo determinante antigênico.

Isoantígenos são um tipo de antígeno homólogo presente em apenas alguns membros de uma espécie, como por exemplo o antígeno do grupo sanguíneo A.

Substâncias ativadoras de linfócitos por mecanismos inespecíficos

Existem substâncias que estimulam a transformação blástica de vários clones de linfócitos com receptores de diferentes especificidades. Entre estas substâncias, podemos destacar as lectinas, certos lipossacárides bacterianos de algumas bactérias Gram-negativas, como a *Salmonella*, a *Shigella* e a *E. coli*, anticorpos antirreceptores de imunoglobulinas, certas enzimas proteolíticas como tripsina e quimiotripsina, certos poliânions etc. Esta é a resposta policlonal, e é a mais comum. Quando poucos clones são estimulados, a resposta é oligoclonal, e, quando é só de um tipo, monoclonal.

COMPLEXO DE HISTOCOMPATIBILIDADE PRINCIPAL

O complexo de histocompatibilidade principal (CHP), que em humanos é denominado antígeno leucocitário humano (HLA), é um conjunto de genes estreitamente ligados (ocupam posições vizinhas ao longo do braço curto do cromossomo 6), os quais codificam a síntese de glicoproteínas de superfície celular que permitem às células do sistema imune:

a) reconhecer a si próprias entre as demais de um organismo (através dos genes de classe II)

b) reconhecer células e moléculas não pertencentes aos organismos (através dos genes de classe I).

As moléculas de classes I e II são denominadas antígenos de histocompatibilidade porque determinam a aceitação ou rejeição de transplante de tecido entre indivíduos de uma mesma espécie ou de espécies diferentes.

Os linfócitos T citotóxicos necessitam geralmente do reconhecimento de moléculas de classe I. A maioria das células nucleadas, apresentadoras de antígeno (APC) ou não, expressam moléculas de classe I do CHP, podendo então atuar como APC para as células citotóxicas.

Os T *helper*, que vão ativar os linfócitos B, e a imunidade celular mediada por linfócitos T *helper* (ver mais adiante), necessitam do reconhecimento da classe II. Células das linhagens monocítica e macrofágica expressam moléculas de classe II e são consideradas como as principais APC para os T *helper*.

Outras células que expressam moléculas de classe II e que são eficientes APC são: células de Langerhans (epiderme, importantes nas reações de sensibilidade ao contato), células de Küpffer (fígado, apresentam mínima atividade fagocitária, mas, por terem grande quantidade de moléculas de classe II, são particularmente eficientes em estimular a proliferação de células T) e células dendríticas (tecido linfoide).

As células B, quando ligadas ao antígeno, como também expressam as moléculas de classe II do CHP, podem também servir como APC para os linfócitos T. Desta maneira, ativam as células T, cuja produção de fatores de crescimento é essencial para a proliferação e diferenciação de linfócitos B. Algumas APC apresentam moléculas de classe II e outras não; mas podem ser induzidas a expressar essas moléculas por interferons (INF), especialmente o interferon-γ.

IMUNIDADE CELULAR

Ativação do linfócito T

Quando o linfócito é do tipo T, o reconhecimento de epítopos de antígeno depende dos receptores de linfócitos T, presentes na membrana celular, e do reconhecimento simultâneo de glicoproteínas que são codificadas por um conjunto de genes pertencentes ao complexo de histocompatibilidade principal (CHP), moléculas de classe I ou II, localizadas em outra célula, a célula apresentadora de antígeno (APC) (logo, não reconhece o antígeno livre) (Fig. 4-28). A célula apresentadora de antígeno é, geralmente, uma célula dendrítica. No entanto, a ativação dos linfócitos T envolve também outros sinais que ocorrem entre as APC e os linfócitos, ou entre os linfócitos, mediadas por moléculas denominadas interleucinas.

A interleucina-1 (IL-1), presente em macrófagos e outras células, que atua não só no processo imune, mas também em processos inflamatórios, compreende várias moléculas, como fator ativador de linfócitos (LAF), fator pirógeno-endógeno (PE, o mediador da febre), mediador endógeno leucocítico (LEM), indutor da síntese proteica de fase aguda, fator estimulador de células mononucleares (estimula a síntese de prostaglandinas, produção de colagenase) etc.

O interferon-γ é produzido por linfócitos T estimulados por mitógenos e antígenos e apresenta muitas funções, tais como: induz a expressão de moléculas de classe I e II do CHP em uma grande variedade de células, ativa os macrófagos, aumenta a citotoxicidade das células NK, apresenta uma moderada atividade antiviral, ajuda na maturação e diferenciação de linfócitos B, exerce efeito sinergístico com linfócitos T sobre as células tumorais.

Imunidade celular mediada por linfócitos T *helper*

Neste tipo, após o linfócito T *helper* reconhecer o antígeno, apresentado pelas células APC (apresentadoras de antígenos), no contexto das moléculas de classe II do CHP, como já foi visto, se prolifera e produz linfocinas, que agem em outras células.

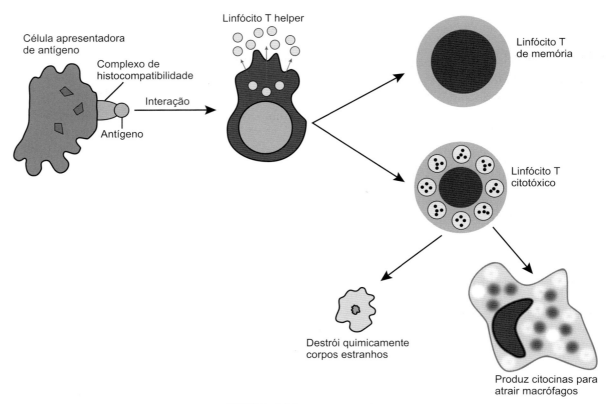

FIGURA 4-28 Resposta celular.

Entre essas linfocinas, podemos destacar fatores que modulam as funções dos macrófagos (fator inibidor da migração, fator ativador de macrófagos, fator de agregação macrofágica, fator quimiotático, fator interferon-*like*), fatores que afetam leucócitos (fator inibidor de migração de leucócitos, fator quimiotático de monócitos), fatores que afetam linfócitos (interleucina 2 e 3, interferon α e γ, fator estimulador de células B, fator mitogênico de células T) etc. A interleucina 2 (IL-2), que também era chamada de fator de crescimento de células, é liberada pelos linfócitos T em resposta ao antígeno apresentado pelas APC e pela secreção da IL-1 por estas últimas. Ela promove a proliferação de qualquer célula T que esteja expressando o receptor para IL-2, não levando em conta a sua população ou mesmo a especificidade antigênica. Células em repouso apresentam poucos receptores para a IL-2, mas aquelas ativadas apresentam em grande número.

Como é fácil perceber, a partir deste momento, a reação torna-se inespecífica, dado que as linfocinas ligam-se a seus respectivos receptores expressos por diferentes tipos celulares, resultando em atração de células mononucleares, ativação dos macrófagos e retenção de células inflamatórias dentro da lesão.

Na imunidade celular mediada por linfócitos T auxiliares, a célula mais importante na parte efetora é o macrófago ativado principalmente por MAF (fator ativador dos macrófagos) e IFN-γ (interferon-γ). O macrófago, uma vez ativado, pode exercer suas funções tanto em nível local quanto sistêmico, independentemente do estímulo antigênico inicial.

Imunidade celular mediada por linfócitos T citotóxicos

Neste caso, os linfócitos T citotóxicos reconhecem o antígeno apresentado pelas células APC, mas no contexto das moléculas de classe I do CHP. Com o auxílio das células T *helper*, que, como já foi visto, são a principal fonte de IL-2 (interleucina-2), vão se proliferar e se diferenciar em células efetoras.

As células efetoras citotóxicas estão aptas, agora, a reconhecer o mesmo antígeno na superfície da célula-alvo no contexto da mesma molécula de classe I que as sensibilizou. Esse fenômeno, que ocorre também nas interações das T *helper* com as células apresentadoras de antígeno, é conhecido como restrição ao CHP.

Quando ocorre a interação entre a célula citotóxica e a célula-alvo, esta sofre modificações irreversíveis na permeabilidade de sua membrana, culminando com a sua destruição. O tempo de contato necessário à indução desses eventos é fugaz e, após exercer seu efeito citotóxico, o linfócito continua viável e capaz de destruir outras células-alvo. Esta forma de imunidade celular é importante nas infecções virais, durante o crescimento dos tumores e durante a rejeição dos enxertos.

Função dos linfócitos T

Resumindo, então, os linfócitos T estão relacionados com muitas funções: participam da resposta imune do hospedeiro a infecções virais, fúngicas e por algumas bactérias, da rejeição a enxertos e de reações de hipersensibilidade do tipo tardio, além de exercerem efeito regulador do sistema imune, interferindo nas atividades dos linfócitos B, macrófagos, assim como dos próprios linfócitos T.

DOENÇAS CÉLULO-MEDIADAS QUE AFETAM O OLHO

Sarcoidose

É uma doença granulomatosa de causa desconhecida (agentes suspeitos são vírus, pólen, fungo, berílio), cujos aspectos imunológicos são: depressão da resposta imune célulo-mediada, elevados níveis de imunoglobulinas séricas, formação de granulomas e teste Kveim (injeção intradérmica de cultura de tecido sarcoide) positivo (formação de nódulo no sítio da injeção). Os principais problemas sistêmicos são respiratórios (dispneia, adenopatia hilar e infiltrados pulmonares). Problemas cutâneos também são proeminentes (eritema nodoso e linfoadenopatia periférica), assim como articulares (poliarterite de mãos).

O olho é acometido em metade dos casos. É normalmente bilateral. Uveíte é a complicação ocular mais frequente, sendo a uveíte anterior (seja o tipo granulomatoso, com precipitados tipo *mutton fat* ou iridociclite aguda) muito mais comum do que a coriorretinite. O segmento posterior pode também apresentar periflebite, produzindo o clássico, mas raro, quadro de "pingos de vela" na vasculatura retiniana. Granulomas não caseosos podem às vezes ser encontrados no fórnice inferior e nas glândulas lacrimais.

Oftalmia simpática

A oftalmia simpática é uma uveíte granulomatosa, bilateral, com início entre 2 semanas e vários anos (embora geralmente antes de 1 ano) após um trauma perfurante, normalmente afetando o trato uveal, do olho contralateral, que fica exposto à atmosfera por mais de 1 hora.

A causa é desconhecida, mas a enorme infiltração da coroide com linfócitos e macrófagos e alguns eosinófilos e plasmócitos sugere um mecanismo imunológico celular. A teoria é de que a hipersensibilidade ao próprio tecido uveal em um olho leva à inflamação e destruição do tecido uveal previamente normal no outro olho.

A íris e o corpo ciliar se inflamam, e a inflamação eventualmente se espalha para todo o trato uveal. A retina normalmente não é envolvida. Existem frequentemente manchas branco-amareladas difusas pelo fundo de olho,

conhecidos como nódulos de Dalen-Fuchs, que consistem em células epitelioides entre o EPR e a membrana de Bruch. Edema papilar e glaucoma secundário também podem ocorrer.

Síndrome de Vogt-Koyanagi-Harada

É uma panuveíte associada a manifestações cerebrais e despigmentação da pele e cabelo. Acredita-se que possa ter uma causa infecciosa, provavelmente viral. Há sugestões de um mecanismo envolvendo uma hipersensibilidade retardada (celular) para estruturas que contenham melanina. Anticorpos ao pigmento uveal também ocorrem. Há prevalência aumentada de HLA-DR4 e HLA-DW53.

A síndrome consiste em uma panuveíte, frequentemente grave, com descolamento exsudativo retiniano, dor de cabeça, febre, diminuição de audição, vitiligo, poliose e alopécia. O liquor pode apresentar número aumentado de células mononucleares e nível proteico elevado nos períodos iniciais da doença.

Arterite de células gigantes

A arterite de células gigantes ou arterite temporal é uma doença grave que pode ter efeitos desastrosos no olho, particularmente nas pessoas idosas, portadoras de polimialgia reumática. Ela se manifesta por dor articular e muscular, claudicação mandibular, fraqueza dos músculos do ombro, dor nas têmporas e região orbitária, borramento da visão e escotomas. O exame de fundo de olho pode revelar vasculite retiniana oclusiva ou infartos na coroide (e é esta vasculite que nos sugere uma causa imunológica).

A atrofia da cabeça do nervo óptico é uma complicação possível. Cerca de 50% dos pacientes com arterite temporal vão desenvolver cegueira unilateral, e, destes, 50% vão desenvolver cegueira do outro olho também se não forem tratados.

O estudo histológico de uma biópsia da artéria temporal afetada é diagnóstico: o vaso envolvido apresenta infiltração com linfócitos, plasmócitos, macrófagos e ocasionalmente eosinófilos em toda a grossura da parede. Macrófagos multinucleados são patognomônicos. Esses pacientes apresentam também a velocidade de sedimentação globular (VSG) muito elevado (mais de 50 mm na primeira hora).

Poliarterite nodosa

Esta doença do colágeno afeta as artérias de tamanho pequeno a médio, com intensa inflamação da camada muscular, com infiltração de eosinófilos, plasmócitos e linfócitos e necrose fibrinoide. As principais características clínicas são febre de origem desconhecida, perda de peso, nefrite, hipertensão, sintomas abdominais agudos, sinais pulmonares, neuropatia periférica, dores musculares e artrite. O comprometimento cardíaco é comum.

No olho, pode afetar tanto o segmento anterior quanto o posterior. Episclerites e esclerites são alterações comuns. Quando os vasos do limbo são atingidos, podem ocorrer ranhuras na periferia corneana. As córneas podem apresentar adelgaçamento periférico com infiltração celular. Os sinais oculares mais comuns são observados na circulação retiniana, com manchas algodonosas e hemorragias que refletem a arterite retiniana. A artéria central pode ser afetada, assim como os vasos da papila. Como consequência da arterite dos *vasa vasorum*, pode haver oftalmoplegia.

Granulomatose de Wegener

Esta é outra vasculite sistêmica com manifestações oculares potenciais. A inflamação granulomatosa necrotizante afeta principalmente os rins e o trato respiratório superior.

O envolvimento oftalmológico consiste em ceratite ulcerativa periférica e esclerite, mas pode ocorrer vasculite retiniana.

Dermatite de contato

Representa uma alteração menor de hipersensibilidade retardada. Atropina, cosméticos, armações de óculos feitas de material plástico e muitos outros agentes usados localmente podem agir como antígenos. As pálpebras inferiores são mais atingidas do que as superiores quando a afecção é provocada por gotas de colírio, já que recebe uma maior carga de antígenos. O comprometimento periorbitário com hiperemia, vesículas e prurido na pele é característico.

Ceratoconjuntivite flictenular

Representa a resposta por hipersensibilidade retardada a antígenos microbianos, principalmente ao *Mycobacterium tuberculosis*, tendo sido também descritos casos com o *Staphylococcus aureus* e o *Coccidioides immitis*. Caracteriza-se por dor aguda e fotofobia no olho afetado, com pequenos nódulos róseos próximos ao limbo, circundados por hiperemia, já tendo sido descrita perfuração corneana periférica.

HIPERSENSIBILIDADE TARDIA

A imunidade é a balança na qual os invasores são repelidos e os tecidos do organismo são relativamente poupados da reação; no entanto, na hipersensibilidade, a própria resposta imunológica causa dano aos tecidos do hospedeiro, pois a inflamação é intensa demais. A reação de hipersensibilidade pode ser imediata, ocorrendo minutos a horas após a reexposição, ou tardia, quando ocorre várias horas depois.

A imunidade celular é responsável pela hipersensibilidade do tipo IV, também chamada de tardia ou retardada (Fig. 4-29). Ela demora para acontecer porque, após a liberação do antígeno, alguns dias são requeridos para as células serem recrutadas, se dividirem e se acumularem num nível apreciável (já as reações antígeno-anticorpo ocorrem

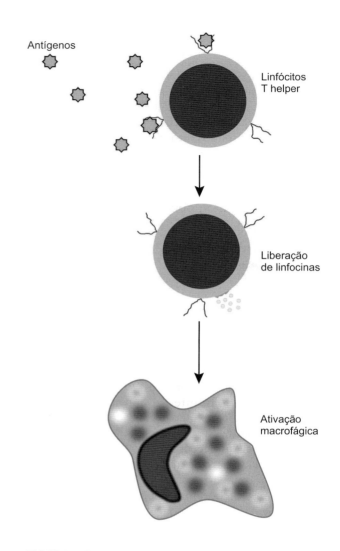

FIGURA 4-29 Mecanismo de hipersensibilidade tardia.

em minutos a horas, porque o anticorpo já existe no indivíduo sensibilizado e o sistema já está pronto para reagir antes que o antígeno chegue).

Geralmente ocorre pela T *helper*, com liberação de linfocinas, que "recrutam" e ativam outras células. O resultado é uma alteração inflamatória com intensa infiltração de células mononucleares e enduração tecidual. Um exemplo clássico desta reação é o teste de Mantoux, em que se injeta por via intradérmica tuberculina, e, se houver uma resposta imune, as células sensibilizadas acumulam e atraem outras células ao local da injeção, aparecendo no local uma pápula endurecida em torno de 48 horas após a injeção. No entanto, as reações de tipo IV também podem produzir dano tissular através das células T citotóxicas – um exemplo é no enxerto cutâneo. Essa reação não pode ser transferida passivamente pelo soro, só por células linfoides ou seus extratos.

IMUNOGLOBULINAS

Anticorpos e imunoglobulinas

Imunoglobulina é uma proteína produzida por plasmócitos, frequentemente com atividade de anticorpo. Já o anticorpo é uma molécula de Ig com uma sequência específica de aminoácidos e configuração terciária que lhe permite reagir especificamente com o sítio cruzado na superfície de um antígeno homólogo. Logo, fica fácil perceber que todos os anticorpos são imunoglobulinas, mas o inverso não é verdadeiro.

Estrutura da imunoglobulina

Todos os anticorpos parecem ter uma estrutura similar: duas cadeias leves idênticas e duas pesadas, também idênticas, mantidas unidas sob a forma de um "Y" por pontes dissulfídicas (Fig. 4-30). Tanto as cadeias leves quanto as pesadas apresentam regiões com sequências extremamente variáveis de aminoácidos, também chamadas de regiões hipervariáveis. Elas determinam a especificidade da ligação do antígeno, e por isso são denominadas regiões determinantes de complementaridade. A substituição de um único aminoácido nesta região é crucial para a ligação a um determinado antígeno.

A função efetora de uma dada imunoglobulina é dada pela sua região constante – ou, em outras palavras, ela determina o grau de ligação ao complemento, a interação com receptores específicos (Fc) de várias células e a transferência transplacentária.

As cadeias leves, que apresentam aproximadamente a metade dos aminoácidos das pesadas, podem ser de dois tipos: κ (kappa) e λ (lambda). No mieloma, que é o produto anormal de um clone de plasmócitos em proliferação cancerosa, existe apenas um tipo de cadeia leve. Existem cinco tipos importantes de cadeias pesadas no ser humano, cada uma delas caracterizando uma classe distinta de imunoglobulina: IgM, IgG, IgD, IgA e IgE.

Um anticorpo pode ser partido pela papaína em três partes (Fig. 4-31); duas delas são idênticas e podem se combinar com o antígeno, são denominadas Fab (*antigen-binding*); o terceiro fragmento não pode, e é denominado Fc

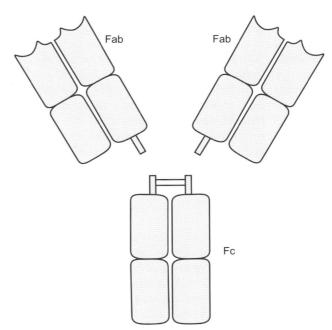

FIGURA 4-31 Partes do anticorpo após passar pela papaína.

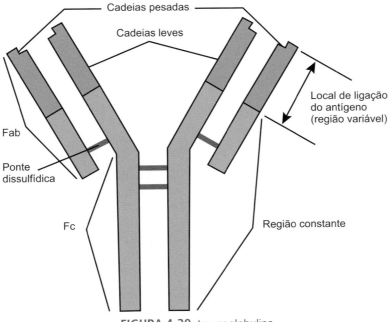

FIGURA 4-30 Imunoglobulina.

(cristalizável). Logo, a fração Fab reconhece o antígeno, enquanto o Fc pode ativar o complemento, ligar imunoglobulinas a vários receptores celulares e transferir imunoglobulinas através de membranas.

IgG

As cadeias pesadas são do tipo γ (gama). A IgG, que tem quatro subclasses (IgG1 a IgG4), é a principal imunoglobulina do corpo, representando aproximadamente 80% do total. Quase metade da IgG está nos tecidos, estando presente em altas quantidades debaixo de superfícies epiteliais, como pele, conjuntiva e córnea. É a única Ig capaz de atravessar a placenta. Podem se fixar em receptores para Fc de macrófagos; estes últimos, uma vez armados com anticorpos de membrana, tornam-se ativados e executam diversas funções efetoras, tais como a ingestão, morte e digestão do patógeno envolvido na reação.

Elas neutralizam as toxinas bacterianas, fixam o complemento e facilitam a fagocitose por meio da opsonização (Fig. 4-20). É a principal fonte de imunidade humoral protetora contra organismos infectantes e seus produtos (toxinas) nos tecidos extravasculares.

IgA

As cadeias pesadas são do tipo α (alfa). Apresenta duas subclasses (IgA1 e IgA2). Por volta de 15% da imunoglobulina sérica são compostos de IgA. Assim como o IgG, é encontrado metade dentro e metade fora dos vasos sanguíneos, estando presente em altas quantidades abaixo de superfícies epiteliais.

Embora o IgA aja como um anticorpo dentro do corpo, outra de suas funções principais é proteger as superfícies das membranas mucosas. Isso é feito pela IgA secretora, que consiste em duas moléculas de IgA, que são unidas por uma cadeia J. Este componente secretor concede maior resistência da IgA diante de enzimas proteolíticas.

Imediatamente após a ingestão do colostro, o recém-nascido, que não é competente para a síntese de IgA, passa a ter toda a mucosa do tubo digestivo protegida passivamente. Essa IgA secretora está nas membranas mucosas da conjuntiva, nariz, garganta, trato gastrointestinal, trato reprodutor e glândulas mamárias, sendo produzida, assim como a IgM, por linfócitos adjacentes às glândulas exócrinas. O IgA secretor não é tão eficiente quanto o IgG e IgM para destruir micróbios invasores; parece que a função é não tanto proteger o hospedeiro de infecções individuais, mas modular e controlar a flora de superfície impedindo a penetração de substâncias alergênicas e de partículas microbianas.

IgM

As cadeias pesadas são do tipo μ (mu). Apresenta duas subclasses (IgM1 e IgM2). É responsável por aproximadamente 5% do anticorpo sérico, e quase 90% estão nos vasos sanguíneos, sendo seu papel principal a proteção dos espaços intravasculares.

É uma molécula bem grande e apresenta também uma cadeia J, o que permite que alguns indivíduos substituam IgM por IgA em suas secreções externas. É altamente eficiente na fixação do complemento, e é a resposta imune principal para alguns antígenos, como as isoaglutininas do sangue e os anticorpos anti-*Escherichia coli*. A maioria dos anticorpos específicos para organismos Gram-negativos é de globulinas IgM. É o primeiro anticorpo detectável da resposta imune para muitos antígenos, e sua meia-vida sérica é de cerca de cinco dias.

O feto sintetiza a IgM *in utero*. Como a IgM não atravessa a placenta, os anticorpos IgM no neonato são, portanto, considerados como uma prova de infecção intrauterina, ao contrário do IgG, que, como atravessa a placenta, pode ter sido produzido pela mãe.

IgD

As cadeias pesadas são do tipo δ (delta). Representam apenas 0,2% das imonuglobulinas sanguíneas. Aparecem na superfície de alguns linfócitos, e seu papel parece ser o de comunicação entre os linfócitos.

IgE

As cadeias pesadas são do tipo ε (épsilon). Embora esteja presente no soro em quantidades extremamente pequenas (0,002% das Ig plasmáticas), é extremamente eficiente. Liga-se aos mastócitos e basófilos (sem que ocorra antes a interação antígeno-anticorpo, através dos quais expressa sua função). Ele age abrindo os vasos sanguíneos por meio do lançamento de aminas vasoativas pelos mastócitos (Fig. 4-32), o que permite que moléculas intravasculares e células fluam para o tecido afetado.

A maior parte dos plasmócitos produtores de IgE estão localizados abaixo de superfícies mucosas. Eleva-se nas doenças atópicas (asma alérgica, febre do feno, dermatite), nas doenças parasitárias (helmintíases), na doença de Hodgkin avançada e no mieloma monoclonal E. São os anticorpos envolvidos no fenômeno de anafilaxia.

Autoantígenos

As imunoglobulinas são proteínas, e sua sequência de aminoácidos pode ser imunogênica para diferentes indivíduos e diferentes espécies. Na verdade, eles podem inclusive agir como autoantígenos, podendo ter determinantes isotípicos, alotípicos e idiotípicos.

Determinantes isotípicos

São responsáveis pelas diferenças entre as diversas classes e subclasses de imunoglobulinas e pelas cadeias leves e pesadas.

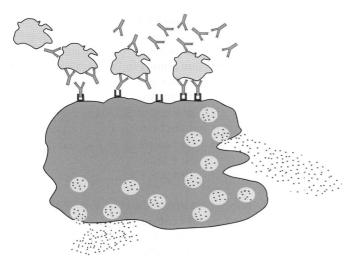

FIGURA 4-32 As imunoglobulinas IgE promovem a degranulação do mastócito (modificado do original de Paweł Kuźniar, em https://commons.wikimedia.org/wiki/File:Allergy_degranulation_processes_01.svg).

Determinantes alotípicos

Os alótipos são representados por pequenas variações na porção constante das imunoglobulinas, que podem ocorrer tanto na cadeia pesada quanto na leve. Esta variação, que pode ser apenas a troca de um aminoácido da cadeia, condiciona a existência de um epítopo que pode funcionar como imunógeno para indivíduos da mesma espécie. A condição para que uma dada estrutura seja considerada uma diferente forma alotípica é a de que haja segregação em grupos populacionais da mesma espécie.

Na cadeia pesada da IgG, muitas variações de sequências de aminoácidos têm sido descritas. Anticorpos anti-IgG são encontrados em soros de portadores de doença reumatoide e são designados como fatores reumatoides, pertencendo geralmente à classe IgM.

Certos antígenos "sequestrados", como as proteínas da tireoide e do cristalino, podem definitivamente agir como autoantígenos.

Determinantes idiotípicos

São os determinantes individuais de qualquer molécula de anticorpo, de acordo com as diferenças nas porções variáveis.

SISTEMA COMPLEMENTO

Natureza do complemento

O sistema complemento é um grupo de proteínas encontradas no plasma e na superfície celular, cuja função primária é a defesa contra os microrganismos invasores. As atividades fisiológicas do sistema complemento incluem:

1. Defesa contra infecção bacteriana piogênica por opsonização, quimiotaxia, ativação de leucócitos e lise de bactérias e células.
2. Faz uma ponte entre o sistema imune inato e o adquirido na defesa contra os microrganismos, aumentando a resposta dos anticorpos e a memória imunológica. Desta maneira, amplifica grandemente o efeito das reações antígeno-anticorpo.
3. Retira os complexos imunes dos tecidos e as células apoptóticas.

Os nove componentes do complemento (C1 a C9) agem numa reação em cadeia: uma enzima reage com a próxima, e assim por diante.

A ativação do complemento pode ocorrer por três diferentes vias, a clássica, a alternativa e a via da lectina (Fig. 4-33). Tanto a via clássica quanto a lectina e a alternativa convergem para a ativação de C3, e, a partir daí, os outros componentes do complemento (C5 a C9) são ativados. A via da lectina ocorre pela ligação da lectina aos carboidratos da superfície celular microbiana. Esta via

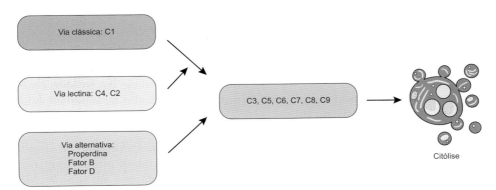

FIGURA 4-33 Vias clássica e alternativa do complemento.

180 CAPÍTULO 4 Imunologia

estimula indiretamente a via clássica. O fim da sequência do complemento produz um defeito focal, um "buraco" na membrana da célula que tem o antígeno.

Fenômenos associados à ativação do complemento

Os fenômenos incluem:

a) *Imunoaderência:* aderência de complexos antígeno--anticorpo ou de bactérias recobertas por anticorpos a macrófagos ou hemácias.

b) *Produção de anafilotoxinas:* proteínas que causam liberação de histamina de mastócitos ou basófilos. O aumento da permeabilidade vascular decorrente da ação das anafilotoxinas promove o afluxo de plasma (e, portanto, de Ig e complemento) para a região extravascular onde possa estar o local de ativação do complemento, auxiliando assim a resposta inflamatória.

c) *Quimiotaxia:* causando a migração de células em direção à área onde a atividade de complemento está presente.

d) *Fagocitose.*

e) *Lise celular:* de hemácias, células nucleadas e muitas bactérias.

f) *Depuração de imunocomplexos:* induz a solubilização de grandes agregados.

g) *Modulação da resposta imune:* C3 suprime e C5 facilita a produção de anticorpo.

h) *Interação com os sistemas de coagulação, fibrinolítico e bradicinina.*

Lesão a tecidos normais

A lesão a tecidos normais pode resultar da ativação do sistema complemento por meio de diversos mecanismos:

a) Geração de anafilotoxinas, que aumentam a permeabilidade vascular e produzem edema e contração da musculatura lisa.

b) Geração de fatores quimiotáticos que resultam na migração de PMN para uma área de inflamação; quando estas células são lesadas, liberam enzimas lisossômicas proteolíticas que destroem os tecidos.

c) Fagocitose de hemácias na anemia hemolítica autoimune.

d) Ativação do sistema das cininas, resultando em vasodilatação, aumento da permeabilidade vascular e dor.

Ativação da via clássica do complemento

Esta via pode ser ativada por complexos antígeno-anticorpo, produtos de bactérias e vírus, proteases, cristais de urato, células apoptóticas e polinucleotídeos. O complemento será ativado pela via clássica quando C1, C4 e C2 agirem sobre C3. O componente C1 é ativado tipicamente quando se liga a sítios no IgM (mais eficiente) ou IgG (e somente estes dois tipos de Ig) que forma um complexo com o antígeno. No entanto, não apenas complexos Ag-Ac

ativam o complemento: a proteína A, da parede celular do *S. aureus*, poliânions, certos RNA-vírus e a proteína C reativa também são capazes de ativar a via clássica. Quando o antígeno for um vírus, a neutralização poderá ocorrer já no curso da ativação quando C1 e C4 forem ativados.

Ativação da via da lectina do complemento

É iniciada pela ligação dos microrganismos apresentando grupos terminais de manose às lectinas de ligação à manose.

Ativação da via alternativa do complemento

A via alternativa pode ser ativada sem a necessidade de anticorpo, através da parede celular de algumas bactérias, vírus, fungos, células tumorais e parasitas. Por essa razão, acredita-se que atue como um dos primeiros mecanismos para a defesa do hospedeiro, fazendo parte da imunidade inespecífica do organismo. Ela envolve um grupo de proteínas que agem em C3 em lugar de C1, C4 e C2: fator B, fator D, fator H, fator I e a properdina.

RESPOSTA HUMORAL

Expressão das classes de Ig durante a ontogenia das células B

As células pré-B, imaturas, caracterizam-se por apresentarem IgM no citoplasma. Elas se desenvolvem em linfócitos B maduros, os quais apresentam IgD de superfície, que coexiste com IgMs assim como outras classes. Observe que a célula B pode expressar em sua membrana anticorpos de uma ou de várias classes (IgM, IgA etc.), porém todas as imunoglobulinas têm a mesma especificidade, isto é, reagem contra o mesmo determinante antigênico.

As IgDs perdem-se durante a diferenciação em células de memória ou plasmócitos secretores de IgM, IgG, IgA ou IgE. Uma vez que o linfócito expresse uma classe de imunoglobulinas que não IgM ou IgD, ele está comprometido a secretar aquela classe quando ativado. Os linfócitos B maduros instalam-se nas áreas B dependentes dos órgãos linfoides secundários, permanecendo como células em repouso até que sejam ativados.

Ativação dos linfócitos B

Quando o linfócito é do tipo B, o reconhecimento antigênico é feito por meio das imunoglobulinas, que são glicoproteínas localizadas na superfície celular.

As células B em repouso podem ser ativadas por dois mecanismos:

a) Ligação de seus receptores de membrana com antígenos que apresentam múltiplas cópias do mesmo epítopo ou com anticorpos anti-imunoglobulinas (Fig. 4-34). Este tipo de ativação é a mais crítica para o desenvolvimento de imunidade aos polissacarídios capsulares

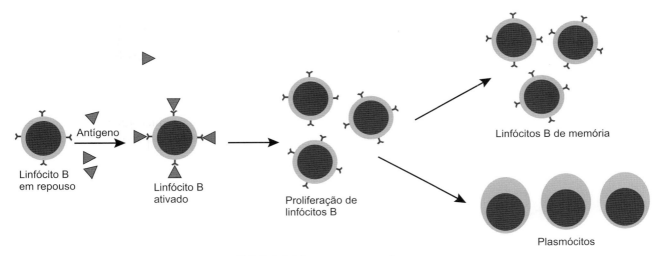

FIGURA 4-34 Ativação dos linfócitos B.

de microrganismos piogênicos, como o *Streptococcus pneumoniae*. Estimulam, principalmente, a produção de IgM. A memória a esses antígenos é pouco desenvolvida ou mesmo ausente.

b) Por meio de interação com linfócitos T *helper* específicos. Neste caso, o antígeno é captado pelas células B através das imunoglobulinas de superfície, e no contexto das moléculas de classe II do CHP é apresentado aos linfócitos T *helper* (Fig. 4-35).

Após a ativação, serão induzidas a proliferação e a diferenciação em células de memória e plasmócitos secretores de anticorpos (amplificação clonal), e será envolvido outro rearranjo de DNA que resulta na mudança do isótipo IgM para outro (*switching*). Requer a coestimulação por uma linfocina de um linfócito T para se dividir, como o fator de estimulação da célula B ou interleucina-4 (BSF-1). Outras duas linfocinas envolvidas são o fator com atividade de induzir a diferenciação celular até plasmócito (BCDF) e fator com as propriedades de induzir proliferação e diferenciação final (BGDF).

Tipos de interações antígeno-anticorpo

Como os anticorpos apresentam dois sítios idênticos de ligação ao antígeno, eles podem se ligar a dois antígenos ao mesmo tempo. Os tipos de complexos formados dependem do número de determinantes antigênicos do antígeno (Fig. 4-36).

Consequências da interação antígeno-anticorpo

As seguintes observações *in vitro* são provavelmente as consequências da interação antígeno-anticorpo que protege o organismo contra uma variedade de infecções:
a) *Precipitação:* a ligação cruzada de antígenos de proteínas monovalentes pelos anticorpos leva à precipitação.

b) *Aglutinação:* a ligação cruzada de células ou partículas grandes por anticorpos leva à aglutinação com formação de grumos. As reações de aglutinação são usadas para identificar bactérias e para tipar hemácias.

c) *Ativação do complemento* (Fig. 4-20, à direita).

d) *Fagocitose:* um passo preliminar necessário para a fagocitose pelos macrófagos ou neutrófilos é a aderência do micróbio com a superfície do fagócito. A aderência é aumentada enormemente pela presença de anticorpo (Fig. 4-20, no centro) e ainda mais pela presença de anticorpo e complemento. A fagocitose é uma parte da imunidade nativa, isto é, não há necessidade de contato prévio com um micróbio para a expressão total da atividade fagocitária.

e) *Neutralização das toxinas:* as antitoxinas, ou seja, anticorpos específicos contra toxinas, têm um papel dominante na neutralização delas, como no tétano ou difteria. O anticorpo provavelmente evita que a toxina reaja com seu alvo pelo bloqueio do sítio da toxina.

Imunidade ativa e passiva

A imunidade ativa é quando o indivíduo é exposto a um antígeno e começa a produzir os seus próprios linfócitos e anticorpos. Pode ser adquirida de maneira natural (como em uma infecção) ou artificial (vacina). A vacina é feita com microrganismos mortos ou atenuados (que não causam a doença), parte do patógeno, como por exemplo a cápsula bacteriana, ou uma toxina bacteriana inativada (toxoide).

Na imunidade passiva, os anticorpos são transferidos para o indivíduo, eles não foram produzidos por ele. Também pode ser natural (transferência placentária para o feto) ou artificial (soro).

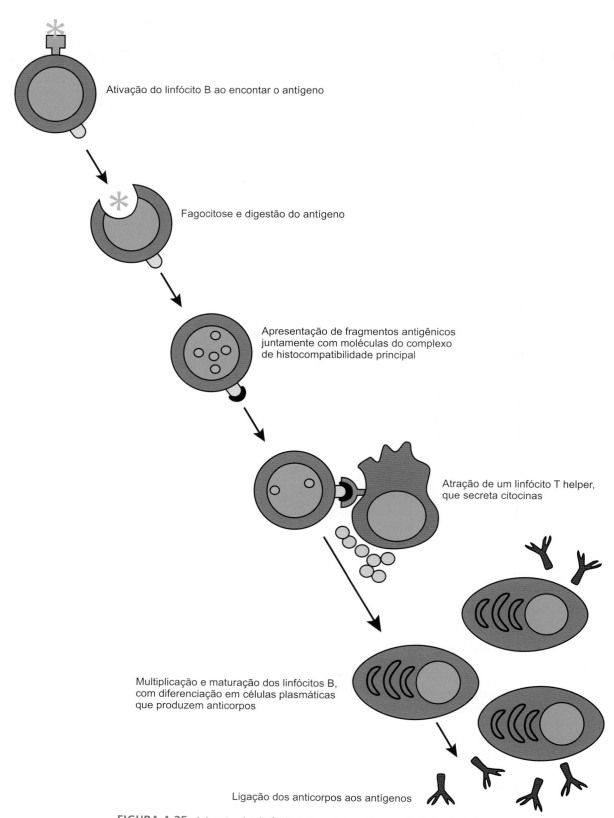

FIGURA 4-35 Ativação dos linfócitos B por interação com linfócitos T *helper*.

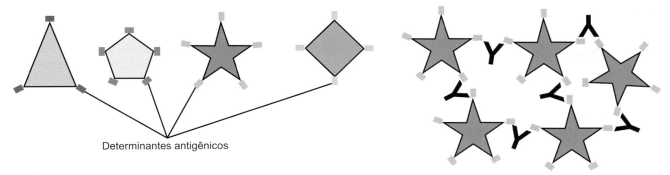

FIGURA 4-36 Tipos de interações antígeno-anticorpo. À esquerda: antígenos diferentes podem ter um número de determinantes antigênicos diferentes. À direita: cada determinante antigênico pode se ligar a um anticorpo que, por sua vez, pode se ligar a somente dois antígenos.

Resposta primária e secundária

Após a injeção da primeira dose de um antígeno, anticorpos específicos normalmente aparecem no soro em poucos dias (o IgM aparece mais cedo do que o IgG e também desaparece antes), sofrem proliferação e diferenciação clonal, e então aumentam até a segunda semana, e diminuem gradualmente por um período de semanas a meses. Essa é a resposta imune primária, e suas principais características são a existência de um período latente antes do aparecimento do anticorpo, produção de apenas uma pequena quantidade de anticorpo, principalmente IgM, e, o que é mais importante, a origem de um grande número de células de memória (Fig. 4-34) que no futuro serão capazes de responder ao mesmo estímulo.

Após a primeira resposta haver passado, uma segunda dose, dada meses a anos mais tarde, normalmente leva a uma resposta secundária específica, intensa e acelerada (resposta de memória, anamnéstica ou *booster*). Presumivelmente, isso se fundamenta na persistência de um número substancial de linfócitos "de memória" antígeno-sensíveis após o contato inicial com ele. Os anticorpos séricos, principalmente IgG, normalmente começam a aumentar em 2 a 3 dias. As principais características, portanto, da resposta secundária são a rápida proliferação de linfócitos B, diferenciação rápida para plasmócitos maduros e a produção imediata de grandes quantidades de anticorpo.

Se o anticorpo estiver presente no soro quando a segunda dose de antígeno for dada, o anticorpo declinará ou desaparecerá rapidamente porque ele reage imediatamente com o antígeno para formar complexos, que são rapidamente eliminados do sangue: esta é a fase negativa. Logo depois, os anticorpos formados aumentam até 10 a 100 vezes o nível prévio.

Funções dos linfócitos B

Resumindo, eles vão agir participando da neutralização de toxinas bacterianas e venenos de animais peçonhentos, facilitação da fagocitose e, juntamente com a ativação do sistema complemento, participam da lise de certos microrganismos e da produção de fatores quimiotáticos. Também participam da produção de fatores que degranulam mastócitos, induzindo assim a liberação de histamina, além da produção de cininas e opsoninas para o local da reação.

DOENÇAS ANTICORPO-MEDIADAS QUE AFETAM O OLHO

Critérios para a classificação em doenças anticorpo-mediadas

Antes de se concluir que uma doença é realmente anticorpo-mediada, alguns critérios devem ser satisfeitos:
- Deve haver evidência de anticorpos específicos no soro ou plasmócitos do paciente;
- O antígeno deve ser identificado e, se possível, caracterizado;
- O mesmo antígeno deve, experimentalmente, produzir uma resposta imunológica em olho de animal, semelhante à observada na doença do homem;
- Deve ser possível produzir lesões similares em animais sensibilizados passivamente com soro de animal afetado, pela introdução de antígeno específico.

A menos que as condições supracitadas sejam satisfeitas, a doença deverá ser considerada como possivelmente anticorpo-dependente.

Artrite reumatoide

O fator reumatoide, que é um anticorpo IgM dirigido contra a porção Fc do IgG do paciente, está presente. Ele pode ser detectado no soro por uma série de testes, inclusive a aglutinação de eritrócitos carregados de IgG (Waaler-Rose) ou partículas de látex. O IgM vai então reagir contra o IgG, a seguir vai fixar o complemento pelas vias clássica e alternativa no tecido, amplificando a resposta inflamatória. Uma vasculite oclusiva talvez seja a causa dos nódulos reumatoides que se formam na esclera ou em outras partes do corpo.

Sistemicamente, observa-se uma doença inflamatória crônica, recorrente, que afeta primariamente as articulações, primeiro as pequenas das mãos e pés, e depois as grandes. É simétrica, poliarticular e progressiva. Pode causar também vasculite, anemia e nódulos subcutâneos.

Para se fazer o diagnóstico, é necessário que estejam presentes pelo menos quatro dos seguintes sintomas:

1. Endurecimento das articulações ao levantar com duração de pelo menos 1 hora.

2. Inflamação de ao menos três articulações observadas pelo médico.

3. Edema das articulações interfalângicas proximais, metacarpofalangianas ou do punho.

4. Edema simétrico de articulações.

5. Nódulos subcutâneos.

6. Teste positivo para fatores reumatoides.

7. Erosão radiológica ou osteopenia periarticular da mão ou da articulação do punho.

No olho, no início, pode afetar a glândula lacrimal e causar ceratoconjuntivite *sicca* (manifestação mais frequente, presente em 10% dos pacientes), esclerite ou episclerite agudas. Uveíte é bem mais rara, mas o corpo ciliar e a coroide adjacentes à esclera podem ser sede de uma inflamação secundária. Úlcera corneana periférica é outro sinal.

Artrite reumatoide juvenil

É a causa identificável de uveíte anterior mais frequente em crianças. A artrite juvenil, que geralmente ataca uma única articulação ou até três (oligoarticular) quando há comprometimento ocular, apresenta fator reumatoide negativo e FAN positivo e, ao contrário da artrite do adulto, é frequentemente acompanhada por irite, que geralmente é silenciosa, mas leva à formação de sinéquias anteriores, ceratopatia em faixa e catarata. Quando é pauciarticular, há uma associação com anticorpos antinucleares, HLA-DW5 e HLA-DPw2.

Síndrome de Sjögren

A combinação de artrite reumatoide ou lúpus sistêmico, olho seco (pela destruição de células dos ácinos da glândula lacrimal pelos anticorpos e invasão dela por células mononucleares, levando a uma diminuição da secreção lacrimal) e boca seca ou xerostomia (pela destruição da glândula salivar pelo mesmo mecanismo) é denominada síndrome de Sjögren secundária. Apresenta hipergamaglobulinemia em metade dos casos, anticorpo antinuclear em até 80% dos pacientes e quase 100% de presença de fator reumatoide.

Espondilite anquilosante

Mais de 90% dos pacientes com espondilite anquilosante têm HLA B27 positivo, e eles pacientes provavelmente desenvolvem uma imunidade humoral contra seu sistema HLA.

Os pacientes, geralmente homens jovens, entre a 2ª e a 6ª década, com lombalgia inflamatória, mostram muitas vezes "coluna em bambu" devido à inflamação das articulações espinhais (entesite), principalmente a sacroilíaca (sacroileíte).

Os sintomas oculares, quando ocorrem (um quarto dos pacientes), seguem as manifestações articulares. A iridociclite, de início agudo, com fibrina na câmara anterior, acompanhada de dor, vermelhidão e fotofobia, é recorrente e intermitente.

Doença de Reiter

Afeta mais homens do que mulheres. A síndrome é descrita como uma tríade de uretrite não gonocócica, artrite e conjuntivite ou iridociclite, além de lesões cutaneomucosas. A incidência parece ser maior após um ataque de *Shigella* ou clamídia, e 75% dos pacientes apresentam HLA B27; o fator reumatoide negativo sugere que haja anticorpos contra o HLA.

O primeiro ataque da inflamação ocular em geral se limita a uma conjuntivite papilar autolimitada. Posteriormente, surge a uretrite e a inflamação em uma ou mais articulações e entesites. Os ataques subsequentes de inflamação ocular podem ser de iridociclite aguda, às vezes com hipópio. A uveíte ocorre em 20% dos pacientes.

Artrite psoriática

É uma artrite soronegativa, crônica e erosiva, secundária à psoríase cutânea, que também está associada a uma prevalência aumentada de HLA B27 e HLA B17 (50%), que pode ter como manifestações oculares conjuntivite, irite aguda, ceratite e Sjögren secundário.

Lúpus eritematoso sistêmico

Normalmente afeta mulheres entre 15 e 45 anos. No lúpus existe um anticorpo anti-DNA que reage com o DNA de um leucócito fixando complemento. Essa união de DNA, imunoglobulina e complemento forma uma massa (imunocomplexo) que é liberada pela célula danificada e ingerida por um neutrófilo para formar uma célula LE (um leucócito que englobou uma ou mais dessas massas homogêneas). Cerca de 98% têm o fator antinuclear (FAN) positivo.

O LES é uma doença inflamatória crônica com exacerbações e remissões. Quando ativa, afeta os sítios usuais das doenças reumáticas: articulações, coração, rins, pulmões, pele e olhos – tudo de uma vez ou em várias combinações. O *rash* cutâneo ocorre normalmente em áreas expostas ao sol, sendo característico o eritema malar em forma de borboleta. No olho, pode produzir uma vasculite oclusiva na camada de fibras nervosas da retina, resultando em exsudatos algodonosos.

Pênfigo bolhoso

Apresenta anticorpos circulantes aos hemidesmossomos e causa bolhas intraepiteliais dolorosas na conjuntiva.

Penfigoide cicatricial

Apresenta-se na 7ª ou 8ª década de vida e tem incidência aumentada de HLA-B12. É mais comum em mulheres. As características imunológicas do penfigoide cicatricial são depósitos anormais de imunoglobulina na zona da membrana basal e níveis mais altos de autoanticorpos no soro, como anticorpos antinucleares, do que pessoas normais de mesma idade.

É uma doença sistêmica, já que há formação de vesículas subepiteliais envolvendo as membranas mucosas da boca e trato urinário, assim como do olho. Todas as lesões podem conter depósitos de imunoglobulinas e complemento, e a imunofluorescência pode detectá-los.

A formação de cicatrizes é comum. No estádio crônico da doença conjuntival, retrações cicatriciais podem acarretar lesões graves na córnea, olho seco, e, finalmente, cegueira.

Eritema multiforme

O eritema multiforme é uma condição inflamatória aguda com um amplo espectro de manifestações clínicas e vários agentes (vírus, bactérias, fungos e fármacos) que poderiam precipitar o quadro. A lesão básica é uma vasculite aguda causada por depósitos de imunocomplexos nas paredes vasculares.

O termo eritema multiforme menor é usado para a forma da doença que envolve a pele (maculopápulas eritematosas), e quando o quadro é mais grave, com comprometimento das membranas mucosas do olho e da boca (bolhas e erosões), usa-se o termo "síndrome de Stevens-Johnson".

No olho, ocorre uma conjuntivite papilar que pode terminar sem sequelas ou ser seguida pelo desenvolvimento de pseudomembranas e fibrose.

Esclerose múltipla

A esclerose múltipla é uma doença recorrente do SNC, desmielinizante, mais comum em mulheres de 20 a 40 anos.

Ela parece ter tanto fatores genéticos quanto ambientais. Está associada a alguns antígenos HLA (o que sugere a presença de anticorpos anti-HLA). Os pacientes com essa doença têm elevados títulos de anticorpos a vários vírus.

O olho é afetado em 85% dos casos. Os problemas oculares mais comuns são a neurite óptica retrobulbar e a oftalmoplegia internuclear.

Uveíte facogênica

É uma uveíte associada a anticorpos circulantes a proteínas cristalinianas. É vista em pessoas cuja cápsula cristaliniana se tornou permeável às proteínas existentes em seu interior, seja por trauma ou alguma doença. Acredita-se que, devido à anatomia do cristalino, os antígenos cristalinianos encontram-se isolados durante a fase de maturação do sistema imune e, portanto, não se desenvolve tolerância em relação a eles.

Doença de Behçet

Geralmente afeta homens na 3ª e 4ª décadas de vida. Esta vasculite oclusiva necrosante sistêmica não tem uma classificação segura nas doenças imunológicas. Apesar de ter muitos dos aspectos da hipersensibilidade retardada, as grandes alterações no nível do complemento no soro, precocemente no curso dos ataques, e o aumento do IgG sugerem um distúrbio complexo-imune. Há uma significante associação com o HLA B51.

Caracteriza-se pela associação de irite (uveíte), aftas e ulcerações genitais dolorosas. O olho está afetado em 70% dos casos. A iridociclite, intensa e bilateral, é recorrente com hipópio. A uveíte posterior é comum, podendo haver periflebite, papilite e vasculite oclusiva dos vasos da retina, com infiltração de linfócitos e monócitos. Há potencial risco de amaurose.

REAÇÕES DE HIPERSENSIBILIDADE IMEDIATA

Noções gerais

Quando um indivíduo recebeu um estímulo imunológico e foi sensibilizado, um contato posterior com o antígeno pode conduzir não somente a um reforço secundário da resposta imunológica, como também provocar reações que resultam em lesão tissular. Falamos, pois, de reações de hipersensibilidade e de um estado de hipersensibilidade.

Existem quatro tipos diferentes de hipersensibilidade, e os tipos I, II e III dependem da interação do antígeno com os anticorpos humorais e são chamados de reações do tipo imediato, enquanto o tipo IV (já descrito previamente) está relacionado à resposta celular e é também chamado de sensibilidade do tipo retardado.

O tipo I é mediado por IgE, o tipo II é tecido-específico, e o tipo III é mediado por imunocomplexos.

Hipersensibilidade do tipo I ou anafilática

Geral

A sensibilidade anafilática ocorre quando um antígeno reage com uma classe específica de anticorpo (os denominados "anticorpos homocitotrópicos") que está ligado a basófilos circulantes ou mastócitos tissulares (Fig. 4-32).

A IgE é o principal anticorpo homocitotrópico, embora também possa ser do tipo IgG. Esta ligação com o antígeno leva a uma mudança na membrana celular, com consequente degranulação com a liberação de leucotrienos e aminas vasoativas, como a histamina, que, além de produzir prurido, se liga às vênulas pós-capilares e as dilata, permitindo que o plasma escape do sangue para os tecidos, causando edema, e também que células inflamatórias cheguem ao local. A anafilaxia pode ser sistêmica (broncoconstrição, prurido, colapso vascular e às vezes morte) ou local (prurido, edema e vermelhidão).

Atopia
Aproximadamente 10% da população (havendo também uma correlação familiar) sofrem, em grau maior ou menor, de alergias que envolvem reações anafiláticas localizadas para alérgenos extrínsecos (pólen, pelo animal, poeira de casa etc.), como asma, febre do feno, eczema e rinite alérgica. Esta é a hipersensibilidade envolvida também com a alergia à penicilina e a alimentar.

Os pacientes normalmente têm uma história pessoal ou familiar de alergia, especialmente asma ou febre do feno. Ocorre em todas as idades e não tem preferência sazonal.

A ceratoconjuntivite alérgica representa um estado de hipersensibilidade causado mais por fatores predisponentes, constitucionais ou hereditários do que por uma hipersensibilidade adquirida a antígenos específicos. A conjuntivite alérgica pode resultar de uma variedade de antígenos exógenos e é frequentemente um dos componentes de um quadro alérgico mais disseminado. Fármacos oftálmicos e seus preservativos que podem causar conjuntivite alérgica incluem a neomicina, sulfonamidas, atropina e timerosal. No olho, o contato do alérgeno com sua superfície é seguido pela dissolução do alérgeno no filme lacrimal e pela absorção do material solúvel através da mucosa da conjuntiva para a substância própria, onde o alérgeno se combina com os anticorpos IgE celulares levando a uma degranulação explosiva dos mastócitos e causando a ceratoconjuntivite atópica.

Achados oculares são caracterizados por hiperemia conjuntival e quemose. As papilas são menores do que na doença vernal e se apresentam tanto na conjuntiva palpebral inferior quanto na superior. O envolvimento corneano é mais comum e pode ser evidente como uma úlcera em escudo clássica ou um *pannus*. Esses pacientes apresentam uma incidência maior de blefarite estafilocócica, infecções oculares por herpes simples, catarata e descolamento de retina.

A dermatite atópica é caracterizada por placas de pele liquenificada, que é normalmente seca e pruriginosa. Essa sequência de eventos pode ocorrer também no nariz, pulmão e trato gastrointestinal para produzir sintomas nestas áreas.

Conjuntivite da febre do feno
Polens presentes no ar, poeira e outros contaminantes ambientais constituem o maior grupo de agentes responsáveis. Muitas vezes, há a história de um quadro que se repete sempre na mesma época do ano. Uma história cuidadosa, junto aos sinais típicos de quemose e hiperemia conjuntival e sintomas como prurido e lacrimejamento, é necessária para o diagnóstico correto. A conjuntiva é pálida devido ao intenso edema. Coceira na ponta do nariz e rinorreia são frequentes.

Conjuntivite vernal
Afeta principalmente indivíduos do sexo masculino, crianças e adolescentes, diminuindo a sua incidência após a segunda década de vida. Três quartos dos pacientes têm atopia associada e dois terços têm história familiar próxima de atopia.

A doença é sazonal e tem atividade aumentada durante os meses quentes do ano. É mais crônica do que a conjuntivite da febre do feno, resultando em modificações estruturais da pálpebra e conjuntiva.

É uma inflamação bilateral, recorrente, que envolve a conjuntiva tarsal superior e às vezes a conjuntiva limbar. É caracterizada pela formação de grandes papilas com aparência de "calçamentos da rua" na conjuntiva tarsal superior. Devido ao atrito delas com a córnea, pode haver envolvimento desta última, com sensação de corpo estranho ou úlcera em escudo. Se a córnea se tornar envolvida, a fotofobia poderá ser marcada.

A hipertrofia papilar pode ocorrer no limbo, formando os "pontos de Horner-Trantas", compostos principalmente de eosinófilos e células epiteliais descamadas. Um envolvimento papilar significativo da pálpebra superior resulta em ptose. Pode ser de três tipos clínicos: palpebral, limbal e misto, conforme atinja mais a pálpebra ou o limbo. Os sintomas incluem coceira intensa durante os meses quentes e frequentemente uma secreção mucoide.

Conjuntivite papilar gigante
A conjuntivite papilar gigante é uma conjuntivite associada à presença de corpo estranho, que tem sido relacionada a fatores como lentes de contato, próteses oculares e suturas não bem "sepultadas". A condição é caracterizada por hipertrofia papilar e afeta primariamente a conjuntiva tarsal superior.

Embora a condição seja similar em aparência à da conjuntivite vernal, provavelmente representa uma reação inflamatória conjuntival crônica às proteínas denaturadas que estão aderentes à superfície anterior da lente. A grossura e o diâmetro da lente também têm seu papel. Uma vez que as mudanças conjuntivais alcancem determinado ponto, ocorrem coceira, instabilidade da lente, secreção mucoide e intolerância à lente.

Conjuntivite alérgica aguda
É uma reação do tipo urticária causada por uma grande quantidade de antígeno que alcança o saco conjuntival. Caracteriza-se por início súbito de quemose grave e edema palpebral. A maioria dos casos se resolve espontaneamente dentro de poucas horas e não requerem tratamento específico.

Tratamento

Como não é só a histamina que é liberada, o uso de anti-histamínicos tem sua utilidade limitada. O cromoglicato de sódio, que estabiliza a membrana dos mastócitos e previne sua degranulação, é mais eficaz. A imunoterapia, que consiste na injeção de pequenas quantidades do alérgeno, parece ajudar em algumas doenças, como febre do feno e asma, por um mecanismo desconhecido, no entanto, não é útil para qualquer uma das doenças atópicas do olho.

Hipersensibilidade do tipo II ou citotóxica

A combinação de um anticorpo com um antígeno presente na superfície de uma célula pode causar a morte daquela célula. Isso pode ser devido à ação do complemento, morte da célula por um macrófago ou célula *natural killer* ou quando um autoanticorpo receptor específico interfere com a transdução do sinal (Fig. 4-15). Tais eventos são classificados como de tipo II.

A célula contra a qual o ataque é dirigido é denominada de célula-alvo. A morte dela pode ocorrer por um dos três mecanismos a seguir:

a) Fagocitose, já que o anticorpo age como uma opsonina, facilitando a digestão pelos fagócitos;
b) Produção de buracos na membrana da célula-alvo pelo complemento, que é ativado pela combinação com o anticorpo;
c) Um mecanismo extracelular, ainda não bem compreendido, que não envolve fagocitose.

Exemplos deste tipo de hipersensibilidade são as reações de transfusão, fator RH, anemia hemolítica e tireoidite de Hashimoto.

Hipersensibilidade tipo III ou complexo-mediada

São reações decorrentes da deposição de complexos antígeno-anticorpo (imune) solúveis circulantes em vasos ou tecidos (Fig. 4-37). Os imunocomplexos ativam o sistema complemento, iniciando assim uma sequência de eventos que resultam na migração de células polimorfonucleares, assim como na liberação de enzimas proteolíticas lisossômicas e de fatores de permeabilidade em tecidos, produzindo desta forma uma reação inflamatória aguda.

O resultado da formação dos complexos imunes *in vivo* depende não somente das quantidades absolutas de antígeno e anticorpo, que determinam a intensidade da reação, mas também de suas proporções relativas. Com um excesso acentuado de anticorpos (reatividade do tipo Arthus), os complexos se precipitam rapidamente e tendem a localizar-se na região de aplicação do antígeno, enquanto que um excesso de antígeno ("doença do soro") formam-se complexos solúveis que podem provocar reações sistêmicas e depositar-se largamente nos rins, articulações e pele.

Exemplos de condições clínicas nas quais os imunocomplexos parecem desempenhar algum papel incluem doença do soro, lúpus eritematoso sistêmico, artrite reumatoide, poliarterite e glomerulonefrite aguda.

TOLERÂNCIA IMUNOLÓGICA E IMUNOSSUPRESSÃO

Fatores que influem na imunigenicidade

São fatores que influem na imunigenicidade:

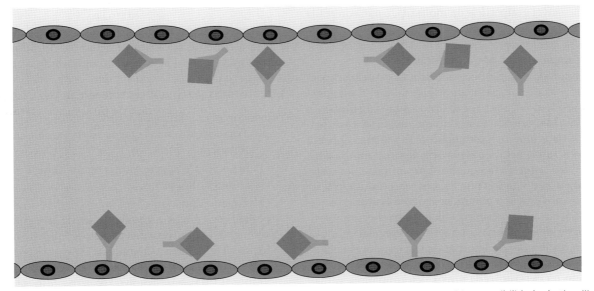

FIGURA 4-37 Depósitos de complexos imune antígeno-anticorpo na parede de um vaso na hipersensibilidade do tipo III.

a) Relação filogenética entre doador e receptor

Geralmente, a imunogenicidade de substâncias de origem animal varia, usualmente, de forma inversa com o grau de semelhança biológica entre a fonte deste antígeno e o animal receptor. No entanto, há substâncias que induzem uma resposta imune em indivíduos da mesma espécie, são os haloantígenos. Exemplos de haloantígenos são os antígenos de transplante (cujas sequências de aminoácidos em certos pontos da molécula variam entre indivíduos da mesma espécie), os grupos sanguíneos (que frequentemente são determinados pela troca de um resíduo de açúcar) etc.

b) Peso molecular

Em geral (mas nem sempre), para que uma substância seja fortemente imunogênica, é necessário que apresente alto peso molecular, pois, quanto maior a molécula antigênica, maior número de epítopos apresentará, o que aumenta a probabilidade de existirem receptores para alguns destes determinantes nos linfócitos.

c) Complexidade molecular

Como regra geral, podemos dizer que quanto maior a complexidade molecular de uma substância, maior imunogenicidade apresentará.

d) Natureza química

As substâncias inorgânicas nunca ativam linfócitos, enquanto as orgânicas apresentam grau variado de imunogenicidade: as proteínas são geralmente bons imunógenos, os polissacárides raramente são bons imunógenos quando purificados, e os lípides e ácidos nucleicos quando purificados não ativam a resposta imune, no entanto, podem atuar como haptenos quando conjugados a proteínas carreadoras.

e) Acessibilidade dos grupos determinantes

A área da molécula importante para a imunogenicidade deve ficar acessível à superfície da molécula, e não soterrada em seu interior.

f) Configuração espacial da molécula

A imunigenicidade e a antigenicidade de uma proteína dependem não apenas de sua estrutura primária (*i.e.*, da sequência de aminoácidos), mas também da sua conformação determinada pelas estruturas secundária, terciária e até quaternária. Os determinantes antigênicos de proteínas podem ser formados tanto pela sequência de alguns aminoácidos (determinantes sequenciais) quanto por aminoácidos adjacentes, porém não ligados por ligações peptídicas, que se acham próximos graças à manutenção das estruturas secundárias, terciárias ou quaternárias (determinantes topográficos). Logo, modificações na configuração espacial da molécula podem resultar na diminuição da sua imunogenicidade (o que geralmente ocorre quando a desnaturação é total), mas também na exposição de novos determinantes antigênicos (mais frequente quando a desnaturação é parcial).

g) Forma de administração do antígeno

Podem influir na indução da resposta imune:

- Dose do antígeno: muito baixa ou muito alta podem induzir tolerância.

- Via: a subcutânea, intradérmica e intramuscular levam o antígeno para os linfonodos regionais, induzindo mais frequentemente imunidade celular, enquanto a via endovenosa e a intraperitonial acumulam-se predominantemente no baço e induzem imunidade humoral com mais frequência.

- Esquema de imunização: para alguns antígenos, basta uma única dose para se obter uma resposta imune, enquanto outros exigem várias doses por longos períodos de tempo.

- Uso de adjuvantes: certos antígenos, quando ministrados misturados a certas substâncias denominadas adjuvantes, que "seguram" o antígeno em uma área de forma a ser liberado lentamente, desencadeiam resposta imune maior do que quando inoculados sem a presença deles, já que, com a liberação lenta do antígeno, material suficiente pode ser absorvido para o sistema linfático.

h) Constituição genética

A capacidade de responder a determinado imunógeno, assim como o tipo de resposta, pode variar dentro de uma mesma espécie. A ausência de resposta imune pode residir na inexistência hereditária de receptores nos linfócitos que possam reconhecer dado antígeno, ou na falha deste antígeno de ser reconhecido no contexto de dada molécula do complexo de histocompatibilidade principal (CHP).

i) Época da apresentação

Quando a antígeno for apresentado *in utero*, até o segundo trimestre, quando seu sistema imunológico não está maduro, ele não reagirá mais posteriormente.

j) Outros fatores

Carga e configuração óptica do antígeno, idade, estado nutricional e de saúde do animal imunizado etc.

Mecanismos possíveis de tolerância

Pode ocorrer combinação destes mecanismos:

- Incapacidade dos macrófagos de apresentar efetivamente o antígeno aos linfócitos T.

- Os linfócitos T supressores podem inibir a reatividade em clones linfocitários.

- O antígeno dado em doses muito baixas ou muito altas podem causar a extinção de clones de linfócitos B potencialmente reativos ou dos clones de linfócitos B e de linfócitos T auxiliares. Quando se dá o antígeno em doses muito frequentes, causando a "tolerância" temporária humoral (mas não celular), ocorre o que se chama de dessensibilização.

Imunossupressão por drogas

Os corticoides e uma variedade de drogas denominadas imunossupressoras, como a azatioprina, suprimem a hipersensibilidade e a imunidade mediada por células. Por isso, são a principal razão de aumento acentuado de suscetibilidade dos receptores de órgãos transplantados às infecções bacterianas, micóticas e por protozoários, que, em geral, são progressivas e letais. Muitas drogas empregadas na quimioterapia de neoplasias malignas têm efeito parecido.

Imunossupressão por doenças não infecciosas e infecciosas

As doenças linforreticulares (linfossarcoma, doença de Hodgkin, sarcoidose) ou as infecções disseminadas (tuberculose, coccidioidomicose, lepra lepromatosa) causam defeito da resposta celular (inclusive com anergia a intradermorreações), sem comprometimento da produção de anticorpos. Da mesma maneira, a neoplasia disseminada e a AIDS também interferem na resposta celular, levando ao aparecimento de infecções que normalmente são combatidas por este sistema.

DOENÇAS AUTOIMUNES DO OLHO

Noções gerais

Como já foi visto, os antígenos teciduais presentes durante a vida fetal e neonatal são reconhecidos como "próprios" e são tolerados pelo hospedeiro, nenhuma reação imune é formada contra eles, somente contra aqueles que se apresentam posteriormente, quando o sistema imune já está mais bem desenvolvido, sendo reconhecidos como "não próprios". A doença autoimune pode ser considerada uma falha desta diferenciação entre próprio e não próprio.

Mecanismos possíveis para a doença autoimune

Podemos citar como possíveis mecanismos para as doenças autoimunes:

a) *Isolamento normal do tecido*, como no cristalino, úvea e esperma, que estão normalmente isolados da circulação, não sendo reconhecidos como próprios. Quando há contato com o sistema imune (como durante uma perfuração do cristalino), ele é reconhecido como não próprio, gerando uma resposta.

b) *Reações cruzadas entre antígenos não relacionados e anticorpos*. Um exemplo seria os antígenos dos estreptococos beta-hemolíticos do grupo A que estimulam anticorpos que reagem com antígenos do tecido cardíaco humano na febre reumática.

c) *Antígenos nativos ligeiramente alterados* formando uma nova especificidade antigênica.

d) *Ligação de antígenos nativos a moléculas estranhas* e os anticorpos que se formam contra esta molécula podendo lesar a célula do hospedeiro.

e) *Anormalidade genética* determinando a capacidade de produzir anticorpos contra seus próprios antígenos. É o caso da artrite reumatoide, que produz anticorpos contra seus próprios IgG.

Doenças autoimunes no olho

Penfigoide cicatricial, eritema multiforme, lúpus, doença de Sjögren, doença de Reiter, doença de Behçet e artrite reumatoide são exemplos de doenças autoimunes já descritas neste capítulo. A doença de Graves, que causa hipertireoidismo, é uma doença autoimune em que parece haver um distúrbio tanto no nível celular quanto no humoral.

IMUNOLOGIA DOS TRANSPLANTES

O grande obstáculo ao emprego mais difundido de transplante de órgãos sempre foi e continua sendo a perda de função do enxerto por rejeição, que é devida a diferenças de antígenos do complexo de histocompatibilidade principal (CHP). Além do CHP, existem sistemas antigênicos, ditos menores, pois acarretam rejeições por via de regra de menor intensidade. Como a rejeição é devida a uma reação imunológica clássica, ela apresenta memória e especificidade.

Os mecanismos exatos pelos quais o sistema imune é ativado ainda não são bem definidos, mas acredita-se que os macrófagos do receptor processam os antígenos presentes no enxerto e os apresentam aos linfócitos T e B. Esses linfócitos sensibilizados podem agir por via humoral direta, via células K, via células T citotóxicas ou via linfocinas.

De acordo com o intervalo entre o transplante e o início do processo de rejeição, que tem grande importância prognóstica, classificam-se as rejeições em três grandes grupos:

a) *Rejeição hiperaguda*: é mediada por anticorpos pré-formados por uma imunização prévia com os antígenos do doador, acontecendo nas primeiras 24 a 48 horas, ocorrendo a precipitação dos anticorpos no endotélio dos vasos do enxerto, ativando o sistema de complemento e o de coagulação. É de péssimo prognóstico.

b) *Rejeição aguda*: a imunidade celular e a humoral estão associadas a este tipo de rejeição, onde há uma rápida deterioração da função do órgão; no entanto, o processo geralmente é reversível com o aumento da imunossupressão.

c) *Rejeição crônica*: a imunidade T-dependente está associada a este tipo de rejeição que ocorre geralmente alguns anos após o transplante, que leva a uma lenta mas inexorável perda de função e é de difícil controle farmacológico.

O tratamento imunossupressor visa prevenir a sensibilização do sistema imune do receptor contra o enxerto e, quando necessário, interromper o processo de rejeição. Para isso, pode-se utilizar medicamentos anti-inflamatórios hormonais, antimetabólitos (como a azatioprina), ciclosporina, globulina antilinfocitária e anticorpos monoclonais.

O transplante de córnea, o mais comum atualmente, apresenta características importantes: como a córnea normal não tem vasos sanguíneos ou linfáticos e não há a pré-sensibilização a antígenos específicos na maioria dos receptores, não é atingida normalmente pelo sistema imune. Logo, não são necessárias as provas cruzadas ou tipagem HLA entre doador e receptor, e a função do enxerto costuma ser boa por muito tempo.

Na realidade, foi demonstrado que não é só a barreira sanguínea a única explicação para o fato de determinadas estruturas do olho (córnea, retina e epitélio pigmentar retiniano) normalmente não desencadearem reações imunes. Isso é resultado de cinco fatores:

1. Barreira sangue-ocular.
2. Ausência de drenagem linfática.
3. Fatores solúveis com propriedades regulatórias imunes nos fluidos oculares.
4. Expressão de moléculas reguladoras imunes nas células epiteliais que "atapetam" o interior do olho.
5. Indução de tolerância pelas células de apresentação de antígeno.

Os transplantes de córnea, no entanto, ocorrem principalmente em pacientes que sofreram doença inflamatória prévia na córnea. Podem, por isso, ter sido sede de neoformação de vasos sanguíneos e linfáticos, que propiciam os canais para as reações imunológicas na córnea transplantada. A córnea é constituída por três estruturas, o epitélio, o estroma e o endotélio.

Ainda que o epitélio possa ser retirado, para retirar muito do antígeno estranho, e depois ser substituído por epitélio do receptor, o estroma e o endotélio não podem. O estroma é perfundido regularmente com IgG e albumina sérica do doador. Tanto o estroma quanto o epitélio expressam antígenos HLA, e isso pode ter importância nas córneas vascularizadas. O antígeno ABO não está contido no endotélio e não tem importância no enxerto corneano.

A rejeição aguda (dentro de 2 semanas) é uma reação célulo-mediada. Os linfócitos vêm da periferia da córnea, atacando as células endoteliais a partir do limbo, e fazendo um caminho conhecido por "linha de rejeição" ou "linha de Khodadoust", que é formada por precipitados ceráticos que avançam sobre a córnea deixando células mortas para trás. A córnea do doador se torna edematosa por causa do comprometimento endotelial pelo acúmulo de linfócitos. O tratamento para a rejeição incipiente de córnea é o uso de um esteroide tópico forte, e quanto mais cedo se inicia o tratamento, melhores os resultados.

IMUNOLOGIA DOS TUMORES

A transformação maligna das células pode ser acompanhada por mudanças fenotípicas celulares que incluem a perda de componentes normais ou ganho de outros não expressos na célula.

Desta forma, a eficácia do sistema imune em eliminar células neoplásicas está na dependência de que estas células sofram alterações que deverão ser reconhecidas pelo sistema imune, e que colocarão em ação componentes eficazes na destruição destas células. Se houver falha nessas etapas, a célula tumoral escapará ao controle imunológico.

A resposta do hospedeiro aos tumores parece ser tanto do tipo celular, envolvendo as células citotóxicas e NK, quanto humoral. A imunoterapia está sendo bastante pesquisada para o tratamento de tumores, mas resultados satisfatórios na cura de pacientes ainda não foram obtidos.

IMUNOLOGIA EM DOENÇAS INFECCIOSAS

Embora os anticorpos proporcionem proteção contra as toxinas, e, em um certo grau, contra infecções virais, sua participação é discreta nas defesas do hospedeiro contra infecções microbianas, exceto naquelas cuja virulência depende das cápsulas polissacarídicas. As reações mediadas por células são extremamente importantes na manutenção da resistência contra a maioria das infecções microbianas. Em algumas das reações mediadas por células, os anticorpos apresentam o antígeno, e fatores de complemento incrementam as reações inflamatórias. Os linfócitos T sensibilizados atuam sobre os macrófagos normais "ativando-os" até que alcancem um nível elevado de capacidade fagocitária e de destruição intracelular.

O papel das reações humoral e celular, respectivamente, no combate aos microrganismos pode, ao menos em parte, ser avaliado pelo tipo de infecção que ocorre mais comumente nas pessoas portadoras de um defeito imunológico específico. A ausência de componentes do complemento favorece a disseminação na corrente sanguínea de neisserias.

Um defeito da imunidade humoral leva a um aumento da suscetibilidade às infecções por cocos piogênicos (especialmente pneumococos), porém têm reações normais contra infecções bacterianas ou fúngicas intracelulares e muitas infecções virais. Um defeito da imunidade celular também leva a um aumento da suscetibilidade a infecções por microrganismos oportunistas (*Nocardia, Pneumocystis, Candida, Aspergillus*), e os pacientes ficam incapazes de se defender de infecções bacterianas ou micóticas, o que facilita a disseminação de diversas viroses, como o herpes-zóster.

QUANTIFICAÇÃO DA RESPOSTA IMUNE

Interações antígeno-anticorpo *in vitro*

a) As Ig das principais classes podem ser detectadas com anti-imunoglobulina fluoresceinada (técnica de imunofluorescência). A forma direta conjuga essas imunoglobulinas com anticorpos, e todo o excesso é cuidadosamente eliminado. Ela pesquisa antígenos de estreptococos β-hemolíticos, bacilos pertússico e diftérico, sorotipos de leptospiras e colibacilos enteropatogênicos. Já a indireta utiliza três reagentes: um antígeno, seu anticorpo A e um anticorpo anti-A, o qual está marcado com fluoresceína. Pode-se pesquisar anticorpos circulantes no diagnóstico de toxoplasmose, sífilis, esquistossomose, doença de Chagas, anticorpos antitireoide etc. A reação indireta é, frequentemente, mais sensível do que a direta.

b) Reação de imunoaderência: receptores para C3 podem ser detectados pela aderência a eritrócitos – recobertos por complemento – à superfície dos linfócitos B formando "rosáceas".

c) Reação de imunoaderência: receptores para a porção Fc das Ig podem ser detectados pela aderência de complexos antígeno-anticorpo e de agregados de γ-globulina a linfócitos B, ou por eritrócitos de carneiro recobertos por anticorpo.

d) O ensaio imunoenzimático (ELISA) pode ser de três tipos: competitivo (usado para detecção e medida dos antígenos), indireto (detecção e medida de anticorpos) e sanduíche (detecção e medida de antígenos). O método ELISA apresenta, como vantagem, uma alta sensibilidade, além de ter um custo relativamente baixo.

e) O radioimunoensaio é utilizado para determinar substâncias como hormônio do crescimento, testosterona e imunoglobulinas (como a IgE), até quando estão em quantidades muito pequenas. O seu princípio é a competição entre um antígeno marcado e um não marcado pela interação com os sítios de combinação dos anticorpos específicos presentes em quantidade limitada.

f) A reação de Coombs pesquisa, pelo método de aglutinação, anticorpos fixos à hemácia (prova direta) ou anticorpos incompletos no soro (reação indireta).

g) A reação de aglutinação passiva utilizando partículas de látex é utilizada para verificar a presença de proteína C reativa, verificar a presença de fator reumatoide e teste de gravidez.

h) A reação de Waaler-Rose também mede o fator reumatoide.

i) Teste de fixação do complemento: este teste envolve um antígeno e seu anticorpo (dos quais um é conhecido e o outro não), mais uma quantidade fixa e já dosada de complemento. Se o antígeno e o anticorpo forem específicos um para o outro, serão combinados e esta combinação captará o complemento adicionado; a seguir, verifica-se a presença de complemento livre por meio da adição ao sistema de hemácias sensibilizadas, que serão lisadas por este complemento livre. É usado principalmente para o diagnóstico de doenças causadas por vírus através da detecção de anticorpos antivirais específicos no soro do paciente.

j) A eletroforese permite a separação das proteínas pela migração em um campo elétrico em papel, amido, gel etc. Do ânodo ao cátodo, as albuminas migram lentamente a uma distância mais curta, as alfa e beta-globulinas migram um pouco mais, e as gamaglobulinas migram mais rápido e longe do que as outras. A imunoeletroforese é uma técnica importante para a identificação de imunoglobulinas e anticorpos, e combina a eletroforese com a precipitação imunológica dos componentes pelo anticorpo.

Ensaios para imunoglobulinas séricas

a) *Imunoeletroforese:* identifica quantitativamente as Ig.

b) *Eletroimunodifusão:* mais rápida e mais específica que a imunoeletroforese, e pode ser quantitativa.

c) *Radioimunoensaio:* permite medir a IgE, que está presente em quantidades mínimas no soro.

d) *Teste radioimunoadsorvente em papel ("PRIST"):* modificação simplificada do radioimunoensaio.

BIBLIOGRAFIA

Abbas AK, Lichtman AH. Basic Immunology: Functions and Disorders of the Immune System. 3rd updated edition Philadelphia: Saunders/Elsevier; 2011. VIII, 312 p.

Abbas AK, Lichtman AH, Pillai S. Cellular and Molecular Immunology. 8th ed. Philadelphia, PA: Elsevier Saunders; 2015.

Alberts B, Johnson A, Lewis J, Morgan D, Raff M, Roberts K, Walter P. Molecular biology of the cell; with problems by John Wilson, Tim Hunt. 6th ed. New York: Garland Science, Taylor and Francis Group; 2015. xxxiv, 1342 p.

American Academy of Ophthalmology. Basic and clinical science course 2011-2012. San Francisco: American Journal of Ophthalmology; 2011. 4943 p.

Bye LA, Modi NC, Stanford M. Oxford specialty training. Basic Sciences for Ophthalmology. Oxford: Oxford University Press; 2013. xii, 272 p.

Chapel H, Haeney M, Misbah SA, Snowden N. Essentials of Clinical Immunology. 6th ed. Chichester: John Wiley & Sons, Ltd; 2014. viii, 365 p.

Delves PJ, Martin SJ, Burton DR, Roitt IM. The essentials, volume 16. Roitt's Essential Immunology. 12th ed. Oxford: Wiley-Blackwell; 2011. 546 p.

Delves PJ, Roitt IM. Encyclopedia of immunology. 2nd ed. Burlington: Academic Press; 1998.

Fainboim L, Geffner J. Introducción a La Inmunología Humana. 6a ed Buenos Aires: Editorial Médica Panamericana; 2011. XX, 563 p..

Firestein GS, Budd RC, Gabriel SE, McInnes IB, O'Dell JR. Kelley's textbook of rheumatology. 9th ed. Philadelphia: Elsevier Saunders; 2013.

Forrester JV, Dick AD, McMenamin PG, Roberts F, Pearlman E. The eye: basic sciences in practice. 4th ed. London: Saunders Elsevier; 2016. 560 p.

Hawley L, Ziegler RJ, Clarke BL. Board review series. Microbiology and Immunology. 6th ed. Philadelphia: Wolters Kluwer/Lippincott Williams & Wilkins Heath; 2014. x, 347 p.

Joo S, Kau AL. The Washington Manual Allergy, Asthma, and Immunology Subspecialty Consult. 2nd ed. Philadelphia: Wolters Kluwer/Lippincott Williams & Wilkins Health; 2013. 205 p.

Levinson W. Review of Medical Microbiology and Immunology. 13th ed. New York: McGraw-Hill Education; 2014. ix, 789 p.

Lodish HF, Berk A, Kaiser C, Krieger M, Bretscher A, Ploegh HL, Amon A, Scott MP. Molecular Cell Biology. 7th ed. New York: W. H. Freeman and Company; 2013. xxxiii, 1154 p.

Male DK. Immunology: An Illustrated Outline. 5th ed. New York: Garland Science, Taylor and Francis Group; 2014. xx, 147 p.

Parham P. El Sistema Inmune. 3a ed. México: El Manual Moderno; 2011. xvii, 506 p.

Paul WE. Fundamental Immunology. 7th ed. Philadelphia: Wolters Kluwer Health/Lippincott Williams & Wilkins; 2013. xviii, 1283 p.

Peakman M, Vergani D, Pyne DJ, Woodward M. Inmunología Básica y Clínica. 2a ed. Barcelona: Elsevier; 2011. 375 p.

Playfair JHL, Chain BM. At a glance series. Immunology at a Glance. 10th edition. Chichester: John Wiley & Sons; 2013. 118 p.

Pleyer U, Forrester JV. Essentials in ophthalmology volume 3. Uveitis and Immunological Disorders. Progress III. 3rd ed. Berlin: Springer Verlag; 2009. xiv, 119 p.

Pliego Reyes CL. Puesta al día en medicina interna. Temas de Inmunología y Alergias. México: Editorial Alfil; 2011. xviii, 393 p.

Rich RR. Clinical Immunology: Principles and Practice. 4th ed. London: Elsevier Saunders; 2013. xxvii, 1295 p.

Rojas MW, Anaya CJM, Cano RLE, Aristizábal BBH, Gómez OLM, Lopera HD. Inmunología de Rojas. 17a ed. Medellín: Colombia Corporación para Investigaciones Biológicas; 2015. 592 p.

Rosenthal KS, Tan MJ. Rapid review series. Rapid Review Microbiology and Immunology. 3rd ed. Philadelphia: Mosby/Elsevier; 2011. xiv, 221 p.

Williams A, Hussell T, Lloyd C. Immunology: Mucosal and Body Surface Defences. Chichester: John Wiley & Sons; 2012. xvii, 380 p.

Yanoff M, Duker JS. Ophthalmology. 4th ed. Philadelphia: Elsevier Saunders; 2014. 1404 p.

CAPÍTULO

5

Embriologia

Carla Putz

Elisabete Barbosa dos Santos

EMBRIOLOGIA – NOÇÕES GERAIS

Conceito

A embriologia compreende o estudo do desenvolvimento do ser humano desde a união dos gametas masculino e feminino (fertilização), o transporte até o útero, sua nidação (implantação) na mucosa uterina e o seu desenvolvimento subsequente até o nascimento, quando vai ser viável (desenvolvimento embriônico e fetal).

O conhecimento da embriologia ocular é, sem dúvida, de vital importância na clínica oftalmológica, pois, certamente, vamos nos deparar com muitas patologias decorrentes de malformações congênitas.

Período pré-embrionário ou de divisão celular

Após a fertilização, o zigoto é denominado pré-embrião quando começam as divisões celulares. Essas divisões são mitóticas, e cada célula tem um grupo completo de genes. Quando o pré-embrião se implanta no endométrio, passa a ser chamado de embrião.

Neste período não ocorrem os defeitos observados ao nascimento, já que os sistemas do corpo e as estruturas ainda não se formaram. Os teratógenos geralmente causam a perda do concepto total.

Período embrionário

Esse período inicia-se na segunda e vai até a 8ª semana de gestação, começando na blástula, passando pela gástrula, e, no fim desse período, todos os órgãos já estão estabelecidos, ainda que o embrião meça apenas 38 mm. No entanto, vários autores consideram o período pré-embrionário como parte do período embrionário, e, portanto, dividem a gestação somente em períodos embrionário e fetal. No período embrionário, os principais sistemas orgânicos começam a se desenvolver. Devido a isso, a exposição do embrião a agentes teratógenos neste período pode causar importantes malformações congênitas.

Período fetal

Ao fim da 8ª semana de gestação começa o período fetal, que termina no momento do parto. Este período caracteriza-se por crescimento e desenvolvimento dos sistemas orgânicos que já apareceram. Os defeitos de nascença neste período geralmente não são tão graves ou aparentes.

Embrião e resposta imune

Já que 50% do genoma são derivados do pai, o embrião é um corpo estranho que pode potencialmente ser rejeitado pelo organismo materno. No entanto, existe uma combinação de fatores para protegê-lo:

1. Produção de proteínas e citocinas imunossupressoras.
2. Expressão de moléculas não usuais do complexo de histocompatibilidade maior classe IB (HLA-G) que bloqueia o reconhecimento do concepto como corpo estranho.

FERTILIZAÇÃO

Óvulo

As células germinativas primordiais migram para a gônada em formação precocemente na embriogênese e passam a ser oogônias. As oôgonias, no ovário, sofrem uma série de divisões mitóticas antes de se diferenciarem em oócitos primários, o que ocorre por volta de 3 a 8 meses de idade gestacional. O número completo de oócitos já está presente no nascimento.

O gameta feminino, quando está se desenvolvendo, é chamado de oócito. A sua diferenciação em uma célula madura, ou óvulo, envolve uma série de mudanças que são desencadeadas durante a meiose. O oócito primário possui mecanismos para deter a meiose, ficando suspenso em prófase I por um período prolongado. Essa longa duração da prófase I é uma das causas do maior número de alterações cromossômicas em gestantes mais idosas.

Na adolescência, pela maturação sexual, vai haver o amadurecimento do oócito pela ação dos hormônios, recomeçando a meiose e terminando a primeira divisão com uma divisão assimétrica do citoplasma, gerando uma célula grande, chamada oócito secundário, que será o precursor do óvulo, e uma pequena, o corpo polar (Fig. 5-1). Na segunda divisão meiótica, também há uma divisão final assimétrica das células, sendo que o oócito secundário gera o óvulo e um corpo polar, e o corpo polar formado na meiose I gera dois corpos polares, sendo que apenas o óvulo não se degenera.

A maturação é de um oócito por ciclo, culminando na liberação do óvulo durante a ovulação, no estágio de prometáfase II. Quando o "estoque" de oócitos acaba, a mulher entra na menopausa e se torna infértil – das milhares de oogônias iniciais, a maioria é perdida antes do nascimento, e apenas algumas centenas chegam a amadurecer.

O óvulo apresenta uma cobertura especializada de matriz extracelular, composta em grande parte por glicoproteínas, sobre a membrana plasmática da célula. Esta camada é chamada de zona pelúcida, e serve como proteção para o óvulo (Fig. 5-2). A zona pelúcida, por sua vez, é envolvida por algumas camadas de células foliculares aderidas, chamadas coletivamente de corona radiata, e que são responsáveis pela nutrição do óvulo quando este ainda estava no ovário.

Existem vesículas secretórias especializadas localizadas abaixo da membrana plasmática na camada externa, ou cortical, do citoplasma. Após a fertilização, estes grânulos são exocitados no espaço perivitelino, que fica entre a membrana celular e a zona pelúcida, e vão agir na zona pelúcida para descolá-la da superfície da membrana celular, impedindo que mais algum espermatozoide se funda ao óvulo – é o bloqueio da polispermia.

Espermatozoide

Nos homens, ao contrário das mulheres, a meiose não inicia antes do nascimento, começa só na puberdade, nos tubos seminíferos. As células germinais imaturas, também chamadas de espermatogônias, dividem-se continuamente por mitose; algumas das células-filhas param de se proliferar e se diferenciam em espermatócitos primários, que entram na primeira divisão meiótica, gerando dois espermatócitos secundários (Fig. 5-3).

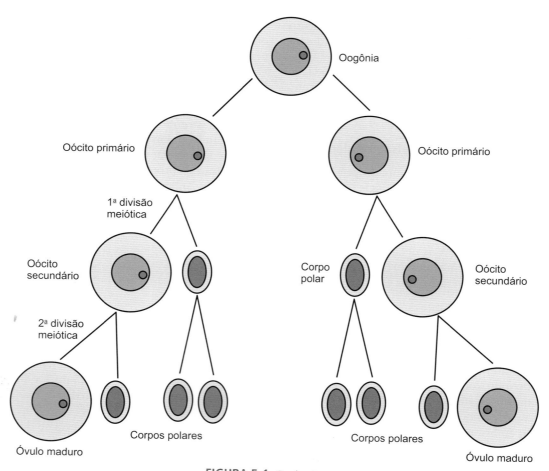

FIGURA 5-1 Ovulogênese.

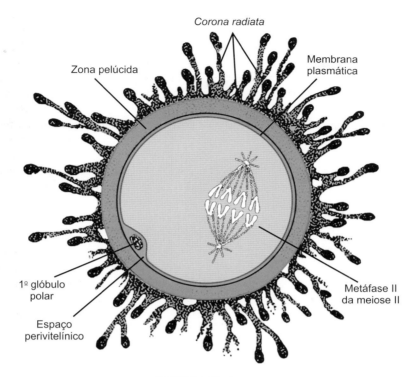

FIGURA 5-2 Óvulo.

Segue-se logo a segunda divisão meiótica, gerando quatro espermátides, que se diferenciam em espermatozoides, os quais passam para o epidídimo, onde são armazenados e sofrem maturação. A meiose dura, em média, 64 dias. A produção de espermatozoides é contínua desde a puberdade, e ele continua fértil até a idade madura.

O espermatozoide recém-ejaculado necessita ser capacitado pelas secreções do trato reprodutivo feminino para que consiga fertilizar o óvulo; este processo leva de 5 a 6 horas. Essa capacitação envolve a remoção de parte do colesterol da cabeça do espermatozoide, para que possa lançar o conteúdo do acrossoma quando chegar no óvulo.

O espermatozoide é uma célula pequena, com um longo flagelo, pois precisa se movimentar para alcançar o óvulo (Fig. 5-4). Apresenta poucas organelas citoplasmáticas como ribossomas, retículo endoplasmático ou aparelho de Golgi, que são pouco necessários nesta etapa, mas muitas mitocôndrias, localizadas estrategicamente onde podem suprir o flagelo de energia de maneira mais eficiente. O espermatozoide apresenta quatro regiões, de formas e funções completamente distintas: A cauda, ou flagelo, que o propele em direção ao óvulo e auxilia na penetração da zona pelúcida, a parte média, que contém as mitocôndrias, o pescoço, que contém a base do flagelo, e a cabeça, que contém o núcleo haploide bem condensado, minimizando o seu volume durante a sua movimentação.

Na cabeça do espermatozoide existe uma vesícula especializada, chamada vesícula acrossômica, que contém enzimas hidrolíticas (proteases, hialuronidases) que ajudam o espermatozoide a entrar na zona pelúcida. Também expõe algumas proteínas em sua própria superfície, facilitando a adesão ao óvulo. Estas enzimas são lançadas por exocitose quando o espermatozoide entra em contato com o óvulo, isto é chamado de reação acrossômica.

Como na fertilização apenas a cabeça entra no óvulo, (ou, segundo outros autores, entra todo o espermatozoide, mas o resto é rapidamente desintegrado dentro do óvulo) as mitocôndrias, localizadas na cauda, são descartadas, e este é o motivo, como foi visto, para o DNA mitocondrial ser somente materno.

Não equivalência dos pronúcleos em mamíferos

Experiências em laboratórios, onde se uniam artificialmente dois pronúcleos femininos ou dois masculinos, evidenciaram uma diferença interessante:

1. Quando temos dois pró-núcleos masculinos, há o crescimento de uma massa de células tipo placentárias, mas sem um embrião dentro – a mola hidatiforme, que, em humanos, acontece quando um óvulo sem material nuclear é fecundado por um espermatozoide, que duplica seu material genético para completar o número diploide de cromossomos.

2. Quando temos dois pró-nucleos femininos, há a diferenciação nos vários tecidos embrionários, mas o embrião se deteriora após algum tempo.

Ou seja, aparentementemente, o pró-núcleo masculino é necessário para o desenvolvimento do tecido trofoblástico,

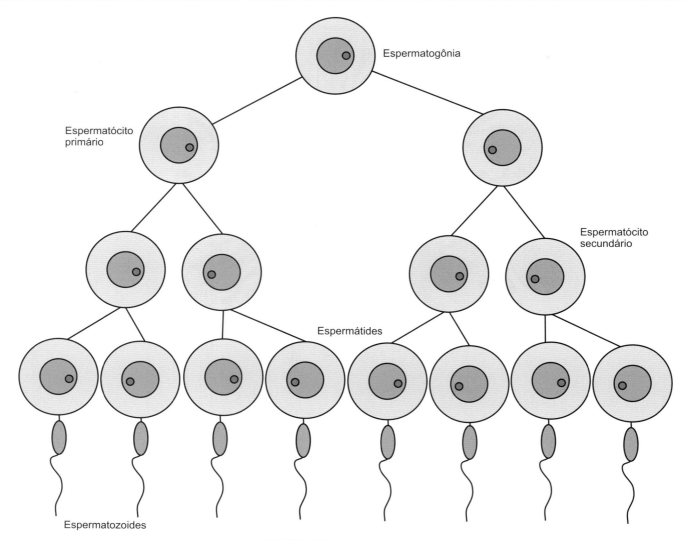

FIGURA 5-3 Espermatogênese.

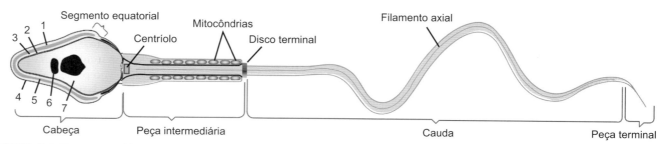

FIGURA 5-4 Espermatozoide. 1 = membrana acrossômica externa, 2 = envelope nuclear, 3 = espaço subacrossômico, 4 = membrana celular, 5 = acrossoma, 6 = vacúolo nuclear e 7 = núcleo.

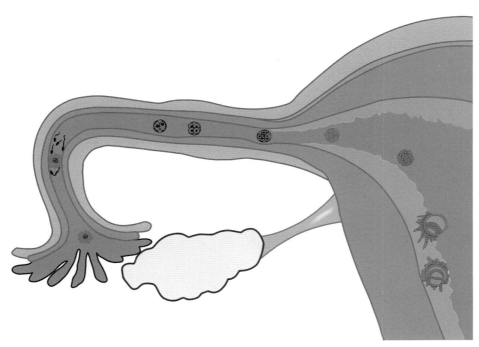

FIGURA 5-5 Trajetória do óvulo, do ovário ao útero.

para manter a gestação adiante, enquanto o feminino é necessário para a diferenciação do embrião.

Fertilização

Após serem liberados, o óvulo vai morrer em 6 a 12 horas, e o espermatozoide após 4 dias, a menos que se encontrem e se fundam no processo chamado de fertilização ou fecundação.

Logo antes da ovulação, as fímbrias da tuba uterina "varrem" a superfície do ovário e a própria trompa começa a se contrair ritmicamente. O óvulo vai então entrar na trompa e ser conduzido pelos cílios (Fig. 5-5), passando pelo terço externo da mesma, onde pode ocorrer a fecundação, em direção ao útero – normalmente este transporte leva em torno de 4 dias.

A árdua passagem do espermatozoide pelo útero até a ampola da tuba uterina, no terço externo da trompa, numa velocidade aproximada de 3 mm por minuto, dura aproximadamente 1 a 3 horas. Dos 300 milhões de espermatozoides ejaculados durante o ato sexual, apenas um número aproximado de 200 consegue chegar ao oviduto, para alcançar o óvulo. Uma vez alcançado o óvulo, o espermatozoide deve migrar pela camada de células foliculares da *corona radiata*, penetrar na zona pelúcida para poder entrar no óvulo (Fig. 5-6). A cabeça do espermatozoide, ao penetrar no óvulo, sofre um aumento e se libera da cauda, formando o pró-núcleo masculino. Quase simultaneamente, o óvulo completa a segunda divisão meiótica e forma o pró-núcleo feminino, juntamente com o terceiro corpo polar.

A fecundação é o primeiro evento do desenvolvimento embriológico e ocorre a partir da união dos gametas feminino e masculino; é nesta fase que se restabelece o número diploide de cromossomas e ocorre a determinação do sexo cromossômico. Com a união dos pró-núcleos masculino e feminino, é formado o zigoto. Este embrião em desenvolvimento vai ser transportado para o útero pela ação ciliar e contração da musculatura das trompas.

A fertilização também assegura que o corpo lúteo, remanescente da saída do óvulo do ovário, não se degenere, mas comece a produzir uma série de hormônios sexuais, principalmente a progesterona, junto com aqueles produzidos pelas gônadas e pela pituitária anterior. Esse aumento de progesterona acontece pela secreção de gonadotropina coriônica humana (HCG) pelo embrião. A progesterona vai agir na mucosa uterina, preparando-a para a nidação do embrião. Após o 4° mês de gestação, o corpo lúteo gravídico degenera e a placenta assume sua função.

Eventualmente, a mulher pode liberar dois óvulos em um mesmo ciclo; quando dois óvulos são fecundados, vamos ter os gêmeos dizigóticos, que têm um genoma diferente e podem inclusive ser de sexos diferentes.

CLIVAGENS – DO ZIGOTO À MÓRULA

Zigoto

Uma vez formado o zigoto, inicia-se um processo de intensa divisão mitótica denominado clivagem ou segmentação durante o seu trajeto das trompas até o útero e, por volta do 3° dia, já estão presentes de 6 a 10 células.

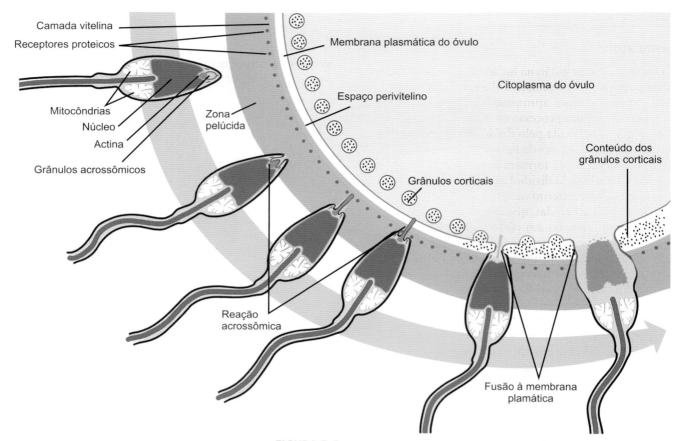

FIGURA 5-6 Fertilização.

O movimento do zigoto através das trompas é impulsionado por contrações do músculo liso destas últimas e pelos cílios que recobrem o oviduto. Quando esse trajeto é impedido por algum motivo, como uma inflamação nas trompas uterinas, a gravidez ectópica tubária pode ocorrer.

Mórula

Das divisões celulares, aproximadamente 3 ou 4 dias após a fecundação, o que coincide com a entrada do embrião no útero a partir da trompa uterina, surge a mórula, que consiste em 12 a 32 células, chamadas de blastômeros, em forma de uma amora ou bola maciça (Fig. 5-7), que apresentam células de adesão, as E-caderinas, que auxiliam nessa união. Entre os blastômeros, ocorrem complexos juncionais intercelulares (desmossomas, zônula de oclusão ou *tight junctions* e junções tipo *gap*), permitindo a comunicação entre as células. Eventualmente, a mórula pode se dividir em dois pré-embriões, que irão ser gêmeos idênticos. No entanto, a cisão em dois embriões gêmeos pode ocorrer mais tarde, em outro estágio da embriogênese, mas geralmente é antes do 9° dia.

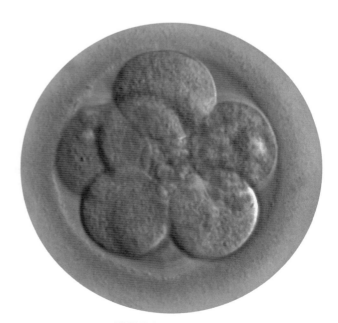

FIGURA 5-7 Mórula.

BLASTOCISTO

Blastocisto

A mórula vai entrar então na luz uterina, onde vai se desenvolver, durante os próximos 2 dias, em uma blástula ou blastocisto, que possui aproximadamente 32 blastômeros. Para isso, ocorre um processo chamado cavitação, em que há a invasão da mórula pelo fluido intrauterino que entra nos espaços intercelulares da massa interna, que aos poucos se tornam confluentes e formam uma cavidade denominada blastocele. Este líquido dividirá as células em duas camadas: o envelope celular externo ou trofoblasto, que é composto por células mais achatadas, que se dividem mais lentamente, e que vai se diferenciar em córion, que formará parte da placenta, e o embrioblasto, ou massa celular interna, localizado na parte interna de um dos polos da célula e que dará origem ao embrião formado por células poliédricas, que se dividem com maior rapidez (Fig. 5-8).

As células do embrioblasto podem se diferenciar em qualquer tipo de célula do embrião.

A zona pelúcida é importante para diminuir a chance da mórula se implantar dentro da trompa uterina, e o blastocisto, que já está dentro do útero, vai deixar este envoltório (Fig. 5-9, à esquerda) através do lançamento pelo embrião de enzimas que digerem este envoltório, permitindo que ele saia e se implante na espessura da mucosa uterina (Fig. 5-9, à direita) por volta do 6° dia de desenvolvimento, geralmente na altura do fundo uterino. Até a sua implantação, o blastocisto se nutre de secreções das trompas de Falópio e das glândulas uterinas.

O polo embrionário penetra primeiro. Durante a implantação, o trofoblasto secreta enzimas que digerem alguns tecidos e vasos do endométrio. Também secreta HCG, para manter o corpo lúteo.

Quando a implantação se dá fora do útero, temos a gestação ectópica, presente em 2% das gestações e responsável por aproximadamente 9% das mortes maternas. A gestação ectópica geralmente acaba no 2° mês, com grave sangramento e dor abdominal. O tipo mais comum é a gravidez tubária (95% dos casos), principalmente na porção da ampola (80%), embora também possa acontecer no ovário ou no abdome (neste caso, geralmente na cavidade retouterina ou fundo de saco de Douglas, mas por vezes na cobertura peritoneal do trato digestivo ou no omento). Um local anormal de implantação pode ocorrer mesmo dentro do útero. Normalmente, o blastocisto se implanta na parede anterior ou posterior do corpo uterino. Ocasionalmente, ele se implanta próximo à abertura interna da cérvice. Neste caso, com o decorrer da gestação, a placenta tapa a abertura (placenta prévia), o que pode gerar um sangramento intenso durante o final da gestação e principalmente na hora do parto, quando há a dilatação do colo uterino.

Formação do disco embrionário didérmico

A 2ª semana pós-fertilização é chamada de semana dos 2: o trofoblasto vai se dividir em duas camadas e o embrioblasto também, e duas cavidades vão se formar, a amniótica e a vitelina.

Após completar a implantação, por volta do 8° dia de desenvolvimento, o trofoblasto vai se diferenciar em duas camadas, o citotrofoblasto (uma camada interna de células mononucleadas) e no sinciciotrofoblasto (zona externa de células multinucleadas). Células mitóticas são encontradas somente no citotrofoblasto; algumas destas células vão migrar para o sinciciotrofoblasto, onde irão se fundir e perder as suas membranas celulares individuais (Fig. 5-10).

Pequenas projeções de sinciciotrofoblasto levam a sua inserção entre as células epiteliais uterinas. Este é um tecido altamente invasivo, e rapidamente se expande e penetra no estroma endometrial. Para isto, secreta metaloproteases e colagenases que digerem a matriz extracelular do endométrio. O defeito no epitélio da parede uterina é fechado por um coágulo de fibrina.

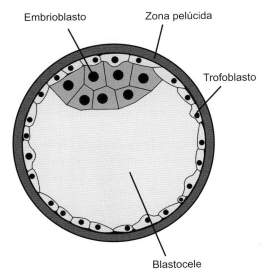

FIGURA 5-8 Blastocisto.

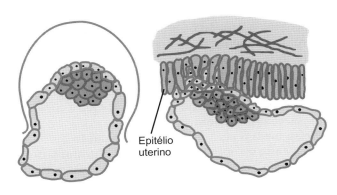

FIGURA 5-9 *À esquerda:* Deixando a zona pelúcida, o que permite a implantação (*à direita*).

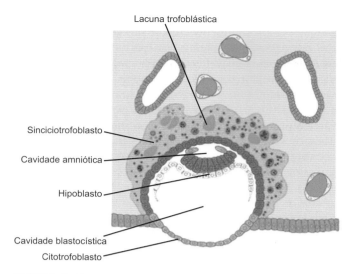

FIGURA 5-10 Oito dias de desenvolvimento. *(Fonte: Carlson BM, 2014.)*

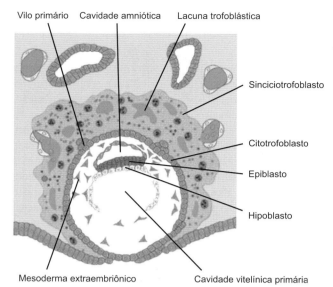

FIGURA 5-11 Dez dias de desenvolvimento. *(Fonte: Carlson BM, 2014.)*

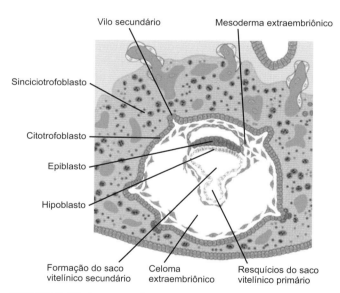

FIGURA 5-12 Formação da cavidade coriônica. *(Fonte: Carlson BM, 2014.)*

As células do embrioblasto ou massa celular interna formam um disco embriônico de duas camadas, uma interna, em contato com a cavidade blastocística, formada por pequenas células cuboides, e chamada de hipoblasto ou endoderma primitivo e outra externa, formada por células colunares altas, e chamada de epiblasto que dará origem ao embrião.

Uma pequena cavidade aparece no epiblasto, que aumenta para se transformar na cavidade amniótica. As células do epiblasto adjacentes ao citotrofoblasto são chamadas de amnioblastos; estes, junto com o resto do epiblasto, delimitam então a cavidade amniótica.

Por volta do 9º dia, começam a aparecer alguns vacúolos no polo embriônico do sinciciotrofoblasto, que vão se fundir e formar grandes lacunas – este é o estágio lacunar.

Enquanto isso, as células achatadas do hipoblasto formam uma fina membrana, a membrana extracelômica ou de Heuser, que cobre a superfície interior do citotrofoblasto. Esta membrana, juntamente com o hipoblasto, engloba a cavidade blastocística, que agora é denominada cavidade exocelômica ou saco vitelínico primitivo.

Por volta do 11º ou 12º dia, o blastocisto aparece como uma pequena protrusão na luz uterina, e as células do sinciciotrofoblasto conseguiram penetrar mais fundo no estroma uterino e erosam a camada endotelial dos capilares maternos, os sinusoides. As lacunas sinciciais se tornam contínuas com os sinusoides e o sangue materno entra no sistema lacunar. Dessa maneira é estabelecida a circulação uteroplacentária primordial.

Neste meio tempo, uma nova população de células aparece entre a superfície interna do citotrofoblasto e a superfície externa da cavidade exocelômica. Essas células, derivadas das células do saco vitelínico, formam um fino conjuntivo frouxo, o mesoderma extraembrionário, que eventualmente preenche todo o espaço entre o trofoblasto externamente e a cavidade exocelômica e o âmnio internamente (Fig. 5-11).

O mesoderma extraembriônico que cobre o citotrofolasto e o âmnio é chamado de mesoderma extraembriônico somático, enquanto o que cobre o saco vitelínico é o mesoderma extraembrionário esplâncnico.

À medida que o embrião se desenvolve, grandes cavidades se desenvolvem no mesoderma extraembrionário, e, quando estas se tornam confluentes, formam um novo espaço, conhecido como celoma extraembriônico ou cavidade coriônica (Fig. 5-12). Esse espaço vai envolver o saco vitelínico primitivo e a cavidade amniótica, e o disco embriônico está suspenso dentro desta cavidade pelo pedículo conectivo (Fig. 5-13). Este pedículo vai formar o cordão umbilical, que leva os vasos do embrião até o córion (placenta).

As células do citotrofoblasto proliferam localmente e penetram no sinciciotrofoblasto, formando colunas celulares cobertas por sincício. Estes são os vilos primários.

O endométrio fica edemaciado e é chamado de decídua, que será expelida logo após o parto.

Nesse meio tempo, o hipoblasto produz células adicionais que migram sobre a porção interna da membrana de Heuser ou exocelômica. Estas células se proliferam e gradualmente capturam grandes porções do saco vitelínico primário, formando os cistos exocelômicos que são frequentemente encontrados na cavidade coriônica. A cavidade vitelínica residual é denominada saco vitelínico secundário ou definitivo, muito menor do que o saco vitelínico primário.

O mesoderma embrionário que cobre a porção interna do citotrofoblasto é agora denominado placa coriônica.

Enquanto o saco vitelínico, que é o primeiro local de formação de células sanguíneas e nutre o embrião no início da gestação, regride à medida que a gravidez avança, o embrião se desenvolve dentro da cavidade amniótica, e no final da gestação ela contém quase 1 litro de fluido amniótico, cuja função é proteger, nutrir e hidratar.

GÁSTRULA

Ao redor do 13° dia ocorre a gastrulação, que é o processo através do qual o disco embrionário didérmico converte-se em tridérmico mediante a formação do terceiro folheto germinativo, o mesoderma.

A gastrulação começa com a formação da linha primitiva na superfície caudal do epiblasto (Fig. 5-14). No início essa linha é vagamente definida, mas no embrião de 15 ou 16 dias é claramente visível como uma ranhura estreita com regiões levemente protuberantes em cada lado. Há um crescimento em direção à sua porção cefálica. No final cefálico da linha primitiva, as suas células proliferam para formar o nódulo primitivo ou de Hensen, que consiste de uma área levemente elevada em volta de uma pequena fossa primitiva.

Algumas células do epiblasto migram em direção à linha primitiva, e, quando chegam lá, modificam sua forma para

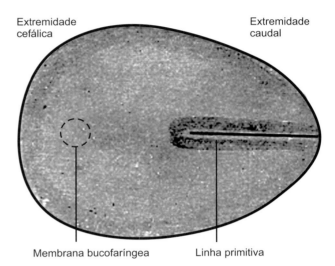

FIGURA 5-14 Início da gastrulação, com a formação da linha primitiva na superfície caudal do epiblasto.

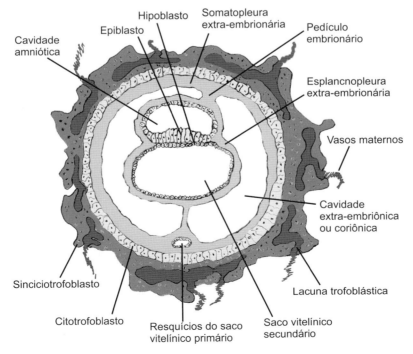

FIGURA 5-13 Disco didérmico formando o saco vitelínico secundário.

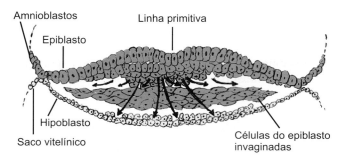

FIGURA 5-15 Invaginação.

uma forma mesenquimatosa, destacam-se do epiblasto e deslizam para baixo dele, deslocando o hipoblasto subjacente, em um processo chamado de invaginação (Fig. 5-15). A migração e a especificação celular são controladas pelo fator 8 de crescimento de fibroblastos (FGF8), que é sintetizado pelas próprias células da linha primitiva. O fator 8 age reduzindo a E-caderina, uma proteína que, como foi visto no capítulo de citologia, tem a função de manter as células juntas.

Uma vez que as células tenham invaginado, elas vão reepitelizar e formar o endoderma definitivo. Após a formação do endoderma definitivo, por volta do 16° dia, as células do epiblasto que ainda ingressam pela linha primitiva vão formar o mesoderma, enquanto que as que não migraram formarão o ectoderma. Portanto, na gastrulação, as três camadas embrionárias, ectoderme, mesoderma e endoderma, formam-se a partir do epiblasto. À medida que mais e mais células vão se invaginando entre o epiblasto e o hipoblasto, elas começam a se espalhar cranial e lateralmente e acabam estabelecendo contato com o mesoderma extraembriônico que cobre o saco vitelínico e o amniótico.

FORMAÇÃO DA NOTOCORDA E NEURULAÇÃO

Formação da notocorda

Algumas células migram através do nódulo primitivo em direção cefálica até a placa pré-cordal, formando uma corda celular conhecida como processo notocordal (Fig. 5-16).

A placa pré-cordal, formada por um pequeno bloco de mesoderma situado entre a notocorda e a membrana orofaríngea, é a responsável pela indução das estruturas cranianas da linha média, como o cérebro.

As células do processo notocordal vão estar intercaladas no hipoblasto, constituindo a placa notocordal (Fig. 5-17), mas, à medida que as células do hipoblasto forem sendo substituídas pelo endoderma no processo notocordal, as células da placa notocordal vão se proliferar e se destacar do endoderma, formando, então a notocorda definitiva.

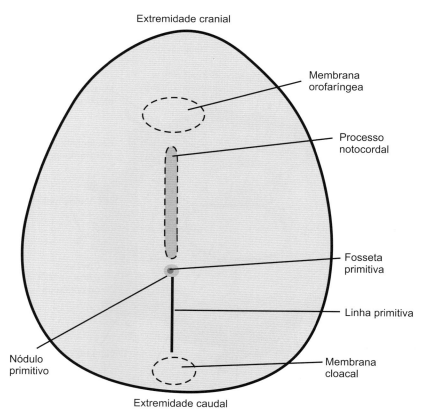

FIGURA 5-16 Formação do processo notocordal.

Neurulação

A neurulação, ou formação do tubo neural (Fig. 5-18), ocorre no final da 3ª semana. A notocorda induz o ectoderma, que está situado por cima dela, a se diferenciar em ectoderma neural e a se espessar, constituindo a placa neural. Nos lados do ectoderma neural, o ectoderma permanece superficial.

A placa neural aprofunda-se, formando um sulco (a goteira neural) com bordas que se espessam (pregas neurais) e se aproximam da linha média, onde se fundem, formando-se, assim, o tubo neural, que é aberto em ambas as extremidades nos neuroporos anterior e posterior, que conectam a luz do tubo neural com a cavidade amniótica. A fusão começa na região cervical, avançando depois para as duas extremidades.

Uma população especializada de células, as células da crista neural, diferencia-se do neuroectoderma e forma uma coluna de células dos dois lados do tubo neural. Elas migram do ectoderma neural em sua junção com o ectoderma superficial em direção ao mesoderma subjacente para vários locais, dando origem, entre outras estruturas, à pia e à aracnoide, aos gânglios da raiz dorsal, aos gânglios da cadeia simpática e à medula adrenal. Elas também migram para rodear o cálice óptico, onde ajudam a formar o olho.

A neurulação agora está completa, e o sistema nervoso central está representado por uma estrutura tubular fechada, com uma porção caudal estreita, a corda espinhal, e uma porção cefálica mais larga, caracterizada por um número de dilatações, as vesículas cerebrais: prosencéfalo, mesencéfalo e rombencéfalo (Fig. 5-19).

O prosencéfalo vai dar origem ao telencéfalo, mais anterior (que, por sua vez, vai originar os hemisférios cerebrais, hipocampo e lobos olfatórios), e o diencéfalo, mais caudal (que vai originar o tálamo, epitálamo, o hipotálamo, neuro-hipófise, retina, íris, corpo ciliar, nervo óptico, quiasma óptico e trato óptico). O mesencéfalo continua sendo o mesencéfalo, e a cavidade mesencefálica irá formar o aqueduto cerebral. O rombencéfalo vai dar origem ao metencéfalo, mais anterior (que formará a ponte e o cerebelo), e ao mielencéfalo (que origina o bulbo raquidiano).

Ao mesmo tempo que o tubo neural está se fechando, dois abaulamentos ectodérmicos, os placódios óticos e os placódios do cristalino, tornam-se visíveis na região cefálica do embrião. Os placódios do cristalino serão vistos a seguir, junto com a embriologia do olho.

Diferenciação do mesoderma

Inicialmente, as células da camada mesodérmica formam uma fina camada de tecido frouxo em cada lado do eixo principal (Fig. 5-20). Durante a neurulação, por

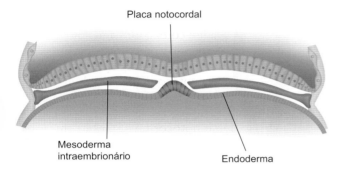
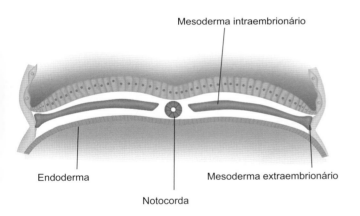

FIGURA 5-17 Formação da notocorda.

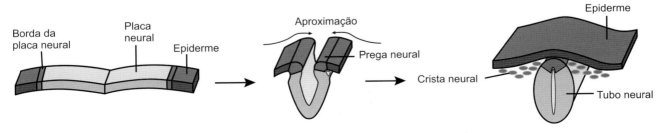

FIGURA 5-18 Formação do tubo neural.

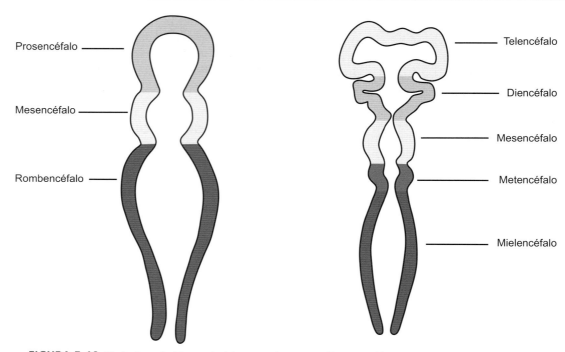

FIGURA 5-19 Vesículas primitivas primárias com 4 semanas (à *esquerda*) e secundárias, com 5 (à *direita*).

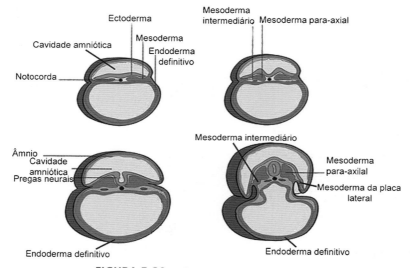

FIGURA 5-20 Diferenciação do mesoderma.

volta do 17° dia, há a proliferação celular com o espessamento do mesoderma intraembrionário de cada lado do tubo neural e a formação do mesoderma para-axial. Mais lateralmente, o mesoderma continua fino e forma a placa lateral.

Com o aparecimento e a coalescência de cavidades intercelulares na placa lateral, este tecido vai se dividir em duas camadas: mesoderma somático ou parietal, que é contínuo com o mesoderma que cobre o âmnio, e mesoderma visceral ou esplânico, que é contínuo com o mesoderma que cobre o saco vitelínico.

O mesoderma intermediário conecta o mesoderma para-axial e o mesoderma da placa lateral. A segmentação do mesoderma para-axial origina os somitos a partir dos quais se desenvolvem o esqueleto axial com sua musculatura e a derme.

DIFERENCIAÇÃO TISSULAR

Vitamina A

A vitamina A, na forma de ácido retinoico, controla o desenvolvimento embriônico e o desenvolvimento da pele e de outros órgãos, controlando a proliferação e a diferenciação celular. No entanto, os retinoides de fonte exógena podem causar efeitos teratogênicos, o mecanismo é ainda desconhecido.

Tecidos e órgãos derivados do ectoderma

Em termos gerais, o ectoderma dá origem a estruturas e órgãos que mantêm contato com o mundo exterior.
- SNC com exceção da dura-máter, vasos e micróglia.
- SN Periférico, células de Schwann, leptomeninges, melanócitos e medula da adrenal.
- Epitélio sensorial da mucosa olfativa e do ouvido interno.
- Epiderme e seus derivados, incluindo cabelo e unhas.
- Epitélio de revestimento da porção anterior da cavidade bucal e suas glândulas, das cavidades nasais e dos seios paranasais.
- Esmalte dos dentes.
- Epitélio de revestimento das porções terminais dos aparelhos digestivo, genital e urinário.
- Hipófise.
- Cristalino, epitélio da córnea e epitélio externo do tímpano.
- Glândulas subcutâneas.
- Glândulas sudoríparas.
- Glândulas mamárias.

Tecidos e órgãos derivados do mesoderma

- Cartilagem, osso e tecido conjuntivo.
- Derme.
- Músculo estriado e liso.
- Parede do tubo digestivo (exceto o epitélio).
- Coração, vasos, células sanguíneas e linfáticas.
- Rins, gônadas e ductos genitais.
- Membranas serosas que revestem as cavidades do corpo (pericárdio, pleura e peritônio).
- Baço e córtex da adrenal.

Tecidos e órgãos derivados do endoderma

- Epitélio de revestimento do tubo digestivo (com exceção das extremidades) e o parênquima das glândulas que dele derivam: fígado, tireoide, timo, paratireoide e pâncreas.
- Epitélio de revestimento e glândulas do aparelho respiratório, com exceção das cavidades nasais.

- Epitélio de revestimento do ouvido médio (incluindo o epitélio interno do tímpano), das células mastoides e da trompa auditiva.
- Epitélio de revestimento da bexiga, de parte da vagina, da uretra e as glândulas que derivam desses epitélios.

EMBRIOLOGIA DO OLHO

Períodos da embriologia ocular

O desenvolvimento embriológico do olho pode ser dividido em três etapas:
1. Período de formação do embrião tridérmico e formação do sulco óptico (22 dias)
2. Período da vesícula óptica primária (22 dias a 1 mês)
3. Período do cálice óptico (1 mês a 2 meses).

Formação do olho

A combinação de ectoderma neural, ectoderma superficial (incluindo a crista neural, que deriva desta camada, e o mesênquima que se origina da crista neural) e mesoderma são suficientes para a formação desta estrutura estrutura complexa, o olho.

O endoderma não entra na constituição do olho.

Três elementos são importantes na gênese do olho: fatores de crescimento, genes homeobox e células da crista neural.

Fatores de crescimento

O processo de indução é mediado por comunicação entre os tecidos através de macromoléculas que agem como sinais químicos. Os fatores de crescimento estão ativos no início do processo embrionário. Eles se ligam aos sítios receptores específicos na membrana plasmática da célula-alvo e modulam a migração, a proliferação e a diferenciação das células.

Entre os fatores de crescimento mais importantes, temos o fator de crescimento dos fibroblastos (FGF), o fator β_S de transformação do crescimento (TGF-β_1 e TGF-β_2) e o fator I de crescimento tipo insulina (IGF-I). O FGF é mais importante na diferenciação das estruturas caudais do que as craniais, enquanto com o TGF-βs é o contrário. Os fatores de crescimento também regulam os níveis de expressão dos genes homeobox, que funciona como um mecanismo para controlar o desenvolvimento do olho como um todo.

Alguns fatores de crescimento são cruciais em dirigir a migração e os padrões de desenvolvimento das células da crista neural cranial, influenciando a síntese e a degradação da matriz extracelular. Desta maneira, facilitam uma série complexa de interações tissulares integradas, movimentos e mudanças de forma, especialmente durante os estágios precoces da morfogênese da vesícula óptica e do cristalino. Moléculas desta matriz extracelular como a fibronectina promovem a migração, enquanto outras, como os proteoglicanos, são inibitórias.

A diferenciação dos vários tecidos oculares parece ser controlado, ao menos em parte, por uma variedade de fatores de crescimento, que agem de maneira sinérgica para servir como um mecanismo regulatório para iniciar atividades celulares e para limitar o desenvolvimento anormal. Os FGFs, por exemplo, induzem as células do ectoderma neural que estão na parede interna do cálice óptico para que se desenvolva em retina neural. Além disto, também são responsáveis por certos aspectos da diferenciação das células epiteliais do cristalino em fibras cristalinianas. No entanto, a diferenciação das células epiteliais cristalinianas imediatamente anteriores ao equador, assim como a sua atividade mitótica, é promovida pelas IGFs.

Genes homeobox

Os genes homeobox controlam a atividade de vários genes subordinados, seja ativando ou reprimindo. Eles estão localizados nos cromossomos na mesma ordem em que são expressos, indicando que são ativados sequencialmente. São ativados não só pelos fatores de crescimento, especialmente FGFs e TGF-βs, mas também pelo ácido retinoico. Vitamina A em excesso ou em falta é teratogênico.

Células da crista neural

As células da crista neural surgem do ectoderma neural localizado na crista das pregas neurais ao mesmo tempo que estas pregas se fundem para formar o tubo neural. Estas células, que já foram descritas no tópico "Formação da notocorda e neurulação", migram para diferentes regiões do embrião onde se diferenciam, e seu papel na embriologia ocular será descrito com mais detalhes a seguir.

Dados gerais

A diferenciação em estruturas individuais ocorre, relativamente, com maior rapidez no segmento posterior do que no anterior no início da gestação, e mais rapidamente no segmento anterior no fim da gestação. O desenvolvimento inteiro envolve três invaginações do ectoderma, várias penetrações do mesênquima da crista neural nesta estrutura e uma organização do mesoderma fora do olho.

Invaginações do ectoderma

As três invaginações são:
- Formação da crista neural, sulco neural e tubo neural, e na extremidade cranial do tubo neural, este se termina em duas vesículas ópticas primárias.
- Formação da depressão da lente.
- Formação da depressão palpebral.

Vesícula óptica

A primeira evidência da formação do olho ocorre por volta do 22° dia, com a formação de duas ranhuras rasas, os sulcos ópticos, um em cada lado da linha média no prosencéfalo.

Com o fechamento do tubo neural, por volta do 25° dia, essas ranhuras formam pequenas bolsas, as vesículas ópticas (Fig. 5-21) que se prendem ao prosencéfalo através de um pedúnculo, o pedúnculo óptico. Algumas células

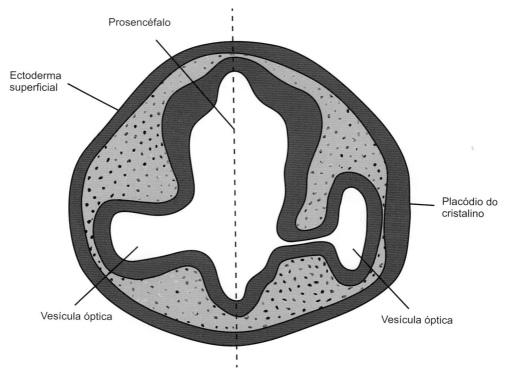

FIGURA 5-21 Formação da vesícula óptica (à *esquerda*) e do placódio do cristalino (à *direita*).

que migraram da crista neural rodeiam a vesícula óptica também por volta do 25° dia, e formarão posteriormente as estruturas mesenquimais oculares. Observe que mesoderma não é a mesma coisa do que mesênquima derivado da crista neural.

As vesículas ópticas, formadas por ectoderma neural, estão inicialmente separadas do ectoderma superficial pelo mesoderma. Posteriormente, elas entram em contato com o ectoderma superficial, onde induzem mudanças necessárias para a formação do cristalino, formando a placa ou placódio cristaliniano por volta do 27° dia, o que coincide com a formação do pedúnculo óptico. A formação da vesícula da lente será vista em maiores detalhes a seguir. A vesícula óptica também parece desempenhar um papel importante para a indução e determinação do tamanho da fissura palpebral e estruturas orbitárias e perioculares.

Cálice óptico

Em seguida, na 5ª semana, por volta do 25° ao 29° dia, há uma segunda invaginação da vesícula óptica sobre ela mesma e forma-se, então, uma estrutura de paredes duplas, o cálice óptico (Fig. 5-22).

A camada externa do cálice óptico, que posteriormente vai formar o epitélio pigmentar da retina, é mais fina e mais pigmentada, enquanto a interna, que será responsável pela retina e seus elementos gliais, torna-se mais espessa.

Durante a conversão da vesícula em cálice óptico, há um crescimento diferencial das paredes da vesícula. As margens do cálice óptico crescem acima dos lados superior e lateral da vesícula cristaliniana em formação para envolvê-la. No entanto, este crescimento não acontece na parte inferior da lente, logo, as paredes do cálice mostram uma falha nesta parte.

As camadas interna e externa deste cálice estão inicialmente separadas por uma luz, o espaço intrarretiniano. À medida que o ectoderma neural também se dobra sobre si mesmo, começando as paredes temporal e inferior a se curvarem sobre as paredes superior e posterior, este espaço colapsa e é criada essa estrutura de paredes duplas, o cálice óptico.

A invaginação da superfície inferior do pedículo óptico e das vesículas ópticas ocorre ao mesmo tempo, criando um sulco que é conhecido como fissura embriônica, coróidea, fetal ou óptica (Fig. 5-23). Ela inicia na falha na superfície inferior do cristalino e se estende a alguma distância ao longo da superfície inferior do pedículo óptico. As margens da vesícula óptica crescem em volta da fissura óptica.

A fissura coróidea possibilita a entrada no pedículo óptico do mesênquima da crista neural que formará, posteriormente, o corpo vítreo, que logo é preenchido por vasos (Fig. 5-24) – o sistema hialoide. Estes vasos se dirigem ao cristalino em formação, ao mesmo tempo que permite que os axônios das células ganglionares deixem o olho e sigam em direção ao cérebro, ambos os eventos ocorrendo durante o 2° mês.

O neuroectoderma do pedículo óptico vai posteriormente dar origem à glia periférica e aos componentes gliais da lâmina crivosa.

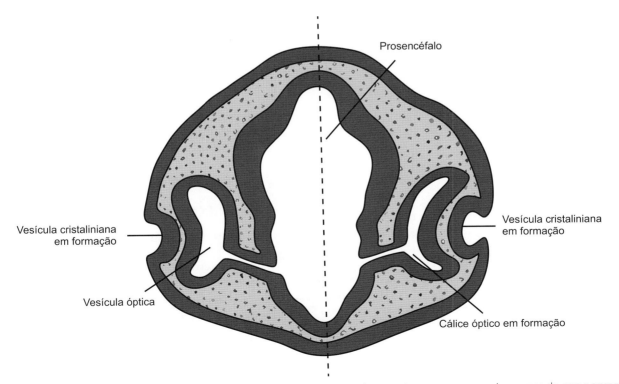

FIGURA 5-22 Formação do cálice óptico, sendo apresentada na metade esquerda uma etapa um pouco mais precoce do que a apresentada na metade direita.

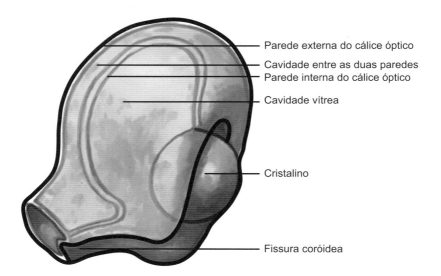

FIGURA 5-23 Fissura coróidea.

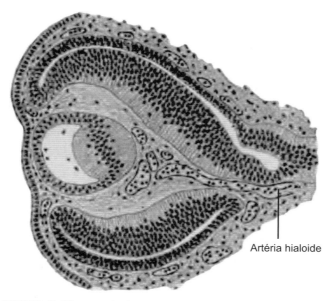

FIGURA 5-24 Entrada da artéria hialoide pela fissura coróidea e vesícula cristaliana.

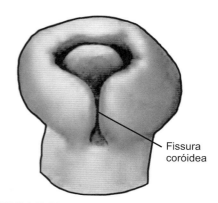

FIGURA 5-25 Fechamento da fissura coróidea.

Na 7ª semana, os lábios desta fissura devem soldar-se, começando próximo ao equador e progredindo anterior e posteriormente, e a boca da vesícula óptica se torna uma abertura redonda, a futura pupila (Fig. 5-25). A borda anterior das camadas externa e interna do cálice formarão aí respectivamente os epitélios pigmentado e não pigmentado do corpo ciliar e os epitélios anterior e posterior da íris.

A fusão da fissura fetal deve estar completa até a 6ª semana.

Na extremidade anterior do pedículo óptico permanece uma pequena abertura, através da qual os vasos hialoides irão passar até os 4 meses, quando, então, as suas porções distais irão degenerar e as proximais irão formar a artéria e a veia centrais da retina. Quando o fechamento da fissura coróidea não ocorre de maneira correta, encontramos os colobomas de íris, cristalino, coroide e nervo óptico, isolados ou em conjunto.

Constituição do cálice óptico

O cálice óptico se constitui, portanto, da seguinte maneira (Fig. 5-26):
- Uma face externa, que originará o epitélio pigmentar da retina;
- Uma face interna, a partir da qual se desenvolveram as demais camadas da retina;
- Uma borda anterior, que se converterá na íris;
- Anteriormente ao cálice, a vesícula da lente, que formará o cristalino e
- O pedúnculo óptico, local do nervo óptico.

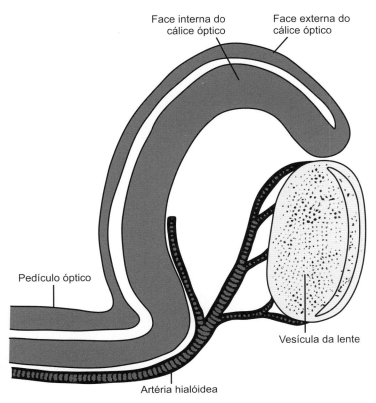

FIGURA 5-26 Constituição do cálice óptico.

Vesícula da lente

Ao mesmo tempo, em que entra em contato com o ectoderma que a recobre, a vesícula óptica apresenta uma ação indutora sobre o mesmo. As células do ectoderma superficial, inicialmente em contato com a vesícula óptica, começam a se alongar e formam o placódio da lente, por volta do 27° dia. Recentemente tem sido sugerido que uma série de interações complexas com outros tecidos, incluindo endoderma intestinal e mesoderma cardíaco, contribui também para que as células do ectoderma superficial comecem a se alongar e formar o placódio da lente ou placa cristaliniana.

A placa cristaliniana irá também se invaginar, por volta do 29° dia, formando a fossa cristaliniana, cujas bordas se aproximam uma da outra para formar uma esfera oca, que é conhecida como vesícula cristaliniana (Fig. 5-27) aproximadamente na 4ª semana. Ela está ligada inicialmente ao ectoderma superficial pelo pedículo do cristalino.

Durante a 5ª semana, até o 36° dia, as células que formam o pedículo da lente sofrem apoptose e se degeneram, e a vesícula cristaliniana perde contato com o ectoderma superficial e fica livre na borda do cálice óptico. O ectoderma superficial neste ponto se regenera e forma o futuro epitélio corneano. As paredes da vesícula cristaliniana irão formar a membrana basal, que será a cápsula do cristalino.

Formações mesenquimais (derivadas do ectoderma da crista neural)

Do lado de fora do cálice óptico, algumas das células da crista neural que o recobrem (Fig. 5-28) vão se diferenciar em uma camada interna, vascularizada, que formará a coroide, e uma externa, que dará origem à esclera e que é contínua com a dura-mater em volta do nervo óptico. Isto é simultâneo com a diferenciação do epitélio pigmentar, por volta da 5ª ou 6ª semana.

O ectoderma superficial, regenerado após a separação da vesícula cristaliniana, tornar-se-á o epitélio corneano, que a seguir forma o estroma primário pela secreção de colágeno e glicosaminoglicanos no espaço entre este epitélio e o cristalino. A embriologia da córnea será mais bem descrita a seguir.

Três ondas de mesênquima da crista neural migram para o espaço entre o estroma primário corneano e a vesícula da lente (Fig. 5-29). A diferenciação dessas células de mesênquima na córnea e a formação de uma câmara anterior dependem aparentemente de um sinal indutor do cristalino.

A primeira onda forma o endotélio corneano. Uma segunda onda se estende em direção ao cálice, entrando entre o endotélio e a lente deixando uma matriz frouxa de material fibrilar entre o cristalino e o endotélio. Uma parte desta matriz vai formar o estroma da íris e a membrana pupilar, e parte se liquefaz, levando à formação da câmara anterior. Uma parte da matriz que forma o estroma

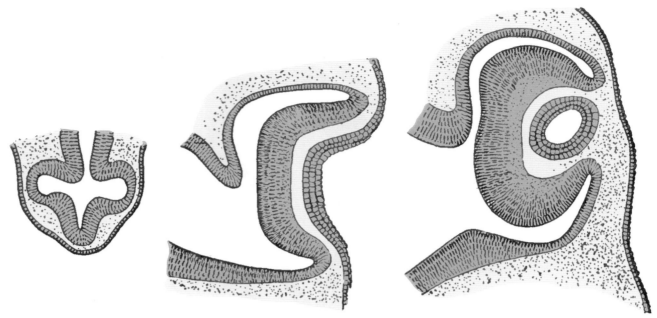

FIGURA 5-27 Formação da vesícula cristaliniana.

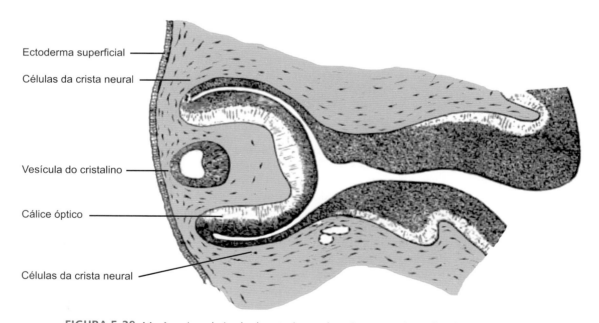

FIGURA 5-28 Mesênquima derivado do ectoderma das cristas neurais recobrindo o cálice óptico.

primário também se liquefaz, o que deixa um espaço para a terceira onda de células mesenquimais.

A terceira onda de mesênquima migra entre o ectoderma superficial e o endotélio e dará origem aos ceratócitos do estroma corneano secundário ou maduro.

Vasos

A artéria hialoide desenvolve-se como um ramo da artéria oftálmica durante a 5ª semana. Ao entrar na vesícula pela fissura coróidea, atravessa o vítreo primitivo, através do canal hialóideo, até alcançar a superfície posterior do cristalino, formando uma rede vascular (Fig. 5-30) que se anastomosa com a membrana pupilar que recobre a face anterior do cristalino (e que provém fundamentalmente das artérias ciliares posteriores longas), conjunto denominado túnica *vasculosa lentis*. Irá nutrir o cristalino durante a gestação, até que a câmara anterior esteja formada e o humor aquoso esteja sendo produzido.

A membrana pupilar começa a desaparecer com a atrofia do sistema hialoide, no final do 4º mês, estando normalmente

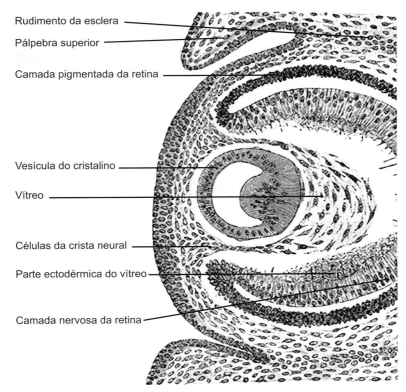

FIGURA 5-29 Mesênquima da crista neural se infiltrando entre a vesícula da lente e o ectoderma superficial em um embrião de 6 semanas.

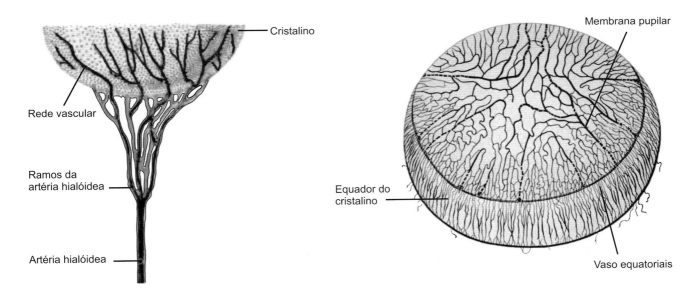

FIGURA 5-30 Túnica *vasculosa lentis* mostrando a rede vascular secundária à hialoide à *esquerda* e a a membrana pupilar à *direita*.

completamente ausente no 8° mês intrauterino. Às vezes, a membrana pupilar inteira persiste no nascimento, dando a condição chamada de membrana pupilar persistente. A mancha de Mitttendorf é uma pequena área (1-2 mm) de fibrose na cápsula posterior, e representa uma regressão incompleta da artéria hialoide, no ponto onde se adere ao cristalino. A papila de Bergmeister é um tufo de tecido glial fibroso que emana do centro do nervo óptico, e representa um resquício da vasculatura hialóidea que não sofreu regressão, e ocasionalmente pode ser vista no indivíduo adulto. Após o fechamento da fissura coróidea, a artéria hialoide vai dar origem à artéria central da retina, que irá suprir a retina.

A vasculatura hialoide é a fonte primária de nutrição para a retina embrionária, e a sua regressão serve para estimular a angiogênese dos vasos retinianos, quando os complexos vasculares saindo dos vasos hialóideos no disco óptico crescem em direção à periferia. A artéria central da retina forma as arcadas retinianas nasal e temporal. Aos 5 meses, estas arcadas progrediram até o equador do olho, e as artérias ciliares posteriores longas e curtas estão bem desenvolvidas. A artéria posterior longa supre o segmento anterior e a posterior curta supre a coroide.

As artérias retinianas continuam seu crescimento a partir do nervo óptico em direção à *ora serrata* e alcançam a periferia nasal após 8 meses de gestação, ao mesmo tempo que ramos penetram na profundidade da retina neural até a camada nuclear externa, processo este que não se completa antes do 9° mês de gestação.

Os vasos não alcançam a periferia temporal até 1 mês após o parto, e essa retina incompletamente vascularizada é particularmente suscetível ao prejuízo pelo oxigênio, especialmente no recém-nascido prematuro, causando a denominada retinopatia da prematuridade. A vascularização do olho será estudada com mais detalhes no capítulo sobre anatomia ocular.

Formação da órbita

Os ossos e cartilagem da órbita, fáscia e corpo adiposo da órbita são originários da crista neural. Os ossos da órbita são inicialmente membranosos, exceto o esfenoide. A ossificação das membranas inicia por volta da 12ª semana, e a fusão óssea ocorre entre o sexto e o 7° mês de gravidez.

Angulação da órbita

Até a 4ª semana de gestação as órbitas formam um ângulo de 180 graus entre si. Este ângulo vai diminuindo progressivamente até estabilizar-se em aproximadamente 45 graus.

Formação dos músculos extraoculares

Os músculos extraoculares são um dos poucos tecidos perioculares que não se formam a partir das células das cristas neurais. Eles são derivados do mesoderma para-axial, que envolve o cálice óptico. Eles emigram ventral e caudalmente em volta do olho em desenvolvimento, em forma de miócitos que se concentram na zona equatorial, perto da esclera. Ali eles proliferam, diferenciam-se e fundem-se com a esclera através dos tendões colagenosos. Já podem ser identificados com 7 semanas e estão bem avançados no 4° mês de gestação. A sequência de aparição e diferenciação é a seguinte: reto lateral, reto superior, elevador da pálpebra superior, oblíquo superior, reto medial, oblíquo inferior, reto inferior. A cápsula de Tenon aparece na inserção dos músculos retos com 12 semanas e está completa aos 5 meses de gestação.

Formação do supercílio

Parte da região superciliar desenvolve-se do ectoderma cutâneo e parte do mesoderma.

Formação do aparelho lacrimal

As glândulas lacrimais principais e as acessórias derivam do epitélio conjuntival, sendo portanto de origem ectodérmica superficial, iniciam com a produção de lágrima aproximadamente 4 semanas após o nascimento e não funcionam totalmente até a 6ª semana.

O saco lacrimal, canalículos e o ducto nasolacrimal resultam de uma corda celular sólida de origem ectodérmica superficial localizada entre os processos maxilar e nasal. Este cordão se canaliza na época do nascimento e, quando não está bem canalizado no neonato, pode haver epífora.

Formação da pálpebra e conjuntiva

Após a vesícula da lente se separar do ectoderma superficial, este último se regenera e constitui o epitélio da córnea. Acima e abaixo do epitélio corneano, o ectoderma superficial se dobra, formando duas pregas cutâneas, que são os rudimentos das pálpebras superior e inferior (como já foi visto na Fig. 5-29), já bem discerníveis por volta do 2° mês. A superfície externa da prega se tornará a epiderme da pálpebra enquanto a interna, o epitélio conjuntival. Estes são, portanto, derivados do ectoderma superficial. Os cílios, as glândulas meibomiamas e outras glândulas palpebrais também se desenvolvem a partir da epiderme, sendo, portanto, derivados do ectoderme superficial.

Essas pregas cutâneas contêm em seu interior mesênquima, originado das cristas neurais, que originará o tecido conjuntivo, e que será invadido mais tarde por mesoderma, formando a camada muscular, tecido conjuntivo, camada muscular e submuscular e tarso.

A diferenciação da pálpebra começa entre a 4ª e a 5ª semana de gestação, iniciando no canto lateral e progredindo medialmente. Até a 8ª semana, ambas as pálpebras já podem ser vistas. Durante um certo período da vida intrauterina (do 3° ao 6° mês), as pálpebras estarão fundidas em frente do olho, desta maneira isolando o epitélio corneano do fluido amniótico.

Formação da esclera

O mesênquima da crista neural que recobre o cálice se diferencia em uma camada mais externa, a esclera, e uma mais interna, a coroide. A formação da esclera, por volta da 7ª semana, dá-se de dentro para fora e do sentido anterior para o posterior, iniciando próximo ao limbo e continuando posteriormente até atingir o nervo óptico. A diferenciação das células da crista neural em esclera e coroide é induzida pelo epitélio pigmentar retiniano, sendo necessária também para a sua formação a presença do cristalino em desenvolvimento.

A região caudal da esclera é derivada provavelmente do mesoderma para-axial, que, durante o período de migração das células da crista neural, está justaposto à superfície caudomedial da vesícula óptica.

Formação da córnea

A córnea inicia seu desenvolvimento quando a vesícula da lente separa-se do ectoderma, por volta da 5ª ou 6ª semana. O ectoderma superficial, regenerado, dará origem ao epitélio corneano (como pode ser visto na Fig. 5-29).

A separação da vesícula cristaliniana induz a camada basal de células epiteliais a secretar fibrilas de colágeno e glicosaminoglicanos, que irão ocupar o espaço entre o cristalino e o epitélio corneano e constituem o estroma primário.

A primeira onda de mesênquima, entre a 5ª e a 6ª semana, é responsável pelo endotélio. As células do mesênquima se estendem para o cálice óptico além da sua margem anterior para se tornarem alinhadas e em próxima relação com a camada única do ectoderma superficial. A membrana de Descemet é secretada pelo endotélio um pouco depois.

A terceira onda do mesênquima na 7ª semana, migra entre o ectoderma superficial, agora chamado de epitélio primitivo, e o endotélio, e dá origem aos ceratócitos, que secretam fibrilas de colágeno tipo I e formam a matriz do estroma corneano secundário ou maduro.

Formação da câmara anterior

É formada na segunda onda de mesênquima da crista neural, que penetra entre o endotélio e o cristalino. Parte do mesênquima se liquefaz, para formar a câmara anterior, que é muito estreita até o 5° mês de gestação e permanece estreita até o nascimento.

O ângulo da câmara anterior é ocupado por estas células originárias da crista neural e irão formar a malha trabecular.

O aspecto posterior do ângulo é definido pelo epitélio pigmentado do cálice óptico que irá formar a íris e pelas células mesenquimais que estão se desenvolvendo em canais vasculares da membrana pupilar. Anteriormente, as células do endotélio corneano se estendem até o recesso do ângulo e, em torno da 15ª semana, encontram-se na superfície anterior da íris em formação, desta maneira demarcando o ângulo da câmara anterior.

Embora a formação dos tecidos que constituem a câmara anterior seja muito precoce, a diferenciação definitiva das estruturas de filtração ocorre apenas um pouco antes do nascimento, e seu desenvolvimento continua na vida extrauterina.

Formação da íris

A íris é composta de três camadas: anteriormente, a porção mesenquimática da crista neural, que formará o estroma, e posteriormente duas camadas ectodérmicas neurais correspondentes às duas camadas do cálice óptico (Fig. 5-31).

O estroma iriano aparece a partir da segunda onda de células da crista neural. Ela entra entre o endotélio e a lente, deixando uma matriz frouxa de material fibrilar, sendo que uma parte desta matriz formará o estroma da íris ao redor de 7 semanas de gestação.

No 3° mês, a rima anterior do cálice óptico se diferencia conforme se aproxima do cristalino. Após os futuros processos ciliares estarem formados, ambas as paredes do cálice óptico crescem para a frente, abaixo da membrana pupilar e das células mesenquimais. A pigmentação da camada epitelial posterior começa a partir do 4° mês e inicia na margem pupilar e progride em direção à periferia.

O círculo arterial maior se forma no 4° mês.

O ectoderma neural vai formar ainda o esfíncter da pupila no 5° mês intrauterino, e o dilatador da pupila no 6°, motivo pelo qual podemos ter dificuldade para dilatar a pupila de prematuros.

A membrana iridopupilar, formada junto com o estroma da íris na segunda onda de mesênquima, e que está localizada na frente do cristalino, involui completamente ao final do 6° mês de gestação, deixando o eixo visual claro, dando origem à pupila e estabelecendo a comunicação entre as câmaras anterior e posterior. Às vezes, esta involução dá-se de forma incompleta e podem-se visualizar fibras de tecido conjuntivo suspensas na pupila.

A pigmentação da íris continua após o nascimento por pelo menos 6 meses.

Anisocoria fisiológica é vista em 21% da população.

Formação do corpo ciliar

Os dois epitélios do corpo ciliar, assim como os dois da íris, são continuações dos epitélios pigmentar e sensorial da retina, que são formados pelas duas camadas do ectoderma neural do cálice óptico. Enquanto as duas camadas se tornam pigmentadas na íris, apenas a externa é pigmentada no corpo ciliar. No final do 3° mês, indentações longitudinais aparecem na camada pigmentada externa. Entre o terceiro e o 4° mês, a camada interna, não pigmentada, começa a seguir o contorno e aderir à camada pigmentada. Estas pregas radiais, em número aproximado de 75, são o início dos processos ciliares. O mesênquima, originado da crista neural, penetra nas pregas do corpo ciliar para formar os processos ciliares, ao final do 3° mês.

A produção de humor aquoso pelo epitélio ciliar ocorre até a 20ª semana, o que coincide com as mudanças do ângulo iridocorneano.

O músculo ciliar, da mesma maneira que o tecido conjuntivo do corpo ciliar, origina-se do mesênquima da crista neural. Com aproximadamente 10 semanas de gestação, as células precursoras do músculo ciliar são identificadas como um acúmulo de células mesenquimais entre o epitélio ciliar primitivo e a condensação da esclera anterior, na margem do cálice óptico. A diferenciação começa na 12ª semana de gestação, iniciando com as fibras longitudinais e segue até 1 ano após o nascimento, quando o músculo circular termina o seu desenvolvimento.

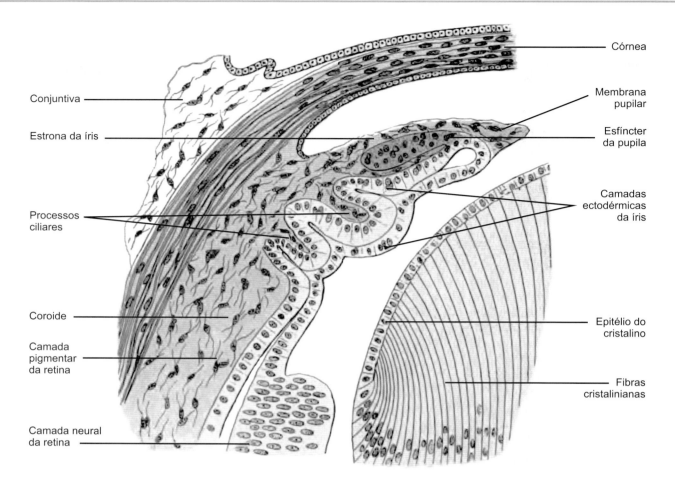

FIGURA 5-31 Íris e corpo ciliar embrionários.

Formação do cristalino

O cristalino desenvolve-se a partir da vesícula da lente, um derivado ectodérmico superficial, do qual posteriormente se separa.

A cápsula do cristalino é formada pela lâmina basal das células epiteliais da lente na sua porção anterior e pelas fibras cristalinianas posteriormente e pode ser vista a partir da 6ª semana de gestação.

As células no polo anterior da vesícula original permanecem indiferenciadas e são chamadas de epitélio anterior.

Com um sinal indutivo da retina neural em desenvolvimento, as células da face posterior se alongam em direção à face anterior e perdem posteriormente os seus núcleos, assim como outras organelas membranosas (desta maneira melhorando a sua qualidade óptica) e transformam-se em longas fibras que, progressivamente vão obliterando a cavidade da vesícula – estas são as fibras primárias (Fig. 5-32).

Aos 40 dias de gestação, as fibras primárias alcançam a face anterior e formam o núcleo embrionário da lente. As novas fibras (ou fibras secundárias) (Fig. 5-33) originam-se por mitose, alongamento e diferenciação das células do epitélio anterior no equador do cristalino a partir do 40° dia. As células epiteliais na região pré-equatorial retêm a sua atividade mitótica e proliferativa durante a vida.

As fibras cristalinianas secundárias são deslocadas para dentro em direção ao núcleo embrionário. Elas se alongam axialmente em direção aos dois polos, estando diretamente abaixo do epitélio anteriormente e da cápsula posteriormente, desta maneira circulando e cobrindo as fibras cristalinianas primárias. O núcleo dessas fibras recém-formadas migra progressivamente em direção à superfície anterior do cristalino, conferindo um aspecto de arco. Posteriormente, o núcleo e as organelas membranosas destas fibras também são perdidos.

Desta forma, as novas fibras estão arranjadas entre a cápsula e o núcleo embrionário, meridionalmente em camadas concêntricas, e vão formando o núcleo fetal entre o 2° e o 8° mês de gestação.

Este processo faz com que as fibras primárias percam suas ligações com as faces anterior e posterior do cristalino. Além disso, as novas fibras não conseguem mais se estender de um polo para o outro devido às sucessivas internalizações das fibras e ao consequente aumento no volume cristaliniano.

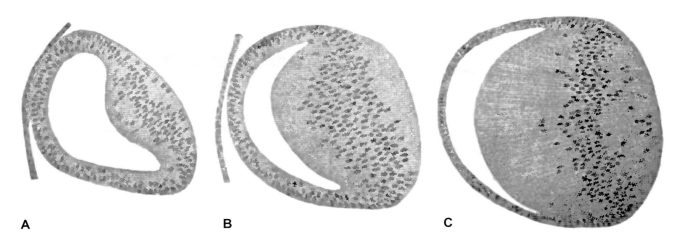

FIGURA 5-32 Fibras cristalinianas primárias.

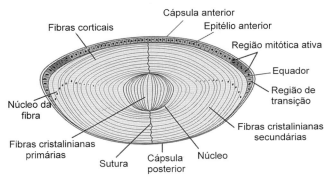

FIGURA 5-33 Fibras cristalinianas secundárias.

O trajeto das fibras que vão do equador do polo anterior até o posterior não é exatamente simétrico, e o encontro de fibras advindas de diversas regiões origina o surgimento de duas linhas de sutura no núcleo fetal, uma anterior e outra posterior. Na face anterior, a linha de sutura apresenta-se como um Y e na face posterior como um Y invertido (Fig. 5-34) e podem ser vistas já na 8ª semana.

À medida que as fibras do cristalino continuam a se formar e ele continua a crescer, os padrões de suturas se tornam progressivamente mais complexos, resultando em 12 ou mais suturas no olho adulto. A nutrição do cristalino durante a embriogênese é feita pela túnica vascular, que desaparece antes do nascimento.

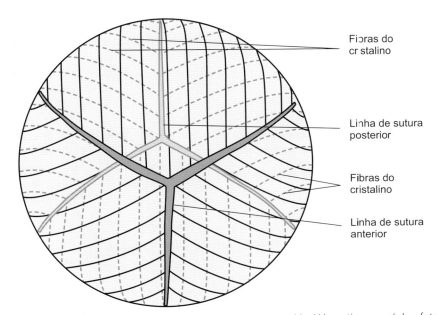

FIGURA 5-34 Cristalino humano mostrando as suturas em Y e Y invertico no núcleo fetal.

Formação do vítreo

O vítreo primário aparece com aproximadamente 5 semanas de gestação e consiste de vasos hialóideos com células mesenquimais, material fibrilar colagenoso e macrófagos em volta. A maioria dessas células mesenquimais origina-se da crista neural. Em menor quantidade, o ectoderma superficial derivado do tecido que rodeia o cristalino durante o seu processo de invaginação também contribui para a formação do vítreo primário. Ele preenche o espaço entre a lente e a retina, que neste estágio embrionário ainda é bastante estreito (Fig. 5-35, à esquerda).

Quando se fecha a fissura coróidea, por volta da 8ª semana de vida intrauterina, forma-se o vítreo secundário, que rodeia e comprime o vítreo primário que virtualmente desaparece. O vítreo primário finalmente se aloja atrás do polo posterior do cristalino, como canal hialoide. Da involução da artéria hialoide e do vítreo primário surge o canal de Cloquet. Em indivíduos jovens, o vítreo está firmemente ligado à cápsula posterior do cristalino, através do ligamento de Wiegert.

O vítreo secundário consiste de um gel com uma rede fibrilar compacta, hialócitos primitivos (que produzem colágeno, expandindo o volume do vítreo), monócitos e ácido hialurônico. É formada a partir do vítreo primário e das células da crista neural.

Durante o 3º mês está se formando o feixe marginal de Drualt. Ele consiste de condensações fibrilares do vítreo que se estendem ao futuro epitélio ciliar, do cálice óptico ao equador do cristalino. As condensações formam então a zônula, ou ligamento suspensor do cristalino, que corresponde ao vítreo terciário (Fig. 5-35, à direita). Ele vai estar bem desenvolvido aos 4 meses.

Formação da retina

Durante o período embrionário e parte do fetal, as duas camadas do cálice óptico encontram-se separadas por um espaço intrarretiniano que representa a cavidade original da vesícula óptica. Com a formação da retina, este espaço desaparece. O descolamento de retina, quando ocorre, é entre essas duas camadas. O desenvolvimento da retina dá-se do polo posterior para a *ora serrata*, e da camada mais interna para a externa, ficando a retina completamente formada no 9º mês.

Com o desenvolvimento do cálice óptico, observa-se a transformação da sua camada externa em um epitélio cúbico simples que se diferencia produzindo melanócitos. A pigmentação começa com aproximadamente 4 e está bem formada com 5 semanas. Assim é formado o epitélio pigmentar da retina. Ele está firmemente aderido à membrana de Bruch no seu lado coróideo. Essa membrana é formada por ambos.

A camada interna do cálice óptico, que posteriormente originará a retina sensorial, vai dar origem a dois estratos, um celular mais externo e outro interno, acelular (camada marginal interna). Ambas as camadas apresentam uma membrana basal; a da camada externa irá se incorporar à membrana de Bruch e a da camada interna formará a membrana limitante interna. Do estrato celular externo, as células migram para o estrato interno, resultando em duas camadas nucleares, chamadas de neuroblástica interna e externa. Entre elas está uma faixa acelular fina, chamada de camada transitória de fibras de Chievitz (Fig. 5-36, à esquerda).

A diferenciação retiniana ocorre a partir da 7ª semana de vida intrauterina. A camada neuroblástica interna é a primeira a se diferenciar (Fig. 5-36, centro), dando origem às células ganglionares primeiro, e amácrinas, horizontais e de Müller a seguir. Aparecem conexões entre as células amácrinas, horizontais e de Müller a seguir. Aparecem conexões entre as células amácrinas e ganglionares, ao mesmo tempo que as células bipolares e de Müller se diferenciam. A parte acelular dessa camada neuroblástica interna dá origem à camada de fibras nervosas.

Por volta do 3º mês, inicia a diferenciação da camada neuroblástica externa (Fig. 5-36, à direita), que dá origem

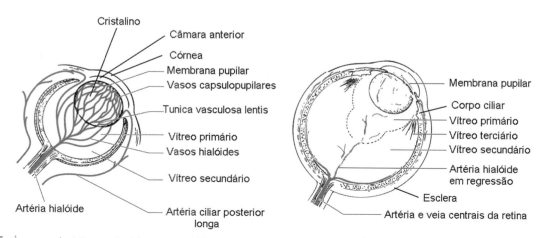

FIGURA 5-35 *À esquerda:* Vítreo primário e secundário em um embrião de 2 meses. *À direita:* Vítreo primário, secundário e terciário em embrião de 3 meses e meio.

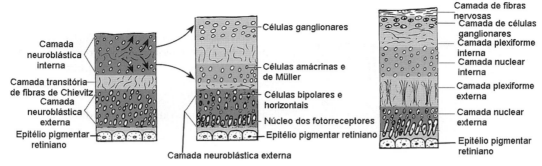

FIGURA 5-36 *À esquerda:* Camadas neuroblásticas interna e externa, com 7 a 8 semanas. *Centro:* Diferenciação da camada neuroblástica interna com 10 a 12 semanas. *À direita:* Formação das camadas da retina com 4 meses.

às células bipolares, cones e bastonetes. Os cones na realidade aparecem ao mesmo tempo que as células horizontais (e antes dos bastonetes), mas a diferenciação desses fotorreceptores só vai acontecer quando começarem a se formar as conexões com a camada neuroblástica interna.

A geração das células das camadas neuroblásticas é seguida por sua diferenciação, e as células mais diferenciadas vão então migrar através da retina em formação. As células ganglionares migram para a porção interna da retina, formando a camada de células ganglionares, deixando em seu rastro uma região acelular, a camada plexiforme interna. À medida que as células ganglionares crescem em direção ao cérebro, a camada de fibras do nervo óptico começa a ficar mais visível.

Aos 4 meses de vida intrauterina vai aparecer a camada plexiforme externa, e as células localizadas entre as camadas plexiformes externa e a interna vão formar a camada nuclear interna, desaparecendo aí a camada de fibras transitórias. A camada nuclear externa, formada pelos núcleos dos cones e bastonetes, é a última a se diferenciar, não há migração dos fotorreceptores.

A região macular é mais espessa do que o restante da retina devido ao acúmulo de células ganglionares; no 6° mês, as células da retina interna desta região começam a se deslocar centrifugamente e a depressão macular começa a se desenvolver. A fóvea só é completamente formada após o nascimento, quando desaparecem as células bipolares e ganglionares, aos 11 a 15 meses de idade. Assim, a mácula é a última estrutura a se formar. Não há bastonetes na fóvea.

A vascularização é dada pela artéria hialóidea, ramo da artéria oftálmica fetal, que por sua vez é ramo da carótida interna. As artérias retinianas crescem primeiro do lado nasal (e é por isso que a retinopatia do prematuro é mais importante do lado temporal da retina, onde os vasos são mais imaturos). Atingem a *ora serrata* aos 8 meses intrauterinos.

Formação da coroide

Se origina do mesênquima originado da crista neural que cobre o cálice óptico.

Com 3 semanas e meia, uma rede de capilares forma um plexo sobre a superfície posterior do cálice óptico.

Com 2 meses, esta rede vascular primitiva vai se conectar com pequenos ramos arteriais oriundos dos precursores das artérias ciliares posteriores curtas, que deixam a artéria oftálmica como dois troncos, juntamente com as artérias posteriores ciliares longas, que vão correr anteriormente. A circulação ocular será mais descrita em tópico próprio no Capítulo 6.

Por volta do 3° mês, os canais venosos grandes e intermediários da coroide estão desenvolvidos e drenam nas veias vorticosas para a saída do olho. Durante o 5° mês de gestação, podem ser vistos melanócitos originados da crista neural.

Formação do nervo óptico

As fibras nervosas são, em sua maioria, centrípetas, e crescem para a fissura coróidea a partir das células nervosas da retina, mas algumas chegam da direção oposta e são derivadas das células nervosas do cérebro.

Os axônios da camada das células ganglionares da retina formam a camada interna de fibras nervosas (Fig. 5-37), que se juntam e deixam o olho através do nervo óptico, chegando ao corpo geniculado lateral com 8 semanas. Portanto, o nervo óptico é de origem ectodérmica neural. Elementos originados da crista neural penetram no nervo para formar os septos vasculares.

Entre a terceira e 7ª semana a pia-máter, a aracnoide e a dura-máter começam a se definir.

No decorrer da 7ª semana a fissura coróidea fecha-se, deixando um estreito túnel dentro do pedúnculo. Por aí passa uma porção da artéria hialóidea, que em seguida será chamada de artéria central da retina. Com o aumento do número de fibras nervosas enviadas para o encéfalo, a parede interna do pedúnculo funde-se com a externa. As células da parede interna formam o arcabouço de células neurogliais.

Com 8 semanas, duas populações de células gliais, que produzem os astrócitos tipo 1 e os tipo 2 (precursores dos oligodendrócitos) se desenvolvem a partir do neuroectoderma. Eles também vão ajudar a formar os septos de tecido conectivo.

Por volta do 3° mês, pequenos capilares invadem o nervo. A lâmina crivosa desenvolve-se no final da gestação assim como a mielinização, que inicia no SNC e progride anteriormente até alcançar a lâmina crivosa na época do nascimento, estando completa por volta dos 3 meses de idade.

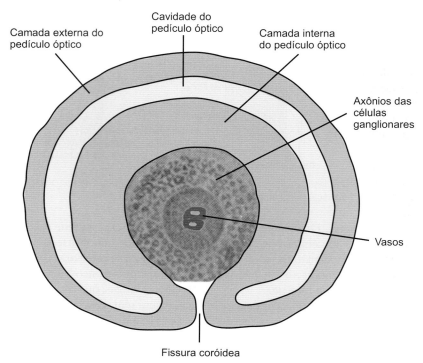

FIGURA 5-37 Formação do nervo óptico.

Derivados do ectoderma cutâneo

Os derivados do ectoderma cutâneo são:
- Cílios, glândulas de Meibômio, Zeiss, Moll, lacrimal principal, lacrimais acessórias.
- Epitélio da córnea, da conjuntiva, das pálpebras, e do aparelho lacrimal.
- Cristalino.
- Vítreo.

Derivados do ectoderma neural

Os derivados do ectoderma neural são:
- Epitélio da camada posterior da íris.
- Músculos esfíncter e dilatador da pupila.
- Ligamento suspensor do cristalino.
- Epitélios dos processos ciliares do corpo ciliar, tanto o pigmentado quanto o não pigmentado.
- Humor vítreo.
- Folheto pigmentar e neural da retina.
- Elementos nervosos e neurogliais do nervo óptico.

Derivados do mesoderma

O mesoderma dá origem às seguintes estruturas:
- Músculos e tecido conjuntivo das pálpebras.
- Endotélio do canal de Schlemm.
- Músculos extrínsecos do olho.
- Vasos sanguíneos (endotélio).

Derivados da crista neural

- Camadas subepidérmicas da pálpebra.
- Endotélio, fibroblastos e queratócitos do estroma corneano.
- Esclera.
- Estroma da íris e corpo ciliar.
- Músculo ciliar.
- Malha trabecular.
- Estroma da coroide.
- Vítreo primário.
- Vítreo secundário e zônula.
- Bainhas e septos do nervo óptico.
- Bainhas e tendões dos músculos extraoculares.
- Vasos sanguíneos (tecido conectivo perivascular e músculo liso).
- Tecido fibroadiposo orbitário.
- Cartilagem e ossos da órbita.
- Células de Schwann dos nervos ciliares.
- Gânglio ciliar.

MALFORMAÇÕES CONGÊNITAS

Síndrome

Uma síndrome é um grupo de malformações que tendem a ocorrer juntas e que possuem uma causa comum. Uma malformação congênita é um defeito estrutural macroscópico que ocorre durante a embriogênese; podem já estar aparentes ao nascimento ou, ainda que já presentes, apenas serem detectadas mais posteriormente.

Estima-se que entre 3% e 3,5 % dos neonatos vivos apresentem uma ou mais malformações congênitas que podem ser detectadas já no nascimento, e, até o final do primeiro ano, o índice de malformações congênitas descobertas dobra, podendo chegar aos 8% até os 5 anos. Se formos considerar inclusive malformações menores como lábio palatino, fissuras palpebrais estreitas ou microtia (orelhas pequenas) o índice de malformações congênitas detectadas ao nascimento sobe para aproximadamente 5% a 14%. No mundo ocidental, as malformações congênitas são a maior causa de mortalidade infantil, chegando a 20% no primeiro ano de vida.

Cerca de 15% destas malformações nos recém-nascidos são causadas por fatores genéticos (sendo 7% cromossômicos e 8% gênicos) 10% ambientais ou uma combinação de ambos, e, em 60% a 75% dos casos, apresentam causa desconhecida. Dessas causas desconhecidas, acredita-se que uma parcela significativa seja de causa genética poligênica.

No entanto, é bom lembrar que a maior parte dos embriões com malformações são abortados espontaneamente, o que significa que o índice de embriões anormais é várias vezes maior. Na realidade, acredita-se que metade das concepções terminem em abortos espontâneos antes de 3 semanas, e, nesses casos, é tão precoce que a gravidez nem é suspeitada; entre as gestações diagnosticadas, 15% termina em aborto espontâneo precoce. Estudando-se estes casos de abortos espontâneos precoces, descobriram-se anomalias cromossômicas em metade dos casos.

O período crítico para o aparecimento de malformações vai da 3ª a 8ª semana.

A teratologia é o estudo das malformações congênitas, sejam de causa genética ou ambiental.

Fatores ambientais

Dentre os fatores ambientais capazes de gerar alguma anomalia no desenvolvimento ocular destacam-se os produtos químicos, físicos e os agentes infecciosos, além de doenças maternas como diabete, obesidade e fenilcetonúria. Ao contrário das causas genéticas, são, em grande parte, preveníveis, e esforço deve ser feito neste sentido.

Os produtos químicos, seja uma droga (como a talidomida ou ácido valproico), hormônios, substâncias tóxicas como pesticidas, ou contaminante alimentar, são responsáveis por menos de 5% dos defeitos congênitos. A maioria dos produtos químicos, se a exposição for suficiente, pode causar anomalias congênitas, e, portanto, não é porque uma droga não está na lista dos produtos teratogênicos que ela vai ser segura. Entre os fatores físicos, podemos citar a radiação.

Entre os agentes infecciosos, as infecções TORCH (toxoplasma, rubéola, citomegalovírus e herpes-vírus) merecem atenção especial.

Fatores genéticos

Estima-se que aproximadamente 1% dos recém-nascidos tenha uma anormalidade cromossômica significativa. Acredita-se que 1% a 2% dos espermatozoides tenham anormalidades cromossômicas, e o índice nos óvulos parece ser 10 vezes maior. Estima-se que 15% a 25% das concepções apresentem anomalias cromossômicas e 95% dos embriões com anomalias cromossômicas não balanceadas são abortados e não chegam a termo.

A triploidia parece acontecer em 1% das concepções, e em 2/3 dos casos é devida a uma alteração do espermatozoide, sendo responsável por 5% a 10% dos abortos espontâneos precoces, que normalmente ocorrem no primeiro trimestre de gestação.

As anormalidades cromossômicas podem afetar tanto os autossomas quanto os sexuais. No entanto, apenas as trissomias dos cromossomos sexuais ou dos autossomos 13, 18 ou 21 e a monossomia do X são, em alguma extensão compatíveis com a vida – alguns destes embriões (a menor parte) conseguem completar seu desenvolvimento e nascer. Nas outras trissomias ou monossomias, ele é eliminado precocemente.

As monossomias autossômicas são raras em recém-nascidos, já que a maioria dos fetos sofre aborto espontâneo. Já as trissomias são mais compatíveis com a vida, principalmente se a parte do cromossomo extra, ou o cromossomo extra, forem pequenos. Metade das anomalias cromossômicas que levam à morte fetal são trissomias autossômicas. As trissomias autossômicas apresentam relação com a idade materna, como já visto.

As alterações em um único gene, chamadas de monogênicas ou puntiformes, ocorrem a nível molecular, por alterações na sequência das bases que compõe o DNA e, em geral, provocam transtornos metabólicos decorrentes de deficiência de uma enzima específica (fenilcetonúria, galactosemia etc.). As alterações em vários genes (poligênicas), produzem um efeito aditivo ou cumulativo.

Mola hidatiforme

A maioria dos blastocistos anormais não vai produzir qualquer sinal ou sintoma de gravidez, já que seu trofoblasto é tão inferior que o corpo lúteo não vai persistir. Estes embriões serão então abortados com a descamação do endométrio no próximo ciclo menstrual, e a gravidez não vai ser suspeitada.

Em alguns casos, no entanto, o trofoblasto se desenvolve e forma membranas placentárias embora pouco ou nenhum tecido embriônico esteja presente. Esta condição é conhecida como mola hidatiforme. Estas molas secretam altos níveis de HCG e podem produzir tumores benignos ou malignos (mola invasiva, coriocarcinoma).

MALFORMAÇÕES CONGÊNITAS OCULARES

Noções gerais

O olho, por ser um órgão de desenvolvimento complexo, é muito suscetível às anomalias congênitas. Já foram descritas mais de 1.000 síndromes genéticas que afetam o olho.

Agentes infecciosos

O vírus da rubéola é responsável por um sem-número de malformações sistêmicas (defeitos cardíacos, anormalidades dentárias, surdez) e oculares tais como catarata, glaucoma, microftalmia e retinite em sal e pimenta.

O herpes-vírus simples pode causar microftalmia e displasia retiniana.

Outros agentes infecciosos envolvidos na gênese das malformações congênitas oculares são o citomegalovírus, o *Treponema pallidum* e o *Toxoplasma gondii*. Todos capazes de causar cegueira por coriorretinite e/ou microftalmia.

Causas genéticas

As síndromes associadas a um número anormal de autossomas e que têm repercussões oftalmológicas são: a trissomia do 13, ou síndrome de Patau, a trissomia do 18, ou síndrome de Edward e a trissomia do 21, ou síndrome de Down. Já foram abordadas no capítulo de genética.

Na trissomia do 13 podemos encontrar colobomas, anoftalmia, microftalmia, hipertelorismo, displasia retiniana, atrofia óptica, coloboma da úvea e catarata.

Na trissomia do 18 as anormalidades oculares mais freqüentes são a ptose unilateral, epicanto, microftalmia, as opacidades da córnea e cristalino, coloboma de disco e úvea, displasia vitreorretiniana e a atrofia óptica.

As principais alterações oculares da trissomia do 21 são a hipoplasia da íris, blefarite crônica, fissuras palpebrais estreitas com inclinação oriental, estrabismo, nistagmo, epicanto, blefarite crônica, megalocórnea, catarata em 15% dos casos, alta miopia, ceratocone, manchas de Brushfield (prata-acinzentada) na íris e hiperplasia de íris.

Algumas síndromes associadas a anormalidades dos cromossomas sexuais, como as síndromes de Turner e de Klinefelter são de particular interesse no desenvolvimento ocular. A síndrome de Turner é a causa genética mais frequente encontrada em abortos espontâneos. O aspecto oftalmológico mais chamativo é a cegueira a cores, que ocorre em aproximadamente 8% dos pacientes portadores desta síndrome. Na síndrome de Klinefelter, ao contrário da de Turner, é rara a ocorrência de cegueira a cores.

Microftalmia

É causada por falha no desenvolvimento ocular após a formação da vesícula óptica. A maioria dos casos ocorre por infecção intrauterina pelo toxoplasma, citomegalovírus, rubéola e herpes-vírus simples. A função ocular está afetada e pode haver outras anormalidades oculares, como catarata, coloboma ou cistos congênitos.

Anoftalmia

Pode ser uni ou bilateral e resulta da não formação da vesícula óptica.

Colobomas congênitos

Os colobomas são falhas na formação de alguma estrutura ocular (Fig. 5-38). Os palpebrais são raros, uni ou bilaterais, afetando toda a espessura da pálpebra ou parte dela, e afetam principalmente a porção medial da pálpebra superior. Estão muitas vezes associados ao simbléfaro, em que um pedaço de pele da pálpebras superior se liga à córnea.

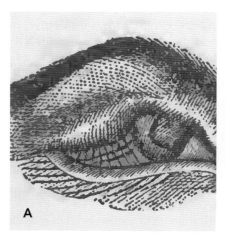 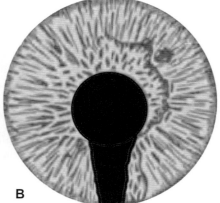 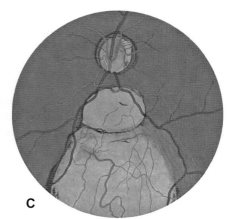

FIGURA 5-38 Colobomas de pálpebra (à *esquerda*), de íris (*centro*), de coroide, retina e de nervo óptico (à *direita*).

Quando a pálpebra superior é acometida, mais frequentemente é na união do terço interno e médio, enquanto na inferior é na união do terço externo e médio.

Os colobomas de íris, corpo ciliar, cristalino, coroide, retina e nervo óptico podem ocorrer juntos ou isolados e devem-se a uma falha no fechamento da fissura coróidea, o que normalmente ocorre por volta da 7ª semana.

O defeito típico da íris ocorre na porção inferior (já que é o local da fissura fetal), dando um aspecto de buraco de fechadura na pupila, e nasal.

No coloboma de cristalino, a borda do defeito pode ser reta ou encurvada, variando a área afetada de uma discreta identação até um quarto do cristalino. Também é sempre inferior. Da mesma maneira, no coloboma de coroide também é tipicamente abaixo da papila, e possui geralmente a forma de escudo ou ovo, sendo que o maior diâmetro é sempre vertical. A coloração é esbranquiçada, pela visualização da esclera, e os vasos da retina correm sobre o coloboma.

Mais raro é o coloboma de nervo óptico, no qual a papila pode estar com o dobro do diâmetro, e aparece como uma área mais vazia, arredondada ou verticalizada, com os vasos saindo em sua margem. É bastante associado a outras malformações, principalmente coloboma de coroide. Quando parcial, a porção inferior é mais atingida.

Glaucoma congênito

É causado por um tecido anômalo que obstrui o trabeculado. Acredita-se que este tecido seja um resto mesodérmico que permanece devido a detenção do desenvolvimento do seio camerular no 7° mês de vida intrauterina.

Buftalmo

É um olho aumentado por elevação da pressão intraocular (glaucoma) e anormalidade congênita do ângulo camerular, onde estão as estruturas de drenagem do humor aquoso.

Ptose congênita

É hereditária e o defeito isolado tem transmissão autossômica dominante. Resulta da distrofia do músculo elevador da pálpebra superior ou da inervação incompleta deste músculo.

Epicanto

Normalmente bilateral, consiste de uma prega de pele que conecta as pálpebras inferior e superior, em sua porção nasal. Está muitas vezes associada à ptose da pálpebra superior.

Membrana pupilar persistente

Restos da membrana pupilar comumente persistem como traves de tecido conjuntivo sobre a pupila (Fig. 5-39). Estes

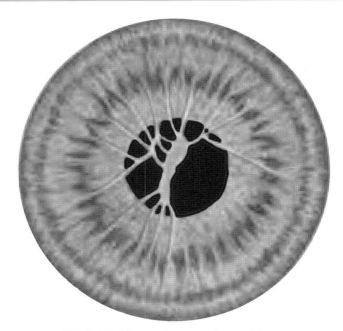

FIGURA 5-39 Membrana pupilar persistente.

remanescentes podem formar bandas de tecido que dividem a área pupilar em várias pupilas (policoria). Não apresenta nenhuma repercussão patológica.

Afacia congênita

É extremamente rara e resulta da falha na formação do placoide do cristalino.

Catarata congênita

Ela é clinicamente reconhecida como a principal causa de leucocoria e caracteriza-se por uma opacificação acinzentada do cristalino. Pode ser determinada tanto por herança genética quanto por infecções durante a gestação, como na rubéola.

Descolamento congênito da retina

É consequente à não fusão das camadas interna e externa do cálice óptico.

Persistência da artéria hialoide ou canal de Cloquet

Aparece como um vaso ou cordão que se move e se projeta da papila óptica para o interior do vítreo (papila de Bergmeister).

Normalmente a porção distal da artéria hialoide degenera, deixando a porção proximal para formar a artéria central da retina. Resquícios da artéria hialóidea podem ser vistos após o nascimento sobre a cápsula posterior do cristalino (Fig. 5-40), e quando são encontrados no adulto constituem os pontos de Mittendorf.

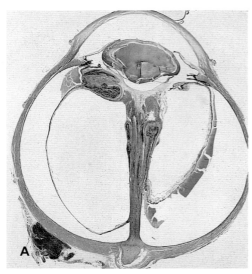 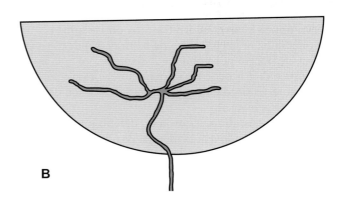

FIGURA 5-40 *À esquerda:* Vítreo primário hiperplásico persistente. *À direita:* Restos da artéria hialóidea sobre a face posterior do cristalino.

CLONAGEM TERAPÊUTICA

O termo clonagem significa fazer cópias exatas de genes, células ou organismos mediante métodos assexuais. Clonar um ser vivo é possível na teoria – poderíamos pegar o núcleo de uma célula diploide, como um fibroblasto, do indivíduo a ser clonado, inseri-lo em um óvulo no qual se retirou previamente o núcleo. Este pré-embrião iria começar as clivagens celulares, sendo depois introduzido no útero de uma mulher quando atingisse o estágio de blastocisto, e iria se desenvolver até o nascimento. Na realidade, isto já foi feito, sendo o caso mais famoso o da ovelha Dolly, em 1996, onde um clone foi realizado usando como material genético a ser clonado o núcleo uma célula mamária de uma ovelha. No entanto, existe um número significante de defeitos embriológicos nestes animais clonados e Dolly, assim como vários outros, morreram cedo.

A clonagem terapêutica é diferente da clonagem humana – neste caso, as células do pré-embrião são separadas e tratadas para se diferenciarem em determinado tecido para tratar o paciente. Estes tecidos formados não causariam rejeição, já que carregam as mesmas moléculas superficiais que as células do paciente. As células do pré-embrião ainda têm a capacidade de se transformar em qualquer outro tecido, o que não ocorre com células já diferenciadas, que expressam apenas a informação genética necessária para reproduzir o seu próprio tipo celular Estas células embrionárias, como já foi visto no capítulo de genética, são célula-tronco, e este é um dos tipos de terapia gênica.

Muita controvérsia tem sido gerada sobre este assunto – seria ético usar células de um pré-embrião? As células-tronco também podem ser encontradas em alguns tecidos do adulto, como por exemplo medula óssea, tecido esquelético, tecidos neuronal e adiposo, e eticamente seriam mais bem aceitas.

BIBLIOGRAFIA

American Academy of Ophthalmology. Basic and clinical science course 2011 – 2012. San Francisco: American Journal of Ophthalmology; 2011. 4943 p.

Bowling B. Kanskís Clinical ophthalmology: a systematic approach. 8th ed. London: Elsevier; 2016. 917 p.

Carlson BM. Human Embryology and Developmental Biology. 5th edition. Philadelphia, Pa: Elsevier/Saunders; 2014. xiii, 506 p.

Carreras i Moratonas E, Torán Fuentes N, Cabero i Roura L. Atlas De Malformaciones Fetales Congénitas. Barcelona: Mayo; 2005. VII, 328 p.

Cochard LR. Netter's Atlas of Human Embryology. Updated edition Philadelphia, PA: Saunders Elsevier; 2012. xx, 267 p.

Coward K, Wells D. Textbook of Clinical Embryology. Cambridge: Cambridge University Press; 2013. xvi, 291 p.

Csillag A. Atlas of the sensory organs – functional and clinical anatomy. Totowa: Humana Press; 2005.

Donkelaar HJ, Lammens M, Hori A. Clinical Neuroembryology: Development and Developmental Disorders of the Human Central Nervous System. Berlin: Springer; 2006. xi, 536 p.

Duckman RH. Visual Development, Diagnosis, and Treatment of the Pediatric Patient. Philadelphia: Lippincott Williams & Wilkins; 2006. xvi, 480 p.

Dudek RW. Board review series. BRS Embryology. 6th edition. Philadelphia: Wolters Kluwer Health; 2014. xiii, 309 p..

Ferretti P, Copp A, Tickle C, Moore G. Embryos, Genes, and Birth Defects. 2nd edition. Chichester, England: Wiley; 2006. xiv, 547 p.

Gilbert SF. Biología Del Desarrollo. 7a. ed. Buenos Aires: Editorial Médica Panamericana; 2005. xviii, 881 p.

Hib J. Embriología Médica. 7a. ed. Santiago: McGraw-Hill Interamericana; 1999.

Huang, He-Feng, and Jian-Zhong Sheng. Gamete and Embryo-Fetal Origins of Adult Diseases. Dordrecht :Springer; 2014. ix, 222 p.

Junqueira LC, Zago D. Embriologia Médica e Comparada. 3ª ed. Rio de Janeiro: Guanabara Koogan; 1982.

Lambert HW, Wineski LE. Lippincott s Illustrated Q&A Review of Anatomy and Embryology. Philadelphia: Lippincott Williams & Wilkins; 2011.

López Serna N. Biología Del Desarrollo: Cuaderno De Trabajo. México: McGraw-Hill Interamericana; 2012. 173 p.

Moore KL, Persaud TVN. Embriologia Básica. Rio de Janeiro: Elsevier; 2004. Xv.

Riordan-Eva P, Witcher JP. Vaughan & Asburýs general ophthalmology. 17th ed. New York: McGraw-Hill/Lange; 2007. 480 p.

Sadler TW. Langman's Medical Embryology. 13th edition. Philadelphia: Wolters Kluwer; 2015. 407 p.

Salkind NJ. Encyclopedia of Human Development. Thousand Oaks, Calif: Sage Publications; 2006. 3 vol.

Singh V. Textbook of Clinical Embryology. New Delhi, India: Elsevier; 2012.

Van Vugt JMG, Shulman LP. Prenatal medicine. New York: Taylor & Francis Group; 2006.

Velayutham V. Basic sciences in ophyhalmology. New Delhi: Jaypee Brothers Medical Publishers; 2009. 450 p.

CAPÍTULO

6

Anatomia, Citologia, Histologia, Fisiologia e Bioquímica Ocular

Carla Putz

Victor Castagno

Tiana Gabriela Burmann

Aurora Pezzi D'Almeida

Juliana Moro

Carina Grazziotin Colossi

Ticiana Granzotto

Gabriela Soares Corrêa Meyer

Paula Blasco Gross

Caio Augusto Scocco

Manuel Augusto Pereira Vilela

Rafaela Corrêa-Meyer Campos Almeida

Jacobo Melamed Cattan

Paulo Ricardo Oliveira

Nédio Castoldi

ANATOMIA DO BULBO OCULAR

Forma do globo

Tem forma ovoide. Os diâmetros anteroposterior (também chamado de sagital), transverso (também chamado de laterolateral ou horizontal) e longitudinal (ou vertical) medem, normalmente, cerca de 24 milímetros (mm), o que nos sugeriria uma forma esférica. Isto é basicamente verdadeiro para a metade posterior do olho, que tem curvatura uniforme, com raio de curvatura de aproximadamente 12 mm; no entanto, a forma da metade anterior desvia bastante dessa esfera, principalmente por sua porção mais anterior, a córnea, que é mais curva do que o restante do globo (Fig. 6-1), com raio de curvatura aproximado de 8 mm.

Eixos e polos do olho

O ponto central da córnea determina o polo anterior do olho. Diametralmente oposto a esse ponto está o polo posterior, um ponto que não tem significância anatômica ou funcional. A linha que conecta os dois polos é denominada eixo geométrico (Fig. 6-2).

A fóvea, a porção mais diferenciada da retina, representa o polo posterior no sentido funcional da palavra, mas se localiza, na verdade, lateralmente ao polo geométrico. Ela determina, portanto, o eixo visual, que conecta o ponto focal do sistema óptico com a fóvea, que é diferente do eixo geométrico.

Círculos no olho

Círculos que são traçados na superfície do olho através dos polos geométricos são denominados meridianos (Fig. 6-3).

Um meridiano horizontal divide o olho em uma metade superior e uma inferior. Um meridiano vertical divide o olho em uma metade nasal e uma temporal.

O equador geométrico é um círculo que passa na superfície do globo cujos pontos são equidistantes dos dois polos, ou, em outras palavras, o somatório dos pontos que apresentam a máxima distância do eixo visual. Divide o olho em hemisférios anterior e posterior. Como o globo não é uma esfera perfeita, o equador geométrico não é igual ao equador anatômico, mas é levemente inclinado para trás no lado temporal e para a frente no lado nasal.

Túnicas oculares

O olho pode, *grosso modo*, ser dividido em três túnicas: fibrosa (a mais externa), vascular (a média) e sensorial (a mais interna).

Túnica fibrosa

a) Noções gerais

A túnica fibrosa ou corneoescleral, mais externa, é formada pela esclera, pela córnea e pelo limbo (Fig. 6-4). Ela é densa, escassamente vascularizada e homóloga à dura-máter. É opaca em cerca de cinco sextos de extensão (esclera) e se conserva transparente na porção anterior (córnea) para fins ópticos.

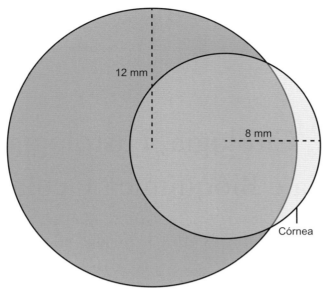

FIGURA 6-1 A córnea apresenta curvatura mais acentuada do que o resto do globo.

b) Esclera

A esclera é a porção posterior branca, elástica, grossa e opaca da túnica externa do olho, na qual se inserem os músculos motores oculares. Na porção posterior apresenta perfurações, formando a lâmina crivosa, por onde passa o nervo óptico. Sua parte anterior pode ser visualizada através da conjuntiva como a parte branca do olho (Fig. 6-5).

c) Córnea

A córnea constitui o sexto anterior do olho. É um tecido transparente e translúcido (permitindo ver a íris atrás), com superfície lisa e brilhante. Para manter sua transparência, normalmente a córnea é privada de vasos. No entanto, apresenta inervação abundante, fazendo com que seja muito sensível à dor ou ao toque, ajudando a protegê-la.

d) Limbo

Marca a transição entre a córnea, de um lado, e a esclera e a conjuntiva de outro. É fartamente suprido de vasos sanguíneos e linfáticos para alimentar a córnea.

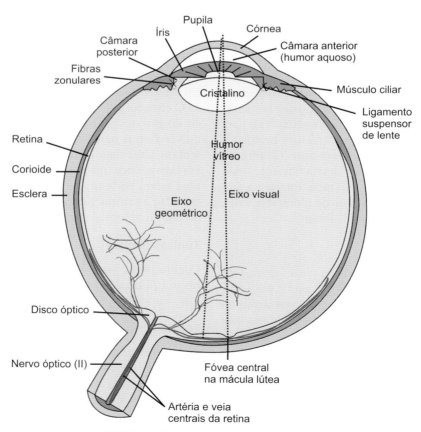

FIGURA 6-2 Eixo geométrico e eixo visual.

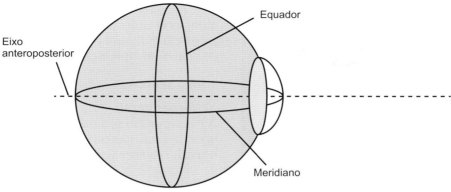

FIGURA 6-3 Círculos no olho.

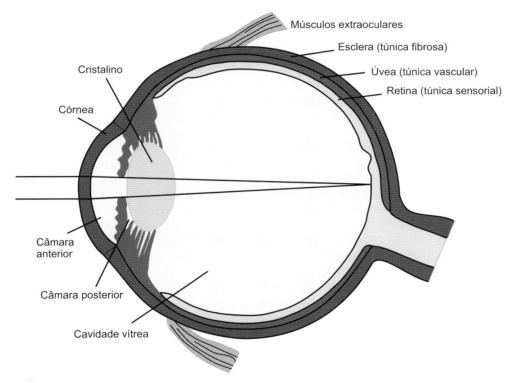

FIGURA 6-4 Túnicas oculares de fora para dentro: fibrosa, vascular e sensorial. *(Modificada de Holly Fischer, em https://commons.wikimedia.org/wiki/File:Editable_ray_diagram_of_eye_v0.svg)*

e) Funções da túnica fibrosa

A túnica fibrosa é que dá ao globo sua forma definida, semirrígida, e tem a missão de proteger a camada sensorial. Além disso, a córnea é responsável por quase dois terços do poder refrativo do olho.

Túnica vascular

a) Noções gerais

A túnica vascular recebe este nome por ser abundante em vasos sanguíneos. É homóloga à pia-máter. Também é denominada úvea por ter sido comparada à casca de um bago de uva preta. É formada pela coroide, pelo corpo ciliar e pela íris (Fig. 6-4).

b) Íris

A íris é a porção mais anterior da úvea; é redonda e delgada, com uma abertura no centro, a pupila, e separa a câmara anterior da posterior, ambas banhadas por humor aquoso. É ela que determina a coloração do olho.

É o diafragma do olho, que, graduando a abertura do orifício pupilar, controla a quantidade de raios luminosos

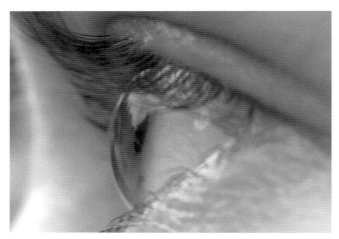

FIGURA 6-5 A córnea permite ver, por transparência, a íris. A esclera, que é continua com à córnea, pode ser vista por transparência através da conjuntiva que a recobre. *(Cortesia de Paul Savage, em https://commons.wikimedia.org/wiki/File:Mairead_cropped.png)*

que irão estimular os receptores da retina. O controle é determinado pela inervação autônoma simpática e parassimpática da íris.

c) Corpo ciliar

O corpo ciliar é uma continuação anterior da estrutura da coroide e da retina (Fig. 6-98), e é constituído essencialmente por musculatura lisa (músculo ciliar) e pelos processos ciliares, compostos principalmente de capilares e veias. Nos processos ciliares é produzido o humor aquoso, líquido claro e transparente que preenche as câmaras anterior e posterior do olho e ajuda a nutrir a córnea avascular. A contração do músculo ciliar muda a tensão das fibras zonulares que suspendem o cristalino, permitindo que o olho modifique o seu foco para manter nítidas as imagens dos objetos próximos e distantes.

d) Coroide

A coroide, situada entre a esclera e a retina, é um tecido erétil composto somente de vasos que estão dispostos em três camadas: grandes (os mais externos), médios e pequenos (os mais internos). A coroide tem o maior índice de perfusão por grama de tecido de todos os leitos vasculares do corpo. A ela cabe a oxigenação das células da camada nervosa da retina. É responsável por cerca de dois terços do tecido uveal.

e) Funções da túnica vascular

Sua porção posterior serve para irrigar a túnica interna, a retina insuficientemente vascularizada, com fluido nutritivo. Assim, serve como uma camada oxigenadora e nutridora para a retina.

O objetivo da túnica vascular bem desenvolvida do segmento anterior é prover uma ampla rede de capilares através dos quais o fluido intraocular possa ser formado, equilibrado com o sangue e novamente absorvido.

A úvea anterior também tem objetivos ópticos, já que a íris serve como um diafragma para o sistema óptico e o corpo ciliar aumenta o poder refrativo do olho relaxando ou contraindo o músculo ciliar.

Túnica sensorial

a) Noções gerais

A túnica sensorial, a mais interna (Fig. 6-4), é de natureza nervosa, sendo formada fundamentalmente por dois estratos: o epitélio pigmentar da retina, aderente à coroide, e a retina.

b) Retina

É uma camada semitransparente cujos elementos principais são as células visuais ou receptores (representados pelos cones e bastonetes), as células bipolares ou de conexão (que fazem conexão com os fotorreceptores) e as células ganglionares (que fazem sinapse com as células bipolares e dão origem às fibras do nervo óptico).

Os dois terços posteriores da retina constituem a sua parte óptica, onde pode ser distinguida a mácula e o nervo óptico, enquanto o terço anterior se relaciona ao corpo ciliar e à íris, sendo a parte cega da retina. A linha de separação entre as partes óptica e cega é dada pela *ora serrata*.

Na retina existe uma região, colocada na direção do eixo visual, de forma ovalar, denominada mácula, que contém uma depressão central, a fóvea. Nessa depressão, incumbida da visão central, só existem cones. Os cones são os elementos receptores situados na zona da visão central e funcionam melhor de dia, enquanto os bastonetes estão situados em maior número na zona de visão periférica e funcionam melhor de noite. Os cones são sensíveis a cores, e os bastonetes, não. A região central é responsável pela visão fina, de detalhes, enquanto as áreas mais periféricas, onde a visão não é tão boa, nos ajudam a nos situar no ambiente.

Uma lesão que atinge a área macular (p. ex., uma coriorretinite por toxoplasma) causa baixa visual acentuada, já que esta é a região de melhor visão, enquanto uma área mais periférica pode não alterar a acuidade visual se não atingir a mácula.

c) Epitélio pigmentar retiniano

Está localizado entre a retina e a esclera. Duas das principais funções do epitélio pigmentar retiniano (EPR) são a renovação do segmento externo dos fotorreceptores e o transporte de retinol, necessário para o processo de visão. Além disso, age como uma barreira para a difusão indiscriminada de material do sangue na coroide para a retina. Em nível de disco óptico e *ora serrata*, encontra-se firmemente aderido à retina, mas, na maioria das outras áreas, estas duas camadas podem ser facilmente destacadas, formando o espaço sub-retiniano.

d) Funções da túnica interna

As funções da túnica interna são ópticas, ou seja, a recepção do estímulo luminoso pela retina, e a prevenção da difusão luminosa pela camada do EPR.

Envoltórios do globo ocular

O globo ocular está envolvido por:

a) Cápsula de Tenon
Cobre o olho desde o nervo óptico até o limbo, situando-se acima da esclera. Nos locais de inserção dos músculos extraoculares, a cápsula de Tenon se reflete para trás e em volta de cada um dos tendões, como um tipo de bainha.

b) Conjuntiva
É um tipo de membrana que começa na pálpebra (conjuntiva palpebral), reflete nos fórnices superior e inferior, e cobre a porção anterior do globo ocular (conjuntiva bulbar), terminando no limbo. A conjuntiva bulbar se localiza por cima da cápsula de Tenon.

Câmaras e cavidades do olho

O olho tem duas cavidades, a cavidade anterior, preenchida por humor aquoso, e a posterior ou vítrea, que contém humor vítreo em seu interior, que são separadas pelo cristalino. A cavidade anterior pode ser subdividida em duas câmaras, denominadas câmara anterior e posterior, separadas pela íris (Fig. 6-4).

A câmara anterior, situada entre a córnea anteriormente e a íris posteriormente, tem cerca de 3 mm de profundidade com um volume médio de 250 µL. A câmara posterior, situada entre a íris e a cápsula anterior do cristalino, tem um volume médio de 60 µL. A cavidade vítrea, situada entre a cápsula posterior do cristalino e a retina, corresponde a dois terços do volume ocular (5-6 mL). O volume médio do olho adulto é de aproximadamente 6,5 a 7 mL.

MEIOS DIÓPTRICOS DO OLHO

Espectro eletromagnético

É o intervalo completo da radiação eletromagnética, indo desde os raios cósmicos, com o menor comprimento de onda, passando pela radiação gama, raios X, raios ultravioleta, luz visível, infravermelho, radar, ondas de TV e rádio, que apresentam os maiores comprimentos de onda (Fig. 6-6). A luz visível é formada por ondas eletromagnéticas, análogas em tudo às restantes, mas com diferentes frequência e comprimento de onda.

A Luz

Conceitos básicos
- A luz é um tipo de energia radiante que se propaga através de ondas eletromagnéticas.
- Aquilo a que chamamos de luz visível (ou luz branca) corresponde, na verdade, a uma estreita faixa do espectro eletromagnético, cujo comprimento de onda situa-se entre 400 e 760 nm. A faixa vai do violeta, passando por índigo, azul, azul-verde, verde, amarelo, laranja e chegando ao vermelho.
- Quanto menor o comprimento de onda, maior a frequência e maior a quantidade de energia (podemos definir a frequência pela divisão da velocidade da luz pelo seu comprimento de onda). Em meios diferentes, podem variar a velocidade e o comprimento de onda da luz, mas não a sua frequência.
- No vácuo, a luz se propaga a uma velocidade de aproximadamente 300.000 km/s.

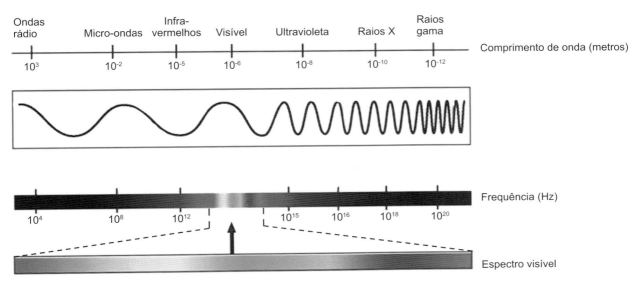

FIGURA 6-6 Espectro eletromagnético e luz visível.

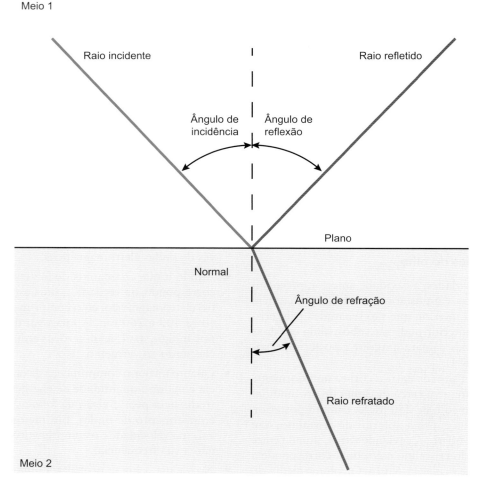

FIGURA 6-7 Refração e reflexão numa superfície plana. Todos os ângulos são tomados em relação à normal, nunca em relação à superfície.

Reflexão × refração

Quando a luz incide sobre uma superfície que não é opaca e separa dois meios, podem ocorrer dois distintos fenômenos: reflexão e refração da luz (Fig. 6-7). Nesta superfície opaca, pode ainda ocorrer outro fenômeno: a absorção, que não nos interessa por enquanto. Parte da luz volta e se propaga no mesmo meio no qual incide a luz; esta é a reflexão. A outra parte da luz vai passar de um meio para o outro, e se propaga nesse último. A esse fenômeno damos o nome de refração da luz.

Os dois fenômenos ocorrem de forma simultânea, embora possa haver predominância de um sobre o outro. Saber qual fenômeno irá predominar vai depender das condições da incidência e da natureza dos dois meios.

Reflexão

Se a superfície de separação ou plano de incidência entre os dois meios for plana (p. ex., a superfície de um metal) e polida (superfície regular), então, a um feixe incidente de raios luminosos paralelos irá corresponder um feixe refletido de raios luminosos igualmente paralelos. Essa reflexão é denominada regular.

A normal é uma linha perpendicular a uma superfície no ponto de reflexão. O ângulo de incidência (formado entre os raios e a normal) será igual ao ângulo de reflexão (entre a normal e os feixes refletidos).

Quando um raio incidente, que vem de um meio mais denso, atingir de maneira oblíqua a interface, com um ângulo de incidência grande o suficiente (denominado ângulo crítico), o ângulo de refração será de 90° (Fig. 6-8, acima). Quando o raio incidente atingir a interface em um ângulo maior do que o ângulo crítico, haverá uma reflexão total interna (Fig. 6-8, embaixo).

Quando a superfície de separação tiver rugosidades, a reflexão será difusa. Se considerarmos um feixe de raios luminosos incidentes paralelos, os raios refletidos irão espalhar a luz, tomando as mais diversas direções. A maioria dos objetos reflete a luz de maneira difusa. Isso permite que possamos vê-los em qualquer posição em que nos situarmos em relação a ele.

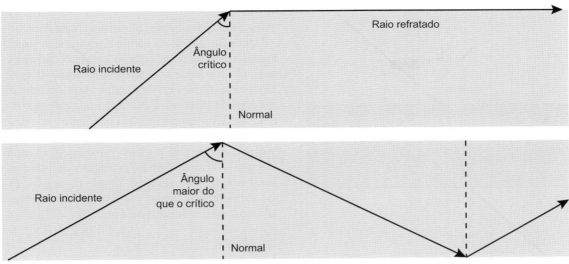

FIGURA 6-8 *Acima:* Ângulo crítico. *Abaixo:* Reflexão interna total.

Refração

Na refração, o ângulo Θ1 é o ângulo de incidência e Θ2, o ângulo de transmissão ou refração. Devido a essa mudança de direção dos raios, há um deslocamento aparente das imagens (Fig. 6-9).

A quantidade de refração é determinada pelo ângulo de incidência dos raios, pelo seu comprimento de onda e pela diferença no índice refrativo (ou seja, a densidade óptica) dos dois meios. Quanto maior a diferença do índice refrativo do segundo meio em relação ao primeiro, maior a refração, ou seja, mais será desviada a luz.

Quando se passa de um meio com menor índice refrativo para um com maior, a velocidade é diminuída e o desvio ocorre em direção à normal. Se for o contrário, vai se desviar da normal (Fig. 6-10). Sempre que a interface for entre o vácuo e algum outro meio, os raios no outro meio estarão mais próximos à normal, já que qualquer outro meio é mais denso. O raio incidente e o raio refratado estão, em relação à normal, em lados opostos.

Quando os raios atravessam um elemento óptico e sofrem convergência, dizemos que a vergência é positiva. Se divergem, é negativa. Quando um raio incide perpendicularmente em uma superfície transparente, ele irá atravessar o segundo meio seguindo a mesma reta, sem sofrer nenhum desvio, ou seja, não convergem nem divergem – vergência zero.

Índice de refração (n)

A grandeza física que relaciona as diferentes velocidades da luz nos diferentes meios é o índice de refração, que é a razão entre a velocidade da luz no primeiro meio (v1) e a velocidade da luz no segundo meio (v2). Ou seja, **N = V1 / V2**. Se o primeiro meio destes dois meios for o vácuo, o índice é dito absoluto. Se forem outros meios, o índice é relativo.

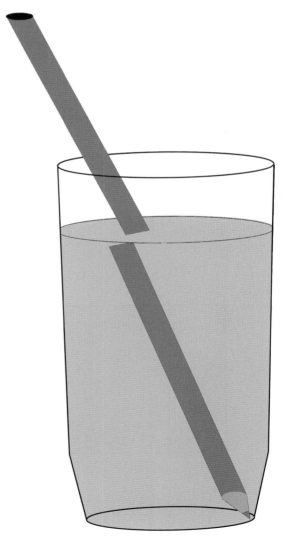

FIGURA 6-9 O lápis, ao passar de um meio (ar) para outro (água), parece sofrer um deslocamento.

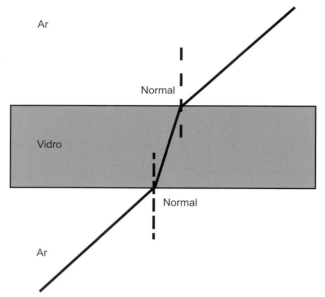

FIGURA 6-10 Quando o raio luminoso passa de um menor índice refrativo para um maior (do ar para o vidro), há um desvio em direção à normal; quando passa para um meio refrativo de índice menor (do vidro para o ar novamente), há um desvio para longe da normal.

Prismas

Um prisma é um meio óptico que apresenta duas superfícies planas, inclinadas uma em direção à outra (Fig. 6-11, à esquerda), formando em seu ápice um ângulo, o ângulo apical refrator. O ápice é a linha de intersecção das superfícies refratoras, enquanto a base é a superfície oposta ao ângulo apical. O eixo é a linha que divide o ângulo apical.

A orientação do prisma é indicada pela posição da sua base: para cima, para baixo, para fora, para dentro.

Um raio de luz incidente em uma das superfícies inclinadas é desviado em direção à base do prisma e emerge na segunda superfície sofrendo outro desvio (Fig. 6-11, à direita). Ou seja, um raio de luz que viaja em uma direção após emergir do prisma irá em uma nova direção. A quantidade total de desvio entre um raio incidente e um emergente gera o ângulo de desvio. Quanto maior o ângulo no ápice do prisma, maior será o efeito prismático. O índice refrativo do material do prisma e o ângulo de incidência do raio também vão influenciar o ângulo de desvio. Entretanto, o deslocamento aparente visto através de um prisma de um objeto será em direção ao ápice (Fig. 6-12).

Dispersão

Se a luz se propagar e mudar de um meio para outro de densidade desigual, as ondas de frequências diferentes tomarão ângulos diversos na refração. Esse fenômeno acontece em virtude da dependência da velocidade da onda em relação à sua frequência. Por isso, existe uma separação da luz branca em várias cores, cada qual com uma frequência diferente; este fenômeno é denominado dispersão.

Em um mesmo meio material, o índice de refração vai ser mínimo para a luz vermelha e máximo para a luz violeta, ou seja, as luzes com menor comprimento de onda e menor velocidade vão sofrer maior desvio. As cores intermediárias sofrem desvios intermediários. Cada cor tem um índice de refração específico em um mesmo meio. A visão de cores será mais bem detalhada no "Fisiologia e mecanismos visuais".

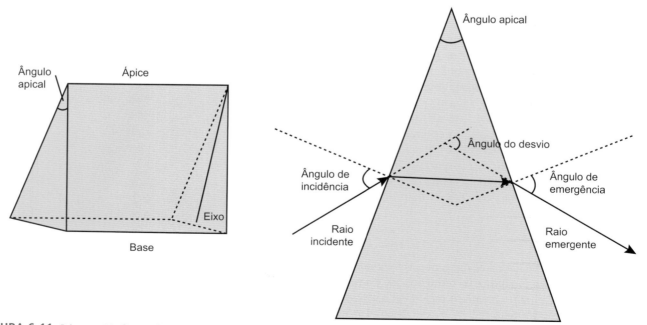

FIGURA 6-11 Prismas. *Na figura da direita,* podemos observar que um raio luminoso, ao entrar e ao sair do prisma, sofre um desvio em direção à base dele.

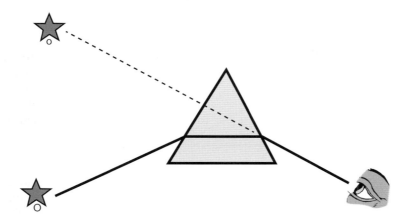

FIGURA 6-12 O deslocamento dos raios luminosos de um objeto O, ao passar por um prisma, ocorre em direção à base, mas o desvio aparente da imagem, o, ocorre em direção ao ápice. *(Modificada de Wellcome Trust, em https://commons.wikimedia.org/wiki/File:Refraction_of_light_at_a_prism._Wellcome_M0010893.jpg)*

Refração na lente convexa

Uma lente convexa, positiva ou convergente, se comporta como dois prismas unidos pelas bases. Assim, os raios mais centrais são pouco defletidos, e os mais periféricos são cada vez mais desviados em direção às bases dos prismas, ou seja, em direção ao centro da lente (Fig. 6-13). Esses raios convergem em um ponto, denominado ponto focal (F), onde é produzida a imagem, que, neste caso, é uma imagem real. Quanto menor for a curvatura, ou seja, quanto menor o seu poder refrativo, maior será a distância focal, ou seja, menos os raios luminosos serão refratados.

A imagem formada será real (formada pelos próprios raios luminosos do objeto) e invertida, como pode ser visto na Figura 6-14. Para determinar a imagem, podemos utilizar 2 de 3 raios, um que passa pelo centro geométrico da lente e não sofre refração, um paralelo à lente e que passa pelo ponto focal posterior, e outro que passa pelo ponto focal anterior, saindo paralelo ao atravessar a lente.

Refração na lente côncava

A lente côncava, negativa ou divergente, se comporta como dois prismas unidos pelos ápices. Os raios de luz que entram na posição central da lente são pouco defletidos, mas aqueles que são mais periféricos sofrem cada vez mais desvio em direção às bases do prisma, ou seja, para fora. Se traçássemos o prolongamento desses raios desviados, observaríamos que eles se encontram num ponto focal (F), onde a imagem é produzida (Fig. 6-15).

A imagem é virtual (Fig. 6-16), pois é formada pelo prolongamento dos raios, ao contrário das lentes convexas, que produzem uma imagem real (Fig. 6-14), formada pelos próprios raios. Um raio paralelo que vem do objeto, após passar pela lente, vai divergir, de tal maneira que seu prolongamento irá em direção ao ponto focal anterior. Um raio que vá para o ponto focal posterior, após passar pela lente, seguirá paralelo. O prolongamento desses dois raios resultantes formará a imagem virtual anterior à lente. Um raio passando pelo centro geométrico da lente vai continuar inalterado, sem sofrer refração.

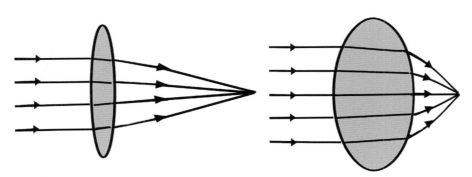

FIGURA 6-13 Refração na lente convexa. Podemos ver que quanto menor a curvatura, maior a distância focal.

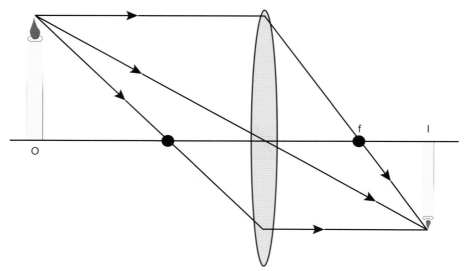

FIGURA 6-14 Formação da imagem na lente convergente: a imagem é real e invertida.

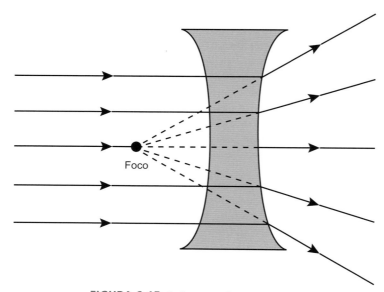

FIGURA 6-15 Refração na lente côncava.

Dioptria

Frequentemente, a dioptria (D), que é igual ao inverso da distância focal em metros (ou seja, 1/F) é utilizada para definir o poder refrativo de uma lente. Por exemplo, uma lente com uma distância focal de 0,25 m tem poder refrativo de 4D (1/0,25). O poder refrativo de uma lente é obtido pela soma do poder dióptrico das duas superfícies. Na Figura 6-17 estão vários tipos de lentes, cuja soma é sempre + 6,00 dioptrias.

Entende-se por dioptria prismática o desvio que o raio luminoso sofre proporcionado pelo prisma, seguindo a seguinte fórmula:

Dioptria prismática =
Desvio em centímetros / Distância em metros.

Uma dioptria prismática, portanto, desvia 1 cm num alvo a 1 metro de distância do prisma.

Trajeto dos raios luminosos

Os raios luminosos vindos de uma fonte próxima são divergentes quando alcançam o olho do observador, e os raios de uma fonte distante chegam paralelos (chamamos esses raios de feixes), já que os raios mais periféricos, divergentes, são bloqueados pela pupila. Como a pupila tem uma abertura

CAPÍTULO 6 Anatomia, Citologia, Histologia, Fisiologia e Bioquímica Ocular

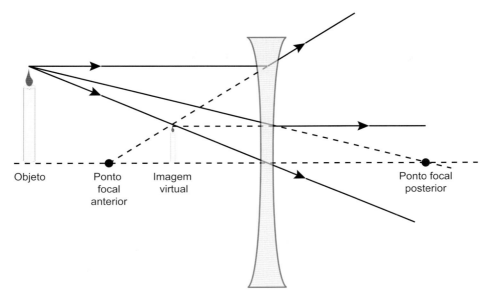

FIGURA 6-16 Formação da imagem na lente côncava.

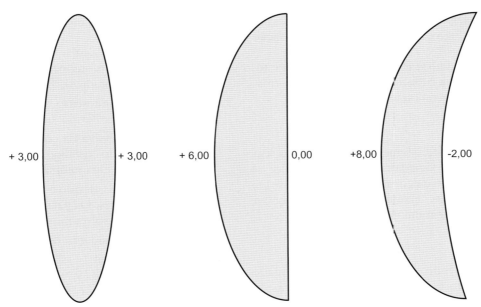

FIGURA 6-17 Vários tipos de lentes, cujo poder dióptrico soma sempre +6,00D. A primeira é uma lente biconvexa, a segunda uma plano-convexa e a terceira, uma côncavo-convexa.

relativamente pequena, consideramos paralelos os raios de luz vindos de mais de 6 metros de distância.

Sistema óptico do olho

O aparelho dióptrico ou refringente do olho compreende a córnea, o humor aquoso, o cristalino e o corpo vítreo. Um raio de luz, ao entrar no olho, atravessa a córnea, o humor aquoso, o cristalino e o vítreo, focalizando então na fóvea. O poder refrativo do olho humano, para um comprimento axial anteroposterior normal entre 23 e 24 mm, é de aproximadamente 65 dioptrias.

CÓRNEA

O poder refringente da córnea (45D), devido à sua grande curvatura, é maior do que o do cristalino (as 20D restantes). No entanto, ela refrata apenas a luz não tendo poder de acomodação. Para que realize sua função, é preciso que a córnea seja transparente e uniformemente curva.

Cristalino

O cristalino é uma lente biconvexa localizada logo atrás da íris, sendo ali mantida pelo seu ligamento suspensor, a zônula ciliar. O cristalino (índice de refração 1,40) é responsável por aproximadamente um terço do poder refrativo ocular.

Apresenta a forma de uma lente convexa, sendo o meio refringente variável do olho. Como já foi dito, os raios mais periféricos chegam paralelos, mas aqueles que estão mais próximos são divergentes quando alcançam o olho, e necessitam ser transformados em convergentes para que a imagem fique nítida na retina; o cristalino é o responsável por isso. Deslocamentos da zônula, determinados por contração do músculo ciliar, resultam em modificações da curvatura da lente, alterando sua espessura durante o processo de acomodação quando a visão para perto é requerida. Quando se olha para perto, o cristalino torna-se convergente, aumentando o seu poder refrativo, e, quando se olha para longe, torna-se menos convergente, diminuindo o seu poder dióptrico. Isso permite que a visão seja nítida em todas as distâncias. O adulto jovem pode variar o seu foco em mais de 10 dioptrias, permitindo nitidez da imagem de objetos situados a distâncias dentro de uma extensão de 6 metros. Isso é conhecido como acomodação. Além dessa distância, não é mais necessária a acomodação em emetropes.

Com a idade, o cristalino se torna mais duro, e, portanto, perde parcialmente a sua capacidade de mudar de forma, diminuindo o poder de acomodação (presbiopia).

Humor aquoso

É um líquido com composição semelhante à do plasma sem proteínas. Apresenta aproximadamente o mesmo índice de refração da córnea (1,376 da córnea e 1,336 o aquoso) e, portanto, quando os raios deixam a córnea em direção a esse fluido, eles não sofrem um desvio significativo.

Humor vítreo

O humor vítreo é um hidrogel que preenche a cavidade posterior ocular, e é formado basicamente por fibras de colágeno, ácido hialurônico e água. O vítreo (índice de refração 1,34) não tem outra função óptica além de transmitir a luz. Os raios que aí passam em direção à retina sofrem pouco desvio.

Pupila

Uma das principais funções da íris é controlar a quantidade de luz que entra no olho. O controle é realizado por atos reflexos. Quando há pouca luz, a pupila se abre mais e vai se fechando à medida que a quantidade de luz aumenta. Com isso, limita o efeito de aberrações ópticas. Se a abertura for muito grande, a imagem será distorcida devido às aberrações periféricas da córnea.

Formação da imagem na retina

As imagens são formadas no interior do nosso olho invertidas (de cabeça para baixo). Isso ocorre em todo sistema óptico no qual o anteparo que irá receber a imagem projetada (neste caso, a retina) fica além da sua distância focal. O cérebro então realiza a inversão da imagem, posicionando-a da maneira correta.

Emetropia

Na emetropia, em que há uma ausência de grau, o sistema óptico do olho converge os raios luminosos provenientes de uma fonte distante, de tal maneira que a imagem se forma na retina, exatamente sobre a fóvea, sem necessidade de acomodação. Os erros refrativos, ou ametropias, que serão vistos a seguir, são a miopia, a hipermetropia e o astigmatismo. A acomodação e a presbiopia serão vistas no tópico sobre cristalino e acomodação.

Miopia

Na miopia, os raios de luz provenientes de um objeto distante fazem foco na frente da retina (Fig. 6-18, à esquerda). Por isso, a imagem que é formada não é nítida (Fig. 6-18, centro) para objetos mais distantes.

Pode ser causada por:

1. Miopia axial: globo ocular grande (1 mm de aumento do diâmetro anteroposterior é responsável por aproximadamente 3D de miopia).

2. Miopia refrativa: aumento do poder refringente dos meios. Isso pode ser devido a:

   a. Curvatura excessiva da córnea, como acontece no ceratocone, ou do cristalino. O aumento da curvatura de 1 mm leva a uma miopia de 6D.

   b. Miopia de índice, devido à esclerose nuclear do cristalino ou diabetes. Os pacientes diabéticos mal controlados podem sofrer miopização.

   c. Excesso de acomodação (espasmo de acomodação).

   Normalmente, é axial.

A miopia é considerada leve se for menor de 3 D, moderada até 6 D e elevada acima disso. A correção é feita através de lentes côncavas, que divergem os raios luminosos, permitindo que a imagem se forme um pouco mais para trás, chegando à retina (Fig. 6-18, à direita). Essas lentes apresentam sinal negativo, pois servem para retirar algum poder refrativo do olho. No presbita com miopia leve, muitas vezes a visão para perto é boa mesmo sem óculos.

Hipermetropia

Na hipermetropia o poder refrativo do olho não é suficiente, e por isso os raios de luz convergem em um ponto atrás da retina (Fig. 6-19, à esquerda). Dessa maneira, a imagem não é nítida, principalmente para perto (Fig. 6-19, centro).

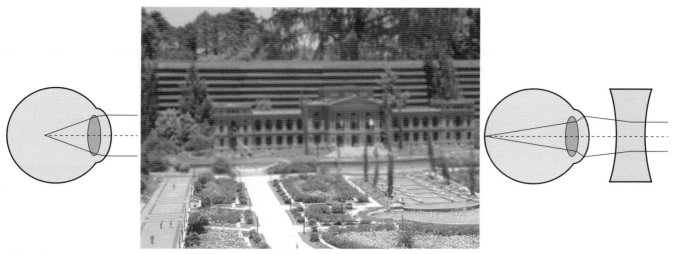

FIGURA 6-18 Miopia. *À esquerda:* Formação da imagem anterior à retina. *No centro:* Cena do Minimundo de Gramado-RS, visto por indivíduo com miopia: objetos mais distantes ficam mais borrados do que os próximos. *À direita:* Correção com lentes divergentes.

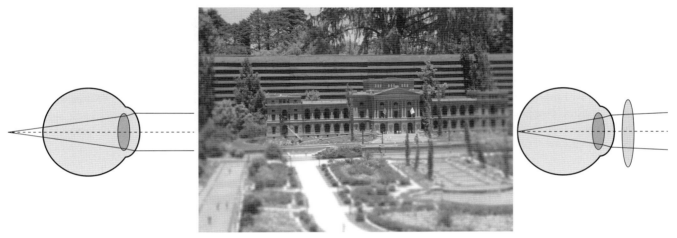

FIGURA 6-19 Hipermetropia. *À esquerda:* Formação da imagem posterior à retina. *No centro:* Cena do Minimundo de Gramado-RS, visto por indivíduo com hipermetropia: objetos mais distantes ficam mais nítidos do que os próximos. *À direita:* Correção com lentes convergentes.

A hipermetropia pode ser causada por:
1. Hipermetropia axial ou globo ocular curto (1 mm de diminuição do diâmetro anteroposterior do olho causa uma hipermetropia de aproximadamente 3D).
2. Hipermetropia refrativa (enfraquecimento do poder refringente da córnea ou cristalino), que pode acontecer por:
   a. Curvatura insuficiente da córnea ou do cristalino. Cada 1 mm de aumento no raio de curvatura resulta em 6D de hipermetropia.
   b. Hipermetropia de índice, que pode acontecer em pacientes diabéticos que iniciam tratamento, nos quais muitas vezes uma hipermetropização pode ocorrer durante algum tempo, depois retornando à refração original após 2 a 4 semanas.
   c. Afacia ou deslocamento do cristalino para trás.

A hipermetropia axial é a mais comum. Consideramos a hipermetropia leve quando for menor do que 1,5D, moderada até 3D e elevada acima disso.

Muitos pacientes hipermétropes conseguem compensar a sua deficiência refrativa através da acomodação (Fig. 6-20), que é utilizada mesmo quando se olha para um ponto distante. A dificuldade maior ocorre quando se exige mais a visão de perto, pois nesse instante, além da acomodação que já está sendo utilizada para longe, é necessário um esforço acomodativo adicional para focar em um ponto próximo. Por isso, indivíduos hipermétropes tendem a sentir dificuldade para perto mais precocemente.

Os sintomas de esforço ocular ou astenopia (cefaleia, principalmente na região frontal, dor ocular, ardência e borramento visual) ocorrem principalmente após um trabalho contínuo e prolongado, como, por exemplo, a leitura.

A hipermetropia manifesta é a parcela da hipermetropia que o paciente não consegue compensar acomodando; já a hipermetropia latente é a parte que o paciente compensa acomodando; o somatório das duas, que pode ser obtido no exame sob cicloplegia, é a hipermetropia total.

A correção é feita com o uso de lentes convexas (Fig. 6-19, à direita), que convergem os raios luminosos, permitindo que a imagem se forme em um ponto mais anterior.

Astigmatismo

Quando uma superfície refratora curva não é perfeitamente esférica em todos os meridianos, há um meridiano principal com curvatura maior do que os outros (Fig. 6-21, à esquerda e centro). Nesse caso, um meridiano desvia mais os raios luminosos do que o meridiano oposto (Fig. 6-21, à direita). A diferença de dioptrias entre os dois meridianos contrapostos é a medida do grau de astigmatismo.

Esse efeito cilíndrico é encontrado com frequência no olho humano, que raramente é perfeito. A diferença de curvatura gera astigmatismo, impossibilitando um ponto focal dos objetos vistos através desse sistema de lentes. Assim, há um borramento heterogêneo da imagem, com algumas partes estando mais borradas e outras mais nítidas (Fig. 6-22).

As alterações no formato da córnea são a principal causa dos astigmatismos. Embora menos frequentes, eles também podem ser causados por alterações na curvatura do cristalino ou alterações retinianas. Os astigmatismos podem ser regulares e irregulares. Os mais comuns são os regulares.

Nos astigmatismos regulares ("a favor da regra", "contra a regra" ou oblíquos), existe um meridiano com a máxima graduação e outro com a mínima; esses meridianos, denominados principais, são perpendiculares entre si. Os outros meridianos têm um poder refrativo intermediário, segundo a sua posição em relação aos meridianos principais. O poder dióptrico dos meridianos progride uniformemente, permitindo a sua correção com lentes cilíndricas.

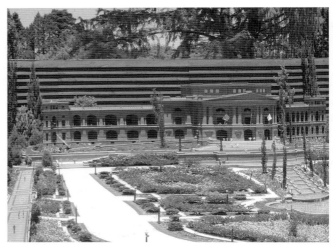

FIGURA 6-22 Cena do Minimundo de Gramado-RS, vista por indivíduo com astigmatismo. Há uma distorção da imagem, com áreas mais nítidas e outras mais borradas.

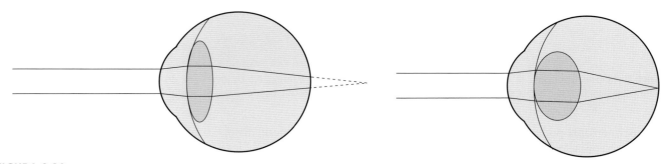

FIGURA 6-20 No hipermétrope, a imagem se forma atrás da retina, mas, através da acomodação, o cristalino fica mais esférico, aumentando o seu poder de convergência, trazendo a imagem mais para perto.

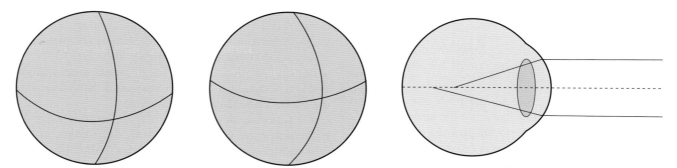

FIGURA 6-21 Astigmatismo. *À esquerda e no centro:* Diferença de curvatura em meridianos opostos. *À direita:* Um meridiano refrata mais os raios luminosos do que os outros.

Se o meridiano mais curvo (ou seja, o mais miópico) estiver dentro de 30 graus do meridiano vertical, temos o astigmatismo "a favor da regra", mais comum em jovens e que causa menos sintomas. Ele é responsável por quase 90% dos astigmatismos regulares.

O astigmatismo "contra a regra" acontece quando o meridiano mais curvo está a 30 graus do meridiano horizontal. Ele é mais comum em pessoas de mais idade.

O astigmatismo oblíquo ocorre quando o meridiano mais curvo está a mais de 30° do meridiano vertical ou horizontal.

Os astigmatismos regulares ainda podem ser divididos em simples, compostos ou mistos.

O astigmatismo simples apresenta um meridiano plano e o outro é miópico ou hipermetrópico. No astigmatismo composto, ambos os meridianos serão míopes ou ambos serão hipermétropes, ainda que de valores dióptricos diferentes. O astigmatismo misto apresenta um meridiano miópico e outro hipermetrópico.

Para corrigir o astigmatismo regular utilizamos uma lente cilíndrica, formada por um segmento de cilindro (Fig. 6-23). Este segmento de cilindro é composto por uma superfície plana, sem nenhum poder refrativo, e um meridiano oposto de grande curvatura. O eixo é que irá determinar em que ângulo o poder do cilindro deve ser colocado. O cilindro refrata os raios de luz em direção oposta ao seu eixo.

O astigmatismo irregular ocorre quando os dois meridianos não formam um ângulo reto entre si, havendo diversas refrações em diversos meridianos, e em um mesmo meridiano existindo pontos ou setores com diferentes refrações. Pode acontecer devido a desigualdades na superfície corneana por cicatrizes ou ceratocone, por exemplo (nesses casos, as lentes de contato conseguem melhorar significativamente a visão), ou devido a irregularidades do cristalino. No ceratocone, em casos menos iniciais, pode ser observada na retinoscopia uma sombra em tesoura.

O astigmatismo é o defeito refracional que causa mais astenopia (sintomas de fadiga visual).

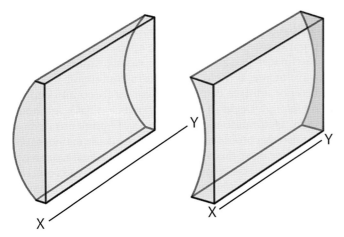

FIGURA 6-23 Lentes cilíndricas. *(Modificada de Szőcs Tamás, em https://commons.wikimedia.org/wiki/File:CylindricalLemses_1.png)*

Sistema dióptrico do recém-nascido

Na época do nascimento, o olho, em relação ao resto do corpo, é maior do que em crianças mais velhas e adultos, mas, mesmo assim, o comprimento axial é mais curto. Isso tornaria o olho hipermétrope, se não fosse o poder refracional do cristalino, que é quase esférico. Quando nascem, 80% das crianças apresentam hipermetropia, 15% emetropia e os outros 5%, miopia.

Estado refrativo da população

A hipermetropia é o defeito refracional mais comum, apresentado pela maioria dos bebês ao nascimento (por volta de 2 a 3 dioptrias). Ela diminui gradualmente até os 19 ou 20 anos. Em geral, os pacientes continuam ligeiramente hipermétropes na idade adulta.

A miopia geralmente se desenvolve entre os 8 e os 14 anos. Ela aumenta gradualmente até cerca dos 25 anos.

A hipermetropia decresce muito menos do que a miopia aumenta.

Há normalmente pequena modificação no erro de refração durante a terceira e quarta décadas de vida.

A presbiopia é praticamente universal na faixa dos 42 a 46 anos.

CIRCULAÇÃO OCULAR

Dinâmica geral do fluxo sanguíneo no globo ocular

No globo ocular, o fluxo (volume) sanguíneo é determinado pela diferença (gradiente de pressão) entre a pressão inicial das artérias que chegam ao olho (artéria central da retina, artérias ciliares posteriores curtas, artérias ciliares posteriores longas e artérias ciliares anteriores) e a pressão final das principais veias que saem dele (veia central da retina e as quatro veias vorticosas).

A pressão inicial que chega através das artérias que irrigam o globo ocular têm, em média, valor inferior ao das demais artérias do organismo (65 a 70 mmHg) e é influenciada por alguns determinantes físicos. O principal deles é a resistência imposta ao fluxo.

A resistência está diretamente relacionada com o raio de circunferência do vaso (inversamente proporcional à quarta potência do raio da circunferência do vaso), ou seja, quanto menor o raio, menor será o espaço disponível para a passagem do sangue e maior será a resistência. As arteríolas apresentam 1 a 2 camadas de musculatura lisa e são o primeiro local que impõe resistência significativa ao fluxo sanguíneo.

No ponto onde ocorre a diminuição do calibre do vaso, também é observado um aumento na velocidade do fluxo. Esse aumento ocorre em resposta à necessidade de manter o fluxo constante. Nesse ínterim, com o aumento da velocidade, a pressão no interior do vaso diminui (princípio de Bernuille). Assim, à medida que as artérias que irrigam o globo ocular vão se ramificando e apresentando calibres gradativamente menores, a resistência ao fluxo também aumenta, aumentando a velocidade de fluxo e diminuindo a pressão.

Essa característica se mantém até a formação da rede capilar, onde ocorre diminuição na velocidade do fluxo sanguíneo e a pressão novamente apresenta tendência ascendente. Pode-se dizer, então, que a grande mudança na velocidade e pressão do fluxo sanguíneo ocorre na transição entre arteríolas e capilares.

Tal mudança ocorre porque a velocidade do fluxo é inversamente proporcional à área de secção transversa do vaso ou rede vascular e, no caso dos capilares, é o seu conjunto – e não cada capilar separadamente – que assume a condição de área irrigada. Assim, a área de secção transversa do leito capilar apresenta-se muito superior ao de cada arteríola que o antecede. Como resultado, a velocidade do fluxo sanguíneo torna-se diminuída no leito capilar. Lembrando novamente do princípio de Bernouilli, a diminuição da velocidade no leito capilar leva a aumento da pressão sanguínea (a pressão capilar intraocular é superior à da maioria dos tecidos, entre 15 e 20 mmHg), aumentando a ação da difusão do oxigênio (e outros componentes químicos) para os tecidos oculares.

No que diz respeito à pressão final (saída do fluxo sanguíneo pelas veias), a influência da pressão intraocular (PIO) é decisiva. As veias intraoculares sofrem a força compressiva da PIO (força compressiva de Starling), necessitando exceder essa resistência para que o fluxo não fique estagnado (em média, aumento de 1 a 2 mmHg na PIO reduz o volume sanguíneo intraocular de 1 a 4 µL). Assim, na retina, a circulação venosa é caracterizada pela alta resistência vascular e pelo baixo fluxo sanguíneo. Em condições normais, no ponto onde as veias penetram na esclera, a pressão venosa é praticamente igual à PIO, e na sua porção intraescleral as veias têm pressão inferior à PIO.

Não existe consenso sobre a etiologia da pulsação da veia central da retina. Presente em 15% dos indivíduos normais, alguns autores atribuem o fenômeno a uma pressão venosa ligeiramente superior à PIO. Outros, no entanto, atribuem-no a uma diferença de pressão que ocorre ao longo da veia central da retina ao passar do espaço intraocular, através da lâmina crivosa, para o interior no nervo óptico, onde sofre a ação pressórica do fluido cerebrospinal (liquor) durante a sístole.

Na hipertensão intracraniana, com o aumento da pressão liquórica e consequente elevação da pressão na bainha do nervo óptico, a veia central da retina apresentará estase circulatória, tornando-se congesta. Esse quadro pode ser observado clinicamente e diagnosticado como edema de papila. Durante esse quadro, hemorragias peripapilares podem ocorrer como resultado de alterações na permeabilidade das paredes vasculares.

É importante ressaltar a chamada teoria vascular na gênese do glaucoma. Segundo a literatura, a neuropatia óptica glaucomatosa pode ser decorrente de uma perfusão sanguínea ocular insuficiente, associada ou não ao aumento da PIO.

Caso ocorra elevação da pressão venosa extraocular, como é o caso, por exemplo, da trombose do seio cavernoso, a pressão venosa intraescleral irá aumentar, dificultando o retorno venoso e produzindo distensão vascular, facilmente observada na esclera.

Até este ponto foi descrita, de maneira resumida, a circulação do fluxo sanguíneo, que é comum a todas as estruturas que formam o globo ocular. Contudo, algumas particularidades devem ser observadas, principalmente quanto ao fluxo sanguíneo retiniano.

Dinâmica do fluxo sanguíneo na retina

A artéria central da retina e seus ramos irrigam, predominantemente, o terço mais interno da retina e são responsáveis pelo fornecimento de, aproximadamente, 20% do oxigênio total que chega à retina. A difusão de O_2 é elevada nessa camada, sendo a saturação venosa de O_2 cerca de 40% inferior à concentração arterial. Isso ocorre pela maior resistência imposta ao fluxo sanguíneo pelos vasos retinianos. O fluxo sanguíneo na camada interna da retina é de, aproximadamente, 0,14 a 1,66 mL/g/min (similar ao fluxo sanguíneo cerebral, mas muito menor do que o fluxo na coroide).

Em olhos normais, as pulsações das artérias retinianas só podem ser vistas à oftalmoscopia de grande aumento. Entretanto, na hipertensão sistólica, na insuficiência aórtica (queda de pulso) ou quando há elevação da PIO, essas pulsações podem ser vistas à oftalmoscopia convencional.

Os outros 80% do O_2 consumido provêm da circulação coróidea, que irriga os dois terços externos da retina. A necessidade de grande consumo de O_2 é devida ao elevado metabolismo que ocorre no nível da camada de cones e bastonetes. Todavia, como o comprimento dos capilares varia, em média, de 0,3 a 1 mm, as trocas metabólicas (incluindo a difusão de O_2) acontecem, obrigatoriamente, em surpreendentes 1 a 3 segundos (tempo extremamente curto). Esse aspecto pode ser observado através da baixa saturação de O_2 nas vênulas, que é apenas 4% a 5% inferior à das arteríolas. Além disso, existem algumas barreiras que dificultam a difusão do oxigênio e a passagem de outras moléculas, como é o caso da membrana de Bruch e o epitélio pigmentar da retina. Para vencer as barreiras à difusão e manter constante o alto aporte de O_2, é necessário aumentar a pressão (concentração) arterial de oxigênio (PaO_2) no interior dos capilares da coroide.

É por essa razão que a coroide apresenta, na sua conformação anatômica, alta densidade vascular que lhe confere, provavelmente, o título de estrutura com maior fluxo sanguíneo por unidade de peso tecidual do corpo humano (7 a 19 mL/g/min). Devido a essa característica, a PaO_2 se mantém elevada, facilitando a difusão de O_2. O aumento de fluxo sanguíneo da coroide não está relacionado diretamente com a velocidade desse fluxo. São observadas, inclusive, diferenças significativas nessa velocidade, sendo mais elevada ao redor da papila e da mácula e mais reduzida na periferia retiniana.

Controle da circulação sanguínea ocular

O controle da circulação sanguínea ocular é mantido por meio de mecanismos extrínsecos e intrínsecos. O mecanismo extrínseco controla a circulação através do sistema nervoso autônomo (SNA) simpático (mecanismo neural) e, também, por ação direta de hormônios e autacoides. O estímulo do SNC parassimpático parece não ter efeito significativo sobre os mecanismos de resistência impostos ao fluxo sanguíneo.

O estímulo do SNA simpático provoca a descarga de noradrenalina na junção mioneural da musculatura lisa das artérias, desencadeando vasoconstrição devido à liberação de cálcio intracelular. Isso provoca o aumento da resistência vascular, diminuindo o fluxo sanguíneo tecidual.

Os hormônios e autacoides regulam o fluxo através de sua liberação direta na corrente circulatória, como resposta aos diferentes gradientes de pressão sanguínea. O grupo de hormônios e autacoides vasoconstritores (p. ex., angiotensina II, ADH (vasopressina) e endotelina) reduzem o fluxo sanguíneo no tecido, enquanto os vasodilatadores (p. ex., histamina, óxido nítrico (NO), bradicinina e as prostaglandinas) aumentam o fluxo.

O mecanismo intrínseco regula a circulação sanguínea localmente: no próprio tecido que recebe o fluxo (autorregulação ou regulação metabólica), ou seja, está relacionado diretamente com o metabolismo tecidual. Assim, alterações químicas locais, decorrentes do aumento ou redução do metabolismo, podem levar a aumento ou diminuição do fluxo, respectivamente. Esse mecanismo parece ser decorrente da capacidade das arteríolas de adaptar a sua resistência a fim de manterem a concentração de metabólitos em um nível constante. A ação ocorre na musculatura lisa do esfíncter pré-capilar. Exemplo disso ocorre quando há redução na concentração local de O_2 (PaO_2) nas células musculares dos vasos que irrigam o tecido. Isso estimula a vasodilatação e aumenta o fluxo no local.

Na retina neurossensorial, a tensão de O_2 (PaO_2) é mantida em nível constante, mesmo com grandes variações da pressão intraocular, graças a esses mecanismos autorregulatórios. Outra forma de mecanismo intrínseco ocorre através do controle miogênico. Esse mecanismo é estimulado pelo estiramento da parede dos vasos, em decorrência do aumento súbito da pressão arterial local, ou seja, as células marca-passos das arteríolas percebem uma diferença na pressão transmural e determinam um ajuste no tônus arteriolar, agindo na musculatura lisa das arteríolas. A ação induz uma reação vasoconstritora imediata que reduz o fluxo e, consequentemente, a pressão local.

Eventualmente, a concentração de algumas substâncias pode estar associada a diagnósticos e/ou tratamentos específicos na área oftalmológica. Por exemplo, a inalação de O_2 a 100% por recém-nascidos prematuros parece estar implicada na gênese da retinopatia da prematuridade e, em adultos, a inalação de uma mistura de 7% de CO_2 e 21% de O_2 provoca dilatação maciça dos vasos retinianos e tem se mostrado útil no tratamento imediato das oclusões arteriais da retina.

VASCULARIZAÇÃO DO OLHO

Artéria carótida comum

A artéria carótida comum direita origina-se, na maioria das vezes, da divisão do tronco braquiocefálico, enquanto a artéria carótida comum esquerda é, geralmente, ramo direto do arco da aorta (Fig. 6-24, à esquerda). A artéria carótida comum se divide em uma parte interna e uma externa, frequentemente no nível da borda superior da cartilagem tireoide (Fig. 6-24, à direita).

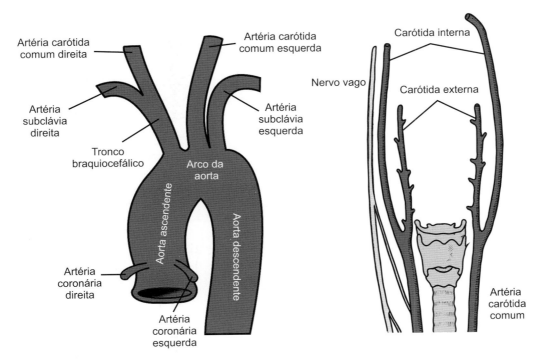

FIGURA 6-24 *À esquerda:* Origem da artéria carótida comum. *À direita:* Divisão da artéria carótida comum.

Derivados da artéria carótida interna

A artéria carótida interna, à medida que transita desde o pescoço até a sua bifurcação total, se divide em quatro segmentos: supraclinoide, cavernoso, petroso e cervical (Fig. 6-25).

Os vasos que emergem do segmento supraclinoide incluem: artéria oftálmica (responsável pela circulação ocular via artérias retinianas e ciliares); artéria coroideia anterior (responsável pela circulação em uma porção significativa da via visual, incluindo o trato óptico, corpo geniculado ipsilateral e as radiações ópticas) e artéria comunicante posterior (que ajuda a suprir o quiasma óptico). As últimas artérias do segmento supraclinoide são: artéria cerebral anterior (supre o nervo óptico, quiasma, trato óptico e lobo parietal) e artéria cerebral média (que supre a porção superior das radiações ópticas: lobos temporal, parietal e occipital). A artéria comunicante posterior surge no lado posterior da artéria carótida interna, acompanha o nervo oculomotor e se conecta com a artéria cerebral posterior ipsilateral.

Derivados da carótida externa

Desde a bifurcação da artéria carótida comum até 4 a 5 cm, superiormente ao ângulo da mandíbula, a artéria carótida externa dá origem a vários ramos colaterais, cujo número varia bastante entre indivíduos na faixa etária

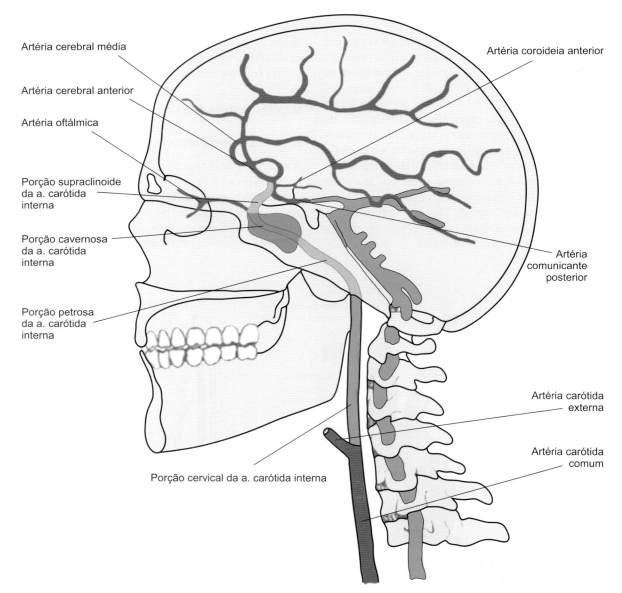

FIGURA 6-25 Porções da carótida interna. *(Modificada de Biology Stack Exchange, em http://biology.stackexchange.com/questions/9637/how-are-the-paranasal-sinuses-linked-with-the-capillaries-in-the-ear-canals)*

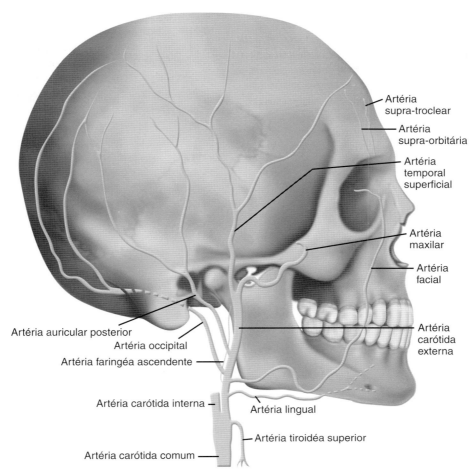

FIGURA 6-26 Artéria carótida externa e seus ramos.

entre 4 e 20 anos. Em média, são sete os ramos colaterais, em ordem de emergência: artéria tireóidea superior, artéria lingual, artéria facial, artéria faríngea, artéria ascendente, artéria occipital, artéria auricular posterior e ramos arteriais parotídeos da artéria auricular posterior e da artéria temporal superficial.

A artéria carótida externa bifurca-se no interior da glândula parótida em artéria temporal superficial e artéria maxilar (Fig. 6-26). A artéria maxilar é o ramo medial da bifurcação da carótida externa. Ela dá origem a 13 ramos colaterais antes de atravessar o buraco esfenopalatino, onde passa a ser denominada artéria esfenopalatina.

Esses ramos (Fig. 6-27) colaterais podem ser divididos em três grupos:
1. Aqueles que nascem medialmente ao músculo pterigóideo lateral: artéria auricular profunda, artéria timpânica anterior, artéria meníngea média e artéria meníngea acessória.
2. Os que nascem inferiormente ao músculo pterigóideo lateral, quando a artéria rodeia a sua borda inferior: artéria alveolar inferior, artéria massetérica, artéria temporal profunda posterior e ramos pterigóideos.
3. Aqueles que se originam lateralmente ao músculo pterigóideo lateral: artéria bucal, artéria temporal profunda anterior, artéria alveolar posterossuperior, artéria infra-orbitária, artéria palatina descendente e artéria do conduto pterigóideo.

Vascularização vertebrobasilar

A circulação vertebrobasilar se origina das artérias vertebrais. Dentro da fossa posterior, as artérias vertebrais se unem para formar a artéria basilar (Fig. 6-28, à esquerda). Sua função é suprir o quiasma óptico. A artéria basilar sobe até o mesencéfalo antes de se bifurcar para formar as artérias cerebrais posteriores (que suprem o quiasma óptico, corpo geniculado lateral, radiações ópticas inferiores e lobos temporal e occipital) (Fig. 6-28, à direita).

Anastomoses arteriais intracranianas

O círculo de Willis (Fig. 6-28, à esquerda) é responsável pela maior rede anastomótica entre as circulações carotídeas e vertebrobasilares. Esse polígono arterial é formado pelas artérias carotídeas, artérias cerebrais anteriores, artéria

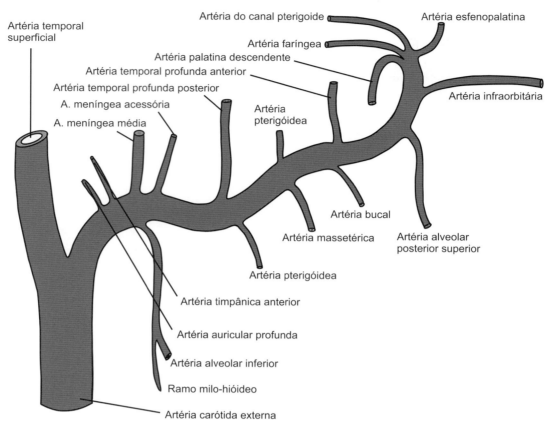

FIGURA 6-27 Artéria maxilar e seus ramos, a partir de sua emergência na artéria carótida externa, juntamente com a artéria temporal superficial.

comunicante anterior, artérias comunicantes posteriores, artérias cerebrais posteriores e artéria basilar.

As junções arteriais do círculo de Willis são um sítio comum para a formação de aneurismas. Aproximadamente 85% a 95% dos aneurismas intracranianos surgem da porção anterior do círculo.

Noções gerais de vascularização ocular

A artéria oftálmica é o primeiro ramo do segmento supraclinoide da artéria carótida interna. Além de suprir parte da órbita, face e pálpebras, a artéria oftálmica origina dois sistemas vasculares que diferem anatômica e fisiologicamente: o sistema retiniano (circulação retiniana), responsável pela irrigação de parte da retina neurossensorial, e o sistema uveal (circulação ciliar e circulação coróidea), que contribui para a vascularização das demais estruturas intraoculares.

A artéria oftálmica entra na órbita junto ao nervo óptico, através do canal óptico (Fig. 6-29), que penetra, ventralmente, entre 8 e 15 mm do globo ocular.

Circulação orbitária

A artéria oftálmica nasce da artéria carótida interna, dirige-se em sentido anterior, atravessa o conduto óptico em posição inferior e lateral ao nervo óptico, penetrando, então, na órbita, e termina no ângulo medial do olho, através da artéria dorsal do nariz. Na órbita, a artéria oftálmica irriga a parte média e superior, enquanto a artéria infraorbitária (ramo da artéria maxilar interna) irriga a parte inferior.

A artéria dorsal do nariz se dirige em sentido anterior e inferior e cruza o rebordo medial da órbita superiormente ao tendão direito do orbicular. Anastomosa-se com a artéria facial, agora chamada de angular, e dá ramos para o conduto nasolacrimal e nariz.

Os ramos da artéria oftálmica (Fig. 6-30) podem se dividir em três grupos:

1. Aqueles que nascem da artéria oftálmica inferior e lateralmente ao nervo óptico: artéria central da retina e artéria lacrimal.
2. Aqueles que nascem superiormente ao nervo óptico: artéria supraorbitária, artérias ciliares posteriores curtas,

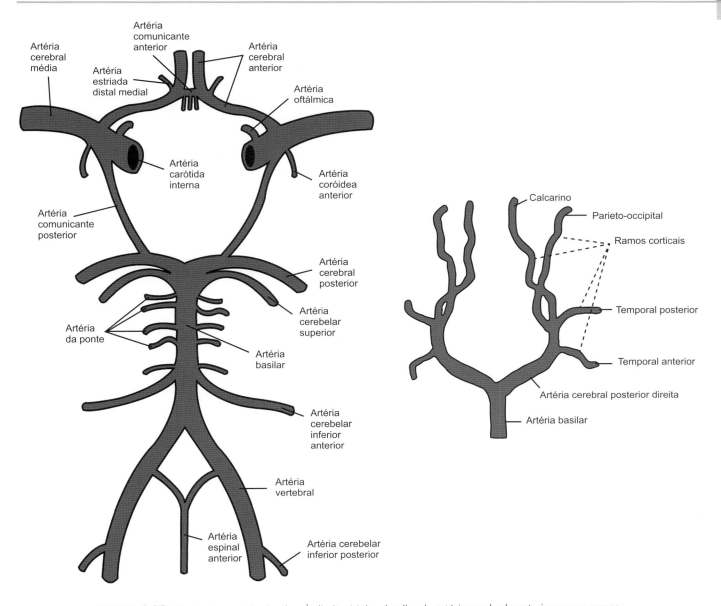

FIGURA 6-28 Circulação vertebrobasilar. *À direita:* Maior detalhe da artéria cerebral posterior e seus ramos.

artérias ciliares posteriores longas, artéria muscular superior da artéria oftálmica e artéria muscular inferior da artéria oftálmica.

3. Aquelas que nascem medialmente ao nervo óptico: artéria etmoidal posterior, artéria etmoidal anterior, artérias palpebrais superior e inferior e artéria supratroclear.

A artéria central da retina será descrita na seção "Circulação Retiniana".

A artéria lacrimal se dirige anterior e lateralmente e alcança a glândula lacrimal, seguindo a borda superior do músculo reto lateral. Vasculariza a glândula lacrimal, através de alguns ramos, e origina o ramo temporozigomático, que se anastomosa com a artéria temporal profunda anterior, ajudando a vascularizar a bochecha e a região temporal. A artéria lacrimal termina na pálpebra superior, onde origina as artérias palpebrais laterais, que contribuem na composição das arcadas palpebrais superior e inferior.

A artéria supraorbitária corre entre a parede superior da órbita e o músculo elevador da pálpebra superior. Emerge da órbita pelo forame supraorbitário e dá um ramo para a pálpebra e, posteriormente, outros ramos para a face.

A artéria muscular superior da artéria oftálmica se distribui nos músculos elevador da pálpebra superior, reto superior, reto medial e oblíquo superior, enquanto a artéria muscular inferior da artéria oftálmica irriga os músculos reto lateral, reto inferior e oblíquo inferior. As artérias musculares originam as artérias ciliares anteriores, que

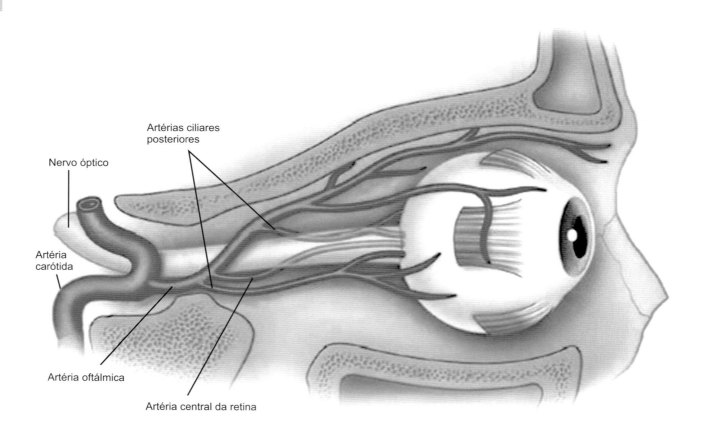

FIGURA 6-29 Artéria oftálmica mostrando sua entrada no olho através do canal óptico e sua divisão posterior. *(Modificada de emDocs, em http://i0.wp.com/www.emdocs.net/wp-content/uploads/2016/02/anatomy.jpg)*

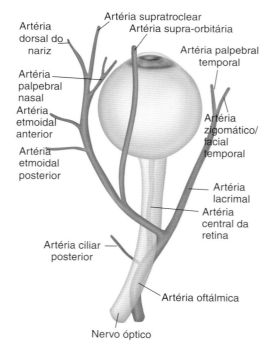

FIGURA 6-30 A artéria oftálmica e seus ramos.

serão descritas na seção "Circulação Ciliar". As artérias ciliares posteriores, longas e curtas também serão descritas na seção "Circulação Ciliar".

A artéria etmoidal posterior nasce em frente ao conduto etmoidal posterior ou, mais anteriormente, em um tronco comum com a artéria etmoidal anterior. Passa pelo conduto etmoidal posterior e termina na dura-máter que recobre a lâmina crivosa ou bem próximo às cavidades nasais. A artéria etmoidal anterior nasce na altura do forame etmoidal anterior, atravessa o buraco etmoidal anterior da lâmina crivosa e termina nas cavidades nasais.

As artérias palpebrais superior e inferior podem nascer isoladamente ou em um tronco comum, inferiormente à tróclea. Dirigem-se da parte medial para a lateral, perto da borda livre da pálpebra, entre o músculo orbicular e o tarso. A artéria palpebral inferior dá origem, ainda, a um ramo dirigido ao conduto nasal. As artérias palpebrais se anastomosam com artérias das regiões vizinhas: artéria lacrimal, artéria supraorbitária, artéria supratroclear, artéria nasal e artéria infraorbitária.

A artéria supratroclear, na altura da tróclea ou anteriormente a ela, percorre em direção anterior para vascularizar a face.

Todas elas se anastomosam livremente com ramos da artéria carótida externa, com exceção da artéria lacrimal, a qual origina um ramo anastomótico e se liga à artéria meníngea média através do forame lacrimal.

Circulação ciliar

É feita pelos ramos da artéria oftálmica denominados artérias ciliares posteriores longas (ACPL) e curtas (ACPC), e ciliares anteriores (ACiA) (Fig. 6-31). As artérias ciliares posteriores originam-se diretamente da artéria oftálmica. Inicialmente, surgem de troncos comuns (em número de 1 a 5) e, depois, se subdividem em ramos, que acompanham medialmente, lateralmente e, com menos frequência, superiormente, o nervo óptico. Antes de alcançarem a esclera, esses ramos originam, no total, cerca de 15 a 20 artérias ciliares posteriores curtas (ACPC) e duas artérias ciliares posteriores longas (ACPL): uma medial e outra lateral. Existem dois tipos de ACPC: as artérias paraópticas, que entram na esclera ao redor do nervo óptico, e as artérias distais, que atravessam a esclera medial e lateralmente ao nervo óptico correndo radialmente em direção ao equador do globo ocular. Os ramos distais temporais atravessam a esclera na região macular.

As ACPL são duas, uma lateral e uma medial. Atravessam a esclera, uma de cada lado do nervo óptico. Dirigem-se para a superfície da coroide, continuando até a borda periférica da íris, onde se anastomosam com 4 a 7 artérias ciliares anteriores (ACiA) para formar o círculo arterial maior da íris. As ACiA se originam das artérias musculares superior e inferior da artéria oftálmica e atravessam a parte anterior da esclera, terminando no círculo arterial maior da íris.

O círculo arterial maior da íris (Fig. 6-32) é formado pelas ACPL e ACiA, supre o corpo ciliar e a íris, e origina os ramos iridianos, ciliares e coróideos recorrentes. Os ramos iridianos dirigem-se ao *colarete*, próximo à borda pupilar, formando o círculo menor da íris. Os ramos ciliares se dirigem ao músculo ciliar e a processos ciliares, e os ramos coróideos recorrentes direcionam-se posteriormente e se anastomosam com os vasos da coroide na *ora serrata*.

Circulação retiniana

A vascularização da retina é realizada pela artéria central da retina e pela coriocapilar. A artéria central da retina nasce da artéria oftálmica e atravessa a bainha do nervo óptico 1 cm antes de alcançar o globo ocular. Corre no interior do nervo junto com os feixes axonais das células ganglionares e, antes de se dividir no nível da lâmina crivosa, fornece alguns ramos que auxiliam na vascularização do nervo óptico. A artéria central da retina supre o terço interno da retina neurossensorial. Ao passar pelo disco óptico, divide-se em ramos superior e inferior, os quais se dividem em ramos temporais e nasais (Fig. 6-33). Desse ponto em diante, divide-se e subdivide-se, formando arteríolas e capilares. A artéria central da retina é do tipo terminal, ou seja, não apresenta comunicação direta entre arteríolas e vênulas (a junção é feita por rede capilar). Isso é importante para entender a gravidade de uma oclusão da artéria central da retina, que pode resultar em amaurose permanente.

Algumas vezes, os capilares retinianos da região temporal da papila originam-se da artéria ciliorretiniana, que é um ramo das artérias ciliares posteriores e está presente em aproximadamente 50% da população.

As artérias retinianas apresentam as camadas íntima, média e adventícia. São desprovidas da camada muscular, o que confere transparência às paredes dos vasos. A camada média é constituída por células de músculo liso, com um mínimo de tecido conjuntivo e fibras elásticas.

O sistema capilar está dividido em duas camadas, sendo uma de capilares superficiais, que ocupam as camadas de fibras nervosas e de células ganglionares junto às arteríolas pré-capilares, e outra de capilares profundos, localizados na camada nuclear interna da retina, junto às vênulas pós--capilares.

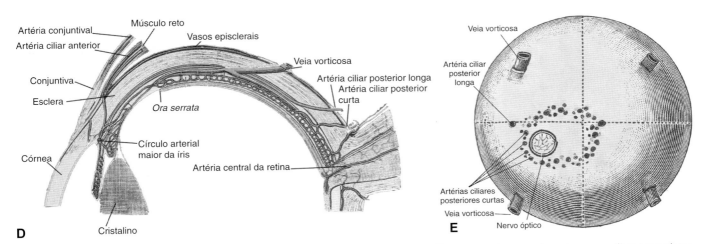

FIGURA 6-31 Artérias ciliares mostrando o ponto de entrada na esclera das artérias ciliares posteriores, curtas e longas e ciliares anteriores.

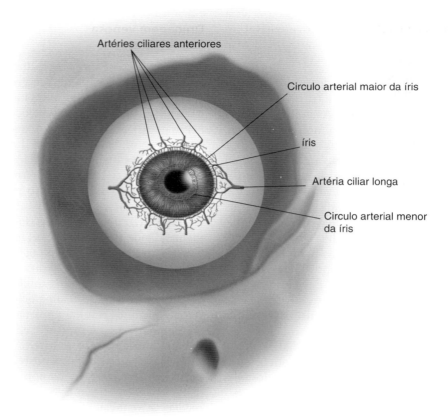

FIGURA 6-32 Formação do círculo arterial maior da íris.

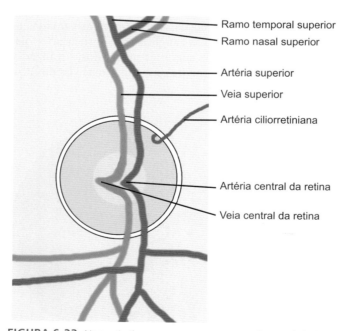

FIGURA 6-33 Nervo óptico, com seus ramos superiores e inferiores das arcadas vasculares, e presença de artéria ciliorretiniana.

Circulação coróidea

A coroide é responsável pela vascularização dos dois terços externos da retina. É anatomicamente dividida em três camadas, sendo as duas primeiras também conhecidas como estroma.

A primeira é denominada camada externa de grandes vasos (ou camada de Haller, ou túnica vasculosa de Haller). Sua vascularização é formada pelas primeiras divisões arteriais das ACPC, ACPL e ACiA. As artérias dessa camada, por serem de grande calibre, apresentam túnicas adventícia, média e elástica interna.

A segunda é denominada camada intermediária de vasos médios (camada de Sattler). Sua vascularização é formada por divisões arteriais de menor calibre, oriundas da primeira camada. Aqui, os vasos são de médio calibre, sem a presença das túnicas média e elástica interna e, portanto, não apresentam fenestrações. Este aspecto é evidenciado pela ausência de vazamento de contraste em condições fisiológicas durante os exames de angiografia fluoresceínica.

A camada mais interna da coroide é denominada coriocapilar (Fig. 6-157). Apresenta-se como uma monocamada larga, de aproximadamente 25 a 50 µ de espessura, formada por capilares do tipo fenestrado. As fenestrações apresentam dimensões entre 60 e 80 nm e são direcionadas, todas, para o epitélio pigmentar da retina (EPR). Por ser permeável, ao contrário das camadas mais externas, a coriocapilar apresenta amplo escape (fisiológico) de fluoresceína, que é evidenciado durante o exame angiográfico. Entre a coriocapilar e a membrana de Bruch existem firmes adesões formadas por septos de tecido colágeno, que as tornam praticamente inseparáveis em condições fisiológicas ou para fins de estudos.

Estudos evidenciam que a coriocapilar apresenta uma estrutura lobulada, distribuída como um mosaico (Fig. 6-34). O tamanho e a forma dos lóbulos não seguem um padrão homogêneo, ou seja, variam de acordo com sua localização na coroide. No polo posterior e área justapapilar, os lóbulos têm forma poligonal e seu arranjo é mais compacto, enquanto, ao longo de sua extensão, em direção ao equador do olho (*ora serrata*), os lóbulos apresentam menor densidade e adquirem uma forma mais alongada, linear ou fusiforme, o que obriga os vasos a se distribuírem num mesmo plano.

Uma única arteríola pode se ramificar para mais de um lóbulo. Todavia, não existe consenso sobre o padrão de vascularização dos lóbulos. O mais aceito é aquele em que cada lóbulo é suprido, centralmente, por uma arteríola e sua drenagem venosa é realizada por canais venosos, situados na sua periferia. Outro padrão, no entanto, sugere que cada vênula lobular é circundada por várias arteríolas. Existem evidências de que os lóbulos não se anastomosam entre si.

Particularmente, na região submacular, o número de arteríolas por lóbulo é maior, quando comparada com regiões mais periféricas. Nesta região (e também na região justapapilar) a vascularização apresenta-se como uma rede capilar terminal, rica em anastomoses arterioloarteriolares ou arteriolovenulares, podendo, também, originar conexões com a área pré-laminar da lâmina crivosa, próximo ao local onde os ramos recorrentes das ACPC ligam-se aos vasos piais. Não há consenso sobre a existência de uma artéria própria da mácula.

Drenagem venosa

Na coroide, as veias se caracterizam anatomicamente pela ausência de válvulas. As vênulas se anastomosam em veias mais calibrosas até formarem quatro troncos venosos principais (veias vorticosas), que se localizam um em cada quadrante da região posterior do globo ocular (dois superiores e dois inferiores) e o atravessam próximo ao seu equador.

O vaso responsável pela drenagem da circulação retiniana é a veia central da retina, formada pela confluência de vênulas e veias retinianas. Com relação à circulação ciliar, parte dela é drenada pelas veias vorticosas e o restante pelas veias ciliares anteriores e veias ciliares posteriores, que desembocam livremente nas veias oftálmicas (Fig. 6-35).

Ao contrário do que ocorre com a artéria oftálmica (que é única), existem duas veias oftálmicas:

1. Veia oftálmica superior: tem sua origem no encontro da veia supratroclear, veia supraorbital e ramos da veia angular. No caminho, confluem as veias vorticosas superiores, veia central da retina e veia lacrimal. A veia oftálmica superior acompanha a artéria oftálmica e seus ramos e desemboca posteriormente no seio cavernoso, após deixar a região orbitária, através da fissura orbital superior.

2. Veia oftálmica inferior: tem origem incerta, possivelmente pela confluência de um plexo de pequenas veias orbitárias inferiores. Corre no assoalho da órbita, onde recebe as veias vorticosas inferiores e os ramos venosos provenientes dos músculos reto inferior e oblíquo inferior. Conflui, em grande proporção, para o plexo pterigopalatino, mas termina no seio cavernoso, após deixar a região orbitária, através da fissura orbital inferior. Eventualmente desemboca na veia oftálmica superior, formando, assim, um tronco comum antes de desembocar no seio cavernoso.

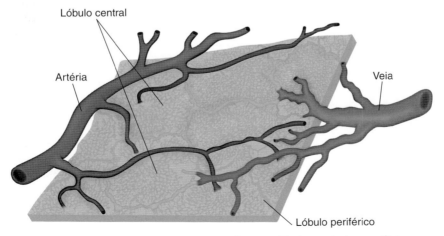

FIGURA 6-34 Representação da coriocapilar, seus lóbulos centrais e periféricos.

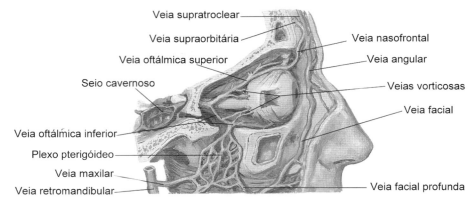

FIGURA 6-35 Drenagem venosa ocular. *(Fonte: Netter, Atlas of Human Anatomy, 4th edition, 2006, Elsevier, com permissão.)*

Cabe ressaltar que, como a veia angular é responsável pela drenagem venosa da pele periorbital e mantém comunicação direta com os vasos oftálmicos, é possível que processos infecciosos nessa região aumentem o risco de ocorrência de trombose séptica do seio cavernoso, doença de extrema gravidade.

Depois, o seio cavernoso direito e esquerdo drenam tanto para os seios transversos direito e esquerdo quanto diretamente para as veias jugulares internas ipsilaterais. Estas, por sua vez, drenam para as veias braquiocefálicas ipsilaterais, que terminam diretamente na veia cava superior.

INERVAÇÃO OCULAR

Neurônio

O neurônio compreende um corpo celular e seus prolongamentos (Fig. 6-36, à esquerda). O corpo celular, também chamado de pericário ou soma, representa o centro trófico para o nervo. Ele contém um grande núcleo, que normalmente é esférico, pálido e central, contém abundante eucromatina e apresenta um grande nucléolo ("núcleo em olho de coruja"). O citoplasma contém diversas organelas, e as mitocôndrias são abundantes.

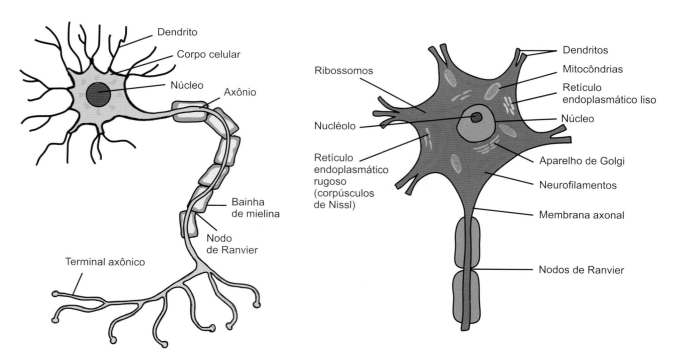

FIGURA 6-36 *À esquerda:* O neurônio e seus principais constituintes. *À direita:* Detalhe do corpo celular. *(Modificada de Dr. Jana, em https://commons.wikimedia.org/wiki/File:Neuron_or_Nerve_cell_-_Labelled_Image.png.)*

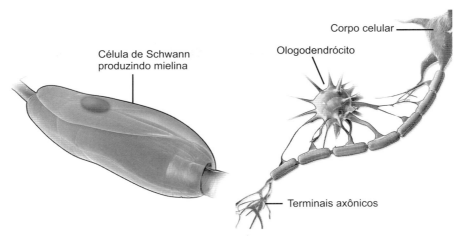

FIGURA 6-37 Formação da mielina nas células de Schwann à esquerda e nos oligodendrócitos à direita. *(Modificada de Bruce Blaus, em https://commons.wikimedia.org/wiki/File:Blausen_0870_TypesofNeuroglia.png)*

No citoplasma podemos destacar os corpúsculos de Nissl, os quais são compostos por polissomas e por retículo endoplasmático rugoso e estão dispostos em grumos (Fig. 6-36, à direita). São mais abundantes em grandes neurônios motores. As mitocôndrias estão distribuídas pelo citoplasma e o complexo de Golgi está perto do núcleo. Alguns neurônios do sistema nervoso central, na raiz dorsal e nos gânglios simpáticos, apresentam grânulos de melanina. Alguns neurônios apresentam grânulos de lipofucsina, que tendem a aumentar com a idade. Gotas de gordura podem também estar presentes. Os neurofilamentos, em grande quantidade, estão distribuídos pelo citoplasma, da mesma maneira que os microtúbulos. Os microfilamentos, por sua vez, estão mais associados à membrana celular.

Os prolongamentos do corpo celular, os processos neuronais, podem ser de dois tipos: os axônios e os dendritos.

Os dendritos, que representam expansões protoplasmáticas do corpo celular, são numerosos, curtos e bastante ramificados. Eles recebem estímulos de outros neurônios ou de células sensoriais epiteliais, e convertem esses sinais em pequenos impulsos elétricos (que são os potenciais de ação) que são transmitidos em direção ao soma e prosseguem em direção ao axônio. O sinal pode, a partir daí, passar para a outra célula através da sinapse.

Ao contrário dos axônios, que apresentam diâmetro constante de uma ponta à outra, os dendritos se subdividem em ramos, tornando-se cada vez mais finos. A composição do citoplasma da base dendrítica, próximo ao corpo neuronal, é similar à do pericário, mas os elementos do citoesqueleto predominam nas ramificações.

O axônio é único. Ele realiza a condução de impulsos nervosos do soma em direção aos terminais axônicos. Os axônios se originam no cone de implantação, que é uma região especializada do soma com poucos ribossomos, retículo endoplasmático rugoso, aparelho de Golgi e corpúsculos de Nissl, mas muitos microtúbulos e microfilamentos.

O citoplasma é chamado de axoplasma e é rico em neurofibrilas. A membrana plasmática é o axolema, que pode estar envolvido (fibras mielínicas) ou não (amielínicas) por uma bainha de mielina que é formada principalmente por lipoides e apresenta cor amarelo-esbranquiçada. Ela não envolve o axônio nem na sua porção inicial, próximo ao corpo celular, nem nas suas terminais. As células de Schwann são as produtoras da mielina nos nervos periféricos, e os oligodendrócitos, no sistema nervoso central, assim como no nervo óptico.

A intervalos mais ou menos regulares, nas fibras nervosas são observadas constrições onde há uma interrupção da bainha de mielina; são os chamados nodos de Ranvier. O segmento de fibra nervosa interposto entre dois nodos de Ranvier sucessivos é denominado segmento internodal. A cada segmento internodal corresponde uma única célula de Schwann. As células de Schwann produzem a mielina em uma região de um único neurônio, enquanto os oligodendrócitos lançam múltiplos processos que conseguem formar mielina em vários axônios próximos (Fig. 6-37).

A importância da mielinização é demonstrada na esclerose múltipla, uma patologia em que há a destruição, por um mecanismo desconhecido, da bainha de mielina em algumas regiões do sistema nervoso central; quando isso ocorre, a propagação dos impulsos nervosos é bastante diminuída, com consequências neurológicas devastadoras. Se afetar o nervo óptico, temos a neurite óptica.

Os axônios terminam em várias ramificações pequenas, os terminais axônicos, que podem transmitir o impulso para outro neurônio ou para outro tipo de célula. O conjunto desses terminais é denominado telodendro.

Segundo o tamanho e a forma dos processos, a maioria dos neurônios pode ser dividida em multipolares, bipolares e pseudounipolares (Fig. 6-38). Os unipolares, que apresentam apenas um processo celular, são raros nos vertebrados.

Os multipolares apresentam mais de dois processos celulares, sendo um o axônio e os outros, os dendritos. Esses neurônios são os mais frequentes nos vertebrados.

Os bipolares apresentam apenas um dendrito e um axônio, estando presentes em alguns órgãos sensoriais, como a retina, a mucosa olfatória e o mecanismo vestibulococlear.

Os pseudounipolares apresentam um único processo, próximo ao pericário, que se divide em dois ramos cada um composto por axônio e dendritos. Esse processo forma uma estrutura em forma de T, com um ramo indo em direção a uma terminação periférica e o outro ao sistema nervoso central. Os estímulos que são recebidos pelos dendritos vão diretamente para o axônio terminal, sem passar pelo corpo celular, que, ainda que sintetize muitas moléculas, inclusive nerotransmissores que migram para as fibras periféricas, não está envolvido na condução dos impulsos. Esse tipo de neurônio está presente em gânglios espinhais e craniais.

Os neurônios podem ser classificados ainda de acordo com os seus papéis funcionais em motores, sensoriais e interneurônios. Os neurônios motores (eferentes) levam as informações do sistema nervoso central e controlam os órgãos efetores, como as glândulas, exócrinas e endócrinas, e as fibras musculares.

Os neurônios sensoriais (aferentes) recebem os estímulos sensoriais do ambiente e do próprio corpo, e transmitem essas informações para o sistema nervoso central, onde são processados e analisados.

Os interneurônios estabelecem relações entre outros neurônios, e formam redes funcionais complexas ou circuitos (como na retina). Usualmente, eles conectam neurônios sensoriais e motores. Eles regulam também os sinais transmitidos aos neurônios. A maioria deles é multipolar.

Os nervos que contêm apenas fibras sensoriais são os nervos sensoriais, e os que contêm apenas fibras para os efetores são os nervos motores. A maioria dos nervos, no entanto, apresenta tanto fibras sensoriais quanto motoras, sendo, portanto, chamados de nervos mistos.

Excitação e condução

O interior do neurônio apresenta, geralmente, uma concentração alta de potássio e baixa de sódio, ocorrendo o inverso no ambiente extracelular. Por isso, o neurônio apresenta uma carga interna mais negativa do que o exterior da célula, de aproximadamente −70 mV. Este é o potencial de repouso da membrana. Isso é obtido pela bomba sódio-potássio, que transporta ativamente os íons contra o seu gradiente, ou seja, o Na+ para fora das células e o K+ para dentro, na proporção de três íons de sódio para dois de potássio.

Se o axônio for estimulado, o impulso será conduzido ao longo dele, ocorrendo uma série de alterações, formando o potencial de ação.

Cada íon tem também canais iônicos próprios. Os do íon potássio podem ser de dois tipos, um que irá permanecer fechado durante o período de repouso e outro que permite sempre a passagem deste íon. O canal do íon sódio permanece fechado no potencial de repouso, embora abra ocasionalmente por curtos períodos de tempo.

O estímulo causa uma despolarização da membrana naquele ponto, pela abertura dos canais de Na + , havendo aumento da entrada do íon no neurônio. Como esses canais são regulados por voltagem, essa despolarização focal leva à abertura de mais canais de Na + , fazendo com que a membrana fique ainda mais permeável ao íon, conduzindo o impulso ao longo do axônio.

O intervalo entre o estímulo e o início do potencial de ação em um determinado ponto do axônio é denominado período latente, e corresponde ao tempo que o estímulo demora para viajar ao longo do neurônio até chegar àquele local. A sua duração, portanto, é proporcional à distância entre o estímulo e aquele ponto do axônio, sendo inversamente proporcional à velocidade da condução.

Após uma despolarização inicial de 15 mV, a despolarização vai aumentar de velocidade. O ponto em que esta mudança na velocidade ocorre é denominado nível de disparo ou limiar (Fig. 6-39). Ela ultrapassa o potencial zero em aproximadamente +30mV a +35 mV.

Nesse ponto, há uma reversão e queda rápida da voltagem em direção ao nível de repouso. Os canais de Na+ se fecham, levando a rápida diminuição da permeabilidade ao sódio. Além disso, como um resultado retardado da despolarização, os canais de K+ regulados por voltagem vão se abrir, fazendo com que o íon se difunda rapidamente para fora da célula. O interior da célula fica menos positivo, ou mais negativo, ajudando a retornar ao potencial da membrana de repouso inicial de −70 mV.

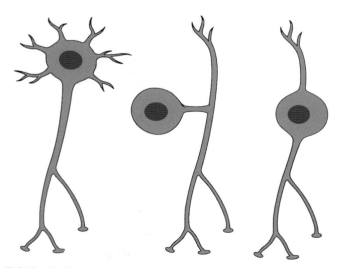

FIGURA 6-38 Neurônios multipolar (à *esquerda*), pseudounipolar (*no centro*) e bipolar (à *direita*). *(Modificada de Holly Fischer, em https://commons.wikimedia.org/wiki/File:Three_Basic_Types_of_Neuronal_Arrangements.png)*

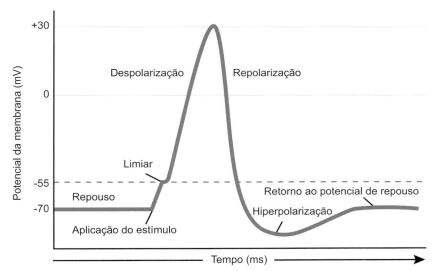

FIGURA 6-39 Condução do estímulo ao longo do neurônio. *(Modificada do original de OpenStax, em https://commons.wikimedia.org/wiki/File:1222_Action_Potential_Labels.jpg.)*

Quando a repolarização está em torno de 70% completa, o índice de repolarização diminui, chegando ao potencial de repouso mais lentamente. O pico de aumento e a queda rápida da velocidade são o pico potencial do neurônio, e a queda lenta no final do processo é a pós-despolarização.

Após chegar ao nível prévio de repouso há uma discreta hiperpolarização para formar a pós-hiperpolarização, que é discreta, mas prolongada. Isso ocorre porque os canais de potássio levam mais tempo para fechar do que os de sódio.

Lei do "tudo ou nada"

A intensidade mínima do estímulo que produz um potencial de ação é denominada intensidade limiar; os estímulos mais fracos não irão desencadear nenhuma reação, e os estímulos mais fortes não desencadearão reações mais intensas, esta é a lei do "tudo ou nada".

Período refratário

Durante o aumento, e muito, das fases de queda do potencial de ação, o neurônio vai estar refratário a novos estímulos. O período refratário está dividido em absoluto, no qual nenhum estímulo, independentemente da sua intensidade, pode excitar o nervo, e relativo, no qual um estímulo maior do que o normal ainda pode levar à excitação. O período absoluto inicia-se no nível de disparo e dura até que a repolarização esteja um terço completa, enquanto o relativo começa a partir daí até o início da pós-despolarização. Durante a pós-despolarização, a intensidade limiar irá novamente diminuir e, durante a pós-hiperpolarização, aumentar.

Condução nas fibras mielinizadas

A condução é saltatória entre os nodos de Ranvier (Fig. 6-40), aumentando a sua velocidade sem que haja necessidade de aumentar a largura do axônio. Isso permite que a condução seja até 50 vezes mais rápida em fibras

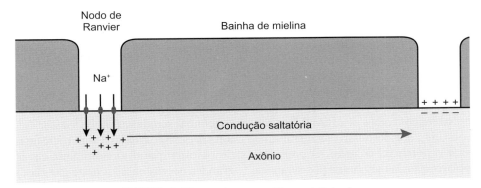

FIGURA 6-40 Condução nas fibras mielinizadas.

mielinizadas do que nas não mielinizadas. A velocidade de condução é muito mais alta (por volta de 20 m/segundo) nas fibras do nervo óptico, que são mielinizadas, do que nas da retina, que não o são (por volta de 1 m/segundo). Além disso, poupa-se energia, já que a excitação ativa será confinada a pequenas regiões da membrana plasmática axonal nos nodos de Ranvier. Foi observado, a partir da lâmina crivosa, que é onde começa a mielinização das fibras, que o número de mitocôndrias nas células ganglionares reduz abruptamente.

Sinapse

O impulso usualmente é conduzido ao longo do axônio até a sua terminação. A intercomunicação entre os neurônios é realizada através das sinapses, o contato funcional que existe entre duas células nervosas. A sinapse também pode acontecer entre um neurônio e outro tipo de célula, como a muscular ou a glandular.

As sinapses entre dois neurônios geralmente ocorrem entre o axônio pré-sináptico e um dendrito pós-sináptico (sinapse axodendrítica). No entanto, o neurônio pode realizar sinapses com qualquer parte ou superfície do outro axônio, são as sinapses axossomática, axoaxônica ou dendrodendrítica. O sistema nervoso central geralmente apresenta sinapses axodendríticas e axossomáticas.

Na maioria das junções sinápticas a transmissão é química; o impulso no axônio pré-sináptico leva à secreção de um neurotransmissor, como a acetilcolina ou a serotonina. Em algumas das junções, entretanto, a transmissão é elétrica, via *gap junctions*, o que permite o livre movimento dos íons de uma célula para outra (sendo, desta maneira, muito mais veloz do que a transmissão química) e, em algumas poucas sinapses, pode ser elétrica e química. As sinapses podem ser excitatórias, ativando e facilitando a propagação do impulso nervoso, ou inibitórias, bloqueando a propagação do impulso.

A porção terminal dos axônios apresenta numerosas vesículas sinápticas contendo neurotransmissores, que são sintetizados no interior do axônio. Eles são mediadores químicos que realizam a transmissão do impulso nervoso através das sinapses. Após o estímulo, essas vesículas se fundem com a membrana plasmática do terminal nervoso, e os neurotransmissores são liberados por um processo de exocitose na membrana sináptica. Eles se unem aos receptores do neurônio receptor ou do órgão efetor (receptores pós-sinápticos), iniciando eventos que abrem ou fecham os canais na membrana da célula-alvo, levando a uma despolarização ou hiperpolarização da membrana celular (Fig. 1-44).

Neurotransmissores excitatórios, como a acetilcolina, serotonina e glutamato, abrem os canais de cátions, levando a um influxo de Na+ ou Ca+ , que despolariza a membrana pós-sináptica até iniciar o potencial de ação. O potencial capaz de iniciar a despolarização da membrana pós-sináptica é denominado "potencial excitatório pós-sináptico" (PEPS).

A despolarização da membrana pós-sináptica desencadeia os processos fisiológicos próprios do receptor.

Os neurotransmissores inibitórios, como a glicina e o GABA, por sua vez, abrem os canais de Cl–, o que impede que dispare o potencial de ação, pois mantém a membrana pós-sináptica polarizada, ou seja, provocam uma hiperpolarização, levando a um "potencial inibitório pós-sináptico" (PIPS).

Após a liberação, o neurotransmissor é rapidamente removido, ou pela destruição por enzimas específicas no espaço sináptico, ou por reabsorção, que pode ocorrer tanto pelo terminal nervoso que o lançou quanto pelas células gliais adjacentes. Essa rápida eliminação assegura tanto uma precisão espacial quanto temporal do sinal na sinapse. Precisão espacial porque impede que o neurotransmissor influencie células adjacentes, e temporal porque libera o espaço sináptico antes que o próximo pulso seja lançado.

A regulação da transmissão sináptica pode ocorrer tanto no nível pré quanto no pós-sináptico. Se as concentrações são baixas na fenda, o neurotransmissor pode estimular os receptores da membrana pré-sináptica, que são chamados de autorreceptores, e promover a sua liberação. Se a concentração for muito elevada, pode agir em outros autorreceptores para inibir a sua própria liberação.

A modulação pós-sináptica da transmissão é realizada pelo aumento ou diminuição do número ou sensibilidade dos receptores pós-sinápticos (*up regulation* e *down regulation*).

Somação temporal e somação espacial

Os neurônios recebem vários impulsos inibitórios e excitatórios que podem se somar.

A somação temporal acontece quando uma série de impulsos subliminares em uma fibra excitatória se somam, podendo produzir um limiar de ação na fibra pós-sináptica. A somação espacial acontece quando impulsos subliminares de duas ou mais fibras nervosas levam a um potencial de ação. Tanto a somação temporal quanto a somação espacial podem ser moduladas por impulsos inibitórios simultâneos.

Inervação sensitiva – noções gerais

O trigêmeo é o maior dos nervos cranianos; é um nervo misto, com funções motoras que se originam do núcleo dentro da ponte e funções sensoriais que terminam em núcleos dentro do mesencéfalo, ponte e medula.

Duas raízes do nervo trigêmeo são vistas quando emergem da porção anterolateral da ponte. A raiz sensorial, que é maior, imediatamente engrossa para formar o gânglio trigeminal semilunar ou de Gasser, que está localizado em uma depressão óssea na superfície interior da parte petrosa do osso temporal, denominada caverna de Meckel. Três grandes nervos nascem neste gânglio: oftálmico, maxilar e mandibular (Fig. 6-41).

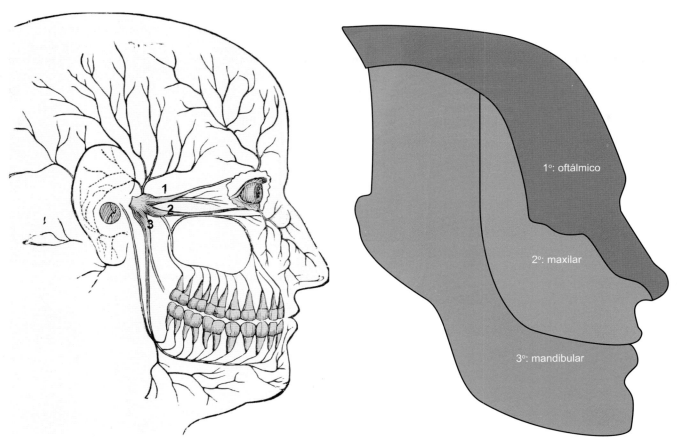

FIGURA 6-41 Principais ramos do nervo trigêmeo à esquerda. Distribuição da área inervada por cada uma das subdivisões à direita. *(Modificada de Madhero88, em https://commons.wikimedia.org/wiki/File:Trig_innervation.svg.)*

A raiz motora, que é menor, apresenta fibras motoras que acompanham o nervo mandibular e inervam os músculos da mastigação (temporal, pterigoide e massetérico), alguns músculos do assoalho da boca (porção anterior do músculo digástrico, músculo milo-hioide), palato mole (músculo tensor do véu palatino) e tubo de Eustáquio (músculo tensor do tímpano).

O trigêmeo é um nervo misto, mas suas funções sensoriais são muito mais importantes do que as motoras. Os três nervos sensoriais respondem ao toque, temperatura e sensação dolorosa da face. O nervo oftálmico contém fibras sensoriais da metade anterior do escalpo, pele da testa, pálpebra superior, glândula lacrimal, superfície ocular, do lado do nariz e mucosa superior da cavidade nasal. O nervo maxilar, por sua vez, contém fibras sensoriais da pálpebra inferior, mucosa lateral e inferior do nariz, palato e porção superior da faringe, dentes e parte da mandíbula superior e também da pele da bochecha. As fibras sensoriais do nervo mandibular transmitem os impulsos dos dentes e de parte da mandíbula inferior, dos dois terços anteriores da língua, da mucosa da boca, da aurícula da orelha e da parte inferior da face.

Quase todos os terminais nervosos originados no rosto, incluindo os dos olhos e anexos, se reúnem dentro da raiz sensorial do trigêmeo.

Primeira divisão do trigêmeo – nervo oftálmico

A primeira divisão do quinto par craniano (oftálmica) ocorre na dura-máter da parede lateral do seio cavernoso, abaixo do quarto nervo craniano, entrando na órbita pela fissura orbitária superior. Ela está a cargo da inervação aferente somática do olho e das estruturas que o rodeiam, através de três ramos principais: nervos lacrimal, frontal e nasociliar, além de ramos para as meninges, que inervam a dura na fossa cranial anterior (Fig. 6-42). Os nervos lacrimal e frontal penetram na órbita fora do anel de Zinn, enquanto o nasociliar, dentro.

O nervo lacrimal, que é o mais lateral dos ramos do nervo oftálmico, penetra na órbita pela fissura orbitária superior e envia ramos sensoriais até a glândula lacrimal, a conjuntiva e a pele da região lateral da pálpebra superior. Ele recebe na órbita, por intermédio de ramo anastomótico do nervo zigomático (ramo do maxilar) (Fig. 6-43), fibras

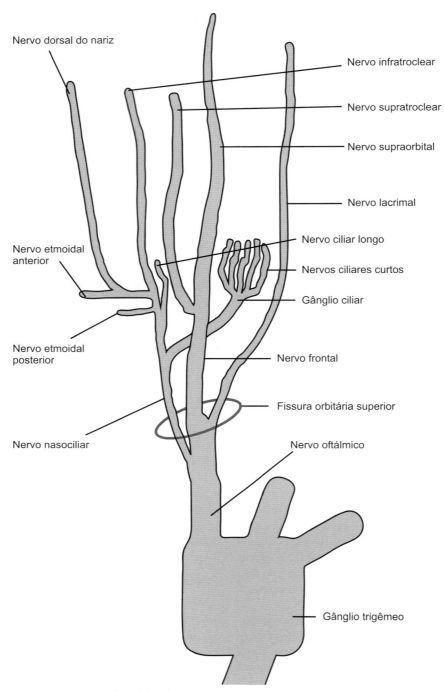

FIGURA 6-42 Principais ramos do nervo oftálmico.

tanto simpáticas quanto parassimpáticas pós-ganglionares. Acrescidos dessas fibras motoras viscerais, se distribui às glândulas lacrimais e, por isso, o dano do nervo lacrimal pode cessar a secreção de lágrimas. Nesse caso, há a interrupção das fibras secretomotoras que são transmitidas até a glândula lacrimal através de um ramo parassimpático comunicante que passa do nervo maxilar até o lacrimal.

O nervo frontal se encontra entre os nervos nasociliar e lacrimal, entra na órbita pela fissura orbital superior, corre acima do músculo elevador da pálpebra superior e dá origem aos dois ramos principais, que são o supratroclear e o supraorbital.

O nervo supratroclear se distribui à parte medial da pálpebra superior, à pele da base do nariz e à pele da região frontal vizinha.

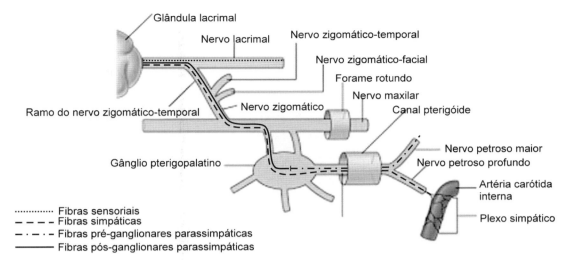

FIGURA 6-43 Nervo lacrimal recebendo ramos do nervo zigomático. *(Modificado de Drake, Gray's anatomy for students, 2nd edition, 2009, Elsevier, com permissão.)*

O nervo supraorbital, através de curtos ramos, se distribui ao osso, ao periósteo e à mucosa do seio frontal, à pele e à conjuntiva da parte média da pálpebra superior, e, após deixar a órbita pelo forame supraorbital, à pele da região frontal.

O nervo nasociliar é o mais medial dos ramos do oftálmico. Ele entra na órbita, passando pelo anel tendinoso comum, e dá origem a vários ramos:

- Comunicante com o gânglio ciliar, passa por ele, sem fazer aí sinapse, em direção ao olho.
- Nervos ciliares longos, que efetuam a inervação simpática do músculo dilatador da pupila e também se destinam ao corpo ciliar, íris e córnea.
- Nervo etmoidal posterior, onde distribui-se a mucosa das células etmoidais posteriores e do seio esfenoidal.
- Nervo etmoidal anterior, distribuem-se para a parte anterior da mucosa da cavidade nasal e para a pele da ponta e da asa do nariz.
- Nervo infratroclear, que inerva as pálpebras, conjuntiva, pele do nariz e o saco lacrimal.

As fibras sensitivas da córnea, íris e corpo ciliar atingem o nervo nasociliar (ramo do oftálmico) através dos nervos ciliares curtos e longos. Uma extensa rede de nervos sensoriais irá inervar a córnea e a esclera.

A conjuntiva apresenta uma quantidade mínima de nervos e, devido a isso, está associada a dor branda.

A coroide e a íris apresentam uma pequena rede de nervos sensoriais.

O músculo ciliar não apresenta nervos sensoriais, mas o corpo ciliar adjacente à base da íris e da malha trabecular apresenta um rico plexo sensorial.

Todas essas estruturas são inervadas por nervos ciliares da ramificação nasociliar da divisão oftálmica do nervo trigêmeo (V par craniano).

A sensação de dor orbitária pode ser desencadeada por um estímulo mecânico direto ou por uma combinação de distorção de tecido, vasodilatação, percepção de calor e consciência quimiorreceptora de produtos inflamatórios.

Segunda divisão do trigêmeo – nervo maxilar

O nervo maxilar, que é essencialmente sensitivo, penetra na órbita pela fissura orbitária inferior, continuando como nervo infraorbitário, e posteriormente se dissocia em seus ramos terminais: palpebrais inferiores (inervam a pele e a conjuntiva da pálpebra inferior e os ângulos da rima palpebral), ramos nasais e labiais superiores (Fig. 6-44).

As fibras radiculares do trigêmeo entram no cérebro e enviam projeções para várias divisões dos núcleos sensoriais do trigêmeo, que estão no tronco cerebral.

Inervação dos músculos de expressão faciais

O núcleo do facial está situado na porção inferior da ponte (Fig. 6-45, à esquerda). O nervo atravessa a parte petrosa do osso temporal e emerge do lado da face, próximo à glândula parótida.

O nervo facial é também um nervo misto. As fibras motoras inervam parte do músculo digástrico e os músculos da expressão facial, além de fibras parassimpáticas que se dirigem para as glândulas submandibular, sublingual e lacrimal. As fibras sensoriais partem das papilas gustativas dos dois terços anteriores da língua.

O nervo facial vem através do forame estilomastoide e aparece posterior à glândula parótida, onde vai se dividir em cinco ramos terminais: temporal, zigomático, bucal, mandibular e cervical (Fig. 6-45, centro). Os ramos temporais sobem pelo arco zigomático e se distribuem para os músculos de expressão facial (Fig. 6-45, à direita).

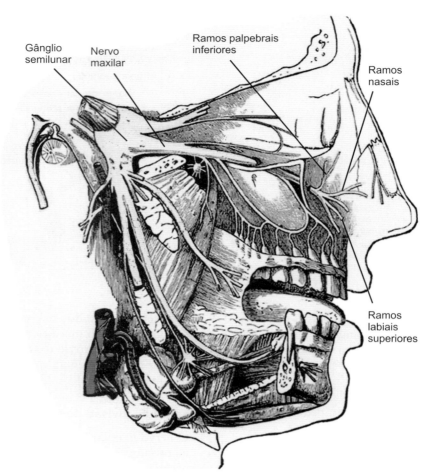

FIGURA 6-44 Nervo maxilar.

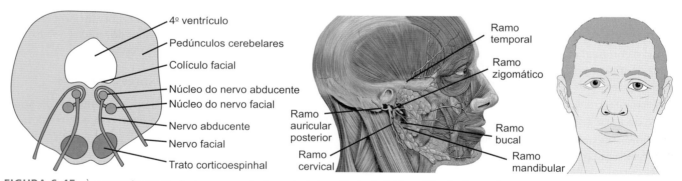

FIGURA 6-45 *À esquerda*: Corte do tronco cerebral no nível do colículo facial (modificada de Barski). *No centro*: Ramos do nervo facial. *(Modificada de Patrick J. Lynch, em https://commons.wikimedia.org/wiki/File:Head_facial_nerve_branches_TZBMC.jpg.) À direita*: Efeito da paralisia do facial, responsável pelos músculos da expressão facial. *(Modificada de Patrick J. Lynch, em https://commons.wikimedia.org/wiki/File:Bells_palsy_diagram.svg)*

    O occipitofrontal (que move o couro cabeludo para trás e enruga a testa, o que eleva o supercílio e exprime surpresa), o orbicular (que fecha a pálpebra, sendo de maneira forçada através de sua porção orbitária e de maneira suave através da sua porção palpebral), o corrugador do supercílio (que produz rugas verticais na glabela pelo deslocamento da cabeça do supercílio medial e inferiormente, o que exprime raiva) e o prócero (que move a região frontal e a cabeça do supercílio para baixo, levando a uma expressão de tristeza) são inervados todos pelo nervo facial.

SISTEMA NERVOSO AUTÔNOMO OCULAR

Sistema nervoso central × periférico

O sistema nervoso pode ser dividido em uma parte central e uma periférica, embora esta divisão seja um pouco arbitrária, pois os dois sistemas trabalham juntos. O sistema nervoso central inclui o encéfalo, localizado dentro da caixa craniana, e a medula espinhal ou raque, dentro da coluna vertebral. O sistema nervoso periférico deixa o sistema central através de seus nervos, e inclui todos os 12 pares cranianos, além dos 31 pares espinhais. O sistema nervoso periférico pode ser somático ou autônomo. O sistema nervoso somático geralmente atua de maneira consciente e voluntária, enquanto o sistema nervoso autônomo, que regula o ambiente interno do corpo, normalmente atua de maneira involuntária e inconsciente.

No sistema nervoso somático, os nervos levam os impulsos dos receptores sensoriais da pele e órgãos internos até o sistema nervoso central (sensoriais) ou mandam impulsos motores do sistema nervoso central até os músculos esqueléticos (motores). Os corpos celulares dos neurônios motores somáticos estão situados na coluna ventral da medula vertebral, e as sinapses são realizadas todas dentro da coluna vertebral, não existindo gânglios periféricos. O axônio se divide em muitos ramos, e cada um deles inerva uma única fibra muscular, por isso mais de cem fibras musculares podem ser inervadas por apenas um único neurônio motor. A maioria dos nervos somáticos são mistos, sendo tanto sensoriais quanto motores. As fibras são mielinizadas.

No sistema nervoso autônomo, visceral, vegetativo ou involuntário, que apresenta uma porção simpática e uma parassimpática, os impulsos motores seguem para os músculos lisos, músculo cardíaco e glândulas, passando por um gânglio.

Em ambos os sistemas, simpático e parassimpático, existe uma fibra pré-ganglionar que geralmente é mielinizada, originária de um corpo neuronal situado no SNC. Ela vai realizar sinapses com neurônios que estão situados nos seus gânglios correspondentes, pertencentes ao SNA. A partir desses gânglios saem axônios que vão constituir os nervos pós-ganglionares, em geral não mielinizados. Eles vão inervar os elementos efetores.

Os sistemas simpático e parassimpático são chamados, respectivamente, de toracolombar e craniossacro, pelos locais de emergência dos nervos vegetativos que os compõem.

As fibras pré-ganglionares do sistema nervoso simpático são curtas e iniciam nas porções torácicas e lombares da corda espinhal, entre T1 e L2, e chegam ao gânglio próximo à coluna espinhal. Embora as fibras pré-ganglionares sejam curtas, as pós-ganglionares são longas.

O sistema nervoso parassimpático apresenta fibras pré-ganglionares iniciando nas porções craniais (tronco cerebral) e sacrais da corda espinhal. A fibra pré-ganglionar é longa, e, como o gânglio está próximo ao órgão efetor, a pós-ganglionar é curta.

A relação entre o número de fibras pré e pós-sinápticas é diferente em cada sistema. No simpático, o neurônio pré-ganglionar estabelece sinapses com vários neurônios ganglionares, havendo portanto uma maior proporção de fibras pós-sinápticas (1:20 em alguns casos). Já no parassimpático, a relação é mais unitária (1:1 ou 1:2), além de os gânglios terminais serem muito próximos ou, até mesmo, dentro dos órgãos inervados, fazendo com que sua influência seja bem mais restrita.

Sistema nervoso autônomo: funções

O sistema nervoso autônomo (SNA) faz o ajuste homeostático das funções vegetativas. No dia a dia, a mobilização dos processos orgânicos sofre variação conforme o comportamento necessário para cada situação: metabolismo basal, exercício, fuga, repouso etc. Ao mesmo tempo em que programa um ato motor, o sistema nervoso central prevê os ajustes neurovegetativos de suporte necessários para esse comportamento.

Os dois componentes do SNA, simpático e parassimpático, participam da regulação vegetativa de uma determinada função e agem quase sempre de maneira antagônica, ora predominando a ação de um, ora de outro, embora em alguns locais atuem de maneira complementar.

Eles têm vários aspectos comuns:

a) Atuam de maneira involuntária.

b) Inervam todos os órgãos internos.

c) Utilizam dois neurônios motores e mais um gânglio para cada impulso. O primeiro neurônio tem o corpo celular dentro do sistema nervoso central e apresenta um axônio pré-ganglionar, geralmente mielinizado. O segundo neurônio tem o corpo celular dentro do gânglio correspondente do sistema nervoso autônomo e seu axônio geralmente não mielinizado, sendo, portanto, pós-ganglionar. Esse axônio irá inervar o elemento efetor.

Os reflexos viscerais, como aqueles que regulam a pressão sanguínea e a respiração, são importantes principalmente para manter a homeostasia. Esses reflexos iniciam com os neurônios sensoriais, que estão em contato com os órgãos internos, enviando mensagens pelos nervos espinhais para o sistema nervoso central. Os reflexos se completam quando os neurônios motores, que estão dentro do sistema autônomo, estimulam a musculatura lisa, cardíaca ou então uma glândula.

Geralmente o sistema simpático está em atividade contínua, mas o grau dessa atividade varia de momento a momento e de órgão a órgão. Assim, são realizadas adaptações a um ambiente que muda a cada momento. Ele também pode descarregar como um todo, normalmente em situações mais extremas.

O sistema nervoso simpático é também conhecido como o sistema de "lutar ou fugir", já que seus efeitos são mais pronunciados quando o indivíduo está excitado ou em uma situação ameaçadora, de emergência. Os resultados imediatos são aumento dos batimentos cardíacos, dilatação dos brônquios, com aumento tanto da profundidade quanto da velocidade da respiração (já que músculos ativos precisam de mais oxigênio), e dilatação pupilar. Os vasos da pele e do sistema digestivo se contraem para que o sangue fique mais acessível para o músculo cardíaco e os músculos esqueléticos. Todas as funções não essenciais para a sobrevivência imediata são diminuídas. Afinal de contas, quando se está correndo de um predador, é muito mais importante que seus músculos tenham tudo de que necessitam do que terminar de digerir o almoço.

O sistema parassimpático está organizado basicamente para produzir discretas e localizadas descargas, estando envolvido com a conservação de energia e a manutenção das funções orgânicas durante períodos de atividade mínima. Quando é ativado, ocorre uma diminuição dos batimentos cardíacos, aumenta a digestão, a pele fica mais ruborizada, as pupilas se contraem e o cristalino se acomoda para perto.

Transmissão sináptica

Na terminação nervosa estão concentradas as mitocôndrias, além de um grande número de vesículas sinápticas que contêm neurotransmissores.

Em uma sinapse química, aconteça ela no SNC, nos gânglios vegetativos ou na junção neuroefetora, a informação será transmitida da porção pré-sináptica à célula pós-sináptica pelo neurotransmissor (NT). O potencial de ação, ao chegar ao axônio, provoca o lançamento desse neurotransmissor na sinapse pela terminação nervosa do neurônio. Ele se difunde na fenda sináptica e se une aos receptores pós-sinápticos, seja de um neurônio, de uma glândula ou de uma célula muscular.

O neurotransmissor para todas as fibras autônomas do sistema parassimpático, pré e pós-ganglionares, é a acetilcolina (ACh); por isso essas fibras são chamadas de colinérgicas.

No sistema simpático, o neurotransmissor das fibras pré-ganglionares também é a acetilcolina, mas na maioria das fibras pós-ganglionares é a noradrenalina; essas são as fibras adrenérgicas.

As células ganglionares, tanto no sistema nervoso simpático quanto no parassimpático, apresentam receptores nicotínicos para que haja uma resposta rápida à liberação colinérgica pelos axônios pré-ganglionares.

Sistema nervoso parassimpático – sinapses

A extremidade do neurônio pós-ganglionar contém vesículas que armazenam o neurotransmissor acetilcolina, formado no citoplasma do terminal a partir de colina e acetil-coenzima A, em uma reação catalisada pela colina acetiltransferase, e depois transportada até o terminal sináptico pelos microtúbulos.

Quando receber um estímulo no terminal, a acetilcolina será lançada e irá despolarizar a membrana do receptor, que, em condições normais e em repouso, encontra-se polarizada, com a sua superfície externa carregada positivamente, graças ao transporte ativo de sódio para fora, e de potássio para dentro da célula.

Há uma capacidade apreciável de síntese de acetilcolina e disponibilidade de íons para o receptor, e é quase impossível exaurir os elementos responsáveis pela neurotransmissão.

A ação do neurotransmissor no terminal acaba com sua inativação pela colinesterase, provocando a hidrólise em colina e acetato. Existem dois tipos de colinesterase: a acetilcolinesterase e a pseudocolinesterase.

A primeira, que é mais eficiente, é encontrada nos neurônios colinérgicos (dendritos, pericárions e axônios), nas proximidades das sinapses colinérgicas e também em outros tecidos, como hemácias, e está presente em elevadas concentrações na junção neuromuscular. Cerca de 50% da colina liberada é reabsorvida pelas terminações nervosas pré-sinápticas.

A segunda, também conhecida como butirilcolinesterase, está presente em vários tipos de células gliais ou satélites, mas praticamente ausente nos elementos neuronais dos sistemas nervosos central e periférico. Ela é encontrada principalmente no plasma, pâncreas e fígado, e atua de maneira mais discreta sobre a acetilcolina. A sua existência é importante na hidrólise de outros ésteres e na sua eventual redução por drogas inibidoras desses sistemas enzimáticos.

Os receptores colinérgicos podem ser de dois tipos, apresentando funções diferentes: muscarínicos e nicotínicos.

Os receptores muscarínicos estão localizados na periferia, nos órgãos-alvo, com exceção das fibras da musculatura esquelética, e podem ser bloqueados pela atropina. Nas fibras parassimpáticas pós-ganglionares, a acetilcolina pode bloquear a sua própria liberação ao se unir aos autorreceptores muscarínicos pré-sinápticos. Os receptores muscarínicos também estão presentes nas glândulas sudoríparas inervadas pelas fibras simpáticas.

Os nicotínicos estão situados nos gânglios autonômicos e no músculo esquelético, e podem ser bloqueados pela tubocurarina.

No olho, os efeitos desencadeados pela acetilcolina são basicamente muscarínicos. Eles reduzem a pressão intraocular (PIO) pela indução da contração do músculo longitudinal do corpo ciliar, tracionando o esporão escleral e produzindo mudanças no trabéculo, aumentando o escoamento do humor aquoso.

No glaucoma de ângulo estreito, a PIO é reduzida pela contração mecânica da pupila, tracionando a íris periférica para longe do trabéculo e desobstruindo a rota de escoamento.

Causa também miose pela contração do esfíncter da pupila.

Sistema nervoso autônomo simpático – sinapses

As catecolaminas, que são os neurotransmissores do sistema simpático, são sintetizadas em uma mesma rota metabólica, passando de dopamina para noradrenalina e para adrenalina, nesta ordem. A noradrenalina é o principal neurotransmissor simpático, mas, em alguns locais, como em neurônios dopaminérgicos do sistema nervoso central e neurônios autônomos dos rins, atua a dopamina. A adrenalina é quase exclusivamente liberada pela medula adrenal, sendo lançada diretamente na circulação.

O precursor é o aminoácido tirosina, que é ativamente captado do meio extracelular. Ele é transformado em DOPA, depois em dopamina, a seguir em noradrenalina, e, quando for o caso, adrenalina na suprarrenal. A velocidade da síntese de noradrenalina é regulada pela retroalimentação negativa (*feedback*) da atividade da tirosina hidroxilase.

O neurotransmissor que foi lançado na sinapse é transportado ativamente da fenda sináptica de volta para o citoplasma e deste para dentro da vesícula. Assim, poupa-se o neurotransmissor e se encerra a transmissão sináptica.

O término da ação da catecolamina é, em 70% das vezes, pela sua recaptação, embora existam enzimas, como a monoamino-oxidase (MAO) e a catecol-orto-metil transferase (COMT), que também podem inativar as catecolaminas.

Os receptores do sistema simpático foram chamados de alfa e beta-adrenérgicos, pela intensidade de resposta aos próprios neurotransmissores e a alguns fármacos.

A ativação do receptor α1 pós-sináptico tende a aumentar a função do efetor, enquanto a do α2 pré-sináptico diminui a liberação do neurotransmissor. Os receptores α1 estão presentes nas arteríolas (e a sua estimulação pode levar a aumento pressórico), músculo dilatador da pupila (causando midríase),e músculo de Müller (levando a uma retração palpebral). Eles são também responsáveis por aumento do escoamento venoso.

A ativação do receptor β1 irá estimular o órgão inervado, enquanto o β2, inibirá. Já o β pré-sináptico estimula a liberação do neurotransmissor. Os receptores β1 estão localizados no músculo cardíaco, e a sua estimulação leva a taquicardia e aumento do débito cardíaco. Os receptores β2 estão situados na musculatura brônquica, levando a broncodilatação, e no corpo ciliar, causando uma elevação da produção do humor aquoso. Estão também presentes na bexiga, útero e trato gastrointestinal.

Sistema nervoso autônomo parassimpático – gânglio ciliar

As fibras parassimpáticas para o olho iniciam nos núcleos pré-tectais do mesencéfalo e fazem sinapses no gânglio ciliar que está localizado na órbita; elas inervam o músculo esfíncter da pupila e o músculo ciliar.

O gânglio ciliar está próximo ao ápice da órbita (Fig. 6-46), situado entre o reto lateral e o nervo óptico, e apresenta três raízes:

- Raiz motora, provida pelo nervo oculomotor, inerva o esfíncter da pupila e os músculos ciliares.
- Raiz sensorial, nascendo do ramo nasociliar da divisão oftálmica do quinto nervo craniano, dá a sensibilidade para a córnea e o globo ocular.
- Raiz simpática, que vem através do seio cavernoso na adventícia da artéria carótida interna. Todas essas fibras vão passar do gânglio ciliar para os nervos ciliares curtos. O músculo dilatador da pupila é inervado pelo nervo nasociliar através dos ciliares longos.

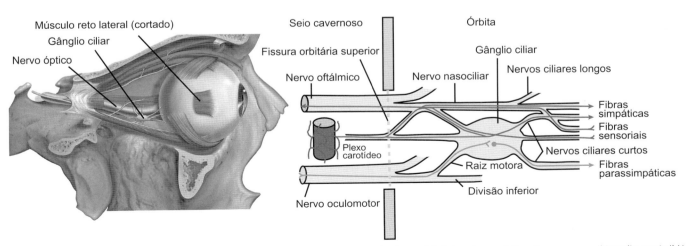

FIGURA 6-46 *À esquerda*: Localização do gânglio ciliar na órbita. (Modificada de Patrick J. Lynch, em https://commons.wikimedia.org/wiki/File:Lateral_orbit_nerves.jpg.) *À direita*: Diferentes fibras cruzando no gânglio ciliar. *(Modificada de Btarski, em https://commons.wikimedia.org/wiki/File:Ciliary_ganglion_pathways.png.)*

Sistema nervoso autônomo simpático – gânglio cervical superior

As fibras simpáticas que se dirigem para o olho apresentam origem no hipotálamo posterior, e as suas fibras fazem sinapses no gânglio cervical superior, após realizar sinapse no centro cilioespinhal de Budge (C8 a T2). Os neurônios T1-T2 partem pelos ramos comunicantes brancos, ascendendo pelo tronco simpático, para fazerem sinapses com neurônios pós-ganglionares do gânglio cervical superior (Fig. 6-47). Os nervos entram no crânio junto com a artéria carótida interna, passando pelo seio cavernoso e dirigindo-se para o gânglio ciliar junto, agora, da artéria oftálmica. Do gânglio ciliar, as fibras nervosas, via nervos nasociliar e ciliares longos, chegam ao corpo ciliar e músculo dilatador da pupila. A interrupção em qualquer ponto ao longo deste caminho pré-ganglionar (antes da sinapse no gânglio cervical superior) ou pós-ganglionar (após a saída do gânglio) – levará à síndrome ipsilateral de Horner, com miose ipsilateral.

As fibras nervosas a partir do gânglio cervical superior, além de chegar ao músculo dilatador da pupila, também vão para o músculo orbital (fibras musculares lisas na região da fissura orbital inferior), o músculo társico superior (musculatura lisa na pálpebra), além dos vasos sanguíneos da coroide e da retina.

ÓRBITA

Anatomia óssea da órbita

A cavidade orbitária, parte do nosso esqueleto cefálico (Fig. 6-48), é formada por sete ossos: frontal, esfenoide, zigomático, maxilar, palatino, lacrimal e etmoide. A órbita tem um formato que lembra uma pirâmide de quatro paredes que converge posteriormente; no topo desta pirâmide está o canal óptico (Fig. 6-49).

As paredes mediais das duas órbitas são aproximadamente paralelas, enquanto suas paredes laterais se inclinam medialmente quando se dirigem para trás. A parede lateral e a medial de cada órbita formam um ângulo de 45 graus uma com a outra.

Superiormente, a órbita tem relação com o seio frontal e a fossa anterior do crânio; inferiormente com o seio maxilar; medialmente com os seios etmoide e esfenoide, que são separados da órbita por uma delgada parede, a lâmina

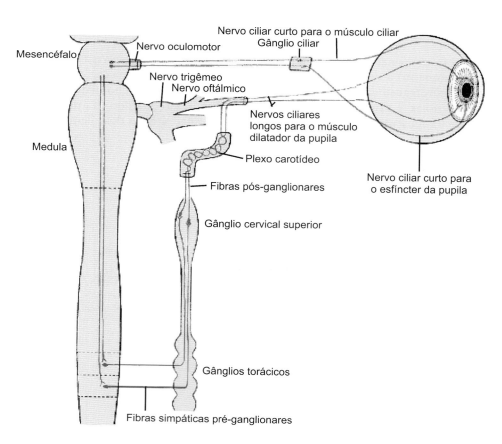

FIGURA 6-47 Gânglio cervical superior.

CAPÍTULO 6 Anatomia, Citologia, Histologia, Fisiologia e Bioquímica Ocular 263

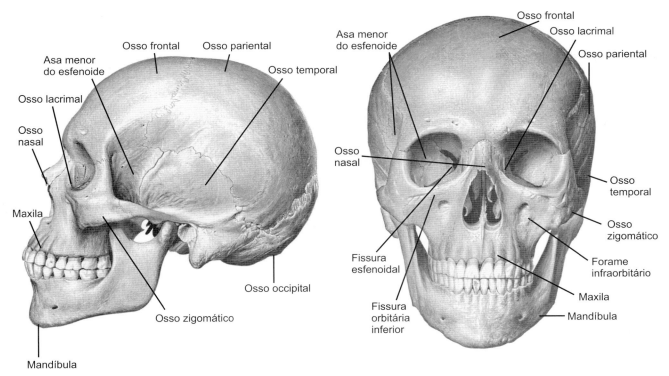

FIGURA 6-48 Esqueleto cefálico visto de perfil (à *esquerda*) e de frente (à *direita*).

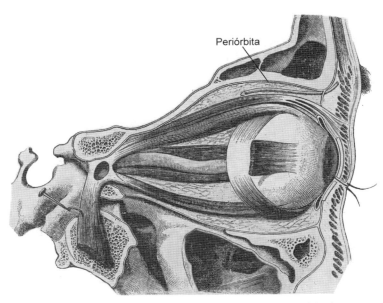

FIGURA 6-49 Órbita mostrando seu formato de pirâmide invertida com o canal óptico no seu topo, e periórbita.

papirácea e lateralmente, com a fossa temporal (mais anterior) e a fossa cranial média (mais posterior) (Fig. 6-50).

A margem da órbita é formada por quatro ossos: frontal, zigomático, maxilar e lacrimal (Fig. 6-51).

O teto é formado por dois ossos: a placa orbitária do osso frontal e a asa menor do esfenoide, a qual contém o canal óptico. Anteromedialmente, na junção da parede medial com o teto da órbita, há sobre o osso frontal uma pequena depressão, uma espícula, ou ambas; são respectivamente a fóvea ou espinha troclear, e representam o ponto de ligação da tróclea através da qual passa um dos músculos do bulbo ocular, o oblíquo superior.

Na junção dos dois terços laterais do osso frontal com o terço medial está o forame ou incisura supraorbitária,

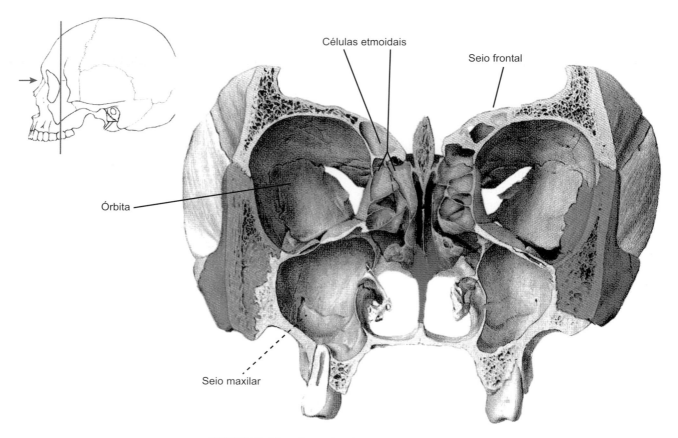

FIGURA 6-50 Relação da órbita com os seios da face.

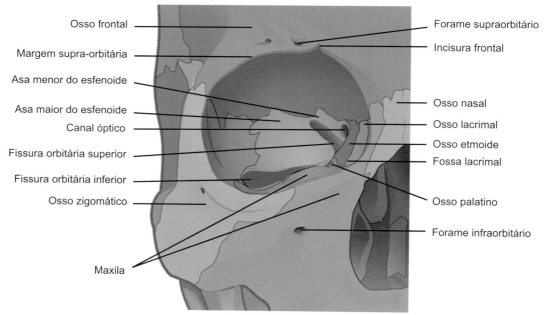

FIGURA 6-51 Margem orbitária, ossos e passagens da órbita. *(Modificada de OpenStax College, em https://commons.wikimedia.org/wiki/File:713_Bones_Forming_Orbit.jpg.)*

que está fechado por tecido fibroso e dá passagem para o nervo e vasos supraorbitários, e medialmente a ele encontra-se uma incisura ou forame frontal menos proeminente, que dá passagem a ramos dos nervos e vasos supratrocleares.

Um defeito no teto da órbita pode causar uma proptose pulsátil, como resultado da transmissão das pulsações cerebrospinais para a órbita.

A parede medial, a mais fina da órbita, consiste em quatro ossos: maxilar, lacrimal, etmoide e esfenoide. A lâmina papirácea do etmoide, é muito fina e é perfurada pelos forames etmoidais anterior e posterior, que dão passagem aos nervos e artérias de mesmo nome para a fossa anterior do crânio. Por essa razão, a celulite orbitária é frequentemente secundária a sinusite etmoidal.

O saco lacrimal ocupa a fossa lacrimal que é limitada pela crista lacrimal posterior (osso lacrimal) e pelo crista lacrimal anterior (processo frontal do osso maxilar). A crista lacrimal anterior dá inserção ao ligamento cantal medial, ao septo orbitário e a algumas fibras superficiais do orbicular; na posterior, o músculo de Horner-Duverney (derivado do orbicular pré-tarsal) e o septo orbitário.

A parede lateral é formada por dois ossos: zigomático e a asa maior do esfenoide (Fig. 6-51). Esta é a parede mais forte da órbita óssea; no entanto, a metade anterior do globo é vulnerável ao trauma lateral porque essa parede protege apenas a metade posterior do olho. Na parede lateral se encontra o tubérculo de Whitnall, local onde se inserem o ligamento cantal lateral, o ligamento do reto lateral, o corno lateral do levantador palpebral, o ligamento de Lockwood (ligamento suspensor do olho) e o septo orbitário. A parede lateral apresenta vários pequenos forames por onde passam os feixes neurovasculares.

A parte posterior da parede lateral está marcada acima e abaixo pelas fissuras orbitárias superior e inferior. A fissura orbitária superior separa a pequena da grande asa do esfenoide e está fechada lateralmente pelo osso frontal. Além de separar a parede lateral do teto, comunica a órbita com a fossa média do crânio. A fissura orbitária inferior se localiza entre a asa maior do esfenoide, superiormente, e a maxila e o osso palatino, inferiormente. Separa a parede lateral do assoalho da órbita e comunica-se com as fossas infratemporal e pterigopalatina. Pela fissura orbitária superior passam as mais importantes estruturas neurovasculares que entram na órbita, exceto o nervo óptico e a artéria oftálmica, que passam no canal óptico, e a divisão maxilar do nervo trigêmeo que passam pela fissura orbitária inferior.

A dura-máter da fossa média do crânio passa através do canal óptico e se divide em duas lâminas que envolvem o anel tendinoso comum entre elas. A lâmina externa é o periósteo, ou periórbita, que reveste a órbita e pode ser facilmente destacado (Fig. 6-49). A lâmina interna forma a bainha interna do nervo óptico e é contínua à fáscia bulbar.

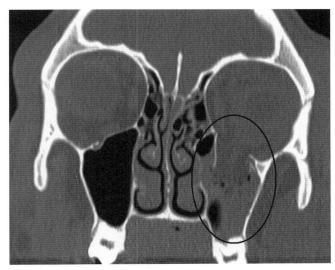

FIGURA 6-52 Fratura *blowout* do assoalho da órbita. *(Cortesia de James Heilman, em https://commons.wikimedia.org/wiki/File:Pblowoutfracture.png)*

O assoalho é formado por três ossos: zigomático, maxilar e palatino (Fig. 6-51). A placa orbitária da maxila forma a área central do assoalho e é a região onde as fraturas em *blowout* mais frequentemente ocorrem (Fig. 6-52). O zigomático forma a porção mais lateral da parede inferior da órbita, enquanto o processo orbitário do osso palatino forma uma pequena área triangular no assoalho posterior. O forame infraorbitário se localiza no assoalho da órbita e dá passagem ao nervo e à artéria de mesmo nome para a face.

Globo ocular e órbita

O globo ocular está situado na parte anterior da órbita, mais próximo do teto que do assoalho, e ligeiramente mais próximo da parede lateral do que da medial. É menos protegido pelo seu lado temporal e é por este lado que o cirurgião encontra seu acesso mais fácil. Também por esta razão, as rupturas do globo ocular ocorrem com mais frequência acima e medialmente por pancadas que vêm do lado lateral e de baixo. Por outro lado, compressões que atinjam o globo ocular pela frente (p. ex., soco, bolada etc.) provocam mais facilmente fraturas da parede medial e do assoalho.

Conteúdo da órbita

O volume da órbita do adulto é de aproximadamente 30 mL, e o olho ocupa apenas um quinto do espaço (Fig. 6-53). Ele é envolto parcialmente e movimentado por órgãos acessórios (fáscias, gordura, músculos etc.), que preenchem o restante da órbita. O limite anterior da cavidade orbitária é o septo orbitário, que atua como uma barreira entre as pálpebras e a órbita.

Os quatro músculos retos (superior, inferior, medial e lateral) tem origem em um tendão anular comum (anel de Zinn), que envolve todo o canal óptico e parte da fissura orbitária superior (Fig. 6-54).

Nascendo junto ao anel, mas não fazendo parte dele, há outros dois músculos, o elevador da pálpebra superior e o oblíquo superior. O elevador da pálpebra superior nasce logo acima do reto superior e, ao dirigir-se para a frente, cobre este músculo e a ele se mantém aderido pela fusão das bainhas fasciais dos dois músculos.

O músculo oblíquo inferior é o único músculo oculomotor que não tem sua origem no ápice orbitário (Fig. 6-204), ele emerge da parede orbitária nasal, vários milímetros atrás da borda orbitária, em posição imediatamente lateral à abertura do canal nasolacrimal.

Todos os músculos da órbita são envolvos por bainhas fasciais que se tornam mais espessas ao se aproximarem do bulbo ocular. Os quatro músculos retos e os dois oblíquos se inserem no bulbo ocular e a fáscia torna-se contínua com uma camada de fáscia ao redor do bulbo ocular. A fáscia bulbar inferior é mais espessada e recebe contribuição das fáscias dos músculos reto e oblíquo inferior. Esse espessamento é conhecido como ligamento de Lockwood ou ligamento suspensor.

Pelo canal óptico, que está dentro do anel de Zinn, passa o nervo óptico e a artéria oftálmica. A artéria oftálmica é o primeiro grande ramo da porção intracraniana da artéria carótida interna e é a principal artéria supridora da órbita e suas estruturas. Ela passa pelo canal abaixo do nervo óptico e o acompanha até a órbita, onde dá origem a um ramo, a artéria central da retina (primeiro ramo da artéria

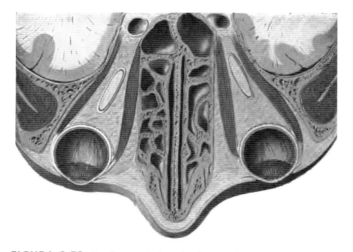

FIGURA 6-53 O olho está situado dentro da cavidade orbitária, ocupando aproximadamente um quinto do espaço.

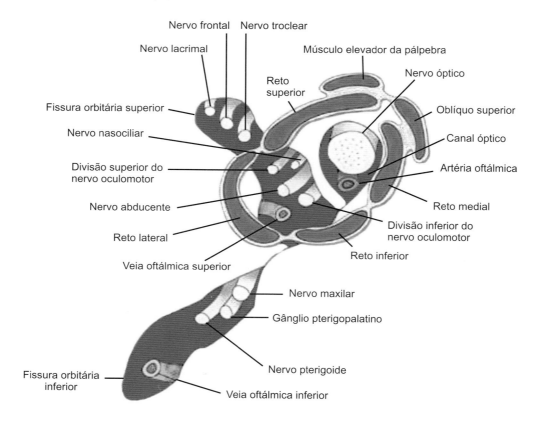

FIGURA 6-54 À esquerda: Conteúdo do ápice orbitário. *(Modificada de OgaReport, http://rgm22.nig.ac.jp/mediawiki-ogareport/index.php/File:Orbital_apex.jpg)*

CAPÍTULO 6 Anatomia, Citologia, Histologia, Fisiologia e Bioquímica Ocular

oftálmica), além de ramos para a glândula lacrimal (artéria lacrimal) e para outras estruturas oculares via artérias ciliares posteriores curtas (irrigam a coroide), longas (corpo ciliar e íris) e artérias ciliares anteriores (íris). Os ramos mais anteriores contribuem para a formação das arcadas arteriais das pálpebras, que fazem anastomose com a circulação da carótida externa via artéria facial.

Na fissura orbitária superior, encontramos, da porção lateral para a medial, fora do anel de Zinn:

a) Veia oftálmica superior (se forma próximo a raiz do nariz pela união das veias supraorbitária e angular e drena a pele da região periorbitária diretamente para o seio cavernoso, logo, uma infecção desta região pode então causar trombose séptica do seio cavernoso).

b) Nervo lacrimal, é um ramo da primeira divisão do trigêmeo (nervo oftálmico) e faz a inervação da glândula lacrimal, conjuntiva e pele da pálpebra superior.

c) Nervo frontal, é o maior ramo da primeira divisão do trigêmeo e, no lado medial da órbita, vai se dividir em nervo supraorbitário (que inerva a testa e couro cabeludo, pálpebra superior e seio frontal) e supratroclear (que inerva a região supraciliar).

d) Nervo troclear, o mais longo dos nervos cranianos.

Ainda na fissura orbitária superior, mas dentro do anel de Zinn, vamos encontrar:

a) Divisões superior e inferior do nervo oculomotor. O ramo superior passa superiormente pelo anel de Zinn e sobre o nervo óptico para inervar os músculos elevador e reto superior. O ramo inferior atravessa inferiormente o anel de Zinn, passa por baixo do nervo óptico e supre os músculos retos medial e inferior. Um pequeno ramo da extremidade proximal do nervo para o oblíquo inferior leva fibras parassimpáticas para o gânglio ciliar. Entre os ramos superior e inferior, vamos encontrar:

b) Nervo abducente (lateral) e:

c) Nervo nasociliar (medial), que é o terceiro ramo da primeira divisão do trigêmeo e é o nervo encarregado da sensibilidade do olho. Após atravessar o anel de Zinn, corre entre o reto superior e o nervo óptico, emite um ramo para o gânglio ciliar (ramo comunicante), e outros para inervar a córnea (os nervos ciliares posteriores), terminando eventualmente próximo à ponta do nariz. Por isso, a ponta do nariz pode ser afetada com lesões vesiculares logo no início de um herpes-zóster oftálmico.

O gânglio ciliar situa-se no ápice orbitário, entre o nervo óptico e o músculo reto lateral (Fig. 6-46, à esquerda). É um gânglio pequeno e recebe um ramo da divisão inferior do oculomotor e um ramo do nervo nasociliar. Os ramos que saem do gânglio ciliar são os nervos ciliares curtos.

Por fora e abaixo do anel de Zinn, é encontrada a veia oftálmica inferior, que faz a drenagem venosa da órbita junto com a veia oftálmica superior.

A segunda divisão do trigêmeo (maxilar) passa pelo buraco redondo e entra na órbita pela fissura orbitária inferior. Atravessa o canal infraorbitário e sai pelo forame infraorbitário, garantindo a sensibilidade da pálpebra inferior e da face adjacente. Com frequência é lesado nas fraturas do assoalho da órbita.

Os forames orbitários e as estruturas que passam por cada um deles estão resumidos na Tabela 6.1.

Fisiologia dos sintomas dos distúrbios da órbita

Devido a sua estrutura óssea, a órbita não é expansível; por isso é que qualquer aumento de volume desloca o olho em sentido contrário. Não há dor, a menos que a córnea apresente uma ceratite por exposição.

Diferenciação entre síndrome do ápice orbitário, síndrome da fissura orbitária superior e síndrome cavernosa anterior

Na síndrome da fissura orbitária superior, há uma denervação dos nervos que ali passam: todos os ramos da primeira divisão do trigêmeo, paralisia do III, IV e VI nervos e nervos simpáticos. Os nervos que tramitam pela fissura orbitária superior são os mesmos que passam pelo seio cavernoso, e então a síndrome do seio cavernoso anterior produz sintomas e sinais exatamente iguais àqueles da síndrome da fissura orbitária superior. Já na síndrome do ápice orbitário, além dos sinais de envolvimento da fissura orbitária superior, há sinais de comprometimento do nervo óptico, que passa pelo canal óptico.

PÁLPEBRAS E SUPERCÍLIO

Anatomia geral das pálpebras

As pálpebras são as estruturas mais importantes na proteção do globo ocular. Constituem-se de dois conjuntos formados, cada um, por uma pálpebra superior e uma inferior, separadas pela fenda ou rima palpebral. A pálpebra superior é maior e mais móvel que a inferior. A pálpebra superior tem seu ponto de maior concavidade centralizado com a pupila, enquanto a pálpebra inferior o apresenta levemente lateralizado.

Na posição primária do olhar, as pálpebras mostram uma abertura de 9 a 11 mm no sentido vertical e 28 a 30 mm horizontalmente. Nesta mesma posição, a borda da pálpebra superior repousa 1,5 a 3 mm abaixo do limbo. Na criança é comum observarmos a margem da pálpebra superior no nível do limbo, então, toda a córnea é exposta. A margem da pálpebra inferior normalmente está no nível do limbo, às vezes cobrindo uma pequena parte da córnea ou expondo a esclera em até 1 mm.

No encontro das pálpebras superior e inferior formam-se os cantos lateral e medial. O canto lateral (externo) é justaposto ao globo ocular e cerca de 2 mm mais alto que o

TABELA 6.1	Forames orbitários e estruturas que por ali passam.	
Forame ou fissura	**Localização**	**Estruturas**
Forame óptico	Ápice da órbita	Nervo óptico Artéria oftálmica Fibras simpáticas do plexo carotídeo
Fissura orbital superior	Entre o teto e parede lateral da órbita	III nervo craniano IV nervo craniano VI nervo craniano Divisão oftálmica do V nervo craniano Fibras simpáticas do plexo cavernoso Ramos orbitários das artérias meníngeas médias Veia oftálmica Ramo recorrente da artéria lacrimal para a dura-máter
Fissura orbital inferior	Entre a parede lateral e o assoalho posteriormente	Nervo maxilar e seu ramo zigomático Vasos infraorbitários Ramos ascendentes do gânglio esfenopalatino
Forame supraorbitário	Terço interno do arco supraorbitário do osso frontal	Vasos e nervo supraorbitários
Forame infraorbitário	Próximo à metade do assoalho na borda maxilar	Vasos e nervo infraorbitário
Forame etmoidal anterior	Sutura frontoetmoidal	Nervo ou ramo nasociliar, e vasos etmoidais anteriores
Forame etmoidal posterior	Sutura frontoetmoidal, 1 cm atrás da sutura etmoidal anterior	Vasos e nervo etmoidais posteriores
Forame zigomático	Osso zigomático no tubérculo orbitário	Nervos zigomáticos
Canal para o duto nasolacrimal	Ângulo medial do assoalho da órbita	Duto nasolacrimal

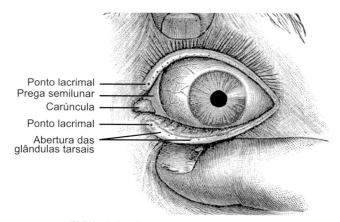

FIGURA 6-55 Anatomia externa do olho.

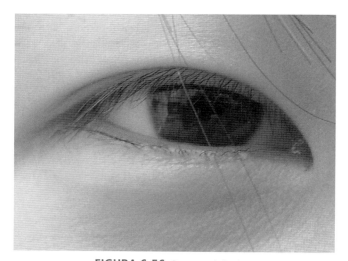

FIGURA 6-56 Prega epicântica.

canto interno. O canto medial (interno), encontra-se separado do globo pelo lago lacrimal, onde se localiza a carúncula, uma estrutura formada por tecido epitelial estratificado modificado contendo pelos e glândulas sebáceas. É ela que produz a secreção oleosa, esbranquiçada, que às vezes se acumula no canto medial do olho, especialmente durante a noite (Fig. 6-55).

A prega semilunar é formada por tecido epitelial contendo várias células globosas, tecido conjuntivo e músculo liso, e localiza-se lateralmente à carúncula, entre esta e a conjuntiva bulbar. A prega epicântica (Fig. 6-56) consiste em uma prega vertical de pele que aparece nos cantos mediais e algumas vezes chega a cobri-los. É muito comum em indivíduos asiáticos, pode ser observado em algumas crianças antes da base nasal elevar-se e também é frequentemente encontrado em algumas síndromes como a Síndrome de Down, síndrome alcoólico fetal, trissomia triplo X e na blefarofimose.

Próximo à extremidade medial de cada pálpebra existe uma pequena saliência, a ampola lacrimal, em cujo centro ou ápice há um orifício, o ponto lacrimal.

A primeira linha de defesa na função protetora das pálpebras é dada pelos cílios. São aproximadamente 100 a 150 pelos dispostos em fileiras (2 ou 3), na borda anterior da pálpebra superior. A inferior tem a metade dos cílios da pálpebra superior. Os cílios da pálpebra superior são mais longos e se curvam para cima, diferente dos cílios da margem palpebral inferior que se curvam para baixo. Desta maneira, os cílios não se entrelaçam durante o piscar. São ricamente inervados, o que lhes outorga características de radar. O toque de apenas um cílio é suficiente para desencadear o reflexo de piscar – eles protegem contra sujeiras flutuando no ar.

A pigmentação dos cílios, na idade adulta, é mais intensa do que a do couro cabeludo, e a vida de cada cílio dura, aproximadamente, 3 a 5 meses e são necessários 2 meses para que atinjam seu comprimento total.

A triquíase consiste na alteração da orientação dos cílios, que crescem no seu local habitual mas perdem o direcionamento normal e tendem a tocar a superfície ocular, podendo ser de natureza cicatricial ou adquirida. A distiquíase consiste no crescimento de neocílios na lamela posterior que acabam tocando a córnea, pode ocorrer de forma congênita ou em portadores de síndrome de Stevens Johnson (Fig. 6-57).

Noções gerais de glândulas

As glândulas são responsáveis pela secreção de diferentes produtos. Podem ser de dois tipos:
- Glândulas exócrinas, que apresentam secreção externa com um ou mais dutos e muitas vezes um verdadeiro canal excretor, por onde escoa a secreção para a superfície da pele, mucosa ou víscera.
- Glândulas endócrinas que não apresentam duto excretor e lançam seu produto de secreção (hormônio) diretamente na corrente sanguínea.

Na pálpebra, podem ser encontradas as glândulas exócrinas (Fig. 6-58), que podem ser alveolares ou acinosas, quando suas porções secretoras tem forma esferoide ou de ácino (sebácea); tubulosas, quando em forma de tubo simples ou enovelado (sudorípara) e, ainda, tubuloalveolares quando combinadas, isto é, apresentando tubos e ácinos (glândula salivar).

Glândulas palpebrais

As glândulas de Zeiss, produtoras de gordura, desembocam na base de cada cílio e as glândulas de Moll, sudoríparas, se abrem separadamente entre os cílios adjacentes (Fig. 6-59).

A borda posterior da margem palpebral (tarso), encontra-se em íntimo contato com o globo ocular, e é nesta região, que se localizam os orifícios das glândulas de Meibômio, que são glândulas sebáceas, longas, que não se comunicam com os folículos pilosos (Fig. 6-60). As glândulas meibomianas produzem uma substância sebácea que cria uma camada oleosa na superfície do filme lacrimal, ajudando a prevenir a evaporação rápida da lágrima.

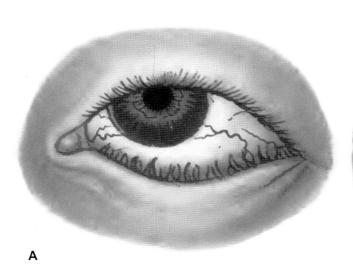
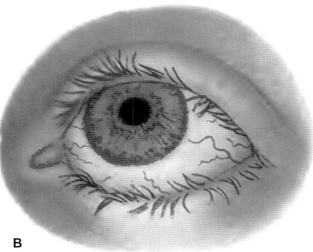

FIGURA 6-57 *À esquerda:* Triquíase. *À direita:* Distiquíase.

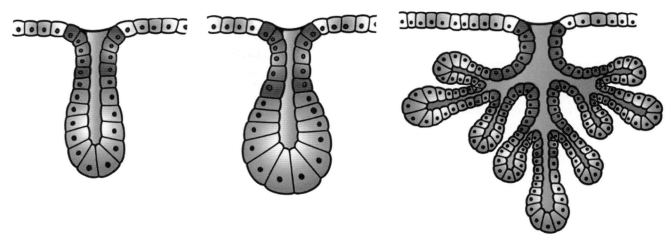

FIGURA 6-58 Glândulas exócrinas: simples acinosa, simples tubulosa, composta tubuloalveolar. *(Modificada de Holly Fischer, em https://commons.wikimedia.org/wiki/File:Types_Arrangements_of_Glands_1.png.)*

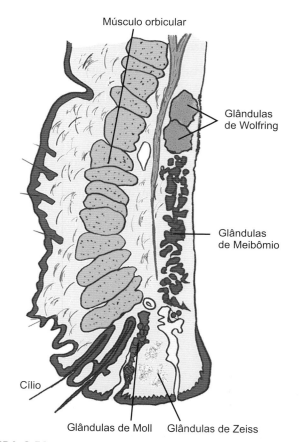

FIGURA 6-59 Secção vertical da pálpebra superior. *(Modificada de Bomber62, em https://commons.wikimedia.org/wiki/File:Accessory_lacrimal_glands.png)*

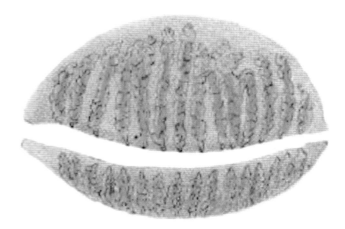

FIGURA 6-60 . Disposição das glândulas de Meibômio no tarso.

As glândulas acessórias de Krause e Wolfring estruturalmente lembram a glândula lacrimal principal, exceto pela falta de inervação parassimpática. As glândulas de Krause estão localizadas nos fórnices superior e inferior e as de Wolfring na borda superior do tarso superior (Fig. 6-59).

Além disso, glândulas lacrimais acessórias podem ser encontradas na carúncula e na prega semilunar.

Anteriormente a desembocadura das glândulas de Meibômio, observa-se a linha cinzenta (Fig. 6-61), que divide a pálpebra em uma camada anterior, formada por pele e orbicular e uma posterior, constituída de tarso e conjuntiva. Se uma incisão for feita nesta linha, a pálpebra pode ser facilmente separada nessas duas partes.

Histologia geral

Histologicamente, as pálpebras estão divididas em (Fig. 6-62):
- Pele.
- Tecido celular subcutâneo.
- Camada muscular.
- Camada submuscular.
- Camada fibrosa.
- Camada mucosa.

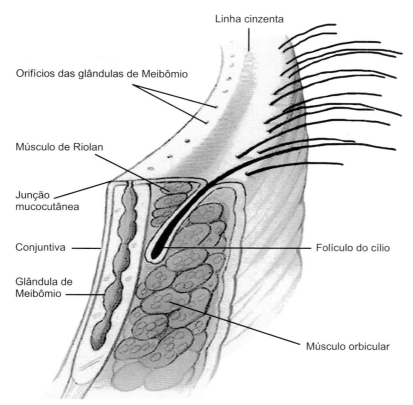

FIGURA 6-61 Corte da pálpebra mostrando a linha cinzenta e as glândulas de Meibômio na espessura da pálpebra. *(Modificada de Paloma Guerra Blanco, em http://grupofm1123.wikispaces.com/home.)*

Pele

A pele das pálpebras é a mais fina do corpo humano, tem menos de 1mm de espessura, é frouxa e elástica, permitindo extrema expansão e retorno subsequente a sua forma e tamanho normais. É formada por um epitélio pavimentoso estratificado queratinizado. Na pálpebra superior, o sulco palpebral é formado por fibras do tendão do músculo levantador palpebral e delimita a borda superior do tarso. A pálpebra inferior também apresenta uma prega, porém esta é menos definida.

Tecido subcutâneo

O tecido celular subcutâneo é formado por tecido conjuntivo frouxo, representado por pequena quantidade de fibras colágenas, elásticas e reticulares dispostas irregularmente e por células que tem a capacidade de se proliferar e se modificar durante os processos inflamatórios e de cicatrização (Fig. 6-63). Este tecido encontra-se em pequena quantidade, e é rico em vasos sanguíneos e nervos.

Camada muscular

A camada muscular é constituída pelos músculos levantador da pálpebra superior, orbicular e corrugador do supercílio (Fig. 6-64).

O levantador da pálpebra superior é um músculo estriado cuja função consiste na abertura da fenda palpebral. Origina-se na asa menor do esfenoide, logo acima do anel de Zinn e a sua porção medial compartilha da mesma bainha do reto superior. Esse músculo insere-se através de sua aponeurose, que mede aproximadamente 15 mm, em três locais: medial e lateralmente aos retináculos correspondentes, e no terço inferior da face anterior do tarso. Esta aponeurose distribui-se medial e lateralmente sob o ligamento suspensório superior (Whitnall).

O tendão emite fibras superficiais que passam por entre as fibras do orbicular para inserirem-se na pele ao longo da porção superior do tarso, onde formam a prega palpebral. O ponto de fusão da aponeurose do levantador e o septo orbitário determina a altura da prega palpebral e a quantidade de gordura pré-aponeurótica projetada na região pré-septal. Isso explica pregas mais baixas e sulcos intumescidos nos asiáticos. A inervação do levantador provém do nervo oculomotor e, por isso, funciona como parelhas musculares, às quais se aplicam a lei de Hering. No entanto, provavelmente existam outros mecanismos inervacionais contribuintes, já que após a correção de uma ptose unilateral, apenas cerca de 10% dos pacientes evoluem com ptose do outro lado.

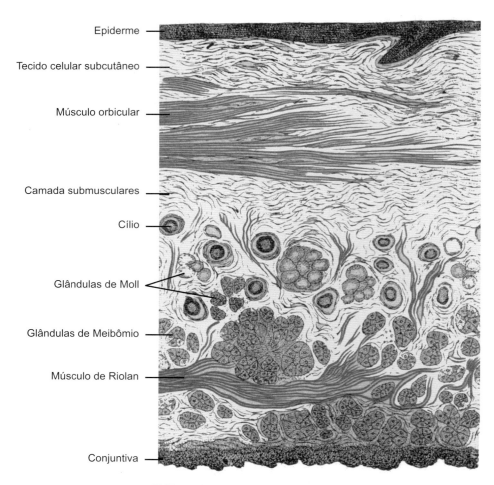

FIGURA 6-62 Histologia da pálpebra.

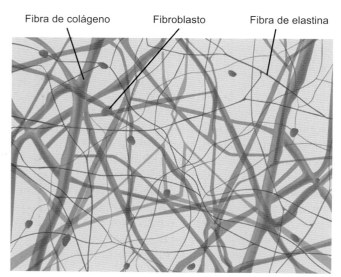

FIGURA 6-63 Tecido conjuntivo frouxo. *(Modificada de Boundless Biology, em https://www.boundless.com/biology/textbooks/boundless-biology-textbook/the-animal-body-basic-form-and-function-33/animal-primary-tissues-193/connective-tissues-loose-fibrous-and-cartilage-738-11968.)*

Sua função é atuar sobre a pálpebra, levando-a para cima, sendo influenciado pelo reto superior, já que não se pode levar a córnea para cima (ação do reto superior) estando a pálpebra fechada. Além disso, na mirada superior extrema, o levantador é auxiliado pelo músculo frontal.

O músculo tarsal superior de Müller origina-se da face posterior do levantador e se insere na borda superior do tarso, seguindo profundamente para a aponeurose do levantador. É um músculo liso, inervado pelo sistema nervoso autônomo, proveniente do simpático cervical, que tem como função contribuir na elevação da pálpebra superior (cerca de 2 mm) (Fig. 6-65).

O orbicular é um músculo esquelético largo, superficial, laminar e fino que circunda a órbita e se estende para cada pálpebra, sendo inervado pelo VII nervo craniano (facial). É dividido em três porções: palpebral, orbitária e lacrimal.

A porção palpebral divide-se em pré-tarsal e pré-septal. O orbicular pré-tarsal encontra-se aderido ao tarso e ao músculo levantador da pálpebra superior e o pré-septal é solto. O músculo de Riolan corresponde a uma pequena porção do orbicular situado no nível da linha cinzenta, no bordo

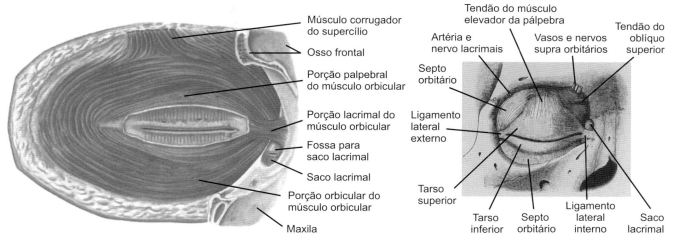

FIGURA 6-64 Músculos das pálpebras. *À esquerda:* Camada mais superficial. *À direita:* Camada mais profunda.

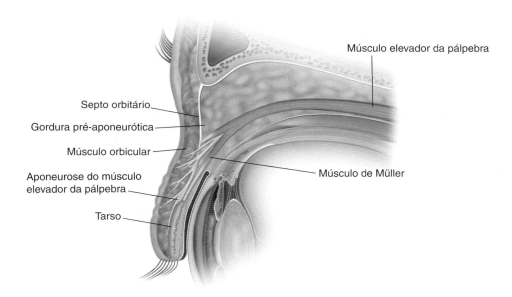

FIGURA 6-65 Corte da pálpebra mostrando o músculo de Muller.

palpebral. Ele traz a secreção meibomiana da glândula para a margem palpebral a cada piscada. Encontra-se separado da porção pré-tarsal pelos folículos pilosos, auxilia a aproximar as bordas palpebrais e também é inervado pelo facial.

A parte orbital está fixada na margem medial da órbita por um tendão que apresenta duas partes: uma direta, que se prende ao lábio anterior do duto nasolacrimal, e a outra reflexa, que se une ao lábio posterior do mesmo canal. Entre os dois, encontra-se o saco lacrimal.

A porção palpebral do orbicular é responsável pelo fechamento normal, voluntário e involuntário das pálpebras e a porção orbitária coopera para o fechamento forçado dos olhos e produz algum enrugamento da testa.

A porção lacrimal do orbicular, ou músculo de Horner-Duverney, ou tensor do tarso, é a porção profunda e medial do orbicular pré-tarsal que se insere na crista lacrimal posterior e na fáscia lacrimal. Sua contração puxa a pálpebra medial posteriormente causando a distensão lateral do saco lacrimal. Este movimento cria uma pressão negativa no interior do saco que drena as lágrimas a partir do canalículo para o duto nasolacrimal, mecanismo este, conhecido como bomba lacrimal.

Os músculos retratores da pálpebra inferior (Fig. 6-66) são representados pela fáscia cápsulo-palpebral do reto inferior, a qual mistura-se ao ligamento suspensório inferior (Lockwood) e pelo músculo tarsal inferior (que é pouco desenvolvido). Os retratores se inserem em três pontos: cápsula de Tenon, borda tarsal inferior e septo orbitário.

Em resumo, a abertura e fechamento das pálpebras estão relacionadas aos seguintes músculos:

- Músculos que abrem as pálpebras:
  - Abrem a pálpebra superior: levantador da pálpebra superior, músculo de Müller e músculo frontal.

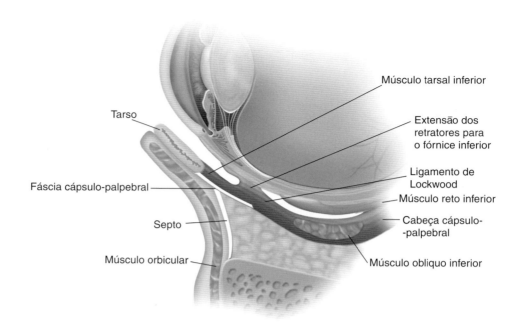

FIGURA 6-66 Músculos retratores da pálpebra inferior.

- Abaixam a pálpebra inferior: músculo társico inferior.
- Músculos que fecham as pálpebras:
  - Músculo orbicular do olho.
  - Músculos acessórios: corrugador do supercílio e prócero.

Camada submuscular

Apresenta-se com as mesmas características da tela subcutânea.

Camada fibrosa

A porção fibrosa compreende o septo orbital e o tarso.

O septo serve de barreira entre as pálpebras e a órbita contra traumas e infecções. Com o envelhecimento, torna-se frouxo, permitindo herniação de gordura pré-aponeurótica. Esta gordura está localizada tanto na pálpebra superior quanto na inferior. Na pálpebra superior, está dividida em um compartimento medial e outro central. Já na pálpebra inferior, divide-se em um grande compartimento medial e um pequeno lateral.

O septo do rebordo orbitário inferior se insere ao longo da crista lacrimal até encontrar o tendão cantal medial. O septo orbitário do rebordo orbitário superior se insere posterior ao músculo de Horner-Duverney, na crista lacrimal posterior, sendo assim, o saco lacrimal é uma estrutura pré-septal. O septo inferior insere-se na margem tarsal inferior após juntar-se com os retratores; já o septo orbitário superior não atinge a placa tarsal superior porque se insere na aponeurose do levantador cerca de 2 a 5 mm acima da borda tarsal superior.

As placas tarsais superior e inferior, constituídas por tecido fibroso denso, são responsáveis pela sustentação e estruturação das pálpebras. Medem, em seus centros, 10-12 mm na pálpebra superior e 4 mm na pálpebra inferior.

Unem-se, as duas extremidades, à base da órbita pelos ligamentos palpebrais medial e lateral. O ligamento palpebral medial divide-se e insere-se na crista lacrimal em dois sítios, anterior e posterior. Embora a porção anterior seja mais espessa, é a porção posterior que proporciona excelente contato da parte medial da pálpebra com o bulbo ocular. Isso permite que os canalículos e pontos lacrimais estejam sempre em contato com o globo, mesmo durante os movimentos das pálpebras.

Anteriormente, as placas tarsais encontram-se aderidas ao orbicular e, posteriormente, à conjuntiva. É no seu interior que localizam-se as glândulas de Meibômio, cerca de 25-40 na pálpebra superior e 20-30 na inferior.

Camada mucosa

A camada mucosa das pálpebras é representada pela conjuntiva, que consiste em um tecido epitelial escamoso não queratinizado, rico em células caliciformes (principalmente próximo aos fórnices) e glândulas lacrimais acessórias de Krause e Wolfring.

Vascularização

As pálpebras recebem suprimento arterial tanto da carótida interna como da externa. As maiores contribuições da artéria carótida externa são: artéria facial, temporal superficial e infraorbitária; e da carótida interna são as terminações

CAPÍTULO 6   Anatomia, Citologia, Histologia, Fisiologia e Bioquímica Ocular

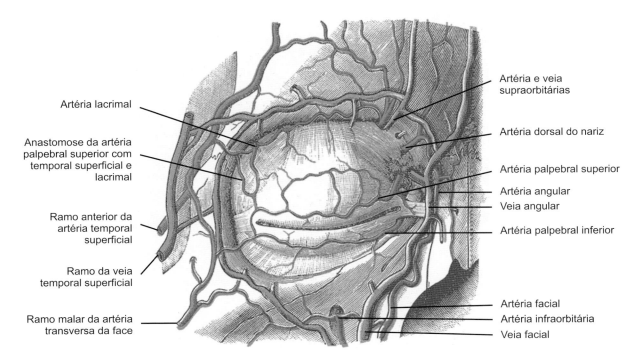

FIGURA 6-67 Vascularização das pálpebras.

cutâneas da artéria oftálmica que incluem as artérias lacrimal, frontal, supraorbitária, supratroclear e artéria nasal. A arcada marginal encontra-se na superfície tarsal anterior, cerca de 2 a 4 mm superior a margem palpebral (Fig. 6-67).

A drenagem venosa divide-se em pré e pós-tarsal. A região pré-tarsal drena para a veia angular medialmente e para a temporal superficial lateralmente e a porção pós-tarsal drena principalmente para as veias orbitárias. A veia facial consiste na principal estrutura venosa superficial, deriva da veia medial do supercílio e conflui para a frontal e supraorbitária, sendo chamada de veia angular quando está próxima ao canto medial.

As infecções superficiais da face são potencialmente perigosas, pois as veias da face não têm válvulas, e assim podem comprometer o seio cavernoso pela comunicação da angular, supraorbitária e veia oftálmica superior.

A drenagem linfática dirige-se para os linfonodos submaxilares (porção medial das pálpebras), parotidianos e pré-auriculares (porção lateral das pálpebras) (Fig. 6-68).

Inervação

A inervação sensitiva é dada pelos ramos oftálmico (nervos supraorbitário, supratroclear, lacrimal, infratroclear e nasal externo) e maxilar (nervos infraorbitário, zigomático-facial e zigomático-temporal) do trigêmeo (Fig. 6-69).

O músculo orbicular, que fecha a pálpebra, é inervado pelo nervo facial, assim como outros músculos de expressão da face; o levantador palpebral, que abre a pálpebra, é inervado pelo nervo oculomotor.

Fisiologia

O reflexo palpebral pode ser dividido em: táctil, pelo toque na córnea, óptico, ante a uma ameaça, e auditivo, dependendo da natureza do estímulo. Podemos ainda desencadear o piscar reflexo através da percussão de alguma estrutura ao redor da órbita.

O piscar espontâneo é aquele que ocorre em intervalos regulares, durante o período de vigília e sem necessidade de estímulos, sua principal função é manter a integridade do filme lacrimal sobre a córnea. A frequência do piscar é própria de cada pessoa, mas admite-se que este fenômeno se repete em torno de 15 a 30 vezes por minuto. Não há descontinuidade da sensação visual, apesar da visão estar interrompida durante a piscada.

O fenômeno de Bell ocorre quando há oclusão forçada dos olhos. É uma ação protetora, que leva a córnea a colocar-se embaixo da pálpebra superior.

Funções

As funções da pálpebra são:
- Oclusão dos olhos durante o repouso.
- Protege o olho contra as agressões do meio externo.
- Mantém a córnea limpa das impurezas do meio ambiente.

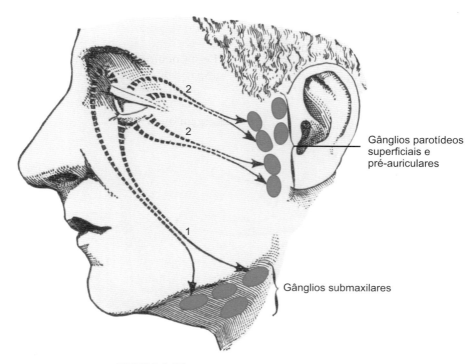

FIGURA 6-68 Drenagem linfática das pálpebras.

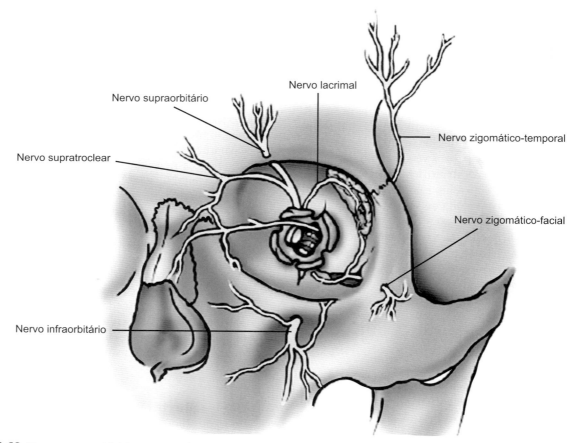

FIGURA 6-69 Nervos supraorbitário, supratroclear, lacrimal e infraorbitário. *(Modificada de Kemp WJ, Tubbs RS, Cohen-Gadol AA. The innervation of the scalp: A comprehensive review including anatomy, pathology, and neurosurgical correlates. Surgical Neurology International 2011; 2:178.)*

- Mantém a lágrima constante, não permitindo o ressecamento corneano.
- Mantém a pressão intraocular um tanto mais elevada do que a dos vasos do canal de Schlemm, permitindo a drenagem dos resíduos do humor aquoso.

Doenças das pálpebras

A dermatocálase (Fig. 6-70, à esquerda) consiste no excesso de pele e bolsas de gordura que podem acometer as pálpebras superiores e inferiores e usualmente são bilaterais. Está frequentemente relacionada ao avanço da idade, mas também pode ocorrer em indivíduos jovens devido à herança genética. A cirurgia para correção da dermatocálase é a blefaroplastia que consiste em um dos procedimentos estéticos mais realizados no mundo todo.

A blefarocálase é uma condição rara, caracterizada por episódios recorrentes de edema indolor das pálpebras que usualmente resolvem espontaneamente em alguns dias. Usualmente as crises iniciam na puberdade e se tornam menos frequentes com a idade.

Os xantelasmas (Fig. 6-70, à direita) consistem em placas amareladas, subcutâneas, mais comumente localizadas na porção medial das pálpebras e usualmente encontradas em indivíduos idosos ou com hipercolesterolemia.

O entrópio consiste na inversão das pálpebras ocasionando o contato dos cílios com a córnea e, assim, ceratite e úlceras corneanas. O entrópio involucional (senil), usualmente afeta as pálpebras inferiores, pois o tarso da pálpebra superior é mais largo. O entrópio também pode ser cicatricial ou congênito.

O ectrópio involucional ocorre com a eversão das pálpebras inferiores, ocasionando lacrimejamento e, em algum casos, a conjuntiva tarsal se torna cronicamente inflamada e espessada. O ectrópio também pode ser cicatricial, paralítico (causado pela paralisia do nervo facial) e mecânico (causado por tumores na margem ou próximo a ela que mecanicamente evertem a pálpebra).

A ptose consiste na queda da margem da pálpebra superior e pode ser classificada como neurogênica (causada por um defeito inervacional, como na paralisia do III e na oculossimpática), miogênica (causada por uma miopatia do próprio músculo levantador, como nas ptoses congênitas e adquiridas), aponeurótica (involucional e pós-operatória) e mecânica (causada por tumores na margem ou próximo a ela que mecanicamente provocam a queda da pálpebra).

A blefarofimose é uma doença autossômica dominante, rara, associada a ptose, com pobre função do músculo levantador, encurtamento da fenda palpebral horizontal, telecanto e epicanto inverso.

Os tumores frequentemente acometem as pálpebras. Podem ser benignos como a verruga viral (também conhecido como papiloma de células escamosas que consiste na lesão benigna de pálpebra mais comum), ceratose seborreica, ceratose actínica, corno cutâneo, granuloma piogênico, nevos, ceratoacantoma etc.; ou também podem ser malignos, como o carcinoma de células basais (tumor maligno de pálpebra mais comum), carcinoma de células escamosas, carcinoma de glândulas sebáceas, melanoma, sarcoma de Kaposi e carcinoma de Merkel.

Doenças inflamatórias das pálpebras

A blefarite é uma inflamação crônica das bordas palpebrais, associada a infecção estafilocócica e a seborreia. Pode causar hiperemia das margens palpebrais, lacrimejamento, crostas ciliares, sensação de corpo estranho e prurido (Fig. 6-71).

Um hordéolo (Fig. 6-72, à esquerda) é um abscesso nas glândulas de Meibômio (hordéolo interno) ou nos folículos pilosos (hordéolo externo), e são causados por uma infecção estafilocócica. Os sintomas incluem dor, hiperemia e edema palpebral.

O calázio (Fig. 6-72, à direita) é uma lesão inflamatória lipogranulomatosa crônica, causada por bloqueio dos

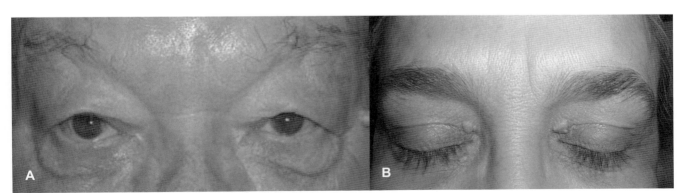

FIGURA 6-70 *À esquerda*: Dermatocálase. (Cortesia: Dr. André Agnoletto, em http://www.meuoftalmo.com) *À direita*: Xantelasma. *(Cortesia: Klaus D. Peter, em https://commons.wikimedia.org/wiki/File:Xanthelasma.jpg?uselang=pt-br.)*

orifícios das glândulas meibomianas, com estagnação das secreções sebáceas. Caracterizam-se por serem lesões firmes e indolores.

Anatomia dos supercílios

Os supercílios são divididos em três porções (Fig. 6-73): a cabeça (mais medial), o corpo, e a cauda (porção mais distal). O espaço entre os supercílios é denominado glabela, pois não apresenta pelos. Em algumas pessoas, há continuidade entre os supercílios, sendo esta condição conhecida como sinofris.

Histologia dos supercílios

Histologicamente, divide-se em pele (rica em pelos), tecido subcutâneo, camada muscular, submuscular e periósteo. A pele, o tecido subcutâneo e o músculo encontram-se intimamente aderidos e movimentam-se em bloco. A tela subcutânea compõem-se basicamente de tecido fibroadiposo. A camada muscular é constituída por quatro músculos: occipitofrontal, orbicular, corrugador e prócero.

O occipitofrontal tem uma parte frontal e uma occipital. A parte frontal inicia na pele dos supercílios e se insere na gálea aponeurótica; ele enruga a testa e eleva o supercílio.

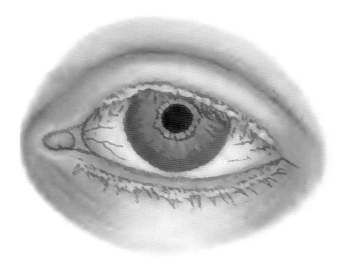

FIGURA 6-71 Blefarite.

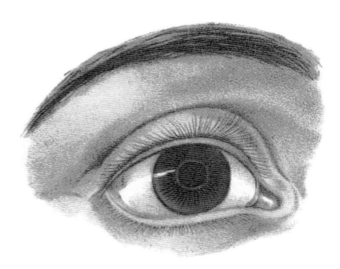

FIGURA 6-73 Supercílio.

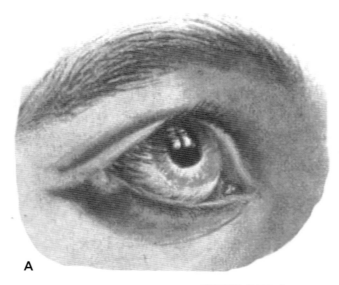

A

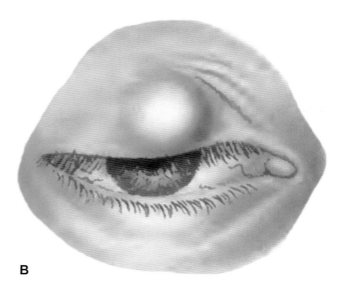

B

FIGURA 6-72 À esquerda: Hordéolo. À direita: Calázio.

CAPÍTULO 6 Anatomia, Citologia, Histologia, Fisiologia e Bioquímica Ocular

A parte occipital inicia na porção lateral da linha nucal superior do osso occipital e processo mastoide do osso temporal e se insere também na gálea aponeurótica. Ela move o couro cabeludo para trás.

O músculo orbicular, descrito anteriormente, promove o abaixamento do supercílio quando realizada a sua contração forçada.

O corrugador, situado mais profundamente que o orbicular, origina-se no processo nasal do osso frontal, na metade medial do arco supraciliar, passa superior e lateralmente para se inserir na pele da cabeça do supercílio. Sua contração produz rugas verticais na glabela através do deslocamento da cabeça do supercílio medial e inferiormente.

O último músculo que contribui para a formação da parte motora do supercílio é o prócero; sua contração move a região frontal e a cabeça do supercílio para baixo.

A camada submuscular é constituída de gordura, denominada ROOF (gordura retro-orbicular) e, por ser extremamente aderida ao periósteo, dá sustentação ao plano muscular. No processo de envelhecimento, há frouxidão e atrofia da gordura submuscular, o que gera a ptose do supercílio. Essa gordura continua na pálpebra inferior e nessa localização denomina-se SOOF (gordura suborbicular).

Inervação e vascularização

O occipitofrontal é inervado pelo facial; o corrugador é inervado pelo ramo zigomático do facial e o prócero pelo ramo bucal do facial. A inervação sensitiva é dada por ramos do nervo oftálmico que por sua vez, derivam do trigêmeo. O suprimento arterial provém da artéria supraorbital, do ramo da oftálmica e da temporal superficial, ramo da carótida externa. A drenagem venosa é feita através das veias infraorbital, angular e temporal superficial e a drenagem linfática dirige-se para os linfonodos parotídeos.

Funções

Os supercílios fazem a proteção dos olhos contra os raios solares, protegem os olhos das gotículas de suor emanadas da pele da fronte e de líquidos que caem sobre o couro cabeludo e, além disso, compõe a expressão fisionômica do indivíduo, estando envolvidos na mímica facial.

SISTEMA LACRIMAL E FILME LACRIMAL

Noções gerais

O sistema lacrimal é formado por dois aparelhos: o secretor cuja função é produzir a lágrima; e o excretor, com função de escoar a lágrima. O aparelho secretor é formado pela glândula lacrimal principal e pelas glândulas acessórias; o excretor, pelos pontos lacrimais, canalículos, saco lacrimal e duto nasolacrimal.

Noções gerais do aparelho secretor

O aparelho secretor, de acordo com Jones, divide-se em secretores basais, responsáveis pela produção basal da lágrima, que são as glândulas lacrimais acessórias de Krause e Wolfring e as glândulas produtoras da camada de lipídeo e de mucina; e secretor reflexo, que produz lágrima respondendo a um estímulo, constituído pela glândula lacrimal principal. Atualmente, acredita-se que todo esse sistema funcione como uma unidade.

Glândula lacrimal principal

A glândula lacrimal principal aloja-se no quadrante temporal superior da órbita, na fossa da glândula lacrimal, situada no osso frontal. Inferiormente, a glândula se apoia e é moldada pela órbita. A produção da lágrima pela glândula lacrimal ocorre de maneira reflexa (autonômica, emotiva ou por aplicação de agentes parassimpaticomiméticos). A remoção da glândula lacrimal principal, no entanto, pode causar olho seco, mesmo com o funcionamento normal das glândulas acessórias.

O tendão do músculo levantador da pálpebra superior divide a glândula lacrimal em dois lobos, o lobo orbitário (posterior) e o palpebral (anterior). Os dutos do lobo orbitário passam pelo palpebral para desembocar no fundo de saco superior assim, a ressecção do lobo palpebral pode obstruir os dutos secretores do lobo orbitário.

A glândula lacrimal é de origem ectodérmica; completa o seu desenvolvimento três ou quatro anos após o nascimento. Essa glândula é provida de túbulos e alvéolos formando ácinos, sendo, portanto, do tipo serosa, tubuloalveolar composta, com células colunares. O lacrimejamento de causa emotiva desenvolve-se logo após o nascimento e é único em humanos.

A inervação da glândula lacrimal é feita pelo nervo lacrimal (sensorial, ramo oftálmico do trigêmeo), pelo nervo petroso superficial maior (fibras parassimpáticas com função secretora, originado no núcleo salivar superior) e pelos nervos simpáticos que acompanham a artéria e o nervo lacrimal. O suprimento arterial é realizado pelo ramo lacrimal da artéria oftálmica, a drenagem venosa pela veia orbitária superior e a linfática pelos linfonodos pré-auriculares. Alguns estudos sugerem uma correlação positiva entre fibrose e atrofia da glândula lacrimal com o avanço da idade no sexo feminino.

Glândulas lacrimais acessórias

As glândulas acessórias de Krause e Wolfring (Fig. 6-59) situam-se nos fórnices conjuntivais, sendo responsáveis pela produção basal e pela maior parte da secreção serosa do filme pré-corneano. As glândulas de Krause localizam-se na substância própria da conjuntiva, estando concentradas no fórnice superotemporal. Existem cerca de 20 no fórnice superior e 6 a 8 no inferior. As glândulas de Wolfring

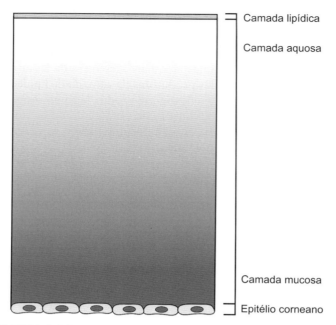

FIGURA 6-74 Filme lacrimal. *(Modificado de Vinne2, em https://commons.wikimedia.org/wiki/File:Tear_film.svg.)*

localizam-se na borda superior do tarso, nas extremidades dos fórnices. As glândulas lacrimais acessórias não são inervadas.

As glândulas acessórias que auxiliam na produção da lágrima são:
1. Secretoras da camada lipídica: glândulas de Meibômio, Zeiss e Moll.
2. Secretoras da camada aquosa: glândulas de Krause e Wolfring.
3. Secretoras da camada de mucina: células caliciformes, criptas de Henle e glândulas de Manz.

Noções gerais de filme lacrimal

O filme lacrimal pré-corneano é composto por três camadas: a lipídica, a aquosa e a de mucina; cada uma apresenta características e propriedades específicas (Fig. 6-74).

Camada lipídica

A camada lipídica é secretada pelas glândulas de Meibômio e Zeiss, sendo a mais superficial e fina; seu conteúdo inclui colesterol e vários tipos de lipídios que formam uma camada monomolecular.

Apresenta as seguintes funções:
1. Retardar a evaporação da camada aquosa;
2. Reduzir a tensão superficial do filme lacrimal aumentando a espessura da camada aquosa;
3. Lubrificar as pálpebras.

O aumento da evaporação tem sido considerado responsável pela maioria das insuficiências lacrimais em pacientes com olho seco.

Camada aquosa

A camada aquosa é a intermediária e a mais espessa do filme lacrimal. Entre os seus componentes estão: água, oxigênio, proteínas, eletrólitos, enzimas entre outros. Acredita-se que a glândula lacrimal produza cerca de 95% do componente aquoso da lágrima e o restante é produzido pelas glândulas acessórias.

Apresenta as seguintes funções:
1. Suprir de oxigênio o epitélio corneano avascular;
2. Desempenhar função antimicrobiana, pelas imunoglobulinas e lisozima presentes;
3. Manter a regularidade da superfície corneana anterior;
4. Limpar os debris.

Camada de mucina

A camada de mucina, a mais interna, produzida pelas células de Goblet, criptas de Henle e glândulas de Manz, é composta principalmente por glicoproteínas. Ela permanece em contato com a superfície corneana e a conjuntiva, fixando-se nas microvilosidades da superfície epitelial.

Suas funções são:
- Converter o epitélio corneano de uma superfície hidrofóbica para uma hidrofílica, para que este possa ser umedecido pelo componente aquoso do filme lacrimal;
- Estabilizar o filme lacrimal;
- Carrear detritos para a camada aquosa.

Regulação neural da produção lacrimal

Alguns estudos sugerem que a produção da lágrima tenha uma regulação neural. A resposta neural consistiria na ativação da via aferente dos nervos sensoriais da córnea e da conjuntiva para estimular a via eferente parassimpática e os nervos simpáticos da glândula lacrimal.

Testes clínicos para avaliar o filme lacrimal

Os testes clínicos mais utilizados para avaliar o filme lacrimal são o teste de Schirmer, que avalia a produção lacrimal e o tempo de quebra do filme lacrimal (BUT, *breakup time*), que mede a duração da lágrima sobre a superfície corneana. A coloração rosa-bengala cora células desvitalizadas e, em pacientes com ceratoconjuntivite *sicca*, o padrão clássico é corar um duplo triângulo de base limbar.

Em olhos normais, a maior parte do volume da lágrima é evaporado; o restante é drenado pelo sistema excretor. A proporção varia de pessoa para pessoa dependendo da idade, tônus das pálpebras e do volume da produção lacrimal.

Composição

O volume normal das lágrimas é estimado em cerca de 6 μL em cada olho, com uma taxa de substituição de cerca de 1,2 μL/minuto. O pH médio é de 7,35 e, em circunstâncias normais, o fluido lacrimal é isotônico (Tabela 6.2).

A lágrima apresenta três frações demonstradas na eletroforese: albumina, globulina e lisozima. A atividade antimicrobiana da lágrima reside nas frações da gamaglobulina e lisozima. As gamaglobulinas encontradas na lágrima são IgA, IgG e IgE, com uma predominância de IgA, a qual está mais concentrada neste fluido do que no soro.

A lisozima é a principal enzima lacrimal e exerce fundamental papel bactericida. Ela age sinergicamente a IgA, provocando a lise das bactérias. A betalisina também é encontrada na lágrima e complementa a ação da lisozima. A diminuição da lisozima é um dos primeiros sinais demonstráveis da síndrome de Sjögren, podendo ser útil para o diagnóstico.

O oxigênio é um dos mais importantes componentes da lágrima, e o filme lacrimal passa a ser a principal fonte deste elemento durante o sono, quando as pálpebras estão fechadas (Tabela 6.3).

TABELA 6.2 — Características físico-químicas da lágrima.

Volume	± 6 μ
Espessura	± 7,5 μ
Ph	7,3 a 7,7
Osmolaridade	± 300 mOsm
Secreção	1,2 μL/min
Turnover	16%/min
Índice de refração	1,336 a 1,357

TABELA 6.3 — Componentes da lágrima (valores aproximados).

Água	98,2%
Bicarbonato	26 mEq/L
Cloro	115 a 135 mEq/L
Potássio	20 mEq/L
Sódio	142 mEq/L
Ig E	0,26 a 1,44 g%
Glicose	3 a 5 mg%
Ureia	0,04 mg%
Histamina	10 mg/mL
Colesterol	200 mg%
Oxigênio	155 mmHg

Alterações das concentrações de glicose e ureia no plasma podem refletir-se nas concentrações da lágrima. O sódio, o potássio e o cloro estão mais concentrados na lágrima do que no soro.

Funções

O filme lacrimal consiste em uma fina camada, de aproximadamente 7-10 mm de espessura, sendo responsável pela manutenção do metabolismo ocular; para tanto, desempenha diversas funções, tais como:

- Promover a regularidade da superfície corneana (função óptica);
- Umedecer a superfície do epitélio da córnea e conjuntiva, prevenindo contra danos nas células epiteliais;
- Funcionar como uma barreira mecânica à aderência e à penetração de corpos estranhos;
- Inibir o desenvolvimento de microrganismos na conjuntiva e na córnea, através do fluxo mecânico e da ação antimicrobiana do fluido lacrimal, como enzimas, imunoglobulinas e leucócitos;
- Trocar produtos metabólicos com os tecidos adjacentes.

Anormalidades

O olho seco está presente em uma ampla variedade de patologias congênitas e adquiridas, que causam déficit de secreção ou aumento da velocidade de evaporação. A hipoplasia ectodérmica anidrótica, a síndrome Riley-Day, hipoplasia ou a aplasia da glândula lacrimal são etiologias congênitas. Entre as patologias adquiridas, estão as doenças auto-imunes, fibrose pulmonar, alterações hematológicas, sequelas inflamatórias, doenças do trato gastrointestinal e a síndrome de Sjögren. Outras causas incluem drogas, queimaduras, traumatismos e exposição à radiação.

A síndrome de Sjögren é uma doença auto-imune, em que se produzem anticorpos contra a glândula lacrimal, causando ceratoconjuntivite *sicca*. Pode ser primária, caracterizada por apresentar olho seco e boca seca (xerostomia), ou secundária, quando existe uma doença sistêmica associada, sendo a artrite reumatoide a mais comum. Estudos sugerem que, na síndrome de Sjögren, os distúrbios microscópicos encontrados na superfície ocular sejam proporcionais à severidade dos sintomas de olho seco.

O aumento da temperatura ambiente, exposição a aparelhos de ar condicionado e a diminuição da umidade promovem uma evaporação mais rápida da lágrima, causando olho seco. É importante lembrar que os estados de olho seco, muitas vezes, geram hiper-secreção reflexa causando lacrimejamento e mascarando o quadro original.

A diminuição do BUT, as alterações na superfície ocular, o excesso de muco e a diminuição da produção lipídica são condições que não interferem no volume da lágrima, e sim, na qualidade do filme lacrimal.

A paralisia facial pode comprometer o suprimento parassimpático das glândulas salivares e essas fibras parassimpáticas podem acometer, de forma aberrante, as fibras lacrimais. Assim, o estímulo gustatório pode resultar em um fluxo copioso de lágrima denominado lágrimas de crocodilo.

Noções gerais do aparelho excretor

As estruturas que compõem a via lacrimal são as responsáveis pela drenagem da lágrima. Este aparelho é composto pelos pontos e canalículos lacrimais, saco lacrimal e duto nasolacrimal, que se abre no meato nasal inferior (Fig. 6-75).

Os pontos lacrimais são pequenos orifícios (0,2 a 0,3 mm) situados na porção medial dos bordos palpebrais, as papilas lacrimais, estando alinhados aos orifícios das glândulas de Meibômio e invertidos contra a prega semilunar. Histologicamente, são revestidos por epitélio estratificado pavimentoso não queratinizado; anatomicamente, mantêm íntimo contato com o globo ocular e continuam através dos canalículos correspondentes.

Do ponto, a lágrima passa por uma dilatação, a ampola, que apresenta 0,5 mm de diâmetro, cujas paredes, ricas em elastina, tem a capacidade de dilatar. A seguir, é conduzida ao canalículo, que mede aproximadamente 8 mm de comprimento.

Em cerca de 10% dos indivíduos, os canalículos superior e inferior entram separadamente no saco lacrimal; entretanto, na maioria, os canalículos se unem para formar o canalículo comum, com 3 a 5 mm de extensão, para depois desembocar no saco lacrimal. A obstrução total em nível canalicular causa epífora e o tratamento cirúrgico usual é a conjuntivodacriocistorrinostomia com colocação do tubo de Jones.

A válvula de Rosenmüller situa-se na junção entre o canalículo comum e o saco lacrimal e previne o refluxo das lágrimas. Além disso, o canalículo comum usualmente penetra na parede posterolateral do saco lacrimal, formando um ângulo que também evita o refluxo da lágrima.

O saco lacrimal localiza-se na fossa lacrimal, limitada pelas cristas lacrimais anterior e posterior e formada pelos ossos lacrimal e processo frontal do maxilar.

O duto nasolacrimal dá continuidade ao saco lacrimal. Apresenta duas partes: a intraóssea (7 mm) e a meatal (5 mm), e segue para baixo, desembocando no meato inferior do nariz. A obstrução do duto pode causar uma distensão secundária do saco lacrimal, lacrimejamento e secreção e, nesse caso, está indicado um procedimento de dacriocistorrinostomia, em que é criada uma anastomose entre o saco lacrimal e a mucosa nasal, no nível do meato médio.

A válvula de Hasner é uma membrana remanescente sobre o óstio meatal inferior, localizada na extremidade do duto nasolacrimal, cuja função é evitar o refluxo de ar e secreção do nariz para dentro do duto. Condições que promovem aumento da pressão intranasal, como o ato de espirrar ou de assoar o nariz, fazem a válvula de Hasner fechar e assim evitar o refluxo; se a pressão intranasal é menor que a intraductal, a válvula permanece aberta, permitindo o fluxo para dentro do nariz.

Os recém-nascidos frequentemente não têm a via lacrimal pérvia até os primeiros meses de vida. A obstrução usualmente ocorre ao nível da válvula de Hasner, situada na porção distal do duto nasolacrimal. A abertura espontânea ocorre na grande maioria das crianças até o primeiro ano de vida, quando isso não ocorre está indicada a sondagem lacrimal.

O suprimento arterial do sistema de drenagem provém da artéria palpebral medial, da artéria angular, da infraorbitária e do ramo nasal da esfenopalatina. A drenagem venosa da parte alta é feita pela rede palpebral; a da baixa,

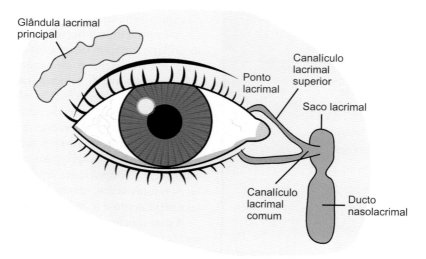

FIGURA 6-75 Vias lacrimais. *(Modificada de Felipe Micaroni Lalli, em https://commons.wikimedia.org/wiki/File:Sistema_lacrimal.gif.)*

CAPÍTULO 6 Anatomia, Citologia, Histologia, Fisiologia e Bioquímica Ocular

pelas veias da cavidade nasal. Os linfáticos desembocam nos linfonodos submandibulares e cervicais profundos.

A disfunção no sistema de drenagem da lágrima pode causar epífora, secreção, tumoração e edema em topografia do saco lacrimal. A presença de epífora isolada sugere obstrução do ponto, do canalículo lacrimal ou uma distopia do ponto lacrimal. Deve-se, no entanto, descartar causas de lacrimejamento (irritação ocular, causas emotivas, olho seco). A presença de secreção sugere estase lacrimal e obstrução ao nível do duto nasolacrimal; a secreção sanguinolenta, entretanto, sugere a presença de tumor no sistema lacrimal. O edema e a tumoração em região cantal medial pode ser secundária a abscesso, divertículo, tumor, dacriolito, dacriocistite, mucocele, hemangioma e meningocele.

Fisiologia da bomba lacrimal

A lágrima, produzida pelas glândulas lacrimais acessórias e principal, forma uma camada sobre a córnea e a conjuntiva, que pela ação do músculo orbicular, é levada ao canto interno do olho para ser escoada. A lágrima entra nos canalículos, e aproximadamente 70% escoam pelo canalículo inferior e o restante, pelo superior.

O músculo orbicular pretarsal tem uma porção superficial e outra profunda (músculo de Horner-Duverney) que contribuem para o mecanismo de bomba lacrimal. A última está aderida ao saco lacrimal e possibilita sua contração e expansão.

Jones descreveu o conceito de bomba lacrimal, segundo o qual o mecanismo de piscar propaga a lágrima até a via lacrimal, alternando a pressão positiva e negativa do saco lacrimal. Com o piscar, as porções superficial e profunda do músculo orbicular pré-tarsal comprimem a ampola, encurtam o canalículo e movem o ponto lacrimal medialmente; simultaneamente, criam uma pressão negativa que suga as lágrimas do canalículo para o saco.

Quando os olhos se abrem, os músculos relaxam, o saco colapsa e uma pressão positiva é criada, forçando as lágrimas para baixo, para o duto nasolacrimal e, posteriormente, para o nariz. A gravidade também tem um papel importante no esvaziamento do saco lacrimal.

A frouxidão palpebral pode resultar em epífora mesmo com a via lacrimal pérvia, devido à falência do mecanismo de bomba lacrimal. O fato de a epífora poder ser corrigida após uma dacriocistorrinostomia com êxito sugere que a mudança na pressão dentro do saco não é fundamental para a drenagem da lágrima.

Causas do lacrimejamento

- Epífora obstrutiva: causada pela obstrução na via de drenagem da lágrima.
- Lacrimejamento reflexo: causado por produção excessiva de lágrima por estímulo do trigêmeo, devido a algum mecanismo irritativo na córnea ou na conjuntiva.

- Falência da bomba lacrimal: pode ocorrer devido à frouxidão ou fraqueza do orbicular (como na paralisia facial).

Infecções no sistema de drenagem da lágrima

A canaliculite consiste na infecção do canalículo lacrimal, os sintomas incluem epífora e conjuntivite crônica mucopurulenta que não responde ao tratamento convencional. A etiologia mais comum é o *Actinomices* e o tratamento usual é a canaliculotomia.

A dacriocistite consiste na obstrução ao nível do duto nasolacrimal, ocasionando uma estase de lágrimas, microrganismos e debris no interior do saco lacrimal. A dacriocistite pode ser aguda, ocasionando edema, dor e vermelhidão na topografia do saco lacrimal, usualmente causada pelo estreptococo beta-hemolítico e pelo estafilococo; ou crônica, ocasionando epífora e secreção crônica, usualmente causada pelo *Streptococcus pneumoniae* ou *Haemophilus influenzae*.

CONJUNTIVA E CÁPSULA DE TENON

Anatomia da conjuntiva

A conjuntiva é uma membrana mucosa transparente que recobre a superfície interna das pálpebras e a superfície anterior do globo ocular (esclera), apresentando espessura aproximada de 0,3 mm. Caracteriza-se por apresentar grande quantidade de substância intercelular.A conjuntiva pode ser dividida da seguinte maneira (Fig. 6-76):
- Conjuntiva palpebral, cujas porções são:
    - Marginal – na junção mucocutânea.
    - Tarsal – fixa.
    - Orbital – móvel, e se estende até os fórnices.
- Conjuntiva do fórnice.
- Conjuntiva bulbar, que se subdivide em:
    - Escleral.
    - Limbar.

A porção marginal tem início na borda posterior das pálpebras, junto à linha cinzenta. A conjuntiva então segue pela face interna da pálpebra aderida ao tarso. Depois, se reflete nos fundos de saco inferior e superior (fórnices), passando a cobrir o bulbo (conjuntiva bulbar).

A conjuntiva do fórnice é frouxa e redundante. A conjuntiva bulbar recobre a espisclera desde os fórnices até o limbo corneano.Ao contrário da porção palpebral, que mantém aderência firme ao tarso, a bulbar está frouxamente aderida à cápsula de Tenon, exceto na região justalímbica, a 3 mm do limbo, que é onde as duas camadas se fundem.

A prega semilunar está presente na região nasal; a carúncula, que é um nódulo composto por tecido cutâneo modificado, está medial a ela (Fig. 6-55).

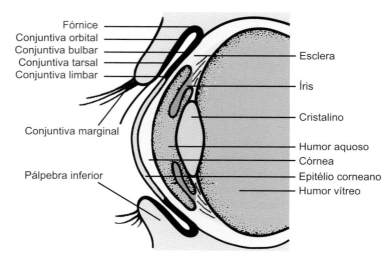

FIGURA 6-76 Áreas conjuntivais. *(Modificada de Adnaan Haq, Haseebullah Wardak e Narbeh Kraskian (2013). Infective Conjunctivitis – Its Pathogenesis, Management and Complications, Common Eye Infections, Dr. Imtiaz Chaudhry (ed.), InTech.)*

Histologia

É composta de epitélio, lâmina basal, e estroma (Fig. 6-77, à esquerda). O epitélio é estratificado, composto por duas a cinco camadas de células escamosas (Fig. 6-77, centro), não queratinizado, mas passível de queratinização em condições patológicas.

Elas têm características diferentes conforme a localização. As células basais, profundamente localizadas, logo acima da lamina basal, apresentando raras organelas, têm formato cuboide, e vão gradualmente se transformando até chegar às células apicais, as mais superficiais, que têm formato hexagonal e são achatadas.

As células caliciformes, *goblet* ou secretoras de muco (Fig. 6-77, à direita) estão situadas nas camadas superficiais e média. Abarcam aproximadamente 10% a 15% da população epitelial, sendo mais comuns sobre a prega semilunar, fórnices, principalmente o inferior, e lado nasal, estando virtualmente ausentes ao redor do limbo. São redondas-ovaladas, grandes, e aderidas as células vizinhas via desmossomas. Apresentam núcleo eletrodenso e aparelho de Golgi bem desenvolvido, importantes na relação da mucina com filme lacrimal e na imunidade superficial. O muco, quando se forma, empurra o núcleo da célula.

As células de Langerhans, pertencentes à série histiocitária, estão localizadas na porção basal do epitélio.

Os melanócitos estão distribuídos na camada basal epitelial, e transferem melanossomas para o epitélio adjacente, respondendo pela coloração do tecido. Os grânulos de melanina são evidenciados no citoplasma das células poliédricas.

As células-tronco são células indiferenciadas, pluripotenciais, capazes de originar múltiplos tipos celulares, sendo derivadas da linhagem das células-tronco corneanas. Estão localizadas mais sobre o limbo.

Ao longo de sua extensão a superfície é plana, exceto no limbo e no tarso, devido às paliçadas de Vogt e às criptas de Henle.

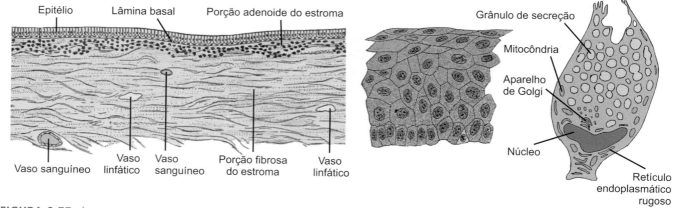

FIGURA 6-77 *À esquerda:* Histologia conjuntival. *No centro:* Epitélio conjuntival. *À direita:* As células caliciformes, localizadas no epitélio conjuntival, produzem muco que empurra o núcleo da célula.

As paliçadas são arranjos radiados de invaginações epiteliais (*rete pegs*) e papilas (com nervos, vasos e linfáticos) derivadas da espessura conjuntival em torno da periferia corneana, especialmente nos polos superior e inferior.

Existem, ainda, na conjuntiva, outras estruturas mucíparas, as criptas de Henle, localizadas no tarso inferior e terço superior do tarso superior, e as glândulas de Manz, no limbo (Fig. 6-78).

As criptas de Henle são invaginações tubulares, contendo células caliciformes, com 0,5 mm, mais proeminentes na metade tarsal da conjuntiva nasal. Os espaços intercelulares são fechados por *tight junctions* no nível de seus ápices, criando uma membrana semipermeável que facilita o transporte de moléculas lipossolúveis e limita as hidrossolúveis.

Microvilos estão presentes na superfície, sendo maiores nas células colunares dos fórnices.

A lâmina basal separa o epitélio do estroma.

A camada superficial do estroma, ou adenóidea, também chamada de substância própria, é formada por tecido linfoide (Fig. 6-77, à esquerda). Esse tecido linfoide se acumula no fórnice às vezes para formar nódulos linfáticos. O tecido linfoide estromal só se desenvolve após os três meses de idade, razão pela qual os recém-nascidos desenvolvem conjuntivites papilares e não foliculares.

Aqui, também se pode encontrar glândulas, vasos e nervos, além de corpúsculos tácteis de Meissner e corpúsculos de Krause (sensibilidade ao frio) (Fig. 6-79). Os corpúsculos tácteis de Meissner estão relacionados com a sensação de tato. Localizam-se na porção mais superficial da derme. Têm forma ovoide, e estão compostos por uma cápsula delgada de tecido conjuntivo em cujo interior penetram terminações nervosas que se dispõem em espiral.

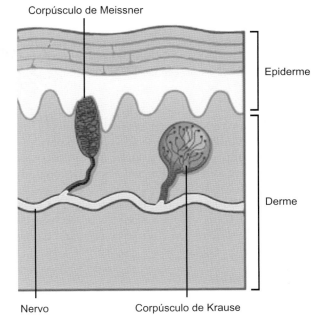

FIGURA 6-79 Corpúsculos de Meissner e Krause. *(Modificada do original de OpenStax, em https://cnx.org/contents/sy9h_F-r@5/Somatosensation.)*

Os corpúsculos bulbosos de Krause estão relacionados com sensação de frio. Localizam-se na espessura da derme. Têm forma de bulbo arredondado e estão constituídos por uma cápsula delgada de tecido conjuntivo em cujo interior se ramificam as terminações nervosas.

A porção fibrosa do estroma, também chamada de subconjuntiva, é a mais profunda e espessa, e é formada por tecido conjuntivo fibroso e elástico. Essa estrutura submucosa desaparece próximo ao limbo e na conjuntiva tarsal, proporcionando maior aderência às estruturas subjacentes.

É no estroma que estão os vasos maiores e os nervos. As artérias e veias estão se comunicando com as artérias e veias das pálpebras e ciliares anteriores. Vasos linfáticos também são encontrados. Já as glândulas lacrimais acessórias de Krause e de Wolfring, como já foi visto, localizam-se, respectivamente, no estroma de ambos os fórnices e na margem superior do tarso superior.

Citologia

Os fibroblastos são as células mais abundantes da conjuntiva. A conjuntiva apresenta um papel protetor para o olho, mediando tanto a imunidade passiva quanto a ativa.

Os macrófagos, embora em menor número, são numerosos e se concentram no estroma. São células grandes e polimorfas.

Os plasmócitos têm citoplasma abundante, com núcleo excêntrico e seu retículo endoplasmático rugoso bastante desenvolvido é responsável pela produção de proteínas antigênicas.

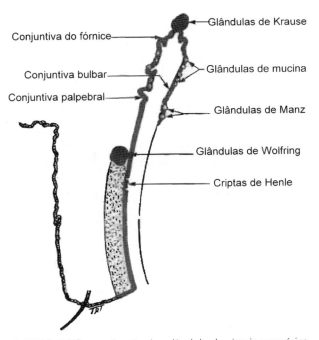

FIGURA 6-78 Localização das glândulas lacrimais acessórias.

Os vários mastócitos presentes na conjuntiva são ricos em grânulos de armazenamento de serotonina, heparina e histamina, razão pela qual, se relacionam aos processos alérgicos.

Os leucócitos polimorfonucleares, eosinófilos e linfócitos são amplamente vistos no espaço extravascular.

Vascularização

A conjuntiva é um tecido altamente vascularizado. Os vasos sanguíneos conjuntivais são derivados principalmente das artérias ciliares anteriores e das palpebrais. Aqueles situados no tarso são orientados verticalmente. Os vasos conjuntivais se anastomosam livremente.

As arcadas venosas acompanham as arteriais. A circulação de retorno é formada pelos plexos venosos retrotarsal e pré-tarsal, que desembocam na veias angular e temporal superficial.

Drenagem linfática

A conjuntiva é rica em linfáticos.

Os vasos linfáticos da região nasal da conjuntiva drenam para os linfonodos submandibulares, enquanto o tronco linfático temporal se dirige aos linfonodos pré-auriculares.

Inervação

A conjuntiva recebe inervação da raiz oftálmica, através dos ramos infratroclear, lacrimal e ciliar, e da raiz maxilar do V par craniano. Existem poucas fibras dolorosas.

Patologia – conjuntivite

Etiologia

A causa mais comum de conjuntivite infecciosa é a viral. É altamente contagiosa e frequentemente associada a infecção do trato respiratório superior e, portanto, os organismos etiológicos são os mesmos. O adenovírus está frequentemente implicado na ceratoconjuntivite epidêmica.

A conjuntivite bacteriana pode ser causada por uma ampla variedade de patógenos comuns Gram-positivos e Gram-negativos. *Staphylococcus aureus* é o mais comum, mas a infecção também é frequentemente devida a outros patógenos respiratórios típicos. Infecções por meningococos ou gonococos podem causar conjuntivite de início abrupto e com abundância de secreção purulenta.

A clamídia pode causar tracoma e conjuntivite de inclusão.

A conjuntivite também pode ter causa alérgica ou ser devida a algum produto tóxico.

Reações teciduais da conjuntiva

Existem dois tipos principais de reações conjuntivais na inflamação: os folículos e as papilas (Fig. 6-80). Os folículos consistem em uma hiperplasia do tecido linfoide dentro do estroma; há um centro germinativo linfoide subepitelial com linfócitos imaturos em sua posição central e células maduras periféricas. Clinicamente, parecem como lesões tipo grãos de arroz múltiplas, discretas e levemente elevadas. Cada um é envolvido por vasos sanguíneos, facilitando para fazer o diagnóstico diferencial das papilas.

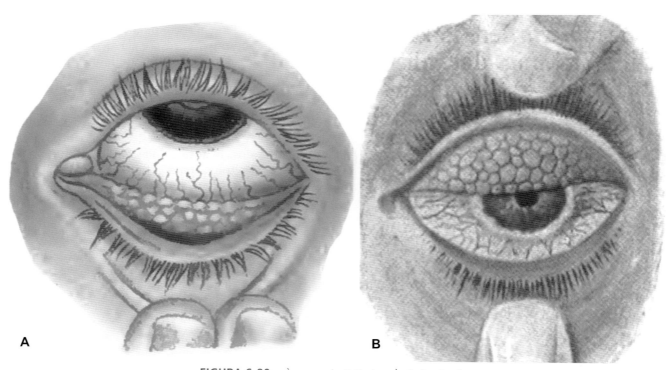

FIGURA 6-80 . *À esquerda:* Folículos. *À direita:* Papilas.

As quatro causas principais de folículos são:
- Infecções virais.
- Infecções por clamídia.
- Síndrome oculoglandular de Parinaud.
- Hipersensibilidade à medicação tópica.

As papilas são compostas de epitélio conjuntival hiperplásico, distribuído em numerosas pregas ou projeções, com vasos centrais e um infiltrado difuso de células inflamatórias crônicas, incluindo linfócitos, plasmócitos e eosinófilos. Elas podem se desenvolver apenas na conjuntiva palpebral e na bulbar junto ao limbo, onde o epitélio conjuntival está ligado à camada fibrosa profunda.

As papilas são vistas mais frequentemente na conjuntiva palpebral superior como um padrão do tipo mosaico de áreas hiperêmicas elevadas, separadas por canais mais pálidos.

As causas principais de papilas são:
- Blefarite crônica.
- Conjuntivite alérgica.
- Infecção bacteriana.
- Secundária ao uso de lentes de contato.
- Ceratoconjuntivite límbica superior.

Membranas e pseudomembranas

As pseudomembranas consistem em um exsudato coagulado, que está aderente ao epitélio conjuntival inflamado. Elas podem ser facilmente destacadas, deixando o epitélio intacto. Podem ser causadas por infecção por adenovírus ou gonococo, conjuntivite lenhosa e síndrome Stevens-Johnson.

As membranas infiltram as camadas superficiais do epitélio conjuntival, e, por isto, a sua remoção causa lesão no epitélio e sangramento. Podem ser causadas por *Streptococcus pyogenes* e difteria.

Linfadenopatia

O aumento dos nódulos linfáticos pode ser observado nas infecções virais, por clamídia ou gonococo, e na síndrome oculoglandular de Parinaud. Os nódulos pré-auriculares estão afetados tipicamente.

Patologias – pinguécula e pterígio

A proliferação do tecido conjuntivo subepitelial produz a pinguécula, uma pequena zona amarelada de engrossamento da conjuntiva bulbar. É causada pela exposição contínua a estímulos ambientais como sol, vento e poeira, e sua incidência aumenta com a idade. Normalmente aparece às 4 e 8 horas, próximo ao limbo.

Uma área similar que sobrepassa o limbo corneano e invade a córnea se chama de pterígio.

Fáscia orbital ou cápsula de Tenon

O globo ocular está envolvido por uma delgada membrana desde o limbo esclerocorneano até a entrada do nervo óptico. Esta é a fáscia bulbar ou cápsula de Tenon. A cápsula de Tenon está separada do olho por um tecido muito frouxo e é perfurada pelo nervo óptico, pelos vasos e nervos ciliares, pelas veias vorticosas e pelos músculos extraoculares.

A fáscia bulbar é muito fina e pouco desenvolvida na parte posterior, onde se continua com a bainha dural do nervo óptico. É mais grossa e diferenciada na parte média, sobretudo ao nível da zona em que os músculos extraoculares alcançam o olho. Na realidade, estes não a atravessam, pois a fáscia bulbar se reflete sobre eles como dedo de luva formando a bainha muscular.

Anteriormente, a fáscia bulbar se torna novamente fina e está separada da conjuntiva por um tecido frouxo. A 2 ou 3 mm do limbo, adere-se firmemente a ela. Ficam assim formados dois espaços virtuais, que são muito frequentemente utilizados para a introdução do medicamento: o espaço subconjuntival, entre a conjuntiva e a fáscia bulbar, e o espaço subtenoniano, entre a fáscia e a episclera.

Na parte posterior, ao redor da entrada do nervo óptico, a fáscia bulbar se adere intimamente ao tecido adiposo retroorbital que a circunda, no resto de sua circunferência está livre de aderências exteriores pela qual se pode deslocar junto ao olho sem interferências.

No lugar no qual os músculos extraoculares se colocam por debaixo da fáscia bulbar, para inserirem-se na esclera, como já foi dito, esta membrana se reflete sobre eles para cobri-los e formar a bainha muscular. Esta bainha é bem diferenciada na parte anterior, porém por detrás do nervo óptico se vai adelgaçando até desaparecer. Nas proximidades do vértice da órbita, os músculos estão somente cobertos pelo perimísio muscular.

CÓRNEA

Noções gerais

É um tecido transparente e avascular que, juntamente com a esclera, forma a capa fibrosa externa do olho (Fig. 6-4). A córnea é a primeira e mais poderosa lente do sistema dióptrico do olho.

O poder refracional da córnea depende de seu raio de curvatura e de seu índice de refração, 1,376, bem como do filme lacrimal e do humor aquoso, que são praticamente iguais, 1,336.

A curvatura da córnea anterior apresenta um raio aproximado de 7,8 mm. O índice de refração anterior da córnea é de 1.376, dando um poder de refração médio central anterior de 48.8 dioptrias. A superfície posterior da córnea tem um índice de refração menor, 1.336, de modo que o poder de refração desta superfície é de 5.8 dioptrias, produzindo um poder de refração médio total da córnea de 43 dioptrias, ou aproximadamente três quartos do poder de refração total do olho. Estas características conferem seu importante poder refracional.

A córnea tem formato arredondado, é convexa na superfície anterior e côncava na posterior. Seus diâmetros horizontal e vertical são 12 e 11 mm, respectivamente.

Uma córnea anormalmente larga (*i.e.*, acima de 12,5 mm de diâmetro), é denominada megalocórnea, se não estiver associada a outras anormalidades oculares; se estiver associada à glaucoma infantil, a condição é denominada ceratoglobo, se só a córnea estiver aumentada, e hidroftalmo ou buftalmo se todo o globo estiver envolvido. Uma megalocórnea pode estar associada a um aumento do tamanho de todo o globo, a condição é denominada megaloftalmo.

Microcórnea é uma córnea cujo diâmetro horizontal é menor do que 11 mm. Geralmente, as dimensões do olho inteiro estão diminuídas (microftalmo). Esses olhos apresentam maior predisposição a desenvolver glaucoma.

A superfície posterior é mais esférica que a anterior, ou seja, a curvatura anterior está aplanada, assim como mais nasal do que temporalmente, e mais acima do que abaixo. Nos 4 mm centrais, ou zona óptica, é praticamente esférica, e seu raio de curvatura é de 7,8 mm. À medida que se aproxima da periferia a córnea se aplana, especialmente em sua porção nasal. A espessura na região central é de 540 μ, ficando mais espessa em direção à periferia, onde atinge 0,7 a 1 mm.

Pode-se, ainda, dividir a córnea em zonas, que têm como centro de referência o eixo pupilar: zona óptica ou apical (nos 4 mm centrais), zona paracentral ou transicional (dos 4 aos 7 mm), zona periférica ou limbar (dos 7 aos 11 mm).

Na topografia corneana é importante a definição de zona apical, ou zona óptica, que é a área da córnea sobre a qual a curvatura corneana, em cada meridiano primário, é regular e constante. Pode estar localizada centralmente ou deslocada excentricamente em qualquer quadrante da córnea.

Na zona apical, devemos considerar três pontos: o centro geométrico da zona apical, o centro geométrico da córnea, e o centro visual da córnea. O centro geométrico da zona apical é a interseção do maior e do menor diâmetros da zona apical. Já o centro geométrico da córnea é o ponto determinado pela interseção do maior e do menor diâmetros da córnea. O centro visual da córnea é o ponto formado pela interseção do eixo visual com a superfície anterior da mesma. Ele passa pela córnea nasal e superiormente ao centro dela, já que o centro da mácula está temporal e um pouco mais abaixo, no pólo posterior.

Modificações da forma corneana com a idade

O recém-nascido tem a córnea relativamente grande, a qual alcança seu tamanho definitivo por volta dos 2 anos de idade. É mais plana que a córnea adulta e sua curvatura é maior na periferia do que no centro, que, como já vimos, é o inverso do que ocorre no adulto. Quase todos os erros de refração astigmáticos são produzidos por diferenças de curvatura nos vários meridianos da córnea.

Na criança o meridiano vertical tem, normalmente, a curvatura maior, e na vida adulta a córnea tende a se aplanar, sendo o aplanamento mais acentuado no meridiano vertical do que no horizontal, mudando o eixo do astigmatismo. O grau de astigmatismo, no entanto, muda muito pouco durante a vida.

Histologia

São cinco as camadas da córnea (Fig. 6-81): epitélio, membrana de Bowman, estroma, membrana de Descemet e endotélio.

Epitélio

O epitélio, derivado das células-tronco do limbo, é estratificado, escamoso, não queratinizado, com cinco ou seis camadas de células, sendo uma basal, duas a três aladas e duas a três de células superficiais. Está disposto em camadas em estado evolutivo diferente. As várias camadas do epitélio oferecem uma barreira para a perda de líquido e para a entrada de patógenos, e resistem à pressão abrasiva, já que se aderem fortemente umas às outras e ao estroma subjacente. Tem aproximadamente 50 a 100 μm de espessura e um *turnover* médio de sete dias. Apresenta poucas organelas, o que ajuda a manter a sua transparência. Entre os elementos do citoesqueleto, os filamentos intermediários são os mais abundantes. Suas células apresentam ferritina em seu núcleo, o que as protege da lesão por radicais livres causada pela exposição à radiação ultravioleta.

A camada germinativa ou de células basais apresenta fileira única de células colunares, cujo citoplasma abriga organelas mais desenvolvidas e mais numerosas, e que estão firmemente aderidas à membrana basal subjacente por hemidesmossomas. Esta camada secreta e mantém a membrana basal do epitélio. As células da camada germinativa na região perilimbar são mitoticamente ativas; após a divisão, começam a se diferenciar e se mover gradualmente em direção à camada mais superficial, onde acabam por se destacar. À medida que as células migram até a superfície, as organelas vão desaparecendo gradualmente, o que indica uma diminuição progressiva da atividade metabólica.

A porção média tem duas a três camadas de células com processos alares – as *wings cells*. Seu citoplasma é pobre em organelas, mas rico em filamentos intermediários.

As células superficiais são as mais diferenciadas, pavimentosas, poligonais, em cerca de 2 a 3 camadas. Elas têm uma membrana externa espessa com grânulos de glicogênio. Apresentam projeções – microplicas e microvilos – que aumentam a sua superfície. Os microvilos, que estão em grande número na superfície corneana, também facilitam o transporte de substâncias da superfície para o interior

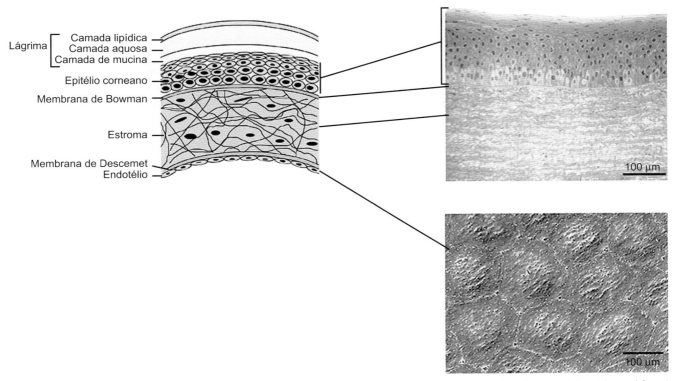

FIGURA 6-81 Camadas da córnea. *(Modificada de D'Hondt C, Iyyathurai J, Himpens B, Leybaert L, Bultynck G. Cx43-hemichannel function and regulation in physiology and pathophysiology: insights from the bovine corneal endothelial cell system and beyond. Frontiers in Physiology 2014; 5:348.)*

da célula. As microplicas e os microvilos abrigam em sua superfície o glicocálice (complexos proteínas-polissacarídios). As células epiteliais expressam três tipos de mucinas em sua porção apical (MUC1, MUC4, MUC16), sendo a MIC16 um dos principais componentes do glicocálice. Ele é um componente essencial na aposição e estabilidade do filme lacrimal.

Após alguns dias, as células superficiais se destacam e saem juntamente com o filme lacrimal.

Entre as células epiteliais encontram-se as terminações nervosas oriundas do V ramo (trigêmeo).

As células são firmemente aderidas por estruturas que representam, ao mesmo tempo, forma de ligação e barreira intercelular. São elas: desmossomas ou máculas de adesão (em todas as camadas epiteliais, para promover a adesão entre as células), zônula de adesão (nas células apicais, para manter a aderência das células próximo às *tight junctions*), *tight junctions* ou zônula de oclusão (nas células apicais, próximo às zônulas de adesão, para manter uma barreira de permeabilidade, prevenindo a penetração do fluido da lágrima no estroma) e junções tipo *gap* ou *gap junctions* (presentes em todas as camadas, permite a passagem intercelular de pequenas moléculas, de até 2000 Da).

Estas estruturas já foram vistas no capítulo de Citologia, nos tópicos: "Comunicações intercelulares" e "Coesão entre as células".

Membrana de Bowman

A membrana de Bowman, também chamada de basal anterior ou membrana limitante anterior, contém fibras colágenas, principalmente dos tipos I, V e VII, com cerca de 10 micra, acelular, que estão colocadas sem organização específica, e proteoglicanos, como o sulfato de condroitina. Apresenta também fibronectina, laminina, fibrina e colágeno do tipo IV. Quando rompida, demora até 6 semanas para se regenerar, e o novo epitélio, unido a esta membrana basal, tem mais probabilidade de descamar neste período. Divide-se em *lamina lucida* e *lamina densa*.

Muitas doenças corneanas são devidas a alterações na membrana basal, como o ceratocone. É considerada uma modificação da porção mais superficial do estroma e é limitada anteriormente pela membrana basal do epitélio corneano, onde está firmemente aderida. Termina na periferia corneana, marcando a margem anterior do limbo córneo-escleral.

Axônios não mielinizados penetram na membrana de Bowman através da superfície corneana para inervarem o epitélio.

É bastante homogênea e resistente à injúrias mecânicas ou químicas, então um trauma pode resultar na perda de grande parte do epitélio, sem afetar a membrana de Bowman. Também é bastante resistente à infecção bacteriana.

As lesões epiteliais não levam à formação de cicatrizes corneanas, mas a membrana de Bowman e as camadas mais profundas (exceto a Descemet) não se regeneram; uma lesão a este nível não se regenera e leva à formação de cicatrizes.

Estroma

Esta camada, também chamada de substância própria da córnea, compreende 90% da espessura desta estrutura.

É formado por 60 a 200 sucessivas camadas de fibrilas de colágeno, principalmente dos tipos I e V, mas também III, VI e XII. Cada fibra lamelar é transparente e tem como comprimento o diâmetro da córnea. O colágeno representa cerca de 70% do peso da córnea.

Estas fibrilas se distribuem em uma organização de lamelas paralelas à superfície, regularmente orientadas, as quais se entrelaçam (Fig. 6-82, à esquerda). As lamelas mais próximas à superfície têm intervalo maior entre si, ao passo que aquelas localizadas na porção média e posterior do estroma estão organizadas de maneira mais compacta.

Os espaços entre estas fibrilas são mantidos por proteoglicanos (principalmente sulfato de condroitina, queratan-salfato e dermatan-sulfato) contendo também queratócitos (Fig. 6-82, à direita) que são fibroblastos diferenciados. Estes queratócitos secretam e mantém os componentes da matriz lamelar.

A matriz de proteoglicanos está relacionada à transparência do estroma, uma vez que preenche o espaço entre as fibrilas de colágeno, mantendo a uniformidade e a regularidade da distância entre elas. Essas interações entre proteoglicanos e colágeno se dão, basicamente, por forças iônicas.

Os queratócitos, presentes nas lamelas estromais, são células grandes, planas, alongadas, com abundantes aparelho de golgi e retículo endoplasmático rugoso, refletindo a sua função sintética ativa. O núcleo é volumoso, apresenta vários ribossomas livres, alguns lisossomas, partículas de glicogênio, lipídeos e diversos corpos de inclusão. Apresentam projeções citoplasmáticas abundantes, podendo formar *gap junctions* com as células adjacentes.

O estroma apresenta quantidade de água igual a 78% do seu peso.

Membrana de Descemet

A membrana de Descemet, também chamada de membrana basal posterior ou membrana limitante posterior, é uma lâmina basal de cerca de 10 μm de espessura que reveste a porção posterior do estroma e o separa do endotélio, que é o responsável por sua secreção. No ponto onde se funde com o trabéculo, forma a linha de Schwalbe. Ela é PAS positiva, produzida pelo endotélio, e sua espessura aumenta com o envelhecimento (~ 8-12 micra).

Encontra-se frouxamente aderida ao estroma, podendo facilmente ser destacada deste.

É homogênea, forte (é a mais resistente de todas as camadas corneanas), altamente refrátil, flexível e elástica (embora não existam fibras elásticas). Consiste, principalmente, em colágeno.

Identificam-se duas zonas distintas: a anterior, elástica, consistindo de lamelas de colágeno altamente organizadas e proteoglicanos, e a posterior, que é menos organizada. A primeira se forma *in utero*, enquanto a segunda é depositada continuamente durante a vida pelo endotélio. Sua espessura tende a aumentar com a idade.

Esta membrana é resistente a infecção, ácidos e álcalis, e apresenta capacidade parcial de se regenerar, embora

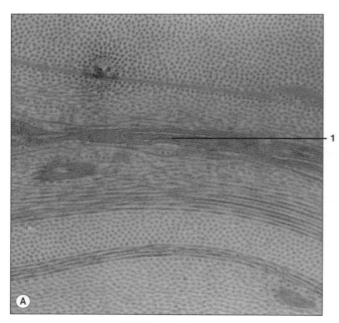
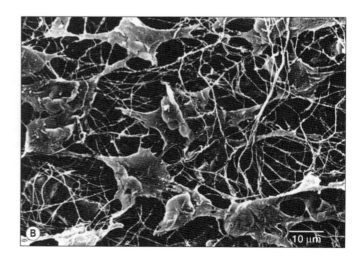

FIGURA 6-82 Estroma corneano. *À esquerda:* Disposição das lamelas. *À direita:* Queratócitos.

muitas vezes de maneira imperfeita. Quadros patológicos que alteram as células do endotélio, como ceratite intersticial, processos inflamatórios e traumáticos e algumas alterações genéticas podem levar a uma superprodução do material da membrana basal, levando ao aumento de sua espessura e a formação de "verrugas de Descemet", quando é na periferia, ou córnea guttata, quando é mais central.

Endotélio

O endotélio é constituído por uma única camada de células com aproximadamente 4 a 6 μm de espessura. Está aderido à membrana de Descemet e é banhado posteriormente por humor aquoso.

Essas células são basicamente hexagonais (embora o formato e o tamanho apresentem alguma variabilidade), achatadas (Fig. 6-83), com cerca de 20 μm de diâmetro, têm um grande núcleo, mitocôndrias abundantes, retículo endoplasmático e aparelho de Golgi bem desenvolvidos, o que demonstra grande atividade metabólica.

Ao nascer, a córnea apresenta de 400 mil a 500 mil células, mas o número vai diminuindo com a idade. Um adulto jovem apresenta aproximadamente 3 mil células/mm^2 no formato hexagonal. O número diminui numa taxa aproximada de 0,6%/ano, e, quando há menos de 500 células/mm^2, ocorre o edema corneano. As células mortas são substituídas por extensão das células vizinhas e não por divisão. Outro fator para que aconteça a diminuição da densidade de células endoteliais é o crescimento corneano, pois as células são obrigadas a se estender para preencher o espaço aumentado.

As células do endotélio estão ligadas por interdigitações, zônula de oclusão, zônula de adesão, desmossomos e junções do tipo *gap*, fazendo que haja grande comunicação intercelular.

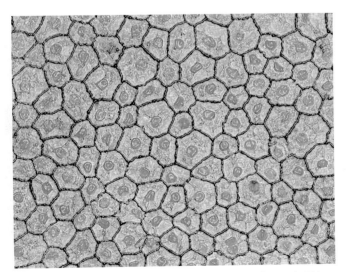

FIGURA 6-83 Endotélio corneano. *(Modificada da figura de Zhiguo.he, em https://commons.wikimedia.org/wiki/File:Morphology_of_human_corneal_endothelium_in_situ.jpg)*

Uma de suas principais funções é formar uma barreira, controlando o fluxo de água entre o estroma e o humor aquoso. O estroma tende a absorver água devido a suas cargas iônicas, porém o endotélio funciona como barreira à passagem de água, devido às *tight junctions* e à bomba ativa de sódio e potássio.

Qualquer alteração patológica ou fármaco que iniba a atividade celular do endotélio resulta em edema de córnea com consequente opacificação, já que o fluxo de água não é controlado.

Permite também a passagem de nutrientes do humor aquoso para a córnea avascular.

Inervação

Quando a córnea é irritada, as pálpebras se fecham; é o reflexo corneano, e visa proteger o olho.

Há que se ressaltar que os nervos corneanos exercem uma importante função trófica, resultando em úlceras, ceratites e vários tipos de erosões quando está presente uma lesão nestas estruturas.

A córnea é o tecido humano mais intensamente inervado (Fig. 6-84): a densidade de terminações nervosas parece ser de 300 a 400 vezes maior do que a da epiderme, e a sensibilidade é 100 vezes maior do que a da conjuntiva. Esse grande número de terminações nervosas é responsável pela intensa dor que acompanha mesmo minúsculas lesões do epitélio corneano.

A inervação sensorial se dá pela divisão oftálmica do trigêmeo, via nervos ciliares longos, que são ramos do nervo nasociliar, nervos ciliares curtos a partir do gânglio ciliar, e por ramos conjuntivais dos nervos lacrimal e infratroclear.

Os ramos ciliares curtos e longos, lacrimal e infratroclear, quando percorreram mais ou menos 1-2 mm a partir do limbo, perdem suas bainhas de mielina e formam um plexo pericorneano, chamado de plexo fundamental. Esse plexo também envia ramos para as camadas mais profundas da córnea. A partir daí, atravessam a membrana de Bowman, caminhando radialmente em direção ao centro, e formam outro plexo, o plexo subepitelial, inervando as células epiteliais. Após formarem estes plexos, percorrem os espaços intercelulares. De uma maneira geral, ao penetrar na córnea os filetes nervosos apresentam-se mielinizados e com bainha de Schwann. À medida que penetram, perdem a bainha de mielina.

Nutrição e oxigenação

A córnea é avascular, recebendo, então, seu aporte nutricional do humor aquoso (90%), da lágrima e dos vasos do limbo corneano, onde os elementos nutricionais passam do interior dos vasos sanguíneos para a córnea avascular.

A córnea recebe seus nutrientes essenciais por difusão simples. As moléculas pequenas podem ainda penetrar nas células por difusão passiva, facilitada ou ativa. Já as macromoléculas necessitam realizar pinocitose ou fagocitose. A

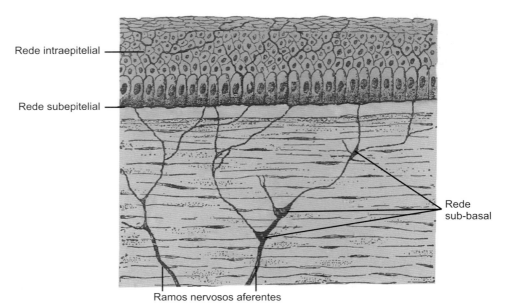

FIGURA 6-84 Inervação corneana.

glicose é o componente básico de seu metabolismo, e provém do humor aquoso.

Parte do oxigênio utilizado provém do ar atmosférico, através do filme lacrimal, dado que tem que ser levado em conta na manufatura das lentes de contato gelatinosas de uso prolongado – a troca de gases com a atmosfera deve ser adequada para não haver sofrimento corneano. Outra parte é difundida pelo endotélio, vinda do humor aquoso, e parte dos vasos limbares.

O consumo endotelial de oxigênio é muito mais significativo do que no epitélio ou no estroma, devido ao grande número de mitocôndrias encontradas, responsáveis por grande parte do metabolismo aeróbico.

Hidratação

O estroma tende a absorver água devido à pressão osmótica e às cargas iônicas das células. O epitélio e o endotélio formam duas barreiras para evitar a entrada de água através de suas junções íntimas e junções do tipo *gap* intercelulares. O endotélio é responsável pela retirada de excesso de água e pela atividade da bomba de sódio e potássio (enzima Na+ K+ ATPase).

A manutenção da transparência corneana se dá ativamente através da passagem de sódio da células endoteliais para o ambiente extracelular, com concomitante transferência de um íon potássio no sentido inverso.

Outro fator de controle da hidratação é a evaporação de água, que se dá no filme lacrimal.

Esse mecanismo é de extrema importância para se manter a córnea sadia e funcionante, uma vez que o edema resultante de excesso de líquido leva à perda da transparência e das funções celulares.

O pH também tem importância no controle da hidratação. O pH médio da córnea é 7,5, e substâncias com pH menor que 6,8 ou maior que 8,2 causam danos às membranas celulares, podendo gerar edema por ruptura do endotélio. Tanto o humor aquoso, de um lado, quanto a lágrima, de outro, são ligeiramente hipertônicos, ajudando a manter a córnea em estado de moderada desidratação.

Transparência

A organização estrutural uniforme das fibrilas de colágeno que compõem o estroma, juntamente com seu estado de deturgescência, e o fato de ser avascular e com poucas células, são os responsáveis pela transparência corneana.

O colágeno é formado por fibrilas organizadas, com distância regular e muito próximas umas das outras. Estas distância é menor que o comprimento de onda da luz, não sendo, portanto, visível a olho nu. Uma modificação deste espaçamento pode levar a perda da transparência da córnea.

O controle eficaz da hidratação é outro fator decisivo para a transparência, já que a presença excessiva de moléculas de água no estroma leva à desorganização das fibrilas, com alteração na regularidade de suas disposições, levando à opacificação.

A deturgescência, ou o estado de relativa desidratação do tecido da córnea, é mantida, como já foi visto, pelo transporte sódio-potássio do endotélio e epitélio e pela sua integridade anatômica.

O endotélio é mais importante no mecanismo de desidratação do que o epitélio. Danos químicos ou físicos no endotélio são muito mais sérios do que os do epitélio.

A evaporação da camada aquosa da lágrima produz uma hiperosmolaridade do filme lacrimal, que pode ser um fator importante para a retirada de água do estroma corneano e ajuda a manter o estado de desidratação.

Fisiologia dos sintomas corneanos

Como a córnea tem muitas fibras nervosas, a maioria das lesões corneanas, superficiais ou profundas, causa dor e fotofobia. A dor é agravada pelo movimento das pálpebras e, geralmente, persiste até a cura.

Quando há uma lesão epitelial, pode haver um edema localizado, discreto, auto-limitado (pois desaparece com a cicatrização epitelial), ao contrário da lesão endotelial, onde o edema é mais generalizado, intenso (suas células participam mais do processo de deturgescência do que as epiteliais) e duradouro (as células do endotélio não se regeneram, e sua lesão é permanente).

Como a córnea funciona como uma janela, permitindo a passagem e refratando a luz, as lesões corneanas geralmente turvam a visão, especialmente se localizadas centralmente. No edema epitelial, pode haver queixas de halos em volta das luzes. A formação de micro bolhas pode acontecer no edema epitelial, e o rompimento destas, expondo as terminações nervosas, também causa dor.

Há dilatação dos vasos da íris e da conjuntiva por um fenômeno reflexo e lacrimejamento causados pela irritação das terminações nervosas.

A fotofobia, causada pela inflamação da íris, é intensa na maioria das doenças corneanas e mínima na ceratite herpética, devido a hipoestesia associada a doença.

Em uma lesão que atinja o estroma, vai haver deposição de colágeno anormal, produzindo uma cicatriz opaca chamada de leucoma. O leucoma é uma opacidade densa, e uma nébula ou nubécula quando a opacidade é leve.

Penetração de fármacos através da córnea

A penetração de fármacos através da córnea é bifásica. O epitélio irá permitir a passagem de substâncias lipossolúveis, e o estroma, das hidrossolúveis. Por essa razão, para uma droga penetrar na córnea, precisa ser, ao mesmo tempo, lipo e hidrossolúvel.

Regeneração epitelial

O epitélio da córnea, ao contrário das camadas mais profundas, se regenera após ser lesado. O processo de cura envolve tanto a migração epitelial quanto a proliferação das células epiteliais restantes, e é por uma combinação destes dois métodos que a continuidade normal é restabelecida.

Os colírios anestésicos tópicos aplicados frequentemente atrasam o processo de regeneração corneana, e nunca devem ser utilizados para diminuir a dor em lesões corneanas.

Resistência corneana a infecções

O epitélio é uma barreira à entrada de microrganismos na córnea. Quando lesado, entretanto, o estroma avascular e a membrana de Bowman se tornam excelentes meios de cultura para diversos germes, incluindo bactérias, amebas e fungos. A membrana de Descemet resiste mais às bactérias, mas não é barreira para os fungos.

A *Moraxella liquefaciens*, que ocorre mais em alcoólatras devido a depleção de piridoxina, é um exemplo de bactéria oportunista, assim como a *Serratia marcescens*, o *Mycobacterium fortuitum*, o *Streptococcus viridans*, o *Staphylococcus epidermidis*, vários coliformes e *Proteus*. Vírus, amebas e fungos também podem ser agentes oportunistas.

O pneumococo é o único agente patogênico bacteriano corneano verdadeiro; todos os outros são patógenos oportunistas que requerem inoculação maciça ou um hospedeiro já comprometido (como epitélio traumatizado ou deficiência imune) para que se desenvolva a infecção.

Antigamente, quase todas as úlceras corneanas bacterianas eram por pneumococo, e as fúngicas aconteciam praticamente só em lavradores, mais sujeitos à trauma com material vegetal, mas o uso indiscriminado de corticoide ocular causou diminuição da defesa contra as infecções e aumento dos casos de lesão por fungos.

Modificações corneanas devido ao envelhecimento

A córnea pode mostrar infiltrações branco-amareladas circulares, junto ao limbo, de lipídios no estroma (arco senil). Tende a se iniciar nas margens superior e inferior da córnea. O arco senil muitas vezes está separado da esclera por uma margem de córnea mais clara. Quando ocorre em indivíduos abaixo de 40 anos, é indicado investigar hipercolesterolemia e diabetes.

Patologia corneana – ceratocone

No ceratocone, em que há afinamento da córnea, ela pode ganhar a forma de um cone. O afinamento central faz com que a forma normalmente elipsoide da córnea seja perdida, e normalmente fazendo com que a curvatura central aumente enquanto a periférica pode se achatar. Normalmente, o resultado, com a evolução da doença, é uma miopia associada a astigmatismo irregular, que não se corrige bem com óculos.

Outras patologias corneanas – ceratopatia em banda

A ceratopatia em banda (Fig. 6-85) está comumente associada à hipercalcemia, mas pode também ser o resultado de uma iridociclite crônica em crianças. Às vezes também ocorre espontaneamente nos idosos. Inicia como uma faixa cinza, que se espalha da margem pupilar até a periferia, mas frequentemente deixando uma área livre no limbo.

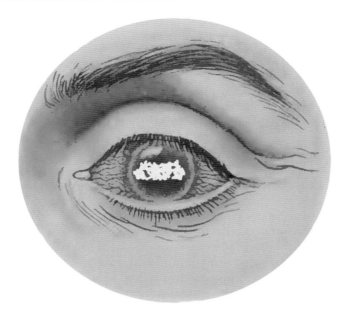

FIGURA 6-85 Ceratopatia em banda.

CITOLOGIA CONJUNTIVAL E CORNEANA

Noções gerais

Os exames laboratoriais na Patologia Externa e Infecciosa Ocular constituem-se em importantes recursos diagnósticos e de correlação clínico-etiológica. Em grande número de casos o exame de citologia conjuntival e corneana pode nos oferecer dados suficientes para diferenciação entre afecções bacterianas, virais, alérgicas, degenerativas e tumorais.

Indicações

As principais indicações dos exames de citologia ocular incluem:
- Úlceras corneanas.
- Conjuntivites agudas, subagudas e crônicas.
- Oftalmia neonatal (*Chlamydia* e/ou *Neisseria gonorrhoeae*).
- Endoftalmites.
- Síndrome oculoglandular de Parinaud.
- Dacriocistites.
- Blefarites.
- Tumores.

Culturas e úlceras corneanas

As úlceras corneanas infecciosas também apresentam um padrão celular, geralmente característico de cada agente etiológico.

As úlceras por *Staphylococcus* sp. e *Streptococcus* sp. produzem infiltrados de PMN, com pouca fibrina, células corneanas e cocos gram-positivos, em forma de cachos de uva nas primeiras e em cadeia nas últimas. As úlceras por *Streptoccocus pneumoniae*, diplococos gram-positivos encapsulados, também apresentam as características anteriormente descritas.

Já nas lesões por *Neisseria gonorrheae*, observam-se diplococos gram-negativos. *Pseudomonas aeruginosa* e *Proteus* sp. são bacilos Gram-negativos, embora, às vezes, o diagnóstico só se torne possível através de testes bioquímicos.

Moraxella liquefaciens (bacilo gram-negativo) e *Haemophylus* sp. podem coexistir com *Staphylococo* sp., dificultando o diagnóstico.

Nas úlceras por herpes simples, com necrose de estroma, a citologia é um método pouco elucidativo, sendo o diagnóstico feito por exclusão de outra etiologias.

As úlceras fúngicas podem ser: hifas (*Aspergillus* sp., *Fusarium* sp., *Acremonium* sp.) ou leveduras (*Candida* sp.).

Há, ainda, as infecções por *Acanthamoeba* sp., que são muito difíceis de diagnosticar, necessitando, muitas vezes, de meios enriquecidos de cultura.

As características citológicas de cada um destes agentes infecciosos já foram descritas em mais detalhes no capítulo sobre Microbiologia.

Citologia das conjuntivites

Na conjuntivite, as células inflamatórias migram do estroma para a superfície conjuntival através do epitélio; misturam-se então, com fibrina e com muco produzido pelas células caliciformes para formar o exsudato conjuntival, responsável pela secreção encontrada nas pálpebras ao acordar.

As células inflamatórias são encontradas no exsudato ou no raspado da superfície conjuntival, de onde são colhidas e posteriormente coradas.

A predominância de leucócitos polimorfonucleares é característica tanto das conjuntivites bacterianas quanto das por clamídias. No entanto, nas infecções pela *Moraxella lacunata* e pela *Neisseria catarrhalis*, os sintomas são mínimos e predominam as células mononucleares.

A predominância de mononucleares, especialmente linfócitos, é característica das conjuntivites viróticas. A exceção é quando se forma uma pseudomembrana (coágulo na superfície do epitélio), como pode acontecer na ceratoconjuntivite epidêmica e na conjuntivite do herpes simples. As células polimorfonucleares então predominam, devido à necrose.

Eosinófilos e basófilos são encontrados nas conjuntivites alérgicas, e granulações eosinofílicas e eosinófilos são encontrados na ceratoconjuntivite primaveril.

Em todos os tipos de conjuntivite existem plasmócitos no estroma conjuntival. Estes não são vistos nas preparações de secreção ou raspado da superfície conjuntival, a menos que haja necrose do epitélio, como pode ocorrer no tracoma, quando a rotura de folículos libera plasmócitos na superfície epitelial.

Como os folículos maduros do tracoma se rompem facilmente, o achado de células linfoblásticas grandes, palidamente coradas (centro germinativo) no esfregaço sugere o tracoma.

Os tipos de células inflamatórias, suas características e quando são encontradas já foram descritos em mais detalhes no capítulo de Imunologia.

Coleta de amostra ou material

É importante ressaltar algumas medidas ao encaminhar o paciente para coleta: suspender o uso de colírios antibióticos 24 a 48 horas antes, de acordo com a gravidade do quadro, bem como os que apresentem conservantes em sua fórmula.

Nas doenças blefaroconjuntivais o material é raspado nos bordos palpebrais e nos fundos de saco conjuntivais. Quando há suspeita de clamídia, o material é coletado na conjuntiva tarsal superior.

Nas úlceras corneanas o material deve ser raspado energicamente da borda e do fundo da úlcera. Em casos de exame repetidamente negativo, pode se recorrer à biópsia da córnea, realizada facilmente sob microscópico cirúrgico e encaminhada para citologia e microbiologia.

Nos casos de endoftalmite, devemos efetuar a aspiração do humor aquoso. A paracentese deve ser efetuada, após anestesia tópica, junto ao limbo com seringa de insulina. A quantidade de 0,2 mL é suficiente para inoculação nos meios de cultura e lâminas.

A aspiração vítrea é geralmente efetuada em sala cirúrgica sob anestesia retrobulbar, através da *pars* plana, com seringa de 18 ou 20 mL. A quantidade de 0,4 a 0,5 mL é suficiente para os exames.

Interpretação da citologia córneo-conjuntival

Uma vez coletado o material e corada a lâmina, o passo seguinte é a microscopia.

Células epiteliais normais da conjuntiva e córnea

Podemos separar três tipos de células epiteliais num raspado: as células epiteliais secretoras, não secretoras e as corneanas.

As células epiteliais conjuntivais não secretoras constituem um epitélio colunar estratificado e apresentam variação quanto à camada de origem, podendo ter forma cilíndrica, piramidal ou poligonal. As células da camada basal têm núcleo ovalado com pouco citoplasma e esta se cora fortemente com azul pelo Giemsa. As células da camada média são cilíndricas, piramidais ou arredondadas. Esses tipos de células têm núcleo de posição excêntrica, forma arredondada ou ovalada, com cromatina distribuída uniformemente, ocasionais nucléolos, citoplasma basófilo, corando-se em azul pelo Giemsa, constituindo as chamadas células epiteliais não queratinizadas. As células

superficiais tomam a forma poligonal e plana com núcleo central e com início de sinais de degeneração (rarefação de cromatina, diminuição de volume, picnose e, finalmente, rexis).

Em determinadas circunstâncias, as células superficiais apresentam citoplasma com grânulos avermelhados eosinofílicos, sendo denominadas células epiteliais em queratinização.

As células epiteliais de um raspado conjuntival podem se apresentar isoladas, agrupadas em cachos, grumos ou em fragmentos de várias camadas. Podem ser parasitadas por bactérias como a *Neisseria gonorrhoeae*, *Chlamydia*, *Haemophylus*, ou conter pigmentos melânicos.

Nos casos de conjuntivites crônicas, as células epiteliais ainda podem apresentar sinais degenerativos como: vacuolização de citoplasma, eosinofilia e cariopicnose.

As células epiteliais secretoras são as denominadas células caliciformes muco-secretoras, e a presença na lâmina depende do local da raspagem e idade do paciente. São relacionadas com doenças da superfície ocular como "olho seco". São células grandes, com citoplasma abundante e núcleo deslocado para periferia.

As células epiteliais corneanas são resultantes da esfoliação ou do raspado direto da córnea. O epitélio corneano é estratificado e pavimentoso e as células da esfoliação são grandes e planas, com citoplasma abundante e transparente, sem sinais de queratinização. Apresentam núcleo central redondo ou ovalado, com cromatina regularmente distribuída.

Células epiteliais queratinizadas e em queratinização

São observadas nas deficiências de vitamina A, cerato-conjuntivites seca, conjuntivite límbica superior, conjuntivites membranosas, pseudo-membranosas, ectrópio, no pênfigo ocular, irradiação da conjuntiva.

A queratinização parcial é identificada pela presença de um citoplasma avermelhado e com grânulos vermelhos. O núcleo começa a apresentar alterações degenerativas como a cariopicnose. A queratinização completa se caracteriza pelo aparecimento do núcleo e presença de citoplasma de coloração azul.

Células caliciformes

Podem ser encontradas no raspado da conjuntiva normal, principalmente se o mesmo for obtido do fundo de saco. São encontradas com maior frequência nas conjuntivites crônicas, especialmente nos casos de ceratoconjuntivite seca, juntamente com células epiteliais queratinizadas

Polimorfonucleares

É uma característica das conjuntivites bacterianas agudas. A estafilococcia crônica também apresenta PMN. As conjuntivites causadas por *Moraxella* e pela *Neisseria catarrhalis*, são exceções, não causando resposta de polimorfonucleados e revelando à citologia apenas abundância de bactérias e fibrina. Em todas as infecções bacterianas crônicas há associação de reação polimorfonuclear e mononuclear, exceto nos casos de estafilococcia em que há predomínio de polimorfonucleados mesmo nos estágios crônicos. Os polimorfonucleados são as células inflamatórias predominantes no tracoma, conjuntivites de inclusão, síndrome de Reitere micoses.

As infecções virais só excepcionalmente apresentam reação com polimorfonucleares (conjuntivites membranosas).

Mononucleares

São as células predominantes e típicas nas infecções virais da conjuntiva causadas por adenovírus, herpes simples, zóster, verrugas e molusco contagioso. São também as células predominantes nas conjuntivites por tracoma, tuberculose e lues.

As células mononucleares são frequentemente linfócitos e são vistas nas conjuntivites bacterianas crônicas, porém nunca em predominância.

Eosinófilos e grânulos eosinofílicos

É um achado anormal considerado como característico das conjuntivites alérgicas. Os grânulos livres e os eosinófilos são encontrados nos casos de conjuntivite primaveril, ao lado de polimorfonucleados. Podemos encontrar no penfigoide ocular, na alergia a cosméticos e sensibilidade à atropina.

Basófilos e grânulos de basófilos

São caracteristicamente encontrados nos processos alérgicos, especialmente na conjuntivite primaveril. Podem também ser vistos ocasionalmente no tracoma.

Células de Leber

São macrófagos grandes, encontrados no tracoma. Geralmente contêm restos celulares fagocitados.

Plasmócito

São encontrados em apenas 0,5% dos esfregaços não tracomatosos e em cerca de 40% no tracoma.

Muco

Tende a aparecer em maior quantidade nos casos de conjuntivite seca, nas conjuntivites crônicas ou na fase de resolução das conjuntivites agudas.

Fibrina

Aparece em quantidade aumentada nas conjuntivites por diplobacilos e por *Neisseria catarrhalis* e em pequena quantidade na fase aguda de qualquer conjuntivite.

Células epiteliais multinucleadas

Nas infecções virais, podem ser vistas principalmente nos raspados das conjuntivites por herpes simples e herpes-zóster, constituindo células pequenas, às vezes necróticas com 3 a 6 núcleos. No tracoma, as células são necróticas com 5 a 6 núcleos. Nos casos de tumores, as células são maiores e com mais núcleos. Às vezes aparecem pós-irradiação e são variáveis na aparência.

Corpúsculos de inclusão

Em infecções causadas por clamídias e herpes simples, os corpúsculos de inclusão podem ser encontrados nas células epiteliais. As infecções no tracoma ocorrem no terço externo do epitélio e nunca nas células basais, ao contrário das infecções herpéticas. Nas infecções por clamídia, os corpúsculos elementares são uniformes e redondos, com tamanho de aproximadamente 30 micras e coloração azul-avermelhada.

Não podemos deixar de lembrar outros tipos de inclusão, como grânulos de melanina. O pigmento melânico, quando corado pelo Giemsa, toma uma coloração preto-esverdeada. É mais frequente encontrado em raças pigmentadas.

Os cosméticos também podem ser fagocitados pelas células epiteliais, dando origem a inclusões citoplasmáticas. A queratina pode se apresentar em grânulos ou bastões que se coram em vermelho. Podemos encontrar também restos nucleares fagocitados, bem como bactérias sobrepostas às células epiteliais, dando a falsa impressão de inclusão.

Citologia de impressão corneoconjuntival

A citologia de impressão corneoconjuntival é um importante exame não invasivo que auxilia no diagnóstico e estadiamento de várias patologias, sendo as mais importantes e comuns as alterações da superfície ocular decorrentes da deficiência do filme lacrimal.

Outras causas de doenças da superfície ocular são: alterações palpebrais, destruição do limbo e das células germinativas corneais, processos inflamatórios, destruição da membrana basal, alteração da integridade neuroanatômica da superfície ocular também se beneficiam deste exame.

A técnica da impressão é feita por meio de um papel filtro com 0,45 µm, cortado em pedaços de aproximadamente 5 mm de largura por 7 mm de comprimento. Após a instilação no fundo de saco conjuntival inferior de uma gota de cloridrato de proximetacaína a 0,5%, com o auxílio de uma pinça, aplica-se com leve pressão o papel nas conjuntivas bulbar nasal, temporal, inferior e superior por 2 a 3 segundos. O filtro contendo a amostra conjuntival é então fixado por 10 minutos em uma mistura de 70% de álcool etílico, 37% de formaldeído e ácido acético glacial na proporção de 20:1:1. Posteriormente, cada papel contendo o material de estudo é corado pelo ácido periódico de Schiff (PAS), hematoxilina e Papanicolau modificado. Sob microscopia de luz, avaliam-se a morfologia das células epiteliais e a densidade das células caliciformes conjuntivais. Nelson (1988) classificou os achados na citologia de impressão conjuntival em escores, variando de grau 0 a 3. Os graus 0 e 1 são considerados normais.

A importância desse exame se refere principalmente à decisão de realizar um transplante ceratolímbico alógeno, pois a queratinização conjuntival constitui fator de risco para este procedimento e neste exame podemos ver claramente se há ou não queratinização vigente.

ESCLERA E LIMBO

Noções gerais de esclera

A esclera é uma camada fibrosa de consistência densa, opaca e de cor branca. Ela protege o globo contra danos intraoculares. Também suporta a tensão dos músculos intraoculares e contribui para manter a forma e o tônus ocular. Seu raio de curvatura é de 13 mm, muito maior do que o da córnea (7,5 mm).

Anatomia

A esclera é contínua em toda a superfície do globo ocular, com exceção da córnea, onde se limita anteriormente, mais precisamente no limbo, e no nervo óptico, posteriormente, onde os dois terços externos se fundem com suas bainhas dural e aracnoide, e o terço interno forma a lâmina crivosa.

Externamente, a esclera está recoberta pela cápsula de Tenon e, internamente, está em contato com a coroide (Fig. 6-86) e corpo ciliar.

Apresenta, no polo posterior, próximo ao nervo óptico, uma espessura de 1 mm, tornando-se gradualmente mais fina, chegando a 0,6 mm no equador até atingir apenas 0.3 mm de espessura na inserção dos músculos retos. Por isso, é necessário extremo cuidado se numa cirurgia uma sutura deva ser inserida através da esclera logo atrás da inserção muscular. A partir daí, volta a engrossar até chegar no limbo (0,8 mm).

No local onde o nervo óptico deixa o olho, 3 mm medial à linha média e 1 mm abaixo do meridiano horizontal, ela é fenestrada e constitui uma região chamada de lâmina crivosa (Fig. 6-160), que é levemente côncava. Ela é formada basicamente por feixes de colágeno e tecido elástico. Os orifícios menores desta lâmina servem para a transmissão dos filamentos nervosos, e os septos fibrosos que os dividem são contínuos com os processos membranosos que separam os feixes de fibras nervosas. A mielinização dos axônios termina na lâmina crivosa, antes de chegar na retina. Uma destas aberturas, maior do que as outras, ocupa o centro da lâmina, e por ela transitam a artéria e a veia centrais da retina. Além do nervo óptico, na lâmina crivosa também passam os vasos e os nervos ciliares curtos.

Como a lâmina crivosa é fraca, está afetada em olhos glaucomatosos, causando aumento da escavação.

Histologia

A esclera é uma estrutura muito uniforme, porém conseguem-se diferenciar três regiões:
- Episclera.
- Estroma.
- Lâmina fusca.

Episclera

A episclera é uma estrutura delicada de tecido fibroso e elástico, sendo recoberta externamente pela cápsula de Tenon, estando conectada a ela por faixas fibrosas, e em contato internamente com o estroma. Ela se torna progressivamente mais fina em direção ao segmento posterior do olho. Ela é permeável a água, glicose e proteínas.

As fibras colágenas são mais finas e estão dispostas de maneira mais irregular que no estroma, e há uma maior quantidade de substância fundamental (proteoglicanos, glicoproteínas). O estroma também contém elastina,

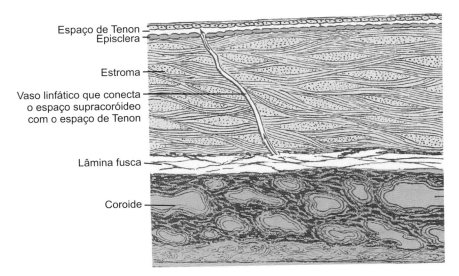

FIGURA 6-86 Histologia da esclera.

fibroblastos, alguns macrófagos, melanócitos e poucos linfócitos.

A circulação episcleral anterior é complexa, com comunicação entre um plexo conjuntival, um plexo episcleral superficial e um profundo, que se anastomosam no limbo com o plexo venoso intraescleral profundo e superficial. Assim se explica o fato de um quadro de esclerite ser quase sempre acompanhado de episclerite. Essa interconexão entre os sistemas venosos episclerais e intraesclerais drena a porção anterior do corpo ciliar.

O plexo episcleral, mais superficial, contém vários pequenos vasos, provenientes das artérias ciliares anteriores, que apresentam uma configuração radial e é responsável, em parte, pela nutrição e pela resposta inflamatória da esclera. Na episclerite, a congestão máxima é a este nível.

Se pingarmos um colírio de fenilefrina, podemos diferenciar a episclerite da esclerite: a engurgitação vascular vai diminuir na episclerite, mas não vai se alterar na esclerite.

As artérias ciliares posteriores dão origem aos vasos episclerais da região do equador e posterior. As artérias ciliares posteriores curtas formam um plexo episcleral posterior.

Há nervos mielinizados e não mielinizados na episclera.

Estroma

O estroma é constituído basicamente por feixes de colágeno, que formam 75% do peso seco da esclera, principalmente do tipo I, em menores quantidades do tipo III, e muito pouco dos tipos IV, V, VI, VIII, XII e XIII. O tipo IV é encontrado somente na membrana basal dos vasos sanguíneos.

As fibrilas de colágeno estão dispostas de uma forma menos organizada do que na córnea, e estão arranjadas em bandas, medindo em geral de 10 a 15 μm de espessura e 100 a 150 μm de comprimento. Não existe uma uniformidade de espessura das fibras como na córnea.

O arranjo estrutural é bastante complexo. As fibras se dispõem de maneira concêntrica nas imediações da córnea e do nervo óptico e de maneira oblíqua mais anteriormente. Próximo à inserção dos músculos retos, as fibras de colágeno estão em bandas paralelas. Esse arranjo permite um ajuste às mudanças na pressão intraocular e ao estresse produzido pelos músculos extraoculares.

As fibras colagenosas se ramificam e se anastomosam, o que dá à esclera uma grande resistência.

A esclera é opaca devido ao fato de essas fibras colagenosas serem irregulares. A córnea tem uma distribuição mais regular das fibras de colágeno, desta maneira permitindo que continue transparente. Não é só a disposição das fibrilas de colágeno que faz com que a esclera seja opaca enquanto a córnea é transparente. A córnea apresenta um sistema de bomba endotelial que remove água, o que a torna relativamente desidratada, enquanto a esclera é completamente hidratada (seu conteúdo aquoso é de aproximadamente 65% a 75%) no seu estado normal. Quando esse conteúdo aquoso for menor do que 40% ou maior do que 80%, a esclera torna-se mais translúcida.

Há pouca substância fundamental amorfa, contendo proteoglicanos (decorina, biglicano, agrecano), elastina e glicoproteínas, como a fibronectina, a vitronectina e a laminina. Os proteoglicanos são formados por uma proteína ligada a uma cadeia de glicosaminoglicano sulfatado (dermatan-sulfato, sulfato de condroitina, ácido hialurônico ou heparan-sulfato).

Existem raros fibroblastos e umas poucas fibras elásticas que correm paralelamente entre os feixes. Os fibroblastos são achatados e situam-se entre as bandas e se interconectam através de processos protoplasmáticos, porém sem contato íntimo. As fibras elásticas ajudam a esclera a resistir à distensão permanente pela pressão intraocular. Alguns melanócitos também estão presentes.

É relativamente avascular. Seu requerimento metabólico é baixo, já que o índice de reposição do colágeno é baixo.

Lâmina fusca

Na lâmina fusca, os arranjos de fibras colágenas são menores, há um aumento do número de fibras elásticas e são praticamente contínuos com a parte externa do corpo ciliar e coroide. Contém muitos melanócitos e macrófagos pigmentados, dando a coloração acastanhada da superfície interna da esclera.

A lâmina fusca está separada da coroide por um espaço potencial, denominado espaço pericoroidal, preenchido por fibras colágenas finas, que servem como uma fraca ligação entre as duas estruturas.

Vascularização e inervação

Transitando pela sua superfície e pela sua intimidade encontram-se vasos sanguíneos e nervos. Anteriormente, cerca de 4 mm. posterior ao limbo, as quatro artérias e veias ciliares anteriores (que vêm dos ramos musculares dos retos), penetram na esclera, cada grupo um pouco anteriormente à inserção de um músculo reto (Fig. 6-31). Elas vão vascularizar o limbo e a periferia da córnea. Próximos, também estão linfáticos perivasculares e, às vezes, há nervos que podem conter gânglios. Posteriormente, pouco atrás do equador, encontram-se as veias vorticosas, vindo da coroide, em número de quatro: supraexterna, suprainterna, infraexterna e infrainterna. Alguns linfáticos também podem ser observados nesta região.

Em volta do nervo óptico, a esclera é atravessada por duas artérias e dois nervos longos ciliares posteriores que vão em direção ao corpo ciliar, sendo uma artéria e um nervo mediais e outra artéria e outro nervo laterais (Fig. 6-87). Aproximadamente vinte artérias ciliares curtas e vinte nervos ciliares curtos também vão atravessar a esclera e vão suprir e dar inervação à esclera posterior e à coroide. Na esclera em volta do nervo óptico, os vasos ciliares posteriores curtos formam um rico plexo chamado de círculo de Zinn-Haller.

As artérias musculares, que nascem da artéria oftálmica, correm para a frente como artérias ciliares anteriores. Essas artérias ciliares anteriores passam através da esclera

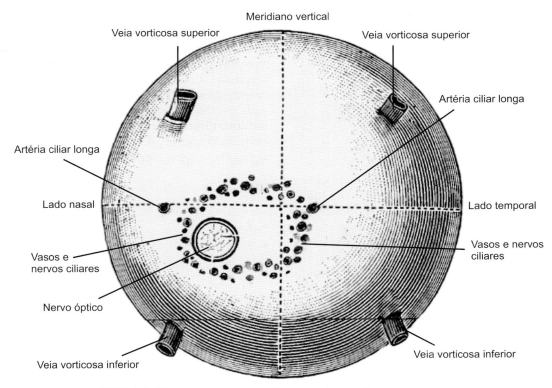

FIGURA 6-87 Visão posterior do olho esquerdo para demonstrar os vasos.

em frente às inserções dos músculos retos, em uma direção levemente oblíqua, de posterior para anterior. Cada músculo reto tem duas artérias ciliares anteriores, exceto o músculo reto lateral, que tem apenas uma. Essas sete artérias ciliares anteriores se encontram, via ramos laterais, 1 a 5 mm atrás do limbo e formam o círculo episcleral arterial anterior.

As artérias que irrigam a esclera provêm das ciliares posteriores longas e curtas e das ciliares anteriores e, em menor escala, da rede coróidea. Ramos das artérias ciliares anteriores e posteriores longas vão para a episclera, onde formam uma rede, que manda ramos menores para o estroma escleral.

Os nervos originam-se nos ciliares posteriores longos e curtos. Os nervos ciliares posteriores curtos inervam a esclera posterior, enquanto a esclera anterior é inervada pelos nervos ciliares posteriores longos. No nível do músculo ciliar, os nervos dividem-se em ramos; alguns vão para o corpo ciliar e outros penetram na esclera.

Fisiologia

A esclera tem importante papel na manutenção da forma do globo ocular, devido à sua estrutura rígida que o circunda em sua maior parte. A natureza dos tecidos de fibras colágenas da esclera e episclera mostra que ela pode atuar como uma "bainha sinovial" do olho. Esta comparação pode ser válida, já que doenças que atingem as articulações do resto do corpo quase sempre afetam a membranas escleral e episcleral. Tem relação íntima com a pressão intraocular, uma vez que aumento de volume intraocular (excesso de produção ou falha no escoamento do humor aquoso) leva a uma distensão do tecido escleral e a um relativo controle da PIO. Isso acarreta maior rigidez nos tecidos esclerais e maior tensão nas fibras de colágeno. Esse aumento de tensão dos tecidos, juntamente com as modificações corneanas, são a base fisiológica para a tonometria de aplanação.

Outra característica fisiológica da esclera é sua coloração branca, apesar de ter a mesma base estrutural de tecido corneano. Isso se deve a estrutura escleral ser altamente hidratada (ao contrário da córnea) e as fibras de colágeno não serem tão organizadas quanto às da córnea.

Patologias alterando a cor da esclera

Na infância (ou em algumas patologias, como a osteogênese imperfeita), quando a esclera é muito fina, ela aparece azulada pela úvea, que está localizada logo atrás. Na velhice, ela pode aparecer amarelada devido à deposição de gordura. É marrom na face interna devido à aderência ao pigmento supracoroidal.

Patologias inflamatórias – esclerite e episclerite

A episclerite é um distúrbio recorrente, comum, autolimitado (durando normalmente de alguns dias até 3 semanas). Ela tipicamente afeta mulheres, na meia-idade, sendo rara em crianças. Pode estar associada a determinadas condições oculares (olho seco, rosácea, usuário de lentes de contato) ou doenças sistêmicas (gota, doença de Crohn, doenças do colágeno, como artrite reumatoide). Pode ser simples ou nodular. Não é dolorosa e é frequentemente bilateral.

A esclerite é muito menos comum do que a episclerite. Caracteriza-se por edema e infiltração celular de toda a espessura da esclera. Ela afeta indivíduos mais idosos, mais mulheres do que homens. Frequentemente é dolorosa.

Geralmente é imunomediada (não infecciosa), estando frequentemente associada a um distúrbio inflamatório sistêmico. Pode estar associada a distúrbios dos tecidos conectivos e herpes. Forma um nódulo menos delimitado do que na episclerite e pode envolver a córnea e o trato uveal.

Limites do limbo

O limbo, uma região que mede aproximadamente 1,5 mm a 2 mm, marca a transição entre a córnea, de um lado, e a conjuntiva e a esclera, de outro. Logo, ele é formado por elementos de ambos. Convencionalmente, considera-se que ela está confinada anteriormente por uma linha conectando o fim da membrana de Bowman e a de Descemet, e posteriormente por outro plano, construído perpendicularmente à superfície do olho, cerca de 1 mm. posterior ao primeiro plano, através do final do canal de Schlemm (Fig. 6-88).

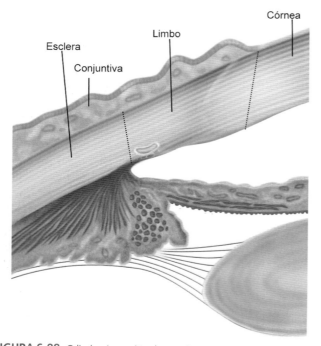

FIGURA 6-88 O limbo é a região de transição entre a córnea e a esclera.

Desta maneira, tanto o canal de Schlemm quanto a trama trabecular estão dentro do limbo.

Elevações radiais no limbo formam as paliçadas de Vogt, que provavelmente são um reservatório de células-tronco corneanas. Uma deficiência destas células pode resultar em defeitos epiteliais crônicos e "conjuntivalização" (instabilidade epitelial, vascularização e aparência de células caliciformes). Elas também são críticas na manutenção de uma barreira fisiológica, prevenindo que o tecido da conjuntiva se espalhe sobre a córnea.

Histologia

Suas camadas são:
- Epitélio.
- Estroma.
- Endotélio.

O epitélio contém até dez camadas. Sua superfície não é tão lisa como a corneana, e a membrana de Bowman está ausente. Aqui, mais precisamente na camada basal, é que se encontram as células-tronco.

As lamelas do estroma não estão tão regularmente arranjadas quanto na córnea propriamente dita, logo, sua transparência é perdida.

A camada endotelial se continua com o endotélio da córnea, de um lado, e com o endotélio da malha trabecular, do outro.

Vascularização e inervação

O limbo é fartamente suprido de vasos sanguíneos para alimentar a córnea, nervos e linfáticos. As artérias dentro do tecido limbar são ramos das artérias ciliares anteriores, que são emitidas por elas antes que penetrem na esclera. Estes ramos formam uma rede em forma de arcada em volta da córnea, seus ramos terminais formando as chamadas alças corneanas, que são a única irrigação arterial corneana.

Importância

A importância desta região está relacionada à drenagem do humor aquoso, nutrição da córnea e também ao fato de se constituir em um referencial anatômico para diversos procedimentos cirúrgicos, sendo, além disso, local frequente de alterações imunológicas. As células germinativas presentes no epitélio limbar são responsáveis pela proliferação do epitélio corneano, portanto qualquer disfunção ou perda dessas células (p. ex., em queimaduras químicas e traumatismos) pode comprometer a integridade corneana.

ÍRIS

Partes do trato uveal

O corpo ciliar, a íris e a coroide formam a úvea, ou túnica vascular do olho.

Noções gerais de íris

A íris é a porção mais anterior e visível da úvea. Ela é o que chamamos de parte colorida do olho, que pode ser vista por transparência através da córnea (Fig. 6-5). Tem forma circular e delgada, medindo aproximadamente 12 mm de diâmetro, 0,5 mm de espessura e 38 mm de circunferência. Ela é mais fina no bordo ciliar (raiz) e mais espessa no colarete. Apresenta uma abertura no centro (Fig. 6-89), levemente inferior e nasal, a pupila, que normalmente mede por volta de 4 mm. Por essas características, funciona como um diafragma regulando a quantidade de luz que é projetada na retina e permite uma comunicação entre as porções anterior e posterior do olho.

A cor da íris é herdada geneticamente; cores escuras, como o castanho, são dominantes e cores claras, como o azul e o verde, são recessivas. A íris separa a câmara anterior (face posterior da córnea até a anterior da íris) da posterior (face posterior da íris até o cristalino). O contato entre a íris e o cristalino forma uma válvula que evita o deslocamento de humor aquoso da câmara anterior até a posterior. Esse diafragma forma uma barreira relativamente eficaz para evitar que eventuais microrganismos ou processos inflamatórios presentes na câmara anterior passem para a porção posterior.

Anatomia

A íris está inserida na superfície anterior do corpo ciliar por sua raiz (borda ciliar da íris). Apresenta uma face anterior (Fig. 6-90), de origem mesodérmica, que pode variar de tonalidade, e uma posterior, de origem neuroectodérmica, que é sempre negra (Fig. 6-91).

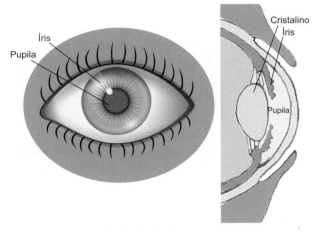

FIGURA 6-89 Pupila.

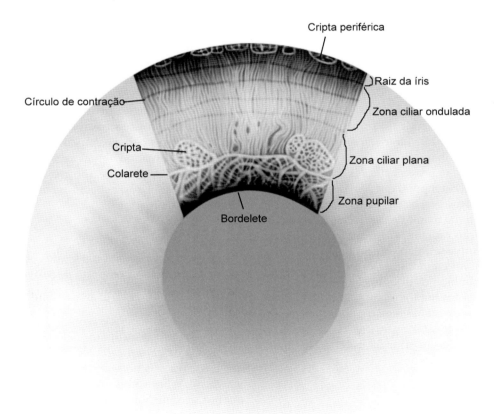

FIGURA 6-90 Estrutura da íris.

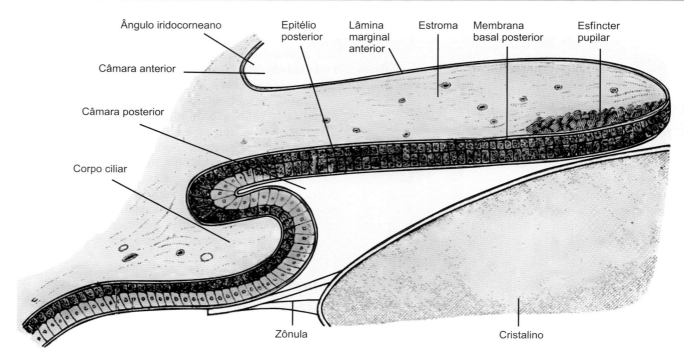

FIGURA 6-91 Histologia da íris.

Face anterior

A face anterior é dividida pelo colarete (que corresponde ao círculo arterial menor da íris) nas porções ciliar e pupilar. A zona ciliar é composta de três áreas: a parte plana, que vai do colarete até o primeiro círculo de contração da íris; a parte ondulada, que se estende do primeiro círculo de contração até o último; e a raiz da íris, que corresponde à inserção desta no corpo ciliar.

A vascularização da íris é proveniente das artérias ciliares posteriores longas nasal e temporal que, juntamente com as artérias ciliares anteriores (ramos das artérias musculares), formarão o círculo arterial maior da íris, localizado no corpo ciliar; deste, partirão radialmente as artérias iridianas, que, através de anastomoses, dão origem ao círculo arterial menor da íris, como citado anteriormente, na região do colarete. O intercâmbio por difusão é contínuo entre o sangue dos vasos da íris e o humor aquoso da câmara anterior. As veias que se originam na região pupilar terminam nas vorticosas.

Histologicamente, a face anterior da íris corresponde à lâmina marginal anterior e estroma.

Face posterior

É formada pelo epitélio iriano, que será descrito a seguir.

Histologia

Histologicamente, a íris é composta por três camadas: lâmina marginal anterior, estroma e epitélio (Fig. 6-91).

Lâmina marginal anterior

Também chamada de camada ou membrana limitante anterior, é uma modificação do estroma, sendo pobre em colágeno e rica em melanócitos e fibroblastos. Aparentemente suas células são fagocíticas.

Os fibroblastos se situam mais superficialmente e seus prolongamentos citoplasmáticos se entrecruzam na superfície da íris formando alguns espaços que permitem que o humor aquoso tenha acesso ao estroma iriano. Logo abaixo ficam os melanócitos, achatados em uma camada paralela à superfície da íris.

Estroma

O estroma é formado por um tecido conjuntivo frouxo, bastante vascularizado, composto de colágeno dos tipos I e III e substância fundamental amorfa, contendo ácido hialurônico e polissacarídeos, com fibroblastos e células pigmentadas, que são os melanócitos e cromatóforos (ou melanóforos), além de macrófagos (muitos deles altamente pigmentados, chamados de *clump cells* ou células-moita de Koganei, e que tendem a se acumular na raiz da íris e borda da pupila), mastócitos e linfócitos. Fibras nervosas, tanto mielinizadas quanto não mielinizadas, e que são derivadas dos nervos ciliares curtos e longos, também são encontradas.

Os vasos sanguíneos, derivados do círculo arterial da íris, apresentam uma orientação radial e são sinuosos, permitindo a dilatação e a contração da íris. As fibras de colágeno estão entrelaçadas, condensando-se ao redor dos vasos e dos nervos, e é por isto que normalmente os vasos da íris não sangram quando a íris sofre um corte. Além disto, oferecem proteção aos vasos durante os movimentos de miose e midríase. Essas redes de fibras de colágeno que envolvem os vasos são contínuas com a rede estromal, não fazendo parte da parede dos mesmos. Os espaços entre as fibras colágenas são preenchidos com mucopolissacarídeos. Não há fibras elásticas.

Os melanócitos do estroma e da lâmina marginal anterior e os cromatóforos do estroma (células estreladas que contêm grãos de pigmento amarelado ou castanho) é que vão determinar a cor da íris do indivíduo adulto, de acordo com a quantidade e qualidade de melanina que as células contêm, a área que ocupam e a espessura do estroma e do epitélio posterior. Os melanócitos já estão presentes ao nascimento e seu número parece ser constante ao longo da vida.

Na íris de cor azul, a luz que penetra no olho atravessa o estroma, que tem um grau variável de pigmento, e chega até as células epiteliais intensamente pigmentadas que estão na superfície posterior da íris. Ela é então refletida novamente através do estroma. Uma maior pigmentação da íris vai resultar nas cores verde, avelã e marrom-escuro. Os indivíduos albinos, que não conseguem produzir melanina, aparentam ter a íris rosada, pois a falta do pigmento permite que os vasos sejam vistos.

Ao nascimento, há pouca ou nenhuma pigmentação na superfície anterior da íris, e é por isso que os olhos da maioria das crianças recém-nascidas apresentam coloração azulada. À medida que o pigmento começa a aparecer, a íris vai assumindo a sua cor definitiva. A pigmentação estará completa aos 6 meses de idade.

A cor, textura e padrão da íris de cada pessoa são aspectos tão individuais quanto uma impressão digital.

Na parte profunda do estroma da borda pupilar, à frente do epitélio pigmentado anterior da íris, localiza-se o músculo esfíncter da pupila (Fig. 6-92). Ele é composto por fibras musculares lisas, que estão firmemente aderidas ao tecido circundante e arranjadas circularmente em volta da pupila; sua contração leva ao fechamento pupilar. Estas fibras estão arranjadas em feixes musculares divididos por septos colagenosos e separados do epitélio pigmentado e do músculo dilatador da pupila por uma camada de tecido conjuntivo denso. O esfíncter da pupila está em alguns pontos firmemente aderido ao músculo dilatador da pupila através das projeções dele.

Em íris azuis, o esfíncter da íris pode ser visto como um músculo circundando a pupila.

A inervação do esfíncter da pupila é parassimpática, e chega através dos nervos ciliares curtos. Cada terminação nervosa vai acabar em uma única célula, e a contração é simultânea. Devido a isto, a função pupilar vai continuar eficaz mesmo quando uma iridotomia ou iridectomia é realizada.

Epitélio da íris

Duas camadas de células cúbicas pigmentadas formam o epitélio iriano; por isso é que a superfície posterior da íris é sempre escura. Essas camadas estão unidas ápice com ápice, formando um espaço virtual entre elas, com microvilos estendendo-se de ambas as superfícies, as quais são mantidas juntas por desmossomos.

O epitélio pigmentado anterior é composto de células mioepiteliais e menos pigmentado. Sua porção basal está

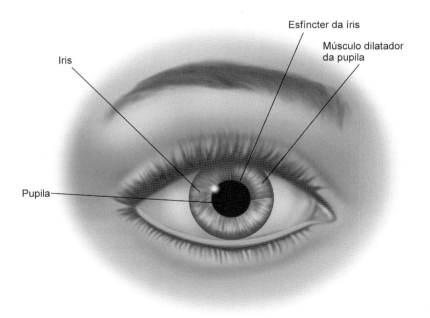

FIGURA 6-92 Localização dos músculos dilatador e esfíncter da pupila.

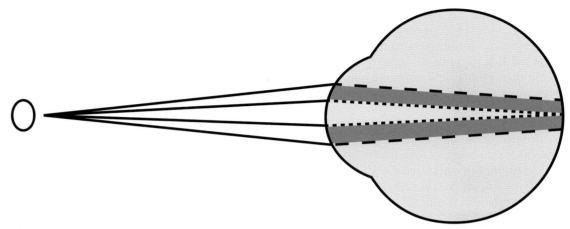

FIGURA 6-93 A pupila, quando em midríase, permite a entrada dos raios luminosos mais periféricos (*representados aqui pelas linhas tracejadas*), causando um círculo de confusão e diminuindo a nitidez das imagens. Na miose há um bloqueio dos raios mais periféricos, entrando somente raios mais centrais (*linhas pontilhadas*), o que diminui as aberrações do sistema óptico ocular.

repleta de miofibrilas e a porção apical, em contato com o epitélio posterior, contém muitos grânulos de melanina. Ele se continua com o epitélio pigmentado da retina e do corpo ciliar, enquanto o posterior, com o epitélio não pigmentado do corpo ciliar.

O músculo dilatador da pupila (Fig. 6-92), cuja inervação é simpática via nervos ciliares longos, dispõe-se de maneira radial desde a raiz da íris até o esfíncter da pupila; sua contração leva à dilatação pupilar. Ele consiste de células do epitélio anterior modificadas em células mioepiteliais. É um músculo liso que apresenta miofilamentos e melanossomas. As miofibrilas estão confinadas principalmente à porção basal das células, estendendo-se anteriormente para o estroma da íris.

O epitélio posterior delimita a câmara posterior do olho. Ele se estende anteriormente ao redor da extremidade da pupila, como um colar pupilar ou bordelete, e representa uma extensão anterior do epitélio não pigmentado retiniano. As pregas radiais da superfície posterior da íris fazem com que o colar tenha uma aparência denteada. A zona central da íris externa é lisa, mas, na periferia, muitos e vários sulcos ocorrem concentralmente à pupila aprofundando-se conforme a pupila dilata.

Fisiologia da íris

A abertura pupilar tem quatro funções principais:
- Regula a quantidade de luz que entra no olho, permitindo visão útil em uma ampla gama de luminosidade.
- Diminui as aberrações do sistema óptico ocular (Fig. 6-93). O tamanho de pupila "ideal" para uma boa qualidade de visão para qualquer distância é entre 2 e 5 mm. Uma pupila menor causa difração; além de 5 mm, aberrações esféricas podem ser observadas, devido às qualidades ópticas da córnea, que tende a dispersar mais os raios luminosos em direção à periferia.
- Aumenta a profundidade de foco ocular mediante a sua constrição (Fig. 6-94).
- Serve de passagem para o livre trânsito do aquoso entre as câmaras posterior e anterior do olho (Fig. 6-95).

Tamanho pupilar

As pupilas normais são redondas, com contorno regular e simétricas.

A íris apresenta um movimento pupilar denominado flutuação pupilar fisiológica ou *hippus*. Acredita-se que essas flutuações devem-se à inervação simpática e parassimpática dos músculos da íris, que apresentam equilíbrio instável.

O tamanho da pupila está em constante variação. Ela diminui na luz intensa, convergência, sono, fadiga (pela diminuição da atividade simpática) e durante alguns episódios de enxaqueca. Ela aumenta em um ambiente mais escuro, prática de exercícios (estando a magnitude da dilatação pupilar relacionada à intensidade dos exercícios), respiração mais profunda, ou pela emoção (prazer, medo, surpresa) devido ao aumento da ação do sistema simpático. Foi também descrito que há uma dilatação pupilar quando um indivíduo toma uma decisão.

O recém-nascido tem pupilas mióticas, devido ao tônus parassimpático, que aumentam em diâmetro até 7 mm aos 12 ou 13 anos, e então vão diminuindo gradualmente ao longo da vida. Indivíduos idosos podem apresentar pupilas mióticas por alterações fibróticas do esfíncter da pupila e atrofia do dilatador da pupila.

As variações no tamanho da pupila são realizadas pelos músculos esfíncter e dilatador da íris, que são músculos antagônicos e agem em sentidos opostos. Apresentam inervação recíproca: quando o dilatador se contrai, o esfíncter relaxa, e vice-versa. Fisiologicamente, o esfíncter é muito mais forte do que o dilatador da pupila.

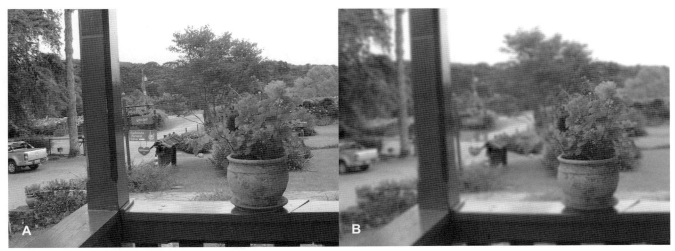

FIGURA 6-94 A pupila, quando em miose (constrição), aumenta a profundidade de foco. É usada como exemplo uma vista do Castelinho do Caracol (Canela-RS). Quando se olha para uma imagem através de uma pupila miótica (*à esquerda*), tudo, das coisas próximas até as distantes, fica em foco, porque a dispersão da luz de cada ponto da imagem, em frente ou atrás do ponto focal na retina, é mínimo. Quando a mesma imagem é vista através de uma pupila dilatada (*à direita*), a imagem do ponto focal na retina (neste caso, as flores mais próximas no vaso) é nítida, mas, como a dispersão da luz de cada ponto da imagem é grande, a nitidez da imagem rapidamente diminui nos pontos anteriores e posteriores ao ponto focal.

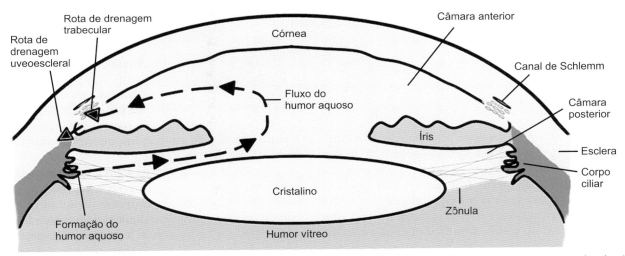

FIGURA 6-95 O aquoso é produzido na câmara posterior e passa através da pupila para ser reabsorvido no ângulo camerular da câmera anterior. *(Modificada de Yoko A. Ito and Michael A. Walter (2013). Genetics and Environmental Stress Factor Contributions to Anterior Segment Malformations and Glaucoma, Glaucoma – Basic and Clinical Aspects. Dr. Shimon Rumelt (ed.), InTech.)*

O esfíncter pupilar (Fig. 6-96), como já vimos, está localizado no estroma pupilar da íris, na borda da pupila, circulando-a como um anel. Sua ação é reduzir o tamanho pupilar rapidamente e uniformemente quando estimulado, como em uma luz intensa, por exemplo. Ele se contrai, causando a miose. É inervado pelo sistema nervoso parassimpático através do nervo oculomotor.

A constrição ocorre durante a acomodação para o foco próximo, melhorando a profundidade de foco, enquanto reduz a aberração esférica e cromática. A miose também é observada após trauma ou durante processo inflamatório (irite) em resposta à estimulação do quinto nervo e liberação de substâncias mediadoras como as prostaglandinas. Nos olhos normais, o endotélio contínuo e não fenestrado dos capilares evitam a entrada de proteínas e outros materiais a partir do lúmen vascular no estroma iriano. Essa barreira está rota em olhos com processo inflamatório em atividade, permitindo a entrada de proteínas (*flare*) e células no humor aquoso.

O músculo dilatador da pupila (Fig. 6-97) está na porção posterior do estroma, e seus miofilamentos estão localizadas na porção externa do epitélio anterior da íris. Suas fibras

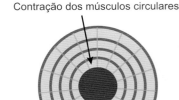
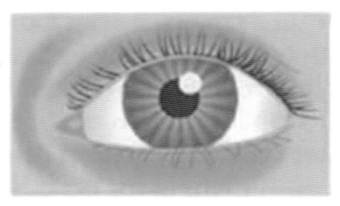

FIGURA 6-96 O músculo esfíncter da pupila se constrai na luz intensa, causando miose. *(Modificada da figura de Y10-Biology-SG, em https://y10-biology-sg.wikispaces.com/UNIT%201%20Coordination%20and%20response.)*

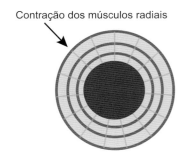
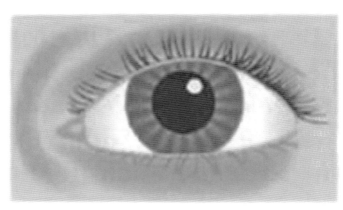

FIGURA 6-97 O músculo dilatador da pupila, ao se contrair, leva à midríase. *(Modificada da figura de Y10-Biology-SG.)*

musculares lisas, portanto, correm radialmente entre o estroma e o epitélio pigmentar da íris. Quando estimulado, como, por exemplo, em ambientes com pouca luz, ele se contrai e forma pregas na íris, aumentando a pupila (midríase).

Ele é inervado pelo sistema nervoso autônomo simpático. As fibras simpáticas que inervam o músculo dilatador da pupila derivam do plexo carotídeo interno e chegam ao músculo pelos nervos ciliares curtos. Ao nascimento, o dilatador da pupila ainda não está bem desenvolvido, o que explica a dificuldade de obter uma boa midríase com os agentes simpaticomiméticos nesses pacientes.

Na contração máxima, a pupila, que na contração máxima pode ter um diâmetro menor do que 1 mm, chega a aproximadamente 8 mm na dilatação máxima. A pupila está em midríase quando é maior do que 7 mm e está em miose quando menor do que 4 mm.

Vascularização e inervação sensitiva

A irrigação sanguínea iriana é feita pelos círculos arteriais maior e menor da íris, formados pelas artérias ciliares anteriores e posteriores curtas e longas, todas ramos da artéria oftálmica.

A partir do círculo arterial maior, pequenos ramos passam para o músculo ciliar, enquanto outros correm em direção à pupila, formando em volta dela o círculo arterial menor da íris.

As artérias da íris apresentam uma adventícia bastante espessa de tecido colagenoso. Os capilares apresentam um endotélio não fenestrado. Assim como os capilares do corpo ciliar e da coroide, as células endoteliais das paredes capilares são reforçadas pelas menores e mais pigmentadas células de Rouget, que se dispõem em intervalos ao longo dos capilares, enviando longos processos ao redor da circunferência do vaso.

A drenagem venosa dirige-se para a coroide e, posteriormente, para as vorticosas.

A íris é inervada pelos nervos ciliares curtos, longos e nervo nasociliar, que saem do gânglio ciliar. Fibras dolorosas estão presentes, fato demonstrado pela dor causada por manipulação da íris em alguns procedimentos.

CORPO CILIAR

Anatomia

O corpo ciliar estende-se desde a íris, que nele se insere, estando firmemente aderido ao esporão escleral, a 1,5 mm do limbo e fazendo parte do ângulo camerular

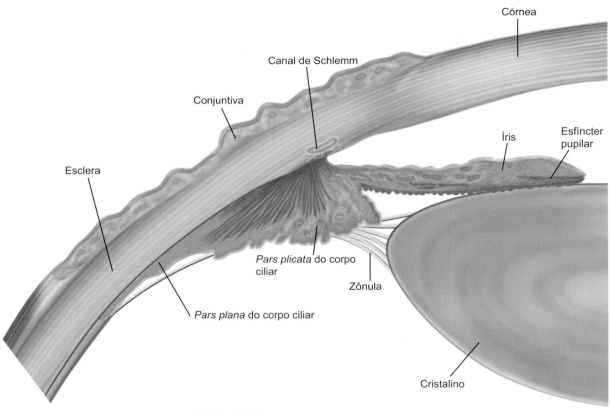

FIGURA 6-98 Estruturas da câmara anterior.

anteriormente, até a *ora serrata*, onde terminam a coroide anterior e a retina, posteriormente. Trata-se de uma estrutura anelar, achatada, cujo corte meridional tem forma triangular. Pode ser dividida em duas áreas (Fig. 6-98): a coroa ciliar, ou *pars plicata*, com aproximadamente 2 mm de extensão, que é pregueada e contém os processos ciliares e localiza-se no terço anterior, e o orbículo ciliar, ou *pars* plana, com aproximadamente 4 mm de extensão, que é lisa, pouco vascularizada e está adjacente à retina anterior.

Projetando-se desde a coroa ciliar até a câmara posterior, os processos ciliares (aproximadamente 70 a 80) são responsáveis pela formação do humor aquoso. Cada processo tem 1 mm de altura, 2 mm de comprimento anteroposterior e 0,5 mm de largura. Apresentam-se na forma de pirâmide, com a base dirigida para a íris e o vértice para a *ora serrata*.

Nos processos ciliares (Fig. 6-99), os capilares fenestrados ocupam a área central de cada processo. Um estroma muito fino recobre a rede capilar e a separa do epitélio. Ele é formado por uma substância fundamental, composta de mucopolissacarídeos, proteínas e solutos plasmáticos. Há algumas poucas fibras colágenas, sendo a maioria do tipo III. Parece haver também fibras elásticas.

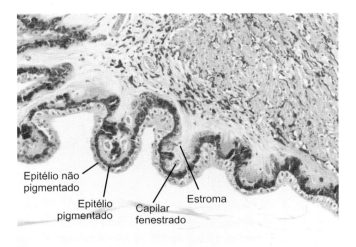

FIGURA 6-99 Processo ciliar. *(Modificada de Adriana Silva Borges Giampani e Jair Giampani Junior (2013). Anatomy of Ciliary Body, Ciliary Processes, Anterior Chamber Angle and Collector Vessels, Glaucoma – Basic and Clinical Aspects, Dr Shimon Rumelt (ed.), InTech.)*

Eles são circundados por duas camadas de epitélio. Os vales entre os processos ciliares são chamados de recessos de Kuhnt.

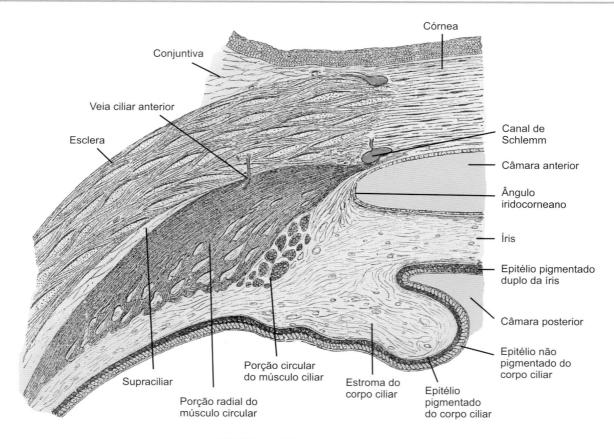

FIGURA 6-100 Histologia do corpo ciliar.

As fibras zonulares, que mantêm o cristalino no lugar, têm sua origem nas depressões existentes entre os processos ciliares.

Histologia

O corpo ciliar apresenta quatro camadas (Fig. 6-100):
- Epitélio ciliar não pigmentado.
- Epitélio pigmentado.
- Estroma.
- Supraciliar.

A camada externa, que é pigmentada, é o prolongamento do epitélio pigmentar retiniano. A camada epitelial interna, que não é pigmentada, representa a continuação da neurorretina. As duas se continuam como camadas pigmentadas sobre a superfície posterior da íris. Elas estão apostas ápice a ápice, existindo uma intrincada interdigitação entre as superfícies adjacentes das células pigmentadas e das não pigmentadas, levando a uma união relativamente firme entre as camadas celulares.

O epitélio pigmentado do corpo ciliar se origina do neuroectoderma, mas não se diferenciou em tecido neurossensorial. Entretanto, mantém potencialidade para desenvolver tumores neuroectodérmicos benignos e malignos. Ele é formado por células cuboides, com numerosos grânulos de melanina no citoplasma. É unido por *gap junctions*. Sua membrana basal está em contato com o estroma.

O epitélio não pigmentado é composto por células colunares na *pars* plana, e cuboides na *pars* plicata. Ele apresenta *tight junctions*, que formam uma barreira para a livre difusão para a câmara posterior. Essas junções são essenciais para haver a secreção ativa do humor aquoso por este epitélio não pigmentado na *pars plicata*. Ele apresenta também desmossomas na região apical de suas células.

A membrana limitante interna da retina continua adiante sobre a base do epitélio ciliar não pigmentado, formando desta maneira uma membrana limitante interna do corpo ciliar e atapetando a câmara posterior. Ela é composta por

CAPÍTULO 6 Anatomia, Citologia, Histologia, Fisiologia e Bioquímica Ocular

glicoproteínas, como laminina e colágeno tipos I, III e IV. Nos processos ciliares, a membrana limitante interna vai se fundir com a zônula.

O estroma é formado por um tecido conjuntivo, onde transitam vasos sanguíneos e fibras nervosas, procedentes principalmente do sistema nervoso parassimpático, via nervos ciliares curtos. O estroma contém também fibroblastos, melanócitos e ocasionais células imunes, como mastócitos, linfócitos e macrófagos. A *pars plana* apresenta um estroma com muito menos vasos do que a *pars plicata*.

Ainda no estroma, na *pars plicata*, podemos encontrar o músculo ciliar. O músculo ciliar, que é a principal massa do corpo ciliar, estende-se do limbo corneoescleral até a *ora serrata*, estando em disposição circular. Sua face anterior está relacionada com a esclera, córnea e limbo, e a posterior com os processos ciliares e coroide.

Ele é constituído por células alongadas, fusiformes, contendo miofibrilas no citoplasma, além de muitas mitocôndrias, retículos endoplasmáticos e aparelhos de Golgi bastante desenvolvidos, cujo núcleo cilíndrico se situa no centro da parte mais dilatada da célula.

Na fibra muscular lisa não há estriação transversal e, como sua contração independe da vontade, recebe também a denominação de musculatura involuntária.

É constituído por três feixes de músculo liso:

a) um disposto longitudinalmente, que também é chamado de músculo de Brücke; é o mais externo, cujas fibras inserem anteriormente o corpo ciliar ao esporão escleral no limbo e estendem-se posteriormente, inserindo-se na lâmina supracoroide.

b) um circular, também chamado de músculo de Müller, (é o mais interno), que fica nas porções anterior e interna do corpo ciliar, paralela ao limbo.

c) e um radial, que os conecta.

O feixe longitudinal liga o corpo ciliar ao limbo no esporão escleral, corre a partir daí posteriormente para se inserir na lâmina supracoróidea, até chegar ao equador e além. Além de manter a coroide mais "esticada", ele ajuda a abrir o ângulo iridocorneano, o que facilita a drenagem do humor aquoso.

As fibras circulares ocupam as posições anterior e interna do corpo ciliar, correndo paralelas ao limbo. Quando se contraem, relaxam a zônula e, desta forma, são responsáveis pela acomodação, fazendo o ajuste para perto.

As fibras radiais conectam os feixes longitudinal e os circulares, e ajudam o relaxamento da acomodação, para ajustar o foco para um ponto distante.

A camada supraciliar é formada por fibras colágenas, fibras elásticas, melanócitos e fibroblastos. O corpo ciliar se junta à esclera lateralmente pelas lamelas supraciliares.

Vascularização e inervação

Os capilares são grandes e fenestrados, permitindo a passagem da fluoresceína injetada intravenosamente, sem extravasamento intraocular devido à barreira hematoaquosa do epitélio ciliar.

Sua irrigação sanguínea provém das artérias ciliares anteriores e posteriores longas, que se anastomosam na porção anterior do corpo ciliar para formar o círculo arterial maior da íris, localizado na base da íris. Cada processo ciliar recebe pelo menos um pequeno ramo arterial. O círculo arterial maior da íris irriga o músculo ciliar, os processos ciliares e a íris (Fig. 6-101); envia ramos recorrentes para a coroide anterior, onde se anastomosa com os ramos terminais das artérias ciliares curtas.

A drenagem venosa desemboca nas vorticosas.

O corpo ciliar é inervado por ramos dos nervos ciliares posteriores curtos e longos. Os primeiros carregam fibras simpáticas e os últimos, fibras parassimpáticas.

As fibras sensitivas originam-se da divisão oftálmica do trigêmeo e, através dos nervos ciliares posteriores, entram no corpo ciliar e terminam em todos os tecidos do segmento anterior.

Funções

O corpo ciliar apresenta pelo menos cinco funções:

- Formação do humor aquoso através da atividade do epitélio ciliar na *pars plicata*.

- Secreção de ácido hialurônico e mucopolissacarídeos para o humor vítreo pelas células epiteliais na região da *pars plana*.

- Acomodação. A contração do músculo ciliar traciona a coroide para a frente, resultando no relaxamento da zônula e aumento do diâmetro anteroposterior do cristalino. Este processo, denominado acomodação, ocorre pela ação das fibras parassimpáticas no nervo oculomotor.

- Influi sobre o fluxo de saída do humor aquoso por meio de seu músculo liso ciliar, que age sobre o esporão escleral, alterando as vias de drenagem.

- Constitui em grande parte a denominada barreira sangue-aquoso.

ÂNGULO CAMERULAR

Identificação das estruturas do ângulo

Através do exame chamado gonioscopia é possível visualizar e avaliar as estruturas que compõe o ângulo da câmara anterior. Ele não pode ser visualizado diretamente através da córnea intacta devido à reflexão interna

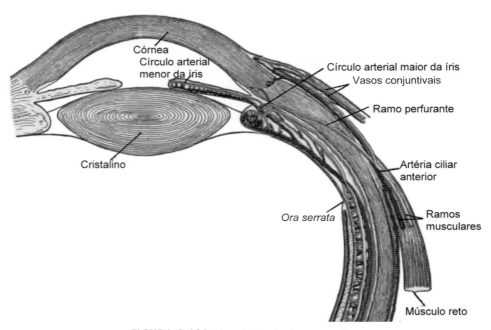

FIGURA 6-101 Vascularização do corpo ciliar.

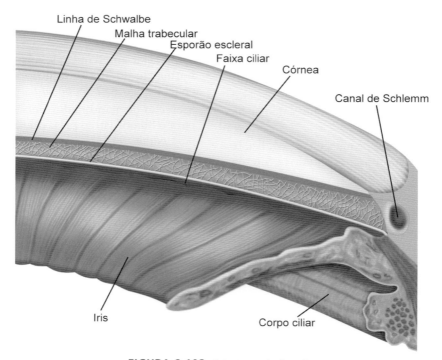

FIGURA 6-102 Estruturas do ângulo.

total destas estruturas angulares na superfície anterior do filme lacrimal.

As estruturas que podem ser visualizadas no ângulo são (Fig. 6-102):
- Linha de Schwalbe: é a estrutura mais anterior e, anatomicamente, representa a terminação periférica da membrana de Descemet e o limite anterior do trabéculo.

Ela aparece como uma linha esbranquiçada ou variavelmente pigmentada, opaca. Pode ser pouco discernível em pacientes jovens. Em ângulos mais fortemente pigmentados, como em pacientes com a síndrome pseudoesfoliativa, pode haver depósitos de pigmento na linha de Schwalbe ou anterior a ela, denominada linha de Sampaulesi. Pode aparecer como uma linha dupla.

CAPÍTULO 6   Anatomia, Citologia, Histologia, Fisiologia e Bioquímica Ocular   311

- Trabéculo: a malha trabecular se dispõe desde a linha de Schwalbe até o esporão escleral. A malha trabecular é a estrutura pela qual o humor aquoso deixa o olho. Em pessoas jovens, tem uma aparência translúcida, e com o passar da idade, torna-se pigmentada, principalmente na porção inferior devido à gravidade. Na gonioscopia, podem ser visualizadas duas partes: uma anterior, não pigmentada, adjacente à linha de Schwalbe e que não é funcionante, e uma posterior, pigmentada, funcionante, adjacente ao esporão escleral. Esta pigmentação é rara antes da puberdade, sendo mais marcada em pessoas com mais idade, e principalmente em sua porção inferior. Apresenta três partes (Fig. 6-103):
  - Trama uveal: a mais interna, consistindo em estruturas tipo cordas que se estendem da raiz da íris e estroma do corpo ciliar até a linha de Schwalbe. Os espaços intertrabeculares ou espaços de Fontana são relativamente largos e oferecem pouca resistência ao fluxo do aquoso.
  - Trama corneoescleral, a maior e em posição média, é formada por camadas de tecido conectivo em faixas recobertas por células tipo endoteliais, e se estende do esporão escleral até a linha de Schwalbe. Os espaços intertrabeculares, ou canais internos de Sondermann, são menores do que os da trama uveal, conferindo maior resistência ao fluxo.
  - Trama justacanalicular, cribiforme ou endotelial, a mais externa das três. Liga a trama corneoescleral com o endotélio da parede interna do canal de Schlemm. Consiste de células embebidas em uma matriz extracelular densa, com espaços intercelulares estreitos, desta maneira oferecendo maior proporção de resistência normal ao fluxo do aquoso. O humor aquoso entra no duto de Schlemm, também chamado de seio venoso escleral, desde o tecido justacanalicular através de pequenos canais dentro de células endoteliais individuais.
- Canal de Schlemm: está localizado na junção corneoescleral (Fig. 6-104) do chamado *sulco escleral*. É um canal circunferencial, com lúmen septado em 2 a 4 canais por septo. A parede interna está coberta por células endoteliais irregulares, em forma de espiral, que contêm pregueamentos e por onde entra o aquoso via formação de poros transcelulares. A parede externa está coberta por células achatadas e lisas e contém as aberturas dos canais coletores, que deixam o canal em ângulos oblíquos e se conectam direta ou indiretamente às veias episclerais. Está conectado a veias aquosas pelos canais externos de Maggiori, mas que habitualmente não contêm sangue, e que se localiza no sulco. O humor aquoso penetra no seu interior após passar pelo trabeculado escleral. O esporão escleral se une com a porção posterior do duto e se estende internamente até o quarto ou terço posterior do mesmo.
- Esporão escleral: é um delgado anel de fibras de colágeno e corresponde à projeção mais anterior da esclera e à área de inserção do músculo longitudinal do corpo ciliar. Está aderido à esclera no bordo posterior do sulco escleral interno. Está situado imediatamente atrás da malha trabecular e aparece como uma banda esbranquiçada estreita.
- Corpo ciliar: dispõe-se imediatamente por trás do bordo escleral como uma banda marrom opaca, rosada ou acinzentada. Sua largura depende da posição da inserção da íris e tende a ser mais estreita em hipermétropes e mais larga em míopes.
- Recesso angular: representa a introdução da íris quando se insere no corpo ciliar.
- Processos da íris: são extensões pequenas, normalmente tênues, presentes em quase um terço dos olhos

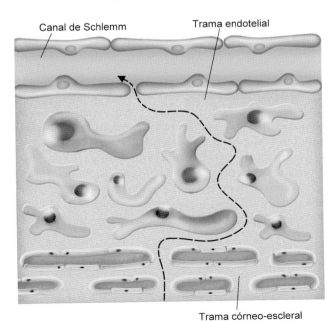

FIGURA 6-103   Malha trabecular.

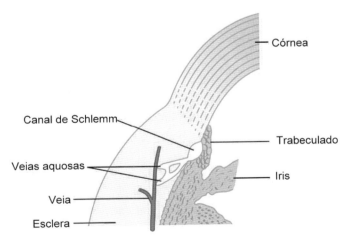

FIGURA 6-104   Canal de Schlemm e veias aquosas que drenam para as veias. *(Fonte: Guyton, Textbook of medical physiology, 11st edition, 2005, saunders, com permissão)*

normais e sendo mais proeminentes durante a infância e em íris castanhas, e que se dispõem desde a superfície anterior da íris para inserirem-se no nível do esporão escleral, cobrindo o corpo ciliar em uma extensão variável.

- Vasos sanguíneos: geralmente podem ser observados em olhos normais quando se dispõem em um padrão radial na base da íris e no recesso angular. Aparecem vasos anormais, que se dispõem em diversas direções, no glaucoma neovascular, na uveíte anterior e na ciclite heterocrômica de Fuchs.

Graduação das estruturas do ângulo segundo Shaffer

O sistema de Shaffer dá uma estimativa da profundidade da câmara anterior, de acordo com as estruturas do ângulo que podem ser visualizadas:
- Grau 4: ângulo amplamente aberto (45° a 35°). Todas as estruturas podem ser visualizadas; o corpo ciliar pode ser visualizado mesmo sem inclinar a lente.
- Grau 3: ângulo aberto (35° a 20°). O esporão escleral pode ser visualizado, mas o corpo ciliar, não.
- Grau 2: ângulo estreito (20°). Apenas o trabéculo e a linha de Schwalbe podem ser identificados.
- Grau 1: ângulo muito estreito (10°). Só a linha de Schwalbe é vista.
- Grau 0: ângulo fechado (0°). Nenhuma estrutura pode ser identificada, o ângulo está fechado pelo contato iridocorneano.

HUMOR AQUOSO E PRESSÃO INTRAOCULAR

Noções gerais

O humor aquoso é um líquido vital ao complexo funcionamento ocular e sua dinâmica resulta na pressão intraocular. O volume do humor aquoso da câmara anterior é de aproximadamente 0,25 mL, e da posterior, 0,06 mL. Todo o volume de humor aquoso na câmara anterior é renovado a cada 100 minutos.

Ele é formado nas extremidades dos processos ciliares, atravessa a parede capilar, estroma e a camada epitelial dupla antes de chegar à câmara posterior. A partir daí, grande parte flui entre o cristalino e a íris através da pupila até a câmara anterior, onde se move para baixo influenciado pelo gradiente térmico (que é a diferença de temperatura entre a íris e a córnea), além da pressão hidrostática e a diferença tensional entre as câmaras. Ele sai pelo ângulo da câmara (Fig. 6-105) e abandona o globo ocular pelo trabeculado e pelo caminho uveoescleral. Uma interferência na reabsorção resulta no aumento da pressão intraocular (glaucoma).

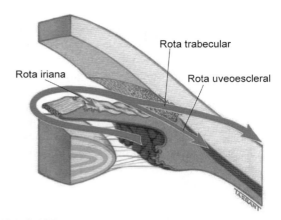

FIGURA 6-105 O humor aquoso é produzido pelo corpo ciliar na câmara posterior, passa pela pupila entrando na câmara anterior, sendo reabsorvido no ângulo. O escoamento do humor aquoso pode ocorrer através de três rotas: trabecular, uveoescleral e iriana. *(Fonte: Bowling, 2016, com permissão.)*

Fluxo do humor aquoso

O humor aquoso formado nos processos ciliares entra na câmara posterior e flui entre o cristalino e a íris através da pupila até a câmara anterior. No ângulo iridocorneano, chega ao canal de Schlemm e logo depois, através dos canais coletores passa para as veias aquosas, seguindo para as veias episclerais ou conjuntivais. Uma pequena porção vai até o vítreo para ser absorvido na parte posterior do olho; aparentemente, uma parte do humor aquoso também é reabsorvida no corpo ciliar.

Há um intercâmbio metabólico e difusional entre o humor aquoso (HA) e o corpo ciliar, vítreo, cristalino, íris e córnea, de modo que a composição química do humor aquoso na câmara anterior é diferente daquela do HA recentemente formado.

Uma vez que o bordo pupilar da íris muitas vezes se apoia na cápsula anterior do cristalino, deve haver certa resistência ao fluxo de humor aquoso através da pupila, e a pressão na câmara posterior deve ser levemente mais alta que a pressão na câmara anterior. Esta diferença de pressão, ainda que pequena, manifesta-se em muitos olhos normais como um bombeamento perceptível da íris.

O humor aquoso sai do olho principalmente pelo ângulo da câmara anterior. A resistência das estruturas do ângulo ao efluxo de humor aquoso pode fazer com que ocorra um aumento da pressão até que a mesma seja suficientemente alta para produzir uma taxa de afluxo.

Corrente térmica

O humor aquoso, ao passar da câmara posterior para a anterior, produz uma corrente, denominada corrente térmica ou corrente de Turk, devido à diferença de temperatura entre a córnea e a íris. Sua direção é ascendente na córnea e descendente na íris (Fig. 6-106). Durante um episódio de

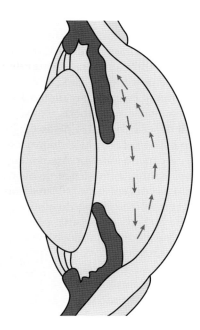

FIGURA 6-106 Corrente térmica.

inflamação do trato uveal (uveíte), células e proteínas (*flare*) podem ser vistas flutuando no humor aquoso, seguindo a corrente térmica. A dispersão luminosa, nesses casos, é denominada fenômeno de Tyndall.

Produção do humor aquoso

Os processos ciliares são responsáveis pela produção do humor aquoso, através de três mecanismos: transporte ativo (secreção), difusão e ultrafiltração. A produção de humor aquoso vai permanecer constante, até uma pressão de 50 mmHg ou mais. Este se forma principalmente (80%) como resultado da secreção ativa (transporte ativo) de eletrólitos até a câmara posterior por parte do epitélio não pigmentado do corpo ciliar. A taxa de formação do humor aquoso depende da taxa de transporte ativo de solutos por parte do epitélio ciliar. É, portanto, um processo transcelular de ânions, cátions e outras moléculas através de um gradiente de concentração. O lócus produtor parece ser as células não pigmentares. Canais aquaporínicos permitem esta passagem contra uma pressão oncótica insuficiente.

A secreção passiva é responsável pelos 20% restantes. Aqui, o aquoso é produzido por processo como a ultrafiltração e difusão. Difusão é a passagem através das membranas celulares de substâncias, respeitando os gradientes de concentração. A ultrafiltração faz-se pela passagem de água ou de substâncias solúveis através das fenestrações capilares para dentro do estroma ciliar, como uma resposta às diferenças de pressão hidrostática ou oncótica. Ambos são dependentes do nível de pressão sanguínea nos capilares ciliares, da pressão oncótica do plasma e do nível de pressão intraocular (PIO). A anidrase carbônica aumenta a produção do humor aquoso; por isso a acetazolamida, um inibidor desta enzima, diminui a PIO.

Escoamento do humor aquoso

O *turnover* do aquoso é de 2,4 +/− 0,6 microlitros/min (volume inteiro a cada 90-100 min), com ritmo circadiano, maior de dia e menor a noite. Há três maneiras pelas quais o humor aquoso sai do olho (Fig. 6-105): a via trabecular (também chamada de *convencional*), a via uveoescleral (conhecida como *não convencional*) e através da íris.

- A rota trabecular, também chamada de convencional ou anterior, é a mais comum (80% a 90% do total). O humor aquoso passa através dos poros progressivamente menores da rede trabecular até o canal de Schlemm, entrando nos canais intraesclerais (aproximadamente 30 canais coletores e 12 veias aquosas) em ângulo oblíquo e seguindo através da esclerótica até as veias episclerais, drenando após para as veias ciliares anteriores e oftálmicas superiores até atingir o seio cavernoso. Esta via depende da pressão intraocular: quanto mais alta, maior será o escoamento. Calcula-se que 1% do volume do humor aquoso é drenado pela soma destas rotas por minuto.
- Rota uveoescleral ou não convencional: responde por 10% a 20% do total. O humor aquoso passa pela raiz da íris entre os feixes de músculos ciliares e então pelo tecido supracoroidoescleral. A partir daí, passa pelo tecido episcleral via poros esclerais que envolvem os nervos e vasos sanguíneos ciliares, membranas dos vasos do nervo óptico ou diretamente através da substância colágena da esclera. Não depende da PIO.
- Através da íris. Muito rara.

Hoje se sabe que há uma alteração dependente da idade na drenagem do humor aquoso em ambas as vias trabecular e uveoescleral. Em geral, a drenagem trabecular em olhos humanos corresponde a aproximadamente 70% a 95% da saída do humor aquoso do olho, com valores mais baixos correspondentes a olhos mais jovens e valores mais altos aos mais idosos. O escoamento dos outros 5% a 30% do humor aquoso é realizado pela rota uveoescleral, com um declínio da sua contribuição com a idade.

Composição

O humor aquoso tem uma composição muito aproximada à do plasma, com algumas diferenças marcantes, como o déficit de proteína e excesso de ascorbato. Os componentes do humor aquoso são íons, tanto orgânicos quanto inorgânicos, glutationa, ureia, carboidratos, proteínas e aminoácidos, oxigênio, dióxido de carbono e água, sendo levemente mais hipertônico do que o plasma (Tabela 6.4).

As maiores diferenças são os níveis de proteínas (200 vezes menores no humor aquoso, e qualitativamente, com

TABELA 6.4	Concentração aquoso/plasma.
	Aquoso/plasma
Na	0,96
K	0,95
Ca	0,58
Mg	0,78
Cl	0,015
HCO3	1,26
H2CO3	1,29
Glicose	0,86
Ureia	0,87
Globulina	0,003
Albumina	0,01

quantidades maiores de glicoproteínas intrínsecas e diferente distribuição das imunoglobulinas) e de ascorbato (20-50 vezes maiores do que no plasma). Os níveis de sódio, glicose e ureia são próximos aos encontrados no plasma. As proteínas que predominam no humor aquoso são as plasmáticas, com poucas de alto peso molecular, como betalipoproteínas e imunoglobulinas. Traços do sistema de coagulação e fibrinolítico são detectáveis, mas praticamente não há fibrina.

O humor aquoso permeia o vítreo, que é um gel que consiste em uma rede de fibras de colágeno unidas por ácido hialurônico. Aproximadamente 98% deste gel são compostos por água e há difusão através do vítreo de solutos de baixo peso molecular como íons inorgânicos, glicose e aminoácidos. A difusão de solutos desde o humor aquoso posterior até o vítreo contribui significativamente com os gradientes de concentração de substâncias de baixo peso molecular no vítreo.

O intercâmbio de solutos entre o humor aquoso e a córnea é necessário para um metabolismo corneano normal. Apesar de a vascularização limbar aportar parte dos nutrientes para a córnea periférica, a córnea central obtém sua nutrição do humor aquoso.

O cristalino capta aminoácidos do humor aquoso em condições normais e pode liberar aminoácidos acumulados até este último quando a concentração de aminoácidos no humor aquoso é baixa. Há um transporte ativo de potássio através da superfície anterior do cristalino. Em resumo, o cristalino altera o humor aquoso por uso de glicose, aminoácidos e outros solutos e por liberação de produtos metabólicos como ácido láctico, podendo atuar como um reservatório homeostático para aminoácidos.

O bordo anterior da íris não consiste em uma camada celular contínua e o espaço extracelular do tecido da íris está em continuidade com o humor aquoso. O endotélio dos vasos da íris está unido por ligações estreitas e contribui para a formação da barreira hematoaquosa.

Não se tem demonstrado diferenças significativas de osmolaridade entre amostras de humor aquoso das câmaras anterior e posterior, e nem com o plasma, sua composição lembrando bastante um dialisado ou ultrafiltrado do sangue. Algumas discrepâncias têm sido descobertas, mas estas podem ser explicadas pelos processos metabólicos dentro do olho e pela lentidão do processo de difusão entre o sangue e a câmara anterior. Aparentemente, há um excesso de cloro e sódio e um déficit de bicarbonato e potássio em relação às concentrações plasmáticas.

A concentração de glicose do humor aquoso é de aproximadamente 80% da do plasma, pois ele é consumido pelo epitélio corneano e cristalino, além da retina, o que contribui significativamente com o conteúdo de ácido láctico do humor aquoso. Possivelmente a glicose entre no humor aquoso por difusão simples.

Tem-se demonstrado que o ácido ascórbico no humor aquoso aumenta até um certo nível (50 mg/100 mL) com uma maior concentração no sangue. Com níveis sanguíneos mais altos, não há aumento da concentração.

O ácido ascórbico pode servir como um antioxidante, regular o equilíbrio sol-gel de mucopolissacarídeos na rede trabecular ou servir para absorver parcialmente radiação ultravioleta.

O conteúdo proteico do aquoso é muito baixo (o nível plasmático normal de proteínas é aproximadamente 6 g/100 ml, comparado com menos de 20 mg/100 ml no humor aquoso), um fato que indica que a membrana pela qual a formação do aquoso toma parte tem uma permeabilidade muito baixa.

As proteínas que predominam no humor aquoso são as proteínas plasmáticas, em especial a albumina e a beta-globulinas. As proteínas de alto peso molecular, como betalipoproteínas e imunoglobulinas pesadas, estão presentes em quantidades mínimas. A relação albumina/globulinas é maior que a do plasma.

Em pacientes com uveítes e níveis proteicos no humor aquoso maiores de 1 g/100 ml, há uma perda total da seletividade da barreira hematoaquosa e as frações do humor aquoso se tornam similares às do plasma.

Em forma corrente, não há quantidades detectáveis de IgD, IgA e IgM. Em pacientes com uveítes encontra-se um aumento de IgM e IgA e também de IgG.

Frações do complemento são encontradas em quantidades muito baixas, sendo estas frações: C2, C6 e C7. Em condições normais, não se encontra fibrinogênio.

Normalmente há pequenas quantidades de proteínas alfa e gama do cristalino no humor aquoso de olhos sem catarata. Tem-se detectado proteínas solúveis de alto peso molecular no humor aquoso de pacientes com glaucoma facolítico. Estas proteínas aumentam a PIO por obstrução dos condutos de efluxo do humor aquoso.

Barreira hematoaquosa

Em olhos de mamíferos, as barreiras endoteliais estão localizadas nos vasos da retina, nervo óptico, músculo ciliar e íris. A barreira endotelial dos vasos na retina é insensível às drogas e os vasos da íris podem responder a manipulações farmacológicas com aumento de permeabilidade. Barreiras epiteliais, formadas por estreita união entre as células, estão presentes no EPR, na camada não pigmentar do epitélio ciliar e na camada posterior do epitélio da íris.

A barreira hematoaquosa uveal consiste, portanto, de dois componentes:
- O primeiro, localizado nos epitélios ciliar e iridiano, protegendo a câmara posterior de macromoléculas circulantes.
- O segundo é uma barreira endotelial formada por capilares não fenestrados, que evita movimentos de macromoléculas da luz dos vasos da íris ao estroma iridiano.

Esta barreira hematoaquosa mantém a clareza do humor aquoso e a integridade óptica do olho. Na presença da quebra da barreira hemato-ocular, podem circular pelo aquoso células inflamatórias e material proteico.

As prostaglandinas têm sido implicadas na resposta irritativa depois de traumatismos mecânicos no olho, dando como resultado miose, vasodilatação, maior nível de proteínas no humor aquoso e uma PIO aumentada.

Funções do humor aquoso

As principais funções do humor aquoso são:
- Óptica: o humor aquoso faz parte do sistema dióptrico (segundo meio transparente). Ele auxilia na função refrativa do olho – seu índice de refração é de 1,336, ou seja, ligeiramente inferior ao da córnea. A interface córnea-humor aquoso atua como uma lente divergente de baixo poder.
- Estática: ele dá tensão ao globo ocular, o que é importante para manter as suas dimensões constantes e permitir que o olho funcione como um instrumento óptico estável.
- Dinâmica: evita o estabelecimento de aderências entre a íris e a córnea, ou entre a íris e a lente, permitindo, por conseguinte, que a pupila se feche ou abra livremente em estado normal.
- Trófica: o humor aquoso serve de veículo nutritivo e metabólico para a córnea, o cristalino e o vítreo. A córnea e o cristalino são estruturas que não apresentam vasos sanguíneos; a sua nutrição (oxigênio, glicose, aminoácidos) depende do humor aquoso que banha estas estruturas (exceto o epitélio corneano, que é nutrido pela lágrima).
- Da mesma forma, ele também remove os produtos metabólicos (dióxido de carbono, ácido láctico, piruvato),

detritos, células, resíduos inflamatórios advindos da córnea posterior, lente e vítreo anterior.
- Amortizadora: amortiza os traumas sobre o globo, impedindo maior dano ocular.
- Protetora: absorve os raios caloríficos que deixa passar à córnea, constituindo com o cristalino o filtro protetor da retina contra as radiações infravermelhas.
- Facilita a resposta imune celular e humoral sob circunstâncias adversas, como inflamação e infecção.

Pressão intraocular

A pressão intraocular (PIO) é determinada por uma série de fatores: rigidez relativa das paredes oculares, pressão dos capilares do olho, através dos quais se efetua a transferência de líquidos, a relação entre a quantidade de humor aquoso formado e a facilidade de sua drenagem, assim como a pressão das veias episclerais.

A PIO dita normal varia entre 10 a 21 mmHg no adulto, com uma média de 15 mmHg. Esses valores são menores nas crianças, partindo de menos de 10 mmHg na hora do nascimento, e tendem a ir aumentando à medida que o tempo passa. Os valores do adulto são alcançados por volta dos 10 anos de idade. A partir dos 40 anos, aumenta em média 1 mmHg a cada 10 anos.

A PIO flutua constantemente, em aproximadamente 1 mmHg, ao redor de uma pressão média. Esta diferença ocorre em função do pulso arterial, fases da respiração, hora do dia e estação do ano. A variação mais importante e frequente da PIO é aquela que ocorre ao longo do dia, sendo em geral mais alta entre 8 e 11 horas da manhã e mais baixa entre meia-noite e 2 horas da manhã. Pequenas flutuações diurnas (de 3 a 6 mmHg) diárias na PIO são normais, mas as altas flutuações (mais de 10 mmHg) são incomuns e geralmente levam à deterioração do nervo óptico e do campo visual. Aparentemente, a variação diurna se deve a uma variação na produção do humor aquoso. Estima-se que a produção de humor aquoso durante o sono é a metade da taxa durante a vigília.

A PIO também tem uma leve variação anual, sendo mais baixa durante o verão e mais alta no inverno. As mulheres têm uma PIO um pouco mais elevada que os homens. As PIOs mais altas correlacionam-se positivamente com a frequência cardíaca em pequeno grau e estão também relacionadas com o consumo de alimentos e de água.

Há pouca correlação entre a PIO e a pressão arterial (TA). As mudanças locais de pressão arterial, como na inclinação e no esforço, refletem-se rapidamente na PIO, assim como o fechamento forçado das pálpebras pode elevá-la marcadamente. O movimento do olho a posições extremas de mirada eleva levemente a PIO devido à tração dos músculos extraoculares.

O sono e a anestesia cirúrgica produzem rápida diminuição da PIO.

Ela tende a aumentar com a idade. De todos os fatores que alteram a PIO, somente a idade se correlaciona com o aparecimento de glaucoma primário de ângulo aberto. É mais frequente acima dos 40 anos.

Aumento da PIO

O aumento da PIO é mais comum nos pacientes com glaucoma, mas não necessariamente faz o diagnóstico. A gênese da PIO aumentada é quase sempre uma redução do efluxo, mas um aumento da PA pode associar-se com um certo aumento da PIO. Um aumento da pressão venosa pode levar a um aumento patológico da PIO. As mudanças de pressão em longo prazo são resultado de uma mudança constante de um parâmetro básico de formação e eliminação do humor aquoso.

A PIO pode aumentar devido a um aumento da pressão venosa episcleral (manobra de Valsalva, tocar um instrumento de sopro ou trancar a respiração, posição supina, aumento da pressão venosa central, obstrução do fluxo venoso orbitário), hipertensão, pressão no olho (blefaroespasmo), aumento da temperatura corporal (associado a um aumento da produção de humor aquoso), influências hormonais (hipotireoidismo), drogas (corticosteroides), ingestão hídrica etc.

Diminuição da PIO

Alguns fatores parecem diminuir a PIO: descolamento de retina ou coroide, exercício aeróbico, hipotensão, drogas anestésicas, hipotermia, acidose metabólica ou respiratória (diminui a produção de humor aquoso), influências hormonais (gestação), drogas (álcool, maconha) etc. Uma diminuição notável da PIO pode ser resultado de um fracasso secretor, e as consequências de uma hipotonia podem incluir: tumefação da papila, que simula um papiledema, filtragem de proteínas para o humor aquoso (HA plasmoide) e, na hipotonia prolongada, encolhimento do globo ocular.

Pressão intraocular × pressão sanguínea

No olho, a resistência ao fluxo sanguíneo nos vasos intraoculares reduz a TA. Tanto que a pressão nas veias no ponto por onde saem do olho é aproximadamente igual à PIO. Uma vez que a TA não se modifica, a taxa de fluxo sanguíneo através das estruturas intraoculares torna-se mais lenta quando a PIO se eleva. Tem-se demonstrado que há uma autorregulação do fluxo sanguíneo retiniano em resposta a uma PIO aumentada até 30 mmHg, mas os vasos coróideos têm pouca resposta autorreguladora a uma PIO mais alta.

Distúrbios do fluxo de humor aquoso – glaucoma

O glaucoma é, basicamente, uma doença que acomete o nervo óptico de maneira progressiva, podendo levar a

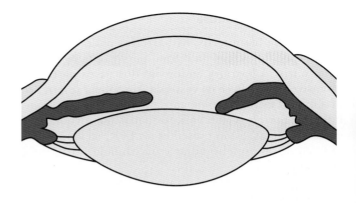

FIGURA 6-107 Glaucoma de ângulo aberto (à *esquerda*) e fechado (à *direita*).

perda visual importante. Vários são os fatores que contribuem para esta patologia, sendo a pressão intraocular um dos mais importantes e o único que pode ser controlado. O aumento da pressão intraocular se dá quando há um desequilíbrio entre a produção e o escoamento do humor aquoso. A hipertensão ocular sustentada, em nervos predispostos, pode levar a lesões permanentes. O desequilíbrio geralmente ocorre por um aumento da resistência de eliminação do humor aquoso.

O glaucoma é a segunda causa de cegueira no mundo, atrás somente da catarata. Das causas de cegueira irreversível, portanto, ocupa o primeiro lugar. Existe uma variedade de tipos e causas para o glaucoma.

No glaucoma crônico de ângulo aberto, vai haver uma dificuldade de escoamento no canal de Schlemm ou trama trabecular. No glaucoma agudo de ângulo fechado (Fig. 6-107), o ângulo iridocorneano é estreito, e a íris pode obstruir o escoamento, causando um aumento súbito da pressão intraocular. Outras causas de glaucoma são: neovasos no ângulo da câmara anterior, uveíte, fechamento do ângulo por um cristalino intumescido por catarata etc.

Quando o aumento da PIO leva a lesão do nervo óptico e aumento da escavação da papila (Fig. 6-108), isso ocorre por perda real de fibras nervosas, células da glia e capilares que produzem palidez da papila.

O efeito da neuropatia glaucomatosa nos campos visuais respeita a correspondência das fibras nervosas comprometidas e as áreas visuais pelas quais elas respondem. Em geral, as fibras temporais são as primeiras a sofrer, levando a alterações campimétricas mais periféricas e nasais; com a progressão da enfermidade, o campo de visão vai tornando-se tubular, e a visão fica limitada a uns poucos pontos ao redor do ponto de fixação (preservação central),

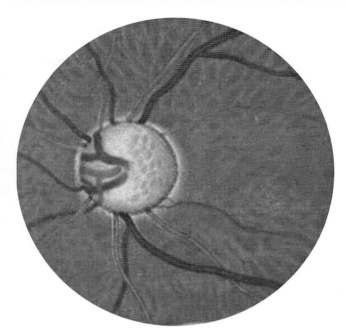

FIGURA 6-108 Escavação total do nervo óptico no glaucoma.

ou a uma ilha temporal. No estágio terminal, há perda inclusive destas regiões.

CRISTALINO E ZÔNULA. ACOMODAÇÃO

Noções gerais

É uma estrutura biconvexa, de origem ectodérmica, transparente e que cresce durante toda a vida, modificando a sua forma. Ao nascimento, o cristalino é mais esférico do que na vida adulta, possibilitando grande poder de refração, que ajuda a compensar o pequeno diâmetro anteroposterior do olho na infância.

Anatomia

O cristalino está situado logo atrás da íris (posterior à pupila) e anterior ao corpo vítreo, na chamada fossa patelar. A face posterior do cristalino é mais convexa que a anterior e está intimamente relacionada com o corpo vítreo. Os pontos centrais de sua superfície anterior e posterior são chamados de polos, e uma linha que passa através do centro da lente é chamada de eixo.

O equador cristaliniano, precisamente circular, é resultado da união entre as faces anterior e posterior do mesmo, estando relacionados com a zônula ciliar ou ligamento suspensor da lente. Este ligamento fixa a cápsula da lente ao corpo ciliar (Fig. 6-95).

A depressão que o cristalino produz no vítreo é chamada de fossa patelar.

Na superfície posterior, aproximadamente 1 mm a partir do equador, existe uma linha de inserção do ligamento cápsulo-hialóideo, também chamado de linha de Egger ou ligamento de Wieger. O espaço de Berger é o espaço potencial entre o cristalino e a fossa patelar.

Histologia

As camadas do cristalino são (Fig. 6-109):
- Cápsula.
- Epitélio.
- Fibras lenticulares.

Cápsula

É delgada, elástica, muito refringente, mais espessa na face anterior que na posterior. A elasticidade é determinada pela organização de seus componentes fibrilares, já que não apresenta tecido elástico.

É muito importante para a integridade da lente. A cápsula age como uma membrana semipermeável e regula o transporte de substâncias entre o aquoso e a lente (permite a entrada de água e eletrólitos). Ela é secretada no período embrionário pelo epitélio do cristalino e tem uma espessura que varia de 2 a 20 micras. No microscópio eletrônico são detectadas muitas lamínulas que têm uma espessura de 300 a 400 amnstrons. A parte anterior é sintetizada de maneira contínua, desta maneira se tornando por volta de três vezes mais espessa do que a parte posterior.

A cápsula anterior do cristalino é considerada uma membrana basal para as células epiteliais cristalinianas. Ela é rica em colágeno do tipo IV e outras matrizes proteicas. Consiste de filamentos finos dispostos em lamelas (300-400 amnstrons) paralelas à superfície, o que lhe confere elasticidade. A laminina é detectada apenas na estrutura anterior. Existem semelhanças químicas e antigênicas entre a cápsula do cristalino e as membranas basais dos glomérulos renais, vasos sanguíneos, baço e pulmões. É uma estrutura anatômica que pode ter sua espessura duplicada ao longo da vida, enquanto a cápsula posterior é sempre mais fina. Entretanto, a presença de glucosidases na cápsula sugere uma lenta degradação de sua glucoproteína, portanto uma reorganização química de seus materiais constituintes.

Em crianças e adultos jovens portadores de catarata, o cirurgião se depara com uma cápsula forte, elástica, enquanto em idosos a cápsula tende a se tornar cada vez mais frágil.

Epitélio

O epitélio é representado por uma camada de células cúbicas que se tornam cilíndricas na região do equador. Elas têm um núcleo esférico ou oval, volumoso, com citoplasma escasso de organelas. As células epiteliais apresentam

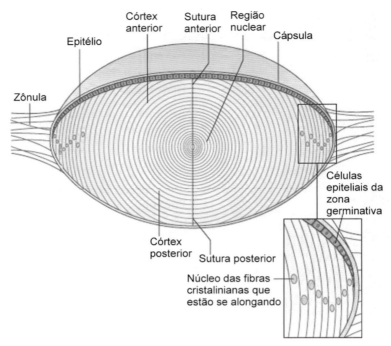

FIGURA 6-109 Representação das camadas do cristalino, mostrando cápsula, epitélio e fibras cristalinianas. A face posterior do cristalino não tem epitélio. *(Fonte: Levin, 2009.)*

os três tipos principais de citoesqueleto (microfilamentos, filamentos intermediários e microtúbulos). Ele fornece uma rede de suporte estrutural, controla o volume e a forma da célula e distribui o estresse mecânico. O epitélio está firmemente aderido à cápsula anterior e unido livremente às fibras subjacentes. A cápsula posterior do cristalino não tem epitélio. A parte apical direciona-se para o interior da lente, apresentando interdigitações laterais que quase extinguem o espaço intercelular.

Em um corte plano do epitélio lenticular, podem ser reconhecidas três áreas: central (CZ), equatorial (EZ) e pré-equatorial (PZ). As células estão mais densamente concentradas nas áreas pré-equatorial e equatorial, e a maioria das células mitóticas se encontra na região pré-equatorial.

O epitélio cristaliniano é extremamente sensível a trauma. Seu papel metabólico é tão importante que pode até mesmo ser considerado o calcanhar de Aquiles do cristalino (p. ex., trauma ocular contuso comumente causa catarata anterior, relacionada ao trauma do epitélio cristaliniano).

Fibras lenticulares

As fibras do cristalino se estendem de forma arqueada desde o polo anterior do cristalino até o polo posterior. Embora as fibras sejam alongadas, em secção transversal, as fibras têm forma hexagonal. Estas desenvolvem-se a partir de células epiteliais e se dispõem em camadas denominadas lamelas. As fibras compõem o córtex e o núcleo do cristalino.

As células epiteliais se reproduzem constantemente. Próximo ao equador do cristalino, as células se alongam em direção aos polos, convertendo-se em fibras do cristalino (Fig. 6-110). Essas fibras se formam durante todo o período da vida e as fibras novas cobrem as velhas. Assim, as fibras mais antigas são comprimidas e forçadas ao centro da lente pela formação de novas fibras. Deste modo, um núcleo central duro se forma.

A parte central da lente (núcleo) é mais dura que a parte externa (córtex).

As fibras da lente, oriundas de pontos opostos do equador, encontram-se centralmente ao longo de duas suturas (Fig. 6-111) em forma de Y, cada qual em uma superfície da lente. O Y anterior é para cima, enquanto o posterior é invertido.

As membranas das fibras têm digitações laterais que resultam em um travamento das fibras. Este sistema dá origem à plasticidade necessária para que as fibras alterem passivamente sua forma durante a acomodação.

Núcleos

Os núcleos cristalinianos se dividem em (do centro para a periferia) (Fig. 6-112):
- Núcleo embriônico.
- Núcleo fetal.
- Núcleo infantil.
- Núcleo adulto.

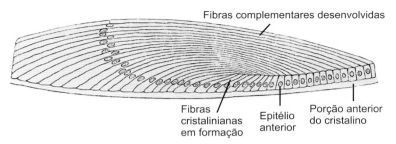

FIGURA 6-110 As células epiteliais do equador do cristalino se convertem em fibras.

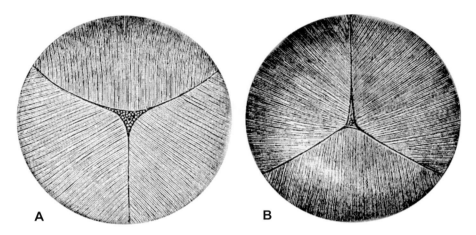

FIGURA 6-111 Suturas cristalinianas: a anterior apresenta formato de Y ereto e a posterior, de Y invertido.

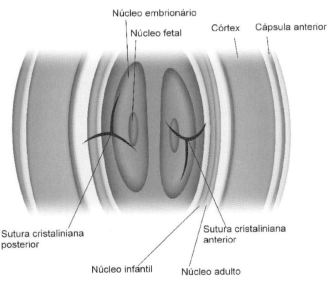

FIGURA 6-112 Núcleos cristalinianos.

Se o cristalino for visto na lâmpada de fenda ou através de exames de imagem, será observado um espaço claro, opticamente vazio no centro; este é o núcleo embriônico. A partir dele, os outros núcleos estão separados por bandas escuras de descontinuidade, que correspondem a interstícios entre as camadas preenchidos por substância cimentante.

Fisiologia e metabolismo

A lente é constituída de aproximadamente 66% de água e 34% de proteínas, lipídios, K, Cl, Na, Ca, glicose, ácido láctico, ácido ascórbico, entre outros. Dos 34% de substâncias sólidas, 33% são proteínas. O conteúdo proteico do cristalino (33% do peso total do mesmo) é mais elevado do que em qualquer outro órgão do corpo, como, por exemplo, o cérebro (10% de conteúdo proteico) e os músculos (18% de conteúdo proteico).

Noventa por cento do conteúdo das proteínas são compostos por α-cristalin, β-cristalin e γ-cristalin. Assim, observa-se que a pressão coloido-osmótica da lente é maior que a do aquoso, porque este apresenta um teor de proteínas médio de 0,03%. Desta maneira, há uma tendência de passar água para o interior da lente (efeito osmose), porém isto não acontece devido à proteção da cápsula cristaliniana íntegra e saudável.

O conteúdo de minerais cristalinianos, comuns a outros tecidos do corpo, é mínimo. O potássio é mais concentrado no cristalino do que na maioria dos tecidos. O ácido ascórbico e a glutationa estão presentes tanto sob a forma oxidada quanto sob a reduzida.

Na catarata, há uma redução do consumo de oxigênio e um aumento inicial do conteúdo aquoso seguido de desidratação. O conteúdo de sódio e cálcio é aumentado enquanto o de potássio, ácido ascórbico e proteína diminui.

A glutationa, um antioxidante, não se apresenta em cristalinos com catarata.

O córtex do cristalino é mais hidratado que o núcleo. A desidratação do cristalino se mantém por meio de uma bomba ativa de íons Na+ e água presente no interior das membranas das células do epitélio lenticular e em cada fibra do cristalino.

A glicose proveniente do humor aquoso e do humor vítreo se difunde através do cristalino e é rapidamente metabolizada através de quatro vias principais:
1. Via glucolítica;
2. Ciclo de Krebs (oxidativo);
3. Derivação hexosa monofosfato (pentosa);
4. Via do sorbitol.

Os produtos finais do metabolismo da glicose são ácido láctico, CO_2 e H_2O. O ácido láctico se difunde no humor aquoso e é por ele eliminado. O metabolismo da glicose gera ATP, sendo este necessário para o transporte ativo de íons e aminoácidos, manutenção da desidratação do cristalino e de sua transparência e síntese de proteínas. O metabolismo das proteínas ocorre no equador da lente, onde as células epiteliais ainda contêm núcleo, elemento essencial para reprodução e síntese proteica.

Inervação e vascularização

O cristalino é desprovido de vasos e nervos. O humor aquoso leva as substâncias nutritivas para esta estrutura. Durante a vida embrionária, ele é nutrido pelo sistema hialóideo. O cristalino não apresenta inervação.

Transparência

A transparência do cristalino é determinada pela sua estrutura, forma e arranjo de suas células, e também pela pequena quantidade de substância intercelular.

Alterações cristalinianas provocadas pelo envelhecimento

Além da presbiopia, que será vista um pouco mais adiante, podem ocorrer distúrbios no metabolismo cristaliniano, produzindo alterações de tecido que resultam na perda de transparência (catarata).

Patologias cristalinianas

Geral

As alterações mais importantes do cristalino são a opacificação (catarata) e deslocamento (*ectopia lentis*). O paciente se queixa de visão borrada e/ou *glare* (ofuscamento), diminuição da sensibilidade ao contraste ou até mesmo alteração na nuance das cores. Normalmente não há dor nem sangramento, já que não há nervos nem vasos no cristalino (Fig. 6-113). A *ectopia lentis* (Fig. 6-114), deslocamento congênito do cristalino, geralmente afeta ambos os olhos de maneira simétrica, e o cristalino é normalmente transparente.

Anatomia da zônula

É também chamada de vítreo terciário.

A zônula ciliar é um sistema de fibras estendidas que vai do corpo ciliar à periferia do cristalino. Essas fibras nascem no nível da lâmina basal do epitélio não pigmentado do corpo ciliar, dirigindo-se ao cristalino para em seguida inserirem-se à altura das faces anterior e posterior do equador. Entre as fibras anteriores e posteriores da zônula, fica um "triângulo", chamado de canal de Hannover (Fig. 6-115).

O canal de Petit fica entre a zônula e o humor vítreo.

Histologia

Ao corte, as fibras parecem homogêneas, mas após a maceração podem ser decompostas em fibrilas mais finas, e é assim que terminam no nível da lente. Ao microscópio

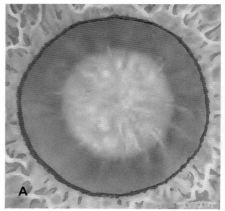
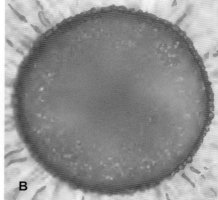
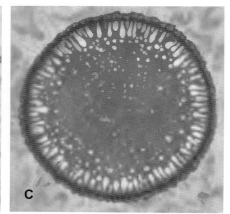

FIGURA 6-113 Alguns tipos de catarata, da esquerda para a direita: zonular, cerúlea e coronária.

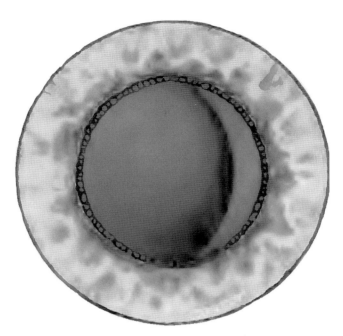

FIGURA 6-114 Subluxação do cristalino.

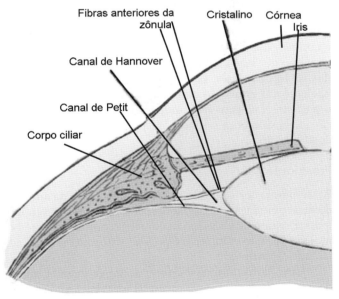

FIGURA 6-115 Zônula, canal de Hannover e canal de Petit.

eletrônico verifica-se que as fibras zonulares são constituídas de fibrilas muito finas (100 A).

Composição

Quimicamente, as fibras zonulares são constituídas por glicoproteína colagenase e ácido mucopolissacarídico.

As fibras zonulares são destruídas pela enzima proteolítica alfa-quimiotripsina. Esta enzima era utilizada com frequência para facilitar a extração intracapsular da catarata.

A zônula contém 7% de cisteína e o fracasso na conversão do aminoácido homocisteína em cisteína produz a destruição das fibras zonulares e, consequentemente, cristalinos deslocados. A homocistinúria, que é uma doença inata do metabolismo, é herdada de forma autossômica recessiva, geralmente associada com subluxação cristaliniana.

Noções gerais de acomodação

Em um olho emétrope, quando se fixa um objeto no infinito, (em termos práticos, uma distância maior do que 6 metros) os raios luminosos são paralelos e a imagem é focalizada sobre a retina. Quando o objeto se desloca do infinito em direção ao olho, os raios não são paralelos, e a imagem retiniana sofre um deslocamento para trás, havendo a necessidade de um mecanismo de ajuste para que o foco não seja feito atrás da retina. Este mecanismo é chamado de acomodação (Fig. 6-116). Quando um objeto se aproxima do olho, dois fenômenos ópticos acontecem: o objeto aumenta de tamanho e o sistema óptico do olho se modifica para mantê-lo em foco, o que é denominado acomodação. A acomodação é medida em dioptrias.

Mecanismo

A lente jovem contém células que se deformam e é facilmente moldada por uma cápsula muito elástica. A cápsula tende a formar uma lente esférica, e esta tendência é oposta pela tensão das fibras zonulares originadas dos músculos ciliar e coroide. A tração zonular achata a lente.

Para focalizar a luz de um objeto distante, o músculo ciliar relaxa-se, esticando as fibras zonulares e reduzindo o diâmetro anteroposterior do cristalino à sua menor dimensão. Nesta posição, o poder de refração do cristalino

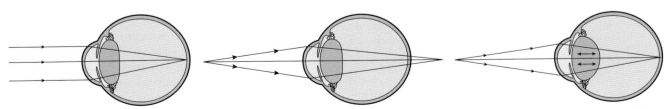

FIGURA 6-116 Em um olho emetrope, objetos distantes são nítidos sem esforço acomodativo (à *esquerda*). Na visão para perto, se não houver acomodação, a imagem se formará atrás da retina e ficará borrada (*centro*), mas, através da acomodação, a imagem fica nítida (à *direita*). (*Modificada de dr. Baris Toprak, em https://commons.wikimedia.org/wiki/File:EyeAccommodation.png.*)

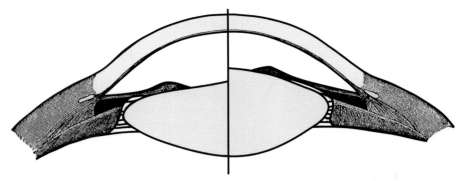

FIGURA 6-117 *À esquerda:* quando o corpo ciliar relaxa, a zônula fica mais tensa e o cristalino fica mais achatado, permitindo uma visão clara dos objetos mais distantes. *À direita:* quando o corpo ciliar contrai (acomodação), a zônula relaxa e o cristalino fica mais globoso e permite que os objetos mais perto fiquem em foco.

está minimizado. Neste caso, diz-se que o olho está não acomodado.

A acomodação se dá pela contração do músculo ciliar, que relaxa a zônula do cristalino, aumentando o seu diâmetro, o qual altera o seu poder dióptrico, fazendo com que o foco da imagem seja deslocado anteriormente, para a fóvea (teoria de Helmholtz) (Fig. 6-117).

A elástica cápsula do cristalino então molda esta estrutura em um corpo mais esférico, com poder de refração correspondentemente maior. Esta interação fisiológica entre o corpo ciliar, zônula e cristalino, que resulta na focalização de objetos próximos sobre a retina, é conhecida como acomodação.

O mecanismo de acomodação para longe depende da atividade do músculo de Brucke, que são fibras meridionais e radiais do músculo ciliar, inervadas pelo simpático.

A acomodação para perto depende do músculo de Rouget Müller, constituído por fibras circulares do músculo ciliar, inervadas pelo parassimpático.

Este mecanismo ativo da acomodação explica a labilidade da refração ocular. A acomodação é estimulada por uma leve turvação na imagem, buscando o ajuste da nitidez da imagem. Esta turvação não pode ser muito grande, porque, além de 1,25 dioptrias de turvação, a acomodação não será estimulada.

A velocidade de mudança de focalização do infinito para 50 cm é de 3,36 a 0,09 segundos.

Alterações oculares durante a acomodação

As alterações oculares durante a acomodação são:
1. Córnea – não sofre alterações.
2. Câmara anterior – há uma diminuição da sua amplitude, devido a um aumento da curvatura da face anterior do cristalino.
3. Pupila – miose.
4. Cristalino – aumento da espessura, consequentemente, redução do seu diâmetro; aumento da curvatura da superfície anterior, com ligeira alteração na superfície posterior e um ligeiro deslocamento no sentido da gravidade.
5. Zônula – relaxamento por ação do músculo ciliar.
6. Músculo ciliar – sua contração traciona a coroide e o corpo ciliar para a frente, causando um relaxamento da zônula.

Amplitude de acomodação

Se fizermos uma refração (retinoscopia) no paciente quando este estiver olhando para o ponto de maior distância no qual um objeto possa ser visto claramente (ponto remoto) e também quando este estiver olhando para o ponto mais próximo de visão clara (ponto próximo), estas duas medidas serão diferentes. Isto se explica porque para longe o paciente vai estar não acomodado, enquanto para perto o paciente vai estar utilizando ao máximo sua acomodação. Essa diferença vai nos dar, portanto, a amplitude de acomodação.

Presbiopia

A presbiopia corresponde à redução fisiológica da amplitude de acomodação, de modo que o ponto próximo (ponto mais próximo de visão nítida com a acomodação ao máximo) se afasta do olho, lenta e progressivamente, relacionada à idade (Tabela 6.5).

O cristalino continua a crescer ao longo da vida, apesar de, na senescência, a proporção de crescimento decrescer. A consistência muda de plástico macio no cristalino jovem para uma semelhante ao vidro, aumentando a dificuldade de mudança de forma para atender à acomodação (presbiopia).

Essa ocorrência é atribuída a desidratação, esclerose do núcleo ou alteração do índice de refração entre o córtex e o núcleo. Acredita-se que o músculo ciliar permaneça com sua integridade funcional ao longo da vida.

Considera-se presbita uma pessoa a partir de 40 anos com reserva de acomodação insuficiente para leitura. Pacientes míopes, por exemplo, podem vir a manifestar presbiopia somente a partir dos 45 a 50 anos (o grau negativo da miopia neutraliza o grau positivo da presbiopia até certo ponto, além de esses pacientes possuírem naturalmente uma maior

TABELA 6.5	Variação da acomodação (em dioptrias) com o aumento da idade.
Idade	Acomodação
8 anos	14 dioptrias
12 anos	13 dioptrias
16 anos	12 dioptrias
20 anos	11 dioptrias
24 anos	10 dioptrias
29 anos	9 dioptrias
33 anos	8 dioptrias
36 anos	7 dioptrias
39 anos	6 dioptrias
42 anos	5 dioptrias
44 anos	4 dioptrias
46 anos	3 dioptrias
50 anos	2 dioptrias
55 anos	1,5 dioptrias
60 anos	1,25 dioptrias
65 a 75 anos	1 dioptria

amplitude de acomodação quando comparados a pacientes hipermétropes).

A correção da presbiopia é feita pela suplementação da acomodação através de lentes positivas (óculos, lentes de contato, lentes intraoculares multifocais pós cirurgia de facectomia). Diversas técnicas cirúrgicas vêm sendo desenvolvidas nas últimas décadas para correção e/ou amenização da presbiopia (expansão escleral, esclerectomias radiais a *laser*, ablações corneanas a *laser*, lentes intraoculares acomodativas etc.).

HUMOR VÍTREO

Características gerais

É uma estrutura gelatinosa, elástica, transparente, coloidal, fisicamente um hidrogel, de consistência semelhante à da albumina, que preenche a cavidade vítrea e dá suporte à retina. Sua forma é esferoidal, com uma depressão anterior relacionada com a presença do cristalino. Exerce função importante no metabolismo dos tecidos oculares, permitindo a passagem de metabólitos para o cristalino e a retina. É transparente e avascular, permitindo que os raios de luz cheguem à retina. Também serve de rota para a difusão de nutrientes desde o corpo ciliar até a retina.

O peso total do vítreo no homem é de 3,9 g e seu volume é de aproximadamente 3,9 mL; portanto, abrange quatro quintos do volume e do peso do olho. O conteúdo de água é elevado e varia de 98% a 99,7%, oscilando sua densidade entre 1,0053 a 1,0089. A viscosidade do vítreo muda com a idade, seu pH é aproximadamente 7,5 e seu índice de refração oscila entre 1,3345 a 1,3348, sendo inferior ao índice do humor aquoso.

O humor vítreo, ao contrário do aquoso, não se regenera.

Anatomia

O vítreo está adjacente ao cristalino, às fibras zonulares, à *pars plana* e corpo ciliar, à retina e à papila óptica.

Durante a juventude, encontra-se firmemente aderido a estes tecidos, sendo os pontos de aderência mais intensa: base vítrea, sobre o nervo óptico, sobre o dorso das arcadas vasculares e sobre a mácula.

No humor vítreo podem ser diferenciadas três zonas: zona cortical, intermediária e central; nos recém-nascidos nota-se um canal adicional chamado pré-foveal. Estas zonas são delimitadas por tratos em forma de funil, que vão desde o polo posterior, atravessam a cavidade vítrea e se inserem anteriormente como faixas circulares (Fig. 6-118).

Áreas

A membrana limitante interna da retina é o limite vitreoretiniano e apresenta muitas variações topográficas em sua espessura.

A superfície mais externa do vítreo apresenta uma condensação fibrilar denominada membrana hialóidea. A hialoide anterior é uma condensação das fibrilas do

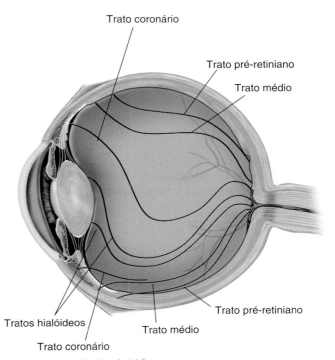

FIGURA 6-118 Tratos no humor vítreo.

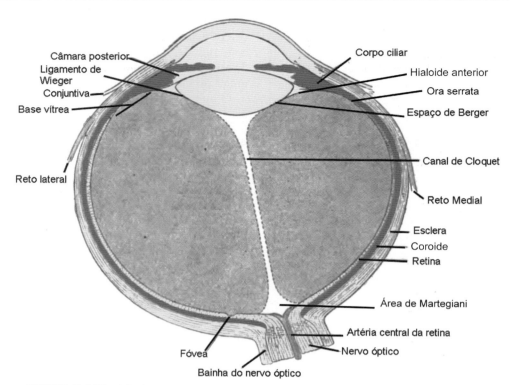

FIGURA 6-119 Hialoide anterior, ligamento de Wieger, espaço de Berger e canal de Cloquet.

vítreo, limitando-o em sua parte anterior (Fig. 6-119). Estende-se da *ora serrata* à lente, formando a fossa patelar. A hialoide posterior é uma condensação de fibrilas no vítreo, apresentando aderências peripapilar, macular e vascular. Ela só é evidente quando há desprendimento do vítreo posterior.

A base do vítreo é uma zona vitreorretiniana circular larga (aproximadamente 2 mm) que se estende da periferia retiniana até parte da *pars plana*. Ela consiste em uma forte adesão vitreorretiniana durante toda a vida.

O humor vítreo anterior está aderido à face posterior (cápsula posterior) do cristalino. A união forma um círculo sobre a superfície posterior do cristalino (ligamento de Wieger ou ligamento hialoideo capsular). Esse ligamento forma um tubo que corre posteriormente até a papila óptica chamado canal hialoide ou de Cloquet (remanescência do vítreo primário, contém a artéria hialoide no feto), que é limitado por uma membrana denominada plicata ou intervítrea e termina ao redor da papila como uma adesão glial circular da retina de 3 a 4 mm de diâmetro (área de Martegiani ou base vítrea posterior).

Depois do descolamento do vítreo posterior, esta área é chamada de anel papilar (anel de Weiss). A artéria hialoide geralmente desaparece logo após o nascimento, mas o canal hialoide permanece por toda a vida.

Uma porção rudimentar da artéria hialoide permanece, ocasionalmente, e pode ser vista flutuando no vítreo, com a sua porção anterior ligada à superfície posterior do cristalino. Esse ponto de ligação pode ser visualizado como um ponto fosco, o ponto de Mittendorf.

A ligação do vítreo com a cápsula do cristalino e a cabeça do nervo óptico é firme no princípio da vida, mas desaparece com o envelhecimento. Essa é a principal razão pela qual a extração da catarata intracapsular sem o prolapso ou perda do vítreo é possível em adultos e não em crianças.

O espaço virtual entre a zônula e o corpo vítreo é denominado canal de Petit ou espaço retrozonular (Fig. 6-115), e quando há desprendimento do vítreo anterior se forma o espaço retrolental ou de Berger (Fig. 6-119). A depressão formada pelo cristalino no humor vítreo é chamada fossa patelar.

Dentro da zona cortical do corpo vítreo se encontra grande quantidade de células uniformes, que são mais numerosas na região adjacente ao corpo ciliar e à *pars* plana, e menos frequente na região adjacente à retina; são denominadas hialócitos. Essas células têm vida média inferior a uma semana e sugere-se que elas sejam o centro metabólico do vítreo. Alguns fibrócitos são encontrados em áreas próximas à papila.

Estrutura molecular

É constituída de colágeno, que forma o esqueleto do vítreo, e ácido hialurônico, que é a parte solúvel. O conteúdo de colágeno é máximo no córtex vítreo. A concentração de ácido hialurônico também é elevada na região cortical, mas apresenta distribuição mais uniforme; é responsável por dar viscosidade ao vítreo.

O vítreo deve sua forma gelatinosa e consistência a uma trama frouxa de moléculas colagenosas em cadeia, capazes de absorver cerca de 200 vezes seu próprio peso em água.

As moléculas de ácido hialurônico são muito grandes, entrelaçadas, soltas, capazes de reter cerca de 60 vezes seu peso em água.

A organização da rede colágeno/hialurônica é responsável pela estrutura, volume e distribuição das células, bem como pela transparência do humor vítreo.

Como os demais tecidos conectivos, o vítreo tem dois compartimentos: o compartimento sólido, que está constituído por gel e contém fibras de colágeno, e o compartimento líquido. Ambos os componentes do vítreo exercem ações recíprocas que estabilizam o sistema. A trama colágena é neutra e o ácido hialurônico tem grande potencial eletronegativo, então ambos exercem quatro princípios físico-químicos fundamentais para o humor vítreo:

- Interação friccional: se o vítreo fosse composto apenas por colágeno, sob ação de força mecânica haveria o colapso de todo seu conteúdo. A presença de esponjas de ácido hialurônico promove a estabilidade do colágeno, estabilizando o sistema.

- Expansão e contração do vítreo: as moléculas de ácido hialurônico altamente carregadas de íons negativos estão situadas entre as fibras colágenas.

- Volume excluído: as fibras colocadas no mesmo compartimento excluem certo número de moléculas dentro do mesmo espaço, e a quantidade de moléculas excluídas é proporcional à quantidade de fibras e sua espessura.

- Permeabilidade molecular: o vítreo tem a propriedade de selecionar e de controlar o movimento de moléculas e de células em seu interior, bem como a água. A dupla rede de colágeno e ácido hialurônico retarda a passagem de água através do vítreo e dificulta a passagem de células, pois não há espaço entre os dois componentes da trama.

Composição química

O espaço da cavidade vítrea que se localiza entre as fibras e as células é ocupado pela substância fundamental cuja composição (exceto conteúdo de colágeno e ácido hialurônico) é semelhante à do humor aquoso. É constituído por 99% de água com substâncias dissolvidas, como ácido hialurônico, sais, açúcares e substâncias nitrogenadas entre outras. Existe uma livre difusão através da superfície de separação entre o humor vítreo e humor aquoso.

As diferenças específicas na composição do plasma, humor aquoso e humor vítreo sugerem a existência de uma barreira hematorretiniana ou hematovítrea com propriedades seletivas semelhantes às da barreira hematoencefálica. Essa barreira hematorretiniana tem dois componentes, o endotélio dos vasos da retina e o epitélio pigmentar. Alguns dos elementos encontrados são:

- Oxigênio: a tensão de oxigênio no humor vítreo depende estritamente da tensão de oxigênio do ar inspirado.

- Água: o movimento de água no humor vítreo é surpreendentemente grande; observou-se que metade da água é renovada a cada 10-15 minutos.

- Sódio: penetra na base do vítreo proveniente do corpo ciliar e da câmara posterior. Observou-se que a penetração vítrea é mais lenta que na câmara posterior.

- Potássio: existe no epitélio ciliar um mecanismo de transporte ativo que eleva a concentração de potássio na câmara posterior a um nível mais elevado que o do plasma e também do que o humor aquoso. Uma difusão deste íon proveniente da câmara posterior e cristalino também influi no acúmulo de potássio. Ele sai do vítreo principalmente através da retina.

- Cálcio: a concentração encontrada no vítreo é igual a do soro e a do humor aquoso.

- Cloro: uma metade provém da retina e a outra metade da câmara posterior. O vítreo tem maior concentração deste elemento do que a câmara posterior.

- Fosfato: seu conteúdo é baixo no vítreo, devendo-se principalmente ao seu consumo no metabolismo da retina.

- Bicarbonato: sua concentração é menor no vítreo do que no humor aquoso. Esta concentração sofre alteração quando o metabolismo da retina sofre alterações.

- Glicose e derivados: a glicose difunde-se ao humor vítreo através de todos os tecidos que o circundam, principalmente da retina. No vítreo posterior a concentração é menor que no anterior devido ao metabolismo da retina.

- Proteínas: se a barreira sangue-vítreo (hematorretiniana e hematovitrea) se encontra intacta, é bastante eficiente em barrar proteínas solúveis, tornando a velocidade e penetração das proteínas e da hemoglobina muito baixa.

- Ureia: sua concentração no vítreo é mais baixa que a do plasma.

- Ácido ascórbico: ao nascimento alcança um nível que permanece praticamente estável por toda a vida.

Alterações vítreas devido ao envelhecimento

A maioria das alterações ocorre no vítreo central ou posterior, no qual aparecem vacúolos, cavidades opticamente vazias, como resultado de uma liquefação vítrea local.

Com o passar dos anos as aderências vitreorretinianas se tornam mais fracas. Pode haver uma separação entre os componentes sólidos e líquidos, levando a um quadro de sinérese. O quadro de sinérese mais intenso pode levar à contração do corpo vítreo e, finalmente, a um descolamento do mesmo da superfície retiniana.

O paciente pode se queixar de "corpos flutuantes" (moscas volantes) devido a condensações fibrilares, exsudatos, depósitos degenerativos ou hialose asteroide.

RETINA

Noções gerais

A retina é composta por um tecido fino, com aproximadamente 0,1 mm de espessura na *ora serrata*, 0,2 mm no equador e 0,56 mm próximo à cabeça do nervo óptico. É mais delgada na fóvea, o centro da mácula.

A retina normalmente é transparente e, portanto, a cor do fundo depende dos vasos coróideos, sofrendo variações segundo os pigmentos da retina e da coroide de acordo com características pessoais. Logo, nos caucasianos pode ser vermelho-alaranjado, nos indivíduos da raça negra, vermelho-tijolo, nas pessoas com escassez de pigmentos retiniano e coróideo, tigroide, ou, quando não há pigmento nem retiniano nem coróideo, albino.

A retina está fortemente aderida ao vítreo em duas regiões: disco óptico e *ora serrata*. Posteriormente, todas as camadas da retina, exceto a camada de fibras nervosas, terminam nas margens da cabeça do nervo óptico.

Anatomia

A retina recobre a face anterior dos dois terços posteriores da parede do globo ocular (Fig. 6-2) e se estende desde o disco óptico até chegar à *ora serrata*. Ela é o estrato neurossensorial, estando em contato na sua face interna com o corpo vítreo e na externa com o epitélio pigmentar, estando separada deste último por um potencial espaço, preenchido pela matriz interfotorreceptora. A parte posterior forma a parte óptica da retina, que é a retina propriamente dita, enquanto a anterior está relacionada ao corpo ciliar e a íris, sendo, portanto, a sua parte cega. A linha de separação entre estas duas é a *ora serrata* (Fig. 6-121).

A retina óptica pode ser dividida em três partes:
1. Retina central.
2. Retina retroequatorial.
3. Retina periférica.

Retina central

É também chamada de polo posterior ou de mácula anatômica, tem 5 a 6 mm de diâmetro e está centrada entre as arcadas vasculares temporais. O centro está localizado aproximadamente a 3 a 4 mm temporal e 0,8 a 1 mm inferior à cabeça do nervo óptico. A mácula, sob o ponto de vista histológico, é a parte retiniana onde existe mais de uma camada de células ganglionares. Oftalmoscopicamente, os limites desta área são menos bem definidos (Fig. 6-120, à esquerda).

O polo posterior apresenta as seguintes estruturas principais: papila ou nervo óptico (arredondada, corresponde à saída do nervo óptico, por onde entram a artéria e a veia

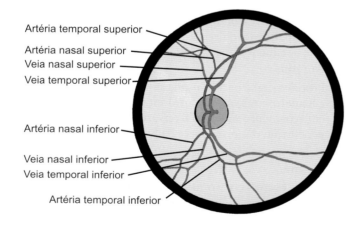
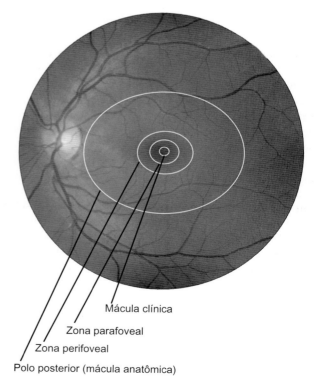

FIGURA 6-120 Polo posterior. *À esquerda:* Limites. *À direita:* Vasos.

central da retina), artéria e veia central da retina com seus ramos, e mácula (Fig. 6-120, à direita).

A mácula clínica, mácula lútea ou fóvea central anatômica, tem forma elíptica e mede 3 mm por 1,5 mm. É a zona com melhor acuidade visual, e é ligeiramente mais escura que a retina adjacente. Isto se deve a:

- Pigmentos granulares, xantofílicos (luteína, zeaxantina) e melanínicos, ao longo de todo o citoplasma. Os pigmentos de melanina absorvem a luz após a estimulação dos fotorreceptores.

- É uma região avascular.

- As células do epitélio pigmentar da retina, nesta zona, são mais altas, mais regulares e mais próximas que em outros locais.

Na natureza existem mais de 600 carotenoides. Os humanos conseguem obter aproximadamente 50 deles através da alimentação, com destaque para o β-caroteno. A luteína e a zeaxantina podem ser obtidas pela ingestão de frutas e vegetais, como feijão, brócolis, milho e espinafre. A absorção aumenta quando gorduras forem ingeridas concomitantemente.

Treze carotenoides e doze isômeros foram já identificados no sangue humano. Quando eles contêm oxigênio, são chamados de xantofilas, das quais três tipos predominam no olho: luteína, zeaxantina e seu isômero meso-zeaxantina (esta última é encontrada exclusivamente nos tecidos do olho, onde aparentemente é formada). A luteína e a zeaxantina apresentam-se em quantidades aproximadamente 100 vezes maior na área macular do que na região periférica da retina.

Os carotenoides agem como filtros e antioxidantes, protegendo a retina dos radicais livres. A diminuição destes pigmentos está sendo relacionada à degeneração macular relacionada à idade (DMRI), em que há um aumento de lipofucsina, que é um produto oxidativo da degeneração da membrana celular e organelas. Os depósitos, chamados de drusas, são formados pela degradação do segmento externo dos fotorreceptores, que, quando não são completamente eliminados pelo epitélio pigmentar retiniano, tendem a se acumular na membrana de Bruch, a qual separa o epitélio pigmentar retiniano dos vasos da coroide. Estudos demonstram que a elevação dos níveis destes pigmentos está relacionada à diminuição do risco de DMRI.

As xantofilas maculares estão situadas principalmente nas camadas plexiforme externa e plexiforme interna. A luteína predomina entre os pigmentos retinianos periféricos, em uma proporção de 2:1. A quantidade de zeaxantina é aproximadamente 2,4 vezes maior que a de luteína na região central da mácula.

Na mácula não existem vasos; os capilares se detêm no perímetro, em uma área de aproximadamente 0,5 mm a 0,6 mm. Essa zona sem os capilares retinianos é chamada de zona avascular foveal (FAZ), e depende somente da coriocapilar para a sua nutrição. A espessura da retina na região da mácula é de aproximadamente 0,25 mm, o que é metade da retina posterior adjacente.

A fóvea clínica, que corresponde à fovéola anatômica, é o assoalho da mácula, com diâmetro de 0,35 mm. Ela não apresenta células ganglionares, sendo a parte mais fina da retina. Nesta região, a concentração de cones é máxima, e não existem bastonetes.

Ela apresenta uma depressão central, chamada de umbo. Esta depressão é semelhante a um espelho côncavo, produzindo um reflexo luminoso característico quando incidimos o oftalmoscópio. Se examinada com o oftalmoscópio direto, a superfície côncava foveal vai produzir uma imagem, invertida e claramente visível da lâmpada. Este reflexo acontece, pois parte da luz que é incidente na retina é refletida no espaço intervítreo-retiniano. O brilho resultante vai ser maior em pacientes jovens e fortemente pigmentados. A ausência desta reflexão foveal pode ser um sinal de doença, indicando tração ou edema das células gliais e, secundariamente, dos cones. Ela pode estar ausente em pacientes claros ou pessoas de mais idade, ainda que a retina esteja normal. Esta depressão é cercada por margens levemente espessadas, onde as camadas internas da retina estão lateralmente deslocadas.

Durante este capítulo, a denominação clínica é a utilizada.

Retina periférica

É a área entre o equador e a *ora serrata*; já a região que fica entre o polo posterior e a retina periférica é denominada retroequatorial.

A *ora serrata* (Fig. 6-121) está localizada na junção entre o terço médio e o terço posterior do segmento anterior do olho, a 6 mm do limbo esclerocorneano nasal e a 7 mm do temporal. Ela corre no sentido paralelo ao equador e delimita a região onde termina a retina propriamente dita, reduzindo-se ao epitélio de duas camadas da úvea (parte cega da retina ou retina ciliar).

Na *ora serrata*, o epitélio pigmentar do corpo ciliar vai se continuar com o epitélio pigmentar da retina, enquanto a sua membrana basal vai se tornar a membrana de Bruch. O epitélio não pigmentado do corpo ciliar se continua com a retina neural, e a sua membrana basal se torna a membrana limitante interna. A retina se torna mais fina à medida que se afasta do centro e se aproxima da *ora serrata*.

A *pars plana* é a porção do corpo ciliar mais posterior, não é saliente e termina nos processos denteados (Fig. 6-122), que são porções de tecido retiniano que se espalham em direção à pars plana. Esses processos denteados são mais marcados no lado nasal.

As baias orais são extensões de epitélio da *pars plana* dentro da retina e que se encontram entre os processos denteados. Eventualmente, dois processos denteados podem se encontrar e aprisionar pequenas ilhas de pars plana; estas são as baias orais fechadas.

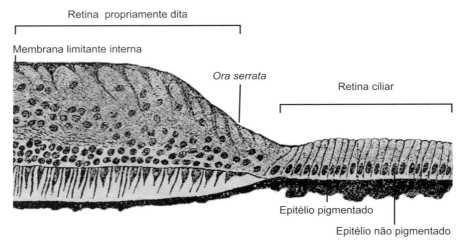

FIGURA 6-121 Histologia da *ora serrata* demonstrando a área de junção da retina propriamente dita com a retina ciliar.

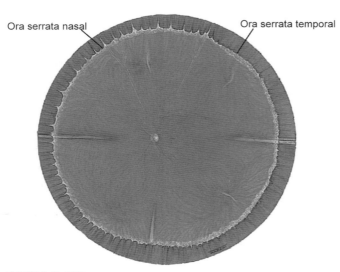

FIGURA 6-122 Processos denteados maiores na *ora serrata* nasal; baias fechadas e processos denteados mais estreitos na *ora serrata* temporal. *(Fonte: Bowling, 2016.)*

No lado temporal, as baias são substituídas por uma linha ondulada, e os processos denteados são estreitos.

As pregas meridionais são pequenas pregas radiais de retina espessada em linha com os processos denteados.

Células encontradas na retina

O circuito retiniano é composto por múltiplos microcircuitos, compreendendo cerca de 80 tipos de células neurais. Na retina podem ser encontradas as seguintes células:
- Fotorreceptores (cones e bastonetes).
- Interneurônios (horizontais, bipolares, amácrinas e interplexiformes), responsáveis por modular e transformar a informação visual que é transportada até o cérebro.
- Ganglionares, o terceiro neurônio das vias ópticas.
- Células gliais (células de Müller, os astrócitos e micróglia): são as células de sustentação.

Fotorreceptores

Os fotorreceptores são os cones e os bastonetes (Fig. 6-123), que podem ser diferenciados através da forma típica de cada um: os cones têm um segmento externo mais cônico, enquanto os bastonetes geralmente são mais finos e mais longos. Na retina há 6 a 7 milhões de cones e aproximadamente 120 milhões de bastonetes.

Os fotorreceptores contêm um segmento externo, um interno, um cílio modificado que conecta estas duas partes, um corpo celular e um corpo sináptico.

O segmento externo é envolvido por uma membrana, sendo formado pelo empilhamento de centenas de discos (700 a 1.000 discos nos bastonetes e 200 a 500 nos cones), que contêm os pigmentos visuais, absorvem a luz e sofrem transformações químicas, o que leva à produção, por parte da célula fotorreceptora, de um potencial gerador. O segmento externo é constantemente renovado pelo processo de degradação e fagocitose pelo epitélio pigmentar da retina, sendo o processo mais lento nos cones.

O segmento interno é responsável pelo metabolismo da célula, e é formado por duas porções: o elipsoide, mais externo, que é rico em mitocôndrias, sendo, portanto o responsável pela energia do fotorreceptor; e o mioide, mais interno, que é rico em retículo endoplasmático rugoso e complexo de Golgi, onde as proteínas são sintetizadas. Neste segmento encontram-se ainda numerosas vesículas contendo pigmentos visuais, que vão migrar para o segmento externo.

O corpo celular contém o núcleo.

As sinapses com as células bipolares, horizontais e amácrinas são feitas no corpo sináptico, que também é chamado de pedículo no cone e esférula no bastonete.

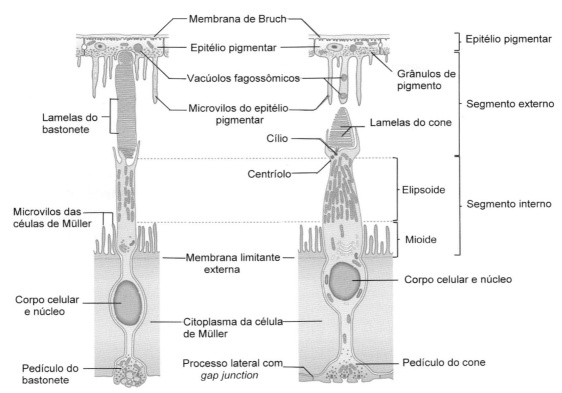

FIGURA 6-123 Citologia dos bastonete e cones. *(Fonte: Stranding, Gray's anatomy: the anatomical basis of clinical practice, 39th edition, 2005, Elsevier Churchill Livingstone.)*

O arranjo topográfico dos cones e bastonetes na retina é importante para a função visual (Fig. 6-124, à esquerda).

Os cones são utilizados para a visão mais detalhada e precisa, como, por exemplo, a leitura. Eles funcionam melhor na luz e são, portanto, denominados fotópicos. Podem ser de três tipos: receptivos à cor azul, ao verde e ao vermelho, permitindo que as imagens coloridas possam ser percebidas. A visão de cores será melhor detalhada no tópico "Fisiologia e mecanismos visuais". Eles predominam na mácula, o centro da atenção visual, e em particular na fóvea, que é o local de melhor acuidade visual. No entanto, estão presentes também em toda a retina – e é por isto que enxergamos colorido em toda a extensão do nosso campo visual.

Cinquenta por cento dos cones estão concentrados apenas nos 30 graus centrais. Na fóvea, os cones atingem um pico de aproximadamente 140.000/mm² a 150.000/mm², logo diminuindo abruptamente para aproximadamente 4.000 a 5.000 cones/mm² no restante da retina.

Os cones dessa região têm uma estrutura especial, que ajuda na detecção de detalhes da imagem visual, como, por exemplo, o formato de seu corpo, ao contrário dos cones de maior diâmetro, localizados na retina mais periférica.

Os bastonetes percebem movimentos e formas grosseiras, servindo principalmente como orientação. Um único fóton luminoso pode ativar um bastonete, mas são necessários centenas de fótons para ativar um cone. Como funcionam melhor com iluminação reduzida, os bastonetes são os responsáveis pela visão noturna, que é também chamada de visão escotópica. E é por isso que uma doença como a retinose pigmentar, em que há destruição principalmente dos bastonetes, leva à cegueira noturna.

Mesmo em condições escotópicas (de escuridão), são necessários apenas 5 a 8 fótons para ativar um bastonete. Por isso é que, quando observamos estrelas numa noite escura, nós podemos perceber perifericamente algumas estrelas mais tênues, mas, se tentarmos olhar diretamente para elas, parece que desapareceram, pois temos somente cones na fóvea, que são menos sensíveis à luz.

Ao contrário dos cones, a visão pelos bastonetes não é colorida. Eles não são encontrados na fóvea central, mas são predominantes em todas as outras partes da retina. A região de mais elevada concentração de bastonetes encontra-se a 20° da fixação, onde atingem uma densidade de 160.000 bastonetes/mm².

Mosaico de cones

A distribuição dos diferentes cones na retina forma o mosaico de cones (Fig. 6-124, à direita). A proporção de cones vermelhos e verdes varia bastante entre as pessoas, entre 1 vermelho: 2 verdes até 8 vermelhos: 1 verde, com média de 4:1. A densidade dos cones azuis, entretanto, parece ser mais constante. Nos seres humanos, a área destinada à visão das cores tem um diâmetro de aproximadamente 9 mm sobre a fóvea.

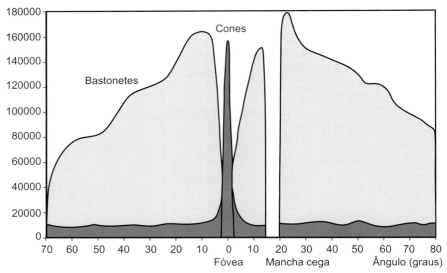 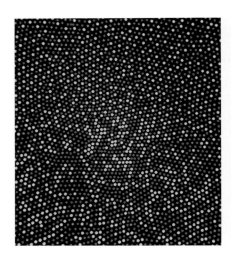

FIGURA 6-124 À esquerda: Distribuição dos locais predominantes dos cones e bastonetes na retina. (Modificado de Jochen Burghardt, em https://commons.wikimedia.org/wiki/File:Distribution_of_Cones_and_Rods_on_Human_Retina.png.) À direita: Exemplo de mosaico de cones na fóvea. (Modificada de Mark Fairchild, em https://commons.wikimedia.org/wiki/File:ConeMosaics.jpg.)

A região mais central da mácula, representando aproximadamente dois graus do ângulo visual, apresenta somente cones vermelhos e verdes, estando livre de cones azuis. Nesta região, o depósito de xantofila vai absorver o azul e o violeta, e bloquear os raios de comprimento de onda mais curtos, impedindo que estes estimulem os cones verdes e vermelhos. A partir deste ponto, temos a zona de concentração máxima de cones azuis, que começa a diminuir em direção à periferia.

Fotoquímica da visão

A fototransdução é a conversão da luz em uma mudança de potencial elétrico ao longo da membrana celular. As células fotorreceptoras apresentam substâncias químicas, as quais se decompõem devido à exposição à luz, excitando as fibras nervosas condutoras. A substância presente nos bastonetes é a rodopsina, muito semelhante à substância fotossensível dos cones, que é a fotopsina ou iodopsina.

A rodopsina é uma combinação da proteína escotopsina ao pigmento carotenoide retineno (11-cis-retineno), um aldeído de vitamina A. Quando o fóton for absorvido pela rodopsina, esta vai logo começar se decompor, o 11-cis-retineno vai modificar a sua forma e se transformar em trans-retineno, separando-se da escotopsina, cuja configuração também muda (Fig. 6-125). Ainda antes de se liberar da escotopsina, é produzida a excitação elétrica da célula fotorreceptora (hiperpolarização ou ciclo de Wald).

O retineno é formado por um processo de desidrogenação a partir da vitamina A, encontrando-se em equilíbrio com ela na retina; desta maneira, tanto o retineno pode ser convertido em vitamina A, quanto a vitamina A pode ser convertida em retineno. O equilíbrio dessa reação é fortemente favorável à vitamina A; a concentração de vitamina A é normalmente muito maior que a de retineno livre na retina.

Se a retina permanecer por um longo período de tempo exposta a uma luminosidade forte, a maior parte da rodopsina vai se decompor; durante a escuridão total vai acontecer o inverso, e todo o retineno dos bastonetes vai se converter em rodopsina. O processo vai ser melhor estudado quando falarmos da adaptação à luz e adaptação ao escuro.

A maioria da vitamina A da retina está armazenada na camada pigmentada, mais do que nos bastonetes, entretanto fica facilmente à disposição deles.

Como já foi dito, a substância fotoquímica dos cones tem quase a mesma composição química da rodopsina dos bastonetes, diferindo somente a porção proteica chamada de fotopsinas nos cones. Os pigmentos sensíveis à cor dos

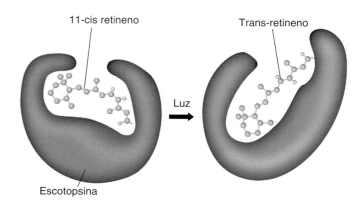

FIGURA 6-125 Fotoquímica da visão: A luz faz com que o 11-cis-retineno mude sua configuração, liberando-se da escotopsina, que também irá mudar a sua.

cones são combinações de retineno e fotopsinas. As porções de retineno são iguais nos cones e bastonetes.

Interneurônios

São as células bipolares, horizontais, amácrinas e as células interplexiformes, todas presentes na camada nuclear interna (Fig. 6-126).

Células bipolares

São neurofisiologicamente classificadas em dois tipos, que respondem de maneira diferente à transmissão dos fotorreceptores: um despolariza em resposta à iluminação direta, e o outro, hiperpolariza.

As células bipolares podem também ser subdivididas em difusa (as que estão conectadas com múltiplos cones) e *midgets* (conexão "privada", cone a cone). O tipo difuso tem sido ainda subclassificado em seis outros subtipos, de acordo com a profundidade do axônio terminal na plexiforme interna (dB1-6).

Morfologicamente, as células bipolares são classificadas em três tipos: dois que estão exclusivamente relacionados com cones, fazendo diferentes tipos de conexões sinápticas, e parecem estar envolvidas com os efeitos "on" ou "off" na resposta à luz (vide adiante), e um com uma relação exclusiva com os bastonetes.

Células horizontais

São os interneurônios laterais da retina externa. Elas convergem os sinais de vários fotorreceptores, ou seja, determinam de quantos fotorreceptores a célula ganglionar vai "perceber" o sinal.

Os processos dendríticos se conectam com os terminais axônicos dos fotorreceptores, formando os elementos laterais da tríade sináptica. Elas interligam-se umas às outras por meio de junções gap, formando um difuso sincício elétrico. Fornecem um *feedback* negativo para os fotorreceptores e desempenham um importante papel na geração dos campos receptivos em torno das células bipolares. Em primatas, humanos inclusive, a anatomia destas células e suas funções são controversas.

As células horizontais apresentam os subtipos H1 e H2. Elas hiperpolarizam, sem predomínios, ao estímulo dos cones azuis, verdes e vermelhos. Não apresentam uma oponência espectral nem oferecem um mecanismo simples para os sinais específicos dos cones aos campos receptivos ao redor das células bipolares, amácrinas ou ganglionares.

Estas células parecem modular, portanto, e transformar a informação visual que é conduzida até o cérebro. São neurônios de circuito local e, assim como as células amácrinas, os axônios são curtos e, eventualmente, ausentes, interagindo com as células vizinhas.

Células amácrinas

Elas se assemelham às células horizontais e por isso são consideradas "interneurônios laterais da retina interna", atuando basicamente na convergência dos sinais dos bastonetes periféricos.

Têm aproximadamente 40 distintas populações celulares.

As células amácrinas são classificadas também de acordo com a arborização de seus axônios ou o tipo de neurotransmissor de cada célula, ou os picos elétricos (tipos A1, pico agudo, A2, pico gradativo).

As células A1 têm sensitividade espectral com função da luminosidade fotópica, não atuando na transmissão dos sinais dos cones para as células bipolares ou ganglionares.

As células do tipo A2 são melhor caracterizadas, sendo essenciais na transmissão dos sinais vindos dos fotorreceptores até chegar nas ganglionares. Tratam-se de células biestratificadas, as quais fazem sinapses inibitórias com os cones-bipolares na parte OFF (sinais invertidos) e sinais de conservação (junções gap) nas porções ON, como será melhor descrito com os circuitos da retina.

Células ganglionares

São células multipolares cujos dendritos tendem a se estender lateralmente (Fig. 6-127) e que apresentam 20 a 25 tipos. Elas são o terceiro neurônio das vias ópticas, podendo ser classificadas conforme a arborização de seus dendritos, bem como, de acordo com evidências obtidas em retinas de animais, em grupos W, X e Y. Em primatas, o homem

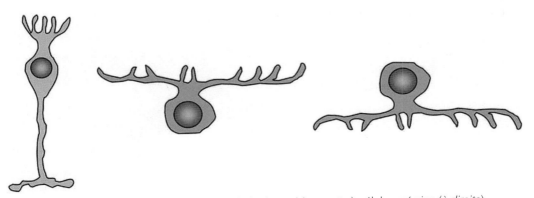

FIGURA 6-126 Interneurônios: célula bipolar (*à esquerda*), célula horizontal (*no centro*), célula amácrina (*à direita*).

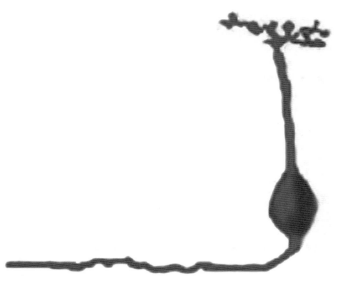

FIGURA 6-127 Célula ganglionar.

inclusive, o grupo W corresponde aos neurônios koniocelulares, o X aos parvocelulares e o Y, aos magnocelulares.

As células ganglionares parvocelulares, também chamadas de pequenas células P ou *midget*, perfazem aproximadamente 80% do total e predominam na retina central. Elas parecem estar envolvidas predominantemente na discriminação espacial, da forma e cor dos objetos. A resposta é prolongada.

As células ganglionares M, também chamadas de "para-sol" ou magnocelulares, são relativamente poucas em relação ao total (10%), mas são as maiores e com a velocidade de condução mais elevada. Estão possivelmente envolvidas na detecção do movimento. Elas estão ausentes na região perifoveal e são mais frequentes na retina periférica.

As células ganglionares k ou konicelulares são responsáveis pelos 10% restantes, sendo as de menor diâmetro e que dão origem a axônios com baixa velocidade de condução. Estão envolvidas na resposta pupilar à luz.

Essas três vias, parvocelular, magnocelular e koniocelular, serão vistas em mais detalhes no tópico "Via visual retroquiasmática".

Células gliais

Compreendem as células de Müller, os astrócitos e micróglia. São as células de sustentação da retina (Fig. 6-128).

As células de Müller são as mais proeminentes da retina, estendendo-se desde a membrana limitante interna até além da membrana limitante externa. São as únicas células presentes em praticamente toda a espessura retiniana. Estão situadas em sentido radial, exceto na região macular, onde são oblíquas. Nesta localização, formam um *plug* de formato triangular, compreendido entre o assoalho (limitante externa) e a hialoide posterior (altura da margem do clivus). Este posicionamento permite que estas células se envolvam em potenciais funções e mecanismos, como armazenamento xantofílico, suporte estrutural da fóvea, associação à gênese dos buracos idiopáticos e na retinosquises ligada ao X.

Os processos destas células preenchem os espaços entre os elementos neuronais, e sua aparência varia muito nas camadas da retina.

Os astrócitos são células gliais cujos prolongamentos envolvem células nervosas e pequenos vasos e que podem retirar nutrientes para os neurônios a partir desses vasos. Eles também ajudam a eliminar tanto os íons quanto os debris das células nervosas. Distribuem-se de forma associada à ramificação vascular, portanto não estão dispersos como as células de Müller. O seu número está relacionado com a espessura da camada de fibras nervosas. Nesta camada, eles costumam correr de forma paralela entre os axônios.

Os astrócitos dividem os axônios em grupos de fibras, desta maneira formando tubos gliais, entre os quais passam estes feixes. Eles também servem para suporte e proteção.

Quando fibras nervosas são perdidas, como em um processo de atrofia, por exemplo, os astrócitos conseguem preencher os espaços vazios.

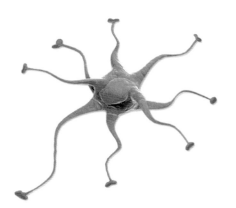 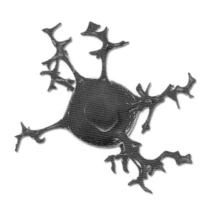 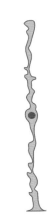

FIGURA 6-128 Da esquerda para a direita: astrócito, micróglia (*modificados do original de Bruce Blaus, em https://commons.wikimedia.org/wiki/File:Blausen_0870_TypesofNeuroglia.png*) e célula de Müller.

Os astrócitos são importantes no desenvolvimento vascular retiniano normal, pois ajudam a iniciar a proliferação das células endoteliais, e parecem ter também um importante papel na promoção da revascularização em danos isquêmicos retinianos.

A micróglia é uma célula fagocitária imunocompetente que provavelmente modula a apoptose das células ganglionares da retina. Parece proteger a retina em caso de infecção, trauma, isquemia e degeneração.

Noções gerais da histologia retiniana

A retina é composta por várias camadas, iniciando a partir do contato com o epitélio pigmentar e indo em direção ao vítreo (Fig. 6-129):
1. Fotorreceptores.
2. Membrana limitante externa.
3. Nuclear externa.
4. Plexiforme externa.
5. Nuclear interna.
6. Plexiforme interna.
7. Células ganglionares.
8. Fibras nervosas.
9. Limitante interna.

Estas camadas estão fixadas a uma única camada de células pigmentadas epiteliais, que, por sua vez, é ligada à membrana de Bruch.

Camada de fotorreceptores

Ela é formada pelos prolongamentos externos dos fotorreceptores e está intimamente ligada ao epitélio pigmentar. Os raios de luz passam através de todas as camadas até conseguir alcançar os fotorreceptores, onde a luz é transformada em um evento eletroquímico.

Membrana limitante externa

A membrana limitante externa não é uma verdadeira membrana; ela é formada por um complexo juncional (desmossomas) entre as células gliais (células de Müller, astrócitos e micróglia; em especial as terminações das células de Müller) e o segmento interno dos fotorreceptores.

Nuclear externa

Nesta camada estão os corpos celulares dos cones e bastonetes. Os núcleos dessas células localizam-se internamente à membrana limitante externa, e os axônios fazem sinapse na camada plexiforme externa com as células bipolares e horizontais.

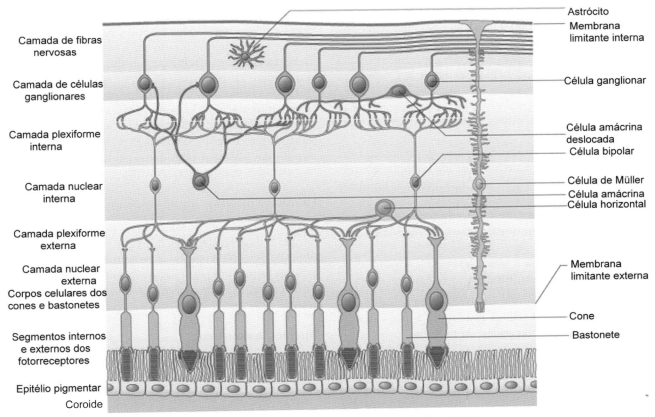

FIGURA 6-129 Camadas retinianas. *(Fonte: Bowling, 2015.)*

Plexiforme externa

Os axônios das células fotorreceptoras fazem sinapse com os dendritos das células bipolares e os processos das células horizontais, cujos corpos celulares estão na camada nuclear interna, nesta camada.

Os axônios dos cones e bastonetes tornam-se oblíquos e mais longos na mácula, tornando esta camada mais espessa.

Na fóvea, estes axônios tornam-se quase horizontais, formando a camada fibrosa de Henle. Ainda aqui as células horizontais se comunicam lateralmente com as células fotorreceptoras e as bipolares.

Nuclear interna

Os núcleos dos neurônios bipolares, assim como os núcleos de neurônios de associação (células horizontais, amácrinas e células interplexiformes), e também o núcleo das células de Müller, estão contidos na camada nuclear interna.

Plexiforme interna

Apresenta mais conexões sinápticas do que a camada plexiforme externa, e é a segunda e última região sináptica da retina. É formada por prolongamentos dendríticos das células ganglionares e também por axônios das células bipolares da camada nuclear interna.

Nesta camada, os prolongamentos das células amácrinas, além dos processos das células de Müller e alguns astrócitos, também estão presentes.

As células bipolares estabelecem conexões com as células amácrinas e ganglionares (a célula ganglionar é o terceiro neurônio da via visual).

As células horizontais realizam uma comunicação lateral entre as células fotorreceptoras e as bipolares ainda nesta camada.

Os processos das células amácrinas estabelecem uma integração sináptica no plano horizontal da retina e se estendem às células amácrinas que estão adjacentes, às bipolares e às ganglionares.

Esta camada não existe na região da fóvea e apresenta uma rede de capilares contínua com os da camada nuclear interna.

Camada de células ganglionares

Ela vai ser formada pelos corpos celulares das células ganglionares e por algumas células amácrinas. É mais espessa na mácula e desaparece na região da fovéola.

Camada de fibras nervosas

Os axônios amielínicos das células ganglionares (que são aproximadamente 1,25 milhão, o que corresponde a aproximadamente 40% do total de fibras dos nervos cranianos),

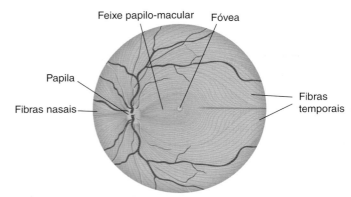

FIGURA 6-130 Distribuição das fibras nervosas retinianas.

são circundados por células gliais e por terminações das células de Müller, e convergem para formar a camada de fibras nervosas e o nervo óptico (Fig. 6-130), também conhecido como segundo nervo craniano. Esta camada é mais espessa próximo ao nervo óptico, e mais delgada na periferia retiniana.

As células ganglionares responsáveis pela visão central enviam os axônios diretamente da área foveal até o lado temporal do disco óptico, formando o feixe papilomacular.

Aproximadamente um terço das fibras nervosas são responsáveis pelos 5 graus centrais de visão. As fibras provenientes da periferia nasal entram na porção nasal do nervo de forma direta. As fibras temporais entram nos polos inferiores e superiores do nervo óptico. As fibras temporais são as que têm um maior trajeto até o nervo óptico, enquanto as fibras nasais e o feixe papilomacular apresentam um trajeto mais curto.

É por isso que as fibras temporais são as primeiras a serem atingidas no glaucoma, em que há um aumento da pressão intraocular suficiente para causar dano, o que leva a um defeito de campo nasal. Já as fibras nasais e o feixe papilo-macular, que estão mais protegidos, normalmente são afetados mais posteriormente.

Limitante interna

A limitante interna é formada pelas membranas das células da glia e das terminações das células de Müller, além de fibras colágenas do corpo vítreo e mucopolissacarídeos. Ela está em íntimo contato com o vítreo e se torna mais espessa na cabeça do nervo óptico, sendo chamada de menisco central de Kuhn.

Histologia da mácula

A camada de fotorreceptores na fóvea apresenta somente cones, contendo aproximadamente 10% do total de cones da retina.

A mácula, como já visto, é definida histologicamente como uma área da retina que tem pelo menos duas camadas

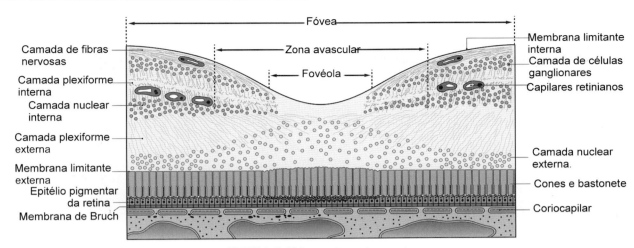

FIGURA 6-131 Histologia da mácula.

de células ganglionares (Fig. 6-131). Em qualquer outro local, a camada de células ganglionares apresenta somente uma fila monocelular contínua.

Os axônios das células fotorreceptoras, na maior parte da retina, passam diretamente para o lado interno da camada plexiforme externa, onde se unem com processos de células horizontais e bipolares vindos da camada nuclear interna.

Os axônios das células fotorreceptoras seguem um curso oblíquo na mácula; esta região é chamada de camada de fibras de Henle. A camada nuclear externa é delgada, as outras camadas são deslocadas centrifugamente, e a membrana limitante interna é fina.

O deslocamento lateral dos elementos retinianos permite uma adequada transmissão da luz até os cones foveolares. A arquitetura reticular normal de sustentação das células de Müller vai estar alterada, fazendo com que a retina desta região perca a sua estrutura compacta. O espaço extracelular da retina, normalmente vazio, é potencialmente maior na área macular. Torna-se, portanto, mais suscetível às doenças que levam ao acúmulo de material ou líquido extracelular, o que explica o edema macular em diversas patologias, como diabetes, hipertensão e edema macular cistoide. As fibras deslocadas formam um monte que circunda a mácula, que é chamado de monte de Buncic.

Sinapses retinianas

Ocorrerão duas sinapses dentro da retina (Fig. 6-132, à esquerda). Os axônios das células fotorreceptoras vão se unir na camada plexiforme externa da retina com os processos de células horizontais e bipolares da camada nuclear interna. Na fovéola, um cone vai ter uma conexão exclusiva com uma célula bipolar, que fará conexão com apenas uma ganglionar, e, desta maneira, cada cone desta região vai ser responsável por uma única fibra nervosa, que irá deixar o olho através do nervo óptico. Mesmo fora da área central, alguns poucos cones vão convergir para uma mesma célula bipolar.

Em relação aos bastonetes, a situação é outra. Na periferia, vários bastonetes convergem para apenas uma célula bipolar (Fig. 6-132, à direita). Na extrema periferia da retina, até 100 bastonetes podem convergir para fazer sinapse com apenas uma única célula bipolar.

Como cada cone na fóvea tem uma "linha privada" para uma célula bipolar, a partir daí ele segue para uma única célula ganglionar, e desde que cada célula ganglionar receba impulsos de apenas uma parte muito pequena da retina, a acuidade visual será mais precisa nesta região. No entanto, a sensibilidade a uma luz muito tênue será menor.

Neste caso, os bastonetes serão ativados, e como neles há a convergência de um grande número de bastonetes para uma única célula bipolar (ou seja, sinais de muitos bastonetes são reunidos para gerar uma resposta maior na célula bipolar) e de várias células bipolares para apenas uma única célula ganglionar (aumentando ainda mais a área representada), haverá maior sensibilidade à luz do que nos cones. No entanto, ocorrerá perda da acuidade visual. Logo, a visão noturna será menos distinta do que a visão diurna.

Um bastonete pode responder a um estímulo de um único fóton, mas são necessários mais de 100 fótons para produzir uma resposta equivalente em um cone.

As células bipolares vão fazer sinapse com as células amácrinas e ganglionares na camada plexiforme interna.

As células ganglionares continuam através da camada de fibras nervosas para formar o nervo óptico (Fig. 6-130).

Campos receptivos

Um importante conceito para entendermos os circuitos da retina é o do campo receptivo. O campo receptivo para uma determinada célula ganglionar é definido como

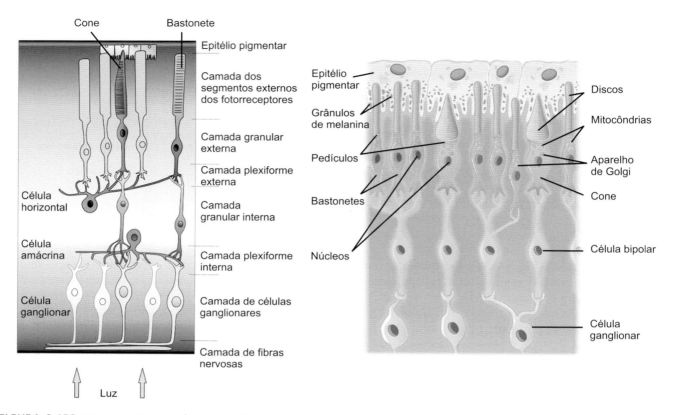

FIGURA 6-132 Sinapses retinianas. *À esquerda:* Na primeira sinapse, os fotorreceptores vão se unir na camada plexiforme externa com as células bipolares. Na segunda, as bipolares vão estabelecer conexão com as ganglionares na camada plexiforme interna. (*Modificada da original de Pancrat, em https://fr.wikipedia.org/wiki/Fichier:Retina.svg.*) *À direita:* Os bastonetes, mais dispersos pela periferia, apresentam múltiplas conexões, fazendo com que uma célula ganglionar seja responsável por uma área ampla da retina, enquanto na fóvea os cones estão mais concentrados e apresentam menos conexões e, portanto, uma célula ganglionar é responsável por um pedaço pequeno da retina. (*Modificada da figura original de OpenStax College, em https://commons.wikimedia.org/wiki/File:1414_Rods_and_Cones.jpg?uselang=pt-br.*)

a área do campo visual, ou região da superfície da retina, onde o estímulo luminoso vai modificar a atividade elétrica desta célula ganglionar (Fig. 6-133 à esquerda).

Eles têm uma área central e uma periférica; quando acontecer uma despolarização na área central do campo, ocorrerá uma hiperpolarização na periférica, e vice-versa. Isto é porque na área central as células bipolares têm sinapse apenas com os fotorreceptores, enquanto na parte periférica do campo receptivo existe uma modulação pelos interneurônios.

Quanto maior o campo receptivo, menor será a resolução, pois os dois estímulos terão que estar mais distantes para serem percebidos como distintos (Fig. 6-133 à direita).

O tamanho e formato do campo receptivo variam para os neurônios retinianos. Os menores estão no centro da fóvea, onde as células ganglionares apresentam campos receptivos de poucos microns, permitindo uma boa acuidade visual, enquanto na periferia podem ter 1 mm ou ainda mais.

Circuitos *on* e *off* da retina

Os circuitos sinápticos da retina apresentam caminhos centrípetos, centrífugos, laterais e recíprocos. Este grande número de conexões maximiza as informações sem aumentar muito o número de neurônios, e, desta maneira, economiza espaço.

Algumas células bipolares irão se hiperpolarizar em resposta à luz (ou seja, serão inibidas por ela), enquanto outras vão se despolarizar. Esta dicotomia na resposta das células bipolares será transferida para as células ganglionares; algumas, as chamadas células ganglionares do circuito ON (centro ON), vão responder à luz com maior frequência de potenciais de ação, enquanto outras, as células ganglionares do circuito OFF (centro OFF), terão menor índice de disparos (Fig. 6-134).

Os neurônios bipolares que se despolarizam à luz vão ser inibidos pela escuridão, e vice-versa. Os que se despolarizam na luz estimulam as células ganglionares do tipo *on*, enquanto os que sofrem hiperpolarização pela luz estimulam os neurônios ganglionares tipo *off*.

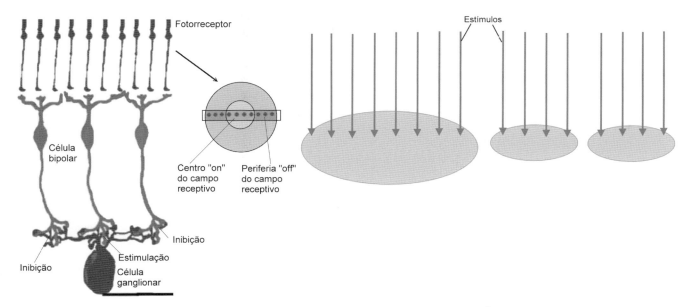

FIGURA 6-133 *Esquerda:* Campo receptivo. *Direita:* Quanto maior o campo receptivo, menor a resolução.

O circuito on-line é ativado no momento em que o estímulo luminoso se apresenta e continua ativo enquanto se mantiver o estímulo. Estas células ganglionares respondem com um aumento da atividade à iluminação no centro do seu campo receptivo, enquanto na periferia há uma diminuição da atividade pela modulação da resposta pelas células horizontais e amácrinas.

Com as células ganglionares do circuito OFF ocorre o contrário. Quando a luz estimula o centro do seu campo receptivo, haverá em uma diminuição da atividade, ou seja, uma hiperpolarização, mas, na periferia do campo, haverá um aumento da atividade, devido à modulação da resposta das células horizontais e amácrinas. O circuito *off line* é ativado quando se desliga a luz. As células ganglionares do circuito *off* são muito mais numerosas do que aquelas do circuito *on* e concentram-se em uma região menor da cena. Os dois circuitos envolvem sinapses com as células ganglionares na camada plexiforme interna, embora em zonas distintas.

Apenas os neurônios bipolares com sinapses com cones podem ter centro *on* ou *off*; já aqueles conectados com os bastonetes sempre são *on*. A maioria não se conecta de forma direta com as células ganglionares, mas sim através das células amácrinas, as quais estão conectadas também aos bipolares do tipo *on* e *off* dos cones.

As células amácrinas também estão envolvidas; elas realizam sinapses inibitórias com os cones bipolares na parte OFF (sinais invertidos) e sinais de conservação (junções *gap*) nas porções ON (cones bipolares).

Epitélio pigmentar da retina

Ele está situado entre a retina e a coroide (Fig. 6-135, à esquerda). Apresenta uma única camada de células, cúbicas ou hexagonais (Fig. 6-135, à direita) e se estende do nervo óptico até a *ora serrata*, onde se continua com o epitélio pigmentar da *pars* plana.

As células do epitélio pigmentar da retina (EPR) têm organizações interna e externa especializadas. O núcleo está localizado na região basal, e pode haver mais de um núcleo por célula.

A sua porção apical apresenta um alto conteúdo de melanina, evitando que a luz se espalhe; assim, apenas receptores atingidos pelo feixe luminoso serão excitados, o que aumenta a nitidez da imagem. Devido a isso, indivíduos albinos, que não possuem melanina, apresentam uma imagem borrada, e a visão não melhora com o uso de lentes corretoras.

Algumas características típicas destas células são a sua forma poligonal, os complexos juncionais, os microvilos apicais e a membrana basal.

Os complexos juncionais do tipo *tight junctions* na região apical têm um importante papel no funcionamento do EPR, incluindo o de barreira hematorretiniana, assim como no sequestro de moléculas nas membranas apical e basal, que são responsáveis pelo transporte de nutrientes da coroide para a retina externa. Na microscopia, esses complexos formam uma linha chamada de membrana de Verhoeff.

As funções principais do EPR são:
- Impedir que a luz se espalhe, tornando a imagem mais nítida.
- Reduzir as reações foto-oxidativas, que poderiam levar a uma degeneração retiniana. Isto é realizado tanto pela filtração da luz pelos pigmentos, quanto por níveis altos de antioxidantes, o que permite a remoção dos compostos quimicamente reativos.
- Repara alguns danos ao DNA, lipídios e proteínas.

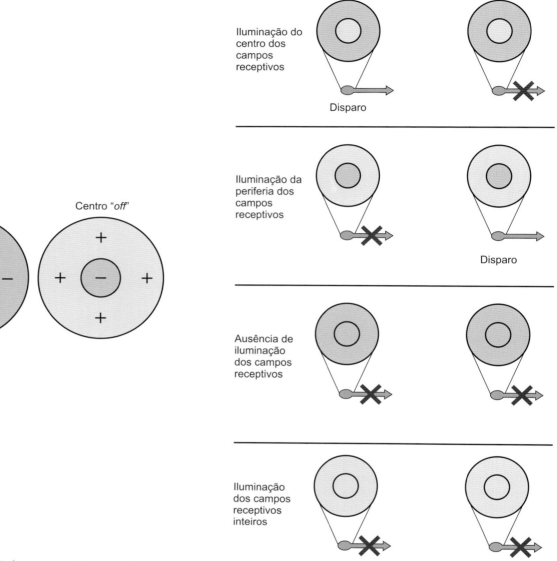

FIGURA 6-134 *À esquerda:* Células ganglionares *on* e *off*. *À direita,* Resposta das células *on* e *off* quando são estimuladas.

- Síntese e a secreção de componentes da matriz interfotorreceptora.
- Transporte de íons e líquido.
- Transporte de nutrientes para os fotorreceptores.
- Troca térmica.
- Promover a adesão retiniana.
- Renovar o segmento externo dos fotorreceptores. Isto é feito através de um processo de internalização e subsequente degradação através da fagocitose. Para a prevenção dos efeitos tóxicos dos produtos foto-oxidativos acumulados, existe uma renovação de aproximadamente 10% do seu volume todos os dias. Cada disco apresenta uma vida média de 10 dias.
- Metabolismo da vitamina A, através de seu transporte e depósito, que é necessário para o processo de visão.
- Formação da barreira externa hemato-ocular entre a coriocapilar e a retina sensorial, o que evita que líquido proveniente da coriocapilar possa se acumular no espaço sub-retiniano.
- Resposta atrófica, hipertrófica ou hiperplásica à doença.

Não há regeneração do epitélio pigmentado danificado; quando as células são lesadas em uma região da retina, há um deslocamento das células vizinhas para ocupar e reparar o local.

Adesão entre retina e epitélio pigmentar retiniano

O descolamento de retina acontece, mais frequentemente, entre os fotorreceptores e o epitélio pigmentar retiniano, em um espaço potencial, o espaço sub-retiniano. A adesão entre essas duas camadas é bastante firme apenas na sua

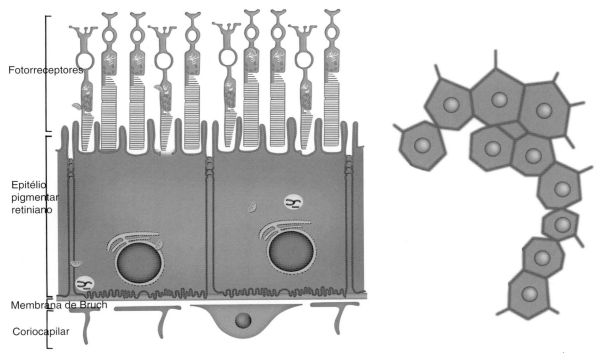

FIGURA 6-135 *À esquerda:* O epitélio pigmentar da retina se localiza entre a retina e a membrana de Bruch da coroide. *À direita:* Células hexagonais.

terminação anterior, a *ora serrata*, e nas margens da cabeça do nervo óptico.

A retina está em estreito contato com o epitélio pigmentado através de alguns mecanismos conhecidos:
- Força hidráulica, que é exercida pelo humor vítreo.
- Forças adesivas, dependentes das interdigitações celulares, da matriz interfotorreceptora e atividades metabólicas aí localizadas.
- Transporte ativo de íons e água, realizado pelo epitélio pigmentar para a coroide.
- Gradiente de pressões oncóticas existentes entre coriocapilar e humor vítreo.

Matriz interfotorreceptora

A matriz interfotorreceptora está situada no espaço sub-retiniano, estando em contato direto com células do EPR, com os fotorreceptores e com os processos das células de Müller. Está envolvida na adesão retiniana, apresentando uma função de "cola".

O complexo formado por EPR e matriz interfotorreceptora é importante para o restabelecimento de alguns constituintes celulares e moléculas da porção externa da retina, e, principalmente em casos de descolamento de retina, é crucial para o retorno à função normal da retina.

A matriz interfotorreceptora tem uma estrutura diversificada de carboidratos.

Patologia – descolamento de retina

No descolamento de retina há uma separação da retina sensorial do epitélio pigmentar por fluido sub-retiniano. Ele pode ser regmatogênico ou não regmatogênico.

No descolamento de retina regmatogênico existe um defeito em toda a espessura da retina sensorial, permitindo que parte do vítreo liquefeito penetre no espaço sub-retiniano, o que leva ao descolamento.

O descolamento não regmatogênico pode ser tanto tracional quanto exsudativo.

No descolamento tracional a retina sensorial é tracionada por membranas vitreorretinianas, as quais podem ser formadas em distúrbios como retinopatia diabética proliferativa, retinopatia de células falciformes, retinopatia da prematuridade e trauma perfurante que atinge o segmento posterior.

No descolamento exsudativo ou seroso, o fluido originado da coriocapilar atinge o espaço sub-retiniano através uma lesão do epitélio pigmentar.

Fisiologia dos sintomas retinianos

A retina é a porção do olho que recebe as imagens visuais, analisa-as parcialmente e as transfere para o cérebro. Se a retina for normal e o paciente for emetrope, as imagens recebidas estarão em foco. Se a região da mácula for atingida, a acuidade visual central do paciente será afetada, e ele terá dificuldade em ler e em distinguir objetos à distância. O paciente se queixa tipicamente de algo obstruindo sua visão ("uma cortina"), o que é denominado escotoma positivo, ao contrário do negativo, encontrado na lesão do nervo óptico, onde a queixa é de um "buraco" na visão (Fig. 6-136, centro).

Pode haver ainda queixas de distorsões da imagem, como:
- Metamorfopsia (Fig. 6-136, à direita, e Fig. 6-137, em cima, à direita), que é uma alteração na forma da imagem, e pode ser devida à alteração da disposição dos cones na mácula, como, por exemplo, em uma cicatriz de coriorretinite próximo a esta área, causando tração e pregueamento da mácula.
- Micropsia (Fig. 6-137, abaixo, à esquerda), ou diminuição do tamanho da imagem, é secundária a uma separação dos cones foveais, como, por exemplo, na retinopatia serosa central, por um acúmulo de fluido no espaço sub-retiniano.
- Macropsia (Fig. 6-137, abaixo, à direita), ou aumento no tamanho da imagem, que pode ser causada por compressão dos cones foveais.

Se for uma porção da retina periférica a que está atingida, o paciente conseguirá ainda ler bem e distinguir objetos à distância, mas estará prejudicada a sua visão lateral, já que

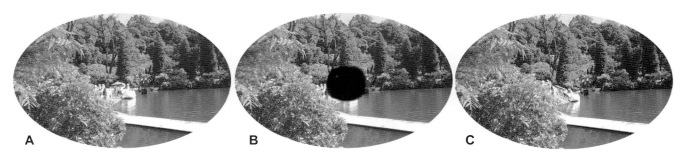

FIGURA 6-136 Simulação de alterações de visão na degeneração macular relacionada à idade. Cena do Lago Negro (Gramado-RS), visto por um indivíduo com visão normal (à *esquerda*), escotoma central (*no centro*) e metamorfopsia (à *direita*).

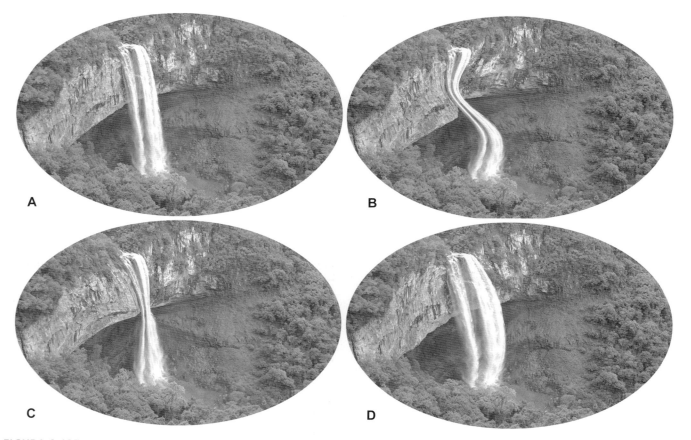

FIGURA 6-137 Alterações na imagem: Cascata do Caracol (Canela-RS), vista por um indivíduo com visão normal (*em cima, à esquerda*), com metamorfopsia (*em cima, à direita*), micropsia (*abaixo, à esquerda*) e macropsia (*abaixo, à direita*).

a retina periférica serve para orientação visual. Em casos extremos de retração do campo visual, o paciente pode ler até os menores impressos, mas se choca com objetos grandes em volta, como cadeiras e escrivaninhas. Não há dor nas doenças da retina, e o olho não fica vermelho nem inflamado.

As lesões retinianas, como atingem as fibras antes do cruzamento delas no quiasma, geram defeitos de campo unioculares (Fig. 6-138), a não ser quando os dois olhos são atingidos. As alterações não respeitam o meridiano vertical que passa pelo ponto de fixação.

O defeito do campo visual é temporal quando a lesão for nasal (e vice-versa) e superior, se a lesão for inferior (e vice-versa). A pupila pode estar afetada do lado da lesão, se esta for grande o suficiente. O nervo óptico pode demostrar atrofia, dependendo da extensão da lesão, pois o nervo é formado pela união das fibras retinianas. Podem ser causadas por uveíte, descolamento de retina etc.

FISIOLOGIA E MECANISMOS VISUAIS

Ângulo visual

Cada círculo, seja ele grande ou pequeno, é dividido em 360° (graus). Cada grau contém 60 minutos (60') e cada minuto, 60 segundos (60"). Quando o círculo é grande, estas subdivisões podem ser facilmente visualizadas, mas quando for pequeno, elas se tornam microscópicas.

O ângulo visual de um objeto é um ângulo formado pelos raios luminosos provenientes dos pontos extremos do objeto, que vão se encontrar no ponto nodal dentro do olho, antes de cruzar e formar na retina a imagem invertida do objeto (Fig. 6-139). Logo, ele determina o tamanho aparente do objeto. É medido em graus.

O seu tamanho depende basicamente de dois fatores: o tamanho do objeto e a distância do olho. É aproximadamente igual ao tamanho do objeto, dividido pela distância.

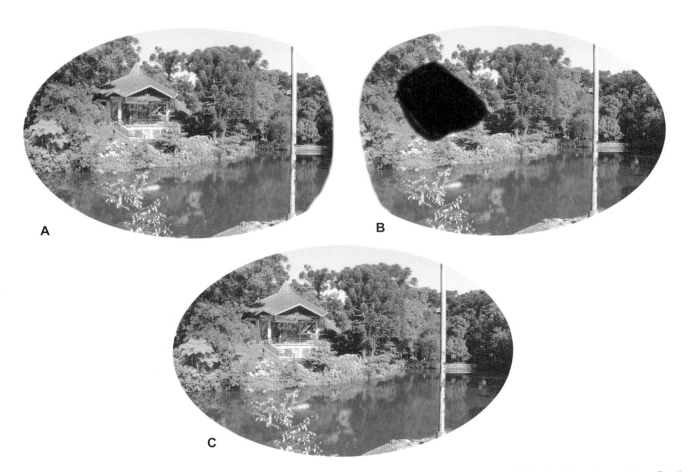

FIGURA 6-138 Uma lesão pré-quiasmática pode levar a um defeito de campo uniocular. *Acima:* Parque Aldeia do Imigrante, em Nova Petrópolis-RS, vista sem defeitos no olho esquerdo e com um escotoma no olho direito. *Abaixo:* Quando a cena é vista binocularmente, o defeito não é percebido, pois a área de escotoma no olho direito é percebida no olho esquerdo.

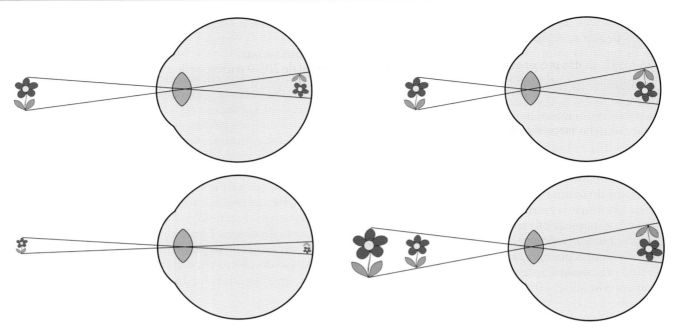

FIGURA 6-139 *Em cima, à esquerda:* Ângulo visual. *Em cima, à direita:* Cada vez que um objeto se aproxima do olho, aumenta o ângulo visual. *Abaixo, à esquerda:* Quando o objeto diminui de tamanho, também diminui o ângulo visual. *Abaixo, à direita:* Objetos de tamanhos diferentes podem ter o mesmo ângulo visual, conforme a distância do olho.

Quando um objeto se aproxima do olho, o ângulo visual vai aumentar. A imagem irá estimular mais receptores, aumentando a visão de detalhes. Quando o objeto diminuir de tamanho, o ângulo visual também diminuirá. Um objeto grande a uma grande distância pode, portanto, ter o mesmo ângulo visual do que um pequeno, a uma pequena distância.

Mínimo visível ou mínimo detectável

O mínimo visível, ou mínimo detectável, permite determinar se o objeto está presente ou não. A detecção de objetos minimamente visíveis pode ser conseguida até com ângulos visuais de 1" de arco ou menos.

Mínimo separável ou acuidade de resolução

A acuidade de resolução é também chamada de "mínimo separável", "mínimo resolvível" ou "mínimo legível". Ela se refere à capacidade de se detectar uma separação entre elementos críticos de um padrão de estímulo, como, por exemplo, dois pontos, barras ou um padrão xadrez (Fig. 6-140). Esta é a base da medida da acuidade visual.

Para isso, é importante que cada cone corresponda a uma única célula bipolar e, desta maneira, fica responsável por uma porção bem pequena do campo visual, aumentando a precisão visual. Já os bastonetes se conectam a várias células bipolares, as quais, por sua vez, conectam-se a várias ganglionares. Logo, a precisão visual será muito menor (Fig. 6-132). A acuidade de resolução, portanto, testa a visão da mácula, ou, mais especificamente, da fóvea, que é o local de maior concentração dos cones, diminuindo em direção à periferia, onde predominam os bastonetes e existem mais conexões nas sinapses. A 1° de distância da fóvea, a acuidade visual cai pela metade, e a 5° de distância, é de apenas 25% da acuidade no centro da fóvea. Olhos com fixação excêntrica, portanto, terão diminuição da acuidade visual.

A separação dos estímulos deve ser de, no mínimo, o diâmetro de um fotorreceptor foveal (que estaria separando dois outros para que houvesse contraste entre eles; senão,

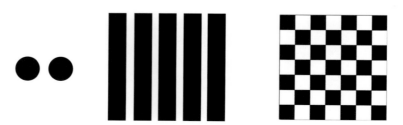

FIGURA 6-140 Padrões de estímulo: dois pontos, barras e padrão xadrez.

CAPÍTULO 6   Anatomia, Citologia, Histologia, Fisiologia e Bioquímica Ocular   343

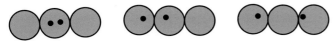

FIGURA 6-141 Os dois pequenos pontos equivalem a imagens distintas incidindo nos cones. *À esquerda:* Ambas caem no mesmo cone, sendo percebidas como uma só. *No centro:* Caem em cones distintos, mas contíguos, sendo também percebidas como uma só. *À direita:* Caem em cones distintos, com um cone entre eles de separação, então são percebidas como imagens distintas.

as suas imagens se fundiriam, dando ideia de continuidade espacial) (Fig. 6-141).

Quando ocorre uma diminuição do número de cones, aumentando o espaço entre eles, a acuidade visual diminui (Fig. 6-142, à esquerda). O tamanho de um cone (estimado em 1,5 μ a 2 μ) corresponde a um ângulo de aproximadamente 24", o que representa, portanto, o limite teórico para esse tipo de discriminação, que é o que fundamenta o teste da acuidade visual.

Um indivíduo que não possua alterações oculares, em um ambiente com iluminação adequada, poderá distinguir dois pontos como separados se os raios luminosos emitidos pelo objeto convergirem em um ângulo (α) de 1 minuto (1') (Fig. 6-142, à direita). Este é o chamado ângulo mínimo de resolução (MAR). O ângulo mínimo de resolução de um indivíduo é o recíproco da acuidade visual e pode ser conseguido simplesmente dividindo o denominador da acuidade visual pelo numerador. Por exemplo, uma acuidade visual de 20/60 corresponde a um ângulo mínimo de resolução de 3 graus (60 / 20 = 3), enquanto uma acuidade visual de 20/400 corresponde a 20 graus de ângulo mínimo de resolução (400 / 20 = 20).

Acuidade Vernier

A acuidade Vernier, ou ângulo mínimo discriminável, é menor quantidade detectável de desalinhamento entre 2 pontos ou segmentos de linha (Fig. 6-143). O limiar é de apenas 3" a 5", por isso a acuidade Vernier é considerada um tipo de hiperacuidade.

Acuidade visual

Uma parte essencial da nossa capacidade visual é a habilidade de perceber os detalhes sutis de uma cena (Fig. 6-144), ou seja, determina a forma dos objetos; esta função pode ser medida pela acuidade visual. A acuidade visual mede o menor objeto que uma pessoa consegue identificar a uma determinada distância. Para se realizar o teste, o tamanho de um objeto de alto contraste é reduzido até que a

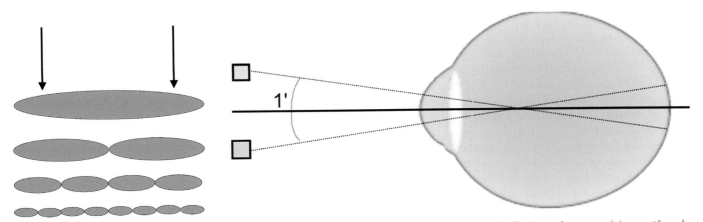

FIGURA 6-142 *À esquerda:* Observe os dois estímulos (*setas na parte de cima*) e as diferentes distribuições dos cones (*cinco retângulos inferiores*). Nos dois primeiros retângulos, não há cones suficientes para perceberem os dois estímulos como separados, mas à medida que aumenta a densidade de cones, isso já é possível. *À direita:* Dois pontos separados por um ângulo visual de 1'.

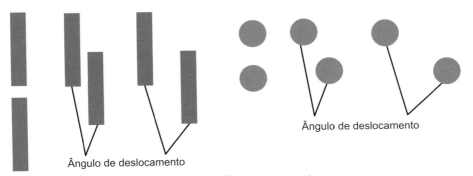

FIGURA 6-143 Acuidade Vernier.

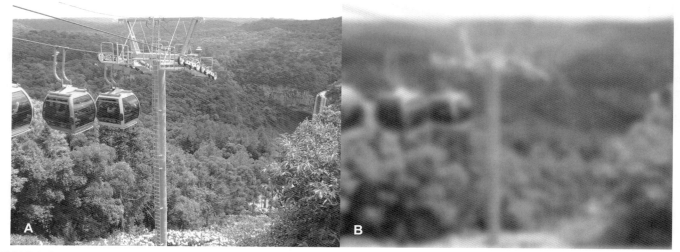

FIGURA 6-144 Paisagem do teleférico de Canela-RS visualizada por um indivíduo com visão normal (à *esquerda*) e a mesma cena vista por alguém com diminuição da acuidade visual (à *direita*).

resolução do menor detalhe deste objeto seja praticamente imperceptível.

Como é uma medida realizada em condições clínicas controladas de distância, iluminação e contraste, a capacidade de reconhecimento de detalhes não consegue testar adequadamente a visão em condições de iluminação indireta muito forte, como em um dia ensolarado, ou resultante da iluminação dos faróis de carros vindos em direção oposta. Muitas pessoas, quando submetidas a testes clínicos, como acuidade visual para longe e para perto e sensibilidade ao contraste, têm boa visão, mas quando uma autoavaliação visual é usada, elas relatam piores condições visuais do que as verificadas nos exames clínicos, mesmo em atividades importantes no dia a dia, como dirigir ou ler.

As medidas de acuidade visual e refração são explorações básicas importantes na semiologia oftalmológica, devendo ser realizadas em todo exame oftalmológico. A acuidade visual é, muito provavelmente, o procedimento psicofísico mais utilizado na oftalmologia.

Acuidade visual na infância

A visão é mais baixa em recém-nascidos (20/200 a 20/400) por vários motivos: o olho é menor e, portanto, mais curto em seu diâmetro anteroposterior, e a pupila é menor; consequentemente, a imagem na retina vai cair em uma área menor. Os fotorreceptores – e aqui nos importa somente os cones maculares – são maiores em relação aos dos adultos e, portanto, é maior o seu espaçamento. O segmento externo é mais curto, absorvendo menos luz. Todos estes fatores nos permitem predizer que a acuidade visual vai aumentar com a idade, já que a quantidade de luz que incide nos fotorreceptores e é absorvida vai crescer, enquanto a porção de um objeto que será coberta por um único receptor irá diminuir.

A capacidade visual vai desenvolvendo-se progressivamente desde o nascimento (20/120 entre 6 meses e 1 ano, 20/80 entre 1 e 2 anos) até que atinja a maturação, ao redor dos 4 a 6 anos de idade. Neste período de maturação (e, principalmente nos 3 primeiros meses de vida), são essenciais os estímulos visuais para a sua efetivação. Havendo qualquer barreira para que as imagens se formem nítidas na retina, a visão deixará de se desenvolver na sua totalidade e irá apresentar alterações, dependendo do período de tempo entre o início do problema e a sua identificação. Crianças a partir de 3 anos devem realizar sempre o teste da acuidade visual, para que a ambliopia possa ser diagnosticada o mais cedo possível.

Variáveis afetando a acuidade visual

Para termos uma acuidade visual normal é necessário que a mácula e os elementos ópticos que transmitem e focalizam a energia luminosa (córnea, cristalino, pupila, vítreo) estejam funcionando corretamente. A luminância e o estado de adaptação do olho são outros importantes fatores. Em condições fotópicas, a máxima acuidade visual é obtida pelos cones na fóvea. O nível ótimo da luminância é por volta de 1.000 cd/m². A acuidade visual é reduzida em ambientes escotópicos, onde os bastonetes são mais atuantes que os cones. Por isso, a acuidade visual máxima em ambientes mais escuros é determinada principalmente pelos bastonetes, que atingem uma concentração máxima a 20° da fóvea.

A máxima acuidade visual é obtida com uma pupila de 2 a 3 milímetros. Em diâmetros menores, a difração e a diminuição da luminosidade retiniana irão comprometer a acuidade visual, e, em pupilas maiores (acima de 6 milímetros) haverá uma maior aberração óptica.

A ametropia do paciente também altera a acuidade visual, como já vimos antes.

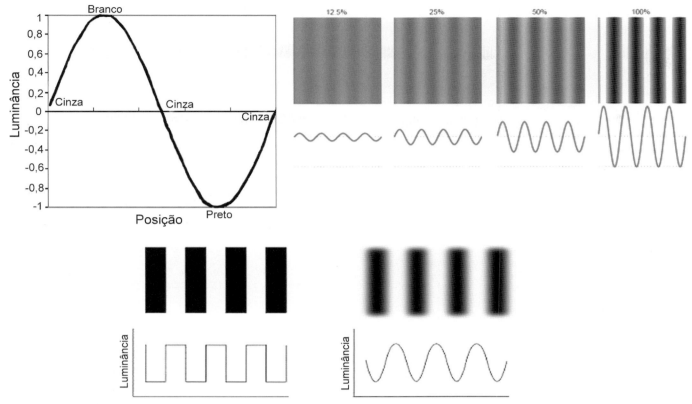

FIGURA 6-145 *Em cima, à esquerda:* Contraste máximo e mínimo. *Em cima, à direita:* Quanto maior a diferença entre a luminância máxima e a mínima, maior o contraste *(Fonte: Berchase et. al, Encyclopedia of the Eye, 1st edition, 2010, Academic Press).* Embaixo: Quando as bordas são bem definidas, em um objeto preto sobre fundo branco, o formato da onda é quadrado.

O fator psicológico e a adequada compreensão do exame também interferem no resultado. Mesmo em um mesmo indivíduo pode haver variação nos resultados de um exame para outro, inclusive quando não houver alterações no quadro clínico, caso o teste seja refeito – este é o efeito teste-reteste.

As aberrações periféricas e cromáticas, difusão da luz com redução de contrastes e o micronistagmo também reduzem a acuidade visual. A interação de contornos é outro fator importante, pois um optótipo isolado num fundo uniforme pode ser mais facilmente percebido do que quando houver outros optótipos próximos dele.

A acuidade visual angular (optótipos isolados) e a cortical (a de alinhados) serão iguais em condições normais, mas, se houver ambliopia, a diferença entre elas (a angular maior) é um sinal patognomônico de defeito visual.

Noções gerais de contraste

O contraste é definido na relação entre luminância (a intensidade luminosa que o objeto reflete, medida em candelas/m²) máxima e mínima (Fig. 6-145, em cima, à esquerda) (picos e depressões da onda, respectivamente) e é matematicamente ilustrado pela equação de Michelson: C = Lmax − Lmin / Lmax + Lmin. Ele pode também ser expresso em percentual; neste caso, o resultado da equação acima será multiplicado por 100.

O contraste mínimo é igual a 0, que ocorre quando as luminâncias máxima e mínima forem iguais. O contraste máximo é igual a 1, ou, se preferir em percentual, 100% (1 × 100 = 100%) (Fig. 6-145, em cima, à direita). O limiar de contraste é o contraste mínimo em que um determinado padrão pode ser distinguido do seu fundo uniforme com algum grau de acurácia.

Sensibilidade espacial ao contraste

A função da sensibilidade espacial ao contraste pode ser obtida medindo-se os limiares de contraste para uma série de frequências espaciais (Fig. 6-146).

Geralmente a curva que define a função de sensibilidade ao contraste foveal apresenta um segmento ascendente para baixas frequência espaciais, atinge um máximo para as frequências intermediárias (por volta de 2 a 5 cpd) e cai nas frequências altas, terminando com limiares de contraste bastante altos para as frequências que correspondem as medidas padrão da acuidade visual. A área que corresponde às áreas de médias ou baixas frequências espaciais depende principalmente de fatores neuro-psicológicos (estando, portanto mais afetadas em glaucoma,

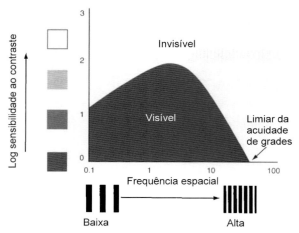

FIGURA 6-146 Curva de sensibilidade ao contraste. O limiar da acuidade de grades mostra a mais alta frequência espacial que pode ser observada com máximo contraste. *(Fonte: Benjamin, Borish's clinical refraction, 2nd edition, Elsevier, 2006, com pemrissão.)*

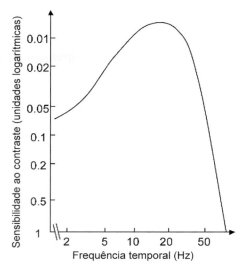

FIGURA 6-147 Sensibilidade temporal ao contraste. *(Fonte: Díez-Ajenjo MA, Capilla P., J Optom 2010;3:2-19 - Vol. 3 Num.1.)*

atrofia óptica, neurite), enquanto a área com altas frequências espaciais depende basicamente das propriedades ópticas do sistema visual (estando mais afetada por erros refrativos, catarata).

A sensibilidade ao contraste é o inverso do limiar ao contraste (1/limiar), o que significa que quanto menor o limiar, maior a sensibilidade neste ponto. Então, se o limiar num ponto é igual a 0,05 a sensibilidade ao contraste será 1/0,05, ou seja, 20.

Ela é influenciada pela adaptação luminosa, sofrendo diminuição à medida que a luz também diminui. A sensibilidade ao contraste mesópica vai depender também dos bastonetes, ao contrário da fotópica, que depende somente dos cones.

Algumas imagens têm bordas bem definidas, enquanto outras não têm. A capacidade para detectar o contraste nestas condições variáveis pode ser medida utilizando as grades senoidais. Quando as bordas são bem definidas, como em um objeto preto sobre fundo branco, o formato da onda será quadrado (Fig. 6-145, embaixo).

Além das grades sinoidais (frequência espacial por grades sinoidais), a frequência espacial pode ser também medida através de estímulos circulares (frequência espacial radial) ou angulares (frequência espacial angular).

Sensibilidade temporal ao contraste

Assim como a sensibilidade espacial ao contraste mede a sensibilidade ao contraste como uma função da frequência espacial, a sensibilidade temporal ao contraste mede a sensibilidade ao contraste como uma função da frequência temporal (Fig. 6-147).

Para tanto, são apresentados estímulos que variam de maneira sinoidal ao longo do tempo (de maneira similar ao estímulo de grades que varia de forma sinoidal ao longo do espaço). A visibilidade desses estímulos modulados temporalmente depende tanto do índice de apresentação quanto da profundidade de modulação (diferença entre a luminância máxima e mínima apresentada na sequência).

De maneira similar ao que ocorre na sensibilidade espacial, a sensibilidade temporal nas altas frequências diminui bruscamente e nas baixas frequências menos bruscamente.

Acuidade visual × teste de sensibilidade ao contraste

Geralmente o teste de sensibilidade ao contraste e a acuidade visual estão correlacionados, como, por exemplo, uma redução na acuidade visual relativa a um erro de refração traduz um efeito previsível no teste de sensibilidade ao contraste. No entanto, em determinadas patologias, entre elas catarata incipiente, doenças maculares, diabetes (principalmente com retinopatia), ambliopia, glaucoma (o efeito é maximizado se os pacientes estiverem em hipercapnia, o que não ocorre em pessoas normais), esclerose múltipla, neurite óptica e outras neuropatias (inclusive neuropatia distireóidea), após cirurgia refrativa, contusão ocular, massas intracranianas e hipertensão intracraniana idiopática, cursam com a acuidade visual próxima à normalidade e alterações significativas no teste de sensibilidade ao contraste.

Nesses pacientes, a medida da acuidade visual não vai refletir de maneira objetiva a função visual real do paciente, que pode ter significativas perturbações visuais mesmo com acuidade de 20/20 (Fig. 6-148). Isso ocorre porque a sensibilidade ao contraste influencia as atividades da vida diária, como, por exemplo, velocidade da mobilidade e caminhada, desempenho na direção, reconhecimento de rostos, estabilidade postural,

CAPÍTULO 6 Anatomia, Citologia, Histologia, Fisiologia e Bioquímica Ocular   347

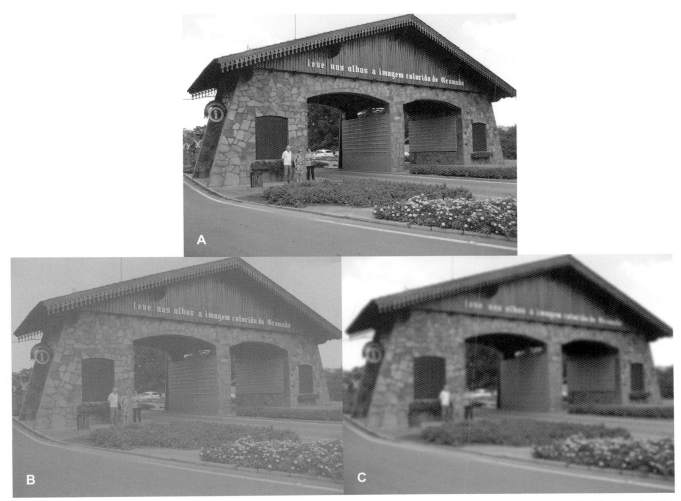

FIGURA 6-148 *Em cima:* Visão do Pórtico de Gramado (Gramado-RS), visto por indivíduo normal. *Embaixo, à esquerda:* Visto por indivíduo com diminuição da sensibilidade ao contraste. *Embaixo, à direita:* Para comparação, visão de indivíduo com diminuição da acuidade visual.

velocidade de leitura e desempenho no computador etc. São tarefas em que o indivíduo é confrontado com uma série de objetos de contrastes e luminosidades variados, os quais exigem uma rápida interpretação. A sensibilidade espacial ao contraste reflete mais o estado visual real desses indivíduos.

As patologias que causam alterações na retina (como a doença macular relacionada à idade), nervo óptico ou cérebro, tendem a causar alterações da sensibilidade ao contraste. Outros fatores, tanto fisiológicos quanto patológicos, também podem interferir. Exemplos são as patologias corneanas que levam a edema ou distorção (pterígio, ceratocone), alterações refrativas, uso de LIO pós-facectomia, albinismo, microangiopatias, prematuridade, adenomas de hipófise (serve como um bom índice da compressão da via visual, ainda que seja inespecífico e não possa ser usado sozinho), enxaqueca, nistagmo, doença de Alzheimer, esquizofrenia, síndrome de Down, depressão, doença de Parkinson e fibrose cística.

Teoria cromática de Young-Helmthotz

No século XIX, Young e Helmholtz, que eram fisiologistas, já afirmavam que o olho humano tem três diferentes tipos de receptores visuais (hoje sabemos que são os cones), sensíveis às luzes vermelha, verde e azul (teoria de Young-Helmholtz).

De acordo com Helmholtz, os diferentes tipos de luzes iriam estimular em proporções diferentes os receptores. As cores intermediárias seriam obtidas utilizando duas cores fundamentais misturadas em proporções críticas. No entanto, a teoria de Young-Helmholtz ainda não podia explicar o motivo de certas combinações de cores cancelarem umas às outras e por que com outras combinações isto não acontecia.

Teoria da oponência das cores de Hering

Em 1878, outro fisiologista, chamado Ewald Hering, propôs a teoria da oponência das cores. De acordo com ela, os cones se uniriam para formar três pares de cores oponentes,

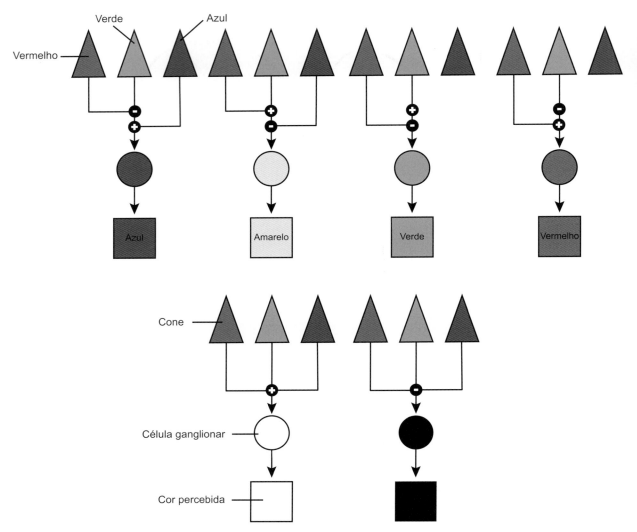

FIGURA 6-149 Teoria da oponência das cores.

vermelho-verde, azul-amarelo e branco-preto (Fig. 6-149). A ativação de um membro do par vai inibir a atividade no outro, sendo mutuamente exclusivas. As cores seriam determinadas pelos três canais oponentes, e não pela tricromacia.

Como pode ser visto na Figura 6-149, cada célula ganglionar vai receber um impulso de um conjunto definido de cores, e quando uma célula ganglionar consegue a combinação de sinais necessária para causar a sua ativação, ela manda uma mensagem indicando uma cor particular. Por exemplo, uma célula ganglionar "azul", que apenas vai mandar a mensagem "azul" para o cérebro, vai desencadear uma resposta quando receber um impulso dos cones azuis, mas nenhum impulso dos cones verdes ou vermelhos. Uma célula ganglionar "amarelo" mandará um sinal "amarelo" para o cérebro quando for ativada por certo padrão dos cones verdes e vermelhos, mas não pelos cones azuis.

As mensagens "vermelho" e "verde" são enviadas por células ganglionares diferentes que transmitem o amarelo. A mensagem "branco" é recebida quando a célula ganglionar "branco" recebe impulsos dos três cones, e "preto" será quando a célula ganglionar "preto" não receber impulso de nenhum dos três cones. Quantidades variáveis de impulsos provenientes dos 3 cones formam o espectro de cinza.

Consistente com esta teoria, nenhum membro de um par pode ser visto no mesmo local, pois estão na mesma via, ou feixe de fibras nervosas, e não podem ser ativados ao mesmo tempo, e é por isto que nós não podemos ver cores como amarelo-azulado ou verde-avermelhado. Esta teoria também ajuda a explicar alguns tipos de deficiência da visão de cores. As pessoas com deficiências dicromáticas usam apenas duas cores primárias e, dependendo da deficiência, vai haver confusão ou entre o verde e o vermelho ou entre o azul e o amarelo.

A teoria da oponência de cores também explica por que nós vemos amarelo, apesar de não existir um cone amarelo. A cor é resultante das conexões excitatórias e inibitórias entre os três tipos de cone.

As duas teorias, a teoria tricromática de Young-Helmholtz e a teoria da oponência das cores, formaram o alicerce do entendimento da visão de cores. A teoria tricromática

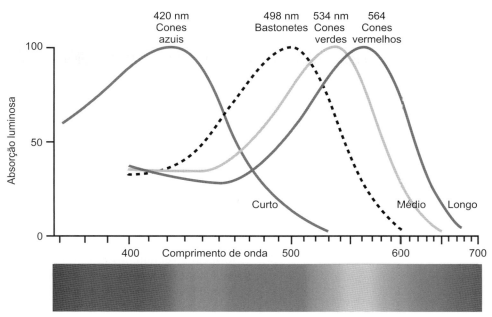

FIGURA 6-150 Interpretação da cor pelo sistema nervoso central. Uma luz azul tem um comprimento de onda de 420 nanômetros, que estimula em 0% os cones vermelhos, 0% os verdes e 97% os azuis, então esta proporção 0:0:97 será percebida como azul. Uma luz verde estimula os cones vermelhos em 31%, os verdes em 67% e os azuis, em 36%. Esta proporção, 31:67:36, é interpretada como verde. Em uma luz amarela, tanto os cones vermelhos quanto os verdes são estimulados em 83%, enquanto os azuis não são estimulados. Esta proporção, 83:83:0, é interpretado como amarelo. Na luz laranja, a estimulação dos cones vermelhos irá estar em 99%, o verde em 42% e o azul, 0%. Esta proporção, 99:42:0, será interpretada como laranja. *(Modificada de OpenStax College, em https://commons.wikimedia.org/wiki/File:1416_Color_Sensitivity.jpg)*

exemplifica o funcionamento dos receptores visuais na retina, enquanto a teoria da oponência das cores está mais relacionada aos efeitos neurais interativos que ocorrem em níveis superiores dentro do sistema visual.

Visão de cores

A percepção das cores utiliza três tipos de pigmentos visuais localizados no segmento externo dos cones e que são sensíveis a comprimentos de onda para o vermelho (eritrolabe), verde (clorolabe) e azul (cianolabe).

Os bastonetes, cujo pigmento é a rodopsina, apresentam visão acromática, não participando na percepção de cores. Os bastonetes, cujo pigmento é a rodopsina, não auxiliam na percepção de cores, sendo a visão acromática.

Todos os pigmentos visuais utilizam retinol, mas cada um tem uma opsonina diferente. A função destas diferentes opsoninas é rearranjar as nuvens de elétrons de retinol, modificando sua habilidade de capturar fótons de comprimentos de onda diferentes. Os pigmentos visuais dos cones verdes e vermelhos são bastante parecidos, apresentando apenas poucos aminoácidos diferentes na sua estrutura.

Os pigmentos diferem no comprimento de onda que causa sua excitação; para o pigmento vermelho, é 560 nm; para o verde, 530 nm; e para o azul, 420 nm (Fig. 6-150). Os três tipos diferentes de pigmentos estão presentes nos diferentes cones (sendo apenas um pigmento por cone), deixando-os sensíveis seletivamente às cores azul, verde ou vermelho.

Os pigmentos sensíveis à cor azul, também chamados de S-cones (*short wavelenght sensitive cone*), são os menos numerosos, representando apenas 5% a 10% do total. Os sensíveis à cor verde são também chamados de M-cones (*medium wavelenght sensitive cone*) e os sensíveis ao vermelho, L-cones (*long wavelenght sensitive cone*).

O fotorreceptor ainda vai absorver a luz fora do seu comprimento de onda preferencial, embora com uma sensibilidade reduzida.

As diferentes cores serão interpretadas pelo cérebro de acordo com os receptores que forem estimulados e o percentual de estimulação de cada um deles, segundo o comprimento de onda da luz do objeto. Isso pode ser mais bem visualizado na Figura 6-150.

O olho consegue perceber comprimento de ondas variando de 380 nm (púrpura profundo) até 760 a 780 nm (vermelho profundo). Este é o chamado espectro visível.

Em condições de boa iluminação, como normalmente acontece de dia, a visão é nítida e as cores são facilmente distinguidas; esta é a iluminação fotópica ou diurna, e depende basicamente dos cones. Em níveis de iluminação inferiores a 0,25 cd/m^2, a visão de cores tende a desaparecer e a visão é mais sensível aos tons azuis; essa é a visão escotópica ou noturna, e depende mais dos bastonetes. Em locais em penumbra ou com iluminação intermediária (iluminação mesópica), a capacidade do olho para distinguir as cores é reduzida à medida que diminui a intensidade da luz. Desta maneira, as curvas de sensibilidade do olho são definidas, e a curva escotópica está deslocada para a cor azul. Este deslocamento da curva é chamado de efeito Purkinje.

A cegueira a determinadas cores é causada por uma deficiência ou ausência de um dos sistemas de cores (azul, vermelho ou verde), produz uma visão dicromática, e quando a perda é de dois, a visão é monocromática. Se todos os três estão faltando, a visão é acromática e depende somente dos bastonetes.

Processamento das informações cromáticas nos níveis superiores do sistema visual

É importante lembrar que a percepção normal das cores depende não apenas da presença de todos os três cones, como também da integridade da mácula, nervo óptico, quiasma e via retroquiasmática, além da necessária transparência dos meios. A visão de cores diminui com a idade.

Os cones realizam sinapse nas células ganglionares. Os 3 tipos de cones são combinados em uma maneira de oponência, formando dois canais cromáticos, que são chamados de verde-vermelho e azul-amarelo. No verde-vermelho, os sinais dos cones de comprimento de onda longos (L) se opõem aos sinais dos cones de comprimento médio, enquanto no azul-amarelo, os sinais dos cones de comprimento curto (S) sofrem oponência pela soma dos estímulos dos cones L e M.

Dentro do canal verde-vermelho, as células ganglionares podem ser de vários subtipos: centros on ou off, e centros com conexões para os cones verde ou vermelho. Se o centro for vermelho, a periferia é verde, e vice-versa (Fig. 6-151).

Visualização da cor dos objetos

Os objetos absorvem determinados comprimentos de onda da luz e refletem outros. As cores que percebemos dependem, basicamente, dos comprimentos de onda que são refletidos. Assim, se um objeto reflete todos os comprimentos de onda, vamos perceber como branco; se todos forem absorvidos, perceberemos como preto; e se são refletidos apenas os raios vermelhos, esta será a cor que iremos visualizar.

Uma cor não é apenas uma propriedade física de um objeto, é um fenômeno de percepção. Platão (427-347 a.C.) já tinha dito na sua época: "As cores raramente têm a mesma aparência para um cão ou para qualquer animal como têm para um ser humano; também não têm a mesma aparência para diferentes seres humanos ou mesmo para o mesmo ser humano em ocasiões distintas."

Adaptação à luz e adaptação ao escuro

O olho necessita sofrer ajustes para melhorar a visão conforme o nível luminoso do ambiente se altera. Isso permite continuarmos enxergando em um amplo espectro de níveis luminosos.

A sensibilidade ocular à luz varia inversamente com a luz ambiente, uma relação conhecida como lei de Weber. O aumento da sensibilidade retiniana à luz quando passamos de um ambiente claro para um escuro pode ser na ordem de 1 milhão de vezes.

Em um dia claro, onde há bastante luz, nós utilizamos basicamente os cones para enxergar, havendo uma inibição dos bastonetes. A rodopsina vai ser degradada pela rodopsina cinase, então terão menos estímulos para iniciar um potencial de ação, e o olho então vai estar "adaptado à luz". Isso é importante por dois motivos: torna os receptores menos sensíveis à luz, evitando que o indivíduo fique ofuscado por luzes muito intensas, e faz com que a resposta à luz seja mais rápida, aumentando a resolução temporal do olho. O processo ocorre em aproximadamente 5 minutos.

Quando a luminância diminui, aumentam os impulsos dos bastonetes e reduzem os dos cones. Quando a

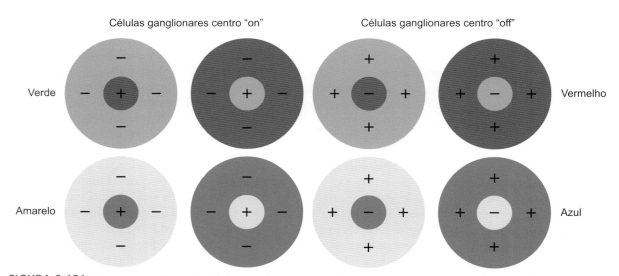

FIGURA 6-151 Campos receptivos das células ganglionares parvocelulares e koniocelulares, envolvidas no sistema de cores.

luminância é reduzida mais ainda, a contribuição dos cones para a visão cessa, as cores desaparecem e as imagens ficam em diferentes tons de cinza, já que dependem dos bastonetes, que são excitados com menores quantidades de luz. Neste caso, a rodopsina cinase será inativada pela ligação com a recoverina, que é uma proteína dependente de cálcio, e mais rodopsina será produzida, tornando a retina mais sensível à luz. Os cones também regeneram o seu pigmento visual. É por isso que, quando passamos de um ambiente iluminado para um menos iluminado, inicialmente parece tudo escuro, depois aos poucos começamos a diferenciar os objetos que estão no ambiente. A adaptação dos cones ao escuro permite que comecemos aos poucos a enxergar novamente as cores. Na falta de vitamina A, menos pigmento visual (tanto a rodpsina, dos bastonetes, quanto a iodopsina, dos cones) pode ser produzido, o que retarda a adaptação ao escuro. A redução de oxigênio no ambiente também atrasa a adaptação. Ela é mais rápida nos cones e ocorre em aproximadamente 3 a 5 minutos. A adaptação ao escuro normal atinge um pico máximo em aproximadamente 20 minutos, que é quando os bastonetes também estarão bem adaptados, permitindo perceber estímulos luminosos tênues demais para que possam ser detectados pelos cones. A adaptação ao escuro sofre uma deterioração com o aumento da idade.

Esta adaptação à luz envolve também os reflexos pupilares: a pupila dilata em ambientes escuros para a entrada de mais luz e se contrai em ambientes muito claros, para reduzir a quantidade de luz na retina.

Campo de visão

O campo de visão é o conjunto de pontos no espaço que o olho teoricamente imóvel percebe, e corresponde à ilha de visão de Traquair, que demonstra a sensibilidade retiniana em cada ponto (Fig. 6-152). Essa ilha, tridimensional, já foi descrita por Traquair como "uma ilha de visão em um mar de cegueira", pois os pontos fora dela não podem ser percebidos. A sensibilidade luminosa é máxima na região

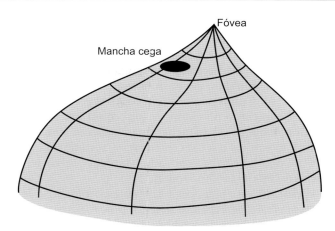

FIGURA 6-152 Representação da ilha de visão de Traquair normal, cujo pico de sensibilidade corresponde à fóvea. *(Modificada do original encontrado em: Elliot M. Kirstein (2014). Structure and Function Relationship in Glaucoma-Historical Perspective to a Practical Approach, Ophthalmology – Current Clinical and Research Updates, Associate Prof. Pinakin Davey (ed.), InTech.)*

que corresponde à fóvea e diminui gradativamente à medida que se aproxima da periferia, onde se extingue. Quanto maior a altura da ilha, maior será a sensibilidade luminosa nesses pontos.

O campo de visão se estende a 60° nasal, 90° a 100° temporal, 60° superior e 70° a 75° inferior (Fig. 6-153). As extensões dos campos visuais nasal e superior estão limitadas respectivamente pelo nariz e pelo rebordo orbitário superior e sobrancelha. Não há qualquer limitação do lado temporal. Pacientes com exoftalmia ou enoftalmia podem ter, respectivamente, aumento e diminuição da extensão do campo de visão.

Ainda que nosso campo de visão seja normalmente percebido de maneira binocular (neste caso, tem um formato ovoide e sua extensão é de 200 graus na horizontal e 130° na vertical), normalmente ele é medido de modo monocular.

Ele é dividido em quatro quadrantes (temporal superior, temporal inferior, nasal superior e nasal inferior), que são

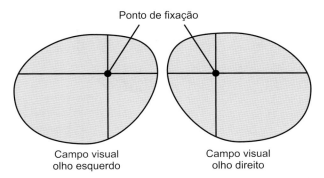
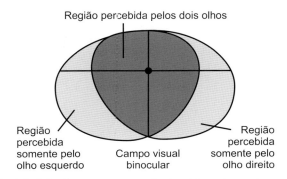

FIGURA 6-153 Extensão do campo visual, monocular (*esquerda*) e binocular (*direita*). Observe que, quando visto binocularmente, o campo do olho direito se superpõe em parte ao do olho esquerdo, mas há uma porção temporal em ambos que só pode ser vista com aquele olho. Na área de visão binocular, pequenos defeitos podem não ser percebidos. *(Modificada de Douwebergsma, em https://commons.wikimedia.org/wiki/File:Normal_field3.PNG.)*

separados por uma linha vertical e uma horizontal. O ponto de cruzamento dos eixos horizontal e vertical é o ponto de fixação e corresponde à fóvea, enquanto a mancha escura do lado temporal correspondente à projeção do nervo óptico no campo de visão e é a mancha cega de Mariotte (Fig. 6-154). Como não existem fotorreceptores no disco, ele é projetado no campo visual como um escotoma absoluto temporal. A mancha cega apresenta forma oval na direção vertical e seu o centro está a aproximadamente 15,5° do ponto de fixação no lado temporal e cerca de 1,5° abaixo do meridiano horizontal.

Apesar de a mancha cega ser um escotoma absoluto, as pessoas não percebem o defeito, pois o sistema visual consegue "preencher" perceptualmente o defeito com as informações das proximidades. O mesmo processo ocorre com os escotomas patológicos, onde o paciente não percebe a "falha" na visão, mas pode se dar conta, por exemplo, de que bate com objetos à sua direita (em caso de hemianopsia homônima à direita).

Quando existem áreas de sensibilidade menor do que o esperado, temos os escotomas, que podem ser relativos (quando a sensibilidade está menor, mas ainda presente) ou absolutos (quando está completamente ausente).

No campo de visão, as fibras nasais se projetam do lado temporal (e vice-versa), e as superiores se projetam inferiormente (e vice-versa). Uma lesão nasal superior, portanto, vai aparecer como um defeito temporal inferior no campo.

COROIDE

Noções gerais

A coroide é um tecido vascularizado e pigmentado que representa o segmento posterior do trato uveal. Encontra-se localizada entre a esclera e o epitélio pigmentar da retina (Fig. 6-155). Estende-se da *ora serrata* anteriormente, onde apresenta uma tênue zona de transição com o corpo ciliar, até o nervo óptico posteriormente. Apresenta coloração marrom-claro a escuro.

Sua espessura é de 0,22 mm em sua porção posterior e 0,10-0,15 em sua porção anterior.

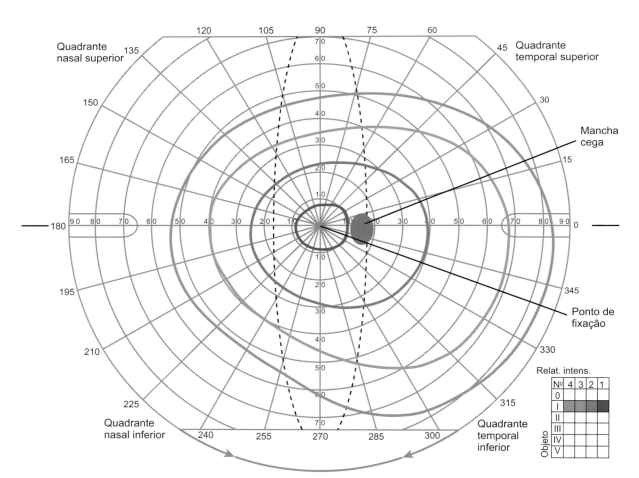

FIGURA 6-154 Representação do campo visual manual de Goldmann, neste caso um campo normal do olho direito. *(Modificado de Pignol23, em https://commons.wikimedia.org/wiki/File:Goldmann_visual_field_record_sheet.jpg.)*

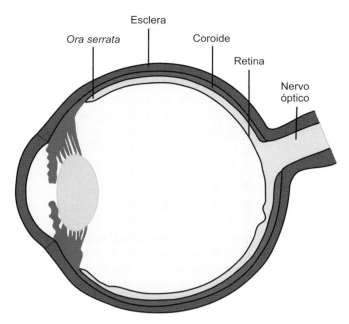

FIGURA 6-155 A coroide está localizada entre a esclera e o epitélio pigmentar adjacente à retina. *(Modificada de ptolentinobioresearch, em http://img.tfd.com/dorland/thumbs/choroid.jpg)*

Funções

- Responsável pela nutrição e oxigenação das camadas externas da retina.
- Dissipação do calor
- Também exerce um papel importante na manutenção da PIO devido ao seu intenso fluxo sanguíneo.
- Produção de parte da membrana de Bruch,

Vascularização e inervação

No sistema vascular coróideo, as artérias e veias não correm paralelas. A coroide é responsável pelo aporte nutricional seletivo às camadas retinianas externas, desde o epitélio pigmentar da retina até a fração externa da camada nuclear interna.

Este sistema vascular é derivado da artéria oftálmica, que é o primeiro ramo da artéria carótida interna, e se divide em artérias ciliares posteriores lateral e medial. Estas se dividem em artérias ciliares posteriores longas, uma nasal e uma temporal, e artérias ciliares posteriores curtas (círculo de Zinn), que são muito numerosas (15 a 20) e penetram na esclera próximo ao nervo óptico. As artérias ciliares posteriores longas penetram na esclera 3 a 4 mm anteriores ao nervo óptico e percorrem o espaço supracoróideo ao longo do meridiano horizontal em sentido anterior até próximo à *ora serrata*, onde ramifica-se, enviando 3 a 5 ramos posteriores para suprir a coriocapilar até o equador do globo ocular. Estas artérias ciliares posteriores longas, quando ramificam-se próximo à *ora serrata*, também enviam ramos anteriores que formam, junto com as artérias ciliares anteriores, o círculo arterial maior da íris. Estas artérias ciliares anteriores, geralmente em número de quatro, dirigem-se ao segmento anterior do olho através dos músculos retos e penetram na esclera na altura da sua inserção, onde enviam ramos recorrentes para ajudar a suprir a coriocapilar anterior e ramos para o círculo arterial maior da íris. Deste círculo partem artérias colaterais, umas para irrigar o corpo ciliar, outras para formar o círculo arterial menor da íris, e as últimas dirigem-se posteriormente, de volta à coroide. A coriocapilar posterior ao equador é suprida pelas artérias ciliares posteriores curtas logo após sua entrada no globo e um curto percurso no espaço supracoróideo.

O uso, em anos recentes, da tomografia de coerência óptica (OCT) tem permitido um estudo mais dinâmico e *in vivo* da coroide (Fig. 6-156). Com aperfeiçoamentos, como a imagem de profundidade melhorada (EDI), redefiniram-se as medidas de espessura coróidea subfoveal entre 287 e 335 μm, demostrando também que esta medida diminui com a idade e apresenta afinamento periférico, assim como variações de gênero. Estudos dinâmicos mostram variações com a ingestão forçada de agua, café, em fumantes e grávidas.

A drenagem venosa da coriocapilar é majoritariamente através do sistema de vorticosas e minimamente através das veias ciliares anteriores. Vênulas pós-capilares convergem formando ampolas, uma em cada quadrante. Uma veia vorticosa drena estas ampolas e atravessa a esclera. Cada quadrante pode apresentar mais de uma veia vorticosa. As veias vorticosas drenam para as veias oftálmicas inferior e superior.

A inervação é suprida pelos sistemas simpático e parassimpático. O sistema simpático realiza função autorreguladora para manter o fluxo sanguíneo constante, enquanto o sistema parassimpático não apresenta nenhuma ação sobre

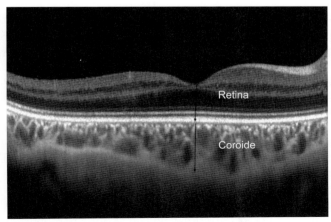

FIGURA 6-156 OCT de coroide mostrando a retina e a coroide. *(Cortesia: dr. Caio Augusto Scocco)*

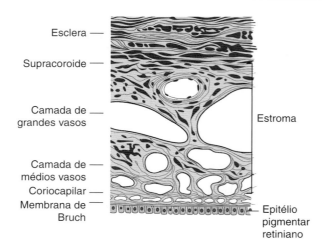

FIGURA 6-157 Vasos da coroide.

o fluxo sanguíneo. A maior parte da inervação é suprida através dos nervos ciliares curtos que, assim como os longos, perdem as fibras de mielina ao entrar no globo ocular. Os nervos ciliares longos cursam anteriormente no meridiano horizontal do globo, delimitando os hemisférios superior e inferior. Os nervos ciliares longos unem-se diretamente ao nervo nasociliar, enquanto os nervos ciliares curtos passam através do gânglio ciliar.

Histologia

A coroide apresenta as seguintes camadas: supracoroide, estroma, coriocapilar e membrana de Bruch (Fig. 6-157). É limitada anteriormente pelo epitélio pigmentar retiniano e, posteriormente, pela lâmina fosca.

Supracoroide

Localizada entre a camada mais interna da esclera, a lâmina fusca, e camada de vasos maiores do estroma coróideo, a lâmina supracoróidea é avascular e composta por fibras colágenas e elásticas, endotélio, fibras musculares lisas, plexos nervosos, fibroblastos, melanócitos (grandes células marrons contendo melanina e que formam parcialmente um sincício) e células ganglionares.

O espaço supracoróideo contém finas lamelas denominadas epicoroide ou supracoroide, que se comunicam externamente com a lâmina fusca da esclera. As lamelas de tecido conectivo pigmentado estão intimamente ligadas àquelas da lamina fusca da esclera. Um descolamento de coroide significa um descolamento da coroide e/ou corpo ciliar da esclera.

Estroma

O estroma coróideo é composto por vasos sanguíneos, inúmeros tipos de células, fibras colágenas e fibras nervosas. Duas camadas vasculares podem ser identificadas: externa de grandes vasos (ou camada de Haller) e intermediária de vasos médios (camada de Sattler). As artérias se dividem na primeira camada e se dividem novamente na segunda camada.

As artérias na camada de Haller, por serem de grande calibre, apresentam túnicas adventícia, média e elástica interna.

A maioria dos grandes vasos é constituída de veias, que se caracterizam pela ausência de válvulas, e que vão anastomosando-se até formar quatro troncos venosos, as veias vorticosas, uma em cada um dos quadrantes posteriores. Essas veias, duas superiores e duas inferiores, atravessam a esclera atrás do equador do olho e desembocam nas veias oftálmicas. Ocasionalmente pode haver a presença de nevos nesta camada.

Os vasos na porção de Sattler são de médio calibre, ou seja, sem as túnicas média e elástica interna, não existindo fenestrações em vaso algum destas capas, portanto não havendo vazamento de fluoresceína em condições fisiológicas.

Coriocapilar

A coriocapilar é uma monocamada capilar, larga, de ± 25-50 μ de espessura, permitindo o fluxo (tridimensional em quase todas suas porções, exceto na periférica) simultâneo de vários eritrócitos.

É essencialmente formada por capilares do tipo fenestrado, todos derivados das artérias ciliares posteriores longas e curtas e das ciliares anteriores. Estes orifícios apresentam dimensões entre 60 e 80 nm e direcionados, todos, para o EPR. Portanto, ao contrário das duas camadas mais externas, a coriocapilar é permeável, e, desta forma, compreende-se o amplo escape de fluoresceína que ocorre a este nível.

Sua morfologia modifica-se ao longo de sua extensão (justapapilar à *ora serrata*).

Anatomicamente, a coriocapilar não é homogênea nem a coroide é inteiramente lobulada. Nas regiões justapapilar e submacular apresenta-se como uma rede capilar terminal, rica em anastomoses arteríolo-arteriolar ou arteríolo-venular, além de conexões com a área pré-laminar da lâmina crivosa, onde ramos recorrentes das artérias ciliares posteriores curtas (ACPC) ligam-se aos vasos piais. Na zona submacular, o número de arteríolas é maior, além de haver vários ramos centrípetos das artérias ciliares posteriores longas (ACPL), aparentemente não existindo consenso sobre a existência de uma artéria própria da mácula. As arteríolas que dão origem à coriocapilar são ramos de terceira ordem das ACPC. O polo posterior é a área onde a coriocapilar assume seu padrão lobulado mais difundido. Estes lóbulos estão arranjados pela disposição de uma arteríola central rodeada por vênulas coletoras (padrão mais aceito) ou, ao contrário, arteríolas circundando uma vênula não havendo, portanto, regra única de posicionamento dos vasos nestes lóbulos. As arteríolas podem se abrir para mais de um lóbulo. Na periferia retiniana o formato da coriocapilar torna-se mais linear, fusiforme, com os vasos ocupando um mesmo plano. Esta disposição não sofre influências do sexo, idade ou raça. Existem firmes adesões formadas por septos de tecido colágeno entre a coriocapilar e a membrana de Bruch que as tornam praticamente inseparáveis em condições fisiológicas ou para fins de estudos.

Responsável pela nutrição dos dois terços externos da retina.

Membrana de Bruch

Apresenta espessura de 2 μm de espessura na criança e fica mais espessa com o envelhecimento. É composta por cinco camadas visualizáveis à microscopia eletrônica (Fig. 6-158):
- Membrana basal do endotélio da coriocapilar, que é a camada mais externa.
- Zona colágena externa, composta de fibras de colágeno que se cruzam e se orientam em todas as direções.
- Zona elástica, composta de fibras elásticas longas, finas e retas, que se encontram em determinados pontos, onde formam nódulos.
- Zona colágena interna, com estrutura semelhante à da zona colágena externa.
- Membrana basal do epitélio pigmentar da retina (EPR), uma fina membrana composta de filamentos que se estendem da membrana celular do EPR até a zona colágena.

Nos indivíduos mais idosos ocorre, principalmente nas regiões macular e peripapilar, acúmulo de material granular amorfo proveniente do metabolismo das células do EPR, as chamadas drusas. Essa desordem é conhecida como degeneração macular relacionada à idade (DMRI).

VIA VISUAL – NERVO ÓPTICO

Histologia do nervo óptico

Histologicamente, o nervo óptico apresenta tecido nervoso e um mesoderma, que lhe dá proteção e sustentação.

O mesoderma forma uma camada de tecido conjuntivo denso, também chamado de epineuro, que preenche os espaços entre os feixes de fibras nervosas e recobre o nervo. Cada um dos feixes de fibra nervosas, por sua vez, é envolvido pelo perineuro, que é formado por uma capa de células epitelioides achatadas. O espaço entre as várias fibras nervosas dentro do feixe é preenchido pelo endoneuro.

Vasos sanguíneos, astrócitos (que servem como suporte e para delimitar os bordos entre os axônios e outros tecidos da área, como vítreo, coroide, esclera e capilares), micróglia (fagócitos) (Fig. 6-128), oligodendrócitos (produtores de mielina, estão ausentes na cabeça do nervo óptico) (Fig. 6-37), e fibroblastos estão presentes no mesoderma.

As porções intraorbitária, intracanalicular e intracraniana apresentam septos, que dividem as células nervosas em colunas paralelas e são formados por tecido conectivo.

O número de axônios é constante, mas a glia e a mielina estão presentes em quantidades variáveis.

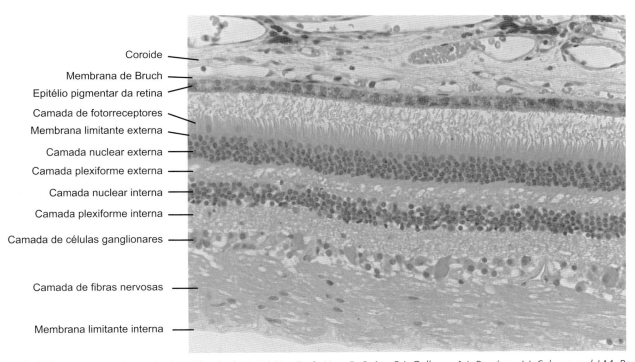

FIGURA 6-158 Membrana de Bruch. *(Modificada de A. Triviño, R. de Hoz, B. Rojas, B.I. Gallego, A.I. Ramírez, J.J. Salazar and J.M. Ramírez (2012). Effects of Hypercholesterolaemia in the Retina, Ocular Diseases, Dr. Adedayo Adio (Ed.), InTech.)*

Anatomia do nervo óptico

O nervo apresenta quatro porções: intraocular, intraorbitária, intracanalicular e intracraniana (Fig. 6-159, à esquerda).

Porção intraocular

Do disco óptico saem todos os axônios das células ganglionares (aproximadamente 1,25 milhão, correspondendo a aproximadamente 40% do total de fibras dos nervos cranianos), e aproximadamente 80% são da via óptica e os outros da via pupilar. As fibras são circundadas por células gliais e terminações das células de Müller.

A porção intraocular, também chamada de disco, papila ou cabeça do nervo óptico, pode ainda ser subdividida em três porções: camada de fibras nervosas, porção pré-laminar e porção laminar (Fig. 6-159, à direita).

A camada de fibras nervosas superficiais contém fibras ópticas que estão cobertas por uma camada de astrócitos, separando-a do humor vítreo. Os axônios, na margem do nervo, são separados da coroide e da esclera por uma camada de astrócitos, que é conhecida por tecido limitante de Jacoby. Mais adiante, os astrócitos formam o tecido intermediário de Kuhnt, que realiza uma barreira entre os axônios e as camadas mais externas retinianas.

A região pré-laminar apresenta axônios não mielinizados, astrócitos, tecidos conectivos e capilares. Os axônios estão dispostos em feixes e são envolvidos por astrócitos.

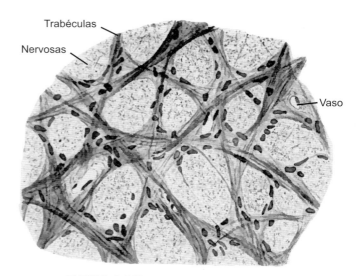

FIGURA 6-160 Histologia da lâmina crivosa.

Na saída do globo, ele atravessa a lâmina crivosa, que é feita de fibras elásticas e colagenosas (região laminar) (Fig. 6-160). Com o avanço da idade, a lâmina crivosa começa a ficar mais dura e, portanto, mais passível de gerar dano às fibras nervosas se houver um aumento da pressão intraocular. Além disto, há um estreitamento da veia central da retina ao passar por ela, podendo ser uma causa possível para uma propensão deste vaso de ter uma obstrução a este

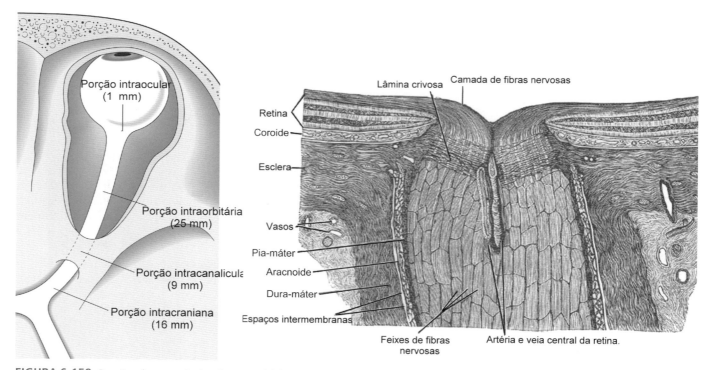

FIGURA 6-159 Porções do nervo óptico (à *esquerda*) (Fonte: Yanoff, 2014, com permissão). Corte do nervo óptico no nível da lâmina crivosa. A figura demonstra sua porção pré-laminar, laminar e pós-laminar (à *direita*).

nível, por um trombo, por exemplo. Ele está localizado 3 a 4 mm nasal à fóvea, tendo aproximadamente 0,7 mm de comprimento intraocular. Na maioria dos pacientes não é mielinizado.

A cabeça do nervo óptico tem aproximadamente 1,5 mm de diâmetro. Nos hipermétropes (com mais de 4 graus), a impressão que podemos ter é que ele é menor, e nos míopes acima de 8 dioptrias, maior. Quando realmente for menor que o normal, temos uma hipoplasia.

O disco óptico apresenta forma circular ou ovalada, (ainda que pareça alongada em pacientes com alto astigmatismo). Nestes pacientes, a direção do maior diâmetro do disco indica o eixo do astigmatismo. O formato também depende do ângulo no qual o nervo sai do olho. Quando os axônios saem em um ângulo oblíquo, então a cabeça do nervo óptico terá uma aparência inclinada.

Normalmente ele é rosado (embora possa estar mais pálido na atrofia óptica), de bordas bem definidas (podendo estar borradas no papiledema ou no pseudo-papiledema). Na maioria dos pacientes não é mielinizado.

Se a cabeça do nervo óptico deixa a esclera num ângulo menor do que 90 graus, o epitélio pigmentar retiniano irá terminar antes de chegar à borda do canal propriamente dito. Um halo que tem forma de crescente, de coroide ou esclera, pode ser então visível. O anel esbranquiçado, chamado de anel escleral de Elschnig, ou crescente temporal, circunda o nervo, e, por fora, está o anel coróideo (Fig. 6-161).

Os vasos passam pela porção central do nervo óptico, que é uma área com uma depressão pálida, a escavação óptica, correspondendo a uma área que não é ocupada por tecido neural (Fig. 6-162).

A escavação óptica é determinada geneticamente e depende do tamanho do canal escleral. Quanto mais largo o canal, maior a escavação fisiológica, já que haverá mais espaço no centro do disco. Por outro lado, um canal escleral estreito, como no hipermetrope, fará com que o centro do nervo óptico aparente estar cheio, com uma escavação fisiológica pequena ou ausente. Ou seja, um disco pequeno terá uma escavação pequena porque as fibras estarão mais juntas, enquanto um disco grande terá uma escavação maior porque suas fibras estarão mais espalhadas. A maioria das pessoas saudáveis possui uma relação escavação-disco até 0,3. Apenas 1% a 2% terão uma relação de 0,7 ou maior. Uma assimetria entre as escavações dos dois olhos maior do que 0,2 também deve ser vista com suspeita, pois é vista em menos de 1% da população normal. No glaucoma, existe um aumento da escavação devido à destruição das fibras (Fig. 6-162, abaixo).

O glaucoma é uma neuropatia óptica em que há uma perda retrógrada das células ganglionares retinianas, e cujo mais precoce sinal de dano ao disco é um aumento generalizado da escavação. A pressão intraocular aumentada parece causar danos diretos e indiretos. Indiretos, pelo dano à microcirculação da cabeça no nervo óptico, e diretos, devido à compressão axonal. O dano inicial parece ser no nível da lâmina crivosa, que é formada por tecido conjuntivo colagenoso, e apresenta em sua superfície 200 a 400 aberturas (poros) por onde transitam as fibras nervosas. Como o suporte da lâmina crivosa é mais fino nas porções superior e inferior da cabeça do nervo óptico, apresentando poros grandes onde passam um grande número de fibras, estas fibras nervosas são mais facilmente distorcidas pelo aumento da pressão intraocular, resultando na sua lesão.

Logo, um aumento focal da escavação na dimensão vertical é um achado altamente suspeito de glaucoma. Indivíduos normais raramente têm uma diferença entre a escavação vertical e a horizontal superior a 0,2; a maioria é inferior a 0,1. No entanto, as escavações mais alongadas verticalmente são comuns nas papilas alongadas não sendo, por si, muito suspeitas, mas, quando ocorrem em discos arredondados, merecem uma investigação mais apurada.

Quanto mais aumenta a escavação, mas exposta fica a lâmina crivosa e, portanto, mais vulnerável ao dano pelo aumento da pressão. Os poros, que geralmente são ovais em pessoas saudáveis, começam a ficar alongados. Mas nem todo aumento de escavação papilar é devido ao dano glaucomatoso, ainda que seja a causa mais frequente. Outras patologias, como compressão, trauma, neuropatia óptica isquêmica arterítica, neurite ou infecção do nervo óptico também aumentam a escavação papilar.

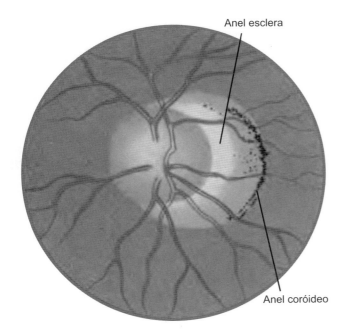

FIGURA 6-161 Crescente temporal.

358   **CAPÍTULO 6**   Anatomia, Citologia, Histologia, Fisiologia e Bioquímica Ocular

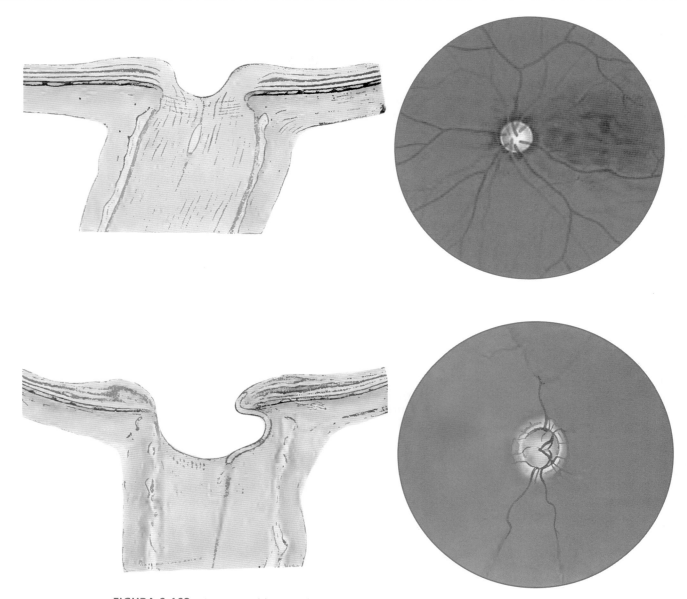

FIGURA 6-162 Disco normal (*em cima*); com aumento da escavação pelo glaucoma (*embaixo*).

O rim neural é o tecido situado entre a escavação e a margem do disco. Normalmente ele é de coloração laranja a rosada, e a metade temporal é levemente mais pálida. Geralmente, o rim neural é mais grosso na sua porção inferior, depois superior, nasal, e é mais fino temporal (regra ISNT) (Fig. 6-163, esquerda).

No glaucoma pode aparecer um degrau localizado ou um estreitamento do rim neurorretiniano no polo superior ou inferior do disco (Fig. 6-163, direita).

Em um estágio mais avançado, pode haver uma perda completa do rim neurorretiniano, o que resulta em uma escavação total, com os vasos surgindo subitamente das bordas do disco (sinal da baioneta). Numa papila grande, mesmo com a escavação aumentada, o rim neural é maior do que em uma papila pequena. No aumento de escavação

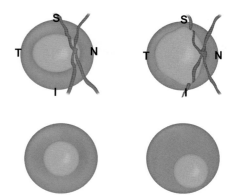

FIGURA 6-163 *Acima:* Regra ISTN, em uma papila normal (*à esquerda*), e sem respeitar a regra ISTN pelo glaucoma (*à direita*). *Abaixo:* Ainda que os dois discos apresentem escavação igual a 0,5, o da direita apresenta uma perda do rim neurorretiniano em sua porção temporal inferior.

papilar de causa não glaucomatosa, não é infrequente que o rim neurorretiniano esteja pálido, o que é mais raro no glaucoma.

Porção intraorbitária

A porção intraorbitária vai do globo até o canal óptico, e, mesmo que esta distância seja de aproximadamente 20 mm, esta porção do nervo mede aproximadamente 30 mm. O nervo percorre a órbita de maneira sinuosa, e esse maior comprimento permite os movimentos oculares extremos e explica também por que nas exoftalmias, mesmo severas, não há dano por estiramento. O seu diâmetro aumenta para 3-4 mm pela aquisição de mielina, o que ocorre logo após passar pela lâmina crivosa.

Histologicamente, apresenta feixes de axônios mielinizados com septos de tecido conjuntivo contendo vasos sanguíneos. A quantidade de astrócitos diminui.

As fibras do feixe papilomacular, a partir da cabeça do nervo óptico, começam a assumir gradativamente uma posição mais central no nervo.

Aproximadamente 12 mm atrás da lâmina crivosa, os vasos centrais deixam o nervo óptico (Fig. 6-29) e correm uma distância curta através do espaço subaracnóideo e subdural.

O nervo é rodeado por três camadas de meninges: dura-máter (mais externa e mais rígida), aracnoide (intermediária, bastante fina) e pia-máter, que envia septos ao interior do nervo óptico, dividindo-o em feixes e nutrindo-o, e se funde à superfície externa do nervo óptico (Fig. 6-164).

O nervo é envolvido no forame óptico pelas origens dos músculos retos, que formam o anel de Zinn (Fig. 6-54).

Porção intracanalicular

O nervo óptico entra no canal óptico no ápice da órbita (Fig. 6-165). Devido a essa proximidade às paredes do

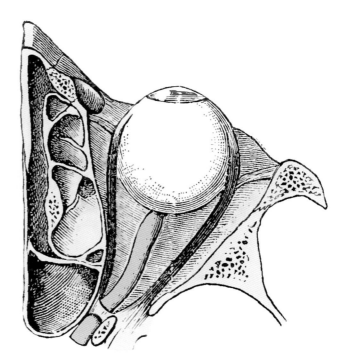

FIGURA 6-165 O nervo óptico percorre a órbita e entra no canal óptico no ápice da órbita.

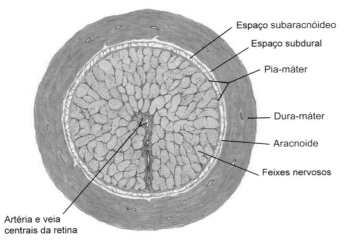

FIGURA 6-164 Nervo óptico rodeado pelas meninges. *(Fonte: Pabst, Atlas of Human Anatomy 14th Edition 2006 ©Elsevier GmbH, Urban & Fischer, Munich, com permissão.)*

canal (Fig. 6-166), uma eventual fratura do canal óptico pode lesar o nervo.

Dentro do canal, e estando fixo nele, o nervo corre posteriormente e medialmente, medindo aproximadamente 6 mm. Junto com ele, a artéria e a veia oftálmicas, alguns filamentos do plexo simpático carotídeo, nervo nasociliar e extensões das meninges intracranianas que formam as bainhas do nervo óptico seguem também.

No canal óptico a dura e o periósteo ósseo se fundem e formam um ponto de fixação do nervo, tornando-o ainda mais suscetível a trauma e lesões compressivas que atinjam o canal, mesmo que pequenas. Quando o nervo óptico passa pelo forame cranial do canal óptico, a dura se torna o periósteo do osso esfenoidal.

O espaço localizado entre a pia-máter e a aracnoide se comunica com o espaço subaracnóideo intracraniano, e contém líquido cefalorraquidiano (LCR). Assim, é uma fonte de disseminação de sangue, agentes infecciosos e células tumorais entre o sistema nervoso central e o olho. O espaço subaracnóideo contém também um sistema complexo de trabéculas, septos e pilares que dividem este espaço – e estas estruturas e este arranjo tem um papel na dinâmica do liquor no espaço subaracnoide, entre o nervo óptico e a cisterna quiasmática. Os seios etmoidal e esfenoidal estão localizados inferiormente ao nervo.

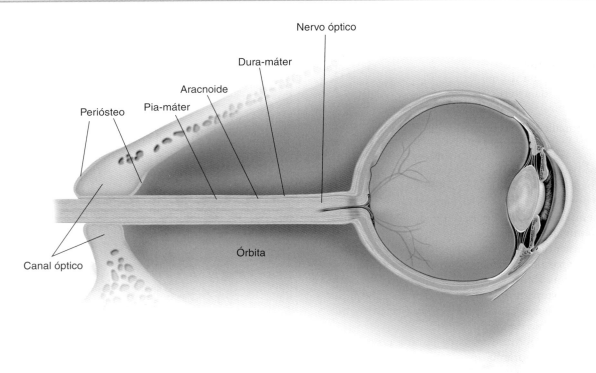

FIGURA 6-166 Nervo óptico dentro do canal óptico mostrando a fixação da dura e do periósteo.

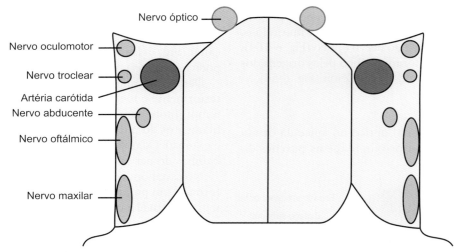

FIGURA 6-167 Nervo óptico e sua relação com o seio cavernoso. *(Modificada da figura do dr. Aaron Rogers, em https://en.wikibooks.org/wiki/File:Cavernous_Sinus_Schematic.jpg)*

Porção intracraniana

Após deixar os canais ópticos, os nervos penetram na fossa craniana medial, estendem-se posterior e medialmente e, finalmente, ascendem num ângulo de 45° para formar o quiasma óptico (Fig. 6-159, esquerda).

Esta porção do nervo óptico mede aproximadamente 10 a 16 mm de extensão. Ele está firmemente aderido ao periósteo, o que o torna mais suscetível a sofrer lesão por trauma.

Acima dele estão os lobos frontais, os tratos olfatórios e as artérias cerebral anterior e comunicante anterior. Lateralmente a ele, a artéria carótida interna emerge do seio cavernoso (Fig. 6-167). Inferiormente, estão adjacentes os seios etmoidal posterior e esfenoidal.

CIRCULAÇÃO DO NERVO ÓPTICO

Assumindo as segmentações anatômicas, pode-se, resumidamente, estabelecer que:

a) porção intracraniana do nervo óptico é suprida pelos ramos colaterais da artéria oftálmica e artéria carótida interna;

b) a parte intracanalicular recebe sangue da artéria oftálmica;

c) a porção intraorbitária, da combinação de ramos piais derivados da artéria oftálmica, artérias ciliares posteriores curtas e central da retina (Fig. 6-168), e

d) a porção ocular, que será detalhada a seguir.

A drenagem venosa inicia pela veia central da retina. As veias piais enviam seu escoamento para as ciliares posteriores e veia central posterior de Kunht. O volume venoso se dirige a seguir para o seio cavernoso e, em parte, para as redes orbitofacial e orbitopterigóidea.

Pode-se, de maneira simplificada, considerar que a vascularização da papila óptica é atributo da artéria oftálmica, que é um ramo da carótida interna. E dos ramos da artéria oftálmica, a central da retina e o sistema de artérias ciliares posteriores respondem por uma intrincada e complexa rede vascular que pode ser assim descrita (Fig. 6-168):

- Camada de fibras nervosas: é suprida pela artéria central da retina e os seus ramos. Desde a sua emergência no disco, a partir da bifurcação nos troncos superior e inferior, várias arteríolas (vasos epipapilares) brotam e se dirigem, de forma centrípeta, ao centro do disco. A região temporal também pode ser suprida pela artéria ciliorretiniana, se esta estiver presente.

- Região Pré-laminar: suprida pelos vasos ciliares posteriores curtos, artéria ciliorretiniana (quando estiver presente) e artérias coróideas recorrentes, embora ainda seja controversa a contribuição destas últimas.

- Região Laminar: também é suprida pelas artérias ciliares posteriores curtas ou por ramos do círculo arterial de Zinn-Haller.

- Região Retrolaminar: tem seu aporte derivado dos ramos piais que são emitidos pelas artérias ciliares posteriores curtas e artéria central da retina. A artéria central da retina penetra no nervo óptico aproximadamente de 10-15 mm antes de este chegar ao globo. Dentro do nervo parece gerar finos ramos intraneurais, e contribuem mais notadamente na superfície, pelas anastomoses ao sistema pial.

Lesões do nervo óptico

As lesões pré-quiasmáticas atingem as fibras antes do cruzamento no quiasma e, portanto, dão defeitos de campo unioculares, exceto, é claro, quando os dois olhos forem atingidos. Os defeitos campimétricos não respeitam o meridiano vertical que passa pelo ponto de fixação e variam conforme a causa (Fig. 6-169).

Um escotoma central é o padrão típico da perda de campo para vários tipos de neuropatias ópticas, como a neurite

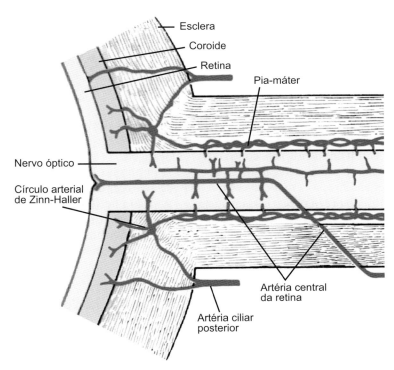

FIGURA 6-168 Vascularização da papila óptica. *(Modificada de Dragos Catalin Jianu and Silviana Nina Jianu (2013). Giant Cell Arteritis and Arteritic Anterior Ischemic Optic Neuropathies, Updates in the Diagnosis and Treatment of Vasculitis, Prof. Lazaros Sakkas (ed.), InTech).*

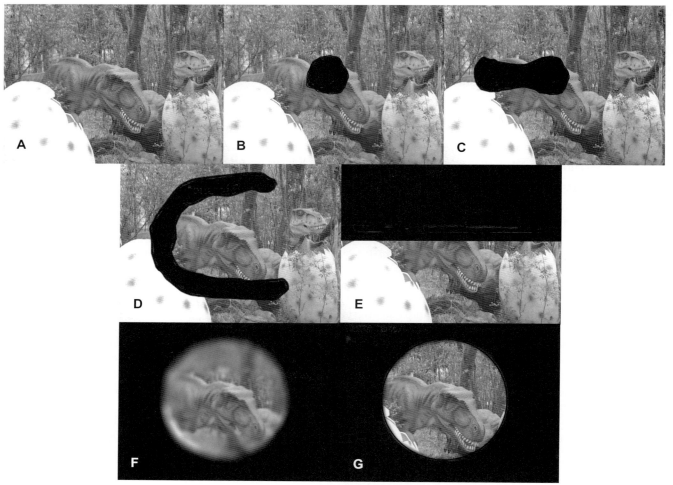

FIGURA 6-169 Robôs animatrônicos do Parque Florybal (Canela-RS), vistos por indivíduos (*de cima para baixo, e da esquerda para a direita*): Com visão normal. Escotoma central. Escotoma ceco-central. Escotoma arqueado. Hemianopsia altudinal. Contração do campo visual, em um caso de diminuição global de sensibilidade: a diminuição da sensibilidade luminosa é a mesma em cada ponto, fazendo com que toda a imagem fique borrada. Contração importante do campo visual, sem diminuição global de sensibilidade: a visão central está nítida e, portanto, embora haja uma contração do tamanho do campo visual, não há uma diminuição importante da sensibilidade luminosa nos pontos mais centrais.

óptica, ambliopia álcool-tabaco, neuropatia óptica compressiva etc.

Ainda que um escotoma central também seja encontrado em distúrbios retinianos, como uma degeneração macular senil, quando este se estender em direção à mancha cega, o chamado escotoma ceco-central, o nervo óptico certamente estará envolvido.

A neuropatia óptica isquêmica se apresenta frequentemente com uma hemianopsia altudinal.

No papiledema inicial, pode ser visto um aumento da mancha cega, mas é de pouco interesse diagnóstico, pois o edema pode ser visto facilmente na fundoscopia.

Glaucoma e as drusas do nervo óptico podem levar a um padrão de feixe de fibras nervosas, ou seja, a escotomas arqueados.

Uma contração do campo visual (normalmente correspondendo a uma diminuição semelhante em todos os pontos do limiar luminoso), apesar de ser muito comum nas neurites ópticas, é altamente inespecífica, podendo ocorrer por várias outras causas, como erros refrativos, catarata etc.

A pupila normalmente está afetada no lado da lesão. Pode aparecer atrofia óptica na fundoscopia.

A visão pode estar diminuída. Ao contrário do paciente com catarata, que relata um borramento visual ou uma nuvem, o paciente com distúrbio do nervo óptico se queixa de uma "imagem mais escura" ou de cores menos definidas (Fig. 6-170).

Patologias do nervo óptico

Neurite óptica

É um distúrbio inflamatório, desmielinizante ou degenerativo do nervo óptico. É mais frequentemente associada à esclerose múltipla, embora possa também ser causada por uma infecção sistêmica viral ou bacteriana, expansão local

CAPÍTULO 6 Anatomia, Citologia, Histologia, Fisiologia e Bioquímica Ocular   363

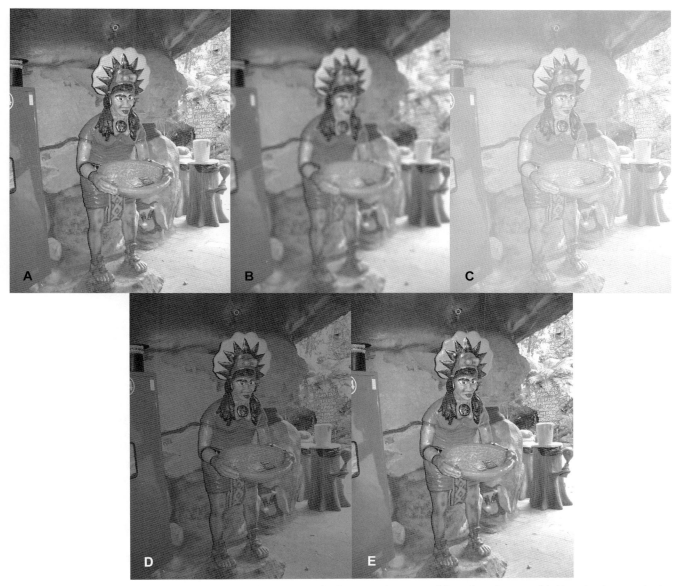

FIGURA 6-170 Cena do Parque Florybal (Canela/RS) vista por indivíduo com visão normal (*em cima, à esquerda*). Na catarata, o paciente se queixa de turvação visual (*em cima, no centro*) ou uma nuvem (*em cima, à direita*). Nas neurites, pode haver uma sensação de escurecimento visual (*embaixo, à esquerda*) ou atenuação das cores (*embaixo, à direita*).

de doença inflamatória (meningite, sinusite etc.), diabetes, hipertireoidismo, anemia perniciosa, câncer, genético (p. ex., doença de Leber) ou por um efeito tóxico de algumas drogas, como tabaco e álcool.

A neurite retrobulbar, que é a mais comum nos adultos, causa um acometimento do nervo atrás da lâmina crivosa, não existindo sinais oftalmoscópicos no início da doença. Em alguns casos, pode ocorrer uma atrofia óptica. As queixas mais comuns são de rápida perda da visão e dor à movimentação ocular. No campo visual, o defeito mais encontrado é um escotoma cecocentral. A pupila normalmente está acometida no lado da lesão.

Normalmente ocorre uma remissão espontânea do quadro em 2 a 8 semanas, mas há um índice alto de recidiva.

Na forma de papilite, que é a mais comum em crianças, a inflamação é oftalmoscopicamente visível, apresentando edema e hiperemia papilar, obliteração da escavação fisiológica, distensão das grandes veias e células inflamatórias no vítreo.

A forma mais rara é a neurorretinite, em que existe edema do tecido neural tanto do disco quanto da retina, formando uma estrela macular. Em metade dos pacientes, uma queixa de infecção de vias aéreas superiores 1 a 2 semanas antes do início do quadro pode ser obtida.

Neuropatia óptica isquêmica

É um infarto do disco óptico, segmentar ou generalizado. A causa mais severa é a arterite de células gigantes, mas a mais comum é a não arterítica (angioesclerose). Pode ocorrer também por causas determinadas (enxaqueca, hipotensão, diabetes, anemia falciforme, lupus, glaucoma, sífilis).

Ela provoca uma súbita ou rapidamente progressiva diminuição da acuidade visual ou defeitos do campo visual (altitudinais superiores, segmentares ou defeitos verticais e constricção periférica), ou ambos. Na fundoscopia, observa-se um edema de disco óptico, que é seguido por atrofia, e não há evidências de doença inflamatória, desmielinizante ou compressiva. A pupila normalmente está alterada do lado da lesão.

A recuperação visual não é comum e pode haver um envolvimento do outro olho, especialmente nas formas arteríticas, quando não for feito o tratamento.

Neuropatias ópticas hereditárias

As mais importantes são a neuropatia óptica de Leber, que acomete mais homens jovens, a atrofia óptica autossômica dominante e a autossômica recessiva (esta última pode estar associada a distúrbios neurológicos e sistêmicos, como diabetes e surdez). Atualmente, estão descritas 17 mutações diferentes no DNA mitocondrial associadas à neuropatia óptica, que são classificadas em primárias ou secundárias conforme o risco de desenvolver a doença. As primárias respondem por 95% casos.

Elas tendem a ser bilaterais. Os defeitos de campo podem ser centrais, paracentrais ou centrocecais. As pupilas podem estar afetadas e com o passar do tempo ocorre atrofia óptica.

Neuropatias nutricionais ou tóxicas

Causam perda da função visual lenta e progressiva, bilateral, com redução da acuidade visual e escotomas nas áreas centrais e centrocecais do campo visual. Há atrofia óptica, palidez papilar bilateral do lado temporal, ou mesmo papila normal. A dor está ausente.

As neuropatias nutricionais mais importantes são: ambliopia álcool-tabaco, deficiência da vitamina B_{12} ou de tiamina. Entre as neuropatias tóxicas, a mais importante é aquela causada por cloroquina ou pela hidroxicloroquina.

Neuropatias compressivas, traumáticas ou radioativas

Papiledema

É o edema do disco óptico pelo aumento da pressão intracraniana (causado por tumores, hemorragias, abscessos etc.), que provoca uma obstrução do fluxo venoso na retina, onde os vasos deixam o nervo óptico e passam pelos espaços subaracnoide e subdural.

O paciente relata cefaleia, que é pior pela manhã, e vômitos, às vezes em jato. No início a acuidade visual é normal, mas diminui à medida que a doença avança.

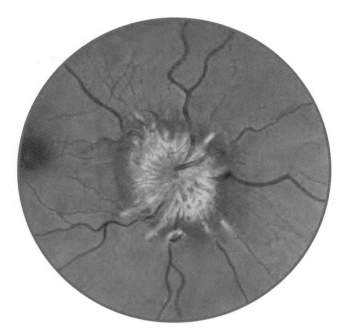

FIGURA 6-171 Papiledema.

Ao exame oftalmoscópico, há hiperemia e edema do disco óptico, com margens papilares borradas, obliteração da escavação papilar, tortuosidade e dilatação das veias da retina, hemorragias e exsudatos retinianos (Fig. 6-171).

Inicialmente, não há envolvimento pupilar e no campo visual é observado somente um aumento da mancha cega. Com o passar do tempo, as hemorragias e os exsudatos diminuem e a papila pode sofrer atrofia, ficando pálida.

Pseudotumor cerebral

É um aumento da pressão intracraniana mesmo na ausência de qualquer evidência de processo expansivo ou de alargamento dos ventrículos. A tomografia computadorizada e a ressonância magnética são normais, e a composição liquórica não apresenta anormalidades, embora os níveis tensionais sejam anômalos.

Os sinais e sintomas são parecidos com aqueles do papiledema, mas normalmente em intensidade mais leve.

Entre as causas, temos algumas medicações (anticoncepcional oral, corticoides sistêmicos, tetraciclina), condições metabólicas ou endócrinas (distúrbios menstruais, gravidez, cetoacidose diabética, obesidade), doenças circulatórias, renais, hematológicas e reumatológicas (sarcoidose, lúpus).

O paciente típico é uma mulher jovem e obesa.

VIA VISUAL – QUIASMA

Disposição das fibras nervosas no quiasma

A junção dos dois nervos ópticos forma o quiasma óptico, que é envolvido pela pia-máter. Ele apresenta mais de 2 milhões de axônios (38% de todas as fibras nervosas que

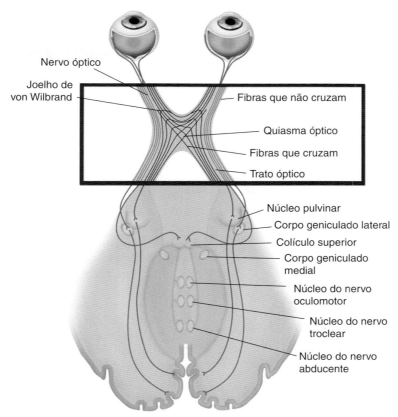

FIGURA 6-172 Decussação das fibras no quiasma mostrando a formação do joelho de Wilbrand.

entram ou saem do SNC), que estão arranjados da seguinte forma (Fig. 6-172):

a) As fibras nasais inferiores (provenientes da retina nasal inferior e correspondente à porção temporal superior do campo visual) cruzam inferior e anteriormente no quiasma, tornando-as mais vulneráveis às lesões que vêm de baixo; elas formam uma alça, o joelho anterior de Willbrand, que se curva para dentro do nervo óptico oposto antes de continuar posteriormente.

b) Fibras nasais superiores (provenientes da retina nasal superior e correspondente à porção temporal inferior do campo visual): cruzam no quiasma superior e posteriormente, sendo mais sensíveis às lesões que vêm de cima.

c) Fibras temporais (provenientes da retina temporal e correspondente à porção nasal do campo visual): não vão decussar. São mais sensíveis às lesões que vêm lateralmente. Em indivíduos albinos, algumas das fibras cruzam.

d) Fibras maculares: estão arranjadas de maneira similar ao resto das fibras, mas a interseção é mais posterior. Há fibras nasais que cruzam e temporais que não cruzam.

Logo, no quiasma, as fibras nasais cruzam e se juntam com as fibras temporais (que não cruzam) do lado oposto, formando o trato óptico. Logo, a hemidecussação das fibras nervosas (53% do total das fibras do nervo) acontece de tal maneira que toda a informação visual para ambos os olhos do espaço visual esquerdo está relacionado ao córtex cerebral direito, e vice-versa.

Anatomia aplicada da região do quiasma

O quiasma está geralmente localizado acima da sela túrcica (onde está situada a hipófise) (Fig. 6-173).

Uma prega da dura-máter forma o teto da sela túrcica que se estende da clinoide anterior para a posterior, formando o *diaphragma sellae*. A sela túrcica é uma cavidade óssea no osso esfenoide onde está a hipófise, que consta de 2 lobos e uma pars intermédia.

A adeno-hipófise ou *pars* anterior é extremamente vascularizada, apresentando seis tipos de células, dos quais cinco secretam hormônios e o sexto (as células foliculares) não tem função secretória conhecida. Os cinco hormônios que são secretados são: hormônio do crescimento, FSH (hormônio foliculoestimulante), TSH (hormônio estimulador da tireoide, prolactina e ACTH (hormônio adrenocorticotrófico). A prolactina é o hormônio que mais comumente se encontra elevado em casos de tumor de hipófise.

A pars intermédia, que é vestigial, não está bem separada da pars anterior, e a pars nervosa, que compõe o lobo posterior da hipófise, consiste basicamente de células da neuroglia e fibras ependimárias.

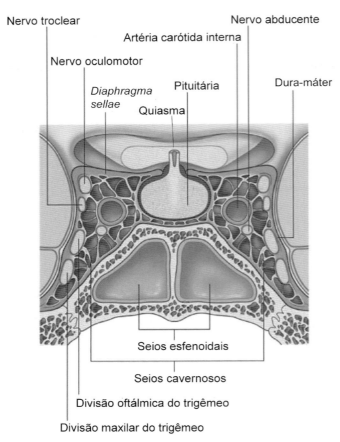

FIGURA 6-173 Relações anatômicas do quiasma óptico.

Os seios cavernosos, que abrigam os III, IV e VI nervos cranianos, a primeira divisão do V, além de fibras simpáticas próximas à artéria carótida interna, estão localizados laterais à sela túrcica e ao quiasma. Desta maneira estes nervos podem ser danificados em caso de tumores pituitários que invadam o seio cavernoso.

A artéria carótida interna curva-se para cima e posteriormente dentro do seio cavernoso, ficando imediatamente abaixo do nervo óptico. Ela, a partir daí, ascende verticalmente sobre o aspecto lateral do quiasma.

A porção pré-comunicante da artéria cerebral anterior (que é ramo da carótida interna) está relacionada à superfície anterior do quiasma e do nervo óptico (Fig. 6-174)

A parede anterior do terceiro ventrículo e o hipotálamo está acima do quiasma. O quiasma é contínuo aos tratos ópticos posteriormente, e forma a parede anterior do terceiro ventrículo. Esta próxima relação com o terceiro ventrículo explica por que quando há um aumento da pressão do líquido cefalorraquidiano a visão pode ser afetada.

Localização do quiasma em relação à sela túrcica

A localização do quiasma em relação à sela túrcica é variável:

a) Central (80% dos casos): o quiasma está em cima da sela túrcica; um tumor de hipófise irá atingir primeiro esta estrutura.
b) Pré-fixada (10% dos casos): localizado em posição mais anterior; os tratos ópticos serão atingidos antes do quiasma em caso de tumor de hipófise.
c) Pós-fixado (10% dos casos): tumores de hipófise irão afetar primeiro os nervos ópticos.

Vascularização do quiasma

O quiasma está relacionado intimamente ao círculo arterial de Willis (Fig. 6-174). A artéria cerebral anterior, que é ramo da carótida interna, está relacionada à superfície anterior do quiasma e nervo óptico, assim como a comunicante anterior. Já a artéria comunicante posterior, a cerebral posterior e a basilar estão abaixo da via óptica.

O suprimento sanguíneo do quiasma deriva de todos estes vasos, principalmente da artéria carótida interna, cerebral anterior e artérias comunicantes anteriores; provavelmente também existem contribuições das artérias coróidea anterior e posterior, comunicante posterior cerebrais posteriores e médias e artérias basilares.

O quiasma, assim como o nervo óptico e o trato óptico, é vascularizado também por uma rede meningea contínua e superficial, que envia para o quiasma vários ramos; por isto, raramente é afetado por uma obstrução vascular (exceto na neuropatia óptica isquêmica).

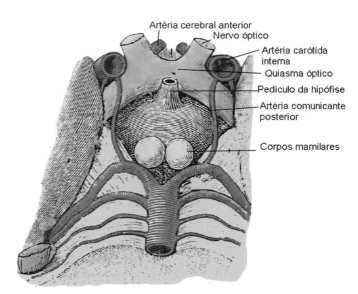

FIGURA 6-174 Relação anatômica do quiasma com o círculo arterial de Willis.

Etiologia das lesões quiasmáticas

a) Tumores, como adenoma de hipófise, craniofaringioma, meningioma, glioma, cordoma, disgerminoma, tumores nasofaríngeos e metástases.

b) Massas não neoplásicas, como aneurisma, cisto da bolsa de Rathke, displasia fibrosa, mucocele do seio esfenoidal e cisto aracnóideo.

c) Miscelânea inclui: desmielinização, inflamação, abscesso pituitário, trauma, necrose por radiação, vasculite e toxicidade às drogas (cloranfenicol, etambutol, hexaclorofeno e vincristina).

Adenoma hipofisário

Noções gerais

Os adenomas de hipófise são responsáveis por de 10% a 15% de todos os tumores intracranianos. A hiperfunção da pituitária anterior, até que se prove o contrário, significa um adenoma. O lobo anterior da hipófise é o local de origem dos tumores hipofisários.

O adenoma de hipófise é a causa mais comum de massa na região da sela túrcica e a causa mais comum de lesão do quiasma, sendo o tumor que mais frequentemente afeta a via óptica em adultos. Em crianças é o craniofaringioma.

Tipos tumorais

Os adenomas podem ser classificados em basófilos, acidófilos e cromófobos, mas os tumores de células mistas são comuns. Qualquer um dos 6 tipos celulares podem proliferar e levar a um adenoma.

Os tumores basófilos secretam ACTH, causando a doença de Cushing, caracterizada por face em forma de lua, hirsutismo, pigmentação, estrias cutâneas, fraqueza muscular, obesidade, edema articular, diabetes, hipertensão e osteoporose.

Os tumores acidófilos secretam hormônio do crescimento, levando ao gigantismo em crianças e acromegalia em adultos. As principais características da acromegalia são mãos e pés alongados, podendo estar associados com aumento da mandíbula inferior, macroglossia, osteoartrite, síndrome do túnel carpal, neuropatia, cardiomiopatia, hipertensão, diabetes e disfunção gonadal.

Os adenomas cromófobos são os mais comuns e os que mais frequentemente se apresentam com aspectos neuro-oftalmológicos. Eles secretam prolactina, o que leva à hipogonadismo, diminuição da libido, impotência, esterilidade, ginecomastia e galactorreia em homens e síndrome infertilidade-amenorreia-galactorreia nas mulheres.

Os adenomas secretores de FSH e TSH são bastante raros.

Apresentação

Até 70% dos adenomas são acompanhados de manifestações visuais (baixa de acuidade visual ou alterações de campo visual) como queixa inicial do paciente, e o oftalmologista frequentemente é o primeiro a ser consultado.

A apresentação é geralmente durante a fase de adulto jovem ou na meia-idade, e podem haver queixas de diminuição da acuidade visual, cefaleia (pelo envolvimento de fibras sensíveis à dor do diaphragma sellae; ela é bem menos intensa do que na hipertensão intracraniana), além de sintomas relacionados à hipersecreção hormonal (em 60% dos casos): gigantismo, acromegalia, infertilidade, galactorreia, amenorreia etc.

Pode apresentar, em cerca de 10% dos casos, uma diplopia por expansão lateral do tumor para o seio cavernoso, levando a envolvimento dos nervos oculomotores. Raramente pode ser observado um nistagmo see-saw (elevação e intorsão rítmica de um olho, acompanhado por depressão e extorsão do outro).

A atrofia óptica ocorre em metade dos casos.

Exames complementares oftalmológicos

A discromatopsia é um sinal precoce do envolvimento óptico. Pode ser grosseiramente investigada ocluindo-se um dos olhos do paciente e mostrando dois objetos vermelhos ao mesmo tempo em pontos simétricos dos campos visuais nasal e temporal. Pede-se para o paciente comparar a cor e intensidade dos objetos.

A alteração do campo visual é o dado do exame mais sugestivo, mas pode estar ausente em tumores confinados à fossa pituitária (microadenomas). Os microadenomas (tumores menores do que 10 mm) são achados comuns em autópsias, demonstrando que uma parcela significativa da população apresenta estes tumores sem apresentar jamais qualquer sintoma.

Os adenomas acidófilos não causam alterações de campo visual tão frequentemente quanto os cromófobos, e os basófilos são normalmente pequenos, raramente comprimindo o quiasma.

O campo visual apresenta alterações conforme a localização do quiasma em relação à sela túrcica; quando central, uma hemianopsia bitemporal começando nos quadrantes superiores é característica. Como exerce uma compressão no quiasma de baixo para cima, inicialmente afeta as fibras nasais inferiores, com defeito temporal superior; posteriormente, afeta também as fibras nasais superiores, gerando uma hemianopsia temporal completa.

Craniofaringioma

Noções gerais

O craniofaringioma, compreendendo 3% dos tumores intracranianos, é o segundo tumor mais comum do eixo hipotálamo-hipófise. Caracteristicamente, são vistos primeiramente entre as idades de 10 e 25 anos. Ele não tem preferência por sexo. É um tumor de crescimento lento, surgindo dos remanescentes epiteliais da bolsa de Rathke (80% das pessoas apresentam estes restos).

Apresentação

As crianças se apresentam frequentemente com interferência com a função hipotalâmica, o que leva a nanismo, atraso do desenvolvimento sexual, obesidade, diabetes insípido, sinais de hipertensão intracraniana (cefaleia e vômitos) e diminuição da acuidade visual. Os adultos apresentam alterações na acuidade e no campo visual, além de cefaleia.

O papiledema é mais comum do que o tumor de hipófise.

Exames complementares oftalmológicos

Eles muito raramente são intrasselares, e geralmente são suprasselares e comprimem o quiasma por cima e por trás, danificando as fibras nasais superiores e levando a um defeito temporal inferior que envolve a seguir o campo temporal superior.

A lesão pode envolver também os nervos ópticos ou os tratos ópticos, com alterações campimétricas correspondentes.

Meningioma

Locais dos meningiomas

O meningioma pode surgir nas meninges que recobrem o tuberculum sellae (suprasselar), o planum esfenoidal (de aresta esfenoidal) ou as estrias olfatórias.

Epidemiologia

Normalmente acontece em mulheres de meia-idade e tendem a aumentar na gestação.

Dados gerais

O meningioma suprasselar normalmente comprime a junção do quiasma com o nervo óptico. Ele origina um escotoma central ipsilateral pela compressão do nervo e um defeito temporal superior, chamado de escotoma juncional de Traquair, pelo dano ao joelho de Wilbrand. O meningioma de aresta esfenoidal geralmente comprime lateralmente o nervo óptico.

Apresentação

Ele se apresenta com proptose. Um abaulamento da fossa temporal, devido à hiperostose reativa, pode aparecer. No meningioma das estrias olfatórias pode acontecer uma perda do olfato, assim como a compressão do nervo óptico.

Glioma do quiasma óptico

Epidemiologia

É raro e ocorre normalmente em crianças. Pode fazer parte de um quadro clínico de neurofibromatose.

Apresentação

O início é súbito, com rápida perda da acuidade visual. Ao exame aparece uma atrofia óptica e no campo visual compatível com lesão quiasmática. Pode haver hipopituirismo, puberdade precoce e hidrocefalia.

Germinomas

Apresentação

Aparecem mas em pacientes jovens e se caracterizam por perda visual, diabetes e hipopituarismo.

Exames complementares oftalmológicos

Como ele comprime o quiasma de cima para baixo, normalmente o defeito é bitemporal inferior, embora vários outros tipos de defeitos de campo de visão possam ser encontrados.

Cordomas

Noções gerais

São originados de remanescentes da notocorda na base do crânio, principalmente o clivo, mas também o *dorsum sellae* e seios paranasais.

Apresentação

Ele leva a uma paralisia do VI nervo uni ou bilateral e pode comprimir o quiasma ou o nervo óptico, levando a um defeito juncional ou a uma hemianopsia bitemporal em um pequeno número de casos.

Esclerose da artéria carótida

Como a lesão é lateral ao quiasma, o defeito do campo visual será nasal do lado atingido, já que só as fibras temporais deste lado são afetadas. Uma lesão em ambos os lados do quiasma, normalmente por pressão das duas artérias carótidas internas esclerosadas, leva a um defeito binasal.

Quadro clínico

O quadro depende da lesão causadora. A lesão do quiasma produz, basicamente, uma hemianopsia bitemporal; no entanto, os defeitos do campo visual podem ser bastante desiguais, com um olho praticamente cego e outro com leves alterações.

Pode não haver diferença da resposta pupilar nos dois olhos se as fibras nasais de ambos os olhos forem igualmente atingidas.

A atrofia óptica pode estar presente, já que as fibras que passam pelo quiasma apresentam os corpos celulares nas células ganglionares da retina.

Tipos de lesões quiasmáticas e suas representações no campo visual

Os tipos de lesões quiasmáticas e suas representações no campo visual são (Fig. 6-175):

a) Lesões do ângulo anterior do quiasma: atinge a junção do quiasma com o nervo óptico, causando um escotoma central ipsilateral (pela compressão do nervo óptico) e um defeito temporal superior contralateral (pelo dano ao joelho anterior de Wilbrand).

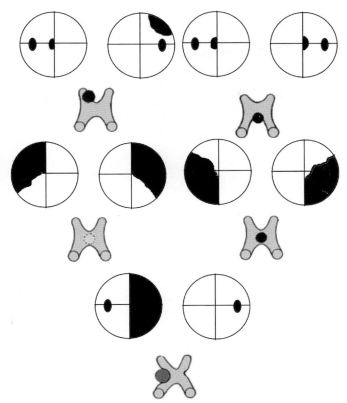

FIGURA 6-175 Vários tipos de lesões quiasmáticas e suas repercussões no campo visual. Escotoma juncional pela lesão do ângulo anterior do quiasma (*em cima, à esquerda*). Lesão bitemporal macular por lesão afetando o ângulo posterior do quiasma (*em cima, à direita*). Hemianopsia heterônima temporal, que se inicia no campo visual superior por lesão inferior do corpo quiasmático (*no centro, à esquerda*). Hemianopsia heterônima temporal, iniciando pelo campo visual inferior devido a uma lesão superior do corpo quiasmático (*no centro, à direita*). Defeito nasal no olho esquerdo causado por lesão lateral do quiasma à esquerda (*abaixo*).

b) Lesão inferior do corpo quiasmático: Produz, caracteristicamente, uma hemianopsia (defeito em metade do campo) heterônima (lados opostos do campo visual em olho direito e esquerdo) bitemporal, que pode se periférica, central ou uma combinação de ambos, poupando ou não a mácula. Como atinge inicialmente as fibras nasais inferiores, o defeito no campo de visão se inicia temporal superior e depois atinge temporal inferior. Os defeitos campimétricos podem ser desiguais, com um olho bem mais atingido do que o outro. Exemplo de lesão deste tipo é um adenoma de hipófise.

c) Pressão superior do quiasma: Como pega inicialmente as fibras nasais superiores, há uma hemianopsia bitemporal, começando nos quadrantes inferiores e depois os superiores. Exemplos deste tipo de lesão são o craniofaringioma e o disgerminoma.

d) Lesões no ângulo posterior do quiasma: Pega a junção do quiasma posterior com o trato óptico. As fibras quiasmáticas maculares são as atingidas, pois se situam mais posteriormente do que as periféricas. Os defeitos no campo visual são geralmente bitemporais, mas, quando o trato óptico também é afetado, pode haver uma hemianopsia homônima contralateral associada. Essa lesão ocorre principalmente em quiasmas pré-fixados.

e) Lesões do aspecto lateral do quiasma: Um defeito campimétrico nasal unilateral pode ocorrer somente como resultado de pressão no aspecto temporal dos ângulos quiasmáticos anteriores ou posteriores, porque uma lesão aqui poderia afetar apenas as fibras temporais. Uma hemianopsia binasal por processo quiasmático é um achado extremamente raro, que pode somente ser explicado por duas lesões, havendo uma compressão na parte lateral do quiasma, empurrando-o contra a artéria carótida contralateral. As alterações se iniciam habitualmente nos quadrantes nasais inferiores. Normalmente os distúrbios binasais são devidos a uma doença do nervo óptico, como o glaucoma.

Resumo de lesões quiasmáticas

A lesão do quiasma causa tipicamente uma hemianopsia bitemporal e os defeitos do campo visual podem ser desiguais. Como a lesão do quiasma leva a uma perda do hemicampo temporal em ambos os olhos, a maior parte da área perdida de um olho pode ser visualizada pelo outro (Fig. 6-176).

Pode não haver uma diferença da resposta pupilar nos dois olhos se as fibras nasais de ambos os olhos forem atingidas igualmente.

Atrofia óptica pode estar presente, pois as fibras que passam pelo quiasma apresentam seus corpos celulares nas células ganglionares da retina.

A causa mais comum é o adenoma de hipófise, que vai afetar inicialmente as fibras nasais inferiores, causando defeito temporal superior, e, com o aumento da pressão vai danificar também as fibras nasais superiores, levando a uma hemianopsia temporal completa. Quando a lesão for superior, como no craniofaringioma, leva a uma hemianopsia temporal, que começa pelo quadrante inferior. Quando a lesão for lateral ao quiasma, vai haver um defeito do campo visual nasal do lado atingido. Uma lesão em ambos os lados do quiasma causa um defeito binasal.

VIA VISUAL RETROQUIASMÁTICA

Neurônios da via visual

Quatro neurônios compõem a via visual; o primeiro é o fotorreceptor; o segundo, uma célula bipolar; o terceiro, uma célula ganglionar (estas duas primeiras sinapses são realizadas na retina); e o quarto, um neurônio genículo-calcarino (Fig. 6-177).

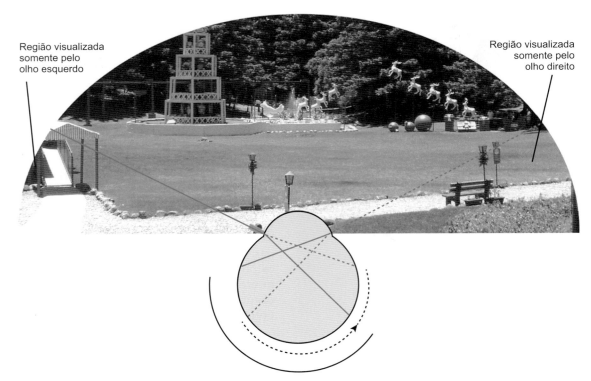

FIGURA 6-176 Como a lesão do quiasma leva a uma perda do hemicampo temporal em ambos os olhos, quando a cena é vista binocularmente, parte da porção temporal de cada olho pode ser vista pelo outro olho, mas há uma porção extrema temporal que somente é visualizada uniocularmente e, portanto, sua percepção será perdida.

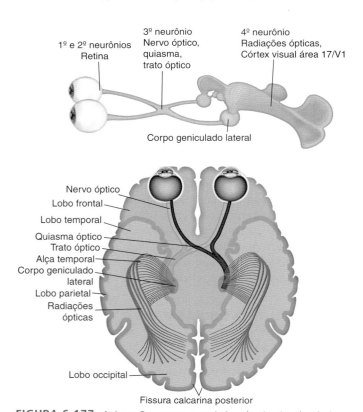

FIGURA 6-177 *Acima:* Os quatro neurônios da via visual. *Abaixo:* Via visual.

Trato óptico

As fibras nasais vão cruzar no quiasma e se juntam com as fibras temporais (que seguem direto sem cruzar) do lado oposto, para formar o trato óptico (Fig. 6-177, abaixo).

As fibras do trato óptico contornam o hipotálamo e o pedúnculo cerebral e terminam nos centros visuais primários: o corpo geniculado lateral (Fig. 6-178) (90% das fibras), o centro pulvinar do tálamo óptico e o colículo superior do *corpora quadrigemina* (tubérculos quadrigêmeos), que controlam os movimentos sacádicos, estando então envolvidos na atenção espacial e orientação visual.

As fibras pupilares deixam o trato óptico em direção à área pré-tectal antes que as fibras visuais cheguem ao corpo geniculado lateral.

Corpo geniculado lateral

O corpo geniculado lateral é uma porção do tálamo e está separado em seis camadas. As sinapses das células ganglionares retinianas ipsilaterais ocorrem nas camadas 2, 3 e 5, enquanto as das células ganglionares contralaterais, nas camadas 1, 4 e 6 (Fig. 6-179).

Vias parvocelular, magnocelular e koniocelular

Estas são as vias principais de processamento visual, originadas já na retina.

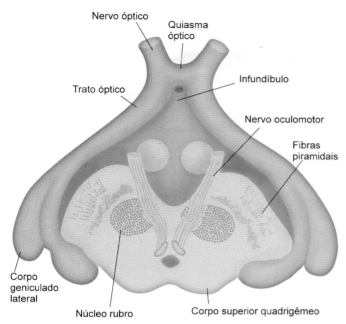

FIGURA 6-178 Devido à proximidade com as fibras piramidais do pedúnculo cerebral, ambas as estruturas podem ser atingidas em uma lesão do trato óptico.

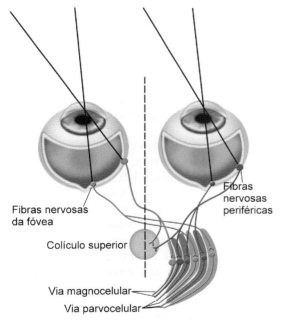

FIGURA 6-179 Corpo geniculado lateral mostrando as fibras cruzadas e não cruzadas da retina. Observe que os cones da fóvea se projetam na camada parvocelular, enquanto a retina mais periférica se projeta na camada magnocelular.

As células parvocelulares e as magnocelulares fazem sinapse em diferentes áreas do corpo geniculado – das seis camadas, as quatro mais dorsais são para as células P e as duas mais ventrais para as células M (Fig. 6-180, acima). As células K formam uma subcamada dentro de todas as camadas.

As células magnocelulares são acromáticas, servindo então para a percepção de luminância, e apresentam um campo receptivo maior e, portanto, uma resolução menor, ou seja, menor frequência espacial. As células parvocelulares estão concentradas na fóvea, fazem a oponência das cores (verde-vermelho) e apresentam um campo receptivo menor e, portanto, uma resolução maior (maior frequência espacial).

A via parvocelular é chamada também de canal de células oponentes para cores. As suas células ganglionares apresentam campos receptores pequenos (Fig. 6-180, abaixo), sendo, por isso, responsáveis pela acuidade visual fina, estereopsia fina, informações de alta resolução sobre a forma do objeto, baseando-se em seus contrastes cromáticos, visão de cores (verde-vermelho) e também permitem identificar os aspectos precisos de objetos imóveis. Respondem aos estímulos com frequência espacial alta e frequência temporal baixa. As fibras têm um diâmetro menor, e a velocidade de condução é moderada. A sensibilidade ao contraste é baixa.

A via magnocelular é a responsável pela visão acromática. Não estão presentes na fóvea, ao contrário das células parvocelulares. Seus neurônios ganglionares são altamente mielinizados, tornando a condução rápida. Esta via é também chamada de canal de faixa larga, os campos receptores destas células são grandes, e não há codificação para cores. Ela está envolvida na estereopsia grosseira. Apresenta um papel importante em localizar e perseguir objetos. Está também envolvida no controle dos olhos e braços, principalmente quando a informação visual é utilizada para guiar os movimentos sacádicos (que são necessários para manter o objeto de interesse na fóvea) ou de procura. Essa via responde também aos estímulos que se movimentam rapidamente, ou seja, que apresentam alta frequência temporal e baixa frequência espacial. Apresenta sensibilidade ao contraste 10 vezes maior do que a via parvocelular. A via magnocelular é sensível a modificações na luminosidade na penumbra, respondendo transitoriamente quando as luzes se acendem e apagam.

Alguns autores acreditam que existe um grupo particular de células magnocelulares, que correspondem de um terço a metade destas células (ou seja, aproximadamente 3% das células ganglionares), que seriam as células magnocelulares não lineares (My). Estas seriam as primeiras células a serem danificadas no glaucoma. Esta é a base para o teste da frequência dupla no glaucoma. No entanto, ainda há controvérsias sobre tal seletividade.

Quando alternamos faixas claras e escuras em baixa frequência espacial e alta frequência temporal, a grade parece ter o dobro de faixas. Este fenômeno é a ilusão de dupla frequência, sendo produzido justamente por estas células magnocelulares não lineares. A via magnocelular, portanto, fornece informações críticas, ainda que incompletas, permitindo uma resposta rápida, enquanto a via parvocelular preenche os detalhes. Após a passagem pelas radiações ópticas, a informação é eventualmente processada em uma

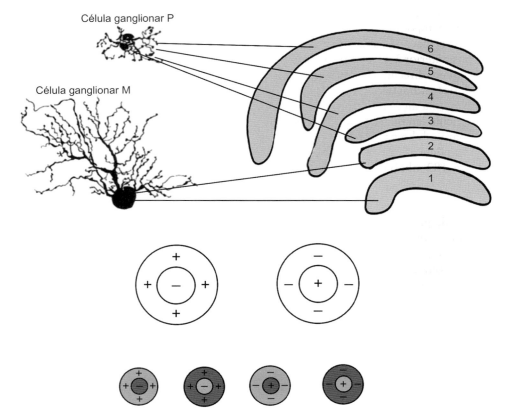

FIGURA 6-180 Células M e P e suas conexões no corpo geniculado (*em cima*). Algumas diferenças entre a via magnocelular (*no centro*) e a parvocelular (*abaixo*).

via especializada no córtex visual, nas áreas 17, 18 e 19 de Brodmann.

As células koniocelulares são muito pequenas, ainda que maiores do que as parvocelulares. Os campos receptivos são maiores do que os das células magno e parvocelulares. Elas apresentam resolução espacial moderada, velocidade de condução intermediária e resolução alta ao estímulo em movimento. Os campos receptores recebem informação dos cones azuis, com a característica de azul "on" e oponência azul/amarelo. Logo, a visão cromática do azul é realizada pela via koniocelular. Ela parece regular os movimentos oculares e o estado de vigilância. Há evidências que, assim como a via magnocelular, a via koniocelular também vá para o córtex parietal.

Existe uma gama de interações entre as vias, então não podemos considerá-las com canais completamente independentes.

O corpo geniculado lateral é dominado pela representação da fóvea nas camadas parvocelulares (Fig. 6-181).

Radiações ópticas

A partir do corpo geniculado lateral, os corpos celulares dão origem ao trato genículo-calcarino, que é o neurônio final da via visual. Essas são as radiações ópticas ou fibras de Gratiolet,

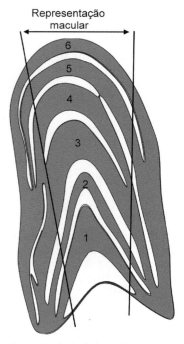

FIGURA 6-181 Corpo geniculado lateral mostrando a representação macular. As fibras chegam cruzadas nas áreas 1, 4 e 6, e não cruzadas nas áreas 2, 3 e 5.

as quais passam através do segmento posterior da cápsula interna em direção ao lobo temporal (Fig. 6-182, acima).

As fibras superiores da radiação passam através do lobo parietal em posição mais anterior à parte central das radiações ópticas e continuam em direção ao córtex occipital.

As fibras inferiores das radiações ópticas fazem uma curva anteroinferiormente na alça de Meyer, ao redor do corno temporal do ventrículo lateral, e entram no lobo temporal. Depois seguem para o lobo parietal, onde se juntam às demais fibras que compõem as radiações, seguindo para o córtex occipital (Fig. 6-182, abaixo).

Córtex visual

O córtex de projeção visual, que é também chamado de área estriada, área visual primária ou área 17 de Brodmann, está localizado sobre os lábios superior e inferior da fissura calcarina. Ele se estende em volta do polo posterior do hemisfério por uma distância de 1 a 1,5 cm.

Além da área 17, a informação visual é amplamente distribuída por um grande número de regiões distintas funcionalmente, localizadas dentro das áreas 18 e 19 de Brodmann (Fig. 6-183). A função principal dessas unidades de processamento paralelo é gerar representações de forma, textura, cor, volume, movimento e localização espacial dos estímulos no mundo exterior, além de ser um local de armazenamento para as lembranças de percepções visuais que podem ser utilizadas posteriormente nos processos de reconhecimento visual, pensamentos e sonhos.

As fibras que chegam ao córtex se dividem desta maneira (Fig. 6-184):
- Fibras periféricas da metade superior da retina: lábio superior da fissura calcarina.
- Fibras periféricas da metade inferior da retina: lábio inferior da fissura calcarina.
- Fibras maculares: localização mais posterior, lateral à ponta do córtex calcarino.

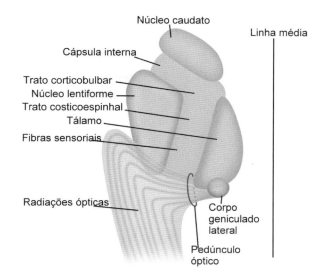

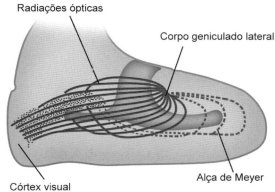

FIGURA 6-182 Radiações ópticas. *Em cima:* Devido à proximidade das radiações ópticas temporais com a cápsula interna, uma lesão pode envolver as duas estruturas. *Embaixo:* Disposição das fibras das radiações ópticas. As radiações inferiores contornam a alça de Meyer no lobo temporal antes de seguir para o lobo parietal e córtex occipital.

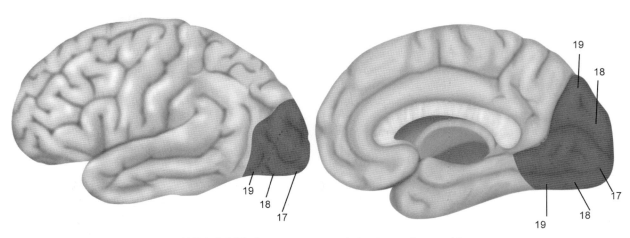

FIGURA 6-183 Áreas 17, 18 e 19 de Brodmann (*em verde*).

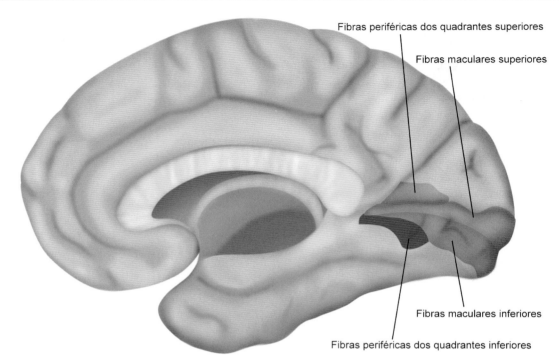

FIGURA 6-184 Distribuição das fibras visuais no córtex occipital.

As fibras periféricas da retina são representadas mais anteriormente. Desta maneira, a hemidecussação das fibras nervosas ocorre de tal jeito que toda a informação visual para ambos os olhos do espaço visual direito está relacionado ao córtex cerebral esquerdo, e vice-versa.

As fibras retinianas do lado nasal são responsáveis pela visão do lado temporal, e vice-versa. Do mesmo modo, as fibras inferiores levam à visão do campo superior, e vice-versa. As fibras maculares apresentam uma representação cortical desproporcionalmente grande – metade do córtex visual representa os 5° centrais do campo visual, e os 15° centrais ocupam aproximadamente 37% da superfície do córtex estriado.

Além das fibras que se dirigem para o trato óptico, uma parte das fibras do nervo óptico é também enviada para o núcleo pré-tectal, que está envolvido no controle da fixação ocular e dos reflexos pupilares; uma parte vai para o núcleo supraquiasmático do hipotálamo, onde participa da regulação dos ritmos circadianos, e outra parte vai para o colículo superior, que coordena os movimentos oculares bilaterais simultâneos, como o movimento de procura, convergência e movimentos sacádicos. O movimento de procura visa a encontrar os objetos que não estão imóveis e mantê-los em foco na fóvea. Os movimentos sacádicos, que são bilaterais e muito rápidos (durando 20 a 50 milissegundos), acontecem quando os olhos aparentemente estão imóveis, servem para mover continuamente a imagem para diferentes fotorreceptores, já que, à medida que eles são usados, necessitam um tempo para se recuperarem.

Vascularização

A anatomia e vascularização da via retroquiasmática está esquematizada na Figura 6-185, esquerda. O trato óptico é vascularizado pela artéria coróidea e pela artéria comunicante posterior. O corpo geniculado lateral é suprido pelas artérias coróideas anterior e lateral, um ramo da artéria cerebral posterior.

As radiações ópticas são vascularizadas pela artéria cerebral média, ramo da carótida interna (radiações superiores e média) e pela artéria cerebral posterior, que é ramo da basilar (radiações inferiores). Alguns pequenos ramos da artéria coróidea anterior podem contribuir para a vascularização das radiações anteriores e mediais.

As fibras periféricas, na fissura calcarina, são supridas por ramos da artéria cerebral posterior, enquanto as fibras maculares, ainda que tenham sua vascularização derivada principalmente da artéria cerebral média, recebem também ramos da artéria cerebral posterior (Fig. 6-185, à direita). Se houver trombose ou embolia em uma delas, a outra fará a vascularização macular.

Etiologia dos distúrbios pós-quiasmáticos

Noventa por cento das hemianopsias homônimas isoladas são causadas por lesões vasculares no território da artéria

CAPÍTULO 6 Anatomia, Citologia, Histologia, Fisiologia e Bioquímica Ocular

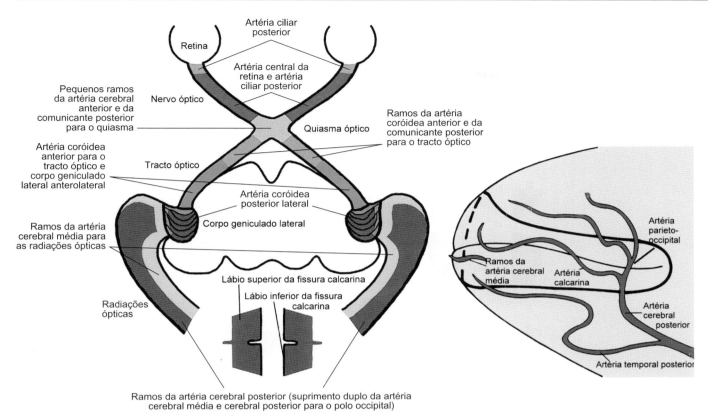

FIGURA 6-185 *À esquerda:* Vascularização da via retroquiasmática. *À direita:* Vascularização das fibras visuais no córtex occipital. As fibras mais periféricas são vascularizadas somente por ramos da artéria cerebral posterior, mas as fibras maculares, situadas mais posteriormente no córtex, recebem também ramos da artéria cerebral posterior.

cerebral posterior. Outras causas menos comuns são tumores, primários e metastáticos, trauma, enxaqueca e distúrbios desmielinizantes. As alterações do campo visual segundo o local da lesão estão resumidas na Figura 6-186.

Lesão do trato óptico

Etiologia
A lesão direta no trato óptico é incomum e acontece no trauma craniano fechado. Em alguns casos pode haver compressão por um adenoma hipofisário ou craniofaringioma. Desmielinização também é uma causa comum. É mais raro por acidente vascular, devido à rede anastomótica que o supre. Pode acontecer também por aneurismas, malformações vasculares ou abscessos.

Apresentação
Além da diminuição da acuidade visual, o paciente pode apresentar sinais piramidais contralaterais, devido à lesão do pedúnculo cerebral ipsilateral. Ao exame oftalmológico, a pupila pode estar normal ou ainda apresentar a pupila hemianópica de Wernicke, quando as fibras nervosas pupilares também forem afetadas. Se o defeito for muito incongruente, pode haver um defeito pupilar aferente relativo no olho com uma menor acuidade visual. Pode aparecer atrofia óptica à fundoscopia, já que as fibras do trato óptico apresentam seus corpos celulares nas células ganglionares da retina.

Exames complementares
O campo visual irá mostrar uma hemianopsia homônima incongruente contralateral.

Lesão do corpo geniculado lateral

Etiologia
Entre as principais causas de lesão do corpo geniculado lateral estão o infarto (envolvendo principalmente as artérias coróideas anterior e lateral), tumores (os gliomas de lobo temporal são os que mais afetam esta área), trauma, malformações arteriovenosas e distúrbios inflamatórios.

Apresentação
Podem existir sinais neurológicos devido ao acometimento também dos núcleos talâmicos adjacentes (o que causa

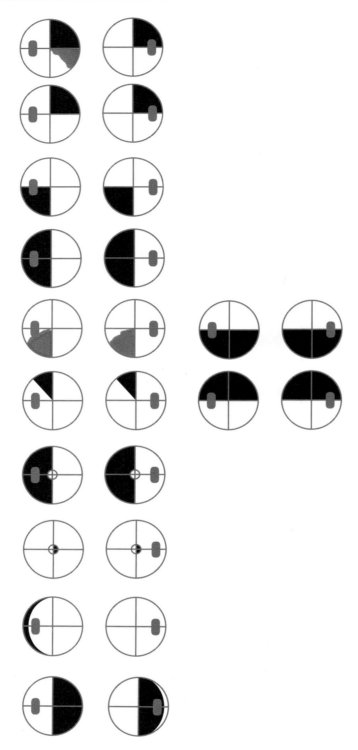

FIGURA 6-186 Alterações campimétricas em patologias retroquiasmáticas. *De cima para baixo:* No trato óptico ou corpo geniculado lateral, hemianopsia homônima incongruente contralateral. Nas radiações ópticas temporais, quadrantoanopsia homônima superior (*pie in the sky*). Nas radiações ópticas parietais anteriores, quadrantoanopsia homônima inferior (*pie in the floor*). Nas radiações ópticas parietais centrais, hemianopsia homônima. Lesão do lábio superior da fissura calcarina: quadrantoanopsia inferior homônima contralateral congruente se unilateral ou hemianopsia altudinal inferior, se bilateral. Lesão do lábio inferior da fissura calcarina: quadrantoanopsia superior homônima contralateral congruente, se unilateral, ou hemianopsia altudinal superior, se bilateral. Quando afetar tanto o lábio superior quanto o inferior da fissura calcarina: hemianopsia homônima poupando a mácula. Lesão da ponta do córtex visual afetando somente as fibras maculares: defeito macular homônimo. Lesão da porção mais anterior do córtex occipital à direita afetando o crescente temporal à esquerda. Lesão do lobo occipital esquerdo poupando o córtex calcarino anterior, levando a hemianopsia homônima direita com preservação do crescente temporal.

defeitos hemissonsoriais) e do trato piramidal (levando a hemiplegia contralateral).

A lesão do corpo geniculado lateral pode causar um defeito de campo visual semelhante à lesão do trato óptico, e também está presente a atrofia do nervo óptico. No entanto, há uma ausência de defeito pupilar, o que normalmente ocorre, em maior ou menor grau, nas lesões do trato óptico.

Exames complementares

A lesão do corpo geniculado lateral, como já foi visto, pode causar um defeito de campo visual semelhante à lesão do trato óptico.

Lesão das radiações ópticas temporais

Etiologia

Entre as causas mais comuns deste tipo de lesão estão os tumores de lobo temporal (glioma é o tipo mais comum, meningiomas em segundo lugar, sendo raros os angiomas). Metástases também podem ocorrer. Entre as lesões vasculares, as mais comuns são os AVEs, embora a oclusão da artéria coróidea anterior deve também ser lembrada, assim como a dos ramos correspondentes da artéria cerebral posterior. Doenças desmielinizantes, trauma, abscessos e malformações congênitas são causas mais raras.

Apresentação

Além do quadro visual, o paciente pode ter um distúrbio hemissensorial e hemiparesia leve, por lesão da cápsula interna. Outros aspectos da lesão do lobo temporal são: crises uncinadas devido ao envolvimento do processo uncinado do giro hipocampal (alucinações visuais, alucinações olfatórias e gustativas paroxísticas), convulsões generalizadas ou localizadas (movimentos de mastigação, sucção ou de estalar os lábios) e uma disfasia de recepção.

As lesões do lobo temporal também podem causar despersonalização, alterações emocionais, distúrbios de comportamento, sensações de *déjà vu* ou *jamais vu*, micropsia ou macropsia. Quando a lesão for à direita, pode perturbar a percepção de notas ou melodias musicais, e quando for à esquerda pode causar afasia receptiva e disnosmia.

No exame oftalmológico não há um envolvimento pupilar (pois suas fibras nervosas deixam a via visual antes de atingir o corpo geniculado lateral) e geralmente não há atrofia óptica (já que os axônios envolvidos iniciaram no corpo geniculado). O edema de papila é frequente nos tumores de lobo temporal.

Exames complementares

O campo visual apresenta uma quadrantoanopsia homônima superior (*pie in the sky*) contralateral, pois afeta as fibras inferiores. A maior parte das lesões a este nível pode ser diagnosticada pela ressonância magnética ou tomografia computadorizada.

Lesão das radiações parietais anteriores

Epidemiologia

Raramente é vista isolada.

Etiologia

A maior causa de lesão a este nível é vascular. Pode ser causada por um hematoma subdural por trauma ou lesão penetrante. A lesão parietal por tumor primário e metastático é comum. A doença desmielinizante é rara.

Apresentação

As lesões do lobo parietal podem causar convulsões e dor espontânea. Também pode causar: agnosia, dificuldade de percepção visual, dificuldade em copiar figuras simples, apraxia ideacional, construcional ou para se vestir (mais em lesões do lobo direito), alexia, agrafia, confusão direito-esquerdo, acalculia e desconhecimento de sua própria anatomia (ocorrem mais em lesões do lobo esquerdo por comprometimento do giro angular – é a síndrome de Gerstman). A anosognosia (a negação de um membro paralisado) pode ser encontrada em pacientes com lesões do lobo não dominante. Na extinção visual, que está classicamente associada à lesão do lobo parietal direito, o paciente percebe um estímulo que for apresentado no campo visual do mesmo lado ou do lado contralateral à lesão, mas se ambos os campos visuais forem estimulados simultaneamente, não será percebido. Lesão a este nível ou posterior não poderá causar defeito pupilar nem atrofia óptica na fundoscopia.

Exames complementares

O campo visual demonstra uma quadrantoanopsia homônima inferior contralateral, pois afeta as fibras superiores das radiações ópticas (*pie on the floor*). O defeito é relativamente congruente. A investigação inclui a ressonância magnética ou tomografia computadorizada.

Lesão das radiações centrais parietais

Etiologia

A causa mais importante é vascular.

Apresentação

Os sinais de lesão do lobo parietal já foram descritos.

Exames complementares

O campo visual irá demonstrar uma hemianopsia homônima completa.

Lesão do córtex visual

Etiologia

A causa mais comum é AVE, sendo aproximadamentre 90% uma oclusão da artéria cerebral posterior. Neoplasias (gliomas, meningiomas e tumores metastáticos), traumas, abscessos, esclerose múltipla e enxaqueca também são causas possíveis.

Apresentação

Podem existir sinais de lesão ao córtex visual, como alucinações visuais, principalmente no campo hemianópico, síndrome de Anton (o paciente, com cegueira total ou parcial, não percebe e não admite que não está enxergando), palinopsia (continuação da imagem visual após o estímulo ter sido retirado), simultagnosia (incapacidade de integrar e interpretar uma cena composta de vários elementos individuais), prosopagnosia (incapacidade de identificar uma face familiar), agnesia visual, alexia sem agrafia, alexia pura, síndrome de Balint (incapacidade de mexer os olhos em direção a um determinado ponto no espaço, apesar da preservação dos movimentos oculares reflexos e espontâneos), discromatopsia. Pode haver uma dissociação das percepções visuais (fenômeno de Riddoch, no qual o indivíduo percebe estímulos em movimento, mas não aqueles estáticos). O paciente refere perceber o movimento no hemicampo afetado, mas, no entanto não consegue identificar sua forma ou sua cor, no máximo podendo ser descrito como acinzentado.

Ataques epilépticos (tanto grande quanto pequeno mal), assim como discretos distúrbios mentais, podem aparecer nos tumores, assim como um edema de papila, que pode ser extremo (mais de 6 ou 8 dioptrias).

Como a lesão é posterior à separação das fibras pupilares da via visual, a resposta pupilar está normal. Também não há atrofia óptica.

Exames complementares

A lesão apenas do lábio superior da fissura calcarina, que é rara, levará a uma quadrantoanopsia superior homônima contralateral congruente. Quando afetar o lábio superior em ambos os lados, levará a uma hemianopsia altudinal inferior. Se for só no lábio inferior, que também é rara, terá uma quadrantoanopsia superior homônima contralateral congruente. Quando afetar o lábio inferior dos dois lados, haverá uma hemianopsia altudinal superior.

As quadrantoanopsias por lesão cortical são três vezes mais comuns do que as causadas por lesão das radiações ópticas. Se atingir tanto o lábio superior quanto o inferior, como em uma oclusão da artéria cerebral posterior, haverá uma hemianopsia homônima contralateral congruente, poupando a mácula (que corresponde aos 5 graus centrais), pois as fibras nervosas desta apresentam também vascularização pela artéria cerebral média.

Já em caso de lesão na ponta do córtex occipital, como, por exemplo, em um trauma, pode acontecer um defeito macular homônimo contralateral congruente, pois as fibras da retina periférica se localizam na fissura calcarina, estando mais protegidas em caso de trauma.

Os 30 graus temporais do campo visual binocular são percebidos somente pelas fibras mais nasais do olho ipsilateral; esses crescentes temporais se projetam na porção mais anterior do córtex occipital. Portanto, um dano nesta área causará a chamada síndrome do crescente temporal, um defeito visual monocular na extrema periferia temporal do olho contrateral.

Uma lesão occipital que poupa esta área produz uma hemianopsia homônima com preservação do crescente temporal.

O potencial visual evocado pode ser útil para o diagnóstico e manejo da cegueira cortical. A tomografia computadorizada mostra a maioria das lesões occipitais. O contraste é útil, principalmente na fase aguda de um infarto, durante o qual a lesão pode aparecer isointensa. A ressonância magnética com gadolínio é mais sensível do que a tomografia computadorizada ou a ressonância magnética sem contraste para identificar alterações occipitais, incluindo pequenas lesões e malformações arteriovenosas.

Resumo do campo visual nos distúrbios retroquiasmáticos

As alterações campimétricas que podem estar presentes nas patologias retroquiasmáticas estão assinaladas na Figura 6-186.

Resumo das alterações em lesões pós-quiasmáticas

Pupila

Até o trato óptico podemos ter ou não um envolvimento pupilar, na dependência da lesão ser anterior ou posterior da saída das fibras pupilares da via visual. Lesões posteriores, portanto, não vão ter alterações da resposta das pupilas.

Atrofia óptica

Como suas fibras apresentam seus corpos celulares nas células ganglionares da retina, a atrofia de papila pode estar presente nas lesões do trato óptico. No entanto, não está presente nas lesões das radiações ópticas em diante, pois os axônios envolvidos iniciaram no corpo geniculado.

Hemiplegia

A hemiplegia pode estar presente junto com o súbito desenvolvimento de hemianopsia; quando ocorrer, deve-se suspeitar de uma lesão envolvendo a parte posterior da cápsula interna e a porção anterior da radiação óptica. A ausência de hemiplegia sugere que a lesão deva ser mais posterior.

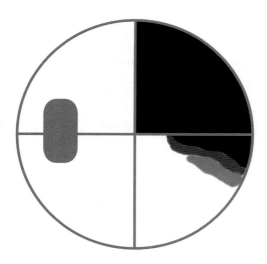 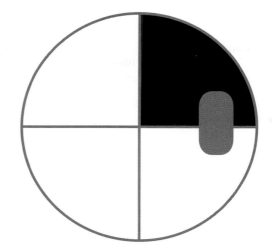

FIGURA 6-187 Bordas em declive (à *esquerda*), com área de escotoma absoluto (*em preto*) e áreas adjacentes com sensibilidade luminosa diminuída, mas ainda presente (*representadas em cinza*). Bordas abruptas (à *direita*).

Campo visual

As alterações do campo visual, após o quiasma, são homônimas contralaterais. Ou seja, uma lesão à direita terá uma hemianopsia à esquerda em ambos os olhos.

As lesões retroquiasmáticas respeitam a linha média vertical, o que não acontece em lesões da retina ou do nervo óptico.

Em acidentes vasculares e em trauma, o início da hemianopsia é normalmente súbito, mas em lesões expansivas, o início é lentamente progressivo. As bordas dos defeitos também devem ser observadas, pois se relacionam principalmente à evolução da doença (Fig. 6-187). Quando tivermos bordas em declive, ou seja, há um maior defeito no campo visual para pequenos objetos (escotomas relativos), indicam um processo em evolução (seja progressão ou regressão), como em um tumor, por exemplo. Já as bordas abruptas, tendo as isópteras superpostas ou muito próximas, indica mais provavelmente uma lesão estacionária ou inativa, como uma lesão vascular.

Quando a hemianopsia estiver à direita da fixação, a leitura pode ser lenta. Quando for à esquerda, o paciente pode ler sem maiores esforços, mas poderá ter dificuldade de iniciar uma nova linha.

Uma hemianopsia que poupa a mácula sugere lesão occipital.

Uma hemianopsia homônima completa significa perda total do hemicampo lateral de cada um dos olhos e pode ser causada por lesões em qualquer ponto da via pós-quiasmática, não tendo valor no diagnóstico topográfico, só de lateralidade.

Uma hemianopsia homônima incompleta nos ajuda, pois demonstra congruência ou incongruência. Quanto mais congruentes (mais semelhantes os dois campos na forma, tamanho e densidade dos defeitos), mais posterior será a lesão.

VIA PUPILAR

Tamanho pupilar

A pupila normal varia de 1 a 8 mm, sendo do mesmo tamanho em ambos os olhos. Tende a ser menor em idosos e recém-nascidos do que em adultos jovens. As pupilas com diâmetro superior a 7 mm são denominadas midriáticas e, se tiverem menos de 2 mm, mióticas.

Uma diferença no tamanho das pupilas é chamada de anisocoria. Em condições normais, de 20% a 40% dos indivíduos saudáveis podem ter um leve grau de anisocoria, e geralmente a diferença é menor do que 1 mm. Um aspecto importante desta anisocoria fisiológica é que a diferença entre as duas pupilas é a mesma no claro e no escuro. Quando um objeto é trazido mais próximo, vai acontecer simultaneamente miose, acomodação e convergência.

Reflexo pupilar à luz

O reflexo pupilar à luz é inteiramente subcortical e utiliza quatro neurônios (Fig. 6-188):
- O primeiro neurônio (sensorial), que pode ser uma célula ganglionar clássica, a qual recebe estímulos vindos dos fotorreceptores via célula bipolar ou, como foi recentemente descoberto, uma célula ganglionar contendo melanopsina, que é um pigmento visual, e que é também intrinsicamente fotossensível (embora possa também receber estímulos dos fotorreceptores). Este primeiro neurônio passa da retina para o nervo óptico junto com os neurônios da via visual (20% das fibras do nervo são pupilares), seguindo para o quiasma, onde as fibras nasais cruzam, sem fazer sinapse. Esse neurônio continua pelo trato óptico, separando-se da via óptica antes que esta alcance o corpo geniculado lateral, e faz sinapse nos núcleos pré-tectais de Ranson, contralaterais (fibras

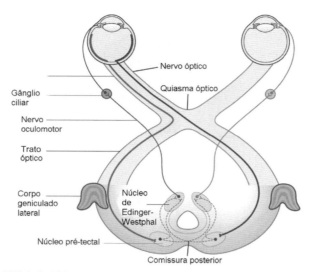

FIGURA 6-188 Vias pupilares para o reflexo a luz e miose de acomodação.

nasais) e ipsilaterais (fibras temporais) do mesencéfalo, no nível do colículo superior. Por isso é que as lesões da via óptica do trato óptico em diante não vão apresentar alterações pupilares; se for no trato óptico pode ter ou não, dependendo se a separação das fibras pupilares foi antes ou após a lesão.

- O segundo neurônio (internuncial) inicia no núcleo pré-tectal, chega até o núcleo de Edinger-Westphal (que também é chamado de núcleo acessório ou pupilar) do mesmo lado, após se curvarem ao redor da substância cinzenta para-aquedutal, ou até o lado oposto, através da comissura posterior. Há, portanto, uma decussação desta via aferente a nível do quiasma e outra na região pré-tectal. Por isto é que um estímulo luminoso em um olho produz uma miose tanto no mesmo olho (resposta direta) quanto no contralateral (resposta consensual). Isto explica também porque não há normalmente anisocoria, mesmo em um olho completamente cego, já que irá haver um estímulo proveniente do outro olho. Este também é o motivo porque, quando há lesão nestes neurônios, como no neurosífilis ou no pinealoma, irá haver dissociação luz-perto, pois a via pupilar para perto é mais ventral.

- O terceiro neurônio (motor pré-ganglionar) inicia no núcleo de Edinger-Westphal e chega no terceiro nervo ipsilateral, seguindo a sua divisão inferior na órbita, até o gânglio ciliar, no cone muscular retrobulbar, via nervo, para o músculo oblíquo inferior, onde faz sinapse.

- O quarto neurônio da via pupilar inicia no gânglio ciliar e segue com os nervos ciliares curtos até o esfíncter da íris. Ainda que outras fibras nervosas passem pelo gânglio ciliar, apenas as parassimpáticas fazem sinapse neste local.

Reflexo para perto

Este reflexo, que também é chamado de reflexo acomodativo ou reflexo ciliar (Fig. 6-189), é ativado quando a fixação muda de um objeto distante para um próximo. Ele não depende da visão e nunca está ausente quando o reflexo luminoso estiver presente. Consiste em uma tríade

- Contração do corpo ciliar, modificando a forma do cristalino para que aconteça a acomodação. Desta maneira, a imagem próxima chega ao foco na retina. A acomodação é um processo dinâmico e permite que o olho ponha em foco objetos em distâncias diferentes. Em seres humanos, a acomodação ocorre tanto de maneira reflexa quanto secundária a um esforço voluntário para focar um objeto próximo.

- Contração de ambos os retos mediais, fazendo a convergência.

- Constrição da pupila.

Os três eventos podem ser separados uns dos outros experimentalmente; envolvendo, provavelmente, vias separadas porém adjacentes.

A via pupilar do reflexo para perto ainda não está bem definida, mas parece iniciar nos centros corticais superiores de associação, chega no mesencéfalo, no centro de convergência pré-tectal ou núcleo de Perlia, que está ventral às fibras da via luminosa no núcleo pré-tectal, e desce diretamente para o núcleo de Edinger-Westphal. Por isso algumas lesões no mesencéfalo dorsal ou núcleo pré-tectal atingem a via fotomotora, mas não a via para perto (dissociação pupilar luz-perto). Do núcleo de Edinger-Westphal passa para o nervo oculomotor, gânglio ciliar (onde alguns autores acreditam que as fibras acomodativas, ao contrário das pupilares, parecem passar sem fazer sinapse) e nervos ciliares posteriores curtos até o esfíncter da íris e músculo ciliar.

Dissociação luz-perto

Quando o paciente apresenta uma resposta para perto normal, mas a resposta fotomotora está alterada, há uma dissociação luz-perto. Isso ocorre porque as fibras da via para perto estão localizadas em posição mais ventral do que as fibras para o reflexo fotomotor, que estão no núcleo pré-tectal. Além disso, há 30 axônios para a miose para perto para cada um que deixa o gânglio ciliar para realizar a resposta fotomotora. Esse menor número de fibras pupilares é o responsável pela recuperação mais rápida dos defeitos acomodativos do que a dos defeitos pupilares.

Lesões do gânglio ciliar também afetam a acomodação, já que por ele passam tanto fibras pupilares quanto acomodativas.

O reflexo para perto só precisa ser testado quando houver uma alteração da reação pupilar à luz, pois não haveria nenhuma patologia que afete apenas a reação pupilar para o olhar próximo.

CAPÍTULO 6 — Anatomia, Citologia, Histologia, Fisiologia e Bioquímica Ocular

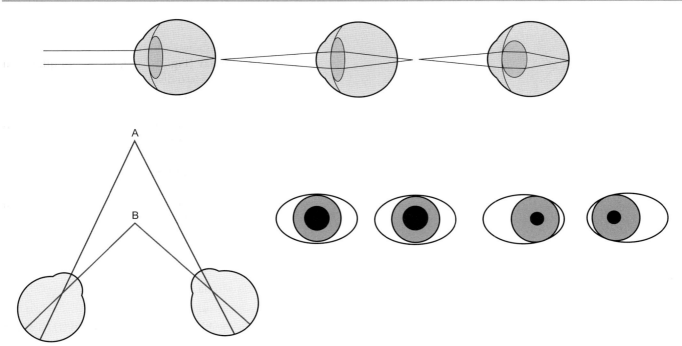

FIGURA 6-189 *Em cima, da esquerda para a direita:* Objeto no infinito (a imagem se forma na retina, permitindo uma visão nítida), objeto próximo, sem acomodação (a imagem se forma atrás da retina, diminuindo a sua nitidez) e objeto próximo, com acomodação (o que permite que a imagem se forme novamente na retina). *Embaixo, à esquerda:* Quando se está olhando para um ponto distante (A), a imagem se forma na fóvea de cada olho nos pontos p'. Se o objeto se aproxima (B), para manter a imagem na fóvea, o olho precisa fazer um movimento de convergência, para que a imagem continue caindo na fóvea, que deve passar da posição p' para p". *Embaixo, no centro e à direita:* Reflexo para perto mostrando a convergência e a miose.

Via simpática

A via oculossimpática é composta por três neurônios (Fig. 6-190):
1. O primeiro inicia no hipotálamo posterior (centro de Karplus e Kreidl) e desce, sem cruzar, pelo tronco cerebral, e termina no centro cilioespinal de Budge, localizado entre C8 e T2, onde faz sinapse.
2. O segundo neurônio começa no centro cilioespinal de Budge, passa pelos gânglios cervicais e médio, e atinge o gânglio cervical superior, no pescoço, na altura da bifurcação da artéria carótida comum. Durante esse trajeto, passa próximo à pleura apical.
3. O terceiro neurônio inicia no gânglio cervical superior, ascende junto com a artéria carótida interna, e se junta à divisão oftálmica do trigêmeo; através dos nervos nasociliar e ciliares longos, essas fibras chegam ao corpo ciliar e ao músculo dilatador da pupila. Como o nervo nasociliar é o responsável pela sensibilidade da córnea, lesões da via simpática muitas vezes são acompanhadas de anestesia corneana. Algumas fibras nervosas vão também inervar o músculo de Müller, que ajuda a elevação da pálpebra superior e a depressão da inferior. Os ramos nervosos vasomotores e sudomotores (estes últimos inervando as glândulas sudoríparas) deixam a via logo após a sinapse no gânglio cervical superior e, devido a isso, a presença ou ausência de sudorese e rubor ipsilateral pode nos ajudar a localizar a altura da lesão da cadeia simpática, como será visto mais adiante.

Ritmo circadiano

O hormônio melatonina é um dos marcadores mais confiáveis da periodicidade do relógio biológico. A sua produção pela pineal é bastante rítmica, sendo caracterizada por níveis altos durante o período noturno e níveis baixos diurnos em indivíduos que apresentam uma visão normal. Ela é pouco afetada por sono, estresse ou atividade. Este ritmo circadiano da melatonina é gerado nos núcleos supraquiasmáticos do hipotálamo.

Uma alteração do ciclo luz/sombra, como acontece em indivíduos amauróticos, pode acarretar uma alteração da produção de melatonina. A diminuição da produção de melatonina está relacionada a um aumento dos distúrbios do sono.

Defeitos pupilares segundo o local da lesão neurológica

Conforme o local da lesão, vamos ter diferentes quadros de anormalidade pupilar:
- Lesão total do nervo óptico: pupila amaurótica.
- Lesão retiniana extensa ou lesão parcial do nervo óptico: pupila de Marcus Gunn.

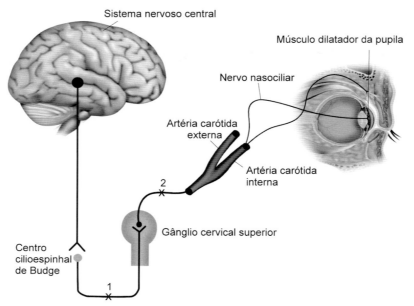

FIGURA 6-190 Sistema nervoso simpático e pupila. Observe que uma lesão antes da separação das glândulas sudoríparas (1) irá causar anidrose, enquanto uma lesão posterior (2) não.

- Lesão a nível de quiasma: pupila de Wernicke.
- Lesão no nível do trato óptico:
  - Antes das fibras pupilares deixem a via óptica: pupila de Wernicke.
  - Depois da separação da via óptica: qualquer lesão da via visual a partir deste ponto, o que também inclui as radiações ópticas e córtex visual, não será acompanhada de alteração pupilar, apesar da hemianopsia homônima contralateral.
- Lesão das fibras pupilares que deixam o trato óptico em direção ao núcleo pré-tectal: defeito pupilar aferente sem alteração da acuidade visual.
- Lesão de todas as fibras entre o núcleo pré-tectal e o núcleo de Edinger Westphal: pupila de Argyll-Robertson.
- Lesão na comissura posterior, na porção rostral do mesencéfalo: síndrome de Parinaud.
- Lesão do terceiro nervo craniano: paralisia pupilar ipsilateral.
- Lesão do gânglio ciliar: pupila tônica de Holmes-Adie.
- Lesão da via simpática: síndrome de Horner.

Defeito de condução pupilar aferente absoluto ou pupila amaurótica

O nervo óptico é quem conduz a resposta aferente, e, logo, se o olho afetado for estimulado, não vai apresentar nem o reflexo luminoso direto nem o consensual; mas, quando o olho normal for estimulado, ambas as pupilas irão reagir, pois o terceiro nervo craniano é o responsável pela resposta eferente (Fig. 6-191).

Normalmente não é observado uma diferença no tamanho das duas pupilas já que o olho amaurótico apresenta o reflexo luminoso consensual. O reflexo de acomodação e

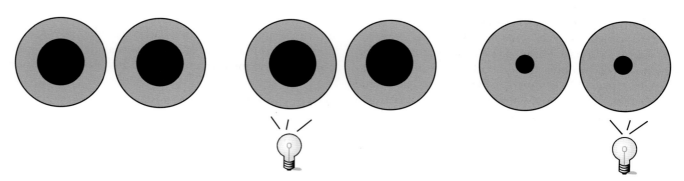

FIGURA 6-191 Pupila amaurótica (à esquerda); quando ela é estimulada, nenhuma das duas pupilas contrai; quando o olho normal é estimulado, ambas as pupilas sofrem contração.

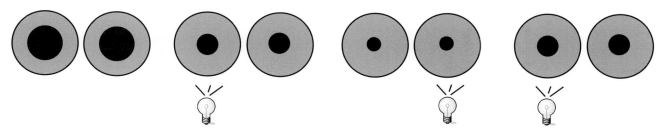

FIGURA 6-192 Pupila de Marcus-Gunn (à *esquerda*). Ambas as pupilas se contraem quando o olho afetado é estimulado, e a contração é aumentada quando o olho não afetado é estimulado. Ao retornar a luz para o olho com a pupila de Marcus Gunn, há uma pequena dilatação pupilar.

convergência é normal. O olho será completamente amaurótico, ou seja, sem percepção luminosa, já que há uma lesão total do nervo.

A presença de reflexo pupilar direto em um paciente não exclui a amaurose, já que os pacientes que são amauróticos devido a uma lesão da via óptica após as fibras pupilares deixarem a via visual terão uma resposta pupilar intacta.

Pupila de Marcus Gunn

A pupila de Marcus Gunn, também chamada de defeito pupilar aferente relativo, é um dos mais sensíveis indicadores de assimetria da função dos dois nervos ópticos, ainda mais do que o potencial visual evocado. Ela pode ser encontrada em lesões unilaterais, mas não em bilaterais e simétricas.

Ela pode ser causada por uma lesão retiniana extensa ou lesão incompleta do nervo óptico, que não leva à amaurose. Uma importante exceção é a neuropatia óptica de Leber, em que, talvez porque as fibras pupilares sejam mais poupadas nesta doença, não costuma haver um defeito pupilar aferente. Pode ocorrer também em lesões do quiasma ou do trato óptico, proximal aos núcleos pré-tectais. Neste último caso, a pupila de Marcus Gunn pode ser acompanhada de uma hemianopsia homônima contralateral ao lado da lesão.

Ela pode estar presente em olhos com acuidade visual normal. Ainda que este tipo de defeito não se correlacione com a acuidade visual, apresenta relação com a extensão da perda de campo visual, com um peso maior sendo dado nos 10 graus centrais. Em um estudo realizado com macacos, um defeito pupilar relativo aferente foi encontrado somente quando a perda de fibras ganglionares chegava a 25% a 50%.

Pacientes que recebem uma anestesia peribulbar apresentam transitoriamente uma baixa da acuidade visual (chegando às vezes à não percepção luminosa) e um defeito pupilar aferente. As opacidades corneanas ou cataratas, ainda que totais, não produzem um defeito pupilar aferente.

A pupila de Marcus Gunn pode ser detectada com um estímulo luminoso em movimento. Quando se estimula o olho afetado com um foco luminoso, existe uma reação fotomotora e consensual, mas, quando se passa a luz da lanterna de um olho para o outro várias vezes, aguardando de 2 a 5 segundos em cada um, nota-se que, ao passar a luz do olho não comprometido para aquele afetado, as pupilas, em vez de se contraírem, irão dilatar, pois o reflexo consensual do olho contralateral é mais forte que o fotomotor do olho afetado (Fig. 6-192). Este teste, teste da luz alternante, será mais bem descrito mais adiante.

Assim como na pupila amaurótica, na de Marcus Gunn vai haver isocoria, pelo efeito consensual do olho não afetado.

A acomodação e a miose à convergência não estarão afetadas.

Pupila hemianópica de Wernicke

É causada por uma lesão a nível de quiasma ou, o que é mais comum, trato óptico. Na teoria, o reflexo à luz vai ser normal quando a hemirretina não afetada for estimulada, e ausente quando for estimulada a afetada. Na prática, porém, como há a difusão de luz dentro do olho, é difícil a sua pesquisa. Como as vias visuais também estão afetadas, vai apresentar hemianopsia homônima incongruente.

Pupila de Argyll-Robertson

Ela ocorre devido a uma lesão do mesencéfalo dorsal, que afeta as fibras entre o núcleo pré-tectal e o núcleo de Edinger Westphal, responsáveis pelo reflexo pupilar à luz, mas poupa as fibras mais ventrais, que são responsáveis pelo reflexo pupilar para perto (Fig. 6-193).

A etiologia típica é a sífilis terciária (*tabes dorsalis*), sendo menos comum diabetes melito, doença de Lyme, sarcoidose, amiloidose, esclerose múltipla, encefalite, tumor mesencefálico, trauma craniano ou hemorragia mesencefálica e alcoolismo crônico.

A visão geralmente é normal, sendo o defeito assintomático. Quase sempre é bilateral, ainda que assimétrico.

Ela se manifesta por pupilas pequenas (com menos de 2,5 a 3 mm de diâmetro), irregulares, com pequeno grau de anisocoria, e cujo tamanho tende a se manter constante. A reação à luz é ausente ou bastante fraca. Não reage consensualmente também.

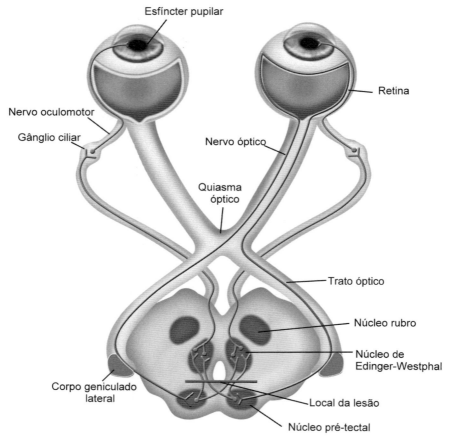

FIGURA 6-193 Local da lesão neurológica na pupila de Argyll-Robertson.

O reflexo para perto está dentro do normal ou até mesmo aumentado, e a acomodação é instantânea. Esta condição, em que a resposta luminosa está afetada mas aquela para perto está normal, é denominada dissociação luz-perto (Fig. 6-194). A redilatação após a miose do reflexo para perto também é instantânea.

A atrofia de íris é comum; algumas porções da íris podem sofrer transiluminação. As pupilas também não dilatam normalmente, mesmo com o uso de midriáticos devido a esta atrofia. As pálpebras podem estar caídas ou retraídas.

Síndrome de Parinaud

A síndrome de Parinaud tem vários sinônimos: síndrome do mesencéfalo dorsal, síndrome Koerber-Salus-Elschnig, síndrome pré-tectal, síndrome do aqueduto Silviano ou síndrome da comissura posterior. A lesão está situada na comissura posterior, na porção rostral do mesencéfalo – colículo superior (Fig. 6-195).

As causas mais comuns variam conforme a idade. Pode ser o primeiro indício de um tumor da glândula pineal (sendo a causa mais comum em crianças pequenas). A

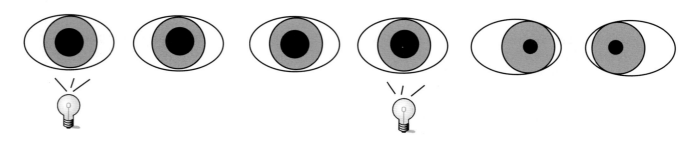

FIGURA 6-194 Dissociação luz-perto na síndrome de Argyll-Robertson. A reação à luz é fraca, mas a reação à convergência é normal.

CAPÍTULO 6   Anatomia, Citologia, Histologia, Fisiologia e Bioquímica Ocular   385

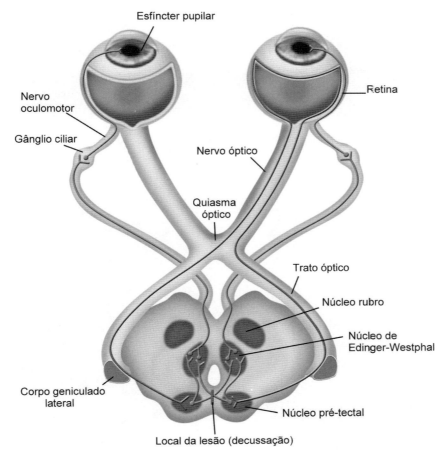

FIGURA 6-195 Local da lesão na síndrome de Parinaud.

estenose de aqueduto e o meningioma também são causas comuns em crianças. Em adultos jovens, esclerose múltipla, trauma e malformações vasculares são as mais comuns, e, em pessoas idosas com mais de 60 anos, podemos destacar o acidente vascular encefálico, aneurismas da fossa posterior e lesões de massa envolvendo a substância cinzenta periaquedutal.

Outras causas que estão descritas nos pacientes com síndrome de Parinaud incluem acidente vascular encefálico, hidrocefalia, sífilis, encefalites, tumores do terceiro ventrículo, hérnia uncal ou lesões na cirurgia estereotáxica.

Normalmente é bilateral. As pupilas são grandes e não reagem ao estímulo luminoso ou contraem-se bem levemente. Reagem de maneira normal na acomodação e convergência (ou seja, há a dissociação luz-perto), mas a convergência em si pode estar afetada.

A síndrome de Parinaud apresenta ainda paralisia supranuclear do olhar para cima, ou, menos frequentemente, para baixo, nistagmo de convergência–retração ao olhar para cima, e retração palpebral (sinal de Collier). Não há ptose palpebral e não há, na posição primária, estrabismo.

Paralisia pupilar ipsilateral por lesão do terceiro nervo craniano

A lesão (*vide* trajeto do nervo na Fig. 6-188) pode ser secundária a uma hipertensão intracraniana com resultante hérnia do úncus do lobo temporal para a cisura do tentório (desta maneira comprimindo o nervo oculomotor), aneurisma da junção da artéria comunicante posterior com a carótida interna (que é o local mais comum), ou da porção basal, ou da intracavernosa da carótida interna, trauma, tumor, lesão com efeito de massa no seio cavernoso, meningite crônica, enxaqueca oftalmoplégica (principalmente em crianças), apoplexia pituitária, doença orbitária etc.

A pupila está dilatada e redonda. O quadro é geralmente unilateral.

Como o nervo oculomotor (responsável pela resposta eferente do olho afetado) está lesado, mas o nervo óptico (responsável pela resposta aferente) está normal, a pupila do lado da lesão não vai reagir adequadamente, independente de qual olho for estimulado, enquanto o contralateral vai ter sempre resposta normal (Fig. 6-196, em cima, à direita). A pupila não irá contrair com um agente colinérgico fraco

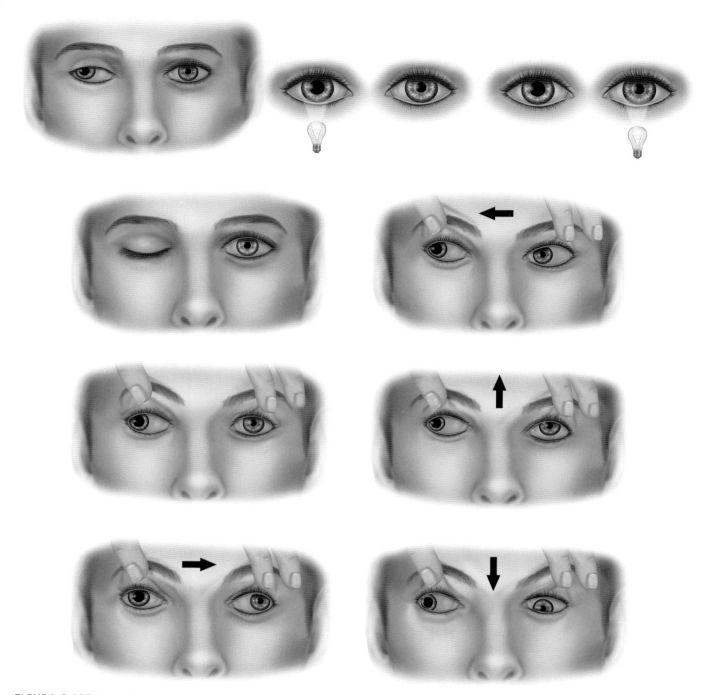

FIGURA 6-196 Lesão do terceiro nervo craniano. *Em cima, à esquerda:* O olho afetado está desviado para baixo e para fora, e a pupila está dilatada. *Em cima, à direita:* Defeito pupilar. A pupila envolvida não vai reagir, nem pelo estímulo direto nem pelo consensual. A pupila normal vai ter reflexos fotomotores direto e consensual presentes. *Abaixo:* Ptose e paralisia dos músculos extraoculares.

(p. ex., pilocarpina a 0,125%), mas vai reagir com pilocarpina a 1%. O reflexo para perto também estará afetado, assim como a acomodação.

Podemos ter uma lesão compressiva do terceiro nervo afetando apenas as fibras pupilomotoras, sem alterar a motilidade extraocular. O motivo disso é a peculiar posição dessas fibras pupilares dentro do nervo, bem superficiais na sua posição superomedial. Este quadro pode aparecer, por exemplo, na arterioesclerose da artéria carótida, cerebral posterior ou comunicante posterior, meningite basal e hérnia uncal.

Quando há uma hérnia subtentorial, a porção superior do nervo geralmente é comprimida primeiro, logo, a alteração pupilar é um sinal precoce.

A paralisia do terceiro par com alteração pupilar está associada a lesões compressivas do nervo (96% dos aneurismas afetando o terceiro nervo irão afetar concomitantemente a pupila). A paralisia por hipertensão, diabetes ou isquemia normalmente poupam a pupila (embora 32% também vão ter alteração pupilar). Na diabetes, quando a pupila estiver envolvida, é muito levemente, sendo normalmente a anisocoria inferior a 1 mm e nunca maior do que 2,5 mm.

O envolvimento pupilar, portanto, ajuda a diagnosticar melhor as causas das paralisias agudas do terceiro nervo: quando tivermos uma paralisia apenas do terceiro nervo isolada, e a pupila estiver envolvida, um aneurisma da junção da carótida interna e artérias comunicantes posteriores deve ser excluído, necessitando de uma avaliação de urgência. Quando tivermos um quadro em que a pupila está poupada, mas todas as outras funções do nervo oculomotor estão completamente paréticas, já podemos descartar um aneurisma.

A pupila dilatada em lesões compressivas do terceiro nervo, sem resposta nem ao reflexo luminoso nem para perto, é chamada de pupila de Hutchinson. No entanto, não devemos nos esquecer de que, se houver lesão do esfíncter da íris, também não haverá reação pupilar nem fotomotora nem para perto neste olho, mesmo sem um dano neurológico.

Junto com o defeito pupilar, geralmente podemos observar a ptose, pela fraqueza do elevador da pálpebra, e a paralisia dos músculos extraoculares (Fig. 6-196, abaixo). O paciente terá dificuldade em movimentar o olho em todas as direções, exceto a temporal.

O olho está desviado para fora e ligeiramente para baixo, na posição primária do olhar (Fig. 6-196, acima, à esquerda). O desvio ocular pode causar uma diplopia, que inicialmente pode não ser percebida devido à ptose.

Não haverá diminuição da acuidade visual.

Pupila tônica de Holmes-Adie

A lesão é ao nível do gânglio ciliar (Fig. 6-197) ou das fibras pós-ganglionares dos nervos ciliares curtos, levando a uma denervação do suprimento parassimpático pós-ganglionico para o esfíncter da pupila e para o músculo ciliar.

Pode ser idiopática (a grande maioria dos casos) ou estar associada a trauma (que é a segunda causa mais comum), cirurgia, uma infecção, como o herpes-zóster, sífilis, parvovírus, ou doença de Lyme, encefalite, toxinas, como no botulismo, arterite temporal, síndrome de Sjögren, diabetes, panfotocoagulação retiniana (neuroblastoma, tumores orbitários, síndrome paraneoplásica, alcoolismo, enxaqueca ou amiloidose (pela deposição de substância amiloide no gânglio ciliar). É ocasionalmente herdada com um padrão autossômico dominante. Pode surgir em casos de disfunção autônoma, como na síndrome de Riley-Day. Crianças com menos de 1 ano, apresentando esse tipo de defeito pupilar, devem ser examinadas por um neurologista para descartar essa síndrome.

Muito frequentemente (em 90% dos pacientes), a pupila de Adie está associada à diminuição dos reflexos tendinosos (síndrome de Adie).

Frequentemente, o paciente apresenta arreflexia do reflexo patelar e hipoestesia corneana ipsilateral à midríase. Os sintomas sistêmicos associados à disfunção autônoma incluem hipo-hidrose segmentar ou generalizada (quando associada à pupila de Adie e diminuição dos reflexos tendinosos, constitui a síndrome de Ross), hipotensão ortostática, alteração dos reflexos cardiovasculares, tosse, diarreia crônica, obstrução intestinal e retenção urinária. Cefaleia, dores na garganta, no pescoço ou nas pernas, também têm sido descritas juntamente com a síndrome.

Oitenta por cento dos casos são unilaterais no princípio do quadro, diferentemente da pupila de Argyll-Robinson, que é quase sempre bilateral. No entanto, o outro olho poderá será afetado após alguns meses a anos em até 50% dos casos. Ocorre mais comumente em mulheres (70%) jovens (na faixa dos 20 a 40 anos).

Pode haver diminuição da acuidade visual ou ser assintomática. O início é súbito. A pupila está inicialmente dilatada e irregular, mas pode ficar miótica à medida que o tempo passa.

Não apresenta reação à luz ou esta é mínima, e o reflexo pupilar para perto é muito lento e tônico (Fig. 6-198), estando associado a movimentos vermiformes da íris (Fig. 6-198).

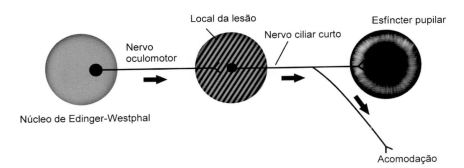

FIGURA 6-197 Na pupila de Holmes-Adie, a lesão ocorre em nível de gânglio ciliar.

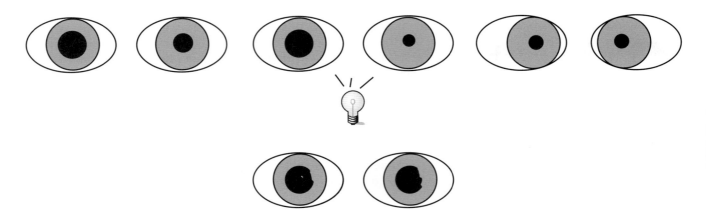

FIGURA 6-198 Pupila de Holmes-Adie. *Acima:* A pupila afetada está dilatada e irregular. Há uma reação mínima à luz, mas a pupila contralateral reage normalmente. Apresenta reação tônica para perto. *Abaixo:* Movimentos vermiformes.

Quando a pupila afetada é exposta a uma luz brilhante e difusa, passado um período de latência, ela vai se contraindo devagar, podendo continuar até ficar menor do que a pupila contralateral. Ao iluminarmos a outra pupila, o reflexo consensual obtido no olho afetado também é mínimo ao ausente. A pupila se contrai imediatamente com o uso de colinérgicos fracos (pilocarpina a 0,125% ou metacolina a 2,5%), devido a uma reação de hipersensibilidade de denervação. A pupila não apresenta boa dilatação no escuro, embora reaja normalmente a midriáticos, ao contrário da pupila de Argyll-Robertson. A redilatação pupilar é lenta, assim como a acomodação, e continua ainda algum tempo após a acomodação ter cessado.

Pode haver uma diminuição da acuidade visual para perto, pela lentidão da acomodação. Em crianças, isto pode desencadear a ambliopia, mesmo se ambos os olhos forem iso-hipermetrópicos, talvez pelo distúrbio de acomodação presente no olho afetado.

A pupila de Adie é uma afecção permanente, porém benigna, e não precisa de exames neurocirúrgicos desnecessários. Ainda que pareça haver uma recuperação na paresia de acomodação, a reação pupilar à luz tende a se agravar com o tempo.

Síndrome de Claude-Bernard-Horner

A síndrome de Horner se refere a um conjunto de sinais que são produzidos quando a inervação simpática para o olho é interrompida (Fig. 6-190).

A causa mais comum é a idiopática. Quando existe uma causa definida, é muito importante a localização da altura da lesão que está causando a síndrome de Horner. Costumam ser graves as afecções do primeiro e segundo neurônios (tumores, acidentes vasculares, traumas, infecções), enquanto as lesões do terceiro neurônio associam-se, na maioria das vezes, a moléstias menos sérias (cefaleias vasculares).

A lesão do primeiro neurônio, que não é comum, pode ser causada por lesões no sistema nervoso central, como acidente vascular encefálico, hemorragia intrapontina, malformação Arnold-Chiari, trauma cervical, tumores, tumor da pituitária, meningite basal, esclerose múltipla ou siringomielia. Na história, pode haver queixas de dormência, perdas hemissensoriais, fraqueza, vertigem, ataxia, nistagmo, disartria e disfagia.

As lesões do segundo neurônio podem ser causadas por tumores pulmonares apicais (tumores de Pancoast), metástases, aneurismas da aorta torácica, trauma do plexo braquial, trauma ou cirurgia de tireoide, dissecção cervical radical, cateterização venosa central, *bypass* coronário, angiografia carotídea, linfadenopatias (por doença de Hodgkin, leucemia, tuberculose ou tumores mediastínicos), otite média, abscessos dentários ou neuroblastoma. A história é de trauma, cirurgia prévia de tórax ou pescoço ou introdução de cateter nervoso central, tosse, hemoptise, edema cervical e dor (facial, cervical, axilar ou no ombro).

As lesões do terceiro neurônio, que são as mais comuns, podem ser devidas a mudanças degenerativas, vasoespasmo, cirurgia ou dissecção da artéria carótida interna (neste último caso, o paciente normalmente apresenta também dor súbita do pescoço ou face ipsilateral), extensão de tumores (como o carcinoma nasofaríngeo) para o seio cavernoso, fístula carotídeo-cavernosa, herpes-zóster, enxaqueca. Os pacientes podem referir dormência na distribuição da primeira e segunda divisão do trigêmeo, diplopia (pela paralisia do sexto nervo), cefaleia vascular benigna do tipo *cluster* e dor.

As causas mais frequentes da forma congênita (responsável por até 5% dos casos) são a idiopática e o trauma do nascimento ao plexo braquial – paralisia de Klumpke (30% a 50% dos casos). Varicela congênita, lesões vasculares da carótida interna e subclávia e tumores de pescoço e mediastino também têm sido citados.

A forma infantil pode ser idiopática, devida a cirurgia do tórax, pescoço ou sistema nervoso, traumática, infecciosa,

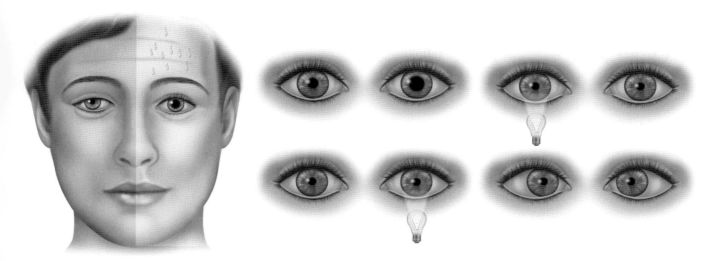

FIGURA 6-199 Quadro na síndrome de Claude-Bernard-Horner. *À esquerda:* Constrição pupilar, ptose e anidrose ipsilateral. *À direita:* A pupila encontra-se mais miótica do que a contralateral, mas as respostas direta e consensual estão presentes. Durante a convergência, a pupila também reage normalmente.

por malformações vasculares ou neoplásica, como a forma secundária a um neuroblastoma que surge na cadeia simpática.

Lesões em qualquer nível da via simpática podem levar à síndrome de Claude Bernard-Horner. Normalmente é unilateral.

O quadro é composto basicamente de constricção pupilar, ptose leve da pálpebra superior (Fig. 6-199, à esquerda) e ptose invertida. Outros sinais que podem aparecer dependendo do local da lesão são palidez cutânea e diminuição da sudorese.

A pupila é miótica, pois a ação do músculo esfíncter da pupila não será contrabalanceada pelo dilatador da pupila. Os reflexos fotomotores direto e consensual estão normais (Fig. 6-199, à direita), mas a redilatação é lenta, uma indicação de denervação do músculo dilatador da pupila é sinal típico e diagnóstico da síndrome de Horner. Uma pupila normal dilata em aproximadamente 5 segundos após desligar a luz da sala; na síndrome de Horner demora 15 a 20 segundos. Logo, a anisocoria será maior no escuro, diferentemente daquelas lesões da via parassimpática, nas quais o olho afetado não irá contrair adequadamente, sendo, portanto, maior a anisocoria no claro.

A acomodação está intacta ou até mesmo aumentada, assim como a reação à luz e à convergência. Há uma fraqueza do músculo de Müller, levando a ptose palpebral de leve a moderada, de 1 mm a 2 mm, e uma fraqueza do músculo tarsal inferior, originando uma leve elevação da pálpebra inferior, a chamada "ptose invertida". Este estreitamento da fissura palpebral aparenta uma enoftalmia, que na realidade não existe.

A presença ou não de sudorese e rubor do mesmo lado da lesão nos auxilia a precisar o nível da lesão. Quando for a nível de neurônio central ou de primeira ordem, haverá anidrose e palidez do mesmo lado da lesão, envolvendo todo o corpo. Essa diferença de coloração da pele ("efeito harlequim"), onde o lado afetado está pálido e o oposto pode ter rubor, pode aparecer após exercícios físicos ou emoção em alguns pacientes. Quando afetar o segundo neurônio, pode ter diminuição da sudorese na face e pescoço ipsilateral, e, se lesar o terceiro neurônio, a anidrose ou está ausente ou se limita à testa.

A heterocromia de íris é mais comum nos casos congênitos, ou quando a síndrome de Horner aparece nos primeiros anos de vida, embora possa também acontecer em casos de longa duração. No lado afetado, a íris é mais clara. É incomum aparecer em pacientes com mais de 2 anos de idade, pois a pigmentação iriana, que está sob o controle do sistema nervoso simpático, desenvolve-se somente até esta idade.

Alguns pacientes, ainda antes de apresentar a síndrome de Horner, podem ter episódios de espasmos segmentares do músculo dilatador da pupila; esta é a chamada pupila em formato de girino (*tadpole pupil*).

Historicamente, o diagnóstico pode ser confirmado pela instilação de cocaína 4% ou 10%, que atualmente não são comercializados. Enquanto a pupila afetada não dilata, a outra irá reagir normalmente. A cocaína causa dilatação pupilar pelo bloqueio da recaptação da noradrenalina no terminal sináptico, o que aumenta a quantidade de neurotransmissor disponível para estimular o músculo, e permite que a noradrenalina estimule-o repetidamente. Na síndrome de Horner, pouca ou nenhuma noradrenalina é lançada na sinapse e, portanto, a cocaína não vai causar midríase. A avaliação dos resultados deve ser após 30 a 45 minutos da instilação do colírio. Uma anisocoria de 1 mm ou mais é diagnóstico de síndrome de Horner no lado da pupila menor.

Uma alternativa para o colírio de cocaína é o colírio de apraclonidina (Iopidine®) a 0,5% a 1%. A apraclonidina é um agente hipotensor ocular. Atua como um agonista de ação direta sobre os receptores α1 (onde apresenta uma reação fraca) e α2. Em uma pupila normal não haverá uma reação, ou pode até ocorrer uma miose, pela estimulação dos receptores α2. Os pacientes com a síndrome de Horner apresentam uma supersensibilidade por denervação do músculo dilatador da íris, logo, a pupila afetada vai dilatar pela estimulação dos receptores α1. O resultado é checado em 30 minutos e, quando negativo, revisto em 45 minutos. A sensibilidade é de 90% e a especificidade, próxima a 100%.

Antigamente, o uso do colírio de hidroxianfetamina a 1% era utilizado para nos precisar o local da lesão, mas infelizmente parou de ser fabricado. Quando se pingava o colírio nos olhos, ambas as pupilas dilatavam se a lesão fosse pré-ganglionar (do primeiro ou segundo neurônio) e, no caso de lesão pós-ganglionar (do terceiro neurônio), a pupila de Horner não dilatava. A hidroxianfetamina causa midríase de forma indireta, devido à liberação de noradrenalina pelos nervos simpáticos da íris. Na síndrome de Horner pós-ganglionar estes nervos estão lesados, portanto, os terminais pré-sinápticos não conseguem produzir noradrenalina. No início do quadro a reação podia ser falsamente negativa, já que os terminais pós-ganglionares ainda não estavam depletados. A reação podia, inclusive, continuar positiva mesmo após a resolução do quadro. Na lesão pré-ganglionar, o neurônio pós-ganglionar está intacto, logo a hidroxianfetamina dilataria a pupila.

A foledrina a 1%, um derivado N-metil da hidroxianfetamina, tem efeito similar ao dela, e pode, portanto, ser uma opção para substituí-la.

Os colírios de cocaína e hidroxianfetamina não podem ser instilados antes de um intervalo de 24 horas, caso contrário haverá interferência de um colírio no teste do outro.

A epinefrina 1:1000 também pode ser utilizada para localizarmos a altura da lesão. Quando for pré-ganglionar, nenhuma das pupilas irá dilatar, já que a adrenalina será rapidamente destruída pela amino-oxidase. Se a lesão for pós-ganglionar, a adrenalina não será quebrada, pois a amino-oxidase está ausente, e há uma supersensibilidade da pupila, que reage até mesmo com uma solução tão fraca. Alguns autores acham que o teste não funciona muito bem na prática.

Os pacientes com lesão do primeiro ou segundo neurônio devem ser melhor investigados com um exame neurológico, uma radiografia ou tomografia computadorizada de tórax para analisar o ápice do pulmão quanto a possíveis lesões tumorais, ressonância magnética do cérebro e do pescoço, hemograma completo com diferencial, angiografia por ressonância magnética da cabeça/pescoço e Doppler de carótida quando houver a possibilidade de dissecção de carótida, e a biópsia de linfonodo quando houver linfanodopatia.

A lesão do terceiro neurônio isolada geralmente é benigna (p. ex., secundária a enxaqueca) e, quando for

constatado por fotos mais antigas que a síndrome já está presente há alguns anos, não é necessário investigar mais profundamente. Quando for mais recente, pode ser causada por uma dissecção espontânea da carótida; se a síndrome de Horner é acompanhada de dor ipsilateral súbita de cabeça ou pescoço, esta causa deve ser descartada. A presença de Horner junto com dor no braço, mão, ombro ou escápula deve nos alertar para um possível tumor pulmonar apical.

Semiologia pupilar

A semiologia pupilar inclui anamnese, exame pupilar e exames complementares.

Anamnese

Na anamnese, deve-se indagar sobre traumas, uso de medicações, como colírio de pilocarpina, sertralina, bupropiona (antidepressivos), nebulizações com brometo de ipatropium, história de sífilis etc. Deve-se verificar quando foi notada inicialmente a diferença pupilar. Se o paciente tiver fotos antigas, podemos verificar a presença de anisocoria naquela época. E também devemos perguntar se há outros sinais ou sintomas associados etc.

Exame pupilar

O exame pupilar consta de inspeção, reflexos fotomotores direto e consensual e reflexo para perto.

Inspeção pupilar

Para fazermos a inspeção pupilar, a luz da sala deve ser fraca e homogênea, e o paciente deve ser orientado para olhar para longe, para que não aconteça o reflexo para perto). Inicialmente, difusamente as pupilas, devendo-se observar o tamanho em milímetros, a forma (redonda, oval etc.) e a posição (central, excêntrica) de cada pupila.

Quando uma diferença entre o tamanho das duas pupilas for observada (anisocoria), elas devem ser examinadas novamente em uma luz mais brilhante, para se verificar se o grau de anisocoria é maior em um ambiente claro ou em um escuro (Fig. 6-200). Quando a anisocoria for maior na luz mais fraca, indica que a pupila menor é a anormal (ou seja, não conseguiu dilatar adequadamente no escuro) Quando a anisocoria for maior na luz mais intensa, a pupila anormal é a maior (ou seja, não conseguiu contrair adequadamente na luz). Se a diferença for a mesma, e esta for menor que 1 mm em diâmetro, deve ser uma anisocoria fisiológica.

A anisocoria será mais evidente na claridade (ou seja, pupila maior anormal) em lesões da via parassimpática (exceto na pupila de Argyll-Robetson e na pupila de Adie com longa duração), quando o paciente tiver feito uso de drogas midriáticas, como a atropina, e certas patologias oculares, como lesões traumáticas do esfíncter da íris e o glaucoma agudo. Ela será mais evidente no escuro do que na claridade (ou seja, pupila menor anormal) em lesões da

CAPÍTULO 6 Anatomia, Citologia, Histologia, Fisiologia e Bioquímica Ocular

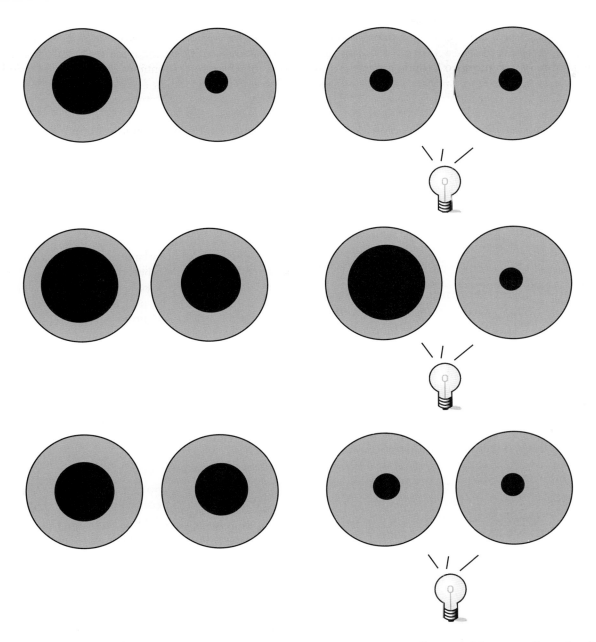

FIGURA 6-200 *Acima:* A anisocoria é maior no escuro do que no claro, sugerindo que a pupila anormal é a menor. *No centro:* A anisocoria observada é maior no claro do que no escuro, sugerindo que a pupila anormal é a maior. *Abaixo:* Anisocoria igual no claro e no escuro sugere anisocoria fisiológica.

via simpática, na pupila de Argyll-Robetson, na pupila de Adie de longa duração, quando tiver feito uso de drogas mióticas, como a pilocarpina, e, em certas patologias oculares, como a uveíte.

Reflexos fotomotores direto e consensual

Para se testar a reatividade das pupilas, pega-se uma lanterninha manual, e se incide a luz a partir do lado inferior e temporal, aproximadamente a 5 a 10 cm, em direção a cada um dos olhos do paciente. Este estímulo luminoso normalmente causa uma constrição pupilar no olho examinado (reflexo fotomotor direto) e no olho contralateral (reflexo consensual) (Fig. 6-201). Para se testar reflexo consensual, o examinador deve colocar sua mão na ponte do nariz do paciente, desta forma impedindo que o olho contralateral também seja estimulado de forma direta pela luz.

Para haver a resposta fotomotora direta, é necessário que ambas, tanto a via aferente quanto a eferente, deste olho estejam intactas. Quando essa reação estiver ausente, pode ser por uma lesão de qualquer uma das duas vias.

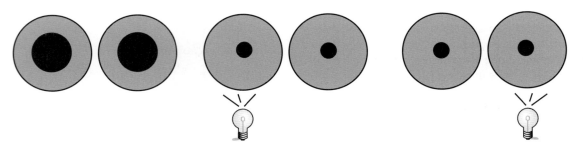

FIGURA 6-201 Reflexos fotomotor direto e consensual normais.

Para acontecer a resposta consensual é necessário que a via aferente da pupila que está sendo iluminada e a eferente da outra pupila estejam intactas. Portanto, se o olho iluminado estiver em miose, mas não houver a resposta consensual na pupila contralateral, provavelmente há uma lesão eferente no outro olho.

Se iluminarmos um dos olhos e nenhuma das duas pupilas responder, isso sugere uma lesão aferente do olho iluminado, ou então uma lesão eferente de ambas as pupilas. Podemos fazer o diagnóstico ao iluminar o olho contralateral: se ambas as pupilas dilatarem, o defeito é da aferente do olho contralateral (que é o que foi iluminado antes). Deve-se testar uma pupila, observá-la e depois testar a outra.

É importante lembrarmos que o paciente pode até ser amaurótico e continuar ainda tendo reflexo pupilar. Isso pode acontecer quando a lesão no sistema visual acontecer após a saída das fibras pupilares, no trato óptico.

Teste da luz alternante

Após este exame, realiza-se o teste de luz alternante de Levitan. Este teste permite que se pesquise um déficit unilateral discreto. Para isto incide-se a luz em uma pupila por 2 segundos, passando-se rapidamente para a outra, aguardam-se mais alguns segundos volta-se para a primeira, e assim por diante, umas 5 a 7 vezes. Desta maneira, podemos verificar se existe um defeito relativo. Neste caso, a pupila afetada contrai na luz (já que o defeito é relativo), mas a resposta consensual é mais intensa do que a direta, fazendo com que, ao se passar a luz do olho normal para o afetado, a pupila dilate um pouco (Fig. 6-202).

Teste da reação pupilar para perto

Por último, pedimos para o paciente olhar primeiro para longe e, a seguir, para um objeto próximo, a uns 10 a 30 cm, enquanto se observa a reação pupilar à medida que o paciente aproxima o olhar: deve ocorrer miose durante a acomodação. Pedindo-se para que o paciente olhe repetidamente para longe e perto, podemos observar tanto a reação de miose para perto quanto a velocidade de redilatação (quando ele volta a olhar para longe).

Exames complementares quando a pupila anormal for a maior

1. Biomicroscopia, para verificar a existência de lesão ao esfíncter da íris devida a trauma: a margem pupilar pode estar irregular e podem existir defeitos de transiluminação. Um corpo estranho intraocular também deve ser suspeitado e investigado.

2. Testar a movimentação extraocular e verificar se há ptose, o que pode acontecer na paralisia do terceiro nervo.

3. Se não houver sinais de dano traumático da íris nem de lesão do terceiro nervo craniano, pinga-se 1 gota de pilocarpina 0,125%.

    a. Se houver constricção pupilar após 10 a 15 minutos: pupila de Adie.

    b. Se não houver miose: pingue 1 gota de pilocarpina a 1%.

        i. Quando a pupila for normal ou se houver paralisia do terceiro nervo, irá contrair.

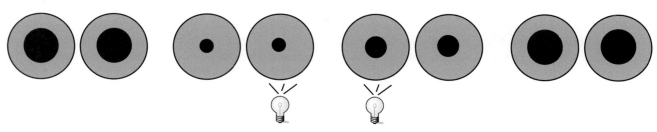

FIGURA 6-202 Teste da luz alternante, demonstrando uma pupila com defeito aferente. Estimulando-se a pupila direita normal, há o reflexo fotomotor direto e consensual, mas quando se estimula a pupila esquerda, que está afetada, há um escape, com certo grau de dilatação pupilar de ambas. No entanto, quando se para de estimular a pupila afetada, há uma dilatação adicional, indicando que o defeito é relativo.

ii. Se não houver contração: considere a possibilidade de dilatação farmacológica, como por atropina, brometo de ipatropium (um nebulizador derivado da atropina, e que é antagonista direto dos receptores colinérgicos muscarínicos).

Exames complementares quando a pupila anormal for a menor

- Biomicroscopia, para verificar a presença de irite: hiperemia perilimbar, células na câmara anterior e *flare*. As sinéquias podem impedir que a íris dilate (Fig. 6-203). A miose, uma resposta ocular ao dano, é causada tanto pelo acúmulo intracamerular de prostaglandinas quanto pelo lançamento de um neuropeptídeo, chamado de substância P, a partir das terminações sensoriais trigeminais da íris, e que irá agir no esfíncter da íris.

- Verificar a existência de ptose, que na síndrome de Horner pode estar do lado da pupila miótica.
- Teste de reação pupilar:
  - Se a reação à luz e à convergência estiverem anormais: pensar em pupila de Adie de longa duração.
  - Se a reação à luz estiver diminuída e a convergência estiver normal: pensar em pupila de Argyll-Robertson.
  - Se a reação pupilar for normal, pensar em síndrome de Horner, e deve ser feito o teste com cocaína 10% ou apraclonidina para confirmar o diagnóstico, seguido da instilação de hidroxianfetamina ou foledrina para sabermos se é pré-ganglionar ou pós-ganglionar.

MÚSCULOS EXTRAOCULARES

Anatomia

O globo ocular é composto por seis músculos extraoculares (Fig. 6-204): quatro retos (lateral, medial, superior e inferior) e dois oblíquos (superior e inferior).

O oblíquo inferior se origina na parte anterior da órbita, entre o rebordo orbital inferior e a fossa lacrimal. Todos os outros músculos extraoculares se originam no ápice orbitário, em um anel tendinoso que envolve o forame óptico chamado anel de Zinn.

Todos são inervados pelo nervo oculomotor, exceto o reto lateral e o oblíquo superior, que são inervados, respectivamente, pelo nervo abducente e troclear.

O suprimento arterial dos retos é feito por sete artérias ciliares, sendo o reto lateral o único que recebe uma artéria ciliar e suprimento também da artéria lacrimal.

Os oblíquos são supridos por ramos das artérias ciliares, sendo o oblíquo inferior também suprido pela artéria infraorbitária.

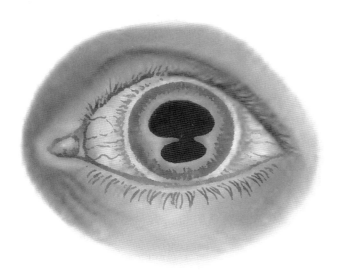

FIGURA 6-203 Sinéquias de íris.

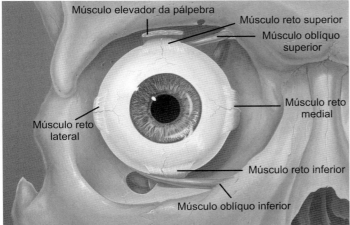
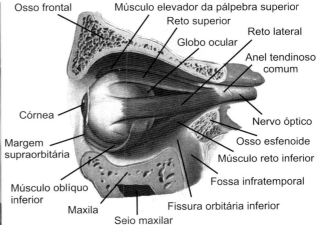

FIGURA 6-204 *À esquerda*: Músculos extrínsecos do olho. (Modificada de Patrick J. Lynch, em https://commons.wikimedia.org/wiki/File:Eye_orbit_anatomy_anterior2.jpg). *À direita*: O músculo oblíquo inferior é o único que não se origina do anel de Zinn.

TABELA 6.6	Inserções dos músculos e comprimento dos tendões.	
Músculos	Inserção	Tendão
Reto medial	5-5,5 mm do limbo	3,7-4 mm comprimento
Reto inferior	6-6,5 mm do limbo	5-5,5 mm comprimento
Reto lateral	6,9 mm do limbo	8,8-9 mm comprimento
Reto superior	7,7-8 mm do limbo	6-7,7 mm comprimento

Músculos retos – noções gerais

Os quatro músculos retos se originam de um anel tendinoso que envolve o forame óptico chamado anel de Zinn, que se conecta superiormente com a dura-máter, medialmente com a pequena asa do esfenoide e lateralmente com a grande asa do esfenoide.

Entre os músculos retos existe um espaço retrobulbar chamado intraconal, por onde passam o nervo óptico, a artéria oftálmica, vasos e nervos ciliares e os nervos oculomotor, abducente e simpático. Os músculos retos seguem um trajeto direto e têm aproximadamente 40 mm de comprimento (excluindo o seu tendão) e 7 a 10 mm de largura. Tornam-se tendinosos de 4 a 9 mm de sua inserção, a qual é feita em forma de espiral, em distâncias progressivamente maiores do limbo corneoescleral (Tabela 6.6 e Fig. 6-205).

A espiral ocorre a partir do músculo reto medial, no sentido horário para o olho direito e sentido anti-horário para o olho esquerdo. Esta espiral é chamada espiral de Tillaux.

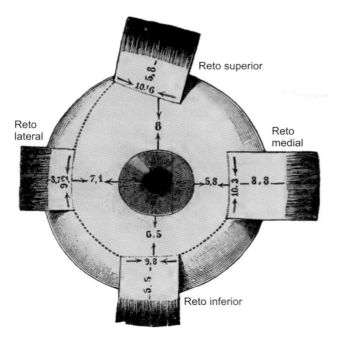

FIGURA 6-205 Espiral de Tillaux mostrando a inserção dos músculos retos e o comprimento de seus tendões.

Os músculos retos superior e inferior fazem um ângulo de 23° com o eixo óptico quando o olho está em posição primária.

Músculo reto medial

É o mais grosso e poderoso músculo extraocular. Apresenta o tendão mais curto e o ligamento occipto-odontoide mais desenvolvido. Percorre pela superfície medial do globo ocular abaixo do músculo oblíquo superior ao longo da parede interna da órbita.

Músculo reto inferior

Percorre a superfície inferior do globo, inserindo-se na esclera de maneira oblíqua, assim como o reto superior. É o mais curto dos músculos retos. Sua bainha se divide anteriormente. Uma delas se insere na borda posterior da bainha do oblíquo inferior e contribui para a formação do ligamento suspensório de Lockwood. Neste ponto, o oblíquo inferior e o reto inferior estão firmemente aderidos e alguns autores consideram que este ponto pode atuar como uma inserção secundária.

Músculo reto lateral

Percorre a parede lateral da órbita. Tem o tendão mais largo e fino.

Músculo reto superior

É o mais longo dos músculos retos, sendo seguido pelo medial, lateral e inferior, nesta ordem. Em sua origem, situa-se medialmente ao globo ocular e, a seguir, move-se para fora e encontra-se logo abaixo do músculo levantador da pálpebra superior, havendo íntima relação entre suas bainhas musculares.

Tem a inserção mais posterior de todos os retos. Quando passa pelo equador do olho, este músculo passa sobre o tendão do oblíquo superior.

Não apresenta um ligamento occipto-odontoide bem desenvolvido, mas está conectado com o tendão do oblíquo superior por uma bainha fascial comum, que em alguns casos é bem desenvolvida. É o mais fraco dos músculos retos.

Músculos oblíquos – noções gerais

Os músculos oblíquos controlam prioritariamente os mecanismos de torção e em menor proporção de subida e descida do olho. Na posição primária, o plano muscular dos oblíquos forma um ângulo de 51° com o eixo óptico.

Músculo oblíquo superior

É o mais longo dos músculos extraoculares. Apresenta duas porções: a direta (que vai da origem até a tróclea) e a reflexa (da tróclea até sua inserção).

Origina-se na asa menor do esfenoide, no anel de Zinn, acima da origem do reto superior, e avança superomedialmente até a fossa troclear no osso frontal, onde se encontra a tróclea, que é uma lâmina constituída por tecido fibrocartilaginoso em formato de U.

Ele penetra na tróclea e rebate por trás e por cima do globo, passando sob o reto superior e inserindo-se no quadrante posterossuperior do globo ocular. No seu ponto de inserção mais posterior encontra-se a 5 mm acima do nervo óptico e próximo à emergência da veia vorticosa temporal superior.

Músculo oblíquo inferior

Origina-se na parte anterior da órbita, entre o rebordo orbital inferior e a fossa lacrimal. Dirige-se para trás e temporalmente, passando por cima do reto inferior, curvando-se ao redor do globo ocular e formando um ângulo de 51º com a parede orbitária medial, para inserir-se por um curto tendão abaixo do reto lateral, próximo à veia vorticosa temporal inferior e aos vasos e nervos ciliares.

O nervo motor do gânglio ciliar passa junto ao oblíquo inferior e deve-se ter cuidado pois um dano neste ponto pode danificar a raiz motora e causar paralisia parassimpática.

Anatomia microscópica e fisiologia

Os músculos extraoculares são do tipo estriado, apresentando, portanto, uma estriação transversal característica. A contração deste tipo de músculo está subordinada em grande parte a vontade, daí a denominação de musculatura voluntária.

Cada fibra muscular é uma única célula multinucleada, longa e de forma cilíndrica, não existindo pontes sinciciais entre as células. Há uma membrana celular ou sarcolema e um citoplasma ou sarcoplasma. Estas fibras contêm um feixe intracitoplasmático de delgadas estruturas cilíndricas – as miofibrilas.

Três tipos de proteínas se organizam para formar a fibrila contrátil: tropomiosina, actina e miosina.

A fibra muscular, uma vez ativada pela acetilcolina liberada nas terminações nervosas, deixa-se percorrer pela excitação elétrica, ou seja, pelo potencial de ação. Ela é envolvida por uma delicada bainha de tecido conjuntivo, o endomísio. As fibras musculares são agrupadas em fascículos envolvidos pelo perimísio.

Um músculo, como um todo, compõe-se de vários fascículos e é envolvido pelo epimísio que se acha intimamente associado com a fáscia e, algumas vezes, funde-se com ele.

Bainha muscular

No local no qual os músculos extraoculares se colocam por debaixo da fáscia bulbar, para inserirem-se na esclera, esta membrana se reflete sobre os mesmos para cobri-los e formar a bainha muscular. Esta bainha é bem diferenciada na parte anterior, porém, por trás do nervo óptico, vai se adelgaçando até desaparecer. Nas proximidades do vértice da órbita, os músculos estão somente cobertos pelo perimísio muscular.

As bainhas musculares têm ligamentos ou expansões que, diferentes para cada músculo, relacionam-se entre si e com os demais elementos orbitais, integrando todo um sistema suspensor e de contenção que tem importante papel na mecânica dos movimentos oculares.

As bainhas musculares dos retos estão inter-relacionadas por uma membrana que se estende entre elas, nos espaços intermusculares, fechando deste modo o cone muscular. Esta membrana, chamada membrana intermuscular, atuaria como um verdadeiro ligamento de contenção e seria um dos responsáveis pela não retração demasiada dos músculos extraoculares quando sua inserção escleral é seccionada acidentalmente.

Alguns milímetros por trás da inserção escleral dos retos horizontais existem expansões da bainha muscular dos mesmos que se dirigem às paredes da órbita para inserir-se no periósteo que a recobre – do reto lateral para o osso malar e do reto medial para o osso lacrimal. São os denominados *check ligaments* ou ligamentos de contenção (Fig. 6-206).

A função dos ligamentos de contenção é, principalmente, moderar a excursão do olho quando se contrai o músculo correspondente, isto é, por exemplo, o ligamento de contenção do reto medial evita que a adução seja exagerada quando este músculo se contrai. Porém também atuam moderando a excursão no sentido contrário. Devido às suas expansões conjuntivais, os ligamentos de contenção provocam a retração da conjuntiva, a nível do fundo de saco, quando o olho se desloca neste sentido, evitando assim a formação de pregas ou estrangulamentos conjuntivais.

Superiormente, uma banda similar conecta o reto superior com o elevador da pálpebra, e inferiormente uma banda fibrosa passa do reto inferior para um processo no músculo oblíquo inferior, e o conjunto dos dois fica então ligado ao assoalho da órbita.

Eixos de Fick e Plano de Listing

Para melhor compreender os movimentos oculares, devemos nos lembrar dos eixos de Fick e do plano de Listing, em que "X" é o eixo horizontal sobre o plano, "Z" é o vertical, e "Y" é o eixo anteroposterior, sendo os três perpendiculares entre si (Fig. 6-207). O eixo "X" e o "Z" estão sobre o plano de Listing.

Tipos de ações musculares monoculares

A ação de um músculo isolado pode ser uma ducção ou uma torsão. Uma ducção é uma rotação monocular nos

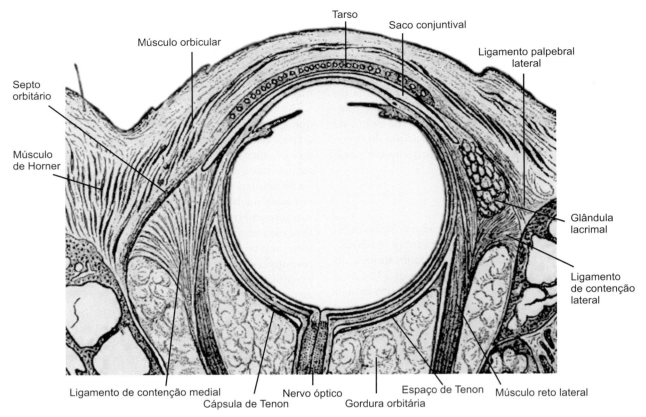

FIGURA 6-206 Fáscia tenoniana e ligamentos de contenção.

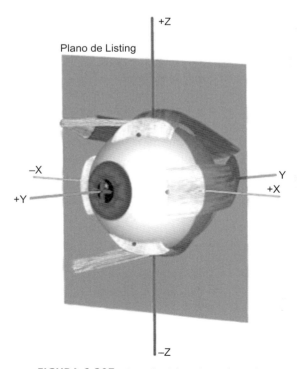

FIGURA 6-207 Eixos de Fick e plano de Listing.

eixos "X" ou "Z", ou seja, no plano de Listing. Pode ser (Fig. 6-208):
1. Adução: rotação para dentro.
2. Abdução: para fora.
3. Supradução: para cima.
4. Infradução: para baixo.

Uma torsão é um movimento de rotação do olho sobre seu eixo anteroposterior ("Y"). Pode ser (Fig. 6-209):
- Intorsão (inciclodução): torsão do limbo superior na direção do nariz.
- Extorsão (exciclodução): torsão do limbo superior afastando-se do nariz.

Ações dos músculos extrínsecos oculares

As ações de cada músculo são divididas em primárias (ação principal) e secundárias e são apresentadas na Tabela 6.7 e na Fig. 6-210.

Funções musculares isoladas

Os músculos retos lateral e medial têm apenas uma função cada um, que é a de abduzir e aduzir o olho, respectivamente.

CAPÍTULO 6 Anatomia, Citologia, Histologia, Fisiologia e Bioquímica Ocular

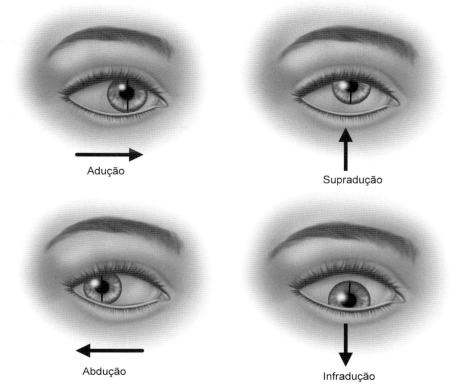

FIGURA 6-208 Ducções.

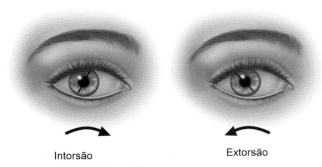

FIGURA 6-209 Movimentos de torsão.

TABELA 6.7	Funções dos músculos oculares.	
Músculo	Ação primária	Ação secundária
Reto lateral	Abdução	Nenhuma
Reto medial	Adução	Nenhuma
Reto superior	Elevação	Adução e intorção
Reto inferior	Depressão	Adução e extorção
Oblíquo superior	Intorção	Depressão e abdução
Oblíquo inferior	Extorção	Elevação e abdução

Os outros músculos, no entanto, têm funções primárias e secundárias, que variam conforme a posição do olho. As ações de elevação e depressão dos músculos retos superior e inferior aumentam à medida que o olho é abduzido; as ações de elevação e depressão dos músculos oblíquos inferior e superior aumentam à medida que o olho é aduzido.

Campo de ação muscular

O campo de ação de um músculo é a direção em que sua ação primária é maior. Todo movimento do olho envolve a cooperação de todos os outros músculos (cada um contraindo-se ou relaxando-se, enquanto seu antagonista relaxa-se ou se contrai), mas, em cada uma das seis direções cardeais do olhar, há sempre um músculo de cada olho cuja tração predomina.

Tipos de movimentos oculares binoculares

Os movimentos oculares binoculares podem ser de vergência, de versão ou de torsão. Os de vergência ou disjuntivos são aqueles movimentos dos dois olhos em direções opostas, podendo ser (Fig. 6-211):
1. Convergência: os dois viram para dentro.
2. Divergência: para fora.

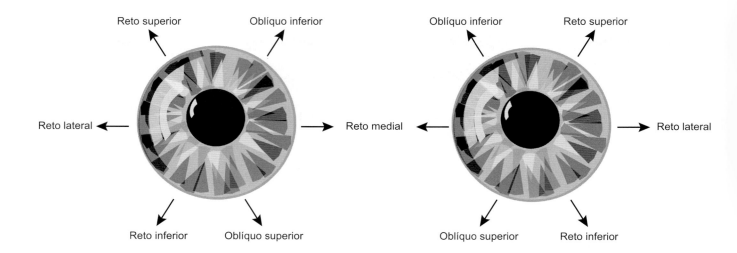

FIGURA 6-210 Ação dos músculos oculares.

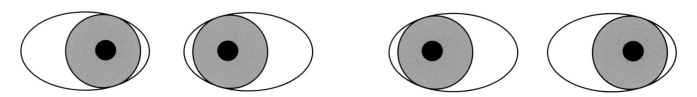

FIGURA 6-211 Movimento de convergência (à *esquerda*) e de divergência (à *direita*).

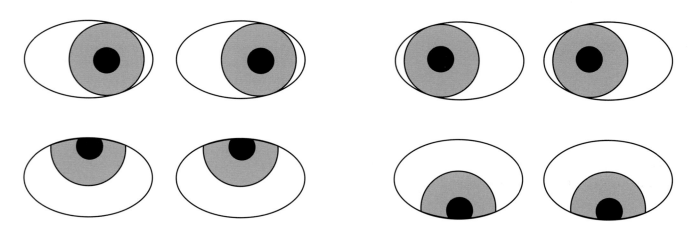

FIGURA 6-212 Versões: dextroversão, levoversão, supraversão e infraversão.

Já as versões são o movimento binocular para o mesmo lado, podendo ser (Fig. 6-212):
- Dextroversão: para a direita.
- Levoversão: para a esquerda.
- Supraversão: para cima.
- Infraversão: para baixo.

Os movimentos binoculares de torsão podem ser (Fig. 6-213):
- Dextrocicloversão: quando ambos os meridianos corneanos verticais se inclinam para a direita, ou seja, quando o olho direito está em extorsão e o esquerdo em intorsão.
- Levocicloversão: o olho direito está em intorsão e o esquerdo, extorsão.

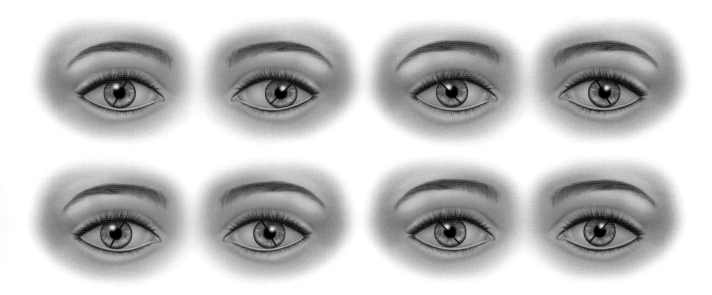

FIGURA 6-213 Torsões: dextrocicloversão, levocicloversão, inciclovergência, exciclovergência.

- Inciclovergência: ambos os olhos estão em intorsão.
- Exciclovergência: ambos em extorsão.

Estímulos para a convergência

A convergência pode ser voluntária ou reflexa. A reflexa tem quatro componentes: tônica (tônus inervacional para o reto medial), proximal (induzida por um objeto próximo), fusional (induzida pela disparidade retiniana bitemporal) e acomodativa.

Lei de Sherrington

Dois ou três músculos do mesmo olho atuam juntos para produzir um certo movimento.

Na elevação, por exemplo, o reto superior e o oblíquo inferior são sinérgicos. No entanto, para o movimento de torsão são antagônicos, uma vez que o reto superior causa intorsão e o oblíquo inferior, extorsão. Logo, músculos sinérgicos para uma função podem ser antagônicos para outra. Quando um músculo é estimulado, seu antagonista é simultânea e igualmente inibido (lei da inervação recíproca de Sherrington). Então, se houver um estímulo excitatório para o reto lateral, por exemplo, haverá um estímulo simultâneo inibitório para o reto medial deste olho.

Lei de Hering

Em movimentos oculares coordenados, um músculo de um olho forma um par com um músculo do outro olho, para produzir movimento nas seis direções cardeais do olhar: olhar para a direita, para a direita e para cima, para a direita e para baixo, para a esquerda, para a esquerda e para cima e para a esquerda e para baixo.

Não se consideram direções primárias olhar para cima e para baixo, uma vez que apenas um par de músculos são primariamente responsáveis por cada uma dessas duas ações. Esses pares, movedores primários, são chamados de parelha muscular. As parelhas musculares para cada direção primária estão ilustradas na Figura 6-214. Em qualquer movimento conjugado, as parelhas musculares recebem a mesma inervação (lei de Hering).

Evolução do movimento binocular

Ao nascimento, os movimentos oculares são descoordenados e irregulares. Por volta de 1 mês de vida, os reflexos conjugados de fixação já vão estar suficientemente desenvolvidos para que a criança possa acompanhar uma luz que se move lentamente. Aos 3 meses de idade, a criança pode acompanhar qualquer objeto que se mova. Aos 6 meses, os desvios ocasionais dos olhos e os movimentos "errantes" desaparecem, e uma criança com desvio após essa idade deve ser investigado um estrabismo.

Disfunção – forias e tropias

Em condições normais, a imagem de um objeto fixado incide sobre a fóvea de cada olho.

Ortoforia ocorre quando há um alinhamento ocular perfeito sem esforço, até mesmo na ausência de estímulos para fusão. Quando o alinhamento é mantido com esforço, temos uma heterotropia. Quando os olhos estão em

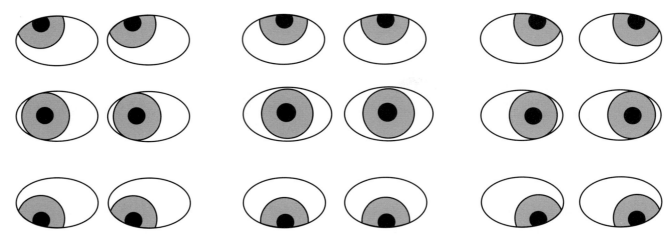

FIGURA 6-214 Parelhas musculares.

posição tal que a imagem cai sobre a fóvea de apenas um dos olhos, o segundo olho está desviado e o estrabismo, ou tropia, está presente.

O desvio pode ser para dentro (esotropia), para fora (exotropia), para cima (hipertropia) ou para baixo (hipotropia). O grau de desvio pode ser medido pelo ângulo formado pelos eixos visuais dos dois olhos.

O estrabismo ocorre em cerca de 3% das crianças. O tratamento deve ser iniciado tão cedo quanto possível, para evitar a ambliopia (assegurando o desenvolvimento da melhor acuidade visual possível) e aumentar a possibilidade de uma função binocular normal, além de melhorar o aspecto estético.

Medida do desvio

Podemos medir o desvio primário e o secundário de um estrabismo. O primário é aquele medido com o olho normal fixando e o olho com o músculo parético desviando, e o secundário é o contrário.

A unidade para medir os desvios é a dioptria prismática (Δ). Uma dioptria prismática é o poder do prisma de desviar um raio de luz 1 cm à distância de 1 metro. A deflexão se faz em direção à base do prisma. Outra unidade comumente usada é o grau (°), que equivale a cerca de 2 Δ.

FISIOLOGIA SENSORIAL

Noções gerais

O processo de visão se inicia com a chegada da energia eletromagnética (luz) que se origina de uma fonte transmissora ou objeto cuja imagem óptica se reproduz na retina através da sua absorção por pigmentos contidos em células específicas – fotorreceptoras (cones e bastonetes) – e sua transformação em sinal elétrico.

Ponto nodal

Todas as linhas que conectam os pontos do objeto com os pontos da imagem correspondente passam através de um ponto, o ponto nodal, e se interseccionam umas às outras neste ponto.

Se um raio de luz é dirigido ao ponto nodal, não muda de direção, e uma linha que passa de um ponto no objeto através do ponto nodal para o ponto da imagem correspondente na retina é considerada como uma linha reta.

Localização espacial

A direção visual é dividida em primária, ou seja, aquela que vai do centro da fóvea ao objeto, e secundária, ou seja, uma área ao lado da fóvea perceberá uma área mais lateral ao objeto, passando pelo ponto nodal.

A direção secundária mantém, em relação à principal, um ângulo idêntico ao da linha traçada do objeto à sua imagem na retina, ou seja: um objeto que tem sua imagem 20° à esquerda da fóvea (retina temporal do OE) é percebido como estando 20° à direita daquele olho.

Cada receptor apresenta mais de uma direção visual, mas um cone direcional cujos pontos situados dentro dele ficam com a mesma representação direcional.

A área a ser considerada não é um único fotorreceptor, mas um conjunto deles, cujos sinais convergem a uma única célula ganglionar e daí, misturados, seguem pelo axônio deste pelo corpo geniculado lateral. Este campo receptivo da célula ganglionar é progressivamente maior à medida que são atingidas regiões mais periféricas da retina.

Reflexo de fixação

Eixo visual é a linha que vai da fóvea ao objeto, caracterizando uma direção ou posicionamento do olho, chamada também de eixo de fixação.

O olho mantém-se em incessante movimento de pequena amplitude (10 a 45") e alta frequência (30 a 50 por segundo), chamado por alguns de micronistagmo, para evitar o mecanismo de adaptação dos fotorreceptores a um dado estímulo que se reproduz pela perda de percepção de sua fonte, ou seja, após algum tempo, o objeto não seria mais percebido (efeito Troxler).

Há ainda outros movimentos oculares durante a fixação destinados a promover a instabilidade da imagem sobre os mesmos pontos, resultando numa excitabilidade não uniforme dos elementos retinianos: microssacudidas e, entre elas, as flutuações.

Tanto o reflexo de acomodação como o de fixação são coordenados pela área 17 de Brodmann, situada no córtice visual occipital, o que explica a permanência do olhar sobre um objeto que se movimenta, abaixo de uma certa velocidade, dando base ao chamado nistagmo optocinético. Também muito semelhante é o fenômeno "ph", que é a persecução ocular ao aparente movimento de uma fonte luminosa.

A fixação pode tornar-se rígida, quando ocorrem lesões no córtice frontal, ou ser perdida.

Quando se perde o reflexo de fixação, perde-se a capacidade de seguir o deslocamento de um objeto (movimento ocular persecutório) com o olhar, mas podem-se manter outros movimentos, como o de sacudida.

Noções gerais de visão binocular

A visão binocular é o estado de visão simultânea que se produz quando um indivíduo fixa sua atenção visual sobre um objeto, utilizando para isto os dois olhos, os quais, no entanto, não necessitam ser necessariamente normais. Na visão binocular normal, a imagem do objeto que se olha incide sobre as duas fóveas. Os impulsos percorrem as vias ópticas até o córtex occipital, onde uma única imagem é percebida. Isso é conhecido como fusão. As fóveas têm uma direção visual comum e são os principais pontos correspondentes.

Um ponto (ou área) extrafoveal de um olho apresentando a mesma direção visual de um ponto extrafoveal do outro olho é chamado de ponto correspondente.

Campo visual binocular

Na visão binocular, o campo visual do homem se restringe à extensão de até 210°, enquanto em alguns animais, como os coelhos, ele pode chegar a 360°.

Horóptero

Horóptero é o local onde os pontos são vistos como únicos em ambos os olhos, ou seja, pontos correspondentes sobre as duas retinas. Esses pontos vistos como únicos no plano horizontal do ponto de fixação se estendem dentro de um círculo que atravessa o ponto de fixação e os centros ópticos de ambos os olhos: círculo de Vieth e Müller (Fig. 6-215).

Se os olhos estão fixando num determinado ponto, o chamado ponto de fixação, a imagem deste ponto é formada no centro da mácula em cada olho. Um ponto atrás do ponto de fixação aparece no lado direito da fixação se visto com o olho direito, mas do lado esquerdo da fixação se visto com o olho esquerdo. Logo, um ponto atrás do ponto de fixação deveria aparecer duplo, na chamada diplopia homônima (aparece mais à direita para o olho direito). Já um ponto que está situado mais próximo do que o ponto de fixação parece estar situado mais à esquerda para o olho direito e vice-versa. Esta é a diplopia heterônima ou cruzada.

Estas diplopias, que são consideradas diplopias fisiológicas, não são normalmente percebidas como uma visão dupla. O indivíduo não está consciente disto, mas a utiliza para construir sua visão estereoscópica binocular.

Um ponto que está em diplopia homônima é percebido como se situando atrás do ponto de fixação, e um ponto em diplopia cruzada é percebido como na frente da fixação.

Estímulos que estiverem situados próximos o suficiente do horóptero, ainda que estimulem áreas retinianas não correspondentes, também são percebidos como únicos, proporcionando uma sensação de profundidade. Esse efeito resulta da ação da zona no espaço – à frente e atrás do horóptero – em que tudo é visto como único. Esta zona, que permite tolerância para fusão sensorial entre áreas não correspondentes, é a área de fusão sensorial, ou de Panum (Fig. 6-217).

Desvio de Hillebrand

Foi observado que os pontos do objeto que aparecem no mesmo plano, ou seja, aparecem únicos, sem diplopia, não seguem exatamente as linhas do círculo de Vieth-Müller, mas numa linha que desvia um pouco dele.

Para uma distância de aproximadamente 2 metros, a linha que contém todos os pontos do objeto aparecendo no mesmo plano parece uma reta; para um objeto mais próximo, a linha é mais côncava; e, para um mais longe, mais convexa.

Desvio de Hillebrand é a diferença entre um horóptero real e o teórico do círculo de Vieth-Müller (Fig. 6-216). Este desvio da horóptera real da teoricamente calculada pelo círculo de Vieth-Müller representa, obviamente, uma vantagem para o indivíduo que olha para um objeto a uma distância maior. Na Figura 6-216, seria errôneo considerar que o ponto B está no mesmo plano frontal de A.

Uma possível explicação para o fenômeno é o fato de que os olhos não são realmente esferas, mas têm um discreto abaulamento temporal.

Área de Panum

Como já foi anteriormente descrito na explicação sobre os horópteros, acreditava-se que somente os objetos cujas

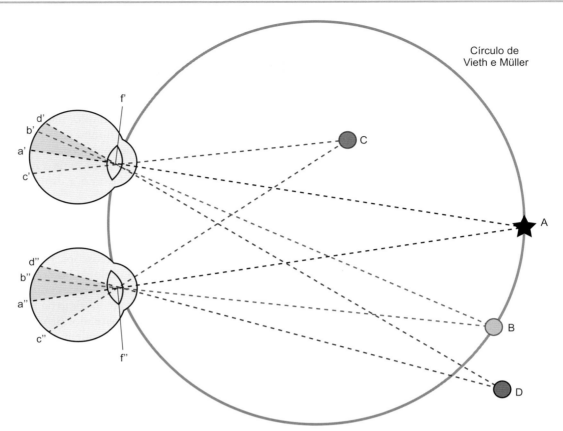

FIGURA 6-215 Na concepção elementar do horóptero, o círculo de Vieth e Müller passa pelos pontos de fixação (A) e nodais de cada olho (f' e f"). Nele se situam objetos (como o objeto B) cujas imagens se formam em locais simétricos das duas retinas (b' e b"). Para aqueles em situações mais próximas (C) ou distantes (D) em relação ao círculo, as imagens se formam em posições não correspondentes das duas retinas (c' e c", d' e d") e são, por isso, percebidas em direções visuais diferentes, acarretando diplopia, respectivamente cruzada ou homônima. *(Modificada do original de Vlcekmi3, em https://commons.wikimedia.org/wiki/File:Princip_binokul%C3%A1rn%C3%ADho_vid%C4%9Bn%C3%AD.pdf.)*

imagens caíam sobre os pontos correspondentes eram vistos como uma imagem única, e que os objetos mais próximos e mais distais ao horóptero eram vistos, como consequência, duplos.

Panum, no entanto, propôs que para qualquer ponto da retina existe um pequeno círculo ou superfície de pontos sobre a outra retina, cuja estimulação conduz à fusão de ambos os estímulos monoculares. Assim, a visão binocular única não está limitada ao horóptero, mas se estende ao longo de uma curta distância proximal e distal a ele, e a região da visão binocular única tem sido desde então conhecida com o nome de área de fusão de Panum (Fig. 6-217). Objetos mais distantes ou mais próximos dessa área produzem diplopia fisiológica.

Rivalidade retiniana

Produz-se rivalidade binocular quando elementos de formas desiguais são apresentados a ambos os olhos ao mesmo tempo. Pode ocorrer a supressão de um elemento pelo outro, de modo que só um seja visto, ou pode produzir-se uma supressão irregularmente alternada, primeiro de um, e depois de outro, denominado rivalidade.

Há dois modelos que explicam a composição binocular da imagem unificada pela rivalidade:

No primeiro, a teoria do *mosaico*, as sensações originadas de estímulos de uma região do campo visual não são sempre formadas do mesmo bloco, ou seja, podem ser partes de um olho e partes do outro. No segundo, a teoria da *alternância*, o córtex recebe as sensações de cada olho alienadamente.

Acredita-se hoje que tanto a teoria espacial (mosaico) quanto a temporal (alternância) se confundem numa única. Alguns autores acreditam que há uma dominância ocular, ou seja, os destros têm o olho direito como dominante e vice-versa.

Fusão

É a integração cortical de imagens recebidas simultaneamente pelos dos olhos, e é através dela que os dois olhos funcionam de forma coordenada, ou seja, quando se acompanha o movimento de um objeto de fixação, faz-se rotações que podem ser no mesmo sentido, conjugadas (versões) ou em sentidos opostos, disjuntivas (verônicas).

As sensações que provêm da fóvea e mácula são chamadas de fusão *central*, sendo esta mais intensa que a *periférica*.

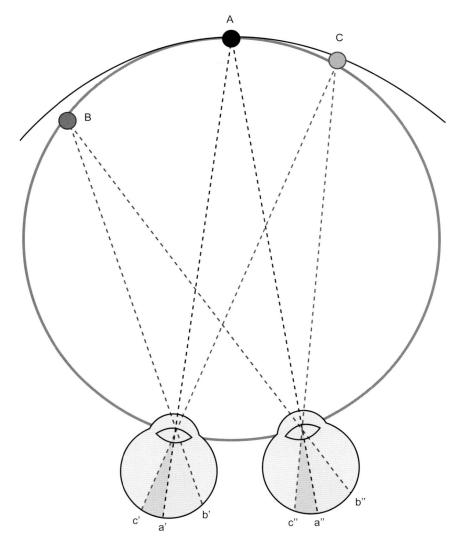

FIGURA 6-216 . Desvio de Hillebrand mostrando um objeto A (ponto de fixação), um objeto B, que está na horóptera teórica do círculo de Vieth-Müller e um objeto C, que não está no círculo teórico, mas na horóptera real do objeto A, que forma uma linha mais côncava do que o círculo teórico. Quando o indivíduo olha para o ponto B, sua imagem retiniana no olho direito está em b", formando um ângulo igual a α com a fixação, enquanto no olho esquerdo se projeta em b', que forma não um ângulo α, mas um ρ, com a fixação, ou seja, as imagens do ponto B não são correspondentes nas duas retinas. Já no ponto C, que está fora da horóptera teórica, apresenta projeções retinianas em c' e c", situadas a um ângulo α da fixação, ou seja, são simétricas. Logo, o ponto B, que está na horóptera teórica do objeto não está na real, e o objeto C, que está fora da horóptera teórica, situa-se, na verdade, na horóptera real. *(Modificada do original de Vlcekmi3, em https://commons.wikimedia.org/wiki/File:Princip_binokul%C3%A1rn%C3%ADho_vid%C4%9Bn%C3%AD.pdf.)*

A fusão pode ser dividida em três graus com um aparelho chamado amblioscópio, onde o grau 1 significa somente uma percepção macular simultânea e o grau 3, estereopsia.

Reflexo fusional ocorre quando se mantém o estímulo em áreas retinianas correspondentes, ou seja, a fusão se retroalimenta dela mesma; quando as imagens não se formam em pontos correspondentes, os olhos tendem a se alinhar de forma a corrigir esse desvio. Esse reflexo explica como os equilíbrios oculomotores são compensados através da manutenção do desvio dos eixos visuais no estado latente, isto é, como heteroforia. Mas se a capacidade de compensação for pouco superior à amplitude do desvio e variáveis como fusão e desequilíbrio oculomotor sofrerem flutuações no decorrer do tempo, ocorrerão momentos de descompensação (heterotropias).

Pode-se corrigir as vergências fusionais através de exercícios ortópticos ou por meios ópticos indiretos, através do uso de prismas (diminuição da convergência acomodativa em esotropias ou seu aumento em exotropias) associado a oclusões.

Há duas teorias que tentam explicar o estrabismo: uma é a empiricista: Helmholtz, Chavasse, que estabelece que é o estrabismo que leva à perda de fusão; a outra é a nativista: Hering, Worth, em que é a perda da fusão que propicia o aparecimento do estrabismo.

As divergências verticais, quando medidas com prismas, podem chegar de 2 a 4Δ, enquanto as horizontais de 8 a

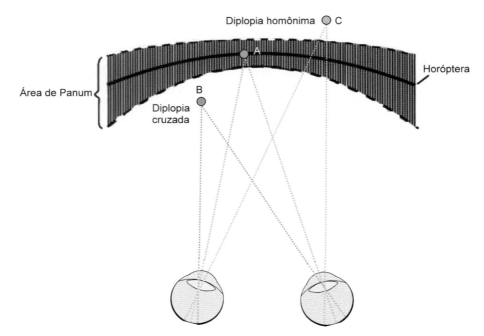

FIGURA 6-217 Relação entre a horóptera, a área de fusão de Pannum e as áreas de diplopia fisiológica. Os pontos situados na área de Panum que é uma área circunscrita em volta da horóptera, como o ponto A, são vistos com estereopsia, enquanto objetos que estão mais próximos do indivíduo do que esta área (B) são percebidos com uma diplopia cruzada, e aqueles mais distantes (C), como uma diplopia homônima.

10Δ e a convergência a 30Δ, antes que o indivíduo não possa mais compensar o desvio pela fusão. Mas, na prática, a convergência fusional é a única que pode ser aumentada por treinamento, chegando a umas 100Δ.

Estereopsia

Na visão binocular normal, uma imagem é projetada nas duas fóveas. Esses impulsos, cujas imagens apresentam ângulos levemente diferentes, viajam pela via visual até o córtex visual, onde as imagens são fundidas em uma só. Ao invés de provocar diplopia, isto leva à formação de relevo, ou seja, as diferenças entre as duas imagens iniciais são utilizadas para nos dar uma noção de profundidade.

Pontos mais distantes de fixação são projetados na retina em posição medial à fóvea, enquanto os mais próximos, lateral, o que ajuda o cérebro a interpretar a distância correta (Fig. 6-218).

Os estrábicos quase sempre manifestam supressão, mas não manifestam estereopsia porque não são capazes de fazer a superposição binocular de imagens.

Diplopia

Diplopia é a percepção de um mesmo objeto em duas direções visuais distintas, ou seja, quando há estimulações em áreas retinianas não correspondentes e as imagens resultantes não podem ser fundidas. A diplopia é considerada homônima quando as imagens não estão cruzadas, se a imagem falsa é vista do mesmo lado do músculo paralisado, e cruzada quando é vista do lado contralateral. Testa-se colocando uma lente colorida na frente de um dos olhos e pede-se para fixar uma fonte luminosa; se a fonte que parecer colorida estiver do mesmo lado da lente, esta diplopia é homônima, se for do lado contralateral, é cruzada.

Confusão

Confusão é um fenômeno de superposição de sensações, ou seja, quando o olho direito vê um objeto e o olho esquerdo, outro (Fig. 6-219).

Supressão fisiológica

Supressão ocorre quando as imagens provindas de um olho não chegam ao nível de consciência para não competirem com as informações do outro olho. A supressão consiste no desenvolvimento de um escotoma que envolve não só a mácula, como também o ponto no qual incide a imagem do objeto visto pelo olho dominante.

Ela existe apenas sob condições binoculares e é um método para se obter um alívio da diplopia e confusão causados pelo olho desviado. A supressão, mecanismo sensorial que visa evitar a diplopia e a confusão de imagens, consiste na limitação cortical da percepção das imagens provindas do olho desviado. Seu comportamento varia de acordo com o tipo de desvio motor e com a idade do paciente.

Quando o desvio é monocular e permanente, surge supressão dos estímulos que chegam à retina do olho

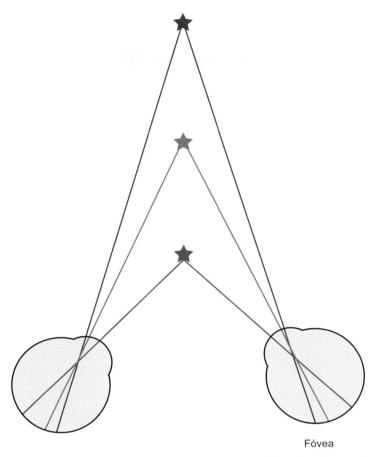

Fóvea

FIGURA 6-218 Mecanismo da estereopsia: quando a pessoa está olhando para um determinado ponto (ponto de fixação), as imagens de um ponto distante vão se projetar na retina medial a fóvea, o que faz com que o cérebro interprete como um ponto mais distante. Já objetos mais próximos vão se projetar lateralmente à fóvea, sendo interpretados pelo cérebro como mais próximos.

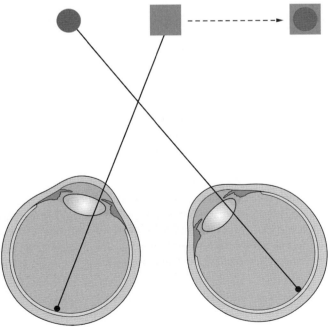

FIGURA 6-219 Confusão.

desviado, mas se ocorrer fixação alterna-se para o olho não fixador. Nos desvios intermitentes ocorre visão binocular normal quando os olhos estão ortotrópicos, e a supressão tem lugar quando desviados. Nas formas incomitantes do estrabismo, com ortotropia e fixação bifoveal em certas posições do olhar, a supressão existe só nas posições em que ocorre o desvio, como ocorre na síndrome de Duane.

Alterações sensoriais no estrabismo

Até a idade de 6 ou 7 anos, o modelo sensorial dos olhos não está inteiramente fixado e o olho é capaz de se ajustar a novos alinhamentos mecânicos.

Quando um olho desvia, a imagem de um objeto observado pelo outro olho incide sobre uma área retiniana extrafoveal do olho que desvia. Se as condições sensoriais forem normais, daí resultará uma diplopia. A fóvea do olho que desvia também será dirigida para um outro objeto no espaço, e este segundo objeto será visto pelo olho não desviado. Isso causa confusão de imagens. Nessas condições de diplopia e confusão visual, ocorre rapidamente uma supressão da imagem do olho desviado.

Correspondência retiniana anômala

Uma área extrafoveal do olho desviado pode adaptar-se para dar uma nova sensação de olhar direto. A fóvea do olho fixador e a área extrafoveal do olho desviado terão, então, uma direção visual comum. Esse fato é chamado de correspondência retiniana anômala e representa uma tentativa, imperfeita, de visão binocular na presença de estrabismo.

Fixação excêntrica

Nos olhos com ambliopia, ou lesão macular, uma área extrafoveal é, geralmente, empregada quando o olho dominante está ocluído (condições monoculares). Quando se solicita que o paciente olhe para um objeto, o olho não se volta para ele, mas parece estar olhando numa direção diferente.

Aniseiconia

É quando um objeto forma, em cada retina, imagens de tamanhos diferentes, o que é uma condição normal quando um ponto de fixação não está em posição simétrica aos dois olhos. Quando dois olhos têm poderes dióptricos diferentes, constitui-se a anisometropia.

Para se evitar a aniseiconia usa-se uma regra óptica: se a anisometropia for de causa axial (pela diferença de comprimento do globo ocular) faz-se correção óptica nos planos focais (a posição das lentes de óculos), mas se for de causa refracional, faz-se correção nos planos principais (a posição das lentes de contato).

Se corrigirmos o plano focal (óculos) na posição do olhar fora da primária, pode ocorrer efeitos prismáticos, com desigualdades, acarretando problemas dióptricos e contraindicando tal tratamento. No entanto, se há uma diferença entre o tamanho das imagens de um mesmo objeto maior que 5%, esta aniseiconia dificultará a visão binocular, tornando-a impossível. Mas a anisometropia deve ser corrigida para se evitar que a aniseiconia e a falta de nitidez de uma das imagens (a do olho de maior vício refratométrico) cause supressão e ambliopia nesse olho.

Definição de ambliopia

Entende-se por ambliopia a deficiência de desenvolvimento normal do sistema visual de um ou, mais raramente, ambos os olhos, durante o período de maturação do sistema nervoso central – que especificamente para o sistema visual se estende até os 6 a 7 anos de idade – sem que haja lesão orgânica desproporcional à intensidade da baixa acuidade visual. A baixa acuidade visual encontrada na ambliopia é devida ao desenvolvimento incompleto da visão foveal, estando a visão periférica preservada e o campo visual e acuidade escotópica normais

Ambliopia – dados gerais

A ambliopia afeta 2% da população em geral e é a causa mais comum de diminuição da acuidade visual na infância. O termo se refere a acuidade visual pobre causada por desenvolvimento anormal da visão secundário a estimulação visual anormal.

Resulta da supressão continuada sobre as sensações visuais de um olho, durante a fase inicial do desenvolvimento e maturação, manifestando-se como redução da acuidade visual. Ela é definida como afecção central, de corpo geniculado lateral e de córtex visual.Quanto mais cedo se inicia e mais tarde é tratada, pior será o resultado do tratamento. Nas cataratas congênitas, após poucas semanas de vida, o tratamento torna-se precário. Nos estrabismos, o tratamento pode ser tentado até os 10 anos de idade.

NERVO OCULOMOTOR

Funções

Também chamado de III par craniano, inerva os músculos extraoculares, exceto o oblíquo superior e o reto lateral. Fornece ainda as fibras parassimpáticas para o esfíncter pupilar, originadas no núcleo de Edinger-Westphal.

Etiologia

Em ordem de frequência: idiopática (até 25% dos casos), doenças vasculares, como hipertensão e diabetes (é a causa mais comum de paralisia poupando a pupila), trauma, aneurisma da junção da artéria comunicante posterior com a carótida interna (é a causa identificável mais importante dos casos em que afeta a pupila), outras causas, como tumores, vasculite associada a doença vascular do colágeno e sífilis, enxaqueca etc.

Porção nuclear

O complexo nuclear do III nervo (oculomotor) está localizado na substância cinzenta do mesencéfalo, na linha média, no nível dos colículos superiores, e inferior ao aqueduto de Sylvius (Fig. 6-220). Estende-se desde a comissura posterior até o núcleo troclear, próximo à junção pontomesencefálica.

Apresenta os seguintes subnúcleos:

a) Subnúcleo do elevador das pálpebras, que é único e inerva os dois lados, ou seja, uma lesão aqui causará ptose bilateral (ptose mesencefálica).

b) Subnúcleos dos retos medial e inferior e do músculo oblíquo inferior. Cada subnúcleo inerva o músculo ipsilateral correspondente. Quando há lesão só dos subnúcleos dos músculos retos mediais, nota-se uma oftalmoplegia internuclear, caracterizada por defeito de convergência e adução.

c) Subnúcleos dos retos superiores, em número de dois, inervam os músculos contralaterais e, portanto, uma lesão nuclear completa do terceiro nervo causa paralisia ipsilateral dos músculos reto medial, reto inferior e oblíquo inferior, mas contralateral do músculo reto superior.

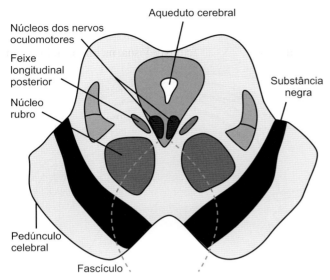

FIGURA 6-220 Corte do pedúnculo cerebral em nível de núcleo do terceiro nervo craniano, mostrando a porção nuclear e a fascicular. (Modificada de English Wikipedia, em https://commons.wikimedia.org/wiki/File:Cn3nucleus.png.)

Lesões que envolvem apenas o complexo nuclear do terceiro nervo são relativamente incomuns. As causas mais frequentes são doença vascular, desmielinização, tumores primários e metástases, doença de Wernicke.

Porção fascicular

O fascículo é constituído de fibras eferentes que têm origem no núcleo do terceiro nervo, passam através do fascículo longitudinal medial, núcleo rubro e *crus cerebri*, emergindo na superfície ventral do mesencéfalo.

Lesão no nível do núcleo rubro causa a síndrome de Benedikt, caracterizada por paralisia ipsilateral do terceiro nervo, juntamente com sinais extrapiramidais como hemitremor de extremidades do lado oposto, geralmente causados por AVE.

Lesão no nível da *crus cerebri* causa a síndrome de Weber, caracterizada por paralisia ipsilateral do terceiro nervo, juntamente com hemiparesia do lado oposto. É geralmente causada por AVE ou tumores.

A síndrome de Nothnagel II envolve o fascículo e o pedúnculo cerebelar superior, e é caracterizada pela paralisia ipsilateral do terceiro nervo e ataxia cerebelar. As causas principais são doença vascular e tumor.

A síndrome de Claude é uma combinação das síndromes de Benedikt e Nothnagel. Os fascículos, então, emergem do mesencéfalo na superfície ventral e passam ao lado dos pedúnculos cerebrais no espaço interpeduncular. As causas de lesões nucleares e fasciculares são similares, exceto que a desmielinização pode afetar o fascículo.

Porção basilar

Os nervos oculomotores emergem da fossa interpeduncular como uma série de raízes arranjadas horizontalmente e que imediatamente se fundem num único tronco nervoso. Logo após deixar o mesencéfalo, o nervo passa entre dois ramos da artéria basilar, que são a artéria cerebelar superior e a cerebral posterior, virando um pouco lateralmente e ficando paralelo à artéria comunicante posterior. Percorre a base do crânio não acompanhado por outro nervo craniano; por isso, paralisia isolada do terceiro nervo frequentemente é basilar.

As causas mais importantes de comprometimento do terceiro nervo de causa basilar são:
a) Aneurismas da junção da artéria comunicante posterior e carótida interna.
b) Hematoma extradural, que pode causar herniação para baixo do lobo temporal, comprimindo o terceiro nervo quando este passa pela borda tentorial.

Porção intracavernosa

O nervo entra no seio cavernoso após perfurar a dura-máter lateral ao processo clinoide posterior. Fica acima do quarto e quinto nervos cranianos (apenas a primeira e, ocasionalmente, também a segunda divisão do quinto nervo), na parede lateral do seio cavernoso. O terceiro nervo também parece receber fibras simpáticas do plexo carotídeo.

Na porção anterior do seio cavernoso, o nervo se divide em ramos superior e inferior (Fig. 6-221). A divisão superior vai inervar o reto superior e o músculo elevador da pálpebra. A divisão inferior supre o reto medial, o reto inferior e o oblíquo inferior, e contém também as fibras parassimpáticas dos subnúcleos de Edinger-Westphal, que inervam os músculos ciliares e esfíncter da pupila. As duas divisões vão entrar na órbita através da fissura orbitária superior, dentro do anel de Zinn.

Devido à proximidade de outros nervos cranianos, as patologias da porção intracavernosa do terceiro nervo frequentemente estão associadas a envolvimento do quarto nervo, sexto nervo (geralmente o primeiro a ser envolvido), e a primeira divisão do trigêmeo (síndrome do seio cavernoso). A pupila é frequentemente poupada.

As causas mais importantes de paralisia a este nível são:
a) Diabetes.
b) Apoplexia pituitária devida a infarto hemorrágico de adenoma de hipófise com extensão lateral para o seio cavernoso.
c) Lesões intracavernosas, como aneurismas, fístulas carotídeas-cavernosas, meningiomas, inflamações granulomatosas.

Porção intraorbitária

A divisão superior do nervo oculomotor, a menor das duas, passa acima do aspecto lateral do nervo óptico para entrar no corpo do reto superior e terminar no músculo elevador da pálpebra superior.

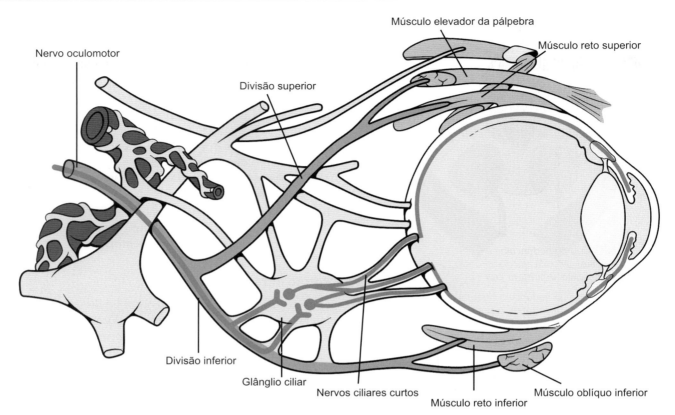

FIGURA 6-221 Divisões superior e inferior do terceiro nervo. *(Modificada do original de Patrick J. Lynch, em https://commons.wikimedia.org/wiki/File:Eye_nerves_diagram.svg.)*

A divisão inferior, após dar os ramos para os músculos retos mediais e inferiores, passa para trás e abaixo do nervo óptico para penetrar no bordo posterior do oblíquo inferior, o qual inerva. As fibras parassimpáticas do núcleo de Edinger-Westphal vão para o gânglio ciliar. Devido a isso, lesão da divisão inferior leva à limitação da adução e depressão, e a uma dilatação pupilar.

As maiores causas de paralisia de ambos os ramos são trauma e doença vascular.

Fibras pupilares

Até o seio cavernoso, as fibras pupilares estão localizadas na porção superomediana do nervo, tendo o suprimento sanguíneo dos vasos da pia-máter, ao passo que o tronco principal do terceiro nervo é suprido pelo vaso nervorum. A presença ou ausência de envolvimento pupilar é muito importante porque diferencia uma lesão do terceiro nervo de conduta cirúrgica de uma clínica.

Lesões como aneurismas, trauma, hérnia uncal, que necessitam de cirurgia, comprimem os vasos da pia, causando envolvimento pupilar. Lesões clínicas, como HAS ou diabetes, causam microangiopatia principalmente do vaso-nervorum, poupando o suprimento sanguíneo das fibras correspondentes à pupila. As lesões das vias pupilares serão vistas com mais detalhes no tópico "Via pupilar".

Sinais e sintomas da paralisia do terceiro nervo

Oftalmoplegia externa (ou seja, da musculatura extrínseca), que pode ser completa (em todos os sentidos, exceto temporalmente) ou incompleta (limitação apenas parcial da força muscular) ou pode afetar apenas certos músculos, conforme ocorrer lesão da divisão superior ou inferior do nervo.

A pupila pode estar envolvida (dilatada – oftalmoplegia interna) ou não.

A acomodação pode estar prejudicada.

Pode haver exotropia ou hipotropia, gerando visão dupla binocular.

Pode também apresentar regeneração aberrante, mesmo sem sinal prévio de paralisia do terceiro nervo, e geralmente é causado por trauma ou aneurisma no seio cavernoso.

NERVO TROCLEAR

Função

Inerva o músculo oblíquo superior.

Anatomia

O nervo troclear apresenta seu núcleo no mesencéfalo, abaixo do aqueduto cerebral, caudal ao III nervo craniano (Fig. 6-222).

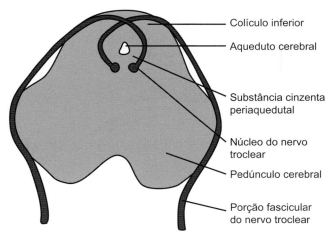

FIGURA 6-222 Corte do pedúnculo cerebral em nível de núcleo do quarto nervo craniano. *(Modificada do original de Svenbot, em https://en.wikipedia.org/wiki/File:Brainstem_trochlear.png.)*

Etiologia

Congênita (frequente; os sintomas podem se desenvolver só na vida adulta), trauma (causa muito frequente de paralisia bilateral), lesões microvasculares (diabetes, hipertensão), doenças desmielinizantes, aneurismas (raro), tumores (raro).

Sinais e sintomas

Não há como distinguir o nível da lesão pelo quadro clínico.

Hipertropia (levando à diplopia vertical bilateral), que se torna mais óbvia quando a cabeça é levada em direção ao ombro ipsilateral (teste de Bielschowsky), ou quando se olha na direção do olho bom, exciclotorsão (pela ação do oblíquo inferior), compensado por um movimento de cabeça em direção ao ombro oposto.

Déficit do movimento ocular para baixo quando se olha inferiormente e para dentro, piorando a diplopia e dificultando a leitura. O paciente então adota uma postura anormal da cabeça para aliviar a diplopia: inclina a cabeça para baixo e vira a face para o lado oposto da lesão.

Muitas vezes, o envolvimento do IV nervo é mínimo, sem haver diplopia, e o quadro passa deapercebido.

NERVO ABDUCENTE

Função

Inerva o músculo reto lateral, que faz a abdução.

Etiologia

Em crianças: tumores (especialmente glioma e meduloblastoma) e trauma são responsáveis por 47% a 62% dos casos de paralisia adquirida do sexto nervo, que pode estar isolada ou não. Um número significante também pode ser devido a causas inflamatórias, como meningite, síndrome de Gradenigo ou condição benigna pós-viral.

Em adultos: microvascular (diabetes, HAS), traumática, idiopática.

Porção nuclear

O núcleo do VI nervo está situado na ponte, no assoalho do quarto ventrículo (Fig. 6-223). Um grupo proeminente de fibras, o fascículo do nervo facial, curva-se sobre sua superfície dorsal e lateral, formando o genu facial. Devido a essa íntima associação, uma paralisia isolada do VI nervo nunca é nuclear.

Adjacente e medial a cada núcleo está o fascículo longitudinal medial; mais abaixo e medial, a formação reticular pontina paramedial (FRPPM).

O núcleo do abducente contém corpos celulares destinados a inervar o reto lateral via nervo abducente e interneurônios cujos axônios vão em direção ao fascículo longitudinal contralateral até o subnúcleo do reto medial.

Os axônios (porção fascicular) saem dorsalmente (é o único nervo craniano que emerge na face dorsal), vão lateralmente uma curta distância abaixo do aqueduto e então se dirigem dorsocaudalmente, finalmente convergindo e cruzando um com o outro, no topo do aqueduto, no véu medular anterior, que é caudal ao colículo inferior. Portanto, o núcleo de um lado inerva o músculo oblíquo superior contralateral – isso não acontece com nenhum outro nervo craniano.

O tronco deixa a superfície dorsal do mesencéfalo logo abaixo do colículo inferior. Cada nervo passa então em torno do mesencéfalo, circundando os pedúnculos cerebrais, correndo abaixo da borda livre do tentório e passando entre a artéria cerebral posterior e a cerebelar superior. A seguir, penetra na dura-máter e entra no seio cavernoso. No seio cavernoso, corre lateralmente e inferiormente ao III nervo, e acima da primeira divisão do V nervo. Na porção anterior do seio cavernoso, sobe e passa através da fissura orbitária superior, mas acima do anel de Zinn, ao contrário dos outros nervos oculomotores, que passam dentro. Na órbita, corre para a frente e medialmente, abaixo do teto orbitário para cruzar o músculo reto superior e alcançar a borda superior do músculo oblíquo superior, o qual inerva. Este trajeto faz com que este nervo seja o mais longo e mais vulnerável a traumas entre todos os nervos cranianos.

Dados gerais

É a paralisia do nervo craniano que ocorre mais frequentemente porque, embora esteja razoavelmente protegido de pressão (por tumor ou aneurisma) pela margem do tentório, em caso de trauma, quando o cérebro tem um impulso para a frente e volta, as delicadas raízes trocares que saem do tentório podem ser rompidas pelo bordo da dura-máter (tentório).

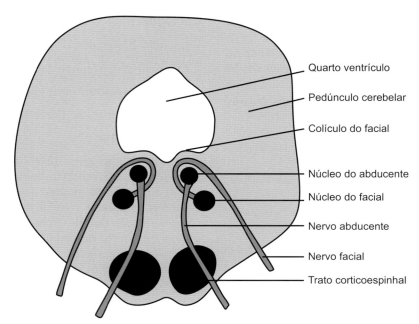

FIGURA 6-223 Corte no nível do núcleo do sexto nervo craniano. *(Modificada da figura original de Btarski, em https://commons.wikimedia.org/wiki/File:Pons_section_at_facial_colliculus.png.)*

Uma lesão do núcleo do VI nervo pode causar os seguintes sinais:
a) Falha do movimento horizontal em direção ao lado da lesão, devido ao envolvimento do centro do olhar horizontal na formação reticular.
b) Fraqueza da abdução ipsilateral.
c) Paralisia ipsilateral do VII nervo (facial).

Porção fascicular

O fascículo consiste em fibras que emergem do núcleo, seguem ventralmente, lateralmente e caudalmente e passam medial ao núcleo olivar superior para emergir na junção pontomedular (ao lado da proeminência piramidal), onde deixam a ponte.

A lesão fascicular pode causar duas síndromes importantes:
a) Síndrome de Foville: lesão que envolve o fascículo quando ele passa pela FRPP, causando os seguintes sinais: paralisia ipsilateral dos músculos da mímica facial com paralisia do abducente e perda do movimento conjugado do olhar lateral para o mesmo lado, analgesia facial ipsilateral pelo envolvimento do quinto nervo, síndrome de Horner, surdez, perda do paladar. Geralmente causada por doenças vasculares ou tumores envolvendo o aspecto dorsal da ponte.
b) Síndrome de Millard-Gubler: envolve o fascículo quando este passa pelo trato piramidal, sendo caracterizado por: paralisia ipsilateral do sexto nervo, paralisia facial ipsilateral, hemiplegia contralateral e um número variável de sinais de lesão pontina. Geralmente causada por doença vascular, tumores ou desmielinização.

Porção basilar

A partir da junção pontomedular, entra no espaço subaracnóideo, onde a artéria basilar se apresenta entre os dois VI nervos, e cruzado pela artéria cerebelar anterior inferior. A seguir, dirige-se para cima, sobre a superfície do clivo, perfurando a dura deste aproximadamente 1 cm abaixo da crista do osso petroso, entrando para o espaço interno abaixo do V nervo. Se houver uma infecção do ouvido médio se estendendo às meninges na vizinhança da porção petrosa do osso temporal, pode haver a Síndrome de Gradenigo: paralisia do VI nervo, dor na face (por irritação do trigêmeo), podendo haver também envolvimento do VII e VIII nervos ipsilaterais. A seguir, o VI nervo passa lateralmente dentro do seio petroso inferior, seguindo abaixo do ligamento petroclinoide, no canal de Dorello, para entrar no seio cavernoso.

Causas importantes da lesão da porção basilar são:
a) Neuroma acústico: pode lesionar o nervo na junção pontomedular. O primeiro sintoma é a diminuição de audição, e o primeiro sinal uma diminuição da sensibilidade corneana (pelo envolvimento do trigêmeo).
b) Tumor nasofaríngeo, que pode invadir o crânio e seu forame e danificar o nervo em sua porção basilar.
c) Aumento da pressão intracraniana, que pode causar hérnia do tronco cerebral, estirando o abducente contra o osso petroso.
d) Fraturas da base do crânio.

Porção intracavernosa

Dentro do seio cavernoso, o nervo abducente corre para a frente, abaixo do III, IV e primeira divisão do V, nervos, mas, ao contrário destes, não está protegido pela parede do seio, pois está situado essencialmente na cavidade, ficando mais sensíveis a dano do que os outros nervos. Corre então no lado lateral e abaixo da artéria carótida. Aqui recebe fibras simpáticas do plexo carotídeo; lesão a este nível poderá causar também síndrome de Horner. As causas de lesão intracavernosa de VI e III nervos são similares.

Porção intraorbitária

A porção intraorbitária entra na órbita através da fissura orbitária superior, dentro do anel de Zinn, indo em direção ao músculo reto lateral, o qual inerva.

Sinais e sintomas

Desvio convergente com defeito de abdução. Diplopia binocular horizontal homônima que piora para longe e no campo de ação do músculo paralisado, fazendo com que o paciente vire a face na direção do músculo atingido para aliviar a visão dupla.

CENTROS DE ASSOCIAÇÃO DO SISTEMA OCULOMOTOR

Noções gerais de movimentos oculares

A tarefa a ser desempenhada pelo sistema motor ocular é movimentá-los de tal maneira que as duas fóveas recebam imagens do mesmo objeto simultaneamente. O aparato anatômico relacionado com os movimentos oculares consiste essencialmente de centros motores corticais ou subcorticais, vias supranucleares, os núcleos e as fibras eferentes do III, IV e VI nervos cranianos e os músculos oculares.

Movimentos disjuntivos

Quando o olhar muda de um objeto distante para um mais próximo localizado na mesma direção, os olhos descrevem movimentos simétricos nesta direção, convergindo. Estes movimentos simétricos são denominados disjuntivos. Outros movimentos disjuntivos são a divergência e a elevação de um olho com depressão simultânea do outro. Estes movimentos ocorrem somente sob a influência do mecanismo de fusão, ou seja, para a correção de uma esoforia ou heteroforia vertical, ou quando um prisma é utilizado.

Movimentos conjugados

São movimentos binoculares em que os dois olhos se movem simultaneamente na mesma direção. Os tipos principais são:
a) Sacádicos: a função é colocar rapidamente o objeto de interesse na fóvea ou mover os olhos de um objeto para outro. Pode ser voluntário ou reflexo devido à presença do objeto no campo visual periférico.

b) Perseguição: a função é manter a fixação no alvo, uma vez que este tenha sido localizado pelo sistema sacádico. O estímulo é o movimento do objeto próximo à fóvea. O movimento é lento e delicado.

c) Reflexos não ópticos: a função é manter a posição ocular apesar de mudanças de posição da cabeça ou do corpo.

Movimentos disjuntivos × conjugados

Normalmente os movimentos oculares são combinações de movimentos conjugados e disjuntivos.

Centros corticais

Os movimentos conjugados podem ser obtidos pela estimulação de três áreas corticais, que são:
a) Centro frontal: situado na base do segundo giro frontal.

b) Centros occipitais: uma grande área envolvendo a *area striata*, e especialmente o giro angular.

c) Lobo temporal.

A estimulação de um centro frontal ou occipital causa movimentos horizontais de ambos os olhos e da cabeça em direção ao lado oposto, mas também, sob certas condições, movimentos verticais e das pálpebras.

As áreas corticais envolvidas com os movimentos oculares aparentemente têm diferentes funções.

Os impulsos para os movimentos voluntários dos olhos parecem se originar do centro frontal, enquanto os centros occipitais respondem reflexamente ao estímulo visual.

Vias supranucleares

As vias centrífugas do centro frontal entram na cápsula interna; as dos centros occipitais entram na camada sagital interna do lobo parieto-occipital e, então, na parte posterior da cápsula interna.

As fibras dos centros frontais e algumas dos centros occipitais vão para o pedúnculo cerebral, onde decussam e fazem sinapse com o fascículo longitudinal posterior, que representa o fim da via supranuclear para os movimentos oculares.

Lesão das vias supranucleares

O principal sintoma produzido por lesões dos centros supranucleares ou suas vias é a inabilidade de mover ambos os olhos para a direita, ou para a esquerda, ou para cima. Esta inabilidade se manifesta apenas durante os movimentos voluntários se o centro frontal ou suas vias for afetado, ou apenas durante os reflexos psico-ópticos se os centros occipitais ou suas vias eferentes forem afetadas.

Se a lesão for localizada abaixo da junção entre as vias frontal e occipitais, tanto os movimentos voluntários quanto os reflexos para uma determinada direção serão impossíveis.

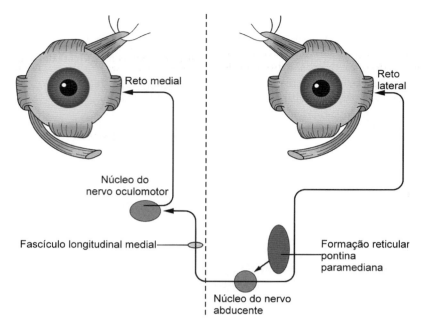

FIGURA 6-224 Via supranuclear do movimento horizontal.

A paralisia do olhar causada por distúrbios supranucleares apresenta reflexo vestíbulo-ocular normal e ausência de diplopia. A diplopia nunca está presente nas lesões supranucleares porque os impulsos recebidos pelos dois olhos ainda são iguais.

Movimentos horizontais do olhar

São gerados a partir do centro horizontal do olhar que fica localizado na formação reticular pontina paramediana (FRPP) (Fig. 6-224). Daqui, saem alguns axônios até o núcleo do VI nervo, para fazer a abdução, e outros que cruzam a ponte e alcançam o fascículo longitudinal medial, chegando ao núcleo do reto medial contralateral, causando adução. Logo, uma estimulação da FRPP de um lado causará o movimento horizontal para o mesmo lado.

As lesões mais importantes que podemos encontrar nesta via são:
a) Lesão na FRPP: causará paralisia do olhar horizontal para o mesmo lado, sem comprometimento do reflexo vestíbulo-ocular.
b) Lesão no fascículo longitudinal medial: causada geralmente por processos vasculares, quando unilateral e por desmielinização, quando bilateral. Irá causar um defeito de adução do olho ipsilateral e um nistagmo atáxico do olho contralateral (oftalmoplegia internuclear). É importante ressaltar que a convergência estará normal porque outra via é utilizada. Normalmente o paciente está ortotrópico. Há paralisia do reflexo vestíbulo-ocular vertical também, pois o fascículo longitudinal medial (FLM) também leva informações do núcleo vestibular.
c) Lesão da FRPP e FLM do mesmo lado: haverá perda do movimento horizontal binocular para o lado da lesão devido ao acometimento da FRPP e perda da adução ipsilateral pela lesão do FLM, fazendo, então, que o olho ipsilateral tenha uma paralisia horizontal do olhar, tanto abdução quanto adução, e o olho contralateral não aduz. Esta é a chamada "síndrome um e meio".

Movimento conjugado sacádico

A via começa no córtex pré-motor da área motora frontal, passando para o centro horizontal do olhar contralateral na FRPP, seguindo a rota já descrita anteriormente de movimento horizontal. Logo, o lobo frontal direito controla os movimentos sacádicos para a esquerda e vice-versa.

Movimentos conjugados de procura delicada (*porsuit*, ou perseguição)

A via se origina no córtex periestriado da área motora occipital; os axônios descem e terminam no centro horizontal do olhar ipsilateral. Portanto, o lobo occipital direito controla os movimentos para a direita e o esquerdo, para a esquerda.

Reflexos não ópticos

A via inicia no labirinto e proprioceptores nos músculos do pescoço, faz sinapse no núcleo vestibular e passa para o centro horizontal do olhar na FRPP.

Movimento vertical do olhar

Os movimentos verticais são gerados do centro vertical do olhar ou núcleo de Darkschewitsch, também chamado de núcleo intersticial rostral do FLM, o qual está localizado no mesencéfalo, posterior ao núcleo vermelho. As células responsáveis pelos movimentos para cima e para baixo estão muito próximas dentro do núcleo; apesar disso, pode acontecer paralisia só para cima ou só para baixo.

A paralisia só para cima é causada por lesões na comissura posterior, e ocorre na síndrome mesencefálica dorsal de Parinaud. A paralisia para baixo, menos comum que para cima, ocorre na lesão de ambos os lados do tegumento mesencefálico posterior ao núcleo rubro, e ocorre em AVE (acidente vascular encefálico) e doença de Parkinson, entre outras causas.

Do núcleo vertical, os axônios passam aos subnúcleos dos músculos responsáveis pelo movimento vertical em ambos os olhos.

Diferenciação de lesão hemisférica e de tronco cerebral

Como o núcleo do movimento horizontal está na ponte e o vertical no mesencéfalo, um comprometimento só horizontal ou só vertical deve ser devido à lesão de tronco cerebral. Além disso, as lesões de tronco cerebral geralmente não se apresentam com posição anormal da cabeça, e a paralisia dos músculos associados oculares é frequentemente assimétrica.

BIBLIOGRAFIA

Abdelmote AS. Clinical Ophthalmology. 4th ed Al Gubba, Libya: Omer Al-Mokhtar University; 2010. 207 p.

Agarwal A, Agarwal A. Manual of Neuro Ophthalmology. New Delhi: Jaypee Brothers Medical Publishers; 2009. 272 pp.

Ahmed E. A Textbook of Ophthalmology. 2nd ed New Delhi: Prentice-Hall of India Private Limited; 2001. 580 p.

Albert DM, Miller JW. Albert & Jakobiec's principles and practice of ophthalmology: clinical ophthalmology. 3rd ed Philadelphia: Saunders Elsevier; 2008. 5461 p.

American Academy of Ophthalmology. Basic and clinical science course 2011 – 2012. San Francisco: American Journal of Ophthalmology; 2011. 4943 p.

Belozerov LV, Gorbachova EV, Zubkova DA. Ophthalmology. Methodical Manual. Kharkov: V. N. Karazin Kharkov National University; 2013. 185 p.

Bournias TE. Blueprints ophthalmology. Malden: Blackwell Publishing; 2005. 226 p.

Bowling B. Kanski's Clinical ophthalmology: a systematic approach. 8th ed London: Elsevier; 2016. 917 p.

Bradford CA. Basic ophthalmology. 8th ed San Francisco: American Academy of ophthalmology; 2004. 219 p.

Bye LA, Modi NC, Stanford M. Oxford specialty training. Basic Sciences for Ophthalmology. Oxford: Oxford University Press; 2013. xii, 272 p.

Chern KC, Saidel MA. Ophthalmology review manual. 2nd ed Philadelphia: Wolters Kluwer Health/Lippincott Williams & Wilkins; 2012. 528 p.

Crick RP, Khaw PT. A textbook of clinical ophthalmology: a practical guide to disorders of the eyes and their management. 3rd ed River Edge: World Scientific Publishing Co; 2003. 649 p.

Engel CL. Série Medgrupo 2013. Oftalmologia. São Paulo: Medwriters; 2013. 112 p.

Ferris J. Basic sciencies in ophthalmology: a self assessment text. 2nd ed London: BMJ Books; 1999.

Forrester JV, Dick AD, McMenamin PG, Roberts F, Pearlman E. The eye: basic sciences in practice. 4th ed London: Saunders Elsevier; 2016. 560 p.

Friedman NJ, Kaiser PK. Case Reviews in Ophthalmology. Edinburgh: Elsevier Saunders; 2012. 262 p.

Goldberg S. Ophthalmology Made Ridiculously Simple. 2nd ed Miami: MedMaster; 2004. vi, 89 p.

Kaiser PK, Friedman NJ, aPineda R. The Massachusetts Eye and Ear Infirmary Illustrated Manual of Ophthalmology. 4th ed Philadelphia: Saunders; 2014. xvi, 612 p.

Levin LA, Nilsson SFE, Ver Hoeve J, Wu SM. Adler's Physiology of the Eye. 11th edition Edingburg: Saunders/Elsevier; 2011. xii, 795 p.

Mescher AL. Junqueira's Basic Histology Text & Atlas. 13th edition New York: Mc-Graw Hill; 2013.

Moore KL, Agur AMR, Dalley AF. Essential clinical anatomy. 5th ed Philadelphia: Lippincott Williams & Wilkins; 2015.

Olver J, Cassidy L, Crawley L, Jutley G. Ophthalmology at a Glance. 2nd edition Chichester, West Sussex, UK: John Wiley & Sons Inc; 2014. 143 p.

Riordan-Eva P, Witcher JP. Vaughan & Asbury's general ophthalmology. 17th ed New York: McGraw-Hill/Lange; 2007. 480 p.

Putz R, Pabst R. Sobotta Atlas of Human Anatomy. 14th Ed Munchen: Urban & Fischer/Elsevier; 2006.

Rojas Juárez S, Saucedo Castillo A. Oftalmología. México: Editorial El Manual Moderno; 2014. xxiv, 436 p.

Tasman W, Jaeger EA. Duane's Ophthalmology 2008 Edition. Philadelphia: Lippincott Williams & Wilkins; 2008. 6 volumes.

Vander JF, Gault JA. Secrets Series. Ophthalmology Secrets in Color. 3rd edition Philadelphia: Mosby/Elsevier; 2007. xvii, 460 p.

VanPutte C, Regan J, Russo A. Seeley's anatomy & physiology. 10th edition New York: McGraw-Hill; 2014.

Yanoff M, Duker JS. Ophthalmology. 4th edition Philadelphia: Elsevier Saunders; 2014. 1404 p.

Young B, Woodford P, O'Dowd G. Wheather's functional histology: a text and colour atlas. 6th ed Philadelphia: Churchill Livingstone/Elsevier; 2014. 452 p.

CAPÍTULO 7

Farmacologia

Carla Putz

Juliana Moro

Carina Grazziotin Colossi

Paula Blasco Gross

Victor Castagno

Luiz Ricardo Del Arroyo Tarragô Carvalho

Manuel Augusto Pereira Vilela

Rafaela Corrêa-Meyer Campos Almeida

Alberto Luiz Gil

Tiana Gabriela Burmann

Caio Augusto Scocco

Jacobo Melamed Cattan

Audies Marcelino Troggian

Mário Junqueira Nóbrega

Marcelo Krieger Maestri

NORMAS PARA APROVAÇÃO DE UM NOVO MEDICAMENTO

Noções gerais

A esperança média de vida das pessoas tem aumentado significativamente, devido em grande parte aos avanços tecnológicos da medicina e também à melhora das condições higiênico-sanitárias. Os medicamentos também desempenharam um papel fundamental nesse processo, pois tornaram possível controlar, tratar e, noutros casos, erradicar numerosas doenças.

A investigação e o desenvolvimento de medicamentos novos é um processo demorado, difícil e muito dispendioso, pois é fundamental que a droga seja eficaz e segura. Os medicamentos, antes de serem liberados para o consumo da população, devem ser registrados no Ministério da Saúde, por intermédio da Anvisa (Agência Nacional de Vigilância Sanitária), e este registro deve ser periodicamente renovado. O Conselho Nacional de Saúde regulamenta algumas normas para a apreciação de drogas e medicamentos a fim de que possam ser registrados.

Essas normas são importantes, considerando-se que para uma perfeita avaliação da documentação científica, bem como da inocuidade, eficácia e segurança, é necessário que seja estabelecida uma sistemática de experimentação, bem como todos os itens que devem ser abrangidos nas suas diversas etapas, em função da natureza e/ou dos objetivos da sua aplicação.

Estudo da toxicidade e teratogênese

Um dado importante é o número de animais e espécies que devem ser testados para determinar a toxicidade aguda, subaguda e crônica e a teratogenicidade. A talidomida, quando foi liberada, tinha sido testada somente em roedores, e não demonstrava teratogenicidade. Estudos posteriores demonstraram que, em primatas, efeitos teratogênicos também foram observados. A partir daí, ficou óbvia a necessidade de se testar em mais de uma espécie, sendo sempre uma não roedora. Para os estudos de toxicidade, no Brasil, são exigidas três espécies, de ambos os sexos.

Na toxicidade aguda, demonstrada em até 24 horas, deverão ser utilizadas pelo menos duas vias de administração; uma delas deverá estar relacionada com a que se recomenda para o uso terapêutico proposto, e a outra deverá assegurar a absorção do fármaco.

Na toxicidade subaguda, que ocorre de 12 a 24 semanas após a administração do medicamento, é necessário que sejam aplicadas pelo menos três doses; a maior deverá produzir efeitos tóxicos demostráveis e a menor deverá relacionar-se com a dose terapêutica proposta, tendo em conta a sensibilidade da espécie utilizada. A via de administração deverá estar relacionada com a proposta de emprego terapêutico.

Para o estudo da toxicidade crônica, que ocorre em não menos de 6 meses, as exigências quanto ao número de doses e aos tipos de animais são as mesmas descritas para a toxicidade subaguda. Da mesma maneira que na toxicidade subaguda, a via de administração deverá estar relacionada com a proposta de emprego terapêutico. Para o estudo da teratogenicidade são exigidas pelo menos três espécies de animais, sendo uma não roedora.

Fase pré-clínica

A fase pré-clínica, com duração de 3 a 4 anos, consiste na pesquisa de um fármaco promissor para uma determinada patologia (nesta fase são testadas milhares de substâncias, e somente 7 em 250 entrarão na fase clínica, e apenas 1 em 250 será mais tarde lançada comercialmente). A informação pré-clínica deverá ser adequada para justificar a natureza, a extensão e a duração da pesquisa.

Com o objetivo de testar a segurança em nível de toxicidade e potencial oncogênico, o fármaco é testado em animais. Os dados referentes à toxicologia pré-clínica compreendem o estudo da toxicidade aguda, subaguda a doses repetidas e toxicidade crônica (doses repetidas).

Os estudos da toxicidade deverão abranger também a análise dos efeitos sobre a fertilidade, embriotoxicidade, atividade mutagênica, potencial oncogênico (carcinogênico) e ainda outros fatores, de acordo com a natureza do fármaco e da proposta terapêutica. Após selecionar a droga a ser testada, passa-se para a fase clínica.

Etapas da pesquisa clínica

A pesquisa clínica deve realizar, obrigatoriamente, quatro etapas sucessivas, e a autorização ou avaliação de realização de qualquer etapa da experimentação terapêutica dependem da conclusão e comprovação da ou das etapas precedentes. As três primeiras, que ocorrem antes que a droga seja lançada comercialmente, tendem a determinar a segurança e a eficácia, enquanto a quarta fase visa delinear informações adicionais sobre novas indicações, riscos, dose ótima e modo de usar. Isso vale inclusive para associações de medicamentos já aprovados ou produtos fitoterápicos.

As etapas a serem observadas são:

- Fase I: com duração entre 1 mês e 1 ano, é direcionada para a segurança e o perfil farmacológico do novo medicamento. Nela, utiliza-se um grupo reduzido (10 a 100) de voluntários sãos, visando basicamente determinar a segurança e a tolerabilidade. Se for esperado que a droga produza significativa toxicidade, como aquelas que serão utilizadas em câncer ou AIDS, é preferível usar pacientes voluntários em vez de voluntários saudáveis. É recomendável que a dose máxima a ser administrada seja 1/10 da dose considerada segura nos estudos pré-clínicos, realizados na espécie que haja demonstrado ser mais sensível, ou naquela com mais estreita semelhança biológica ao homem, ao perfil farmacocinético e, quando possível, ao perfil farmacodinâmico. As pessoas engajadas nesta fase não deverão ser expostas a mais de três doses do fármaco em pesquisa. O aumento da dose deve ser feito de maneira cautelosa (não superando o

dobro da dose anterior). Depois da administração de cada dose, deverão ser realizados os estudos pertinentes de tolerância. Nesta fase, cerca de metade dos medicamentos são considerados aptos para as fases seguintes.

- Fase II (estudo terapêutico piloto): com 1 a 2 anos de duração, tem como objetivo aferir a eficácia e a dose do medicamento. O novo composto é aplicado em cerca de 50 a 500 pacientes, realizando-se um tratamento breve para determinar o efeito terapêutico, as indicações, a posologia (dose eficaz e o melhor meio posológico) e os riscos de administração. A segurança a curto prazo continua a ser avaliada. Apenas 25% a 30% desses estudos podem passar para a etapa seguinte.

- Fase III (descrição de estudos terapêuticos ampliados): com 3 a 5 anos de investigação, procura confirmar as potencialidades e segurança do medicamento numa população maior (centenas a milhares de indivíduos) e em várias partes do mundo. O estudo comparativo é realizado de preferência com três grupos: um com a substância nova, um com uma substância de referência e outro com placebo. Realiza-se um tratamento mais prolongado, quando for o caso, para determinar a segurança, a eficácia, o risco/benefício a curto e longo prazos e o valor terapêutico relativo. É nesta etapa que é determinada a dose mínima eficaz, interações clinicamente relevantes, principais fatores modificatórios do efeito, como idade etc. Aproximadamente 25% a 50% dos estudos conseguem passar esta fase.

- Fase IV: utiliza um grande número de pacientes (milhares). São pesquisas realizadas depois de comercializada a droga. Essas pesquisas são realizadas com base nas características com que foi autorizado o medicamento. Geralmente são estudos de vigilância pós-comercialização, para estabelecer o valor terapêutico, o surgimento de novas reações adversas e/ou confirmação da frequência de surgimento das já conhecidas, interações entre drogas, adesão e as estratégias de tratamento. Nas pesquisas de fase IV devem-se seguir as mesmas normas éticas e científicas aplicadas às pesquisas de fases anteriores. Depois que um medicamento tenha sido comercializado, as pesquisas clínicas desenvolvidas para explorar novas indicações, novos métodos de administração ou novas combinações (associações) etc. são consideradas como pesquisa de novo medicamento.

Termo de consentimento

O protocolo de pesquisa deve ser acompanhado do termo de consentimento livre e esclarecido, que será assinado pelo paciente ou voluntário sadio, na presença de pelo menos uma testemunha. Só será válido quando constar claramente que o paciente foi informado da confidencialidade da informação, dos objetivos, métodos, vantagens previstas, opções terapêuticas e possíveis riscos inerentes à pesquisa, assim como dos incômodos que a pesquisa possa acarretar, e que é livre para retirar seu consentimento de participação, em qualquer momento, sem explicar as causas, com exceção dos casos em que existirem razões que ponham em perigo a saúde ou a vida do paciente ou voluntário sadio, devidamente justificadas.

Quando estiverem envolvidos sujeitos cuja capacidade de autodeterminação não seja plena, além do consentimento do responsável legal, deve ser levada em conta a manifestação do próprio sujeito, ainda que com capacidade reduzida (p. ex., idoso) ou não desenvolvida (p. ex., criança). Se a pesquisa for conduzida em pacientes psiquiátricos, o consentimento, sempre que possível, deve ser obtido do próprio paciente.

Considerações finais

No mundo inteiro as exigências crescentes para a aprovação de medicamentos aumentou o tempo, desde a síntese até a comercialização, de 8 anos em 1970 para ao menos 12 em 1990. Ainda que vários grupos façam críticas à rigidez dessas normas, alegando que várias pessoas morrem esperando a aprovação de novas drogas que poderiam salvá-las, a verdade é que já houve tragédias demais causadas por drogas para nos ensinar que a cautela é realmente necessária.

VIAS DE ADMINISTRAÇÃO DE MEDICAMENTOS

Noções gerais

Para uma determinada droga exercer ação farmacológica, ela necessita interagir com o receptor e induzir nele uma alteração.

Os receptores estão localizados em diferentes regiões, que correspondem a tecidos ou líquidos nos quais as drogas se difundem e estabelecem estados de equilíbrio. Essas regiões estão separadas entre si por barreiras que correspondem a limites relativos nos quais a transferência de substâncias se faz com dificuldade variável.

Lágrima

É um compartimento dinâmico, com fluxo de 0,5 a 2,2 mL/min e pH em torno de 7,4. Seu volume, em condições basais, é de cerca de 8 a 10 mL. O volume das gotas liberadas por um conta-gotas não deveria ser maior do que 20 mL, pois o volume máximo acomodado pelas pálpebras é de 30 mL.

A mistura droga-lágrima é removida totalmente em 5 a 6 minutos. Portanto, para atingir o efeito terapêutico máximo, uma segunda gota não deve ser instilada antes de 5 min, evitando com isso a irritação seguida por lacrimejamento excessivo, diluindo a droga.

Córnea

Admite-se que o teor lipídico do epitélio e do endotélio corneanos seja cerca de 100 vezes superior ao do estroma, o qual é rico em água (78%). Para que uma droga penetre através da córnea é necessário que ela seja hidro e principalmente lipossolúvel, ou seja, tenha solubilidade bifásica. A forma não ionizada penetra no epitélio, tornando necessária a ionização da droga para penetrar no estroma e novamente passar à forma não ionizada e lipossolúvel para atingir o endotélio.

Humor aquoso

O volume da câmara anterior equivale a 0,2 mL, e o humor aquoso, secretado nos processos ciliares, circula em direção às vias de drenagem – via uveoescleral, vasos irianos e canal de Schlemm. Os níveis de uma substância na câmara anterior dependem da sua natureza, da via de administração, do estado patológico etc., como por exemplo em processos inflamatórios, em que há um aumento no fluxo de drogas para o aquoso quando administradas via sistêmica.

Íris

A presença de pigmento confere à íris a capacidade de reter substâncias lipofílicas. Talvez isso explique por que olhos claros respondem com maior facilidade à ação de certos medicamentos – a íris escura pode exigir o dobro do tempo para completar a miose.

Vítreo

O gel vítreo corresponde a 80% da massa ocular, podendo atuar como via por onde transitam substâncias ou como um reservatório. Muitas substâncias abandonam o vítreo ou a ele chegam através do humor aquoso.

Retina

Há um predomínio das barreiras do endotélio vascular e do epitélio pigmentar. Algumas drogas têm afinidade e se ligam ao pigmento e às proteínas. Substâncias como cloroquina, clindamicina e fenotiazinas ligam-se aos pigmentos, justificando desta maneira a ação tóxica desses produtos sobre a retina.

Penetração de medicamentos no globo ocular

Como barreiras epiteliais, citamos o epitélio corneano, o epitélio pigmentar da retina, o epitélio conjuntival e o do corpo ciliar. Como barreiras endoteliais, há os endotélios dos vasos retinianos e irianos e da córnea. As barreiras naturais do olho funcionam seletivamente em condições normais.

Uma série de processos patológicos pode comprometer a integridade desses sistemas seletivos, levando à penetração de várias substâncias no interior do globo ocular, exercendo, nestas condições, sua atividade terapêutica.

Via tópica – noções gerais

É a mais usada, seja sob forma de colírios, pomadas ou géis. A via tópica tem como vantagens: aplicação fácil, podendo o próprio paciente se administrar (conveniente e simples), não invasiva, não interfere na visão, maximiza a concentração no segmento anterior ao mesmo tempo que minimiza a toxicidade sistêmica, raramente produzindo reações dérmicas ou sistêmicas pela pequena absorção. No entanto, permanece pouco tempo em contato com a córnea (principalmente o colírio).

Devido a perdas para o sangue e o humor aquoso, as medicações tópicas geralmente não penetram em concentrações úteis aos tecidos oculares posteriores, e, portanto, não são utilizadas para doenças de retina, nervo óptico e vítreo.

Os seguintes agentes inativos podem estar presentes nos produtos oftálmicos:

- Conservantes: para destruir ou inibir a multiplicação de microrganismos que contaminem acidentalmente o produto (cloreto de benzalcônio, EDTA, preservativos mercuriais etc.). Podem causar toxicidade epitelial. Alguns preservativos, como o Purite e o perborato de sódio, são mais bem tolerados.

- Agentes que aumentam a viscosidade: diminuem a drenagem do produto a partir do olho, aumentando o tempo de retenção da droga ativa. As soluções aquosas com adição de metilcelulose, bem como álcool polivinílico, são bastante utilizadas. Dextran 70, glicerina, polissorbato 80, propilenoglicol e povidona também estão disponíveis.

- Agentes antioxidantes: previnem ou atrasam a deterioração do produto pelo oxigênio do ar (p. ex., EDTA).

- Agentes umidificantes: reduzem a tensão superficial, permitindo que a droga se espalhe adequadamente no olho (p. ex., polissorbato e cloreto de benzalcônio). Em excesso, podem causar irritação ocular.

- Tampões: ajudam a manter os produtos oftálmicos entre pH 6 a 8 (p. ex., ácido acético e bórico, citrato de sódio).

- Agente para modificar a tonicidade: faz com que as soluções sejam isotônicas com a lágrima, prevenindo a dor ocular e o dano tissular.

A isotonicidade e o pH são dois fatores importantes na preparação dos colírios. Muitos colírios são preparados com pH e tonicidade semelhantes aos da lágrima. É possível, contudo, fabricar um colírio tolerável com pressão osmótica variando dentro de uma gama apreciável (0,6% a 1,8%), desde que o pH permaneça em valores próximos aos da lágrima.

Colírio

Um olho normal pode reter aproximadamente 10 µL de fluido, e a gota dos colírios comerciais contém aproximadamente 25-50 µL. Não há vantagem em prescrever-se mais do que uma gota a cada vez. A instilação de duas gotas sucessivas provoca apenas a perda da segunda gota, pois o que ocorre é uma diluição dos medicamentos pelo aumento do fluxo lacrimal.

Os colírios normalmente são industrializados com uma tonicidade de 0,9% do equivalente do cloreto de sódio. Seu pH idealmente deve ser o mesmo da lágrima, cerca de 7,4.

O colírio instilado no fundo de saco conjuntival é diluído prontamente pela lágrima e drenado pela via lacrimal de forma rápida. Este mecanismo faz com que, dentro de 4 a 5 minutos, seja eliminado pelo fluxo lacrimal todo o princípio ativo contido na gota.

A anestesia tópica aumenta a disponibilidade do colírio, pois diminui o reflexo de piscar e o lacrimejamento reflexo.

Certos fatores podem aumentar a absorção, como a hiperemia e ectrópio.

Alguns cuidados que se recomenda para o paciente ao administrar o medicamento são:

- Sacudir bem o frasco e lavar as mãos antes de usar.

- Inclinar levemente a cabeça para trás, olhar para cima, puxar suavemente a pálpebra inferior e pingar uma gota de colírio na conjuntiva da pálpebra inferior.

- Durante a aplicação, tomar cuidado para não tocar a ponta do frasco no olho (o que poderia causar uma lesão), mão ou outra superfície, para evitar a contaminação.

- Após a instilação, liberar a pálpebra inferior, fechando suavemente o olho, evitando-se piscar e esfregar o olho, e recomenda-se comprimir o canto interno do olho, com ele fechado, por 3 a 5 minutos, pois comprimindo o saco lacrimal diminui a passagem da droga para o ducto nasolacrimal, com consequente retardo da drenagem e diminuição da absorção sistêmica.

- Se mais de um colírio for utilizado, aguardar pelo menos 5 minutos antes de utilizar o próximo para evitar que um colírio interfira com o outro (o primeiro sendo eliminado pelo segundo e o segundo, diluído pelo primeiro).

- Certos colírios antibióticos, tais como cefalosporinas e aminoglicosídios, devem ser mantidos sob refrigeração para aumentar os prazos de estabilidade.

Pomadas oculares

As pomadas apresentam algumas vantagens sobre as soluções: permanecem mais tempo em contato com a córnea, ocorre menor perda através dos canais lacrimais e, particularmente nos casos de antibióticos, são mais estáveis do que as soluções. São particularmente úteis em crianças, que choram, eliminando rapidamente o colírio, e para a medicação de lesões oculares, como abrasões corneanas, em que o olho tem que ser ocluído.

O tempo de remoção é bem menor que a do colírio, em torno de 3 a 4 horas, propiciando uma posologia mais confortável. Contudo, em casos mais graves, em que se necessita uma concentração maior de fármaco no tecido, os colírios têm um efeito melhor.

As desvantagens são o embaçamento da visão, a dermatite de contato pela presença de lanolina, além de poderem ser fontes de contaminação.

Como retardam a entrada de colírios, já que funcionam como uma barreira, sempre devem ser usados por último, no mínimo 5 min após a instilação do colírio.

Recomendações ao paciente para o uso das pomadas:
- Lavar as mãos antes de aplicar.
- Descartar o conteúdo inicial da pomada, que frequentemente resseca e perde a eficácia.
- Baixar a pálpebra inferior e aplicar cerca de 1 cm de pomada.
- Liberar a pálpebra inferior, fechar os olhos por 1 a 2 minutos e olhar para todas as direções a fim de distribuir bem o fármaco.
- Se for necessário utilizar mais de um tipo de pomada, aguardar pelo menos 10 minutos antes de aplicar a seguinte.

Géis oftálmicos

Os géis são formulações que vêm tendo mais espaço no arsenal terapêutico das afecções oculares. Apresentam um tempo de contato com o olho maior do que o colírio com um efeito estético melhor que o da pomada. Para a sua confecção são usados polímeros, tais como os usados nas lágrimas artificiais e lubrificantes.

Via subconjuntival

É utilizada quando a medicação não pode ser absorvida em alta concentração pela via tópica. A esclera é mais permeável a moléculas grandes do que a córnea. A droga é injetada sob a conjuntiva ou cápsula de Tenon, e por difusão, atravessa o limbo e a esclera para dentro do olho. Alguns exemplos são as injeções subconjuntivais de antibiótico para o tratamento de úlceras corneanas graves, ou como suplemento no tratamento sistêmico das endoftalmites.

Vias retro e peribulbar

Quando maiores concentrações da droga são requeridas do que podem ser disponíveis quando administrada por via tópica, oral ou parenteral, as drogas podem ser injetadas localmente nos tecidos perioculares.

A administração periocular da droga inclui a injeção subconjuntival, subtentoniana, retro e peribulbar. As injeções retro e peribulbares são utilizadas principalmente para a administração de anestésicos, em cirurgias como a facectomia. A anestesia e suas vias estão descritas em tópicos à parte neste mesmo capítulo. A via retrobulbar é ainda utilizada para a administração de álcool em casos de glaucoma absoluto.

Via intracameral

A administração intracameral proporciona que a droga seja introduzida diretamente na câmara anterior, sem precisar que haja a absorção. Esta via é mais comumente usada durante a cirurgia de catarata, em que uma substância viscoelástica é administrada pela ferida operatória para proteger o endotélio corneano.

Antibióticos não são rotineiramente injetados na câmara anterior devido à sua toxicidade.

Está associada a um risco significativo de complicações e toxicidade.

Via intravítrea

A via intravítrea é reservada para situações muito graves, nas quais um esforço heroico é feito para tentar salvar o olho com uma inflamação intraocular aguda grave ou em olhos que não respondem ao tratamento convencional conservador. Não se deve administrar um volume superior a 0,1 mL, pois, como não há renovação do humor vítreo, ocorre um aumento da pressão intraocular.

Os antibióticos intravítreos podem ser o tratamento de escolha para a endoftalmite, e o ganciclovir tem sido utilizado por esta via com algum sucesso para tratar a retinite por citomegalovírus em pacientes com AIDS.

Na degeneração macular relacionada a idade, fármacos anti-VEGF, como o ranibizumab (Lucentis®) e o bevacizumab (Avastin®) também podem ser utilizados por via intravítrea.

O silicone líquido intravítreo é utilizado para o descolamento de retina complicado, com o objetivo de "empurrar" a retina e impedir novo descolamento.

Noções gerais da via sistêmica

Tanto a órbita quanto as pálpebras são estruturas altamente vascularizadas, o que faz com que qualquer droga administrada sistemicamente chegue a estes tecidos em concentrações terapêuticas.

Embora a maioria das doenças oculares responda à terapia tópica, alguns distúrbios requerem a administração sistêmica para alcançar níveis terapêuticos adequados da droga no tecido ocular.

As drogas cuja ação deve acontecer na cavidade vítrea não chegam em quantidades suficientes se a via tópica for utilizada, devendo-se, pois, usar a medicação sob forma sistêmica (geralmente oral).

Via oral

A administração oral de certas drogas pode ser a rota mais efetiva de distribuição ocular. Exemplos de medicações oculares comumente usadas incluem: acetazolamida para o glaucoma, corticoide para a oftalmopatia de Graves, uveíte posterior e neurite óptica, analgésicos para o manejo da dor associada ao trauma ocular, antibiótico para a celulite pré-septal e anti-histamínicos para a alergia palpebral.

Via parenteral

A administração intravenosa ou intramuscular é eventualmente utilizada para o tratamento de distúrbios oculares. A vitamina B_{12} e alguns antibióticos (como a penicilina) podem ser administrados através da rota intramuscular. A infusão contínua endovenosa (EV) de vários antibióticos pode ser requerida para o tratamento das endoftalmites e outras infecções oculares graves.

AGENTES ANTIALÉRGICOS

Noções gerais

Considera-se alergia a hipersensibilidade causada pela exposição a certo antígeno ou alérgeno, resultando em respostas imunológicas exacerbadas em caso de exposições repetidas. A resposta imediata pela alergia, também chamada de anafilaxia, ocorre quando substâncias como histamina, prostaglandinas, leucotrienos e outros mediadores menos importantes são liberados pelo mastócito como resposta à união dos anticorpos IgE presentes na superfície dessa célula com o antígeno. Os IgE são produzidos pelos linfócitos ativados pela exposição tecidual aos alérgenos.

A histamina liberada ativa os receptores H1 nos vasos sanguíneos, causando vasodilatação. Esses vasos dilatados tornam-se permeáveis e deixam escapar líquidos, propiciando edema nos tecidos, além da hiperemia. A estimulação dos receptores H2 resulta em edema conjuntival, reação papilar e aumento da permeabilidade vascular.

As prostaglandinas e leucotrienos, provenientes do ácido araquidônico, têm ação secundária e colaboram no processo inflamatório, causando vasodilatação e aumento da permeabilidade vascular.

Sinais e sintomas comuns das reações tipo I nos olhos incluem hiperemia, edema, prurido, lacrimejamento e fotofobia. Estão presentes nas diversas formas de alergia ocular, como a conjuntivite alérgica sazonal, primaveril, atópica, papilar gigante e dermatite de contato.

A terapêutica da alergia ocular inclui minimizar a exposição ao alérgeno, inibir a liberação dos mediadores químicos, estabilizar as membranas celulares e aliviar o rubor conjuntival. Para esses fins são utilizados os agentes anti-histamínicos, os estabilizadores das membranas dos mastócitos, os agentes AINEs, corticoides e os descongestionantes.

Anti-histamínicos

a) Mecanismo de ação

Os bloqueadores da histamina ou anti-histamínicos são classificados pelo sítio receptor em H1 e H2. Enquanto o sítio receptor H1 é o envolvido no processo alérgico, o sítio H2 estimula a produção do suco gástrico. Por isso na alergia ocular são utilizados os bloqueadores H1. O mecanismo de ação é um bloqueio reversível do sítio receptor da histamina nos tecidos suscetíveis. Logo, agem mais na prevenção dos sintomas, já que não impedem a liberação desse mediador. O bloqueio produzido diminui a permeabilidade capilar, inibe o edema tecidual e o prurido.

b) Usos clínicos

Os anti-histamínicos tópicos são muito úteis no controle do prurido ocular decorrente das alergias. Em casos de doenças mais graves que apresentem hiperemia intensa, devem ser associados a outras medicações antialérgicas.

c) Doses

Topicamente, podemos usar: levocabastina (Livostin®) e emedastina (Emadine®). São usados 2 vezes ao dia.

Quanto ao uso oral, as doses prescritas variam com a droga anti-histamínica em particular.

Os anti-histamínicos de segunda geração são utilizados em uma dose noturna diária. Loratadina (Claritin®), ebastina (Ebastel®) são bastante utilizados. Os de primeira geração são usados 2 a 3 vezes. Podem-se citar dexclorfeniramina (Polaramine®), hidroxizina (Hixizine®) e prometazina (Fenergan®).

d) Precauções e efeitos adversos dos anti-histamínicos tópicos

São geralmente seguros, com baixo índice de reações, como ardência e sensação de pontada na aplicação. O uso na gravidez ainda não foi bem estudado, portanto devem ser usados com indicação precisa. O uso na lactação é permitido, pois a concentração no leite materno é inofensiva. Recomenda-se usar apenas em crianças com mais de 3 anos. O paciente usuário de lente de contato deve ser orientado a não a utilizar durante o tratamento. Deve-se usar com cuidado em pacientes com glaucoma de ângulo estreito devido à potencial midríase causada pela propriedade anticolinérgica da medicação.

e) Precauções e efeitos adversos dos anti-histamínicos orais

Dão-se preferência aos anti-histamínicos de segunda geração devido ao menor efeito sedativo e melhor posologia. Os anti-histamínicos de primeira geração causam muita sonolência, queixa que desestimula o uso pelo paciente. Efeitos bem mais raros são a indução de olho seco, que pode causar intolerância às lentes de contato ou ceratoconjuntivite *sicca*, um efeito atropínico, podendo causar midríase pupilar. Podem causar borramento visual secundário à paresia do músculo ciliar e decréscimo da acomodação e, em *overdoses*, alucinação visual, paralisia pupilar e cegueira temporal. Outros efeitos incluem anorexia, constipação, náuseas, vômitos e diarreia.

Estabilizadores dos mastócitos

Os agentes estabilizadores da membrana dos mastócitos inibem a liberação da histamina e de outros mediadores, assim como a quimiotaxia dos eosinófilos. São mais eficazes que os anti-histamínicos por terem uma amplitude de ação maior. São usados nas alergias oculares como terapêuticos ou profiláticos. Nesse grupo há várias opções de medicação, tais como cromoglicato dissódico (Maxicrom®, Cromolerg®), lodoxamina (Alomide®), olopatadina (Patanol®), cetotifeno (Zaditen®, Octifen®) e epinastina (Relestat®).

O início de ação é percebido em torno da segunda semana de uso.

O cromoglicato dissódico e a lodoxamina são utilizados 4 vezes por dia.

A olopatadina é usada 2 vezes por dia ou em dose única diária (no caso do Patanol S®).

O uso dos estabilizadores de mastócitos em gestantes, mães lactantes e crianças com menos de 4 anos não é bem estabelecido, portanto devem-se usar com indicação precisa. Não devem ser utilizados junto com lentes de contato gelatinosas, já que contêm cloreto de benzalcônio como preservativo, o qual pode ser irritante.

O principal paraefeito é o prurido logo após a instilação. Em casos mais raros causam cefaleia, olho vermelho e sensação de ferroadas.

Anti-inflamatórios esteroides e não esteroides

Serão vistos nos próximos dois tópicos. Os anti-inflamatórios não esteroides (AINES) são pouco utilizados nos quadros de alergia ocular porque não apresentam ação satisfatória nessas condições. Agem inibindo a ciclo-oxigenase e a formação das prostaglandinas. São utilizados de 3 a 4 vezes por dia e as opções disponíveis no mercado são o diclofenaco de sódio (Maxilerg®, Voltaren®, Still® e Diclogenom®), e o cetorolaco de trometamina (Cetrolac®, Acular®, Terolac®), flurbiprofeno (Ocufen®) e pranoprofeno (Difen®).

Descongestionantes

O efeito vasoconstritor dos agentes adrenérgicos, como a fenilefrina e os derivados imidazólicos tais como a nafazolina e a tetraidrozolina, faz com que esses agentes possam ser úteis como descongestionantes oculares tópicos. Seu uso diminui a congestão e a irritação ocular. Têm ação apenas paliativa, pois não tratam a causa dos sintomas.

Não devem ser utilizados por períodos prolongados e são prescritos com indicação precisa, já que apresentam efeito rebote, além de poderem mascarar doenças mais sérias, como as infecções bacterianas e patologias esclerais.

A fenilefrina tem ação alfa-adrenérgica, é usado principalmente no teste da fenilefrina, usado para diferenciar uma congestão superficial (conjutivite/episclerite) de uma congestão profunda (esclerite). Age durante 1 hora.

A nafazolina (Lerin®, Cristalin®, Claroft® e Lacribell®) e a tetraidrozolina (Vislin®, Mirabel®, Visodin®) são os descongestionantes mais usados. Apresentam tempo de ação um pouco maior, em torno de 3 horas. A nafazolina, além do efeito vasoconstritor, diminui a congestão das vias lacrimais, agindo no lacrimejamento.

A efedrina e a epinefrina também são vasoconstritores oculares, porém de menor importância na prática clínica.

Devido às concentrações relativamente baixas necessárias, geralmente não causam efeitos colaterais sistêmicos, mas deve-se atentar a alguns detalhes. Os descongestionantes apresentam efeito midriático. São contraindicados em pacientes com ângulo estreito, sob o risco de desencadear uma crise de glaucoma agudo.

Essas drogas têm interação medicamentosa com inibidores de MAO (mobenclamida – Aurorix®, trianilcipromina – Parnate® e selegilina – Jumexil®, Elepril®, Deprilan® e Niar®). Não administrar os descongestionantes por causa do risco de uma crise hipertensiva. Por sua natureza adrenérgica e possibilidade de efeito sistêmico, deve-se ter cuidado ao usar em pacientes hipertensos, cardiopatas e portadores de hipertireoidismo por seu efeito cardiovascular.

ANTI-INFLAMATÓRIOS ESTEROIDES

Dados gerais

A principal ação dos corticosteroides é a de causar grande efeito anti-inflamatório, tendo também ação em doenças imunológicas do olho. São capazes de modificar o comportamento do processo inflamatório no início e no final da reação. No entanto, a corticoterapia não age sobre a causa básica da inflamação, o que não nos permite negligenciar a busca de um tratamento específico, etiológico.

Os efeitos anti-inflamatórios dos corticoides são inespecíficos, ocorrendo em etiologias alérgicas, traumáticas e infecciosas. Distúrbios degenerativos são normalmente refratários.

Parecem ser mais efetivos em condições agudas do que crônicas. O grau de resposta depende da dose empregada, sendo necessário individualizar as doses de acordo com a gravidade da doença.

Mecanismo de ação

Em condições normais, os capilares intraoculares, devido à integridade da barreira hematorretiniana, são relativamente impermeáveis. Na inflamação, ocorre um aumento na permeabilidade vascular, com exsudação (Bier), passagem de proteínas e células para dentro do humor aquoso e vítreo.

Os corticoides têm a capacidade de restaurar a permeabilidade capilar normal, combatendo a exsudação. A atividade dos corticoides sobre os fibroblastos é útil em certos casos e prejudicial em outros. Eles inibem a atividade dos fibroblastos e ceratócitos. Esse efeito retarda a substituição do colágeno, importante na cicatrização das feridas, retardando também a repopulação da córnea queimada, por exemplo. Enquanto essas ações diminuem a formação de cicatrizes, podem também retardar a cicatrização corneana de forma prejudicial.

CAPÍTULO 7 Farmacologia

Eles inibem a degranulação dos mastócitos, basófilos e neutrófilos, impedindo a liberação de mediadores inflamatórios, como histamina, bradicinina e fator ativador das plaquetas.

Inibem a síntese de fosfolipase-A, resultando em síntese diminuída de prostaglandinas e leucotrienos.

Os corticoides interferem tanto na ativação quanto na migração dos leucócitos. Causam uma supressão da proliferação linfocitária e uma inibição das respostas imunes célula-mediadas. No entanto, não estimulam o crescimento bacteriano, nem interferem com o mecanismo de ação dos antibióticos. Portanto, em caso de inflamações de causa infecciosa, estas drogas podem ser associadas, desde que o agente infeccioso seja sensível ao antibiótico usado. Mas obviamente não devem ser utilizados sem o antibiótico, principalmente em infecções por fungos ou vírus.

A inibição da neovascularização é outro efeito terapêutico bastante útil dos corticoides. Estas drogas têm um efeito vasoconstritor inespecífico que contribui para a inibição da neovascularização e que pode induzir a regressão dos vasos existentes.

Vias de administração

Em oftalmologia, os corticoides são utilizados por:
- Via tópica.
- Via subconjuntival.
- Via subtenoniana.
- Via oral.
- Via intravenosa.

Via tópica

a) Indicações

É a via de eleição, e por isto, a mais usada no tratamento de processos inflamatórios de pálpebras, conjuntiva, córnea e íris. Corticoides tópicos são indicados no tratamento de queimaduras por álcalis, ceratoconjuntivite alérgica, uveíte anterior, transplante de córnea, episclerite, esclerite, flictenulose, inflamação pós-operatória. No caso de afecções de estruturas mais posteriores, como corpo ciliar, coroide, retina e nervo ótico, indica-se o uso de corticoides por outras vias, como subconjuntival ou sistêmica.

b) Preparações disponíveis

Os corticoides de uso oftalmológicos mais usados são o acetato de prednisolona a 1% (Predfort® e Oftpred®) e a 0,12% (Predmild®), o fosfato de dexametasona a 0,1% (Decadron®, Maxidex®) e a 0,005% (Minidex® e Dexaminor®) e o acetato de fluorometolona a 0,1% (Florate®, Flumex® e Flutinol®).

O fosfato de dexametasona é o mais potente de todos os esteroides tópicos com relação aos efeitos imunossupressivos e anti-inflamatórios, assim como às reações adversas.O acetato de prednisolona em doses maiores é um dos mais potentes esteroides oculares em termos de eficácia e efeitos adversos potenciais. O acetato de fluorometolona, que é utilizado para inflamações leves e alergias, apresenta uma potência menor e menor penetração intraocular do que todos os outros corticoides, havendo também menor tendência ao desenvolvimento do glaucoma cortisônico.

O epitélio da córnea é mais permeável a drogas lipossolúveis. Os corticoides tópicos na forma de acetato têm maior penetração. A penetração na esclera depende também do tamanho molecular da droga. Já na conjuntiva as drogas se difundem bem, mesmo se não forem lipossolúveis.

c) Doses

As doses irão variar de acordo com a gravidade da doença.

A dexametasona a 0,1% geralmente é suficiente para tratar quase todas as doenças inflamatórias externas.

A fluorometolona 0,1% suspensão tem mostrado ser efetiva no tratamento de algumas inflamações intraoculares sem produzir aumento significativo na pressão intraocular.

A dexametasona a 0,1% e a prednisona a 0,12% não induzem aumento na pressão intraocular, mas para casos mais graves, como irites, são necessárias preparações mais fortes, como prednisolona a 1% e dexametasona a 0,1%.

A frequência de aplicação também deve ser avaliada conforme a gravidade da doença. Ao final do tratamento, é importante que se diminua a dosagem lentamente, nunca mais de 50% da dose anterior por vez.

Vias conjuntival e subtenoniana

São usadas geralmente como tratamento complementar à terapia tópica e sistêmica. As injeções subconjuntivais de corticoides são empregadas para tratar algumas formas de uveíte anterior e intermediária, inflamações corneanas, redução de inflamação pós-operatória. Preparações de depósito, como acetato de prednisolona e acetonida de triancinolona, provêm concentrações efetivas da droga no segmento anterior do olho por 1 a 5 semanas.

Via sistêmica

Frequentemente faz-se necessária, porém deve ter indicação cautelosa. Devem ser ingeridos com alimento ou antiácido. Na Tabela 7.1, podemos ver a potência anti-inflamatória relativa dos principais corticosteroides utilizados em oftalmologia.

Normalmente, quando a via sistêmica é utilizada, a medicação é dada via oral, mas, em alguns poucos casos, como na neurite óptica, a via endovenosa é mais indicada. Em geral, é usada nas inflamações coriorretinianas, do nervo óptico e orbitárias.

A betametasona (Celestone®) e a dexametasona, além de terem meia-vida mais longa, agridem com mais violência o eixo hipófise-adrenal.

A dexametasona pode ser utilizada por injeção intramuscular, endovenosa, subconjuntival ou intralesional, além

TABELA 7.1 — Potência relativa da dose de corticosteroides comumente usados.

Droga	Dose anti-inflamatória equivalente	Potência anti-inflamatória relativa
Cortisona	25	0,8
Hidrocortisona	20	1
Prednisolona	5	4
Prednisona	5	4
Metilprednisolona	4	5
Triamcinolona	4	5
Dexametasona	0,75	25
Betametasona	0,6	33

da via oral (Decadron®). Ela é 25 vezes mais efetiva como agente anti-inflamatório do que a hidrocortisona.

A prednisona (Meticorten®, Predsim®) é bastante utilizada, pois tem meia-vida curta e produz menos efeitos colaterais.

A triamcinolona pode ser utilizada via oral, é 5 vezes mais potente do que a hidrocortisona e apresenta pouca atividade mineralocorticoide em doses terapêuticas.

A técnica defendida por vários autores é a de administrar uma dose única matinal, surpreendendo o eixo hipofisário com um nível muito baixo de ACTH, não havendo, deste modo, grande interferência com o fenômeno de retroalimentação. A terapia de dias alternados também pode ser utilizada para diminuir a inibição do eixo, quando a inflamação já estiver controlada e é necessário continuar a medicação por um período prolongado. A redução ou a retirada da corticoterapia devem ser sempre gradativas.

Efeitos adversos

Podem ser oculares ou sistêmicos, independente da via de administração. Sem dúvida, a via tópica tem menos chance de causar efeitos adversos sistêmicos, mas altas doses, ou tratamento prolongado, aumentam as chances de efeitos adversos tanto locais quanto sistêmicos. A oclusão do canal nasolacrimal com compressão digital por cerca de 3 minutos diminui a absorção sistêmica da droga.

Efeitos adversos oculares

Glaucoma secundário de ângulo aberto (glaucoma cortisônico): o aumento da PIO pode desenvolver-se em um terço da população após quatro semanas com dexametasona 0,1% tópica, por exemplo. A PIO retorna ao normal 2 semanas após a interrupção do tratamento. Medrisona e fluorometolona induzem a uma menor elevação na PIO, mas esta diferença pode ser devida a sua menor penetração ocular.

Catarata subcapsular posterior pode ocorrer tanto na corticoterapia tópica quanto na sistêmica. Acredita-se que o fator mais importante na indução deste tipo de compli-

cação é a suscetibilidade individual aos efeitos colaterais dessas drogas.

O uso de corticoides facilita algumas infecções oculares, podendo exacerbar uma ceratite epitelial por herpes simples, bem como infecções corneanas fúngicas e toxoplasmose ocular. Por essa razão, é prudente sempre usá-los associados a antimicrobianos em casos de infecção.

Atraso na consolidação de processos cicatriciais pode ocorrer, devendo ser utilizados em doses mínimas em ulcerações ou afinamentos corneoesclerais. Ptose e midríase têm sido às vezes relatadas com tratamento tópico. Pseudotumor de cérebro pode ocorrer em crianças após uma retirada abrupta da corticoterapia sistêmica, bem como exoftalmia.

Efeitos adversos sistêmicos

Pode causar uma série de distúrbios:
- Supressão da resposta imune, aumentando a suscetibilidade à infecção.
- Síndrome de Cushing, nanismo, amenorreia, supressão adrenal, diabetes melito, hiperlipidemia.
- Desordens psiquiátricas.
- Úlcera péptica, pancreatite, perfuração intestinal.
- Miopatias, osteoporose, atrofia do tecido celular subcutâneo.

Enfim, é importante lembrar que os corticoides são potentes anti-inflamatórios, mas também são drogas iatrogênicas por excelência e só devem ser usados sob prescrição e cuidados médicos.

ANTI-INFLAMATÓRIOS NÃO ESTEROIDES

Introdução

A reação inflamatória está presente em quase todas as lesões produzidas no organismo humano. Traumas, infecções, reações imunitárias a agentes externos e processos autoimunes acompanham-se, em maior ou menor grau, de reações inflamatórias, cujas manifestações são dor, hipertermia, eritema e edema. Em trauma e infecção não parece racional antagonizar a inflamação, componente indispensável à reparação tecidual no primeiro caso e à defesa do organismo no segundo; portanto o tratamento deve ser direcionado especificamente à gênese do problema (p. ex., antimicrobianos na infecção).

Em muitos processos, observa-se que a administração de anti-inflamatórios visa à obtenção de analgesia. Nesses casos, sua eficácia deve ser cotejada com a de analgésicos comuns e de medidas sintomáticas não farmacológicas.

AINEs estão indicados quando a morbidade da reação inflamatória suplanta os benefícios de sua ocorrência. Isso é frequente nos processos em que sintomas e sinais inflamatórios (dor, edema) levam a disfunção e incapacitação das estruturas lesionadas. Deve-se questionar atopia a AINEs.

Mecanismo de ação

Das reações inflamatórias participam várias substâncias intermediárias de lesão, como histamina, serotonina, bradicinina, prostaglandinas, leucotrienos e fatores quimiotáticos. Essas substâncias são responsáveis por vasodilatação, aumento de permeabilidade vascular, migração leucocitária, agregação plaquetária, dentre outras manifestações do processo inflamatório agudo.

As prostaglandinas estão mais consistentemente envolvidas no processo inflamatório ocular. PGD2 estimula a vasodilatação; PGE1 e PGE2 aumentam a permeabilidade capilar e a pressão intraocular (PIO) e promovem vasodilatação e miose; PGF2α diminui a PIO e apresenta mínimos efeitos inflamatório e miótico.

Estudos realizados em olhos de animais demonstraram que as prostaglandinas produzem rompimento da barreira hematoaquosa, vasodilatação, aumento da permeabilidade vascular, leucocitose e aumento da pressão intraocular. Parecem também desempenhar um papel na resposta miótica produzida durante a cirurgia ocular pela constrição do esfíncter da íris, independentemente de mecanismos colinérgicos.

Os AINEs inibem a síntese de prostaglandinas por meio da inativação das ciclo-oxigenases constitutiva (COX1) e induzível (COX2). A primeira é responsável pelos efeitos fisiológicos das prostaglandinas em sítios gástricos e renais. A segunda surge nos locais de inflamação. A inibição da ciclo-oxigenase 1 é responsável por alguns dos efeitos adversos dos AINE, como toxicidade renal e distúrbios gastrointestinais.

Efeito terapêutico

A terapia anti-inflamatória está indicada também nos processos inflamatórios crônicos, com evolução de meses ou anos, envolvendo destruição tecidual, neoformação vascular e fibrose.

As indicações oftálmicas de AINEs são: manutenção de midríase durante cirurgia de catarata, substituição dos corticoides em inflamação pós-cirúrgica, tratamento e pro-

filaxia do edema macular cistoide após cirurgia de catarata. Flurbiprofeno por via oral pode ter efeito em esclerite e episclerite; entretanto, seu uso tópico não se mostrou eficaz no tratamento da episclerite. Os AINEs também podem ser usados como coadjuvantes no manejo da iridociclite crônica em crianças. Flurbiprofeno também mostrou efeito no manejo dos distúrbios alérgicos do olho.

Anti-inflamatórios não esteroides usados em oftalmologia

Os anti-inflamatórios mais utilizados são:
- Ceratolaco.
- Pranoprofeno.
- Indometacina.
- Flurbiprofeno.
- Suprofeno.
- Diclofenaco.

A seguir, vamos ver a característica de cada um deles.

Cetorolaco

a) *Composição*: cetorolaco de trometamina a 0,5%.

b) *Fórmulas comerciais:* Acular®, Cetrolac®, Terolac®.

c) *Prescrição:* instilar 1 gota, 4 vezes ao dia, por uma semana.

d) *Efeitos farmacológicos:* analgesia, anti-inflamação, antipirese, redução dos níveis de prostaglandina E2 no humor aquoso. Não tem efeito significativo sobre a pressão intraocular.

e) *Indicações:* prurido ocular devido à conjuntivite alérgica sazonal, inflamação pós-operatória de cirurgia de catarata e ceratotomia fotorrefrativa; dor ocular causada por abrasão traumática da córnea.

f) *Precauções:* não deve ser usado em pacientes durante o uso de lentes de contato gelatinosas; deve ser usado com cautela em pacientes com tendências hemorrágicas ou que estejam recebendo outras medicações que podem prolongar o tempo de sangramento; durante gravidez e amamentação deve ser usado somente se o benefício materno justificar o risco potencial para o feto ou o lactente.

g) *Interações medicamentosas:* tem sido administrado com segurança juntamente com outras medicações oftálmicas; há hipersensibilidade cruzada com o ácido acetilsalicílico, derivados do ácido fenilacético e outros agentes AINEs; uso concomitante com anticoagulantes e antiplaquetários pode aumentar o tempo de sangramento, devido à interferência com agregação plaquetária.

h) *Reações adversas:* dor aguda e ardor transitórios após instilação; irritação ocular, reações alérgicas, infecções oculares superficiais e ceratite superficial. Há relatos de que os AINEs de aplicação ocular podem causar sangramento aumentado dos tecidos oculares (incluindo hifemas) em conjunção com cirurgia ocular.

Pranoprofeno

a) *Composição:* solução oftálmica a 0,1%.

b) *Fórmulas comerciais:* Difen®.

c) *Prescrição:* 2 gotas em cada olho, 4 vezes por dia, durante 15 a 30 dias, conforme resposta terapêutica.

d) *Efeitos farmacológicos:* analgesia, anti-inflamação, antipirese; não influencia a pressão intraocular; em estudos experimentais, não atrasou o restabelecimento de feridas da córnea ou seu processo de reepitelização, bem como não diminuiu as defesas imunológicas contra processos bacterianos ou herpéticos.

e) *Indicações:* inflamações oculares agudas e crônicas, inflamações oculares dos segmentos externo e anterior: blefarite, conjuntivite, ceratite, esclerite, episclerite, irite e iridociclite (uveíte anterior); inflamação ocular pós-operatória.

f) *Precauções:* ainda não foi estabelecida a segurança do pranoprofeno durante gravidez e lactação, pelo que só deve ser usado quando o benefício para a mãe justificar o risco para o feto ou a criança. Como pode mascarar sinais e sintomas de infecção ocular, utiliza-se com cautela em infecções. Não se conhece a resposta de pacientes hipersensíveis a ácido acetilsalicílico e AINE à administração tópica de pranoprofeno, pelo que deve ser administrado com cuidado nessa circunstância.

g) *Interações medicamentosas:* são improváveis com uso de colírio.

h) *Reações adversas:* prurido, irritação, ardor à instilação, hiperemia conjuntival e lacrimejamento.

Indometacina

a) *Composição:* suspensão a 1% para uso tópico ocular.

b) *Fórmulas comerciais:* Indocid®.

c) *Prescrição:*

- 1 gota no olho a ser operado, 4 vezes ao dia, no dia anterior à cirurgia de catarata, e 1 gota, 45 minutos antes da cirurgia (prevenção de edema macular cistoide do afácico e pseudofácico).
- 1 gota, 4 vezes ao dia, por 10 a 12 semanas após a cirurgia de catarata (tratamento de inflamação pós--operatória).
- 1 gota no olho a ser operado, 4 vezes ao dia, no dia anterior à cirurgia, e uma gota 45 minutos antes da cirurgia (inibição de miose intraoperatória).

d) *Efeitos farmacológicos:* analgesia, anti-inflamação, antipirese, prevenção e tratamento da síndrome Irvine-Gass (edema macular cistoide pós-facectomia), inibidor da miose transoperatória.

e) *Indicações:* prevenção do edema macular cistoide após cirurgia da catarata; inibição de miose intraoperatória; controle de dor induzida por fotoablação a *laser.*

f) *Precauções:* não usar em pacientes com crises de asma, urticária ou rinite precipitadas por ácido acetilsalicílico ou outros agentes AINEs. Contém bissulfito de sódio que pode causar reação alérgica, incluindo sintomas anafiláticos e episódios de leves a potencialmente fatais de asma em indivíduos sensíveis. Deve ser administrada com cautela em pacientes com lesões gastrointestinais ativas ou história de lesões recorrentes. A preparação só deve ser usada durante a gestação se o benefício materno superar o risco potencial para o feto. Pode haver deposição de cloreto de benzalcônio, que é um veículo da indometacina, em lentes de contato não rígidas, portanto não deve ser aplicado em indivíduos que estiverem usando lentes de contato. As lentes de contato deverão ser removidas anteriormente à aplicação das gotas e somente recolocadas após um intervalo de, no mínimo, 15 minutos.

g) *Reações adversas:* ardor à instilação, vermelhidão do olho, abrasão corneana, ceratite *punctata*, pressão intraocular elevada, desconforto ocular (dor e irritação), edema de pálpebra, edema corneano e ceratopatia estriada, prurido.

Flurbiprofeno

a) *Composição:* solução oftálmica a 0,03%.

b) *Fórmula comercial:* Ocufen®.

c) *Prescrição:*

- 1 gota no olho, a cada 1/2 hora, começando duas horas antes da cirurgia (inibição de miose transoperatória).
- 1 gota no saco conjuntival, a cada 4 horas, durante uma semana, após trabeculoplastia por *laser* ou durante 2 a 3 semanas, após outros procedimentos cirúrgicos.

d) *Efeitos farmacológicos:* analgesia, antipirese, anti-inflamação, inibição de miose induzida durante o curso de cirurgia de catarata, não apresenta efeito significativo sobre a pressão intraocular.

e) *Indicações:* diminuição de miose transoperatória; tratamento de inflamação pós-trabeculoplastia por *laser* e pós--operatórios de cirurgia do segmento anterior do olho.

f) *Precauções:* está contraindicado na ceratite superficial causada por herpes simples (ceratite dendrítica); as infecções agudas oculares podem ser mascaradas pelo uso de agentes tópicos anti-inflamatórios; a cicatrização de feridas pode ser retardada; cautela em pacientes com tendência a sangramento.

g) *Interações medicamentosas:* não interfere com o efeito miótico de cloreto de acetilcolina administrado via intraocular.

h) *Reações adversas:* queimação ocular transitória e ardência após a instilação e outros sintomas menores de irritação ocular.

Suprofeno

a) *Composição:* solução oftálmica a 1%.

b) *Fórmula comercial:* Procofen®.

c) *Prescrição:* 2 gotas no saco conjuntival, a cada 4 horas, durante o período de vigília, na véspera da cirurgia; no dia da cirurgia, 2 gotas no saco conjuntival, instiladas 3, 2 e 1 hora antes da cirurgia.

d) *Efeitos farmacológicos:* analgesia, antipirese, anti-inflamação, inibição da miose induzida durante a cirurgia de catarata. Não apresenta efeito significativo sobre a pressão intraocular.

e) *Indicações:* inibição de miose intraoperatória.

f) *Precauções:* está contraindicado em ceratite epitelial por herpes simples (ceratite dendrítica). Existe o potencial de hipersensibilidade cruzada com ácido acetilsalicílico e outras drogas anti-inflamatórias não esteroides. Cautela no uso concomitante de anticoagulantes orais e antiplaquetários, pois existe potencial aumento do tempo de sangramento devido à interferência com a agregação plaquetária. Não se demonstraram carcinogenicidade e mutagenicidade. Como não há estudos adequados e bem controlados em mulheres grávidas, deve ser usado somente se o benefício materno suplantar o risco potencial ao feto. Devido ao efeito conhecido de drogas anti-inflamatórias não esteroides sobre o sistema cardiovascular do feto, o uso na gravidez deve ser evitado. Como pode ocorrer absorção sistêmica após administração ocular tópica, deve-se considerar a decisão de interromper a amamentação durante o tratamento, uma vez que a segurança em lactentes não foi estabelecida.

g) *Interações medicamentosas:* pode interferir no efeito miótico de cloreto de acetilcolina administrado no transoperatório. A interação com outros medicamentos oftálmicos de uso tópico não foi investigada.

h) *Reações adversas:* queimação e ardência de curta duração, desconforto, prurido e vermelhidão oculares. Com incidência inferior a 0,5%, descreveram-se alergia, irite, dor, quemose, fotofobia, irritação e coloração ponteada epitelial. Reações sistêmicas relacionadas à terapêutica ocular não foram relatadas em estudos clínicos.

Diclofenaco

a) Composição:
- Colírio.
- Pomada solução oftálmica a 0,1%.

b) *Fórmulas comerciais:* Fenacon®, Still®, Maxilerg®, Voltaren®.

c) *Prescrição:*
- Instilar 1 gota no saco conjuntival, 4 a 5 vezes por dia, durante 15 a 30 dias, conforme resposta terapêutica.

- Aplicar pequena quantidade de pomada no saco conjuntival, 2 a 3 vezes por dia, durante 15 a 30 dias, conforme resposta terapêutica.

d) *Indicações:* reações inflamatórias do segmento anterior do globo ocular; conjuntivite crônica, ceratoconjuntivite, condições pós-traumáticas dolorosas de córnea e conjuntiva; pré e pós-operatório de cirurgia ocular; úlceras marginais da córnea; ceratite fotoelétrica; episclerites; inflamação pós-operatória. Adjuvante no tratamento da inflamação na ceratite do estroma corneano por herpes.

e) *Precauções:* deve-se ter cautela em pacientes com crises de asma, urticária ou rinite precipitadas por ácido acetilsalicílico ou outros agentes AINEs. Não foram realizados estudos sobre a utilização deste produto em gravidez, lactação ou crianças. Recomenda-se suspender o seu uso de lentes de contato durante o tratamento.

f) *Reações adversas:* sensação de ardor ou irritação transitória imediatamente após a aplicação.

AGENTES IMUNOSSUPRESSORES. TERAPIA IMUNOLÓGICA

Noções gerais de imunossupressores sistêmicos

Os imunossupressores são drogas que modificam a sensibilização imunológica de células linfoides, sendo mais específicos em suas ações do que os corticosteroides. Todos os agentes imunossupressores interferem com a síntese de ácidos nucleicos, de proteínas, ou de ambos.

Em oftalmologia, basicamente, são utilizados dois tipos de citotóxicos: agentes alquilantes (clorambucil e ciclofosfamida) e agentes antimetabólicos (metotrexate e azatioprina).

Algumas drogas como a colchicina e a bromocriptina são usadas como adjuvantes dos imunossupressores. É importante que o médico exponha ao paciente, antes de iniciar terapia imunossupressora, os riscos, os benefícios e a provável duração do tratamento. Deve-se evitar o uso em crianças e em grávidas devido ao efeito teratogênico. Em homens há o risco de azoospermia, por isso os pacientes devem ter a opção de colher material e conservá-lo em banco de esperma.

Indicações

Os imunossupressores devem ser usados em casos de falha da corticoterapia, e casos onde foi descartada causa infecciosa. São indicados em doenças inflamatórias oculares progressivas graves e que ameacem a visão de causa imune. Geralmente estas doenças são bilaterais.

Agentes alquilantes

São responsáveis por ligações covalentes (alquilação) com substâncias neutrófilas, ocorrendo reação cruzada com o

DNA celular, incapacitando-o de realizar mitose e provocando morte celular. É uma reação não específica, porém afeta mais as células em processo inflamatório por se dividirem mais rapidamente. A alquilação varia com a dose administrada. Em baixas doses atinge os linfócitos T; em altas doses, os linfócitos B. Como exemplo de agentes alquilantes temos a ciclofosfamida e o clorambucil, com uso sistêmico, e o oncotiotepa, que é de uso local.

Deve-se fazer controle de leucograma com verificação do número de leucócitos no início do tratamento, evitando que estes caiam para menos de 3.000 células/mm³. Os controles de hemograma com contagem de plaquetas, devem ser repetidos a cada 15 a 20 dias. Deve-se evitar que o número de neutrófilos caia abaixo de 1.500 células/mm³.

As indicações de agentes alquilantes são doença de Behçet, oftalmia simpática, Vogt-Koyanagi-Harada, granulomatose de Wegener, artrite reumatoide, poliarterite nodosa, lúpus eritematoso sistêmico, pênfigo cicatricial ocular, úlcera de Mooren e ceratoplastias. Contraindicações são coriorretinite focal, herpes simples, herpes-zóster, citomegalovirose, AIDS, toxoplasmose, tuberculose e infecções fúngicas.

Os efeitos colaterais são pancitopenia, aumento na incidência de infecções, principalmente virais, náuseas e vômitos, alopécia, icterícia, fibrose pulmonar intersticial, toxicidade renal, atrofia testicular e cistite hemorrágica (com ciclofosfamida, pode relacionar-se com neoplasia de bexiga e por isto requer suspensão do tratamento). Tem poder teratogênico, são excretados pelo leite materno, além de terem associação com o desenvolvimento de tumores, como doenças mielo e linfoproliferativas.

Agentes antimetabólicos

Fazem parte desta classe a azatioprina, que altera o metabolismo das purinas, e o metotrexate, análogo do folato.

A azatioprina, sob forma ativa 6-mercaptopurina, afeta o metabolismo do RNA e DNA. É administrada via oral, pode ser associada a corticoides em baixas doses. Indicada nas complicações oculares da artrite reumatoide, pênfigo vulgar e bolhoso, doença de Crohn, oftalmia simpática, Vogt-Koyanagi-Harada, *pars planite* e doença de Behçet. Como efeitos adversos, pode provocar leucopenia, trombocitopenia, distúrbios gastrointestinais e aumentar o risco de neoplasias. Deve-se evitar o uso da azatioprina em pacientes hiperuricêmicos em uso de alopurinol.

O metotrexate, análogo do folato, também altera a síntese de RNA e DNA. Pode suprimir tanto a resposta celular quanto a humoral. Pode ser administrado via oral ou IM. É bastante útil em casos de oftalmia simpática, porém na doença Behçet e nas iridociclites tem baixa resposta. Os efeitos adversos são comuns e graves, incluindo leucopenia e trombocitopenia, hepatotoxicidade, nefrotoxicidade, distúrbios gastrointestinais, cefaleia, pneumonia intersticial, esterilidade e teratogenicidade.

Ciclosporina

A ciclosporina é um antibiótico com efeito imunomodulador. Afeta a produção de RNAm afetando a síntese proteica. As indicações para uso da ciclosporina são doença de Behçet, Vogt-Koyanagi-Harada, oftalmia simpática, uveíte intermediária, retinocoroidopatia *birdshot*, sarcoidose, doença de Graves, úlcera de Mooren, rejeição de enxerto de córnea, artrite reumatoide e granulomatose de Wegener.

Os efeitos adversos são redução da função renal, disfunção hepática crônica, aumento na incidência de litíase biliar, cefaleia, convulsão, hipertricose, infecções por herpes vírus, citomegalovírus, hiperglicemia e ginecomastia.

Uso tópico

A oncotiotepa e a ciclosporina também podem ser utilizadas topicamente. Outras drogas citotóxicas são o 5-fluorouracil e a mitomicina-C, usados em cirurgias de glaucoma para evitar o fechamento por proliferação excessiva de fibroblastos nos sítios de fístulas cirúrgicas.

Nas cirurgias de glaucoma, a mitomicina C é usada durante a operação como uma única aplicação subconjuntival no local da trabeculectomia e também pode ser utilizada subsequentemente em agulhamentos para controle da cicatrização da bolha. Deve-se tomar muito cuidado para evitar a penetração intraocular, pois a droga é extremamente tóxica para as estruturas internas. Já o 5-fluoracil geralmente é usado durante o período pós-operatório e é aplicado subconjuntivalmente.

Na exérese do pterígio, tanto a mitomicina C quanto o 5-fluoracil e a oncotiotepa são usados topicamente após a cirurgia para diminuir o índice de recidivas.

GERMICIDAS

Potencial de transmissão dos patógenos

O instrumental médico é dividido, quanto ao potencial de transmissão de patógenos, em críticos, semicríticos e não críticos. Materiais críticos penetram através da pele ou mucosas, atingindo tecidos subepiteliais, por exemplo, agulhas e catéteres venosos. Todo o procedimento cirúrgico deve ser considerado como potencial transmissor de patógenos do tipo crítico. Os semicríticos entram em contato com a pele não íntegra ou com mucosas íntegras, tais como laringoscópios, tubos endotraqueais e fibroscópios. Os materiais considerados não críticos entram em contato apenas com a pele íntegra do paciente, ou seja, tensiômetros e sensores de oximetria.

Assepsia e germicida

Assepsia é o conjunto de medidas adotadas para impedir ou minimizar a introdução de agentes externos patogênicos no organismo. Esse objetivo pode ser atingido, mediante utilização de substâncias ou métodos germicidas que interagem com os microrganismos, eliminando-os completa ou parcialmente. Espectro, velocidade de ação e intensidade do efeito antimicrobiano dos germicidas variam de acordo com o método empregado (físico/químico). Como mecanismo direto, os germicidas geralmente provocam alterações na síntese proteica bacteriana, incluindo irregularidades na formação do RNA e do DNA, além de estimular a desnaturação e a precipitação de vários outros tipos de proteínas indispensáveis à vida do microrganismo. Outra forma de eliminação é por meio da rotura ou da alteração da permeabilidade da membrana celular bacteriana. A assepsia pode ser garantida pela ação germicida da esterilização ou da desinfecção.

Esterilização

Esterilização é a eliminação ou destruição completa de todas as formas de vida microbiana, incluindo os endósporos bacterianos (estrutura dormente, dura e não reprodutiva, cuja função é garantir a sobrevivência da bactéria por períodos de estresse ambiental). Para os materiais cirúrgicos, que entram em contato direto com o espaço intraocular do paciente, o tipo de assepsia a ser utilizado deve ser a esterilização.

Os métodos físicos empregados na esterilização correspondem à utilização de calor seco (estufas), calor úmido ou vapor saturado (autoclaves) e radiação (raios gama e cobalto). Os métodos químicos utilizam substâncias como glutaraldeído, formaldeído e ácido paracético. Os meios físico-químicos se valem de esterilizadoras a óxido de etileno (ETO), plasma de peróxido de hidrogênio, plasma de gases (vapor de ácido paracético e peróxido de hidrogênio, oxigênio, hidrogênio e gás argônio) e vapor de formaldeído.

Desinfecção e nível de desinfecção dos germicidas

Desinfecção é o processo que elimina todos os microrganismos ou objetos inanimados patológicos, com exceção dos endósporos bacterianos, ou seja, por definição, esterilização e desinfecção diferem quanto à capacidade de eliminação dos esporos, propriedade inerente à esterilização. Alguns desinfetantes podem eliminar esporos com um tempo de exposição prolongado.

Para a desinfecção, são utilizados diversos agentes químicos, que podem ser aniônicos (apresentam uma estrutura carregada negativamente, como, por exemplo, sulfonato); catiônicos (estrutura carregada positivamente, como o amônio quaternário e o cloreto de benzalcônio) ou não aniônico (sem grupos ionizados, como os ésteres alcoólicos).

Quanto aos níveis de desinfecção, os germicidas podem ser classificados como: alto, intermediário e baixo. Na desinfecção de alto nível, resistem apenas alguns tipos de esporos bacterianos mais resistentes e os vírus lentos. Na desinfecção de nível intermediário, são atingidas bactérias na forma vegetativa, o *Mycobacterium tuberculosis*, a

maioria dos vírus (inclusive o HBV) e a maioria dos fungos. Ainda sobrevivem o *Mycobacterium intracelulare*, os esporos bacterianos e os vírus lentos. Na desinfecção de baixo nível, são destruídas as bactérias em forma vegetativa e alguns vírus e fungos.

Antissepsia

Quando falamos da assepsia específica de tecidos vivos, estamos nos referindo à sua desinfecção, já que a sua esterilização é impossível na prática. E, ao promovermos a desinfecção de tecidos vivos (pele e/ou mucosas), utilizamos o termo antissepsia. Essa diferença também se reflete na rotulação geral das substâncias utilizadas na desinfecção. Assim, quando realizamos a desinfecção de objetos, utilizamos desinfetantes e, quando realizamos a desinfecção de tecidos vivos (antissepsia), utilizamos antissépticos.

Existem vários produtos antissépticos e a sua utilização, eventualmente, recebe denominações específicas. Exemplo disso é a chamada degermação ou desinquinação, que é uma forma de antissepsia cujo objetivo é a diminuição do número de microrganismos, patogênicos ou não, por intermédio da escovação da pele com água e sabão.

Escolha do germicida

A escolha do germicida é baseada em uma série de fatores. O principal deles é a toxicidade do agente, que está diretamente relacionada com sua concentração. A concentração do germicida é que vai permitir ou não sua aplicação na pele, mucosas ou conjuntiva.

A ação bactericida/bacteriostática de um germicida depende do tipo de microrganismo envolvido, seu grau de dispersão (formação de colônias), presença ou não de outras matérias orgânicas no local da aplicação, temperatura ambiente e nível de PH.

O germicida deve ser escolhido de acordo com a circunstância. A antissepsia conjuntival pré-operatória e o tratamento da conjuntivite bacteriana são dois exemplos bastante frequentes na rotina do médico oftalmologista.

No caso de sua aplicação na conjuntiva, o germicida pode sofrer diluição exagerada, provocada pelo filme lacrimal, o que, junto com o efeito de drenagem da lágrima, pode anular, parcial ou totalmente, a sua ação antibacteriana. A diluição aumentada do germicida também pode alterar a atividade imunológica local, geralmente inibindo a fagocitose e a ação da lisozima.

Nível de desinfecção dos germicidas

Compostos de iodo

O iodo livre é mais bactericida do que bacteriostático, e de um poder residual à solução. O iodo é um agente bactericida com certa atividade esporocida. Esta, contudo, é influenciada por condições ambientais como a quantidade de material orgânico e o grau de desidratação. Além disso, o iodo é fungicida e, de certo modo, ativo contra vírus. O composto de iodo mais usado é o álcool iodado a 0,5% ou 1%.

Compostos idóforos como o PVPI (polivinilpirrolidonaiodo a 10% – 1% de iodo ativo), além de conservarem inalteradas as propriedades germicidas do iodo, apresentam vantagens sobre as soluções alcoólicas e aquosas desse agente, pois não queimam, não mancham tecidos, raramente provocam reações alérgicas, não interferem no metabolismo e mantêm ação germicida residual.

Clorexidina

A clorexidina (I, 6 di-4-clorofenil-diguanido-hexano) é um germicida do grupo das biguanidas, age melhor contra bactérias Gram-positivas e fungos. Tem ação imediata e efeito residual. Apresenta baixo potencial de toxicidade e de fotossensibilidade ao contato, é pouco absorvida pela pele íntegra.

Álcoois

O álcool etílico e o isopropílico exercem ação germicida quase imediata, porém sem nenhuma ação residual, e ressecam a pele em repetidas aplicações, o que pode ser evitado adicionando-se glicerina a 2%. O álcool etílico é bactericida, fungicida e virucida para alguns vírus, razão pela qual é usado na composição de outros antissépticos.

Sabões e detergentes

O sabão/sabonete antimicrobiano contém antissépticos em concentração suficiente para exercer ação germicida, sendo usado para lavar as mãos antes de procedimentos cirúrgicos. Os sabões têm ações detergentes que removem a sujeira, os detritos e as impurezas da pele ou outras superfícies. Determinados sabões apresentam formação de espuma que extrai e facilita a eliminação de partículas.

Cloro e derivados

O cloro é o mais potente dos germicidas que existem. Pode ser usado em forma de gás, ou derivados clorados que desprendem ácido hipocloroso, que é o agente germicida responsável por interagir com a matéria orgânica e atingir tecidos normais. Em medicina, o derivado clorado mais usado é a solução de hipoclorito de sódio ou solução de Dakin a 0,5%. A solução a 5% é um potente germicida indicado para desinfetar instrumentos e utensílios, mas é muito irritante para os tecidos e não deve ser usado como antisséptico.

Compostos de prata

Sais de prata, solúveis ou coloidais, já foram usados na antissepsia das mucosas, exercendo sua função, através da precipitação do íon Ag + . O nitrato de prata, em aplicação tópica, é bactericida para a maioria dos micróbios na concentração de 1/1.000 e na concentração de 1/10.000 é bacteriostática. A prata é classicamente utilizada na profilaxia de Credé (instilação de 2 gotas de uma solução de 1% de nitrato de prata no saco conjuntival), administrada topicamente no recém-nascido, para evitar a conjuntivite neonatal por gonococo. No entanto, não é eficaz contra a clamídia.

Agentes oxidantes

Tais compostos se caracterizam pela produção de oxigênio relativo, que é germicida. A água oxigenada ou peróxido de hidrogênio é o protótipo dos peróxidos, entre os quais ainda se encontram os peróxidos de sódio, zinco e benzila. A água oxigenada se decompõe rapidamente e libera oxigênio, quando entra em contato com a catalase, enzima encontrada no sangue e na maioria dos tecidos. O permanganato de potássio é um potente oxidante e se decompõe quando entra em contato com matéria orgânica. Já foi muito utilizado, mas hoje está ultrapassado como antisséptico.

Derivados fenólicos

O fenol, em soluções diluídas, age como antisséptico e desinfetante, com espectro antibacteriano que varia com a espécie do micróbio, não sendo esporocida. É usado principalmente para desinfetar instrumentos e para cauterizar úlceras e áreas infectadas da pele. O fenol, na concentração de 1/500 a 1/800 é bacteriostático, e nas concentrações de 1/50 e 1/100 torna-se bactericida.

Os cresóis, derivados metílicos do fenol, são menos irritantes e menos tóxicos e parecem ter ação antisséptica mais poderosa.

Os derivados halogenados dos fenóis são, também, antimicrobianos mais potentes que o fenol, como o hexilresocrinol, por exemplo.

Os derivados fenólicos são usados principalmente para desinfetar objetos, porque são cáusticos e tóxicos para tecidos vivos.

Aldeídos

O aldeído fórmico, também chamado formaldeído, formol, formalina ou oximetileno, é desinfetante potente, com poder de penetração relativamente alto. Potente redutor, reage com substâncias orgânicas e precipita as proteínas. Germicida por excelência, age, inclusive, sobre os esporos. O dialdeído fórmico, ou aldeído glutárico (Cidex®), é usado em soluções aquosas a 2%, previamente alcalinizadas. É menos irritante que o formaldeído, tem menor índice de coagulação de proteínas, não é corrosivo, não altera artigos de borracha, de plástico, de metal ou os mais delicados instrumentos de corte e instrumentos ópticos. É nocivo à pele e à mucosa.

Derivados furazônicos

A itrofurazona (Furacin®) tem amplo espectro antibacteriano, sendo usada apenas topicamente no tratamento de algumas infecções de pele, feridas infectadas ou queimaduras. O uso contínuo pode provocar intolerância e sensibilização. Não afeta a cicatrização, a fagocitose e a atividade celular, e

430 **CAPÍTULO 7** Farmacologia

sua eficácia persiste na presença de sangue, pus ou exsudato. Diminui o mau cheiro e a quantidade de secreção da ferida.

NOÇÕES GERAIS DOS AGENTES ANTIMICROBIANOS

Infecção bacteriana e olho

O olho humano não é completamente asséptico. A porção do globo ocular que está em contato direto com o meio ambiente (conjuntivas e córnea), assim como os seus anexos (pálpebras) apresentam uma flora bacteriana bastante característica. De maneira quantitativa, os principais representantes dessa flora são o *Staphylococcus aureus* e o *Staphylococcus epidermidis*. As características saprófitas destes microrganismos são o resultado do equilíbrio entre a ação das bactérias e a reação do sistema imunológico geral e específico dos tecidos oculares. Alterações em tais características podem enfraquecer esta relação e/ou permitir a colonização de outros agentes microbianos mais agressivos. Neste ínterim, sinais e sintomas infecciosos podem ser diagnosticados.

As duas patologias bacterianas mais frequentes, que envolvem os anexos oculares, são o hordéolo (terçol) e a blefarite, e são causados comumente pelo *Staphylococcus aureus*.

A diminuição do fluxo lacrimal provocada pela obstrução total ou parcial do ducto nasolacrimal também contribui para a proliferação dos estafilococos. A proliferação bacteriana pode levar ao envolvimento direto do saco lacrimal (dacriocistite) e tornar-se crônica, de difícil resolução clínica.

A atenção deve ser maior no caso de traumas palpebrais pelo risco de celulite bacteriana pré-septal e orbitária, sendo esta última considerada uma urgência médica.

A conjuntivite bacteriana é um dos diagnósticos oftalmológicos mais comuns e, se tratada adequadamente, apresenta baixa incidência de complicações e/ou sequelas oculares. Os principais agentes etiológicos são as bactérias consideradas saprófitas: estreptococos, estafilococos, além de *Moraxella lacunata*. Contudo, existem alguns tipos de conjuntivite, como é o caso do tracoma (*chlamydia trachomatis*), que ainda desafiam os planos de ação organizados para seu controle, em regiões consideradas endêmicas. Investigar as conjuntivites clamidianas também é importante na suspeita clínica de conjuntivite de inclusão do adulto (conjuntivite das piscinas) e de conjuntivites neonatais, embora representem menor impacto na saúde pública quando comparadas com o tracoma.

Convém lembrar que alguns tipos de conjuntivite bacteriana, como é o caso das causadas pela *Chlamydia trachomatis*, causam hipertrofia folicular conjuntival (principalmente no fórnix), ou, mais raramente, hipertrofias papilares (conjuntivites gonocócicas crônicas). Reações do tipo flictenular podem ocorrer na conjuntiva bulbar e/ou região límbica, decorrentes de infiltração linfocitária, durante reações de hipersensibilidade provocadas comumente por estafilococos.

Existem outros tipos de conjuntivite bacteriana que são de grande importância clínica. É o caso da conjuntivite gonocócica (*Neisseria gonorrhoeae*), que é mais comumente observada em recém-nascidos de mães com infecção ativa e o da conjuntivite por *Pseudomonas aeruginosa*, especialmente em pacientes imunocomprometidos ou hospitalizados. Ambas levam a um maior risco de perfuração corneana.

As ceratites ocasionadas por bactérias geralmente ocorrem por agravamento de uma conjuntivite não tratada ou mal tratada, principalmente em pessoas imunocomprometidas. Outras formas de ceratite infecciosa bacteriana são observadas após traumas oculares e, também, por envolvimento secundário a infecções sistêmicas, como é o caso da ceratite intersticial, ocasionada por *Treponema pallidum*, *Mycobacterium leprae* ou *Mycobacterium tuberculosis*.

Assim também se comporta a maior parte das uveítes bacterianas. Podem ocorrer pela continuidade de processos infecciosos corneanos e/ou conjuntivais ou também devido a traumas envolvendo as referidas estruturas, ou por disseminação hematogênica.

O microambiente da câmara anterior apresenta uma resposta especializada chamada de Desvio Imunológico Associado à Câmara Anterior (ACAID), que induz uma supressão imunológica ao contato com algum antígeno. O ACAID é interpretado como uma adaptação evolutiva que tenta evitar reações inflamatórias destrutivas, em estruturas com compartimento fechado, como é o caso do globo ocular. Todavia, a literatura mostra que nem sempre tal mecanismo é acionado, como é o caso, por exemplo, da infecção bacteriana por *Listeria monocytogenes*.

O envolvimento da úvea (e também da retina neurossensorial) é frequentemente observado como consequência de infecções bacterianas sistêmicas (via hematogênica).

A endoftalmite bacteriana é um quadro potencialmente grave que envolve todo o globo ocular e, não raro, com consequências devastadoras.

Mecanismos de ação dos agentes antimicrobianos

Os agentes antimicrobianos classificam-se em diferentes grupos, segundo seu mecanismo de ação:

- Antibióticos que afetam a síntese da parede celular. Agem na camada de peptidioglicanos, diminuindo sua rigidez. A alta pressão intracitoplasmática osmótica rompe a célula. São antibióticos bactericidas, estando entre eles as penicilinas, cefalosporinas, vancomicina e bacitracina.

- Antibióticos que afetam a permeabilidade da membrana celular. Atuam como detergentes da membrana, alterando-a e permitindo que moléculas essenciais ao metabolismo bacteriano extravasem, de forma incompatível com a vida do microrganismo. São também bactericidas, e são exemplos as polimixinas, anfotericinas, imidazóis e polienos.

- Antibióticos que afetam a síntese proteica. Atuam, ligando-se aos ribossomos das bactérias, impedindo a síntese proteica e, consequentemente, seu crescimento. São, portanto, bacteriostáticos. Entre eles estão clorafenicol, eritromicina, clindamicina e tetraciclina, além do grupo dos aminoglicosídeos (gentamicina, tobramicina, amicacina, estreptomicina e neomicina).

- Antibióticos que afetam o metabolismo dos ácidos nucleicos. Interferem com a estrutura e a transformação dos ácidos nucleicos, inibindo enzimas essenciais para o crescimento bacteriano. São bacteriostáticos como, por exemplo, quinolonas, pirimetamina e rifampicina.

- Antibióticos que agem como antimetabólicos: Interferem bloqueando a ação de enzimas essenciais no metabolismo do ácido fólico, que está envolvido na formação celular. Está presente na síntese de DNA e RNA e, também, tem papel importante na formação e maturação das hemáceas e leucócitos. Como exemplos temos a trimetoprima e as sulfonamidas.

Resistência aos antibióticos, sinergismo e antagonismo

Aqui, o conceito de resistência está relacionado com o surgimento de defesas bacterianas contra a ação dos antibióticos. Esta resistência pode ocorrer por transferência de bactérias entre pessoas, assim como por transferência de genes de resistência entre as próprias bactérias.

Sinergismo é quando o efeito de dois ou mais antibióticos, utilizados conjuntamente, é maior que a soma do efeito dos antibióticos isoladamente. P. ex.: sulfametoxazol e trimetoprima.

Antagonismo é quando o efeito da associação é menor que o efeito de cada fármaco isoladamente. P. ex.: rifampicina e clorafenicol mostram efeito antagônico à ação de certas fluorquinolonas.

Suscetibilidade dos organismos aos antibióticos

A resistência ou suscetibilidade a um antibiótico de uso tópico, comumente utilizado nos tratamentos oftalmológicos, é, na maior parte das vezes, determinada laboratorialmente através da cultura do raspado conjuntival (ou corneano), juntamente com a realização de antibiograma. Este último é determinado pelo tamanho da zona de inibição do crescimento bacteriano, denominado teste de Kirby-Bauer.

Testes mais apurados podem ser utilizados, como o da diluição em tubos ou placas, para ver qual a concentração necessária para inibir o crescimento bacteriano (concentração inibitória mínima) e a concentração mínima necessária para promover a morte bacteriana (concentração bactericida mínima).

Escolha do antibiótico

A escolha inicial dos antibióticos de uso tópico, como colírios e pomadas oftalmológicas, depende, muitas vezes, do local de infecção. No caso da conjuntivite, a escolha é realizada, comumente, antes que os resultados laboratoriais estejam finalizados. Durante o período de análise laboratorial, o tratamento é iniciado empiricamente, levando em conta aspectos clínicos, como o tipo de secreção, dor, hiperemia, presença de reação folicular ou papilar assim como aspectos epidemiológicos, entre as quais, o conhecimento sobre a prevalência de determinadas conjuntivites bacterianas oculares no ambiente doméstico ou de trabalho do paciente. A lógica é contra-atacar imediatamente, diminuindo e/ou eliminando a ação do agente bacteriano, sem a preocupação de postergar o tratamento, em decorrência da espera dos resultados da análise laboratorial. Contudo, o acompanhamento não deve ser negligenciado e, no caso de não melhorarem os sintomas em pouco tempo, a escolha do antibiótico deve, obrigatoriamente, levar em conta o resultado laboratorial.

Já no caso das ceratites bacterianas e, principalmente, na suspeita clínica de endoftalmite, o diagnóstico laboratorial é mandatório. Em tais casos, os colírios com antibióticos fortificados, assim como injeções subconjuntivais e intraoculares de antibiótico são escolhas bastante frequentes, na tentativa de obter concentrações eficazes da medicação na córnea e/ou no espaço intraocular.

Farmacocinética

O objetivo é manter uma concentração suficiente de antibiótico para que alcance níveis de efeito terapêutico no local de ação. Mas, para que isto ocorra, tal concentração depende de fatores, tais como: quantidade, forma de administração, ligação tecidual, circulação de fluidos, transporte, biotransformação, dentre outros.

Com relação aos colírios (maioria dos fármacos de uso oftalmológico), seu objetivo é o de maximizar a concentração do antibiótico no segmento anterior para tratamento de infecções, tanto nos anexos oculares, quanto nas conjuntivas, córnea e úvea. Todavia, a instilação de colírios apresenta um baixo *residence time*, ou seja, o tempo de permanência do antibiótico que se mistura ao reservatório lacrimal que fica na superfície ocular é extremamente pequeno. O olho retém, em média, apenas 20% do antibiótico a cada instilação (geralmente uma gota). Este aspecto pode ser decisivo para o sucesso ou falha do tratamento. A concentração do antibiótico na córnea íntegra, por exemplo, é de pouco menos de 15 microgramas/mg de tecido.

Algumas manobras podem ser realizadas para aumentar esse tempo de permanência da gota instilada: aguardar 5 a 10 minutos antes de instilar algum outro colírio, comprimir o ponto lacrimal, ocluir a pálpebra por 5 a 10 minutos ou, então, escolher um veículo mais viscoso, como é o caso da pomada antibiótica.

CAPÍTULO 7 Farmacologia

A conjuntiva apresenta uma estrutura anatômica bastante permeável para absorver antibióticos tópicos com características hidrofílicas. Por outro lado, a córnea oferece considerável resistência à absorção da maioria dos antibióticos, pois apresenta uma estrutura lipofílica e hidrofílica simultânea na sua conformação anatômica. Assim, nas córneas sem alteração estrutural e que necessitam de antibioticoterapia, a maior penetração está diretamente relacionada com sua concentração, solubilidade, forma iônica, PH e viscosidade e, inversamente, relacionada com seu tamanho molecular e estrutura química. Os colírios antibióticos lipofílicos, como o clorafenicol e a tetraciclina, alcançam concentrações corneanas muito maiores, quando comparados com os antibióticos não lipofílicos.

Com relação ao segmento posterior, o metabolismo dos antibióticos é mais lento e a meia-vida é maior na cavidade vítrea, quando comparados com o seu comportamento na circulação sanguínea. A excreção dos antibióticos da cavidade vítrea pode ocorrer de duas maneiras distintas, dependendo do tipo de antibiótico: via posterior (para antibióticos betalactâmicos, através de um mecanismo de bomba retiniano) e via anterior (para aminoglicosídeos, envolvendo difusão simples para a câmara anterior e eliminação, através das vias de drenagem, do humor aquoso).

Vias de administração

A administração do antibiótico pode ser:
- Tópica:
  - Colírio
  - Pomada
- Subconjuntival
- Intraocular
- Sistêmica

Colírios

Geralmente são de fácil administração e a posologia se restringe a uma gota instilada no fundo de saco conjuntival, com frequência que varia de uma a várias vezes ao dia, dependendo da orientação médica. O tratamento deve ser mantido por, no mínimo, 7 dias. Para o tratamento específico de úlceras de córnea infectadas, é sugerida a formulação de colírios fortificados. O uso a cada hora do colírio fortificado tem se mostrado eficaz, pelo menos, nos primeiros dois ou três dias de tratamento, ou até que haja nítida melhora clínica.

Pomadas

Certos antibióticos lipofílicos, como a tetraciclina e o clorafenicol, produzem maiores concentrações corneanas quando administrados em forma de pomadas, com veículo oleoso, do que quando administrados em forma de colírios. São usadas, geralmente, para evitar a grande frequência de administração de colírios, e são prescritas mais comumente à noite, para evitar a sensação de turvamento visual provocado pela sua característica pastosa.

Subconjuntival ou subtenoniana

A concentração de antibiótico é bem maior, quando a via subconjuntival ou subtenoniana é utilizada. Esta via está indicada no tratamento de úlceras corneanas infecciosas, e a injeção subconjuntival deve ser repetida, se possível, a cada 24 h, a não ser que o aparecimento de quemose intensa a contraindique.

Intraocular

Esta via fica restrita aos casos de infecção grave com envolvimento das estruturas intraoculares, perfuração do globo ocular ou endoftalmite. O médico deve permanecer alerta com relação à diluição correta do antibiótico, uma vez que lesões irreversíveis podem ocorrer às estruturas intraoculares, no caso de erro na concentração dos diferentes componentes da solução, ao ser injetada. Uma característica técnica bastante importante nas injeções intraoculares é o da aspiração cuidadosa de um volume semelhante (humor aquoso ou vítreo) ao volume da solução a ser injetada. Este aspecto diminui o risco de aumentar, de maneira iatrogênica, a pressão intraocular. O material aspirado pode ser utilizado para análise laboratorial.

Via sistêmica

A inflamação ocular aumenta a penetração de antibióticos da circulação sistêmica para os tecidos oculares. No entanto, não há razão para que se administrem antibióticos pelas vias oral ou parenteral em úlceras de córnea (principalmente as não perfuradas), pois as terapias tópica e subconjuntival frequentemente fornecem a concentração antimicrobiana necessária, ao mesmo tempo em que evitam possíveis efeitos colaterais em outras partes do organismo. De maneira específica, a via sistêmica está indicada, quando há perfuração corneana, assim como quando há extensão do processo infeccioso para a esclera ou para o espaço intraocular. Além disso, é a via ideal, quando o patógeno envolvido for a *N. gonorrhoeae*.

ANTIBACTERIANOS

Penicilinas

Penicilina G ou de 1ª geração
A penicilina G tem ação bactericida. É ativa contra bactérias Gram-positivas e algumas Gram-negativas. É utilizada em infecções gonocócicas e estreptocócicas (incluindo pneumococo), quando esses microrganismos são sensíveis à penicilina G. É a droga de escolha para o tratamento de infecções sistêmicas por anaeróbios, com exceção do *Bacteroides fragilis*.

Pode ser encontrada para uso EV ou IM na forma de penicilina G cristalina (Despacilina®, Megapen®), penicilina procainada ou penicilina benzatina (Benzetacil®, Longacilin®, Normabenzil®). Para o uso oral, temos a penicilina V (Pen-Ve-Oral®, Meracilina®, Penicilina V®).

O principal efeito colateral é a alergia.

Penicilinas semissintéticas ou de 2ª geração

Esse grupo inclui ampicilina (Ampifar®, Ampicil®, Amplacilina®, Amplofen®, Binofen®, Binotal®), amoxacilina (Amoxil®, Hiconcil®, Amoxifar®), meticilina, oxacilina (Oxacilina® cápsulas e injetável, Bactocilin®, Oxanon®, Oxapen®, Staficilin N®), cloxacilina e nafcilina. São utilizadas via oral ou parenteral principalmente contra estafilococos produtores de penicilinase, *Haemophilus* sp. e *enterococos* sp. O principal efeito colateral é a reação alérgica; nefrite intersticial e agranulocitose também já foram descritas.

Penicilinas de amplo espectro ou de 3ª geração

Inclui a carbenicilina e ticarcilina que são ativas contra microrganismos Gram-positivos e alguns Gram-negativos. A carbenicilina é eficaz contra *Pseudomonas* sp., *Proteus* sp. e anaeróbios. São utilizadas via oral ou parenteral. Como efeitos colaterais, temos reações alérgicas, retenção de sódio e manifestações hemorrágicas.

Penicilinas de 4ª geração

Não são utilizadas em oftalmologia.

Cefalosporinas

Inibem a síntese da parede celular, sendo portanto bactericidas.

Cefalosporinas de 1ª geração

Como exemplos, temos a cefalotina (Keflin®, Cefalin®, Cefalotil®, Cefariston®, Ceflen®), cefapirina, cefradina, cefazolina (Cefamezin®, Kefazol®, Ceftrat®, Cellozina®, Fazolon®), cefalexina (Keflex®, Cefalexin®, Cefaporex®, Ceporexin®, Keforal®), cefadroxil (Cefadroxil®, Cefamox®, Drocef®) e cefaclor (Ceclor®, Cefamox®, Cefacloren®). São ativas contra cocos Gram-positivos, incluindo pneumococo, estreptococo, a maioria dos estafilococos produtores de penicilinas e algumas bactérias Gram-negativas.

Cefalosporinas de 2ª geração

Temos o cefamandole e cefoxitina (Cefton®, Kefox®, Mefoxin®). As de 2ª e as de 3ª geração são eficazes contra enterobactérias Gram-negativas.

Cefalosporinas de 3ª geração

Temos a cefotaxima (Claforan®, Cetazima®, Ceforan®, Cefacolin®, Clafordil®), moxalactam, cefoperazona (Cefobid®), ceftizoxima e ceftazidima (Fortaz®, Kefadim®, Tazidem®). São eficazes contra *Neisseria* sp. e *Haemophilus* sp.

Cefalosporinas de 4ª geração

Como exemplo, temos o cefpiron. A maioria das cefalosporinas é eficaz contra os anaeróbios, sendo utilizadas sistemicamente. A cefazolina e a ceftazidima podem ser preparados para uso intravítreo nas endoftalmites. A excreção é renal.

Efeitos colaterais: principalmente reações alérgicas, não sendo contraindicação absoluta ao uso das cefalosporinas; reação alérgica à penicilina (os dois apresentam reatividade cruzada, o indivíduo alérgico à penicilina terá uma chance maior de também desenvolver à cefalosporina, e vice-versa); flebite (quando por via EV).

Novos antibióticos betalactâmicos

O monobactam (aztreonam) (Azactam®, Azanem®, Azeus®) e o carbapeném (imipeném) apresentam a vantagem de poderem ser administrados a indivíduos alérgicos aos outros antibióticos betalactâmicos, porém, sempre por via sistêmica.

Aminoglicosídeos

São substâncias bacteriostáticas, mas em altas doses podem exercer efeito bactericida.

Esse grupo inclui gentamicina (colírio e pomada), tobramicina (Tobrex®, Tobracin®, Tobragan®, Tobranom®), estreptomicina, canamicina, amicacina e neomicina.

Possivelmente, são os antibióticos mais utilizados em oftalmologia, sendo utilizados para conjuntivites, úlceras de córnea e endoftalmites, e o seu espectro inclui: *Pseudomonas*, *Proteus*, *Klebsiella*, *Serratia*, *E. coli*, *Salmonella*, *Shigella*, *Haemophilus*; mas *Staphylococci*, *Enterococci*, *Pneumococci* e *Streptococci* são, na maioria das vezes, resistentes. São pouco absorvidas por via oral, sendo usados por via tópica, sistêmica (IM e EV) e intraocular.

Nas conjuntivites, usamos o colírio de 4/4 horas por 7 a 10 dias e, em úlceras de córnea, podemos usar de hora em hora. Na endoftalmite, utiliza-se uma dose única intravítrea de 100 μg de solução parenteral de gentamicina ou 400 μg da solução parenteral de amicacina. Em doses maiores, a gentamicina causa toxicidade. A excreção ocorre pelos rins.

Efeitos colaterais: extremamente tóxicos. Incluem comprometimento do VIII par craniano (auditivo) e IV (troclear), rins, e também podendo ser causadores de ceratite puntiforme quando utilizado topicamente por longos períodos em concentrações elevadas.

Vancomicina

A vancomicina (Vancocina CP®) inibe a síntese da parede celular, sendo portanto, bactericida. Eficaz contra a maioria dos cocos Gram-positivos, atua contra alguns anaeróbios, incluindo *P. acnes*. É a droga de escolha a cobertura de Gram-positivos em endoftalmites, devido à emergência de cepas de estafilococos meticilina-resistentes.

434 **CAPÍTULO 7** Farmacologia

A dosagem é de 1 mg intravítreo da solução parenteral, em dose única. Apresenta efeito sinérgico com a gentamicina para tratamento de infecções por enterococos. A excreção é renal.

Efeitos colaterais: reações alérgicas, *rash* cutâneo, toxicidade renal e auditiva.

Tetraciclina

As tetraciclinas (Tetraciclina, Tetraciclina Oftálmica), drogas lipossolúveis, penetram com facilidade no interior das células e são indicadas nas infecções por parasitas intracelulares sensíveis. São bacteriostáticas, e seu espectro inclui o *Treponema pallidum*, *Francisella tularensis*, *Chlamydia*, *Rickettsia*, *Actinomyces*, *Mycoplasma* e *M. pneumoniae*. Podem ser utilizadas no tracoma, conjuntivites e na profilaxia da oftalmia neonatal pelo gonococo e pela clamídia. A excreção ocorre pelos rins e parcialmente pelo trato gastrointestinal.

Efeitos colaterais: desconforto gástrico, disfunção hepática, infecções oral e genital por *Candida*. Pode ligar-se ao cálcio dentário e ósseo e, portanto, não deve ser administrada a crianças menores de 12 anos e a gestantes.

Cloranfenicol

Age eficazmente contra anaeróbios, uma ampla gama de organismos Gram-positivos e Gram-negativos (*E. coli*, *Klebsiella*, *Salmonella*, *Shigella*, *Proteus* e *H. influenzae*), riquétsias, clamídias e micoplasma. No entanto, apresenta pouca atividade contra a *Pseudomonas*. Pode ser usado topicamente (Clorfenil®), na dose de uma gota de 3/3 horas por 7 a 10 dias, na conjuntivite bacteriana aguda. A excreção é renal.

Efeitos colaterais: tóxicos (depleção da medula óssea) ou alérgicos. Devido a este risco potencial de mielossupressão, mesmo após administração tópica, deve ser reservado àquelas infecções resistentes a outros antibióticos.

Macrolídeos

A azitromicina (Azimix®, Azitrax®, Astro®), a eritromicina e a clindamicina são exemplos de macrolídeos. A eritromicina (Eritrex®, Ilosone®) é um bacteriostático e atua contra patógenos como *S. aureus*, *S. epidermidis*, estreptococo beta-hemolítico, *Corynebacterium diphtheriae*, *Neisseria*, *H. influenzae* e *P. acne*. A excreção é renal e biliar. Os efeitos colaterais incluem desconforto gastrointestinal e colestase hepática.

A clindamicina (Dalacin®, Clindarix®) inibe a síntese proteica (bacteriostático), sendo eficaz contra anaeróbios, *H. influenzae* e *Toxoplasma*. A excreção é renal. Entre os efeitos colaterais estão a diarreia e colite pseudomembranosa.

Rifampicina

A rifampicina (Rifaldin®, Rifocina®) inibe a síntese de RNA, sendo bacteriostático. Atua contra *E. coli*, *Proteus*, *Pseudomonas* e *Klebsiella*. A excreção é renal e biliar. Efeitos colaterais: alteração intestinal e supressão medular.

Quinolonas

São bactericidas, inibindo seletivamente a síntese do DNA por ação na DNA girase ou DNA topoisomerase. Incluem a ciprofloxacina (Ciloxan®, Biamotil®, em colírio e pomada), a ofloxacilina (Oflox®), a norfloxacilina (Chibroxin®) e a lomefloxacina (Okacin®).

A ciprofloxacina atua contra a maioria das bactérias aeróbias Gram-positivas e negativas, incluindo *P. aeruginosa*, micobactérias, micoplasmas e clamídias. Esse antibiótico têm sido utilizado topicamente 3 a 4 vezes ao dia por 7 dias para as conjuntivites bacterianas, e, muitas vezes, é usado como medicamento único para o tratamento de úlceras de córnea.

A norfloxacina é eficaz contra bactérias Gram-positivas como os enterococos, *S. aureus*, *S. epidermidis* e outros, sendo utilizada no tratamento de infecções superficiais do olho e anexos, incluindo conjuntivites e úlceras de córnea, mas sua atividade contra anaeróbios é pobre. A dosagem é a mesma da ciprofloxacina.

Efeitos colaterais: precipitados ceráticos com o uso prolongado de ciprofloxacina; gosto metálico.

As quinolonas de 4ª geração agem simultaneamente da DNA girase e DNA topoisomerase; são o gatifloxacino (Zymar®) e o moxifloxacino (Vigamox®).

Bacitracina

A bacitracina (Nebacetin®, Cicatrene®) é bactericida e atua contra várias bactérias Gram-positivas e Gram-negativas, como *S. aureus*, *S. epidermidis*, *S. pyogenes*, *S. viridans*, *S. faecalis*, *C. diphtheriae*, *H. influenzae*, *B. anthracis*. É utilizado topicamente em oftalmologia para as blefarites, devendo a pomada ser aplicada diretamente sobre as pálpebras 1 a 3 vezes ao dia. A excreção é renal.

Efeitos colaterais: extremamente nefrotóxica, não podendo ser administrada por via sistêmica.

Polimixina B

Altera a permeabilidade da membrana celular, sendo bactericida. Atua contra a maioria das bactérias Gram-negativas, com exceção do *Proteus* e *Neisseria*, mas não atua contra as Gram-positivas. Tem boa ação contra a *Pseudomonas*. Esse antibiótico é utilizado para úlceras de córnea e conjuntivites causadas por *Pseudomonas* e outros bacilos Gram-negativos.

O colírio que pode ser encontrado comercialmente em associação com a neomicina, sem (Conjuntin®) ou com corticoide (Maxitrol®, Nepodex®, Polipred®) ou com trimetropima (Pertrim®), é utilizado na dose de 4 a 6 vezes ao dia para conjuntivites e de hora em hora para úlceras corneanas. A excreção é renal.

Efeitos colaterais: pode causar necrose conjuntival quando administrada por via subconjuntival; efeitos nefrotóxicos.

Sulfonamidas

Quando usadas em doses terapêuticas são agentes bacteriostáticos, interferindo com a síntese do ácido fólico. Impedem que as bactérias utilizem o PABA para o seu metabolismo. Esse grupo inclui sulfonamida, sulfadiazina, sulfametoxazol, sulfisoxazol, sulfacetamida e ftalisulfatiazol. Quanto à atividade, são eficazes contra *H. influenzae*, *N. meningitidis*, *Nocardia asteroides* e algumas cepas de clamídia.

O sulfametoxazol, quando em associação a trimetoprim (Bactrim®), atua de maneira sinérgica e eficaz contra *S. pneumoniae*, *C. diphtheriae*, *N. meningitidis*, *S. aureus*, incluindo os meticilina-resistentes, muitas cepas dos *S. pyogenes* e *S. faecalis* e a grande maioria das enterobactérias, incluindo *E. coli* e *Klebsiella* sp. Excreção: renal (algumas, trato gastrintestinal).

Efeitos colaterais: ligados aos sistemas hematopoiético, urinário, gastrointestinal, dermatológico e neurológico. Os mais comuns são: intolerância gástrica, depressão medular (para evitar isto, deve-se administrar junto com ácido folínico), reações alérgicas (entre elas, eritema multiforme e síndrome de Stevens-Johnson).

ANTIVIRAIS

Vírus

Os vírus são parasitas intracelulares que infectam o homem, os vegetais e outros animais.

São macromoléculas (DNA ou RNA) com propriedade de modificar o funcionamento da célula, de modo a garantir sua reprodução. Além de serem parasitas intracelulares obrigatórios, eles não dispõem de sistemas enzimáticos capazes de garantir seu próprio metabolismo.

A terapia antiviral atual é mais efetiva em tratar o herpes-vírus, dos quais existem 4 tipos principais: O primeiro é o herpes simples, que pode ser do tipo 1 (oral) ou 2 (genital) e que também pode levar a uma ceratite. O segundo é o vírus varicela-zóster, o vírus da varicela e das lesões popularmente conhecidas por "cobreiro". A terceira variedade é o vírus Epstein-Barr, que causa a mononucleose. Por último, é o citomegalovírus, um agente infeccioso comum nos pacientes com AIDS. Eles são vistos em maiores detalhes no Capítulo 2, "Microbiologia e Parasitologia".

Antivirais

Os agentes antivirais eficazes devem inibir eventos de replicação específicos dos vírus ou inibir preferencialmente os ácidos nucleicos destinados ao vírus (em vez daqueles destinados as células hospedeiras) ou à síntese proteica. Apesar de muitos compostos evidenciarem atividade antiviral *in vitro*, a maioria afeta alguma função da célula hospedeira e associa-se a uma toxicidade inaceitável em seres humanos.

Os agentes eficazes tipicamente possuem uma gama restrita de atividade antiviral e têm como alvo uma proteína viral específica, muito frequentemente uma enzima (polimerase ou transcriptase) envolvida na síntese dos ácidos nucleicos virais.

Os antivirais em uso normalmente competem com os nucleotídeos na formação do DNA viral. Como também interferem com a replicação do DNA do hospedeiro, apresentam uma potencial toxicidade.

Idoxuridina (IDU, Iododeoxiuridina)

É um derivado da timidina, sendo muito parecido com ela. Ela inibe a timidílico-fosforilase e as polimerases específicas do DNA, que são necessárias para a incorporação da timidina no DNA do vírus. O IDU pode então substituir a timina durante a síntese do ácido nucleico, mas as moléculas contendo IDU não funcionam como vírus infecciosos.

Logo, a sua eficiência se faz apenas contra o vírus do grupo DNA: herpes simples, vaccínia e varicela-zóster. Os vírus RNA não sofrem a ação do IDU.

A IDU é relativamente insolúvel, penetra pouco o estroma corneano (sendo, portanto, pouco eficaz em doenças profundas corneanas e em irites) e é rapidamente metabolizada para a forma inativa. Sua indicação é basicamente para o tratamento das ceratites pelo herpes simples. Na forma epitelial do herpes simples, pode-se fazer a desepitelização das áreas imediatamente vizinhas à ulceração. O IDU poderia ser usada nas ulcerações maiores, nas lesões epiteliais múltiplas, nas formas agravadas pelo uso prévio de corticoide ou associado à técnica de desepitelização.

A IDU pode ser manipulada na forma de colírio 0,1%, gel 0,2% ou pomada 0,5%, sendo utilizado na ceratite por herpes simples o colírio de hora em hora durante o dia e a pomada ou gel antes de deitar, até que não core mais a lesão, descontinuando-se gradativamente, tomando-se o cuidado de manter por 7 dias após a cicatrização completa.

Também é frequente resistência viral a IDU, que é percebida clinicamente quando não há melhora da lesão herpética (pelo padrão fluoresceínico) 14 dias após iniciado tratamento com IDU.

Os efeitos colaterais são bastante variados, incluindo prurido, hiperemia conjuntival, ceratite *punctata*, lacrimejamento, fotofobia e edema palpebral. Como regra geral, tratamento prolongado (mais de 3 semanas) aumenta a possibilidade de reações adversas na córnea, conjuntiva e pálpebras. Alguns destes sintomas fazem parte de um quadro alérgico e outros resultam de uma ação irritativa ou tóxica da droga.

A IDU não tem sido utilizada como droga preferencial, estando em primeiro lugar outros medicamentos, como trifluridina ou aciclovir.

Trifluorotimidina (Trifluridina, TFT, Viroptic)

Corresponde a um análogo à molécula de timidina. A TFT seria incorporada à molécula do DNA de modo semelhante ao IDU, resultando em uma estrutura viral defeituosa, sem capacidade de replicação. O fármaco tem preferência pelo vírus com relação às células do hospedeiro. Isto justificaria a seletividade da TFT como droga antivírus.

A trifluridina (Zost®) é utilizada na ceratite herpética, quando houver defeitos epiteliais, sendo a droga de escolha nestes casos. Seu espectro de ação inclui os tipos 1 e 2 desse vírus, vírus da varíola bovina e algumas cepas de adenovírus, mas sua utilidade nas ceratites causadas por vírus da varíola bovina e adenovírus não foi estabelecida.

A trifluridina é eficaz no tratamento das ceratites que não respondem clinicamente à administração de idoxuridina ou nos casos em que a idoxuridina gerou toxicidade ocular ou hipersensibilidade no paciente. Em alguns casos as ceratites que não respondem à vidarabina poderiam ceder com a trifluridina.

A trifluridina é capaz de atravessar a córnea intacta, e a ausência de epitélio corneano permite a duplicação da velocidade de penetração. No entanto, não se encontraram concentrações detectáveis do fármaco nem de seu metabólito no humor aquoso do olho humano após a instilação tópica. Outras características desta droga são a seletividade, tolerabilidade, solubilidade e segurança.

A pomada oftálmica a 1% pode ser manipulada. Deve-se aplicar uma pequena quantidade no saco conjuntival 3 a 4 vezes ao dia. Se for utilizado o colírio a 1%, usar 1 gota a cada 2 horas até a cicatrização; após, 1 gota 4 vezes ao dia por mais 7 dias. É aconselhável o uso de lubrificantes oculares durante o tratamento.

Efeitos colaterais: ardência, desconforto à instilação, hiperemia e edema conjuntival, edema palpebral, erosão e edema corneano, ceratite seca, cicatrizes conjuntivais, oclusão definitiva do ponto lacrimal, úlceras corneanas indolentes que não cicatrizam, aumento da pressão intraocular.

Adenina arabnosídeo (Ara-A, Vira-A, vidarabina)

É um nucleotídeo em que a base da molécula é a purina. Esta droga é desaminada intracelularmente e fosforilada. A forma fosforilada (Ara-A) é similar à adenosina trifosfato (ATP), e, quando incorporada na sequência de replicação do DNA viral, liga-se à DNA polimerase, inibindo a síntese de DNA. É um agente com ação sobre o herpes simples e o herpes-zóster.

Quando usado topicamente, a vidarabina não é eficaz contra as formas parenquimatosas e a irite herpética. Tem eficácia semelhante à trifluridina no tratamento da úlcera dendrítica e inferior na geográfica. Está indicado na ceratoconjuntivite aguda e ceratite epitelial recorrente causada por herpes simples tipos 1 e 2. Também na ceratite superficial devida ao vírus herpes simples que não responde à idoxuridina ou em pacientes afetados por efeitos tóxicos da idoxuridina. Não parece haver alergia cruzada com outros agentes. Utiliza-se uma fina camada de pomada de 3/3 horas por menos de 3 semanas. Não está disponível no Brasil.

Efeitos colaterais: semelhantes ao IDU; desconforto à instilação, fotofobia, ceratite puntacta, irritação conjuntival, oclusão do ponto lacrimal, atraso na cicatrização corneana (este efeito é muito menor do que com o IDU) etc.

Aciclovir (ACV)

O aciclovir é um análogo acíclico do nucleosídeo guanosina, substituindo-a na formação do DNA. Ele é convertido (fosforilado) na forma trifosfato pela timidina quinase viral, e aí então inibe a ação da DNA polimerase, evitando a posterior síntese de DNA viral sem afetar os processos celulares normais. Por meio de um mecanismo denominado inativação suicida, o molde de DNA interrompido que contém o aciclovir liga-se à enzima e conduz à inativação irreversível da DNA polimerase.

O aciclovir também inibe a replicação do DNA ao incorporar-se no filamento do DNA em crescimento, provocando um término prematuro da cadeia, porque ele não apresenta o grupamento 3'-hidroxila. Afeta uma diversidade de vírus maior do que a vidarabina, já que inibe a ação da timidina quinase.

Esta droga apresenta como principal característica, sua facilidade em penetrar apenas nas células infectadas pelo vírus, sendo aí ativado. Como vimos, o aciclovir, para exercer sua função e evitar a replicação do vírus, precisa ser transformado em monofosfato e depois em trifosfato: é convertido na forma de 5'-monofosfato por uma timidina quinase específica do vírus. Depois, ele é transformado em trifosfato pelas quinases celulares. Numa célula não infectada pelo vírus, não existindo timidina cinase viral, o aciclovir não é convertido na sua forma ativa.

Sua eficiência é indiscutível nas formas 1 e 2 do herpes simples e no tratamento do herpes-zóster. O aciclovir pode ser indicado nas diferentes formas oftalmológicas de herpes simples: blefarite, ceratite dendrítica, ceratite intersticial e irite.

A falta de ação do aciclovir sobre o citomegalovírus decorre porque este tipo de vírus não induz à formação de timidino quinase na célula infectada, que é indispensável à fosforilação da droga.

O aciclovir penetra livremente pela córnea, atingindo as diferentes estruturas intraoculares. No entanto, apenas 25% da dose são absorvidos quando o aciclovir é administrado por via oral. O aciclovir é apresentado na forma de pomada oftálmica (Clovir®, Zovirax®) a 3%, como pomada dermatológica, como cápsulas de 200 (Aciveral®, Acivirax®, Antivirax®, Aviral®, Clovir®, Zovirax®) e 400 mg (Aciveral®, Clovir®) e como solução para via EV.

Utiliza-se uma fina camada 5 vezes ao dia. É considerada a mais eficaz das drogas tópicas atualmente encontradas, e é a única autorizada para uso em crianças. A administração oral de 800 mg/dia por um ano parece reduzir em 50% o índice de recidivas. A meia-vida é de 3 horas.

Excreção: 70% pelo rim.

Efeitos colaterais: os do tratamento tópico são discretos e reversíveis, incluindo uma ceratite *punctata* ou uma conjuntivite. Pela via oral, as manifestações se relacionam com a dose e incluem anemia, leucopenia, cefaleia, diarreia, anorexia, dores pelo corpo e erupções cutâneas.

Ganciclovir ou di-hidroxi-propoximetil-guanosina (DHPG)

O mecanismo de ação é semelhante ao aciclovir: ele é convertido na forma trifosfato pela timidina quinase viral, e aí então inibe a ação da DNA polimerase. É uma droga considerada menos tóxica, e com maior solubilidade, eficiência e espectro de ação com relação ao aciclovir. Atua sobre o herpes-vírus simples (tipos 1 e 2), o vírus de Epstein-Barr e em especial contra o citomegalovírus.

O DHPG é eficaz no tratamento das retinites, sendo usado sistemicamente, EV (Cymevene®) ou via oral (Ganvirax®). O início do tratamento deve ser sempre EV, a manutenção pode ser VO.

A administração intravítrea (implante intravítreo) pode também ser feita, sem manifestações tóxicas para a retina. Ele continua lançando a droga por 6 a 8 meses. A visão fica borrada, durante várias semanas. Pode também ser manipulado em forma de gel.

O tratamento de pacientes aidéticos com AZT é, geralmente, descontinuado quando introduz-se o ganciclovir, devido ao efeito sinérgico tóxico de ambos na medula óssea.

É importante lembrar que esta droga é virustática, e não virucida, o que faz com que haja recidiva da doença ao parar a terapia. Assim sendo, uma vez iniciado o ganciclovir, se efetivo, deve ser continuado por toda a vida.

Em alguns pacientes podem ocorrer sintomas neurológicos, como tremor, cefaleia, discinesia e ansiedade. No local da perfusão foram descritos fenômenos dolorosos e inflamatórios (flebite). Outros sintomas colaterais são: náuseas, vômitos, erupção cutânea e febre. Pode haver eosinofilia, leucopenia com neutropenia a partir do 15º dia de tratamento, especialmente em indivíduos com AIDS que recebem zidovudina. Todos estes fenômenos revertem com a suspensão do fármaco. Devido a esta toxicidade, é indicada apenas para o uso em pacientes imunossuprimidos com retinite por citomegalovírus ou para a prevenção de doença por citomegalovírus em pacientes transplantados com risco de contrair a doença.

Valaciclovir

É um éster do aciclovir, atuando como uma pró-droga, e fazendo com que a absorção do aciclovir seja 5 vezes maior. Está indicado em infecções por vírus herpes simples na pele e mucosas e herpes-zóster. O valaciclovir demonstrou ser eficaz no tratamento do herpes de localização genital, tanto na infecção inicial como nas recorrentes.

É útil para prevenir as complicações do herpes-zóster. O valaciclovir diminui a intensidade da dor, reduz a duração e a proporção de pacientes que sofrem dor associada à neuralgia aguda e à neuralgia pós-herpética. A eficácia do valaciclovir é notavelmente incrementada com a administração precoce do tratamento, que deveria ser iniciado durante o período prodrômico ou quando os primeiros sintomas forem observados.

É utilizado via oral (Valtrex®), 2 comprimidos de 500 mg, de 8 em 8 horas, por 7 dias. Também pode ser utilizado para o herpes simples tipo I e II (500 mg, 2 vezes ao dia) e na profilaxia do herpes recorrente (500 mg/dia). A eliminação do valaciclovir ocorre por via renal, requerendo correção de dose nos pacientes com função renal afetada. A doença hepática não altera a dose requerida de valaciclovir.

É bem tolerado. Entre os efeitos colaterais, o mais comum é o transtorno gastrointestinal, mas cefaleias e náuseas também podem ocorrer. Em pacientes imunossuprimidos submetidos a tratamento prolongado (8 g/dia) registraram-se em algumas ocasiões insuficiência renal, anemia hemolítica microangiopática e trombocitopenia.

Fanciclovir (FCV)

É a pró-droga (éster diacetil do penciclovir) do anti-herpético de uso sistêmico penciclovir (PCV). Depois de transformado em penciclovir (9-[4-hidróxi-3-hidróxi-metilbut-1-yl] guanina), um análogo acíclico do nucleosídeo guanidina, é que surge sua ação antiviral. Age, portanto, inibindo a síntese do DNA viral. O penciclovir tem espectro de ação e uma potência contra o herpes simples e o herpes-zóster semelhantes aos do aciclovir.

O fanciclovir, usado por via oral, apresenta melhor absorção que o aciclovir. Apresenta efetividade semelhante ao aciclovir para tratamento de doença herpética em pacientes imunocomprometidos. Sua dosagem é de 500 mg via oral (Famvir® comprimidos de 125 ou 250 mg) 3 vezes ao dia por 7 dias em indivíduos imunocomprometidos e 125 mg via oral 2 vezes ao dia por 5 dias em indivíduos normais.

O fanciclovir tem vida média intracelular *in vitro* de 10 a 20 horas em células contaminadas por HSV-1 e 2 respectivamente, em contraste com a vida média do aciclovir que é de 0,7 a 1 hora em células infectadas por HSV-1 e 2. É eliminado por via renal, portanto ajuste na dosagem é necessário em pacientes com função renal comprometida.

Zidovudina ou azidotimidina (AZT)

Essa droga é muito útil no tratamento da AIDS. Ela é convertida intracelularmente numa forma trifosfato, que é um inibidor competitivo da transcriptase reversa do HIV e outros retrovírus. Formas comerciais disponíveis para uso EV são: Produvir®, Retrovir®, Revirax® e Zidovir® (este último também em cápsulas).

Os efeitos adversos mais frequentes são anemia e granulocitopenia. Podem aparecer febre, calafrios, dor de garganta, hemorragia ou hematomas não habituais, diarreia, cefaleias, anorexia, náuseas, erupções cutâneas, ansiedade, confusão, dificuldade para dormir ou vômitos.

Foscarnet (fosfonoformiato trisódico, fosfonoformato, ácido fosfonofórmico, ou PFA)

O foscarnet é um análogo orgânico da pirofosfatase inorgânica. Exerce sua atividade antiviral por inibição seletiva no sítio de ligação da pirofosfatase nas DNA polimerases, RNA polimerases e transcriptases reversas específicas virais, em doses que não afetam o DNA do hospedeiro. Inibe a replicação de todas as herpesviroses conhecidas *in vitro*, incluindo herpes-vírus simples, herpes-zóster, Epstein-Barr e citomegalovírus. Funciona tão bem quanto o ganciclovir para o tratamento inicial do citomegalovírus em pacientes com AIDS, e a sobrevida com o foscarnet parece ser maior. A diferença de ganciclovir é que foscarnet pode ser administrado junto com zidovudina. Da mesma maneira que o ganciclovir, precisa de doses de manutenção para prevenir a recorrência da retinite.

É utilizado sistemicamente. Sua absorção digestiva é mínima (10% a 20%), portanto sua administração é EV (Foscavir®). A maior toxicidade do foscarnet é a renal, e ocorre em algum grau em todos os pacientes, devendo ser estes monitorados durante o tratamento. Também causa alterações nos eletrólitos e minerais plasmáticos, podendo levar a convulsões.

Interferon

Os interferons interferem em virtualmente todos os estágios da replicação viral. Existem três tipos de interferon: alfa, beta e gama; estas drogas têm várias propriedades, entre elas antiviral, antiproliferativas, moduladoras do sistema imune, incluindo a ativação das células citotóxicas naturais. Os vírus do grupo RNA são os mais estimulantes na indução da síntese do interferon.

Usado isoladamente, demonstrou ser ineficaz em vários estudos, porém em outros mais recentes, o tratamento combinado, seja com debridamento mecânico ou antiviral sintético, como F3T ou aciclovir, mostrou ser bastante eficaz com 100% de cicatrização em 3 a 4 dias de tratamento. É proposto como tratamento combinado com aciclovir em doença herpética ocular refratária em paciente imunossuprimido. Usado sob forma de colírio 12 milhões de un/ mL 3 × /dia.

Desbridamento ou desepitelização corneana

É um recurso simples e prático, indicado quando os recursos terapêuticos com drogas falham. Consiste em remover as células epiteliais infectadas com o vírus, evitando assim que o processo atinja células sadias.

A córnea deve ser anestesiada (anestésico tópico) e utilizando uma lâmina 15, procede-se à remoção do epitélio corneano, 1 mm de cada lado da ulceração dendrítica. Em seguida, instila-se colírio de atropina a 1%, coloca-se pomada de IDU ou Zovirax e oclui-se o globo por 24 horas.

Corticoide

As ceratites parenquimatosas, principalmente a forma disciforme, não resolvem sem o uso de corticoide, mas jamais devem ser utilizadas em lesões epiteliais herpéticas. O ideal é associar o agente antiviral ao corticoide. Pode ser usado colírio de prednisolona a 1% ou a dexametasona a 0,1%.

Deve-se lembrar que há um antagonismo entre os agentes antivirais e os corticoides, do tipo competitivo, pois quanto maior a dose de corticoide, maior será o bloqueio contra a ação da droga antiviral. A trifluridina tem demonstrado ser o agente antiviral mais indicado como antagonista dos efeitos nocivos dos corticoides.

ANTIFÚNGICOS

Fungos

Os fungos são microrganismos de tamanho variável, unicelulares ou formando filamentos com citoplasma e núcleo. Essas hifas podem se apresentar septadas, isoladas ou reunidas, formando micélios. Algumas hifas dão origem ao elemento reprodutor denominado esporo.

Infecções fúngicas

As infecções fúngicas atingem três tipos ou classes: dermatofítica, mucocutânea ou sistêmica. Podemos citar como exemplos de agentes causais de dermatofitoses o *Epydermophyton sp*, o *Tricophyton* sp. e o *Microsporum* sp.

Os processos mucocutâneos estão representados principalmente pelas cândidas, especialmente a espécie *Candida albicans*. As infecções sistêmicas abrangem lesões profundas ou superficiais (subcutâneas).

Os traumatismos acidentais ou cirúrgicos são os principais responsáveis pelo envolvimento superficial, e aqui poderíamos incluir o envolvimento do globo ocular (ceratite e endoftalmite). Agentes mais comuns: *Aspergillus* sp., *Candida* sp., *Fusarium* sp. e *Acremonium* sp. Nas infecções profundas, podemos citar blastomicose, histoplasmose, aspergilose, candidíase e coccidioidomicose.

Noções gerais de antifúngicos

Estes agentes podem ser divididos em três grandes grupos:
- Poliênicos.
- Pirimidínicos.
- Imidazóis.

Os antimicóticos são normalmente fungiostáticos e raramente atingem níveis fungicidas teciduais. Necessitam tratamento prolongado, além de sistema imune competente para erradicar a infecção.Todas as drogas são adaptadas do uso sistêmico para o uso ocular sem existir uma droga ideal.

Mecanismo de ação

A nistatina, a anfotericina B e a pimaricina atuam de modo semelhante, fixando-se nos esteroides da membrana dos fungos, os ergosteróis, e gerando um desequilíbrio funcional, abrindo poros e alterando a homeostase o que provoca a morte celular. Há um efeito seletivo da droga sobre os fungos, diminuindo sua toxicidade, pois o esterol semelhante no ser humano é o colesterol.

A flucitosina é um derivado da pirimidina que é metabolizado pelo fungo em subprodutos do fluorouracil. Os derivados imidazólicos atuariam inibindo a síntese do principal esterol que se encontra na membrana celular do fungo (ergosterol).

Poliênicos

Entre os poliênicos, temos a anfotericina B, a nistatina e a pimaricina ou natamicina.

Anfotericina B

Produzida pelo *Streptomyces nodosus*, insolúvel em água e instável a 37°C. Não deve ser exposta à luz e mantém eficácia por até uma semana, à temperatura de 36°C. Tem atividade fungistática ou fungicida, dependendo da concentração da droga. Exerce importante papel no tratamento das micoses profundas. É ativa contra *Candida albicans, Criptococcus* sp., *Paracoccidioidis immitis, Blastomyces dermatitides, Sporothrix schenkii, Leishmania donovani* e *brasiliensis*.

A via tópica (Ambissone®, Fungizon®) merece especial atenção pela praticabilidade e eficiência. A anfotericina em concentrações que variam de 0,10% a 0,25% é bem tolerada. É utilizada 1 gota de hora em hora nos 3 primeiros dias, em concentração de 0,05% (5 mg/mL). Ajustando-se a dosagem conforme a resposta nos dias subsequentes.

A anfotericina não penetra em níveis satisfatórios através do epitélio corneano íntegro. A desepitelização parcial da córnea em ceratite micótica pode ser realizada cuidadosamente, com o objetivo de facilitar a penetração da droga e melhorar a resposta na erradicação fúngica.

A via subconjuntival é importante, mas pode acarretar depósitos amarelados na córnea ou formar nódulos avermelhados na sede das injeções. Não é normalmente utilizada pela sua alta toxicidade. A aplicação intracavitária de anfotericina será reservada para os casos de maior gravidade e que caracterizam o envolvimento intraocular. Não é absorvida por via oral e é muito irritativa por via intramuscular. É usada, também, por via endovenosa, na qual sua aplicação deve ser lenta, gota a gota.

Nistatina

É usada principalmente no tratamento de candidíase superficial ou do aparelho digestivo. É fungistática. Para uso tópico ocular pode ser usada na forma de colírio ou pomada a 3,5%.

As soluções aquosas de nistatina são instáveis e, uma vez preparadas, devem ser conservadas em geladeira. É muito tóxica e não deve ser receitada por via intramuscular ou endovenosa. O espectro de ação é maior para fungos leveduriformes e é efetivo principalmente contra *Candida sp.*

Pimaricina (ou natamicina)

É um agente antifúngico bem tolerado pelo olho na forma de suspensão a 5%. É ativa nas infecções por *Aspergillus* sp., *Fusarium* sp. e *Cephalosporium* sp.

Sua eficiência é indiscutível nas infecções superficiais; contudo tem baixa solubilidade e difusibilidade tissular, melhorando sua eficácia com a desepitelização corneana. É utilizada na dosagem de 1 gota a cada 2 horas nos 3 primeiros dias e após de 4 em 4 horas por 2 a três semanas ou até a resolução da solução ativa. A suspensão de pimaricina a 5% ou a pomada a 1% são muito úteis profilaticamente nos traumatismos oculares, em áreas de maior incidência de oculomicoses. É bem tolerada pelas estruturas oculares.

Pirimidínicos

Entre os pirimídicos, podemos citar a flucitosina.

Flucitosina

Atua por incorporar o RNA do fungo, interferindo na síntese de proteínas. É um recurso de segunda linha no tratamento de algumas micoses do globo ocular, entre elas, a candidíase e as infecções por *Criptococcus neoformans, Aspergillus* sp., *Penicillium* sp. e *Cladosporium* sp. Não é eficaz contra *Fusarium* sp.

Pode ser administrada por via oral (Ancotil®, em comprimidos de 500 mg, usar 50 a 150 mg/kg, 4 vezes ao dia) ou tópica (1 gota de hora em hora nos 3 primeiros dias, ajustando-se posteriormente a dose). É sinérgico com imidazoicos e polienes (anfotericina B e natamicina), devendo ser administrado concomitantemente com outro antifúngico por obter resistência após tratamento prolongado.

Reações adversas: náusea, diarreia, alterações hematológicas, hepáticas e neurológicas.

Imidazóis

Entre eles, podemos citar o miconazol, o fluconazol, o cetoconazol e o itraconazol.

Miconazol

Tem um amplo espectro de atividade contra fungos filamentosos (*Aspergillus* sp.) e leveduriformes (*Candida* sp.) *in vitro*. É hidrossolúvel e precariamente absorvido no trato gastrointestinal. Pode ser usada por via tópica, oral ou parenteral. O miconazol é muito tóxico para a retina; no entanto, resultados positivos são obtidos em casos de endoftalmites por fungos.

Efeitos colaterais: perturbações digestivas, exantema, prurido, febre, flebite e irritação local. O metabolismo da droga é predominantemente realizado pelo fígado.

Fluconazol

O fluconazol (Zoltec®) é um novo antimicótico bem menos tóxico do que o cetoconazol.

A sua grande solubilidade em água permite a administração EV quando não se pode fazer uso da droga via oral. A absorção é praticamente completa no uso oral com boa penetração tecidual. As principais indicações são a candidíase, criptococoses e coccidioidomicoses. Pode ser usada oralmente associada à natamicina em ceratite fúngica filamentosa.

Cetoconazol

Age na membrana celular, alterando a síntese do ergosterol. Apresenta boa absorção sistêmica e hidrossolubilidade. Seu espectro de ação inclui *Candida* sp., *Paracoccidioides* sp., *Coccidioides* sp., *Aspergillus* sp. e *Cryptococcus* sp.

A via de administração é a oral (Nizoral®), em dose única, ou tópica (1% a 5%), podendo-se associá-las. Uma vantagem da substância consiste na sua tolerabilidade pelo globo ocular. Quando necessário, pode-se acrescentar a esse esquema o miconazol em injeções subconjuntivais.

Reações adversas: hepatotoxicidade (efeitos reversíveis), anorexia, náuseas e vômitos, exantema, prurido, cefaleia, cólica abdominal, diarreia ou constipação. A maioria por uso em concentrações acima de 800 mg/dia.

Itraconazol

Apresenta uma ampla atividade antifúngica. No entanto, ceratites por *Fusarium* sp. não responderam bem com este medicamento. A maior vantagem sobre o cetoconazol é sua efetividade contra a aspergilose, esporotricose e cromomicose, assim como também sua menor toxicidade. A diferença do fluconazol é a sua maior atividade contra a aspergilose. É uma droga lipossolúvel e bem absorvida via oral (Sporanox®).

ANTIPARASÍTICOS

Parasitoses

As infecções parasitárias que acometem o olho estão entre as maiores causas de cegueira.

O controle e a erradicação das infecções parasitárias incluem o controle do vetor, a educação da população em termos de saúde e a melhora das condições sanitárias.

Drogas usadas para as parasitoses

As drogas que serão discutidas neste tópico serão:
- Drogas para o tratamento da toxoplasmose.
- Drogas para o tratamento das helmintoses.
- Drogas para o tratamento da *Acanthamoeba*.

Drogas usadas para o tratamento da toxoplasmose

As drogas utilizadas normalmente para a toxoplasmose são:
- Sulfonamidas.
- Pirimetamina.
- Clindamicina.
- Espiramicina.

Sulfonamidas

As sulfonamidas, como a sulfadiazina (Suladrin®), age pelo antagonismo competitivo entre o ácido paraminbenzoico (PABA) e estas drogas, inibindo a síntese da enzima responsável pela incorporação do PABA ao ácido pteroilglutâmico, o precursor imediato do ácido fólico. É bastante utilizada (sendo o tratamento de primeira escolha) para a toxoplasmose, sendo encontrada em comprimidos de 500 mg, que devem ser ingeridos 2 a cada 6 horas enquanto a doença estiver em atividade ou por 45 dias. É rapidamente absorvida, podendo produzir numerosos e variados efeitos adversos, comprometendo quase todos os órgãos.

Esses antibióticos já foram descritos com os antibacterianos.

Pirimetamina

A pirimetamina (Daraprim®) é um antagonista competitivo do ácido fólico, só sendo ativa contra o *Toxoplasma gondii* em proliferação. Ela apresenta um sinergismo com as sulfas, sendo em muitas situações usado com essas drogas. É rápida e completamente absorvida após administração oral. É utilizada na dosagem de uma dose de ataque de 4 comprimidos (25 mg cada um) em uma só tomada, seguido de um comprimido via oral por dia até o final do tratamento (30 a 40 dias).

Pode-se esperar a produção de anemia megaloblástica semelhante à causada pela deficiência de ácido fólico quando se utiliza doses excessivas, sendo prontamente reversível com a suspensão da droga.

O ácido folínico (Leucovorin®) pode ser utilizado na prevenção da pancitopenia induzida pela pirimetamina. Utiliza-se meio comprimido de 15 mg por dia durante o tratamento com a pirimetamina. No entanto, o médico não deve abandonar de forma alguma a monitorização das plaquetas.

Clindamicina

Este antibiótico (Dalacin C®) é um adjuvante importante no tratamento de infecções graves de polo posterior. É bacteriostática ao toxoplasma, e a dosagem é de 1 cápsula (300 mg) 4 vezes ao dia. A principal indicação é em pacientes HIV-positivos, que não toleram a pirimetamina. O principal risco é de colite pseudomembranosa, e a droga deve ser interrompida quando houver qualquer sinal de diarreia.

Espiramicina

A espiramicina (Rovamicina®) é utilizada exclusivamente na toxoplasmose durante a gestação, já que não é tóxica para o feto, sendo utilizada por via oral: 2 cápsulas de 250 mg ou 1 comprimido de 500 mg de 8 em 8 horas.

Drogas utilizadas para o tratamento das helmintoses

Para o tratamento das helmintoses são utilizados:
- Dietilcarbamazina (DEC).
- Ivermectina.
- Mebendazol.
- Suramin.
- Tiabendazol.

Dietilcarbamazina

A DEC (Banocide®, Heltrazan®, Carbilazine®) apresenta ação efetiva contra microfilárias localizadas na pele e nos olhos, mas tem pouca ação sobre os vermes adultos. Seu mecanismo de ação consiste de imobilização e diminuição da atividade muscular da microfilária, e facilitação da destruição pelo sistema imune.

Ivermectina

A ivermectina (Ivomec®) apresenta uma atividade antiparasítica de amplo espectro.

O modo exato de ação é desconhecido. Tem efeito paralisante sobre o útero da fêmea adulta. A ação microfilaricida da ivermectina é lenta, não ocorrendo as manifestações gerais e oculares (reação de Mazotti) como as que ocorrem em DEC.

Mebendazol

O mebendazol (Pantelmin®, Menbel®) tem a capacidade de inibir irreversivelmente a captação de glicose, sem, no entanto, afetar as concentrações sanguíneas do hospedeiro. É um anti-helmíntico altamente eficaz contra ascaríase, enterobíase, tricoríase e ancilostomíases isoladas ou infestações mistas. Como é pouco absorvido, não tem provocado toxicidade sistêmica no uso clínico. Não deve ser utilizado por mulheres grávidas.

Suramin

O suramin (Antripol®, Germanina®) é um derivado da ureia, com mecanismo de ação não muito bem estabelecido. Apresenta uma ação filaricida contra o *Onchocerca volvulus*. Sua ação se processa principalmente contra as filárias adultas, conquanto se afirme que a manutenção de altas concentrações no sangue elimine também as microfilárias. De modo geral, é empregado após tratamento com a DEC, a qual tem efeitos mais seguros e garantidos sobre as microfilárias.

Tiabendazol

O tiabendazol pode ser utilizado topicamente para o tratamento das dermatofitoses e do *Aspergillus*. Apresenta rápida absorção por via oral (Thiaben®).

Acanthamoeba

A biologia molecular da *Acanthamoeba* avançou nos últimos dez anos com a tecnologia de sequenciamento genômico automatizado. Entre treze genótipos identificados, apenas quatro têm sido associados a ceratites, sendo a maioria dos casos do subtipo T4 e os demais dos subtipos T3, T6 e T11.

A incidência é de 1:30.000 usuários de lentes de contato por ano.

Drogas utilizadas no tratamento da *Acanthamoeba*

As drogas utilizadas para o tratamento da *Acanthamoeba* são:
- Itraconazol
- Drogas de uso tópico (usadas para a ceratite):
  - Isotianato de dibromopropamidina e isotianato de propamidina (Brolene®)
  - Miconazol
  - Neomicina
  - Polimixina B
- Novas drogas:
  - Biguanida Chlorhexidine
  - Biguanida Polyhexametilene (PHMB)
  - Alkylphosphocolina-1 (miltefosina).

Itraconazol

Pode ser utilizado na infecção por *Acanthamoeba*. Já foi descrito junto com os antifúngicos.

Isotianato de dibromopropamidina e isotianato de propamidina (Brolene®)

Ambas as substâncias apresentam atividade antibacteriana e antifúngica de amplo espectro. O uso intensivo da pomada causa uma irritação local e o uso similar de colírio causa injeção conjuntival, quemose, conjuntivite folicular, erosão punctata e ceratopatia em faixa, sendo todos esses efeitos reversíveis. A concentração usada é 0,1%.

Miconazol

É um imidazol antifúngico que também apresenta atividade antiameboide. As vias de administração e efeitos colaterais já foram descritas junto com os antifúngicos.

Neomicina

É um antibiótico aminoglicosídeo de amplo espectro, hidrossolúvel, que forma sais facilmente, com grande variedade de ácidos. Atua diretamente no ribossoma, onde inibe a biossíntese de proteínas e altera a fidelidade da translação do código genético. A neomicina é pouco absorvida no trato gastrointestinal, sendo bem absorvida após injeção IM, distribuindo-se amplamente nos tecidos e líquidos orgânicos.

Efeitos tóxicos: lesões renais e do nervo auditivo.

442 **CAPÍTULO 7** Farmacologia

No tratamento da ceratite por *Acanthamoeba* é usada na forma de colírio a 1%.

Os aminoglicosídeos já foram descritos junto com os antibacterianos.

Polimixina B

É um antibiótico cujas atividades se restringem às bactérias Gram-negativas. A polimixina é um agente de superfície ativa, contendo componentes lipofílicos e lipofóbicos separados em sua molécula. Quando aplicada topicamente não produz reações sistêmicas devido à quase completa falta de absorção do antibiótico. Pode ser usada isoladamente ou em ação tópica com miconazol ou cetoconazol no tratamento da ceratite por *Acanthamoeba*. A polimixina B já foi descrita junto com os antibacterianos.

Biguanida Chlorhexidine

É um quimioterápico constituído por dois anéis fenólicos clorados e dois grupos bis-biguanidas interligados, simetricamente, através de cadeia hexametilênica. Tem efeito amebicida similar ao PHMB. É usado topicamente na concentração de 0,02%.

Polyhexamethylene de Biguanida (PHMB)

O mecanismo de ação é semelhante ao chlorhexidine com similar eficácia amebicida, porém, aparentemente mais tóxico para os ceratócitos. A concentração usada é 0,02% tópico.

Alkylphosphocholina (Miltefosine)

Foi inicialmente desenvolvido como agente anticancerígeno para o tratamento de metástases de câncer de pele. O mecanismo de ação é pela interação com os lipídios de membrana celular (fosfolipídios e esteróis). Ele altera a síntese de proteinoquinases e fosfolipases A, C e D, induzindo a apoptose celular. Em modelos animais (ratos) foi utilizado para tratar ceratite por *Acantamoeba* na concentração de 0,001% de forma tópica. Também tem atividade antiprotozoária (*Leishmania donovani*).

Óleo de Melaleuca

Também conhecido como Tea Tree Oil (Frex Clean T®), é um agente antisséptico que age sobre os ácaros de folículos pilosos *Demodex folliculum* e *Demodex brevis*, que se suspeita terem ação na blefarite anterior e meibomite respectivamente.

FÁRMACOS QUE ATUAM SOBRE O SISTEMA NERVOSO AUTÔNOMO I: MIDRIÁTICOS E CICLOPLÉGICOS

Midríase × cicloplegia

A midríase é a dilatação da pupila. As drogas que agem apenas para dilatar a pupila são chamadas de midriáticas.

Elas são úteis para a avaliação diagnóstica e a visualização de todo o segmento posterior, uma visão que não é possível em pupilas não dilatadas. Também permitem a visualização mais completa do cristalino e outras estruturas oculares durante a cirurgia ocular.

O uso de agentes cicloplégicos é útil para várias coisas. Primeiro, eles dilatam a pupila para o exame ocular. Em segundo lugar, e principalmente, os agentes cicloplégicos causam a paralisia do músculo ciliar. Essa paralisia é chamada cicloplegia, que dá a estes agentes o seu nome. A cicloplegia é vantajosa em várias instâncias. Em primeiro lugar, diminui ou elimina a acomodação. Isso é útil na avaliação de pacientes com hipermetropia latente, esotropia acomodativa, crianças menores de 5 anos, que não colaboram adequadamente com o exame subjetivo, ou na avaliação do erro refracional em espasmos acomodativos e antes da cirurgia refrativa. A cicloplegia também é desejada em casos de trauma ou inflamação, que causam dor ocular considerável e fotofobia. Na inflamação do segmento anterior, ou seja, numa irite, tem 3 funções principais: a) paralisa o músculo inflamado, b) a dilatação da pupila é útil na prevenção da formação de sinéquias posteriores (uma adesão entre a íris e a cápsula do cristalino), assim como para romper as já existentes e c) reduz a permeabilidade dos vasos inflamados, diminuindo a quantidade de células inflamatórias e proteínas.

Parassimpaticolíticos e simpaticomiméticos

O sistema nervoso autônomo simpático e o parassimpático já foram vistos com detalhes na seção "Sistema Nervoso Autônomo Ocular".

As drogas mais utilizadas com o fim de midríase e cicloplegia são os parassimpaticolíticos, que produzem este efeito pela paralisia do músculo esfíncter da íris e da acomodação, respectivamente.

Os simpaticomiméticos (colírio de fenilefrina a 10%) podem dilatar a pupila pela estimulação do músculo dilatador da pupila, mas não tem efeito sobre a acomodação.

Por vezes, cicloplégicos e midriáticos são utilizados em combinação para alcançar maior dilatação do que o máximo com um ou outro agente usado sozinho. Muitas vezes, fenilefrina e tropicamida 2,5%, 1% são usados juntos para este efeito. O uso de um anestésico tópico pode também prolongar a midríase.

Noções gerais

O bloqueio dos efeitos parassimpáticos é de grande importância clínica. A atropina, a homatropina e a escopolamina são substâncias que competem pelo receptor muscarínico com a acetilcolina. A ação antagônica da atropina e seus congêneres é competitiva e pode ser combatida por uma concentração suficiente de acetilcolina ou outro parassimpaticomimético.

A ação antimuscarínica dos medicamentos não goza da mesma potência (Tabela 7.2). A atropina exerce uma

CAPÍTULO 7 Farmacologia

TABELA 7.2	Farmacocinética dos agentes anticolinérgicos oculares; as soluções disponíveis incluem as industrializadas e as manipuladas.				

Anticolinérgicos oculares

Droga	Midríase		Cicloplegia		Soluções disponíveis (%)
	Pico minutos	Recuperação (dias)	Pico minutos	Recuperação (dias)	
Atropina	30-40	7-12	60-180	6-12	0,25-2
Homatropina	40-60	1-3	30-60	1-3	1-5
Escopolamina	20-30	3-7	30-60	3-7	0,25-0,5
Ciclopentolato	30-60	1	25-75	0,25-1	0,5-2
Tropicamida	20-40	0,25	20-35	0,25	0,5-1

poderosa ação sobre o músculo ciliar e o esfíncter da pupila. A tropicamida (Mydriacyl®, Tropinom®, Ciclomidrin®) atua exercendo um efeito mais significativo sobre o diâmetro pupilar do que sobre a acomodação.

Tropicamida

É um potente midriático, mas um fraco cicloplégico, sendo, portanto, mais útil para a fundoscopia do que para a refração.

Instila-se uma gota, 2 ou 3 vezes com intervalo de 5 minutos. O efeito requerido para o efeito cicloplégico máximo é de 20 a 25 minutos, mas esse efeito máximo tem curta duração (15 a 20 minutos), portanto, é importante realizar o exame neste curto período. A recuperação completa é em aproximadamente 5 a 6 horas. As reações sistêmicas são extremamente incomuns, sendo o mais seguro para obter midríase em crianças e pacientes diabéticos ou doenças cardiovasculares.

Cloridrato de ciclopentolato

O ciclopentolato (Ciclolato®, Cicloplégico®) apresenta ações midriática e cicloplégica médias.

Pinga-se uma gota em cada olho, repetindo-se 10 minutos após. O início da dilatação e da cicloplegia é em 30 a 60 minutos, e sua duração é de aproximadamente 12 a 24 horas.

É utilizado principalmente pelo seu efeito cicloplégico, que é maior do que o da homatropina e semelhante à atropina, embora de duração menor do que a de ambos.

Devido a sua menor duração, é mais popular do que a homatropina e a escopolamina para a realização da refração, mas pode causar neurotoxicidade, com incoerência, alucinações visuais, fala arrastada e ataxia. Essas reações são mais comuns em crianças.

Sulfato de atropina (colírio a 0,5% ou 1%)

O início de ação é em 30 a 40 minutos. O efeito máximo é alcançado em 2 horas, mas seu efeito pode durar até

2 semanas em um olho saudável, mas na uveíte, em que há uma inflamação, o medicamentos deve ser instilado 2 ou 3 vezes ao dia para manter o efeito. Causa uma midríase média, mas uma cicloplegia intensa.

Como tem um efeito muito prolongado (por volta de 1 semana), não é utilizado de rotina no exame do paciente. No entanto, pode ser útil quando se deseja uma paralisia profunda da acomodação, com midríase persistente, como por exemplo em uma uveíte. Também pode ser utilizada quando se quer manter a pupila dilatada após um procedimento cirúrgico intraocular. Em alguns casos de ambliopia, pode ser utilizado no olho de visão normal em substituição à oclusão.

As gotas de atropina devem ser utilizadas com cautela, pois podem causar reações tóxicas devido à absorção sistêmica. Agitação, excitação, secura e rubor da face, boca seca, febre, inibição da sudorese e taquicardia são sinais importantes, principalmente em crianças pequenas.

Bromidrato de escopolamina

Não tem uma fórmula comercial no Brasil, mas pode ser manipulado.

É utilizada uma gota 2 a 3 vezes ao dia. A cicloplegia ocorre em 40 minutos e dura por 3 a 5 dias, quando for utilizada com o objetivo de realizar a refração em olhos normais. Quando é utilizado em olhos inflamados (uveíte) para evitar ou desfazer sinéquias, a duração é bem menor. Também pode ser utilizado no pós-operatório, para manter a pupila dilatada. É muito pouco utilizado para cicloplegia, tendo seu principal uso na uveíte.

Pode causar tontura e desorientação, principalmente em idosos.

Bromidrato de homatropina

Não tem uma fórmula comercial no Brasil, mas pode ser manipulado.

É utilizada 1 gota, seguida de uma segunda e uma terceira, com intervalo de 10 a 15 minutos entre elas, para

CAPÍTULO 7 Farmacologia

se realizar a refração. O efeito cicloplégico máximo é em 3 horas, mas a recuperação leva de 36 a 58 horas, motivo pelo qual também não é muito popular no exame de rotina. Apresenta um efeito midriático forte, mas cicloplégico fraco. As suas indicações são as mesmas da escopolamina.

Hipersensibilidade e efeitos tóxicos são raros, mas basicamente os mesmos da atropina.

Cloridrato de fenilefrina a 10%

Pinga-se uma gota e repete-se após 5 a 10 minutos.

A pupila é dilatada em 30 minutos, e seu efeito dura de 2 a 3 horas. Não tem ação cicloplégica, portanto, não pode ser utilizado para se realizar a refração estática, embora possa ser utilizado, sozinho ou junto com os cicloplégicos, para facilitar a oftalmoscopia no tratamento da uveíte e para dilatar a pupila antes da cirurgia de catarata.

O fármaco tende a se ligar ao pigmento da íris. Isto significa que, em indivíduos de olhos escuros, o fármaco não chega ao seu local desejado na mesma quantidade; mais colírio terá que ser instilado e a dilatação será mais lenta. A sua duração será mais longa (porque mais colírio terá que ser usado).

Não deve ser utilizada em recém-nascidos, pacientes cardíacos ou em uso de reserpina, guanetidina ou antidepressivos tricíclicos, devido ao aumento da suscetibilidade aos efeitos vasopressores.

Usos clínicos

O mais utilizado para a refração de pacientes jovens é o ciclopentolato. Já em pacientes um pouco mais velhos, cuja acomodação é menor, pode-se usar a tropicamida, por ter um efeito mais breve.

Além disso, como também inibem a ação do músculo esfíncter da íris, também são potentes midriáticos, sendo utilizados no tratamento de uveítes, para prevenir sinéquias posteriores entre íris e cristalino. No entanto, pela longa duração dos outros parassimpaticolíticos, apenas a tropicamida é utilizada com o fim único de midríase.

Como a atropina e a homatropina produzem uma cicloplegia longa, não devem ser nunca utilizadas em crianças com menos de 3 meses de vida, pois podem causar ambliopia.

Reações adversas

As reações adversas locais mais comuns são: alergia, visão borrada (pela perda da acomodação, sendo mais intensa em pessoas jovens), fotofobia (devido ao aumento da quantidade de luz que entra no olho).

Nos cicloplégicos (parassimpaticolíticos), a percepção de profundidade também pode ser prejudicada. Pacientes que estão cicloplegiados perderão a sua capacidade de foco de perto. A duração dessa deficiência depende do medicamento específico usado.

As reações sistêmicas dos parassimpaticolíticos são principalmente aquelas de bloqueio colinérgico: boca seca, taquicardia, febre, distensão da bexiga, diminuição da motilidade gastrointestinal, diminuição da salivação e sudorese, perda da coordenação neuromuscular. Podem levar a um aumento da pressão intraocular. Além disso, o ciclopentolato e a tropicamida têm sido associados a reações psicóticas e distúrbios de conduta, normalmente em crianças. Distúrbios do sistema nervoso central têm ocorrido em crianças com o uso de tropicamida, enquanto ataxia, fala incoerente, hiperatividade, alucinações, convulsões e desorientação quanto a tempo e lugar têm sido relatadas com o uso do ciclopentolato.

Os simpaticomiméticos podem causar também vasoconstricção conjuntival, cefaleia frontal, diminuição da pressão intraocular pelo aumento do escoamento do humor aquoso, dor e lacrimejamento.

A dilatação pupilar dos midriáticos e cicloplégicos podem levar a uma crise de glaucoma agudo em indivíduos com o ângulo estreito, devendo-se tomar muita cautela nestes pacientes.

FÁRMACOS QUE ATUAM SOBRE O SISTEMA NERVOSO AUTÔNOMO II: ANTIGLAUCOMATOSOS

Introdução

O sistema nervoso autônomo simpático e parassimpático já foram vistos com detalhes na seção "Sistema Nervoso Autônomo Ocular".

Os medicamentos utilizados com o fim de reduzir a pressão intraocular e que atuam sobre ele são os parassimpaticomiméticos, simpaticomiméticos e bloqueadores β-adrenérgicos (Tabela 7.3). Os demais medicamentos antiglaucomatosos que não atuam sobre estes 2 sistemas, como os inibidores das prostaglandinas, serão vistos no tópico "Outros agentes antiglaucomatosos".

Parassimpaticomiméticos

Encontramos substâncias que atuam de forma semelhante à acetilcolina no receptor colinérgico. Elas reproduzem, mimetizam a estimulação da fibra colinérgica. São, por essa razão, denominadas de agentes parassimpaticomiméticos ou colinérgicos. A ação do colinérgico se faz de duas maneiras distintas: diretamente sobre o receptor ou inibindo a colinesterase. Decorre dessas propriedades a classificação em mióticos de ação direta e indireta. Os de ação direta têm efeito bem mais fraco do que aqueles de ação indireta.

Ente as substâncias colinérgicas de ação direta, estão os esteres da colina, a pilocarpina, a arecolina, o carbacol, a metacolina, a muscarina e outras.

Os mióticos de ação direta duplicam os efeitos muscarínicos da acetilcolina, mas não têm efeitos nicotínicos. Quando aplicadas topicamente no olho, essas drogas

CAPÍTULO 7 Farmacologia

TABELA 7.3 Concentrações, dosagens, início, pico e duração do efeito hipotensor ocular dos mióticos de ação direta e seus usos terapêuticos.

Miótico	Concentrações	Dosagens	Início (horas)	Pico (horas)	Duração (horas)	Uso terapêutico
Acetilcolina	Solução a 1%	Intracameral	Imediato	–	Poucos minutos	Miose intraoperatória
Carbachol solução	Solução de 0,01	0,01% intracameral	1	2 a 4	6 a 8	Miose em cirurgia
Carbachol colírio	Colírio 0,75, 1,5, 2,25 a 3%	12/12 a 6/6 h	1	2 a 4	6 a 8	Glaucoma
Pilocarpina colírio	Solução de 1% a 4%	1 gota 6/6 a 12/12 h	0,75 a 1	1,25	4 a 14	Glaucoma; miótico
Pilocarpina gel	Gel a 4%	1 vez ao dia, na hora de dormir	1	3 a 12	18 a 24	Glaucoma

produzem constrição pupilar (pela contração do músculo esfíncter da íris), estimulam o músculo ciliar (modificando a conformação do cristalino e produzindo acomodação) e aumentam a drenagem do humor aquoso (tracionam o esporão escleral, reduzindo a resistência de drenagem e abrindo a malha trabecular, que é o local de escoamento do humor aquoso), o que vai produzir uma diminuição da pressão intraocular.

Suas indicações são, portanto, para diminuir a pressão intraocular no glaucoma, embora no glaucoma de ângulo aberto os efeitos colaterais secundários (miose e acomodação), além da necessidade de instilação frequente (4 vezes ao dia) muitas vezes levem à descontinuação do tratamento. Atualmente é utilizado basicamente no glaucoma de ângulo estreito, já que, pela contração do esfíncter da íris, a íris periférica é puxada para longe do trabéculo, abrindo o ângulo, sendo útil também para a prevenção do fechamento angular. Algumas formas de glaucoma, como o neovascular e o glaucoma secundário de ângulo aberto, não se beneficiam do tratamento com os mióticos, enquanto, em outros, como o glaucoma maligno ou o secundário à obstrução da veia central da retina, eles na verdade pioram o quadro.

Sua ação miótica também é útil em algumas situações especiais, como para produzir miose intraoperatória em alguns tipos de cirurgias oftalmológicas, ou em uveítes, quando pode ser utilizado juntamente com midriáticos para romper sinéquias.

Clinicamente, a pilocarpina e o carbacol podem ser usados na terapia do glaucoma.

A pilocarpina (Isoptocarpine®, Pilocan®, Pilosol®) é a droga que escolha quando um miótico for utilizado para o glaucoma. No glaucoma de ângulo aberto, a pilocarpina parece ser tão eficiente quanto o timolol e mais do que os simpaticomiméticos. Em íris fortemente pigmentadas, normalmente uma concentração mais alta de pilocarpina é necessária.

Apresenta penetração intraocular excelente, devido à solubilidade bifásica das suas moléculas. A droga não ionizada é lipossolúvel e cruza facilmente o epitélio corneano.

As moléculas ionizadas são solúveis em água, então cruzam facilmente a barreira estromal antes de se reconverter à forma não ionizada e cruzarem o endotélio corneano. Normalmente é utilizada 4 vezes ao dia. Também está disponível em forma de gel a 4% para ser utilizado à noite, o que diminuiria o desconforto pela miose e pelo aumento da acomodação.

O carbacol (Ophtcol®) apresenta pobre absorção pela córnea, embora seja mais resistente à degradação pela colinesterase. Apresenta efeito miótico mais intenso do que a pilocarpina e também causa mais desconforto ocular, além de ser mais tóxico. No glaucoma, ele é utilizado 3 vezes ao dia e somente quando a pilocarpina não proporciona um efeito adequado. É ainda utilizado sob forma intracameral no final da cirurgia de catarata para produzir miose (Miostat®), com o efeito adicional de ajudar a controlar o aumento da pressão intraocular secundário ao procedimento.

A acetilcolina, por ser instável e sem capacidade de difusão pelas barreiras lipídicas, tem pouca aplicação terapêutica como colírio, mas pode ser utilizada para a miose após cirurgias como a facectomia (Miochol-E®).

As reações adversas são, geralmente, oculares, sendo bastante incomum efeitos sistêmicos nas doses usuais, e incluem salivação, sudorese, confusão, bradicardia, broncoespasmo, sintomas gastrointestinais e alterações da frequência urinária. As queixas mais comuns são secundárias ao espasmo de acomodação (visão borrada pela miopia induzida e cefaleia) e miose (adaptação diminuída ao escuro), além de lacrimejamento. Muito raramente, podem ser observados catarata após o uso prolongado de pilocarpina, rasgos retinianos e buraco macular.

Os mióticos de ação indireta inibem a enzima colinesterase, permitindo o acúmulo da acetilcolina nos terminais parassimpaticomiméticos, potencializando sua ação.

Os agentes que pertencem a este grupo são os derivados de ácido carbâmico ou de compostos orgânicos do fósforo. Os derivados do ácido carbâmico (fisostigmina, neostigmina, demecário etc) tendem a formar uma ligação transitória com a colinesterase, pois o complexo resultante é lentamente hidrolizado e a enzima inibida, regenerada, sendo sua atividade reversível em tempo variável. Já os organofosforados (DFP, iodeto de fosfolina, tabun, sarin etc.) ligam-se de forma mais ou menos irreversível e agem por tempo prolongado.

Assim como os de ação direta, sua aplicação tópica produz miose intensa e contração do músculo ciliar. Com algumas exceções, exercem efeitos colaterais tópicos e sistêmicos que limitam em muito sua aplicação clínica.

Praticamente não são utilizados clinicamente. Os únicos que ainda podem ser usados eventualmente são o ecotiofato, o demecário (Humorsol®) e a fisostigmina, que é o mais fraco deles. O ecotiofato e o demecário são mais úteis no diagnóstico e tratamento da esotropia acomodativa.

Além das reações adversas oculares já descritas com os parassimpaticomiméticos de ação direta (sendo a catarata muito mais comum nestes de ação indireta), podem haver sistêmicas, pelo excesso de atividade colinérgica, como náuseas, vômitos, cólicas abdominais, diarreia, incontinência urinária, salivação, sudorese, dificuldade respiratória ou irregularidades cardíacas.

Bloqueadores β-adrenérgicos

Os agentes bloqueadores β-adrenérgicos vão antagonizar os efeitos dos β-agonistas nos β-receptores, pela competição com as catecolaminas no epitélio ciliar. Assim, vão diminuir a produção do humor aquoso. Podem ser usados sozinhos ou com outros agentes, e ainda têm a vantagem de não afetar a pupila ou a acomodação. Em 10% dos casos, ocorre o fenômeno da taquifilaxia, em que uma diminuição da resposta acontece após algum tempo, por vezes após alguns dias.

São utilizados 2 vezes ao dia. Não deve ser administrado na hora de dormir, pois pode causar uma baixa da pressão sanguínea, reduzindo o aporte sanguíneo para o nervo óptico, levando a uma maior perda de campo visual. Além disto, o efeito durante a noite parece ser menor, já que a produção de humor aquoso normalmente é menos da metade da produção diurna.

Os efeitos colaterais oculares são poucos, e incluem alergia e ceratite *punctata*. Os efeitos sistêmicos são raros, mas podem levar ao óbito. O maior problema de segurança com o uso dos betabloqueadores é a absorção sistêmica pela mucosa nasal. O bloqueio β_2-adrenérgico pode levar a broncoespasmo pulmonar, sendo recomendável evitar a droga em pacientes asmáticos. O bloqueio β_1-adrenérgico pode levar a bloqueio cardíaco, bradicardia, piora da insuficiência cardíaca e hipotensão (sendo este último a causa de quedas em idosos) e retardo na recuperação da hipoglicemia. Distúrbios do sono, fadiga, depressão, confusão, alucinações, cefaleia, náusea, tonturas, tolerância reduzida ao exercício, redução da libido e dislipidemia também foram descritos.

Podem ser cardiosseletivos, como o betaxolol (Betoptic®), ou não seletivos, como o timolol (Timoptol®, Glau-timol®, Glaucotrat®, Tenoftal®), levobunolol (Betagan®, B-Tablock®), carteolol ou metipranolol (Beta-Ophtiole®).

O betaxolol é um bloqueador β1-adrenérgico, (tem 100 vezes mais afinidade pelo receptor β1 do que pelo β2), sendo então mais seguro do que os outros bloqueadores em pacientes com doença pulmonar. Causa menos hipotensão do que o timolol, além de aumentar o fluxo para o nervo óptico, por um efeito de bloqueio nos canais de cálcio, levando a uma melhora do campo visual.

O levobunolol, assim como o metipranolol, parece ter atividade semelhante ao timolol, mas o metipranolol está associado à uveíte anterior granulomatosa.

O carteolol apresenta efeito betabloqueador no olho semelhante ao timolol, além de uma atividade simpaticomimética intrínseca. A atividade betabloqueadora é mais seletiva para o olho do que para os sistemas cardiovascular e pulmonar, levando a menos efeitos sistêmicos.

Agentes simpaticomiméticos

Os fármacos simpaticomiméticos são capazes de reproduzir todos os efeitos decorrentes da estimulação simpática ou alguns deles. Os agentes simpaticomiméticos podem ser classificados segundo seu mecanismo de ação, em estimulantes diretos dos receptores, promotores da liberação de noradrenalina e inibidores da recaptação. Em oftalmologia, somente os estimulantes diretos dos receptores são usados. Entre os estimulantes diretos, podemos citar a adrenalina, a noradrenalina, o isoproterenol, a apraclonidina e a fenielfrina.

A proporção dos efeitos simpáticos de um representante específico depende do tipo de receptor estimulado.

No olho, eles podem agir tanto sobre o receptor α, desta maneira aumentando a drenagem e diminuindo a síntese do aquoso (receptor α2) (este último, pela vasoconstrição no corpo ciliar) e provocando midríase (pela ação sobre o músculo dilatador da pupila), quanto sobre o β.

A apraclonidina (Iopidine®) é um agonista α-adrenérgico seletivo, que reduz a pressão intraocular e exerce efeito mínimo sobre a pupila. A sua capacidade de reduzir os níveis da PIO é devida a seu efeito vasoconstrictor, que reduz o suprimento sanguíneo do corpo ciliar, afetando a produção do humor aquoso. Não é utilizado durante muito tempo, pois seu efeito tende a ir diminuindo em semanas a meses (em até metade dos pacientes) e apresenta muitos efeitos colaterais, como alergia, hiperemia conjuntival, ardência e midríase. Não parece penetrar bem a barreira sangue-cérebro, mas pode causar bradicardia, diminuição da pressão diastólica, insônia, irritabilidade e diminuição da libido. O seu uso é principalmente para prevenir ou tratar um aumento de pressão intraocular agudo secundário a um tratamento a *laser* do segmento anterior.

A brimonidina (Alphagan®, Glaub®, Alphabrin®) é um α-2 seletivo, diminuindo a PIO sem os possíveis efeitos sistêmicos dos betabloqueadores. O efeito pressórico é semelhante aos betabloqueadores não seletivos. A conjuntivite alérgica é um efeito comum, e a uveíte granulomatosa anterior pode ocorrer, mas é rara. Xerostomia e fadiga são os principais efeitos sistêmicos.

A adrenalina age tanto nos receptores α quanto β, causando descongestionamento conjuntival (pela vasoconstricção causada pela ação sobre os receptores α), midríase transitória sem cicloplegia (α) e redução da PIO. Apresenta longa duração de ação (12 a 72 horas). Seu efeito antiglaucomatoso é fraco em comparação com outras drogas. Pode ser usada tanto no glaucoma quanto visando a midríase.

A dipivefrina (Propine®) é uma droga que é convertida em adrenalina após sua absorção pelo olho, por isso, a sua absorção é 17 vezes maior pela córnea. Causa menos efeitos colaterais do que a adrenalina.

Podemos dizer que, das três drogas descritas acima, todas podem ser utilizadas para glaucoma, e a adrenalina ainda é usada para midríase (a apraclonidina não tem efeito sobre a pupila). Nenhuma das três causa cicloplegia.

De maneira geral, a posologia é de 2 vezes ao dia.

As reações locais aos simpaticomiméticos são relativamente altas, chegando a necessitar a descontinuação da medicação em até 20% dos pacientes, e incluem sensação de ferroada, injeção conjuntival, blefaroconjuntivite alérgica, obstrução do ducto nasolacrimal e edema macular cistoide (em olhos afácicos).

OUTROS AGENTES ANTIGLAUCOMATOSOS

Inibidores da anidrase carbônica

Noções gerais

Os inibidores da anidrase carbônica têm sido usados tanto por via sistêmica, como a acetazolamida e a metazolamida, quanto local, como a dorzolamida ou a brinzolamida.

Essas drogas, que são derivadas químicas das sulfonamidas, diminuem a PIO pela inibição da enzima anidrase carbônica no epitélio do corpo ciliar, diminuindo a taxa de aparecimento de bicarbonato e sódio recém-formados na câmara posterior e reduzindo a secreção de humor aquoso sem alterar o escoamento.

Uso oral

A acetazolamida e a metazolamida, administradas por via oral, são muito eficazes para diminuir a pressão intraocular. A acetazolamida pode também ser utilizada via endovenosa.

A metazolamida pode ser usada em doses menores (25-50 mg 2-4 × /dia) do que a acetazolamida (Diamox®) (1 comprimido de 125 ou 250 mg 6/6h ou 500 mg de 12/12 horas), causando menos efeitos colaterais, especialmente renais.

O uso via oral resulta em acidose metabólica e uma miríade de efeitos colaterais. Podem causar aumento da frequência urinária, noctúria, cálculo renal, parestesias das extremidades (dedos) e perioral (efeitos transitórios), mal-estar, irritação gástrica, náuseas, diarreia, gastrite, sabor metálico dos alimentos, anorexia, perda de peso, depressão, fadiga e diminuição da libido sexual. São comuns, principalmente em idosos, e em 50% dos pacientes levam à suspensão da administração das drogas. Podem também ocorrer, ainda que raramente, anemia multiforme e anemia aplásica (esta última levando ao óbito em 50% das vezes) e, no olho, pode induzir uma miopia aguda.

Com o desenvolvimento dos inibidores da anidrase carbônica tópicos, a via oral tem se tornado cada vez menos popular. É apenas utilizada como terapia a curto prazo.

Uso ocular

A dorzolamida a 2% (Trusopt®, Ocupress®) deve ser aplicada 1 gota 3 vezes ao dia (ou 2 vezes ao dia, se for associada a outra droga) e produz seu efeito máximo 2 horas após a instilação ocular (redução de 25% na PIO). Essa redução é semelhante com o timolol, mas a flutuação da pressão é um pouco maior, sendo a PIO maior do que com o betabloqueador pouco antes da instilação da próxima gota.

Como terapia adjuvante, dorzolamida 2% é eficaz quando associado com timolol (existindo inclusive um colírio com a associação – Cosopt®, que deve ser usado 1 gota 2 vezes ao dia) e latanoprost.

Na administração local os efeitos colaterais sistêmicos são os mesmos, mas, obviamente, em menor grau, sendo o gosto amargo na boca o mais comum, relatado por um quarto dos pacientes. O efeito local mais comum é uma sensação de picada, e o paciente pode desenvolver conjuntivite folicular e edema palpebral.

A brinzolamida é outro inibidor da anidrase carbônica tópico, comercialmente disponível como uma suspensão de 1% (Azopt®), que deve ser utilizada 1 gota 2 a 3 vezes ao dia. A redução da PIO é semelhante à dorzolamida, mas causa menos sensação de queimação e ferroadas. Em compensação, causa uma turvação visual transitória um pouco maior. Existe uma formulação associada com o maleato de timolol (Azorga®).

Os inibidores da anidrase carbônica tópicos podem precipitar uma descompensação corneana em pacientes com disfunção endotelial, mas parece haver um benefício no tratamento do edema macular cistoide.

Análogo das prostaglandinas

O latanoprost (Xalatan®, Drenatan®) é um pró-fármaco que é inativo até que sofra uma hidrólise enzimática na córnea, tornando-se o ácido biologicamente ativo do latanoprost. Ele é um análogo da prostaglandina $F_{2\alpha}$, um agonista seletivo do receptor prostanoide FP. A sua dosagem é de apenas 1 gota ao dia.

O mecanismo de ação do latanoprost é diferente do de outras classes de drogas já utilizados no tratamento do glaucoma primário de ângulo aberto, uma vez que não tem nenhum efeito sobre a produção do humor aquoso ou a saída convencional. Ele diminui a PIO por aumento do fluxo uveoscleral. Tem um efeito igual ou superior àquele dos betabloqueadores, com a vantagem de produzir menos taquifilaxia a longo prazo.

Ele tem um efeito de redução adicional da PIO quando associado a outros medicamentos antiglaucomatosos, como betabloqueadores (a fórmula comercial com a associação, Xalacon®, também deve ser administrada 1 vez ao dia), inibidores da anidrase carbônica, e dipivefrina. Apesar da pilocarpina diminuir fortemente o fluxo uveoscleral, um efeito aditivo é frequentemente observado quando latanoprost é combinado com pilocarpina.

Os sintomas oculares mais comuns após o uso do latanoprost incluem sensação de corpo estranho, ardência e prurido. Além disso, ceratite *punctata* é vista em cerca de 10% dos olhos tratados com latanoprost. Latanoprost provoca um aumento da pigmentação da íris em alguns pacientes, particularmente aqueles com íris verde, azul ou castanho-clara. A mudança de cor da íris é secundária a um aumento da melanogênese, com mais melanina sendo produzida pelo melanócitos no estroma da íris. Embora não haja um aumento da pigmentação após a interrupção do medicamento, a alteração é aparentemente permanente.

Pode também causar crescimento, aumento do número e espessamento dos cílios, cefaleia, aumento da pigmentação da pele periorbital e hiperemia conjuntival e transitória. Recentemente, alguns relatos de uveíte anterior e edema macular cistoide em olhos com história pregressa de uveíte ou cirurgia ocular foram atribuídos ao latanoprost. Outra complicação potencial associada ao uso de latanoprost é a recorrência da ceratite herpética. Mal-estar e mialgia também foram relatados.

A bimatoprosta (Lumigan®), a travaprosta (Travatan®, Travamed®) e o tafluprost (Saflutan®) também são análogos da prostaglandina F_{2a} e agem sobre os receptores da prostaglandina FP.

Parecem causar mais efeitos colaterais do que o latanoprost, embora o percentual de pacientes que não respondem ao tratamento seja menor.

A travaprosta diminui mais a pressão intraocular, principalmente em pacientes negros. A associação com o timolol (Duo-Travatan®) também deve ser utilizada uma vez ao dia.

O bimatoprost, parece ter um efeito maior do que os outros análogos da prostaglandina, causando menos cefaleia e menos pigmentação da íris. No entanto, a hiperemia conjuntival é maior. Uma nova formulação (Lumigan® RC), contendo 0,01% em vez do 0,03% da fórmula convencional, parece diminuir este paraefeito sem comprometer a eficácia. A associações com timolol, também usada 1 vez ao dia, é o Ganfort®.

O tafluprost apresenta efeito hipotensor ocular menor do que os outros fármacos da mesma categoria.

Unoprostona isopropílica

A unoprostona isopropílica (Rescula®) é um decosanoide, um derivado de um metabólito da prostaglandina que é hidrolisado durante a sua passagem pela córnea pelas esterases, resultando em um ácido carboxílico livre que é a substância farmacologicamente ativa.

A unoprostona isopropílica baixa rapidamente a pressão intraocular pela facilitação da drenagem do humor aquoso pela via trabecular e uveoescleral, não alterando de maneira significativa a produção do humor aquoso.

Quando a PIO inicial não é muito alta (até 25 mmHg), apresenta, a longo prazo, o mesmo efeito hipotensor que o maleato de timolol, mas inferior ao dos análogos da prostaglandina.

É utilizada 2 vezes ao dia. Pode causar hiperemia conjuntival, ceratite e dor. Os efeitos sistêmicos não são significativos.

Agentes hiperosmóticos

Serão estudados no próximo tópico.

AGENTES HIPEROSMÓTICOS

Noções gerais

Algumas substâncias, quando administradas por via oral ou parenteral, provocam um aumento da pressão osmótica no sangue, criando um gradiente osmótico entre o leito vascular, o espaço extracelular e o interior das células, e, consequentemente, provocam um fluxo de água na direção dos vasos e uma desidratação tissular. No olho, a saída de água dos compartimentos oculares produz uma baixa na pressão intraocular.

O emprego desses agentes é prática comum no tratamento nas crises de hipertensão ocular secundária ao fechamento angular e, em circunstâncias eventuais, no pós-operatório de cirurgias oculares ou até durante o ato cirúrgico para baixar prontamente a pressão intraocular. O uso tópico diminui o edema corneano removendo fluido da córnea para a lágrima hipertônica.

A seguir, abordaremos os agentes osmóticos mais frequentemente utilizados na prática oftalmológica.

Glicerina

A glicerina pode ser usada como agente osmótico para reduzir a pressão intraocular. Em 30 minutos após a ingestão de glicerina, observa-se ausência de dor, fotofobia e melhora no edema corneano. Esta droga irá remover fluidos, restaurando a transparência da córnea em condições tais como distrofia epitelial de Fuchs e glaucoma agudo.

A aplicação tópica da glicerina tem valor na gonioscopia e em exames oftalmoscópicos vitais para definir o manejo ocular. A dose recomendada de glicerina varia de 1 a 1,5 g/kg. A via de administração pode ser oral ou sob a forma de colírio a 40% a 50% como no tratamento do edema microcístico.

Os efeitos colaterais da glicerina usada sistemicamente são: náuseas, vômitos (a administração junto a suco de laranja ou limão reduz a incidência destes sintomas), dor de cabeça e diarreia eventualmente. Ela é metabolizada pelo organismo e, por essa razão, a diurese é discreta. A glicerina metabolizada pode causar hiperglicemia e glicosúria e deve ser usada com cautela em pacientes diabéticos. A cefaleia é tolerável ou não se manifesta, quando se empregam as doses habituais.

Manitol

O manitol é muito útil, na sua administração intravenosa, para reduzir a pressão intraocular. É o agente hiperosmótico de escolha para a via EV. A dose média de manitol é de 1,8 a 2 g/kg. Usa-se uma solução a 20% gota a gota na veia, administrada em 30 e 45 min. O alívio da dor é o primeiro sintoma da terapêutica clínica.

Não sendo metabolizado pelo organismo, pode ser administrado em pacientes diabéticos sem criar problemas metabólicos. O inconveniente do manitol é o grande volume administrado, podendo criar problemas cardiovasculares como dor precordial e edema agudo de pulmão.

O manitol é filtrado pelo glomérulo e não sofre reabsorção tubular, funcionando como poderoso diurético. A diurese intensa exige atenção. A desidratação criada pelo manitol é intensa e deve ser considerada em pacientes debilitados. Alguns pacientes apresentam rinite durante ou após a injeção. Quando administrado por via oral não é absorvido pelo organismo, funcionando como laxativo.

Ureia

A ureia é encontrada normalmente no humor aquoso em taxas pouco inferiores às do plasma. Quando administrada por via endovenosa observa-se um nítido aumento nos níveis plasmáticos e uma discreta elevação de sua concentração no humor aquoso. Sua pobre penetração tem sido atribuída a uma baixa solubilidade lipoide e alto conteúdo nitrogenado.

No nível dos rins, dois fenômenos ocorrem: filtração glomerular e reabsorção tubular.

O principal uso oftálmico da ureia é no controle dos casos de glaucoma de ângulo estreito que não respondem a terapêutica com mióticos e inibidores da anidrase carbônica. Em outras circunstâncias, pode ser usada no glaucoma secundário ao hifema, no reparo de traumas perfurantes, na remoção de um corpo estranho intraocular, no glaucoma secundário à inflamação e como auxiliar na cirurgia de descolamento de retina.

A dosagem de ureia é de 1 a 1,5 g/kg administrada através de uma solução a 30% para a via intravenosa.

Os principais efeitos colaterais são: diurese intensa, sede, dor ao longo da veia puncionada, endurecimento ou trombose venosa, cefaleia, desorientação, pulso irregular, edema pulmonar e necrose no local da injeção. Os pacientes com afecções graves representam uma contraindicação à ureia

e, os pacientes com sobrecarga cardíaca merecem uma avaliação criteriosa.

Glicose hipertônica

Soluções de glicose a 30% a 50% têm sido empregadas topicamente no tratamento do edema corneano. Estes agentes não são tóxicos para a córnea e, podem, em situações especiais, prestar alguma ajuda.

LUBRIFICANTES OCULARES

Introdução

A estabilidade do filme lacrimal depende das características químicas entre as três camadas do filme: gordurosa, aquosa e mucosa. A gordurosa é a mais externa, secretada pelas glândulas de meibômio com a função de retardar a evaporação da lágrima, aumentar a tensão superficial estabilizando o filme lacrimal e lubrificar as pálpebras que passam através da superfície do globo. A aquosa é a intermediária, secretada pelas glândulas lacrimais, e fornece suprimento de oxigênio ao epitélio da córnea e proteção bactericida. A mucosa é a mais interna, secretada pelas células caliciformes da conjuntiva e pelas glândulas de Henle e Manz, cuja função é tornar o epitélio da córnea que é hidrófobo em hidrófilo, mantendo a córnea úmida e oxigenada.

Álcool polivinílico, na concentração de 1,4% a 3%, é o mais comum agente de viscosidade usado como substituto da lágrima, sendo superior aos demais. Ácido poliacrílico, polietileno glicol, hidroximetilcelulose, hidroxipropilcelulose e carboximetilcelulose estão também presentes nos substitutos de lágrimas em variadas concentrações.

Avisar *et al.* mostraram em recente estudo que Healon® a 0,1% tem a melhor influência na estabilidade do filme lacrimal pré-corneano quando comparado com outras lágrimas artificias por sua propriedade de viscosidade. Entretanto outros autores afirmam que a proteção dada é por poucas horas (pequeno tempo de retenção) e o fato de ser gel tem efeito negativo.

Lágrimas artificiais disponíveis comercialmente

As lágrimas artificiais que estão disponíveis utilizam as seguintes substâncias:
- Carboximetilcelulose: Lacrifilm®, Cellufresh®, Fresh Tears®, Adaptis®, Ecofilm®.
- Hipromelose: Filmcel®, Genteal®, Artelac®, Lacribell®.
- Duosorb (sistema polimérico solúvel em água contendo dextrano e hipromelose): Lacrima®, Lacrima plus®, Trisorb®.
- Álcool polivinílico: Lacril®.
- Álcool polivinílico mais povidona: Refresh®.
- Ácido poliacrílico: Viscotears® gel, Vidisic® gel, Refresh® gel

- Carboximelcelulose de sódio + glicerina + hialuronato: Optive®
- Carmelose sódica + glicerol + polissorbato: Refresh Advanced®
- Carmelose sódica + glicerol: Plenigell®.
- Polissorbato + glicerina: Endura®
- Hialuronato de sódio: Hylo Comod®, Hylo Gel®, Adaptis Fresh®, Hyabak®.
- Polietileno glicol + propileno glicol: Systane®, Oftane®, Mirugell®.

Indicações, precauções e modo de usar

Esses lubrificantes são normalmente indicados na síndrome do olho seco, instabilidade do filme lacrimal, ceratopatia de exposição e para maior conforto do usuário de lentes de contato duras ou gás-permeáveis.

O uso do gel pode levar a um borramento temporário da visão, o que pode ser desconfortável para alguns pacientes.

Devido aos preservantes, devem ser evitados durante o uso de lentes de contato gelatinosas, existindo formulações apropriadas para uso com estas.

Geralmente são utilizados de acordo com os sintomas, até aproximadamente 6X/dia.

Causam alívio dos sintomas, diminuem a osmolaridade e diluem os fatores pró-inflamatórios. Também apresentam, em suas fórmulas, substâncias que visam tratar os danos produzidos pelo olho seco na superfície ocular.

CORANTES OFTALMOLÓGICOS

Fluoresceína

Noções gerais

É uma substância corante hidrossolúvel, que se torna fluorescente quando submetida a radiações luminosas entre 465-490 nm de comprimento de onda (espectro azul).

Durante a realização da angiografia, da luz azul que é emitida para o olho, retorna luz azul e a verde, que é a que foi excitada pela fluoresceína livre nos vasos. Esta luz que retorna passa por um filtro, somente a luz verde impressionando o filme fotográfico.

Métodos de uso

No estudo de patologias externas, é usada sob forma de solução ou em bastonetes de papel filtro. Deve se aplicar o bastão no saco conjuntival, para que o corante se dilua na lágrima. Não se deve utilizar solução anestésica para molhar a tira de fluoresceína porque pode alterar o corante. Na realização da angiografia fluoresceínica, o corante é injetado endovenosamente.

Contaminação

Conforme um estudo realizado por Vaughan, até 50% dos colírios de fluoresceína em um consultório de oftalmologia, quando testados, demonstram contaminação, muitas vezes por *Pseudomonas aeruginosa*. Os preservativos normalmente usados nas soluções oftálmicas, como o benzalcônio e o clorobutanol, são inativados pela fluoresceína. Cuidados devem ser, portanto, tomados para evitar a contaminação pelas pálpebras ou conjuntiva do paciente ou pela mão do médico durante o uso.

Utilidades clínicas da fluoresceína

Adaptação de lentes de contato duras e gás permeáveis

Ela torna visível a camada lacrimal entre a córnea e a lente de contato.

Áreas de contato são reconhecidas pela ausência do corante.

Os padrões característicos da distribuição de fluoresceína ajudam a identificar vários problemas na adaptação tais como lentes muito apertadas ou muito frouxas.

A observação deve ser realizada com o auxílio da luz azul-cobalto da lâmpada de fenda.

Detecção de corpos estranhos

A fluoresceína pode ser útil em detectar partículas alcalinas que podem ser aprisionadas entre pregas de conjuntiva inflamada.

Detecção de lesões corneanas

O epitélio corneano intacto, tendo um alto conteúdo de lipídios, resiste à penetração da fluoresceína, que é hidrossolúvel, mas qualquer lesão na barreira epitelial permite a penetração rápida do corante na córnea.

Cora áreas da córnea sem epitélio, sendo útil no diagnóstico e no seguimento do tratamento de lesões ulceradas: um defeito epitelial da córnea, seja por trauma, infecção ou outra causa, aparece verde brilhante sob luz azul devido ao acúmulo de fluoresceína, sendo então facilmente visualizado. Quando a superfície epitelial se regenerar, a coloração desaparece, independente se o estroma subjacente ainda esteja edemaciado, afinado ou irregular.

Estudo da produção lacrimal

Como a fluoresceína é solúvel em água, pode-se obter uma medida indireta da produção da camada aquosa da lágrima pela observação da velocidade de diluição da fluoresceína no fluido lacrimal.

Estudo da qualidade e quantidade do filme lacrimal

A qualidade é avaliada no teste de *break-up time*, onde se instila fluorescência no fundo do saco conjuntival, pede-se para o paciente piscar para distribuir a fluoresceína sobre a córnea, pede-se para não piscar e se conta o tempo de aparecimento de quebra do filme lacrimal. Se o tempo for inferior a 10s, o teste é positivo, ou seja, a quebra é precoce. Isto significa que a qualidade do filme lacrimal está alterada, pois ele não permanece o tempo usual protegendo a superfície corneana.

A quantidade é observada pelo tamanho do menisco lacrimal.

Estudo da patência lacrimal

Embora o fluxo mecânico de solução de irrigação normalmente mostre ao médico e ao paciente se o sistema de drenagem nasolacrimal está aberto ou não, a adição de fluoresceína facilita a observação.

Para isso, basta pingar algumas gotas de uma solução a 2% em um olho, pedindo a seguir que o paciente pisque com força pelo menos 4 vezes. Ao fim de 6 minutos, pesquisa-se a presença de traços de fluoresceína no nariz mediante o uso de um cotonete.

Tonometria de aplanação

Na tonometria, a fluoresceína serve para delimitar a margem da área aplanada, permitindo a leitura da pressão intraocular.

Uma medida onde haja uma quantidade inadequada de fluoresceína pode super ou subestimar a medida da PIO (miras muito grossas e miras muito finas, respectivamente).

Na cirurgia

É útil para detectar extravazamentos de humor aquoso pós-operatórios (teste de Seidel) nas cirurgias de catarata, glaucoma ou transplante de córnea.

Instilando-se o colírio, observa-se se a fluoresceína é "lavada" a partir da ferida operatória, indicando um escape do humor aquoso de dentro para fora do olho. Isto é muito importante, pois este extravazamento é uma fonte potencial de porta de entrada de endoftalmite (infecção intraocular).

O uso da fluoresceína durante a cirurgia corneana pode ser muito útil. A cor verde da fluoresceína instilada previamente indica imediatamente quando o trépano do transplante de córnea entra na câmara anterior – este é particularmente útil em casos onde a córnea adjacente estiver opaca demais para permitir que o cirurgião veja a íris.

As superfícies epitelial e interna de um enxerto conjuntival são muito parecidas, e podem ser acidentalmente invertidas.

Em caso de dúvida, a fluoresceína deve ser usada para identificar a superfície interna, já que só esse lado irá corar.

Também tem sido preconizada nas cirurgias de catarata, para casos onde a capsulorrexis seja de execução difícil por falta de transparência adequada, já que cora a cápsula.

No estudo da circulação retiniana

Para a angiografia com fluoresceína, utiliza-se a injeção endovenosa numa das veias do antebraço ou da mão, de fluoresceína sódica, seguindo-se após uma tomada de séries fotográficas do fundo de olho, enquanto a droga está na circulação intraocular.

Durante a injeção intravenosa, a maior parte das moléculas do corante (aproximadamente 80%) se liga às proteínas plasmáticas, principalmente às albuminas. As globulinas e as hemácias participam também, mas em menor quantidade.

Os 20% restantes circulam livres no plasma e é apenas esta fração que é excitada e captada nas imagens fotográficas do fundo de olho.

Apesar de não muito usual, também pode ser usada via oral, tendo como vantagem apresentar menos efeitos colaterais.

Desta maneira, é possível visualizar como está o fluxo sanguíneo do fundo do olho, se existem vasos ou tecidos anômalos, o estado do epitélio pigmentar retiniano.

O maior risco da angiografia é a reação anafilática, por isso a importância de equipamentos e medicações de emergência à disposição durante o exame.

Indocianina verde (ICG)

Este corante, também utilizado para a realização de angiografia, tem a sua grande vantagem em mostrar melhor a circulação coroidiana do que a fluoresceína. Isso é importante, já que se sabe que muitas das causas de maculopatias associadas a perdas graves de visão estão relacionadas a neovascularização de coroide e quebras do complexo barreira membrana de Bruch/epitélio pigmentar.

Além da impregnação do sangue, tem excelente penetração no EPR normal e xantofila macular. Também está indicado para corar cápsula anterior do cristalino em cirurgias de catarata com cristalino maduro, facilitando a capsulorrexis.

Cromovitrectomia tem como significado o uso de qualquer corante vital durante cirurgia vitreorretiniana para que se possa visibilizar membranas e estruturas. Este termo foi introduzido no ano 2000, quando se descreveu que a ICG era capaz de corar a membrana limitante interna e facilitar sua remoção. Deve-se atentar para um possível efeito tóxico retiniano da ICG.

A infracianina verde (IfCG – indocianina verde sem iodo na composição) também se liga com afinidade à membrana limitante interna (MLI) acelular, e facilita sua identificação, sendo uma alternativa à indocianina com pouca ou nenhuma toxicidade à retina.

Rosa-bengala

É um corante vital do grupo dos xantenos, solúvel em água. Utiliza-se na forma de colírio 1% ou em tiras. É usado para avaliar o segmento externo do olho.

Cora de vermelho-róseo as células do epitélio conjuntival e corneano desvitalizados, bem como muco e filamentos. Ou seja, ao contrário da fluoresceína, cora as células conjuntivais e corneanas em sofrimento e seus núcleos.

O exame com rosa bengala é importante para avaliar deficiências lacrimais, e na ceratoconjuntivite *sicca* ocorre uma coloração na conjuntiva bulbar sob a forma de dois triângulos situados na área da fenda palpebral, com base limbar é vértices nos cantos internos e externo da comissura palpebral.

Também é útil para avaliar lesões herpéticas ativas, corando a margem da úlcera, onde existem células desvitalizadas, demonstrando o local da replicação do vírus.

Pacientes com pinguéculas e pterígios podem ter teste positivo nas áreas afetadas.

É um pouco irritante, podendo causar ardência.

Azul de metileno

O azul de metileno irá corar os nervos corneanos, se instilado ao menos 3 vezes em intervalos de 5 minutos.

É empregado para tingir fio de seda virgem por ocasião de sua remoção.

Pode ser também utilizada para tingir o saco lacrimal, facilitando a sua visualização por ocasião de cirurgias (dacriocistorrinostomia ou extirpação do saco lacrimal).

Azul de tripano (TB – Tripan Blue)

Solução aquosa, estéril, usada em cirurgias oftalmológicas nas concentrações de 0,10% e 0,15%. Esse corante atravessa membranas celulares apenas em células mortas, tornando-as azuis. Seu uso em oftalmologia iniciou nos anos 1990, quando foi utilizado para corar a cápsula anterior do cristalino para facilitar a capsulorrexis na cirurgia de catarata.

Em cirurgias de cromovitrectomia o TB também pode ser utilizado. Pode não corar tão bem a MLI como a ICG, porém seu uso se mostra mais eficiente na cirurgia de retirada de MER minimizando o trauma à retina durante a cirurgia por permitir a visibilidade de toda a extensão da MER.

Um novo uso é para visibilidade de bordas de roturas em cirurgias de descolamento de retina regmatogênico.

Não tem ação farmacológica nem efeitos colaterais.

Lissamina Verde

É um corante ácido orgânico o qual cora córnea e conjuntiva de maneira semelhante à rosa bengala, porém é mais confortável e menos irritante.

Utilizado para diagnóstico precoce da xeroftalmia.

É facilmente visualizado na lâmpada de fenda com luz branca ou filtro vermelho.

Outros corantes

Triancinolona acetonida: conceitualmente não é corante, é um corticoide amplamente usado em oftalmologia. Funciona por deposição de cristais, facilitando a remoção da MLI em vitrectomias. Também mostrou-se o melhor corante para se ver vítreo.

Azul patente: aprovado para corar cápsula anterior do cristalino.

Azul brilhante G: primeira alternativa real à ICG e IfCG em cromovitrectomia, devido a alta afinidade para MLI. Ainda não se tem dados conclusos sobre sua toxicidade.

Azul de bromofenol. Corante usado como indicador ácido-base ou marcador para procedimentos em gel de eletroforese. Tem grande potencial em uso de cirurgia de catarata, pois cora intensamente a cápsula cristaliniana em olhos de porco. Pode ter também um potencial uso em cromovitrectomia.

Acetato de fluormetolona (FMA). Pode ser preparado como uma suspensão oftálmica. Este esteroide branco pode ser usado para o tratamento de inflamações conjuntivais, corneanas e de segmento anterior do olho em geral. Pode ser também uma alternativa em cromovitrectomia.

ANTICOAGULANTES E FIBRINOLÍTICOS

Noções gerais de anticoagulantes

O uso de anticoagulantes em oftalmologia está praticamente restrito às oclusões vasculares da retina (OVR), embora também existam evidências de que eles ajudem em manifestações oculares pela insuficiência cerebrovascular, como amaurose fugaz, hemianopsia, diplopia etc.

Como as anormalidades nos sistemas de hemostasia e fibrinólise sanguínea estarão implicadas na gênese das OVR, na última década muitas drogas vêm sendo testadas no tratamento sistêmico dessas oclusões com o objetivo de minimizar suas complicações como o edema macular, a hemorragia vítrea e o glaucoma neovascular. No entanto, as oclusões da artéria central da retina destroem essa estrutura tão rapidamente que pouco benefício pode ser antecipado da terapia anticoagulante.

Embora as oclusões venosas resultem principalmente de mudanças estruturais na parede do vaso, trombos podem bloquear o lúmen restante. Ainda não está bem definido se a terapia anticoagulante evita uma oclusão trombótica progressiva da veia envolvida (permitindo tempo adicional para canais venosos colaterais se desenvolverem).

Heparina

A heparina, pertencente ao grupo dos glicosaminoglicanos, que antagoniza a ação da trombina, tem um efeito anticoagulante imediato, e deve ser utilizada via parenteral. Essa droga não dissolve os coágulos sanguíneos, nem remove a arteriosclerose ou outras anormalidades dos vasos.

Seu efeito pode ser monitorado pelo tempo de tromboplastina parcial ativado (TTPa, que deve estar entre 1,5 e 2,5 vezes o valor normal médio de TTPa, que em geral fica entre 50 e 80 segundos).

O sangramento de uma dose excessiva de heparina pode ser quase imediatamente revertido por uma injeção intravenosa de brometo de hexadimetrina ou sulfato de protamina.

Drogas antiprotrombínicas

Os agentes cumarínicos, como o dicumarol e o warfarin, e as fenilindandionas (anisindiona, difenadiona, fenindiona) são similares quimicamente à vitamina K para substituí-la na estrutura da enzima responsável pela síntese de protrombina. Este efeito de bloqueio é reversível e pode ser sobrepujado por um excesso de vitamina K.

Devido ao tempo requerido para o desaparecimento de protrombina já existente ou para a síntese de nova protrombina, a resposta a estas drogas ou seus antídotos é muito mais lenta do que o efeito anticoagulante da heparina.

Um a três dias são requeridos até que os níveis anticoagulantes sejam atingidos.

O controle é feito pelo tempo de protrombina, que deve ser mantido em uma a uma vez e meia os valores de seu tempo normal.

O uso de anticoagulantes cumarínicos e ácido acetilsalicílico não se mostrou efetivo, além de estar associado a complicações sistêmicas e ao aumento da gravidade das hemorragias retinianas durante as primeiras semanas de tratamento.

Outros medicamentos anticoagulantes

A pentoxifilina, que pode aumentar a deformabilidade dos eritrócitos, mostrou melhora aparente da acuidade visual (AV) e da circulação retiniana quando associada à prednisolona.

A troxerrutina é um derivado das rutinas. Ela reduziu a agregabilidade eritrocitária, melhorou a AV, o edema macular e reduziu a isquemia retiniana num estudo clínico randomizado. Nenhuma droga, entretanto, mostrou-se plenamente satisfatória.

Fibrinólise

A fibrinólise é um mecanismo enzimático fisiológico capaz de dissolver a rede de fibrina de um coágulo e restaurar o fluxo sanguíneo de um vaso.

O fator tecidual ativador do plasminogênio rt-PA, um componente do sistema fibrinolítico, age transformando o plasminogênio em plasmina através da proteólise.

A plasmina, por sua vez, degrada a rede de fibrina insolúvel que compõe o coágulo em produtos solúveis.

Características do rt-PA sintético

O rt-PA produzido por engenharia genética não é distinguido, pelo sistema imunológico, do rt-PA produzido pelo organismo. Por esse motivo, o rt-PA sintético não é antigênico, podendo ser utilizado inúmeras vezes sem que ocorra resistência ou reações alérgicas, como ocorre com a estreptoquinase.

A fibrinólise induzida pelo rt-PA administrado sistemicamente, pode consumir os fatores de coagulação, aumentando o risco de sangramentos durante o tratamento. Não se observaram efeitos sobre a hemostase sanguínea com o uso tópico ou intraocular do rt-PA.

Indicações

As principais indicações para o uso do rt-PA em oftalmologia são:

- Tratamento da hemorragia subconjuntival pós-cirurgia de glaucoma.
- Nas trabeculectomias, reduzindo a cicatrização das bolhas filtrantes.
- Tratamento das membranas fibrinoproliferativas pós-cirúrgicas (facectomias, trabeculectomias e vitrectomias).

Administração

As vias de administração desta droga em estudo para oftalmologia são:
- Tópica, em forma de colírio.
- Injeção subconjuntival.
- Intracameral.
- Intravítrea.
- Administração no espaço sub-retiniano.

Efeitos colaterais

Nas doses usualmente utilizadas, ele não se mostrou nocivo ao endotélio corneano e a toxidade aos fotorreceptores, antes atribuída ao rt-PA, é provavelmente causada pelo seu veículo (argina). A toxidade ocular do rt-PA é dependente do volume, concentração e do local onde foi administrado.

Fibrinolisina

A fibrinolisina é uma enzima proteolítica ativa, que dissolve coágulos de fibrina, e tem ação anticoagulante através da inativação do fibrinogênio. Ela é antigênica e pode provocar reações alérgicas. Inibidores (antifibrinolisina) estão presentes no sangue normalmente e inativam a fibrinolisina.

Estreptoquinase

A estreptoquinase, uma enzima derivada do estreptococo hemolítico, pode ativar a profibrinolisina e efetivamente lisar os coágulos sanguíneos. É altamente tóxica, especialmente quando dada intraocularmente.

Uroquinase

A uroquinase promove a conversão do plasminogênio até a enzima proteolítica plasmina, causando a degradação de proteínas plasmáticas, fibrinogênio e coágulos com fibrina.

Tem sido utilizada para irrigar hifemas e tratar as oclusões de artéria e veia retinianas agudas.

Ácido aminocaproico

O ácido aminocaproico (Amicar®) é um agente antifibrinolítico utilizado na prevenção do ressangramento de hifemas traumáticos, fazendo com que a taxa de novos sangramentos caia de 30% para 3%. A administração é sistêmica, na dosagem de 100 mg/kg a cada 4 horas até uma dose máxima de 30 gramas. Não é eficaz em crianças.

AGENTES BIOLÓGICOS I: VITAMINAS

Noções gerais

As vitaminas são substâncias orgânicas com papéis-chave em certas vias metabólicas. São requeridas em pequenas doses e obtidas dos alimentos, já que o organismo não consegue sintetizá-las. Elas podem ser lipossolúveis (vitaminas A, D, E, K) ou hidrossolúveis (vitaminas B_1, B_2, B_3, B_6, B_{12}, C, biotina, folato).

Vitaminas lipossolúveis × hidrossolúveis

As lipossolúveis são encontradas em comidas mais gordurosas, e são absorvidas, transportadas e armazenadas com as gorduras. Como a sua excreção é mínima, e o acúmulo na gordura é abundante, deficiências deste tipo de vitamina são raras, mas quantidades tóxicas podem se acumular se houver consumo excessivo de suplementos.

As vitaminas hidrossolúveis são absorvidas no intestino, ligam-se às proteínas de transporte e são excretadas na urina. Como o acúmulo é mínimo, necessitam ser ingeridas regularmente, e a toxicidade é rara, exceto em caso de ingestão de grandes doses de B_3 e B_6. Apenas a vitamina B_{12} tende a se acumular significativamente no organismo.

Vitamina A (retinol)

O retinol é encontrado apenas em comidas de origem animal, sendo a fonte mais rica o fígado, embora também seja encontrado em boa quantidade nos ovos. No entanto, pode ser também produzido no intestino, pela quebra dos carotenos presentes em vegetais verdes, cenoura e algumas frutas.

Ele é metabolizado em vários outros compostos, como:
- 11-cis retinaldeído, a parte inicial do complexo fotorreceptor dos cones e bastonetes.
- Ácido retinoico, que induz a diferenciação das células epiteliais, ligando-se a receptores nucleares específicos, que induzem a uma resposta dos genes específicos. Na deficiência da vitamina A, as células produtoras de muco são substituídas por células produtoras de queratina.
- Retinoides, que são necessários para o crescimento normal, desenvolvimento fetal, fertilidade, hematopoiese e função imune.

É imprescindível, portanto, à preservação da integridade do tecido epitelial, ósseo, e no metabolismo dos bastonetes. Além disto, há um possível efeito protetor contra o câncer e aterosclerose.

A deficiência da vitamina A leva, precocemente, a nictalopia (cegueira noturna, o primeiro sinal), por deficiência de retineno, um subproduto do retinol, fundamental na regeneração da rodopsina dos bastonetes. O paciente refere uma dificuldade de adaptação no escuro. Mulheres no final da gestação, que estão mais propensas à deficiência de vitamina A, com este tipo de queixa, devem ser investigadas e, se for o caso, tratadas.

A interferência no metabolismo das células epiteliais provoca xeroftalmia - xerose da conjuntiva (seca e congesta), com a presença de manchas de Bitot (placas brancas de epitélio conjuntival espessado, normalmente em formato triangular e firmemente aderidas à conjuntiva) (Fig. 7-1, à

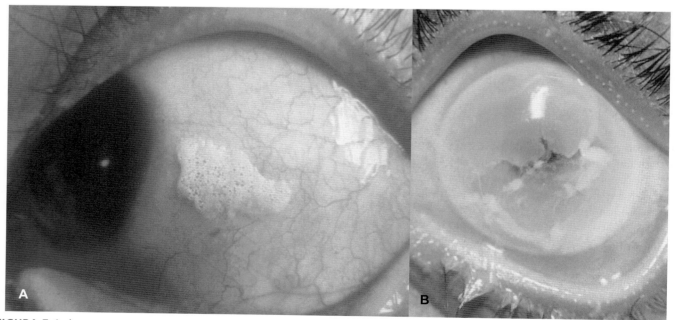

FIGURA 7-1 À esquerda: manchas de Bitot. (Fonte: Baiyeroju A, Bowman R, Gilbert C, Taylor D. Managing eye health in young children. Community Eye Health 2010;23(72):4-11.) À direita: ceratomalacia. *(Fonte: Gilbert C. The eye signs of vitamin A deficiency. Community Eye Health 2013;26(84):66-67.)*

esquerda), podendo evoluir para ceratomalacia (dissecção e necrose da córnea) (Fig. 7-1, à direita). Também ocorrem alterações na pele, crescimento inadequado, e diminuição da resistência frente a algumas infecções.

A deficiência de vitamina A é responsável pelo aparecimento de cegueira em 500.000 pré-escolares por ano nos países de terceiro mundo.

O tratamento da deficiência, nos casos com alterações oculares, é feito com uma única dose via oral de 60 mg de palmitato ou acetato de retinol, ou, quando há vômito ou diarreia grave, a via intramuscular pode ser utilizada (injeção de vitamina A – palmitato de retinila – em solução aquosa – 55 mg: 100.000 UI).

Nos Estados Unidos, há um lubrificante ocular contendo retinil, a forma alcoólica da vitamina A (*Viva-Drops*), mas sua eficácia ainda não foi bem estabelecida.

A vitamina A é disponível para uso tópico (colírio e pomada), estando indicada nas perdas de substância corneana, como nas ceratites, ceratoconjuntivites, úlceras traumáticas, no pós-operatório de ceratoplastias, em formas graves de síndrome do olho seco e na adaptação de lentes de contato hidrofílicas.

A ingesta excessiva de vitamina A pode provocar dano hepático, hiperostose, aumento do risco de fraturas e teratogenicidade. Uma overdose aguda pode levar a náuseas e cefaleia, aumento da pressão intraocular e descamação cutânea. No olho, já se descreveram diplopia, discromatopsia, hemorragias retinianas, atrofia óptica, papiledema, exoftalmia, nistagmo, amaurose fugaz, além de depósitos conjuntivais e síndrome do pseudotumor orbitário.

Vitamina B$_1$ – Tiamina

Está envolvida no metabolismo dos carboidratos e das proteínas, e sua ingesta deve ser proporcional a desses nutrientes; é encontrada, abundantemente, no leite, legumes, cereais, nozes, aves e carne.

A tiamina pirofosfato (TPP) está envolvida no metabolismo dos carboidratos, e é uma coenzima essencial para a descarboxilação do piruvato para acetil-coenzima A. Esta é a ponte entre a glicólise e o ciclo de Krebs. Também está envolvida no próprio ciclo de Krebs. Consequentemente, quando há deficiência desta vitamina:
- As células não conseguem metabolizar a glicose aerobicamente para gerar energia como ATP; o sistema nervoso vai ser afetado primeiro, já que depende muito da glicose para suas atividades.
- Há um acúmulo de ácidos pirúvico e láctico, que produzem vasodilatação e aumentam o débito cardíaco.

A doença causada pela carência desta vitamina chama-se beribéri.

Nos países desenvolvidos, geralmente é encontrada em alcoólatras crônicos. Dieta pobre, absorção diminuída, acúmulo e fosforilação no fígado, e aumento das necessidades de tiamina devido à alta energia no etanol, todos estes são fatores que contribuem para a deficiência neste tipo de paciente.

Nos países em desenvolvimento, a deficiência geralmente é causada por uma dieta baseada em arroz polido, também chamado de arroz branco (o mais consumido no Brasil).

O corpo tem um estoque muito limitado de tiamina, então a deficiência normalmente começa após 1 mês de uma dieta inadequada, podendo assumir várias formas:
- Beribéri infantil, visto em infantes alimentados exclusivamente no peito por mães com deficiência de tiamina, é invariavelmente fatal.
- Beribéri neurológico ou seco, que se manifesta como uma neuropatia periférica crônica, queda do pulso ou do pé, e pode causar a psicose de Korsakoff e a encefalopatia de Wernicke. O nervo óptico também pode estar afetado. Comprometimento ocular está presente em 70% dos acometidos, sendo a ceratoconjuntivite *sicca* o achado mais frequente; neurite óptica também pode ocorrer, com o aparecimento de escotomas centrais, cecocentrais e paracentrais.
- Beribéri cardíaco ou seco, que causa edema generalizado devido à insuficiência cardíaca biventricular com congestão pulmonar.

Deficiência nutricional de mais de 6 meses de duração geralmente não melhoram com o tratamento vitamínico.

A terapia multivitamínica tem uma resposta melhor do que apenas a reposição de vitamina B$_1$, sugerindo que outras deficiências podem estar envolvidas. No entanto, a psicose de Korsakoff é irreversível.

O uso tópico, disponível associado à vitamina B$_2$ e nicotinamida, é indicado nos pacientes que desenvolvem olho seco e nos pacientes portadores de hepatopatias que apresentem lesões corneanas recorrentes.

Não apresenta efeitos tóxicos significativos.

Vitamina B$_2$ (riboflavina)

A riboflavina faz parte da cadeia de oxidação na mitocôndria, agindo como uma coenzima nas reações de oxidação-redução. É encontrada amplamente em comidas vegetais (grãos, vegetais verde-escuros) e animais (ovos, carne), mas o seu suprimento mais rico é oriundo do leite e seus subprodutos não gordurosos.

É destruída em condições alcalinas pelo calor e pela radiação ultravioleta. Sua deficiência afeta crianças e gestantes do terceiro mundo, associado à desnutrição proteico-calórica e portadores de síndrome de má absorção intestinal.

Caracteriza-se por queilose angular, glossite, fotofobia e crescimento deficiente; a queilose e a glossite são dolorosas, o que aumenta o risco nutricional pela dificuldade de ingesta. Os genitais podem estar afetados, assim como as áreas cutâneas ricas em glândulas sebáceas. A anemia pode também estar presente. Ceratite rosácea, pannus limbar, blefarite seborreica e conjuntivite bacteriana secundária são também achados frequentes.

O tratamento consiste na reposição de vitamina B$_2$ por via oral e numa dieta rica em vitaminas do complexo B, proteínas e carboidratos. O uso de preparados para uso tópico está indicado no tratamento das manifestações oculares associado ao manejo convencional.

Não há uma toxicidade significativa.

Vitamina B$_3$ ou niacina

A nicotinamida e o ácido nicotínico têm atividades biológicas iguais, sendo considerados juntos como niacina. Algumas fontes da vitamina são galináceos, carne, peixe, grãos e amendoim. Ela pode ser sintetizada no corpo em pequenas quantidades a partir do triptofano dos ovos e queijo.

A nicotinamida é uma parte essencial de dois importantes nucleotídeos piramídicos, o dinucleotídeo nicotinamida adenina (NAD) e o dinucleotídeo fosfato nicotinamida adenina (NADP), que são importantes receptores e doadores de hidrogênio para muitas enzimas. Portanto, são importantes no metabolismo oxidativo. Além disto, a niacina reduz o LDL colesterol e aumenta o HDL.

Pelagra é a deficiência de ácido nicotínico, sendo mais comum em alcoólatras, em países mais desenvolvidos. Em países em desenvolvimento, é endêmica em regiões pobres cuja população subsiste basicamente de milho, que contém niacitina, uma forma de niacina que o corpo não consegue utilizar. Oito semanas de uma alimentação deficiente em niacina e triptofano é o suficiente para o problema se desenvolver.

A pelagra tem sido chamada de a doença dos 3 Ds:
- Dermatite, com eritema que lembra uma queimadura solar grave (Fig. 7-2), aparecendo simetricamente nas partes do corpo expostas ao sol, principalmente pernas e pescoço ("colar de Casal"), mas não a face.
- Diarreia e
- Demência.

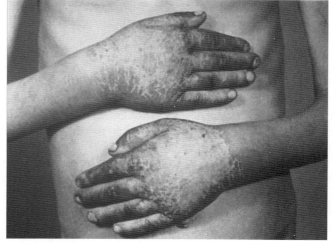

FIGURA 7-2 Dermatite na mão causada por pelagra. (Cortesia de CDC Public Health Image Library, em http://phil.cdc.gov/).

Envolvimento ocular é raro, mas neurite óptica e retinite podem ocorrer.

A toxicidade pode se apresentar com um quadro de rubor, cefaleia, prurido, hiperglicemia, hiperuricemia e hepatoxicidade.

Vitamina B$_6$ (piridoxina)

Piridoxina, pirodoxal e piridoxamina são três compostos relacionados com ações fisiológicas similares. A forma ativa da vitamina é o piridoxal 5-fosfato, uma coenzima para um grande número de enzimas envolvidas no metabolismo de aminoácidos. Além disso, está também envolvida na síntese do heme e na excitabilidade neuronal, e reduz os níveis séricos de homocisteína.

A vitamina B$_6$ pode ser obtida em vários tipos de alimento, principalmente carne, ave, peixe, batata, banana, soja e nozes.

A deficiência de piridoxamina é rara, mas pode ser causada por certas drogas, como isoniazida e penicilamina, que agem como antagonistas químicos da piridoxamina.

Causa anemia, quelose e dermatite. No olho, pode haver congestão vascular, hiperceratose e perda de cílios das margens palpebrais. Também ocorre neovascularização corneana. A toxicidade se manifesta por neurotoxicidade.

Biotina

A biotina é uma coenzima no metabolismo de carboidratos, ácidos graxos e aminoácidos.

A sua deficiência raramente ocorre em uma dieta normal, mas pode acontecer em quem come ovos crus, porque a avidina neste alimento se liga à biotina no intestino, inativando-a. Os aspectos desta deficiência incluem dermatite escamosa, alopecia e parestesia.

Não há toxicidade.

Vitamina B$_{12}$ (cianocobalamina)

A vitamina B$_{12}$ pode ser encontrada na carne (especialmente fígado), aves, peixes e produtos lácteos. Ela é necessária para a integridade da mielina. Além disto, está envolvida na síntese do DNA (junto com o folato) e reduz os níveis sanguíneos de homocisteína.

Na deficiência, há uma desmielinização intensa, difusa e desigual, que se pode manifestar clinicamente como uma neuropatia periférica, degeneração medular ou manifestações cerebrais, incluindo demência e atrofia óptica. Isto ocorre independentemente dos níveis de folato, que não está envolvido na síntese de mielina. Neurite óptica pode ocorrer sobretudo se associada a beribéri e a pelagra. Acomete preponderantemente alcoólatras e hepatopatas. Além disso, a sua deficiência leva a distúrbios da crase sanguínea (anemia perniciosa) e a dificuldade de cicatrização.

O tratamento consiste na implementação da dieta e administração parenteral de vitamina do complexo B. O uso de colírios que contêm vitamina B_{12} está indicado no tratamento adjuvante de ceratites metaherpéticas, nas uveítes e nas retinites pigmentares.

Não apresenta efeitos tóxicos.

Ácido fólico

Está presente em vegetais, legumes, grãos, frutas, aves e carne.

O ácido fólico está envolvido diretamente na síntese de DNA (juntamente com a vitamina B_{12}) e RNA, e um nível mais elevado do que o normal é requerido durante a embriogênese. Também reduz os níveis de homocisteína.

A sua deficiência pode levar a um fechamento incompleto do tubo neural, e, consequentemente, espinha bífida, anencefalia e encefalocele. Anemia megaloblástica também pode acontecer.

Não apresenta efeitos tóxicos.

Vitamina C (ácido ascórbico)

É uma vitamina solúvel em água e que deve ser obtida a partir da dieta, já que o ser humano não tem a capacidade de sintetizá-la. É destruída com facilidade pelo calor, luz e aumento do pH e oxida em contato com o ar. É interessante notar que a concentração de ácido ascórbico no humor aquoso é 25 vezes maior do que no plasma de seres humanos.

Diferentes verduras e frutas variam no seu conteúdo de vitamina C. Entre as verduras, apresentam concentrações mais elevadas a couve-de-bruxelas e a couve; espinafre, batatas e tomate apresentam bem menos. Entre as frutas, a acerola apresenta bem mais do que as outras, como frutas cítricas, goiaba e morango, que também são ricas nesta vitamina.

A vitamina C é requerida para a síntese de colágeno, além de ter um papel importante na síntese de noradrenalina e carnitina, e também no metabolismo do colesterol.

Importante na oftalmologia também é seu papel de potente antioxidante, podendo proteger proteínas, lipídios, carboidratos e ácidos nucleicos do dano causado por radicais livres e peróxido de oxigênio, que são produzidos na mitocôndria durante o metabolismo normal, assim como pela exposição a toxinas e poluentes, como já foi visto no capítulo sobre citologia. Esses danos têm sido associados a distúrbios oculares, como a degeneração macular senil e catarata. O ácido ascórbico consegue quelar metais de transição e eliminar compostos óxido-reativos (radical superóxido, radical hidroxila, peróxido de hidrogênio, íon oxigênio).

A vitamina C também pode regenerar outros antioxidantes, como a vitamina E. Participa na formação e regeneração dos tecidos e é coenzima no metabolismo dos aminoácidos e outros elementos químicos. Também facilita a absorção de ferro pelo organismo.

Parece exercer uma proteção contra certos tipos de neoplasias. A sua deficiência (escorbuto) leva a hemorragias na pele (equimose), mucosas, órbita, subperiósteo e articulações. Também podem ocorrer hemorragias dentro das pálpebras, espaço subconjuntival (hiposfagma), câmara anterior (hifema), cavidade vítrea e na retina. Hemorragias orbitárias por deficiência de vitamina C (escorbúticas) produzem exoftalmo de início súbito.

Também reduz a aderência plaquetária. A menos que mudanças teciduais irreversíveis tenham ocorrido, a terapia vitamínica restaura a função.

O escorbuto pode ser prevenido por apenas 10 mg diários – a acerola tem uma quantidade 130 vezes maior do que isso. O tratamento consiste na implementação da dieta com alimentos ricos em vitamina C (frutas cítricas, tomates, repolho, leite materno) ou vitamina C por via oral, 200-500 mg/dia.

O consumo de vitamina C suplementar parece reduzir o risco de doenças cardiovasculares e de neoplasias, como o câncer de mama.

A diminuição da concentração sérica da vitamina tem sido associada a um aumento da gravidade na catarata, e tem sido aventado que o consumo de altas doses como suplemento teria um efeito protetor para o desenvolvimento da opacificação cristaliniana, mas esta terapia ainda é controversa.

Nos Estados Unidos, a quantidade diária recomendada para indivíduos saudáveis é de 60 mg por dia para não fumantes e 95 mg/dia para fumantes, já que estes últimos estão sob estresse oxidativo maior e geralmente apresentam concentrações sanguíneas menores.

O uso tópico de vitamina C é indicado nas lesões corneanas superficiais, sobretudo nas queimaduras por álcalis, nos primeiros 10 dias do trauma.

O excesso de vitamina C ingerida é rapidamente eliminada pelos rins, minimizando o risco de toxidade. No entanto, nefrolitíase e diarreia podem ocorrer.

Vitamina D

A forma natural da vitamina D, o colicalciferol, é um esteroide modificado. Ele é formado na pele pela ação dos raios ultravioleta no 7-di-hidrocolesterol, um metabólito do colesterol. As fontes dietéticas naturais incluem gema de ovo, peixes oleosos, manteiga e leite, mas estes contribuem muito pouco para a quantidade necessária, comparados com o que é gerado pela pele.

O colicalciferol não é, por si, biologicamente ativo, mas deve ser convertido no fígado em 25-hidroxicalciferol e depois hidroxilado nos rins para a forma 1,25-dihidroxicalciferol, que é a forma ativa. Ela vai ativar receptores intracelulares específicos, que influenciam no metabolismo do cálcio.

A deficiência de vitamina D é chamada de raquitismo, quando em crianças, e osteomalacia, quando afeta os adultos. É um amolecimento dos ossos devido a uma deficiência de vitamina D ou uma deficiência da capacidade do corpo em utilizar esta vitamina. A dosagem excessiva de vitamina D pode causar uma calcificação patológica de muitas áreas do corpo.

Opacidades conjuntivais e corneanas, tipicamente uma ceratopatia em faixa, aparecem nesses pacientes.

Vitamina E

É lipossolúvel. O termo vitamina E compreende uma família de vários antioxidantes, os tocoferóis e os tocotrienóis.

O α-tocoferol é a única forma de vitamina E presente em grande quantidade no sangue e tecidos. É encontrado principalmente nos óleos vegetais (oliva, girassol, gérmen de trigo) nozes e brócolis.

A principal função parece ser a de antioxidante, ele intercepta os radicais livres, principalmente o peróxido, e previne uma reação em cadeia de destruição lipídica. Além de manter a integridade das membranas celulares corporais, também protege o LDL da oxidação. O tocoferol também reage com o íon oxigênio e radicais superóxido, o que também contribui para a sua propriedade protetora.

O consumo de vitamina E parece reduzir o risco de infarto do miocárdio. Em fumantes, também reduz o índice de câncer de próstata. A vitamina também inibe a ação da proteína C quinase, uma importante molécula sinalizadora, e afeta a expressão e a atividade do sistema imune e inflamatório, mas ainda não se sabe se isto resulta em uma melhora na resistência a infecções, na prática.

Além disso, inibe a agregação plaquetária e aumenta a vasodilatação.

A vitamina E mantém reduzidos os níveis de glutationa, através do aumento da sua reciclagem, tanto no cristalino quanto no humor aquoso. No entanto, a suplementação de vitamina E não parece aumentar seu nível no cristalino, e seu papel na proteção contra a catarata também ainda não está estabelecido. Os estudos realizados para a degeneração macular senil também tem se mostrado contraditórios.

A deficiência de vitamina E é rara, mas tem sido observada em indivíduos malnutridos, em defeitos genéticos que afetam a proteína de transferência do alfatocoferol e em síndromes de má absorção. Ela resulta principalmente em sintomas neurológicos (ataxia e neuropatia periférica), miopatia, retinopatia pigmentar e necrose hepática.

A vitamina E já foi indicada para uma variedade de distúrbios oculares, incluindo a retinopatia da prematuridade, mas em nenhum parece ter tido efeito. O limite de consumo diário é de 1 grama por dia de alfatocoferol nos Estados Unidos. A toxicidade pode levar a um antagonismo da vitamina K e cefaleia

Vitamina K

Quantidades adequadas de vitamina K são normalmente obtidas dos alimentos (vegetais folhosos e fígado) ou sintetizados pelas bactérias no cólon.

A vitamina K é um cofator para a produção de um aminoácido, carboxiglutamato, que faz parte da molécula proteica de quatro dos fatores de coagulação (II, VII, IX e X), o que confere a estas proteínas a sua capacidade de se ligar a superfícies fosfolipídicas na presença do cálcio. Os fatores de coagulação são, portanto, vitamina K dependentes, em sua maioria (mas nem todos). Por isso, a interferência com a reciclagem da vitamina K ou sua diminuição no organismo vai resultar em um efeito anticoagulante.

Paradoxalmente, quantidades excessivas de vitamina K ou seus análogos podem causar uma deficiência de protrombina e distúrbios de sangramento. O uso indiscriminado e excessivo de vitamina K é um erro comum no manejo do sangramento não relacionado à deficiência de protrombina. Antes do uso da vitamina K, o tempo de protrombina do paciente deve ser determinado.

Antioxidantes

Muita atenção tem sido dada ao uso de antioxidantes, sobretudo vitaminas C e E e oligoelementos para evitar a formação de cataratas e proteger a retina do dano induzido pela luz ultravioleta.

Supõe-se que as vias oxidativas gerem radicais livres, que podem ter uma participação na patogenia da degeneração macular e na formação de catarata.

O papel dos antioxidantes nas patologias oculares ainda não está bem estabelecido.

Os suplementos com vitaminas C e E, com zinco ou luteína, comercializados (Neovite®, Vitalux Plus®) para prevenir a degeneração macular senil não exsudativa, devem ser consumidos junto com as refeições, 1 ou 2 comprimidos, 1 ou 2 vezes ao dia.

Resumo das alterações oculares por deficiências vitamínicas

Os distúrbios oculares típicos causados por deficiências vitamínicas estão resumidos na Tabela 7.4.

Considerações finais

Nenhuma outra patologia além das deficiências específicas parece se beneficiar do uso de vitaminas. Além disso, as fórmulas comerciais costumam apresentar dosagens várias vezes superiores à necessária, não se obtendo nenhum benefício extra e aumentando a toxicidade.

AGENTES BIOLÓGICOS II: HORMÔNIOS

Maneira de atuação dos hormônios

Duas classes de hormônios, os peptídicos e os esteroides, operam através de dois tipos distintos de receptores.

Os hormônios peptídicos são sintetizados como partes de moléculas de proteína e são processadas para proteínas

TABELA 7.4 — Efeitos oftalmológicos de deficiências vitamínicas e deficiência de zinco.

Deficiência vitamínica	Efeitos no segmento anterior	Efeitos no segmento posterior
A (retinol)	Conjuntiva: Pontos de Bitot Xerose Córnea: Ceratomalacia Ceratopatia puntata	Retina: Nictalopia (cegueira noturna) Prejuízo da síntese de rodopsina. Epitélio pigmentar da retina: Hipopigmentação.
B_1 (tiamina)		Atrofia temporal do nervo óptico com defeitos correspondentes no campo visual
B_6 (piridoxina)	Neovascularização de córnea	Atrofia circinada da retina
B_{12} (cianocobalamina)		Atrofia temporal do nervo óptico com defeitos correspondentes no campo visual
C (ácido ascórbico)	Cristalino (formação de catarata?)	
E (tocoferol)		Degeneração macular na retina e epitélio pigmentar
K	Hemorragia conjuntival	Hemorragia retiniana
Zinco		Degeneração macular na retina e epitélio pigmentar

menores, que são secretadas. Eles atuam se ligando a receptores localizados na membrana celular. A ativação desses receptores leva a uma transdução do sinal de informação, muitas vezes ativando segundos mensageiros, que amplificam e distribuem a informação molecular.

Os hormônios esteroides entram na célula, ao contrário dos peptídicos, e agem através de receptores intracelulares estruturalmente relacionados, que se ligam a locais de reconhecimento no DNA para regular a transcrição dos genes-alvo. Isso resulta em alterações na concentração de proteínas celulares, principalmente enzimas e, portanto, a atividade metabólica subjacente à resposta fisiológica.

Hipotálamo e hipófise

A glândula pituitária (hipófise) (que já foi estudada no Capítulo 6) já não é mais considerada a "glândula-chave". O hipotálamo é a via comum final que recebe informações de praticamente todas as outras áreas do sistema nervoso central e as dirige para a hipófise.

O hipotálamo modula as atividades dos lobos anterior e posterior da hipófise de duas maneiras distintas:

- Neuro-hormônios sintetizados no hipotálamo atingem a hipófise anterior (adeno-hipófise) diretamente através de um sistema vascular portal especializado.

- Regula a síntese e a secreção dos seis principais hormônios peptídeos da pituitária anterior.

Os hormônios da hipófise por sua vez, regulam glândulas endócrinas periféricas (tireoide, suprarrenais e gônadas), bem como crescimento e aleitamento. Não há ligação direta neural entre o hipotálamo e a hipófise anterior.

Em contraste, a hipófise posterior (neuro-hipófise) compreende axônios originários dos corpos celulares neuronais localizados no hipotálamo. Esses axônios servem como locais de armazenamento de dois hormônios peptídicos sintetizados no hipotálamo, que atuam na periferia para regular o balanço hídrico (vasopressina), a ejeção do leite, e a contração uterina (ocitocina).

A hipófise é dividida em adeno-hipófise (anterior) e neuro-hipófise (posterior), e o lobo anterior responde por cerca de 80% da glândula.

Os seis principais tipos de células da hipófise anterior incluem somatotrofos (que produzem o hormônio de crescimento ou GH), lactotrofos (que produzem a prolactina ou PRL), os corticotrofos (que produzem o hormônio adrenocorticotrófico ou ACTH), tireotrofos (produzem o hormônio estimulador da tireoide ou TSH), gonadotrofos (que produzem o hormônio folículo estimulante ou FSH e o hormônio luteinizante ou LH) e células foliculares, que não produzem hormônios.

Os hormônios da hipófise posterior, a vasopressina e a ocitocina, são sintetizados em neurônios especializados no hipotálamo, os neurônios neuro-hipofisários.

Praticamente todos os hormônios produzidos pelo hipotálamo e pela hipófise são secretados de maneira pulsátil, intercalando breves períodos de inatividade e atividade. Além disso, alguns dos hormônios (p. ex., o ACTH, o GH, e a prolactina) têm ritmos circadianos definidos ou ritmos diurnos, com o aumento da secreção durante horas específicas do dia. Outros hormônios (p. ex., o LH e o FSH durante o ciclo menstrual) têm ritmos mensais, com evidências de ritmos circadianos sobrepostos.

Pacientes com distúrbios do eixo hipotálamo-hipófise podem se apresentar com uma combinação de:
1. sinais ou sintomas de uma lesão de massa (p. ex., dores de cabeça, defeitos do campo visual por uma compressão do quiasma) – já descritos na anatomia do quiasma – ou
2. hipossecreção ou hipersecreção de um ou mais hormônios hipofisários.

Outras funções do hipotálamo também podem ser afetadas.

Tireoide

Noções gerais

A glândula tireoide do adulto contém dois lobos que envolvem a traqueia em suas porções anterolaterais direita e esquerda, entre a cartilagem tireoide e a fúrcula (Fig. 7-3). O duto tireoglosso pode persistir como um lobo piramidal.

Cada lobo é demarcado em porções superior, média e inferior. Os lobos direito e esquerdo são ligados por um istmo na face anterior da traqueia, logo abaixo da cartilagem cricoide. As glândulas paratireoides normalmente se encontram no lobo posterior da tireoide (Fig. 7-4).

A tireoide é composta de um agregado de folículos esféricos, cada um contendo uma única camada de células epiteliais foliculares conhecidas como tireócitos, e que cercam um lúmen contendo coloide (Fig. 7-5). O principal componente do coloide é a tireoglobulina. Células parafoliculares C, que são derivadas de tecido da crista neural e produzem calcitonina, são amplamente dispersas entre os folículos.

O iodeto, que é ingerido nos alimentos, e a água, são ativamente concentrados pela glândula tireoide, convertidos em iodo orgânico pela peroxidase da tireoide, e incorporados em tirosina na célula folicular tireoidiana.

As tirosinas podem ser iodadas em um (monoiodotirosina) ou dois (di-iodotirosina) locais, em seguida são acopladas para formar os hormônios ativos T3 (uma monoiodotirosina mais uma di-iodotirosina) e T4 (duas di-iodotirosina). T3 é a iodotironina metabolicamente ativa. Vinte por cento dela são produzidos na tireoide, o resto sendo resultado de uma desiodação, que ocorre principalmente no fígado, da T4.

A tireoglobulina, uma glicoproteína contendo T3 e T4 em sua matriz, é encontrada nos folículos tireoidianos como um coloide. Lisossomos contendo proteases clivam T3 e

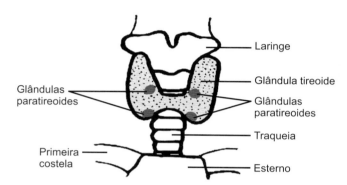

FIGURA 7-4 As glândulas paratireoides normalmente se encontram no lobo posterior da tireoide. *(Modificada de Ruth Lawson, em https://en.wikibooks.org/wiki/File:Anatomy_and_physiology_of_animals_Thyroid_%26_parathyroid_glands.jpg.)*

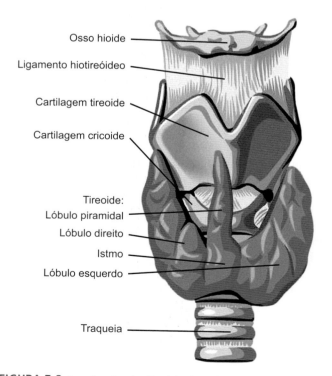

FIGURA 7-3 Localização da glândula tireoide.

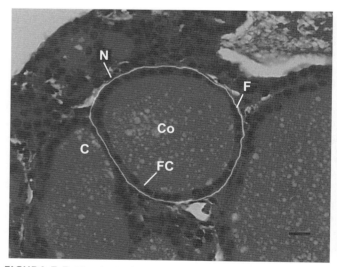

FIGURA 7-5 Histologia da tireoide mostrando o folículo (C, circulado na *linha amarela*), delimitado por uma única camada de células foliculares cuboides (FC), e contendo o material coloidal (Co) no seu interior. *(Fonte: de Kot BCW, Lau TYH, Cheng SCH. Stereology of the Thyroid Gland in Indo-Pacific Bottlenose Dolphin (Tursiops aduncus) in Comparison with Human (Homo sapiens): Quantitative and Functional Implications. Fahlman A, ed. PLoS ONE. 2013;8(5):e62060.)*

T4 da tireoglobulina, resultando na liberação de T3 e T4 livre para a corrente circulatória.

Todas as reações necessárias para a formação de T3 e T4 são influenciadas e controladas pelo hormônio estimulador da tireoide, também chamado de TSH, que, como vimos, é produzido pela hipófise e estimula as células foliculares da glândula tireoide.

Aumento dos níveis de hormônios tireoidianos livres (T4 e T3) inibem a secreção de TSH pela hipófise, enquanto os níveis diminuídos de T4 e T3 resultam em um aumento na liberação de TSH pela hipófise. A secreção de TSH é também influenciada por hormônio liberador de tirotropina (TRH), um peptídeo sintetizado no hipotálamo. O TRH, lançado para o sistema portal entre o hipotálamo e a hipófise, liga-se a um receptor específico TRH nas células tireotrópicas da hipófise e induz uma liberação do TSH.

Os hormônios da tireoide têm dois efeitos fisiológicos importantes:

1. Síntese aumentada de proteínas em praticamente todos os tecidos do corpo (T3 e T4 entram nas células e a T3 se liga a receptores nucleares, influenciando na formação de RNA mensageiro).

2. O T3 aumenta o consumo de O2 pelo aumento da atividade da Na +, K +-ATPase (bomba sódio-potássio), principalmente nos tecidos responsáveis pelo maior consumo basal de O2 basal (*i.e.*, fígado, rim, coração e músculo esquelético).

Hipertireoidismo

A doença de Graves é um hipertireoidismo devido a um processo autoimune. Uma pequena proporção de pacientes com doença de Graves desenvolve sinais oculares característicos, um quadro conhecido como oftalmopatia de Graves. Além de sinais de hipertireoidismo, os pacientes podem ter também mixedema pré-tibial e (raramente) baqueteamento dos dedos. A oftalmopatia pode aparecer antes de quaisquer manifestações de tireotoxicose e pode ocorrer mesmo em pacientes que nunca desenvolvem hipertireoidismo. É agravada pela radioiodoterapia, especialmente se o paciente for fumante.

Os pacientes podem apresentar queixas inespecíficas, tais como secura, desconforto ou proeminência dos olhos. Mourits desenvolveu um sistema de pontuação clínica que usa os sinais e sintomas que refletem as características cardinais da inflamação (Tabela 7.5). A pontuação Mourits pode ser usada para avaliar as alterações na atividade da doença com o tempo e a resposta à terapia. Para cada um dos sinais presentes, um ponto é dado. A soma desses pontos define o escore de atividade.

Os músculos extraoculares podem tornar-se grosseiramente espessados. Histologicamente, mostram edema intercelular secundário a aumento das concentrações de mucopolissacarídeos, que são gerados por fibroblastos orbitais estimulados por linfócitos ativados.

A retração palpebral é praticamente patognomônica de doença da tireoide, particularmente quando associada a exoftalmia. Ela pode ser unilateral ou bilateral e envolver as pálpebras superiores e inferiores. É muitas vezes acompanhada de miopatia restritiva, inicialmente envolvendo o reto inferior, resultando em elevação diminuída dos olhos. A patogênese da retração palpebral é diversa, incluindo a hiperestimulação do sistema nervoso simpático e infiltrado inflamatório direto do músculo elevador das pálpebras. A

TABELA 7.5	Sistema de Classificação Mourits para avaliar a atividade da doença na oftalmopatia de Graves.
Dor	
Dor, sentimento de opressão no globo ou atrás dele	
Dor à movimentação ocular	
Hiperemia	
Hiperemia palpebral	
Hiperemia conjuntival difusa	
Edema	
Quemose	
Edema da carúncula	
Edema palpebral	
Aumento na proptose de 2 mm ou mais em um período de 1 a 3 meses	
Alteração da função	
Diminuição na acuidade visual de uma ou mais linhas na tabela de Snellen (usando um estenopeico) em um período de 1 a 3 meses	
Diminuição da movimentação ocular em qualquer direção igual ou superior a 5 graus em um período de 1 a 3 meses	

miopatia restritiva do músculo reto inferior pode causar retração palpebral pela estimulação aumentada do levantador quando se tenta olhar para cima.

O grau de exoftalmia é extremamente variável. Medições utilizando os exoftalmômetros de Hertel ou Krahn podem mostrar um grau leve (menos de 24 mm) a grave (28 mm ou mais). A condição é geralmente assimétrica e pode ser unilateral. O aumento do conteúdo orbital, que produz a exoftalmia, é devido a um aumento no volume dos músculos oculares e da gordura da órbita e, portanto, é importante clinicamente para avaliar a resistência a retropulsão manual do globo. Ressonância magnética ou tomografia computadorizada podem diferenciar exoftalmia devido a um tumor orbital. Em alguns casos, o espessamento da musculatura ocular pode ser restrito a apenas alguns músculos, geralmente o músculo reto inferior ou do reto medial.

A limitação da elevação do globo ocular é o achado mais frequente. Isto é principalmente devido ao aumento do músculo reto inferior, que pode ser confirmado pelo aumento substancial da pressão intraocular quando o paciente tenta olhar para cima. Muitas vezes, há discreta limitação dos movimentos oculares em todas as posições do olhar. Os pacientes se queixam de diplopia, que pode voltar ao normal espontaneamente ou, se for grave, pode necessitar de tratamento com corticosteroides. Se ele permanece estático por 6 a 12 meses, pode ser corrigido por operação em um ou mais músculos extraoculares.

A compressão do globo pelo conteúdo orbital pode produzir elevação da pressão intraocular e estrias da retina ou coroide.

Neuropatia óptica associada à doença de Graves ocorre ocasionalmente como resultado da compressão ou por isquemia do nervo óptico à medida que atravessa a órbita tensa, principalmente no ápice orbital.

Em alguns pacientes, pode-se observar uma ceratoconjuntivite límbica superior, embora não seja específica para a doença de tireoide. Em exoftalmia grave, a exposição da córnea e ulceração podem ocorrer.

Hipotireoidismo

Sinais oculares significativos não são comuns no mixedema, embora alguns sinais de oftalmopatia da tireoide possam ser vistos. Os pacientes com hipertireoidismo, que posteriormente se torna hipotireoidismo, estão em maior risco de comprometimento oftalmológico.

Paratireoide

Ocasionalmente, durante a tireoidectomia, as glândulas paratireoides são removidas inadvertidamente, causando hipoparatireoidismo. Há casos espontâneos de hipoparatireoidismo; portanto, embora raro, deve ser suspeitado em pacientes jovens com catarata. Há uma diminuição de cálcio no sangue, enquanto os fosfatos estão aumentados. Tetania pode acontecer, e pode ser suficientemente grave para causar convulsões generalizadas.

As manifestações oculares consistem principalmente em blefaroespasmo. Opacidades pequenas, discretas, *punctatas* do córtex cristaliniano podem se desenvolver e eventualmente requererem a extração da catarata.

Glândula adrenal

As glândulas suprarrenais são duas pequenas estruturas adjacentes à porção superior dos rins (Fig. 7-6). Cada uma contém um córtex, que produz hormônios esteroides, e uma medula, produtora de catecolaminas.

No córtex adrenal, a produção de três principais classes de esteroides ocorre em zonas específicas: a camada mais externa, a glomerular, produz mineralocorticoides, principalmente a aldosterona; a camada média, a fasciculata, produz glicocorticoides, primariamente o cortisol; a camada mais interna, a reticular, produz "andrógenos" adrenais, principalmente a dehidroepiandrosterona (DHEA) e seu conjugado sulfatado (DHEA-S). Este zoneamento reflete o fato de que, embora as três zonas possam produzir esteroides, algumas enzimas críticas estão restritas a zonas específicas, resultando na capacidade ou incapacidade de sintetizar produtos finais.

Aldosterona e outros esteroides com atividade mineralocorticoide promovem a reabsorção de sódio e a secreção de potássio.

O cortisol já foi visto em tópico específico neste capítulo. Quando há um grande estresse, como trauma com dor e hipovolemia, inicia uma resposta do sistema nervoso central, que inclui a síntese e secreção de hormônio liberador

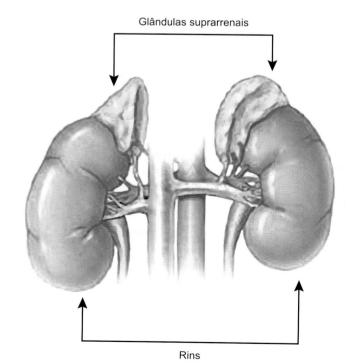

FIGURA 7-6 Localização das glândulas adrenais.

de corticotropina (CRH). O CRH é o maior estímulo para aumentar a secreção hipofisária de ACTH, o que aumenta a produção de cortisol adrenal. O cortisol mantém não apenas a glicose no sangue, mas também a capacidade de resposta vascular à adrenalina e noradrenalina. Limita a excessiva resposta inflamatória para evitar uma perda de volume maior e dano de tecido. No sistema nervoso central, o CRH atua para estimular o sistema nervoso simpático periférico.

DHEA e DHEA-S são os produtos mais abundantes da glândula adrenal, e parecem exercer seus efeitos estrogênicos e androgênicos como pró-hormônios, sendo convertidos em estrogênios e testosterona nos tecidos periféricos e ativando os receptores de estrógeno e andrógeno.

A medula adrenal ocupa a porção central da glândula adrenal, sendo responsável por 10% do volume total da glândula. Suas células são chamadas células cromafins (se tingem de marrom com sais de cromo). As células cromafins se diferenciam no centro da glândula adrenal em resposta ao cortisol, e algumas células cromafins também migram para formar paragânglios, coleções de células cromafins em ambos os lados da aorta. As catecolaminas já foram estudadas junto com o sistema nervoso autônomo, no Capítulo 6.

Testículos

O testículo é um órgão bifuncional servindo como local de produção de esteroides sexuais (*i.e.*, a testosterona) e de síntese e produção de espermatozoides no homem. Além disso, os andrógenos e seus metabólitos (incluindo estrogênios) desempenham funções metabólicas essenciais e podem ser importantes indutores e efetores da função cerebral em homens.

A testosterona, quer diretamente, quer através dos seus produtos metabólicos (*i.e.*, estradiol e di-hidrotestosterona), tem um efeito inibidor sobre a secreção e a liberação de GnRH (hormônio de liberação da gonadotropina, produzido pelo hipotálamo e que age na hipófise), bem como efeitos diretos inibitório sobre a secreção e a liberação de LH e FSH.

Ovários

O hipotálamo segrega um peptídeo pequeno, hormônio liberador de gonadotrofinas (GnRH), também conhecido como hormônio liberador do hormônio luteinizante, que regula a liberação das gonadotrofinas (LH e FSH) da hipófise anterior. O LH e o FSH promovem a maturação de óvulos estimulando a secreção de estrogênio e progesterona do ovário. Estrogênio e progesterona são compostos policíclicos (com átomos de carbono dispostos em quatro anéis) derivados do colesterol. Eles estimulam os órgãos-alvo do sistema reprodutivo (*i.e.*, as mamas, útero e vagina) e exercem efeitos negativos e positivos sobre o *feedback* SNC-unidade hipotálamo-hipófise, inibindo e estimulando a secreção de gonadotrofina.

A menopausa ocorre naturalmente em uma média de idade de 50 a 51 anos. Com a idade a resposta dos ovários aos hormônios da hipófise, as gonadotrofinas (FSH e LH) diminui, inicialmente resultando em menor fase folicular (assim, ciclos menstruais mais curtos), menos ovulações, diminuição da produção de progesterona e maior irregularidade nos ciclos. Eventualmente, o folículo pode não responder e não produzir estrogênio. Sem o *feedback* do estrogênio, os níveis circulantes de LH e FSH podem subir substancialmente. Os níveis circulantes de estrógenos e progesterona são marcadamente reduzidos. A androstenediona é reduzida pela metade, mas a testosterona diminui ligeiramente, porque o estroma do ovário após a menopausa continua a secretar quantidades substanciais (como faz a glândula adrenal). Os andrógenos são convertidos em estrogênios na periferia, especialmente em células de gordura e pele, responsáveis pela maioria do estrógeno circulante nas mulheres pós-menopáusicas. Essa fase de transição, durante o qual uma mulher passa fora da fase reprodutiva começa antes da menopausa. É chamada de climatério ou perimenopausa, embora muitas pessoas se refiram a essa fase como menopausa.

Metabolismo dos carboidratos (insulina e glucagon)

Hiperglicemia

A insulina suprime a produção de glicose tanto pela inibição da glicogenólise quanto da gliconeogênese. Além disso, ela também estimula a captação de glicose no músculo, fígado e gordura.

A insulina é inicialmente sintetizada nas células β pancreáticas como pró-insulina, um polipeptídeo de cadeia única. A clivagem da proinsulina remove o peptídeo-C, que serve de conexão, para formar as pequenas moléculas de insulina. Tanto a insulina quanto o restante do peptídeo C são empacotadas em grânulos de armazenamento ligados à membrana, e a estimulação da secreção de insulina, geralmente pela glicose, resulta na liberação de quantidades equimolares de insulina e peptídeo C (e uma pequena quantidade de pró-insulina) para a circulação portal. Considerando que a insulina é fortemente metabolizada durante sua primeira passagem pelo fígado, o fragmento de peptídeo C escapa, em grande parte, do metabolismo hepático, portanto os níveis periféricos de peptídeo C fornecem um indicador mais preciso da secreção de insulina endógena.

Além da glicose, outros secretagogos são aminoácidos (p. ex., leucina), estimulação vagal e fármacos como sulfonilureia, repaglinida e nateglinida.

O diabetes melito é uma doença crônica caracterizada pelo comprometimento do metabolismo da glicose e outros combustíveis energéticos, bem como pelo desenvolvimento tardio de complicações vasculares e neuropáticas. É composto por um grupo de doenças que envolvem diferentes mecanismos patogênicos, para os quais a hiperglicemia é o denominador comum. Independentemente de sua causa, a doença está associada a um defeito comum hormonal, ou seja, a deficiência de insulina, que pode ser absoluta ou relativa no contexto da coexistência de resistência à insulina.

O efeito insuficiente da insulina desempenha um papel primordial nos distúrbios metabólicos ligados ao diabetes; a hiperglicemia, por sua vez, desempenha um papel importante nas complicações relacionadas à doença.

O diabetes é uma das principais causas de mortalidade e incapacidade precoce; nos Estados Unidos, é a principal causa de cegueira entre os adultos em idade ativa, doença renal em fase final, e amputações de membros por causa não traumática. O diabetes aumenta o risco de insuficiência cardíaca, cerebral e doença vascular periférica em 2 a 7 vezes, e é um dos principais contribuintes para a morbidade e a mortalidade neonatais. Um crescente grupo de evidências, no entanto, sugere que a maioria, se não todas as complicações debilitantes do diabetes, podem ser prevenidas ou retardadas pelo tratamento precoce da hiperglicemia e outros fatores de risco cardiovascular.

O diabetes melito tipo I (DM), ou diabetes de início juvenil, e que antigamente também era conhecido como DM insulinodependente (DMID), é causado principalmente pela destruição autoimune das células β-pancreáticas, e é caracterizado por deficiência absoluta de insulina. O DM tipo II, que também era conhecido como DM não insulinodependente (DMNID), é caracterizado pela resistência à insulina e deficiência relativa de insulina. Os termos DM insulinodependente e DM não insulinodependente atualmente já não são mais usados, já que qualquer um dos dois tipos pode necessitar de insulina.

Complicações microvasculares tardias comuns incluem retinopatia, nefropatia e neuropatias periféricas e autonômicas. As complicações macrovasculares incluem doença aterosclerótica coronariana e periférica arterial.

Embora possa ocorrer em qualquer idade, o DM tipo I se desenvolve mais comumente na infância ou adolescência e é o tipo predominante de DM diagnosticado antes dos 30 anos. Este tipo de diabetes é responsável por 10% a 15% dos casos de DM e é caracterizado clinicamente por hiperglicemia e uma propensão para cetoacidose diabética (CAD). O pâncreas produz pouca ou nenhuma insulina. Isso é resultado de uma destruição seletiva, imunomediada, de mais de 90% de suas células secretoras de insulina, em indivíduos geneticamente suscetíveis. A insulite é caracterizada por uma infiltração de linfócitos T nas ilhotas pancreáticas acompanhada por macrófagos e linfócitos B, e pela perda da maioria das células, sem o envolvimento das células secretoras de glucagon. Na população branca, há uma forte associação entre DM tipo I e HLA-D específicos no cromossomo 6 (HLA-DR3, HLA-DR4 e HLA-DR3/HLA-DR4). A taxa de concordância para DM tipo I em gêmeos monozigóticos é de 50%. Isso ocorre porque, além da predisposição genética, fatores ambientais afetam o aparecimento do DM tipo I. Esses fatores ambientais podem ser vírus (rubéola congênita, caxumba e coxsackie vírus B) que podem incitar o desenvolvimento de células autoimunes e

exposição ao leite de vaca em vez de leite materno na infância (uma sequência específica de albumina do leite de vaca pode provocar reações cruzadas com a proteína da ilhota).

O diabetes tipo II é geralmente diagnosticado em pacientes com mais de 30 anos, embora também ocorra em crianças e adolescentes. Resulta tanto de uma resposta secretória de insulina diminuída quanto de uma diminuição da eficácia da insulina em estimular a captação de glicose pelo músculo esquelético e conter a produção hepática de glicose (resistência insulínica). A resistência à insulina é comum, mesmo em pessoas saudáveis, e a maioria dos pacientes com resistência à insulina não desenvolvem diabetes porque o corpo compensa adequadamente com o aumento da secreção de insulina. A resistência à insulina no DM tipo II não é o resultado de alterações genéticas nos receptores de insulina ou nos mecanismos transportadores de glicose. Defeitos intracelulares pós-receptores, geneticamente determinados, no entanto, tem um papel importante. A hiperinsulinemia resultante pode levar a outras condições comuns, tais como a obesidade (abdominal), hipertensão arterial, dislipidemia e doença arterial coronariana (síndrome de resistência à insulina). CAD é raro, mas podem desenvolver coma hiperglicêmico hiperosmolar não cetótico (CHHNC). Embora a maioria dos pacientes seja tratada com dieta, exercício e medicamentos orais, alguns pacientes necessitam de insulina para controlar a hiperglicemia sintomática e a prevenção do CHHNC. A taxa de concordância para DM tipo II em gêmeos monozigóticos é de 90%, ou seja, os fatores ambientais são menos importantes do que no tipo I. O DM tipo II é comumente associado com a obesidade, especialmente da parte superior do corpo (visceral/abdominal), e frequentemente se apresenta após um período de ganho de peso. Tolerância diminuída à glicose associada ao envelhecimento está intimamente relacionada com o ganho de peso típico. Os pacientes com DM tipo II e obesidade visceral abdominal podem ter níveis normais de glicose após perder peso.

O diabetes tem diversas apresentações iniciais. O DM tipo I geralmente se apresenta com hiperglicemia sintomática ou CAD. O DM tipo II pode apresentar hiperglicemia sintomática ou CHHNC, mas é frequentemente diagnosticada em pacientes assintomáticos durante um exame médico de rotina ou quando os pacientes apresentam manifestações clínicas de uma complicação tardia.

Poliúria seguida por polidipsia e perda de peso ocorre quando os níveis elevados de glicose no plasma provocam uma acentuada glicosúria e uma diurese osmótica, resultando em desidratação. A hiperglicemia também pode causar visão turva, fadiga, náuseas e levar a várias infecções bacterianas e fúngicas.

As complicações tardias ocorrem após vários anos de hiperglicemia mal controlada. O diabetes melito é uma desordem metabólica complexa que envolve os pequenos vasos sanguíneos, causando muitas vezes danos generalizados para os tecidos, incluindo os olhos. A maioria das complicações microvasculares podem ser adiadas, evitadas, ou mesmo revertidas por um controle glicêmico rígido, ou seja, com níveis glicêmicos em jejum e pós-prandial próximos do normal, refletidos por níveis de hemoglobina glicosilada (Hb A1c) quase normais.

As complicações macrovasculares da doença, como aterosclerose, podem levar a doença arterial coronária sintomática, claudicação, rotura da pele e infecções.

A retinopatia diabética é classificada em retinopatia diabética não proliferativa e retinopatia diabética proliferativa. A principal causa de perda visual ocorre na vigência de edema retiniano da região macular, que pode ocorrer em qualquer fase da doença e é denominada maculopatia diabética.

Retinopatia diabética não proliferativa

A retinopatia diabética é uma microangiopatia progressiva caracterizada por danos e oclusão dos pequenos vasos. As primeiras alterações patológicas são o espessamento da membrana basal do endotélio capilar e a redução do número de pericitos. A perda seletiva de pericitos capilares leva à formação de pequenos microaneurismas. Hemorragias intrarretinianas são comuns.

A retinopatia diabética não proliferativa leve é caracterizada por pelo menos um microaneurisma (Fig. 7-7).

Na retinopatia diabética não proliferativa moderada, há vários microaneurismas nos 4 quadrantes, acompanhados de outras alterações: hemorragias intrarretinianas, exsudatos duros, engurgitamento venoso e/ou exsudatos algodonosos (Fig. 7-8).

A retinopatia não proliferativa grave é caracterizada pelas alterações citadas anteriormente e por exsudatos algodonosos, engurgitamento venoso e anomalias microvasculares intraretinianas (IRMA) (Fig. 7-9).

Cerca de 10% a 50% dos pacientes com retinopatia diabética não proliferativa vão evoluir para a forma proliferativa dentro de um ano.

Maculopatia diabética

Na maculopatia diabética, que pode ser focal ou difusa, há um edema da retina, causado principalmente por uma quebra da barreira hematorretiniana, no nível do endotélio capilar da retina, permitindo a fuga de fluido e componentes de plasma para a retina circundante. É mais comum no diabetes tipo II e requer tratamento quando ameaça a visão (Fig. 7-10).

A maculopatia diabética também pode ser decorrente de isquemia, sendo caracterizada por edema macular, hemorragias profundas, e exsudatos. A angiofluoresceinografia mostra a perda de capilares da retina, com o alargamento da zona foveal avascular.

Retinopatia diabética proliferativa

As complicações mais graves do diabetes ocular são causadas por ela.

A isquemia retiniana progressiva pode estimular a formação de neovasos, frágeis e que facilmente se rompem, e que permitem o vazamento de proteínas séricas (e fluoresceína) profusamente (Fig. 7-11).

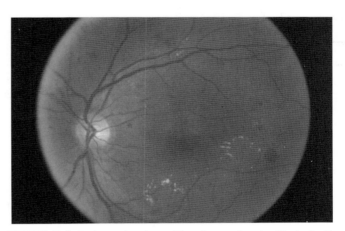

FIGURA 7-8 Retinopatia não proliferativa moderada. *(Cortesia: Dr. Manuel Augusto Pereira Vilela.)*

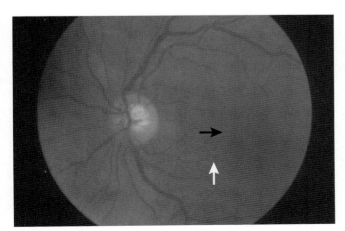

FIGURA 7-7 Retinopatia diabética leve. A *seta preta* assinala microaneurisma, e a *branca*, uma pequena micro-hemorragia. *(Cortesia: Dr. Manuel Augusto Pereira Vilela.)*

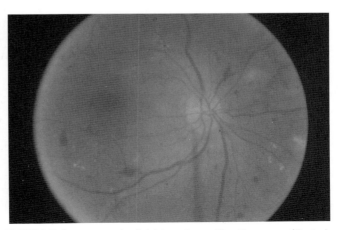

FIGURA 7-9 Retinopatia diabética não proliferativa grave. *(Cortesia: Dr. Manuel Augusto Pereira Vilela.)*

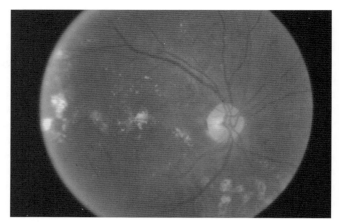

FIGURA 7-10 Maculopatia diabética. *(Cortesia: Dr. Manuel Augusto Pereira Vilela.)*

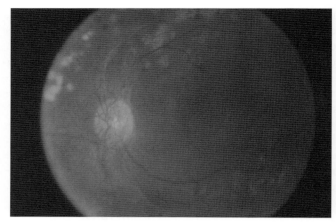

FIGURA 7-12 Retinopatia diabética proliferativa com traves vítreas. *(Cortesia: Dr. Manuel Augusto Pereira Vilela.)*

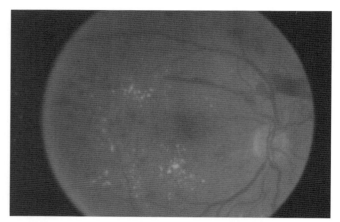

FIGURA 7-11 Retinopatia diabética proliferativa. *(Cortesia: Dr. Manuel Augusto Pereira Vilela.)*

A retinopatia diabética proliferativa caracteriza-se pela presença de neovasos no disco óptico (NVD) ou em outras partes da retina (NVE).

A proliferação de neovasos para a face posterior do vítreo torna-os elevados e mais calibrosos. Os neovasos podem romper e a hemorragia maciça pode causar perda visual súbita. Existe o risco de hemorragia vítrea, uma vez que o descolamento de vítreo posterior aconteça.

Em olhos com retinopatia diabética proliferativa e aderências vitreorretinianas persistentes, os neovasos elevados podem sofrer alterações fibrosas formando feixes fibrovasculares entre o vítreo e a retina (Fig. 7-12). Isso pode levar a uma tração retiniana progressiva ou até mesmo um descolamento de retina regmatogênico, se um rasgo na retina é produzido. Quando a contração do vítreo está completa, a retinopatia proliferativa tende a entrar na fase involutiva. A doença diabética ocular avançada também pode ser complicada por neovascularização da íris (*rubeosis iridis*) e glaucoma neovascular.

As complicações oculares pelo diabetes ocorrem cerca de 20 anos após o início da doença, mesmo em diabetes com controle aparentemente adequado. Cerca de 85% dos diabéticos acabam desenvolvendo algum grau de retinopatia. A retinopatia diabética proliferativa desenvolve-se em 50% dos diabéticos tipo I, no prazo de 15 anos do início de sua doença sistêmica. A retinopatia inicial não altera significativamente a visão, mas pode evoluir para edema macular ou retinopatia proliferativa com descolamento de retina ou hemorragia, que pode causar cegueira.

A maior esperança de vida dos diabéticos resultou em um aumento significativo na incidência da retinopatia e outras complicações oculares. A perspectiva visual é geralmente melhor para o tipo 2 do que para os diabéticos tipo 1. No tipo I, a retinopatia normalmente evolui para a forma proliferativa, o que é menos comum no tipo II; entretanto, estes pacientes podem ter perda visual grave por causa de maculopatia.

No diabetes juvenil grave, cataratas bilaterais ocorrem ocasionalmente. O cristalino pode tornar-se completamente opaco em algumas semanas. A catarata senil é mais comum e mais precoce no paciente diabético, com uma esclerose senil nuclear típica, alterações subcapsulares posteriores e opacidades corticais.

Especialmente quando o diabetes está mal controlado, as mudanças nos níveis de glicose no sangue podem causar mudanças no poder refrativo em até 3 ou 4 dioptrias de hipermetropia ou miopia.

A *rubeosis iridis*, ou seja, a neovascularização da íris, é uma complicação séria da isquemia da retina, que é também o estímulo para a neovascularização da retina na retinopatia diabética grave. Pequenos vasos sanguíneos se desenvolvem na superfície anterior da íris. Um hifema espontâneo pode ocorrer. A formação de sinéquias anteriores periféricas nos locais de drenagem do humor aquoso, no ângulo da câmara anterior, resultam em glaucoma secundário neovascular.

A paralisia dos músculos extraoculares é uma ocorrência comum no diabetes. Manifesta-se por um início súbito de diplopia, causada por paresia de um ou mais músculos extraoculares por infarto de um dos nervos motores oculares.

Pode ser a primeira manifestação do diabetes. Quando o terceiro nervo está envolvido, a dor pode ser um sintoma proeminente. É importante diferenciar de uma paralisia devida a um aneurisma de comunicante posterior – na paralisia do terceiro nervo do diabético, a pupila geralmente é poupada. A recuperação da função motora ocular começa dentro de três meses após o início dos sintomas e geralmente é completa. O quarto e sexto nervos podem igualmente ser envolvidos.

Na neuropatia óptica diabética, a perda visual é geralmente causada por infarto do disco óptico (neuropatia óptica isquêmica não arterítica anterior). Se manifesta por um edema crônico do disco óptico, geralmente com deficiência visual leve.

A possibilidade de diabetes deve ser considerada em todos os pacientes com retinopatia inexplicável, catarata, paralisia dos músculos extraoculares, neuropatia óptica, ou mudanças bruscas de erro de refração. Ausência de glicosúria ou um nível de glicose no sangue em jejum normal não exclui o diagnóstico de diabetes.

Hipoglicemia

Sob circunstâncias normais, a média da concentração plasmática de glicose é de 70-100 mg/dL antes das refeições e raramente ultrapassa 140-150 mg/dL após as refeições. O cérebro é quase totalmente dependente da glicose para a energia, embora a longo prazo ele possa se adaptar a outros substratos de glicose (p. ex., corpos cetônicos). Como a hipoglicemia grave pode prejudicar a função mental e, se prolongada, pode causar danos permanentes no cérebro, uma série de processos homeostáticos defende o organismo contra a hipoglicemia.

Um grupo dos chamados hormônios reguladores opõe as ações metabólicas da insulina, entre eles glucagon, hormônio do crescimento, cortisol e catecolaminas. O glucagon e, em menor medida, o hormônio de crescimento, desempenham um papel na expressão do estado diabético. O glucagon é normalmente secretado pelas células pancreáticas α em resposta à hipoglicemia, aminoácidos e ativação do sistema nervoso autônomo. Ele é em geral inibido pela hiperglicemia, porém, em ambos os tipos de diabetes, os níveis de glucagon são sempre ou, com mais frequência, relativamente elevados, apesar da presença de hiperglicemia. A secreção do hormônio de crescimento pela glândula pituitária está também aumentada de forma inadequada no diabetes tipo 1, um resultado (pelo menos em parte) da tentativa do organismo de superar a deficiência de insulina.

AGENTES BIOLÓGICOS III: ENZIMAS

Alfa-quimiotripsina

A α-quimiotripsina é uma enzima proteolítica que tem ação lítica seletiva nas fibras zonulares, sendo, portanto, usada basicamente na facectomia intracapsular, em que há a remoção do cristalino dentro de sua cápsula após a lise da zônula.

Pode levar ao glaucoma transitório, rotura da ferida operatória, perda vítrea, ceratopatia, alergia e descolamento de retina.

Atualmente essa enzima perdeu um pouco da sua importância, já que esse tipo de facectomia está se tornando cada vez mais rara, sendo substituída pela extracapsular e facoemulsificação.

Hialuronidase

O ácido hialurônico é um polissacarídeo encontrado na substância intercelular do tecido conectivo, e em certos tecidos especializados, como o humor vítreo. A hialuronidase é uma enzima que hidrolisa o ácido hialurônico no tecido conectivo, aumentando a permeabilidade deste tecido. Ela é utilizada junto com soluções anestésicas locais para aumentar a absorção e a dispersão do fármaco, encurtando a duração de ação e podendo aumentar a incidência de reação sistêmica. Ela acelera o aparecimento da analgesia e tende a reduzir o edema pela infiltração local.

Tem sido testada também para a vitreólise, embora sua eficácia neste caso ainda não esteja comprovada.

O vítreo, e em particular a interface vitreorretiniana, desempenha um papel importante na patogênese de muitas doenças da retina. Uma interface anormal tem sido implicada na síndrome de tração vítrea, buraco macular, edema macular diabético, retinopatia diabética proliferativa e descolamento de retina. Um achado comum nessas entidades é um vítreo aderido firmemente à retina, impedindo assim o descolamento de vítreo posterior completo (DVP). Mesmo nos casos de liquefação vítrea, o córtex vítreo permanece preso à retina, formando os chamados *vitreoschisis*, que funcionam como um guia para a proliferação fibrovascular. Isto pode aumentar a tração na retina levando a morbidade significativa e insucesso cirúrgico. A vitrectomia é a modalidade de tratamento de escolha nesses pacientes, e a completa remoção da hialoide cortical é crítica para o sucesso da operação.

O objetivo da vitreólise farmacológica é a quebra da junção vitreorretiniana, induzindo descolamento posterior de vítreo (DVP) e liquefazendo o gel vítreo. Há várias razões para se pensar em uma abordagem farmacológica:

- Vitrectomia mecânica incompleta. Tanto no polo posterior quanto na periferia da retina, os restos do vítreo cortical podem ser deixados para trás na membrana limitante interna da retina, causando tração vitreorretiniana e reproliferação de células, e levando o fracasso da cirurgia.

- A vitreólise farmacológica oferece DVP completo sem manipulação mecânica na interface vitreorretiniana, tais como o *peeling* da membrana limitante interna, minimizando assim o risco de danos iatrogênicos à mácula.

- Uma injeção intravítrea resultando em DVP completo é uma abordagem menos traumática que a vitrectomia, e pode ser benéfica como regime de tratamento profilático em doenças da retina caracterizada pela proliferação fibrovascular na interface vitreorretiniana, como diabetes, edema macular e retinopatia proliferativa, a fim de evitar a estágios avançados da doença.

- Soltar a hialoide cortical completamente da retina muda o fluxo molecular da interface vitreorretiniana e melhora o fornecimento de oxigênio para a retina, um importante mecanismo de ação que pode interferir significativamente com vias bioquímicas de hipóxia retiniana, que levam a uma superexpressão de substâncias vasoativas, como o fator de crescimento endotelial vascular.

No entanto, ainda que seja uma promessa, a vitreólise farmacológica ainda necessita de mais estudos.

Fibrinolíticos

Já foram descritos no tópico "Anticoagulantes e fibrinolíticos".

Substâncias viscoelásticas

Serão descritas no tópico "Agentes biológicos V: viscoelásticos".

AGENTES BIOLÓGICOS IV: TOXINAS

A toxina botulínica é uma das mais potentes toxinas bacterianas conhecidas, produzida pelo *Clostridium botulinum*, uma bactéria anaeróbia Gram-positiva, encontrada comumente no solo e em ambientes marinhos. Oito sorotipos imunologicamente distintos têm sido identificados, entre eles, sete sorotipos (A, B, C1, D, E, F e G) são neurotoxinas. Embora todas as neurotoxinas sejam capazes de reduzir a liberação de acetilcolina pela placa motora, variam em tamanho, biossíntese celular e mecanismo de ação. O sorotipo A é o de maior potência bloqueadora neuromuscular e o primeiro a ser fabricado para uso clínico.

A toxina botulínica (Botox®, Dysport®, Prosigne®, Xeomin®) é uma forma estéril, liofilizada e purificada de toxina botulínica do tipo A. As toxinas botulínicas são o agente causal da doença botulismo, um tipo potencialmente fatal de envenenamento alimentar. A dose letal dessas neurotoxinas é 10^{-9} g/kg de peso corporal, sendo a substância mais tóxica de ocorrência natural. Para um homem adulto, a dose letal seria de aproximadamente 25 a 35 frascos de Botox® com 100 U cada. Esse produto deve ser armazenado sob refrigeração entre 2° e 8° C, antes e após a reconstituição. Apenas o Xeomin® pode ser mantido em temperatura ambiente antes da sua reconstituição, mas, após, também deve ser refrigerado.

A toxina botulínica tipo A bloqueia temporariamente a condução neuromuscular através da ligação aos receptores nos terminais do nervo motor, inibindo a liberação de acetilcolina e produzindo uma paralisia muscular por denervação química. A variabilidade na duração da paralisia estaria relacionada com a taxa de desenvolvimento de anticorpos à toxina, regulação crescente dos receptores pós-sinápticos colinérgicos e regeneração aberrante das fibras dos nervos motores na junção neuromuscular. Para reduzir a chance de desenvolver anticorpos, é importante manter a dose da toxina o mais baixo possível.

A ação da toxina botulínica pode levar 2 semanas para atingir o efeito clínico completo. A função começa a retornar cerca de 3 meses após a aplicação, sendo geralmente normal em 6 meses. Aparentemente não causa dano a longo prazo para o músculo ou o nervo e a absorção sistêmica é mínima, não causando efeitos colaterais sistêmicos.

A toxina botulínica tipo A foi introduzida para tratamento não cirúrgico de estrabismo na década de 1970 pelo oftalmologista Alan Scott que observou um enfraquecimento seletivo e temporário de músculos extraoculares com a aplicação de toxina botulínica.

O efeito paralisante nos músculos injetados com toxina botulínica tipo A é muito útil em reduzir as contrações musculares anormais e excessivas associadas com blefaroespasmo e ao espasmo hemifacial. Além disso, o uso da toxina botulínica tornou-se um dos mais revolucionários métodos de rejuvenescimento facial dos últimos anos, passando a ser aplicado em músculos sem qualquer alteração funcional, apenas com fins estéticos. A toxina também tem sido usada para tratar síndrome de Meige, torcicolo espasmódico, enxaquecas, bexiga hiperativa, hiperidrose, entre outros.

As complicações são raras, dose-dependentes, reversíveis e de intensidade leve. Reações locais de curta duração no sítio de injeção incluem dor, edema, eritema, equimose, cefaleia e hipoestesia. Além disso podemos ter complicações relacionadas com o enfraquecimento excessivo do músculo tratado ou enfraquecimento dos músculos adjacentes como ptose palpebral e do supercílio, diplopia, disfagia, dificuldade para falar, sorriso assimétrico, entre outros. Também pode causar náuseas, mal-estar e sintomas gripais.

AGENTES BIOLÓGICOS V: AGENTES QUELANTES

Metais

Alguns metais como o ferro são essenciais para a vida, enquanto outros, como o chumbo, estão presentes em todos os organismos, mas sem nenhuma utilidade biológica útil. Quando a intoxicação ocorre, as moléculas de quelantes podem ser usadas para ligar o metal e facilitar a sua excreção do corpo.

Noções gerais

Os agentes quelantes são substâncias usadas para prevenir ou reverter os efeitos tóxicos do metal pesado sobre uma enzima ou outro alvo celular, ou para acelerar a eliminação do metal do corpo.

A quelação é um fenômeno físico-químico no qual a substância, o agente quelante, combina com o íon metálico para formar um novo composto, chamado de quelato. Os agentes quelantes têm a capacidade de formar complexos solúveis com metais específicos, removendo-os ou extraindo-os dos locais de depósito.

Além de remover o metal-alvo que está exercendo um efeito indesejado no organismo, alguns agentes quelantes, como o EDTA, podem aumentar a excreção de cátions essenciais, como zinco e cobre. No entanto, esse efeito secundário é pouco significativo clinicamente durante o período de tempo limitado que caracteriza a maioria das terapias com quelantes.

Edetato dissódico cálcico (ácido etilenodiaminotetracético ou EDTA)

O tetracetato de etilenediamina (EDTA) é um agente quelante com uma alta afinidade por muitos metais bivalentes e trivalentes. Para evitar a depleção potencialmente fatal de cálcio, o medicamento só deve ser administrado na forma de sal de cálcio dissódico.

O EDTA penetra pouco em membranas celulares e, portanto, consegue quelar íons metálicos extracelulares muito mais eficientemente do que os íons intracelulares. Essa afinidade por vários metais pode ser clinicamente útil na remoção de alcalinidades tóxicas da córnea.

A reação inicial aos produtos alcalinos parece ser a ligação do cátion metálico ao tecido corneano. Seguindo um período de latência, que pode durar algumas horas, a córnea gradualmente se torna opaca. Subsequentemente, cicatrização permanente, necrose ou até perfuração podem ocorrer.

Felizmente, se a ligação inicial dos íons metálicos puder ser desfeita prontamente, a opacificação pode ser significantemente reduzida.

A irrigação da córnea por períodos de 15 a 20 minutos com EDTA não causa prejuízo ocular reconhecível. Antes da aplicação, o epitélio da córnea deve ser retirado, já que o EDTA não penetra no epitélio corneano intacto.

Isto tudo parece indicar que a pronta irrigação da córnea desepitelizada com EDTA deve ser parte do tratamento de emergência das queimaduras alcalinas, especialmente se partículas discretas de álcalis estiverem dispostas superficialmente dentro do tecido.

O EDTA também pode ser usado para dissolver depósitos de cálcio dentro da membrana de Bowman corneana.

Desferal

O desferrioxamina, ou desferal, é conhecido como um potente quelante de íons férricos, atuando através de ligações aos íons livres e formando um componente conhecido por ferrioxamina. É seletivo, não tendo efeito no ferro das hemoglobinas. Ele se liga ao ferro com avidez, mas muito pouco aos metais essenciais. Seu uso em oftalmologia é bastante restrito.

BAL

O BAL, ou 2,3-dimercaptopropanolol, é um agente antiarsênico efetivo utilizado no tratamento de vários tipos de envenenamento por este metal. Também pode ser usado na intoxicação aguda por mercúrio inorgânico e para o tratamento do envenenamento grave por chumbo, sendo utilizado neste caso juntamente com o EDTA.

Como esses tipos de acidente são raros, essa medicação é pouco utilizada.

Succimer (ácido dimercaptossuccínico, DMSA)

O ácido dimercaptossuccínico pode ser utilizado no tratamento de envenenamento por chumbo. A administração oral é comparável ao EDTA parenteral na redução da concentração de chumbo no sangue, e superou o EDTA no tratamento ambulatorial de pacientes capazes de absorver o medicamento pela via oral. O ácido dimercaptossuccínico também tem sido utilizado no tratamento do envenenamento por arsênico e mercúrio.

Penicilamina (D-dimetilcisteína)

A penicilamina é o principal agente quelante de metais pesados (Cu, Hg, Zn, Pb). É usada principalmente para o tratamento de envenenamento com cobre, ou para evitar o seu acúmulo, como na doença de Wilson (degeneração hepatolenticular). Ela também é usada ocasionalmente no tratamento da artrite reumatoide grave. Pela sua capacidade de aumentar a excreção urinária de chumbo e mercúrio, tem sido utilizado como tratamento ambulatorial para a intoxicação por estes metais. Entretanto, como DMSA tem forte capacidade de mobilização de metais e menos efeitos colaterais, tem geralmente substituído a penicilamina para esses fins.

Sua principal aplicação oftalmológica é na doença de Wilson, que leva a níveis elevados de cobre livre no plasma e humor aquoso, com deposição do excesso no fígado, cérebro, rim e olho, onde causa um depósito acastanhado na córnea, na periferia da membrana de Descemet, chamado de anel de Kayser-Fleischer.

Seu uso oftalmológico, portanto, é para o anel de Kayser-Fleischer.

AGENTES BIOLÓGICOS VI: VISCOELÁSTICOS

Introdução

Os viscoelásticos (VE) são soluções usadas para promover uma resistência ao mecanismo de deformação de determinado espaço anatômico, protegendo os tecidos. O primeiro viscoelástico de uso intraocular em cirurgias de catarata (Healon) foi desenvolvido em 1979 a partir dos estudos do Dr. Endre Balasz sobre o ácido hialurônico. As principais substâncias utilizadas como viscoelásticos de uso intra ocu-

CAPÍTULO 7 Farmacologia

lar no transoperatório de cirurgias de catarata são o hialuronato de sódio, a hidroxipropilmetilcelulose e o sulfato de condroitina.

Propriedades fundamentais

As propriedades reológicas fundamentais destas substâncias são a (1) viscosidade, (2) a pseudoplasticidade, (3) a viscoelasticidade e (4) a tensão superficial. Assim, em respeito a viscosidade, quanto maior for, mais energia será necessária para movimentá-la. Esta característica correlaciona-se com o tamanho da cadeia molecular e seu peso. A pseudoplasticidade diz respeito à redução de viscosidade em função de sua movimentação induzida pelo fluxo de fluidos. A elasticidade define a capacidade destes viscoelásticos reassumirem seu formato após terem sido deformados (índice de cisalhamento). A tensão superficial (ou revestimento) denota a eficiência de proteção mecânica aos tecidos devido ao revestimento de superfícies intraoculares. Além disso, em função da positividade das cargas elétricas dos instrumentos e lentes, pode-se induzir que maiores proteções são ofertadas à medida que cresce a carga de negatividade destas substâncias.

Classificação

Os VE são classificados segundo seu peso e comprimento da cadeia molecular em (1) coesivos, (2) dispersivos e (3) viscoadaptativos. Os coesivos, de maior peso e cadeia molecular, têm maior viscosidade e pseudoplasticidade. Derivados, em sua maioria, do hilauronato de sódio, atuam criando e mantendo espaços. São removidos com maior facilidade que os dispersivos, saindo em bloco. Se deixados na câmara anterior elevam muito mais a pressão intraocular pós-operatória (PIO). Os dispersivos têm baixo peso e pequena cadeia molecular, exibem pseudoplasticidade e viscosidade menores. Suas moléculas se fragmentam e, dadas suas propriedades, ligam-se e protegem os tecidos. São mais

dificilmente retirados da câmara anterior durante cirurgias de catarata. Os viscoadaptativos têm ultra-alta viscosidade e apresentam características dispersivas e coesivas conforme a taxa de fluxo dos fluidos intraoculares. A Tabela 7.6 apresenta as principais diferenças entre os viscoelásticos coesivos e dispersivos.

Aplicações

A aplicação cirúrgica mais comum dos VE é na cirurgia de catarata, não sendo imperativo que se usem tipos diferentes de acordo com a etapa cirúrgica. Resumidamente pode-se apontar que os coesivos são mais adequados durante a capsulorrexis e inserção da lente intraocular. Os dispersivos têm como principal função a proteção do endotélio durante a emulsificação e ajudam a compartimentar eventuais roturas de cápsula posterior.

Ao término do procedimento cirúrgico, as substâncias viscoelásticas devem ser removidas do olho. A principal complicação da não remoção ou remoção parcial é o aumento transitório da PIO, que ocorre 6 a 24 horas após a cirurgia e resolve espontaneamente com 72 horas de pós-operatório.

Em procedimentos cirúrgicos para o tratamento do glaucoma (cirurgias filtrantes), os viscoelásticos podem ser usados para prevenção tanto do colapso da câmara anterior quanto de hifema durante o procedimento, e na estabilização mais precoce da PIO no pós-operatório.

AGENTES BIOLÓGICOS VII: SUBSTITUTOS DO HUMOR VÍTREO

Noções gerais

Os substitutos do humor vítreo são utilizados primariamente para a manutenção da aplicação retiniana através do tamponamento de roturas. São utilizados também para a manutenção do tônus ocular, controle de hemorragias e estabilização de estruturas intraoculares.

TABELA 7.6	Características dos viscoelásticos.	
	Coesivo	**Dispersivo**
Prós	Formação e conservação de espaço tecidual Mais transparentes	Melhor proteção Permanência maior
Contras	Pouca proteção Removido durante emulsificação	Menos transparente Difícil remoção Pouco mantém espaços
Usos	Manter pressão Contrapressão vítrea Manter saco capsular aberto Midríase	Protetor das estruturas Afasta vítreo
Tipos	Healon (AMO), Healon GV (AMO), Provisc (Alcon), Amvisc (IOLAB), Ophthalin (Ciba), Metilcelulose	Viscoat (Alcon), Vitrax (AMO), Metilcelulose

Tipos de substitutos do humor vítreo

Podemos utilizar vários compostos como substitutos do humor vítreo, de forma temporária quase sempre, incluindo ar, solução salina balanceada, gases, perfluorocarbonos líquidos e óleo de silicone.

Ar

A injeção intravítrea de ar pode ser útil nas seguintes circunstâncias:

- Endotamponamento em casos de retinopexia pneumática (com ou sem vitrectomia)
- Hipotonia excessiva e pregas retinianas após a drenagem do líquido sub-retiniano durante a cirurgia de retinopexia.
- Roturas retinianas posteriores em transoperatório de vitrectomia

A absorção do ar começa imediatamente após a injeção, sendo de permanência rápida (2-3 dias).

O ar pode ser misturado com outros gases, como o SF_6, o C_2F_6 ou o C_3F_8 (vide adiante) visando aumentar o tempo de permanência. Uma mistura de 70% de ar e 30% de hexafluoreto de enxofre (SF_6) apresenta o dobro da duração do que o ar injetado isoladamente. Já os gases perfluoretane (C_2F_6) e o perfluoropropano (C_3F_8), quando misturados ao ar, levam a um aumento ainda maior do tempo de absorção.

Solução salina

A solução salina pode ser usada como substituta do vítreo nos seguintes casos:

- Cirurgias de vitrectomia não complicadas por roturas retinianas. É o substituto vítreo mais comumente utilizado.
- Hipotonia, onde apresenta a grande vantagem sobre o ar de não dificultar a visualização do fundo de olho.

Gases

Os gases normalmente utilizados se expandem devido à interação com o oxigênio sistêmico, o dióxido de carbono e o nitrogênio, e esta propriedade os torna desejáveis para o tamponamento temporário, especialmente do hemisfério superior ou zona central (o uso no hemisfério inferior exige um posicionamento de difícil manutenção).

Uma vez dentro da cavidade vítrea, a bolha de gás passa por 3 fases distintas:

1. Rápido influxo de oxigênio, gás carbônico e nitrogênio à custa da diferença de pressão parcial entre a bolha e o sangue, provocando uma expansão volumétrica que alcança seu máximo efeito em 24 horas.

2. A partir deste momento, o escape e o ingresso de diferentes gases na bolha tende ao equilíbrio (24 a 48 horas).

3. Desaparecimento exponencial da bolha, com o efluxo, não uniforme, de todos os gases através do sangue e do humor aquoso. Os gases são absorvidos durante um período que varia conforme sua concentração e outros fatores relacionados ao paciente.

Estes gases vão se posicionar contra a rotura retiniana, evitando a passagem de fluido do vítreo para o espaço sub-retiniano; o fluido sub-retiniano existente pode ser reabsorvido através do epitélio pigmentar retiniano e coroide, fazendo com que a retina se mantenha colada.

O procedimento de injeção simples de gases ou ar seguida de termopexia com *laser* ou crio é denominado de retinopexia pneumática (RP) e pode ser feito sob anestesia local, em caráter ambulatorial. A RP tem sido destinada a tratar os descolamentos de retina cuja rotura ou roturas concentrem-se nos dois terços superiores da retina, desde que não coexista sinais de proliferação vitreorretiniana (PVR) importante.

Os gases mais frequentemente usados incluem o hexafluoreto de enxofre (SF_6), o perfluoretane (C_2F_6), o perfluormetano (CF_4) e o perfluoropropano (C_3F_8). Esses gases diferem, em essência, tanto na duração do volume injetado quanto em suas características de expansibilidade.

Em cirurgias de descolamento de retina do tipo introflexão escleral, o ar e o hexafluoreto de enxofre são os gases mais usados, já que o efeito do gás para aplanar as pregas retinianas e os rasgos retinianos é necessário apenas por um período curto.

O hexafluoreto de enxofre e o perfluormetano devem ser considerados quando as propriedades expansivas do gás são desejáveis para se alcançar uma bolha maior, que poderá tamponar múltiplas ruturas ou múltiplas pregas.

Para os descolamentos de retina mais difíceis, como nos rasgos retinianos gigantes ou roturas retinianas posteriores, ou na cirurgia do buraco macular, um gás com maior propriedade de expansão e duração como o perfluoretano ou o perfluoropropano são preferíveis.

Entretanto, o uso destes gases expansíveis traz o risco de aumento da pressão intraocular, principalmente nas primeiras horas, já que há um crescimento volumétrico do gás. Para evitar este tipo de complicação, utilizam-se misturas destes gases com ar para obter-se uma concentração que leve à isovolumetria.

É importante que o oftalmologista esteja alerta para as injeções feitas durante procedimentos cirúrgicos sob anestesia geral. A presença de N_2O durante a ventilação aumenta expressivamente o volume de qualquer gás injetado e, consequentemente, eleva a pressão intraocular. Desta forma, o uso do N_2O deve ser evitado em pacientes com gás dentro dos olhos e que necessitem algum outro procedimento anestésico de qualquer natureza.

Perfluorocarbonos líquidos

Os perfluorocarbonos (PFC) são substâncias líquidas inertes, incolores, apresentam uma gravidade específica quase duas vezes a da água (líquido "pesado") e são úteis para reaplicar a retina em seu leito do epitélio pigmentar. Usados mais frequentemente no tratamento cirurgico, durante vitrectomia posterior, dos descolamentos de retina complicados por rasgos retinianos gigantes ou PVR.

No caso de luxação do cristalino para o humor vítreo, o uso dos PFC trará o cristalino para o plano anterior, facilitando sua extração ou emulsificação. Sua baixa viscosidade faz com que tanto a injeção quanto a remoção sejam fáceis, podendo portanto ser utilizados como um adjunto intraoperatório para o manejo de determinados descolamentos de retina e até mesmo de hemorragias persistentes. Este líquido é potencialmente tóxico se ficar em contato crônico com a retina, devendo ser, portanto, retirado após sua ação terapêutica. Nos casos com roturas inferiores, gigantes, complicadas com PVR, pode-se cogitar a permanência intraocular pós-operatória de curto prazo, necessitando novo procedimento cirúrgico para sua retirada em um período médio de 1 semana.

Óleo de silicone

O óleo de silicone (OS) é uma substância transparente e inerte com um índice de refração um pouco maior do que o vítreo. Sua principal função é o endotamponamento de roturas retinianas em razão de sua tensão superficial. O óleo de silicone visa, também, colocar mecanicamente as roturas retinianas em contanto com o epitélio pigmentar e se opor às forças que tendem a tracionar a retina durante um tempo suficiente para que aderências irreversíveis se formem entre ela e o EPR, particularmente em torno das roturas (p. ex., cicatrizes por fotocoagulação a *laser* ou crioterapia).

Ele pode ser utilizado para um tamponamento de longa duração da retina, nos seguintes casos:
- Proliferação vitreorretiniana (PVR) grave, na qual o óleo de silicone de alta viscosidade vai controlar as trações epirretinianas, mantendo a retina imóvel contra o epitélio pigmentar retiniano.
- Determinados rasgos retinianos, mais comumente os considerados gigantes e que necessitam um endotamponamento mais abrangente e de longo prazo.
- Casos complexos, que necessitem extrema delaminação de membranas epirretinianas (p. ex., descolamentos tracionais de retina por retinopatia diabética proliferativa) ou casos em que haja fragilidade retiniana por isquemias localizadas (p. ex., endoftalmites)

Disponibilizado em 1.000 e 5.000 cSt (centiStokes), exige permanente atenção sobre o posicionamento, controle da pressão intraocular e transparência pois as principais complicações associadas ao óleo de silicone são a migração para câmara anterior, indução de catarata, aumento da pressão intraocular e emulsificação. Como não expande em baixas pressões atmosféricas, permite viagens aéreas. Apesar de ser um endotamponante de longa duração, o óleo de silicone deverá (salvo casos de hipotonia e trações irreversíveis) ser retirado cirurgicamente após a criação de cicatrizes coriorretinianas induzidas por *laser* e/ou crioterapia estarem prontas

e trações epirretinianas controladas. O tempo médio de permanência do óleo de silicone intraocular é de 6 meses na maioria dos estudos que o incluem como endotamponante em casos de PVR pós-descolamento de retina.

NOÇÕES GERAIS DE ANESTESIA EM OFTALMOLOGIA

Determinantes do sucesso anestésico

Ao realizarmos uma anestesia para um procedimento oftalmológico, deparamo-nos com vários determinantes para o sucesso dela.

Estes podem ser listados de acordo como se segue:
- Segurança.
- Acinesia do olho.
- Analgesia efetiva.
- Sangramento mínimo.
- Bloqueio ou atenuação do reflexo oculocardíaco.
- Controle adequado da pressão intraocular (PIO).
- Conhecimento da interação entre fármacos.

Conhecimentos prévios necessários

Para tanto, o anestesiologista que irá realizar o bloqueio oftalmológico e/ou anestesia geral, deverá ter conhecimento sobre a anatomia, fisiologia e a interação de fármacos administrados ao paciente.

Deve ser considerado que os fármacos empregados em tratamentos ambulatoriais podem interagir com medicamentos ministrados durante a anestesia, e esta, por sua vez, pode alterar sobremaneira a dinâmica intraocular.

A maioria dos pacientes tratados por uma clínica oftalmológica é composta por pessoas de extremos etários, sendo bastante comum a ocorrência de doenças coexistentes (diabetes melito, coronariopatias, hipertensão arterial sistêmica, asma brônquica).

Torna-se imperiosa uma detalhada avaliação pré-operatória pelo anestesiologista, com adequação do estado clínico do paciente para a melhor forma possível, minimizando-se os riscos transoperatórios.

Tipos de cirurgia

Os procedimentos oftalmológicos podem ser divididos em três tipos:
- Exames diagnósticos.
- Cirurgias extraoculares.
- Cirurgias intraoculares.

Exames diagnósticos

Tem como alvo principalmente as crianças e pacientes que não permitem a realização de um exame oftalmológico detalhado, com risco de prejudicá-los. Como exemplos temos a dacriocistografia, o exame por lâmpada de fenda, fundoscopia e a tomografia/ressonância magnética nuclear.

Cirurgias extraoculares

Nesta modalidade não há manipulação da câmara anterior, bem como do segmento posterior do olho. Podemos citar aqui as cirurgias de pterígio, calázio, blefaroplastia, dacriocistorrinostomia, ectrópio e estrabismo. Enucleação e evisceração também compõe este grupo.

Cirurgias intraoculares

Nestes casos o cirurgião procede a abertura do globo ocular. Engloba as cirurgias de vitrectomia, facectomia, trabeculectomia, descolamento de retina, entre outras.

Reflexo oculocardíaco

O reflexo oculocardíaco (ROC) tem sido descrito desde 1908 por Bernard Achner e Giuseppe Dagnini, os quais descreveram a bradicardia produzida pela pressão digital exercida sobre o globo ocular. Apresenta dois componentes compostos pelos nervos trigêmeo e vago.

O componente aferente tem origem nos nervos ciliares curtos e longos, direcionando-se ao gânglio ciliar, atingindo a divisão oftálmica do nervo trigêmeo, terminando no núcleo sensitivo principal deste mesmo nervo. Os impulsos eferentes são conduzidos pelo nervo vago ao coração.

Pode ser determinado por diversos fatores, como a pressão sobre o olho, tração da musculatura extraocular (em especial o reto medial), bloqueios anestésicos como o retrobulbar, trauma ocular ou manipulação do tecido remanescente no ápice orbital após a enucleação.

Pode ocorrer tanto em pacientes submetidos a anestesia geral como acordados ou em situações que determinem hipercarbia ou hipoxemia; infantes têm uma incidência aumentada uma vez que o tônus vagal desses pacientes está aumentado.

Clinicamente podem ocorrer várias manifestações sobre a função cardíaca, sendo a bradicardia a mais comum. Dentre outros, podemos citar: bigeminismo, ritmo idioventricular, ritmo nodal, bloqueio AV e parada cardíaca.

Uma característica do ROC é a ocorrência de fadiga. É citado que trações suaves e progressivas tendem a produzir esgotamento do reflexo, evitando-se desta forma o uso de medicamentos para prevenção ou tratamento. Esta manobra se faz útil especialmente em pacientes cardiopatas, idosos ou portadores de estenose aórtica ou pulmonar, aos quais se contraindica o emprego de atropina devido a taquicardia induzida.

Trações abruptas e mantidas tendem a produzir reflexos mais intensos. Neste caso o cirurgião deve ser orientado para que desfaça a manobra até as manifestações clínicas se dissiparem. Concomitantemente, deve-se revisar o plano anestésico do paciente e as condições ventilatórias do mesmo.

Quanto à profilaxia deste, nenhum método determina isenção de risco ou é totalmente confiável.

O emprego de medicamentos anticolinérgicas como a atropina ou glicopirrolato por via intravenosa como agentes pré-anestésicos de cirurgias de estrabismo em pacientes pediátricos pode diminuir o ROC, porém não o abole.

Quando utilizada a atropina por via intramuscular, apresenta pico de ação dentro de 30 minutos, sendo esta via ineficaz para a prevenção do mesmo.

Por via oral tem uma absorção mais lenta e eficácia duvidosa.

O uso imediato prévio de atropina intravenosa determina uma menor incidência de reflexo, porém, este procedimento pode apresentar arritmias sérias e refratárias, mesmo em pacientes sem alterações anteriores do ritmo cardíaco.

A dose comumente empregada de atropina por via intravenosa é de 0,02 mg.kg^{-1} de peso corporal; para adultos, um bloqueio vagolítico completo exige de 2 a 3 mg de atropina ou 0,03 a 0,05 mg.kg^{-1}.

Para o glicopirrolato, a dose é de 0,01mg.kg^{-1}.

Os bloqueios anestésicos têm tido papel de importância na profilaxia do ROC.

Salienta-se que, da mesma forma, há diminuição deste, com possibilidade de ocorrência.

Embora o bloqueio retrobulbar tenha valor antiarrítmico pela interrupção da via aferente do arco reflexo, o próprio pode ter ação reflexogênica, o que desaconselha seu uso com esta finalidade exclusiva.

Para procedimentos em pacientes pediátricos, tem sido utilizado bloqueio peribulbar bilateral associado à anestesia geral, com resultados satisfatórios.

ANESTESIA TÓPICA

Noções gerais de anestesia local

A grande maioria dos procedimentos oculares diagnósticos e cirúrgicos podem ser realizados sob anestesia local.

As manipulações superficiais, como a remoção de sutura ou corpo estranho, tonometria, gonioscopia, adaptação de lentes de contato ou irrigação dos canalículos lacrimais podem ser feitas somente com a instilação tópica de um anestésico de superfície.

Quando se forem realizar procedimentos mais extensos, a anestesia por injeção torna-se necessária. Pode consistir de um bloqueio do nervo (acinesia do facial e injeção retro ou peribulbar) ou de uma infiltração tissular local (como nas cirurgias de pterígio e chalázio).

Mecanismo de ação dos anestésicos locais

Estes, quando aplicados localmente ao tecido nervoso em concentrações adequadas, bloqueiam, de forma reversível, os potenciais de ação responsáveis pela condução nervosa através da interação direta com os canais de sódio.

474 CAPÍTULO 7 Farmacologia

A ordem de perda de função nervosa dá-se da seguinte maneira: dor, temperatura, toque, propriocepção e tônus muscular esquelético.

A ação dos anestésicos locais é sempre reversível.

Estrutura dos anestésicos locais

Os anestésicos locais podem ser divididos em dois grupos: os ésteres e as amidas.

Os ésteres são metabolizados pelas colinesterases plasmáticas.

As amidas são metabolizadas no fígado e excretadas primariamente na urina.

Reações alérgicas ocorrem quase exclusivamente com os anestésicos ésteres.

Anestesia tópica – noções gerais

Em oftalmologia, muitos procedimentos podem ser realizados empregando-se agentes anestésicos tópicos, como a proparacaína e a lidocaína.

Os anestésicos tópicos apresentam muitas características em comum: agem prontamente nas superfícies mucosas mas são inefetivos quando aplicados às superfícies epiteliais menos permeáveis, são relativamente tóxicos, não devendo ser injetados.

Não se deve esquecer que o saco lacrimal, a mucosa nasofaríngea e a mucosa conjuntival podem absorver estes fármacos manifestando-se efeitos sistêmicos.

Duração da anestesia tópica

A duração da anestesia tópica para os agentes mais comumente usados é curta, variando de 10 minutos a meia hora. A administração repetida pode aumentar a duração da anestesia, mas não altera sua potência.

Os anestésicos tópicos apresentam uma concentração máxima, acima da qual a duração do efeito é inalterada, e se observa maior toxicidade.

Tipos de anestésicos tópicos

Basicamente quatro anestésicos tópicos são atualmente usados, e todos eles são do grupo dos ésteres:
- Proparacaína ou proximetacaína (Anestalcon®, Visonest®).
- Tetracaína (Anestésico®).
- Cocaína (não disponível comercialmente no Brasil).
- Benoxinato (não disponível comercialmente no Brasil).

A proparacaína, a tetracaína e o benoxinato apresentam poucos efeitos colaterais e clinicamente a mesma potência.

Estes agentes promovem pouca ou nenhuma anestesia escleral.

A tetracaína está associada a um desconforto imediato após a instilação.

A cocaína apresenta também reações tóxicas, e o bloqueio com a cocaína tem efeito simpaticomimético, levando a uma midríase sem cicloplegia e vasoconstrição na conjuntiva e na esclera. Diminui também a pressão intraocular.

A toxicidade é maior com o uso de tetracaína do que de proparacaína.

Reações tóxicas oculares

Os anestésicos podem causar ardência e hiperemia conjuntival no momento da instilação, erosões epiteliais corneanas, retardo da cicatrização corneana e ceratite puntacta. Eles diminuem a estabilidade do filme lacrimal, bem como o reflexo de produção da lágrima. O colírio também pode servir de reservatório para a contaminação bacteriana. Seu uso prolongado pode diminuir a duração da anestesia.

Reações tóxicas sistêmicas

É raro que haja absorção suficiente para causar efeitos sistêmicos, mas, quando ocorre, causa estimulação do sistema nervoso central (SNC), podendo apresentar delírios e convulsões, seguido de depressão cardiovascular e do SNC. Outros sinais de toxicidade incluem cefaleia, náusea, vômito e dor abdominal. Outro efeito bem menos grave, mas bastante mais comum é a dermatite de contato. A proparacaína é o terceiro agente mais comumente associado à dermatite, depois da neomicina e da atropina.

ANESTESIA LOCAL

Mecanismo de ação

Como já foi visto, os anestésicos locais interagem diretamente com os canais de sódio, bloqueando, de forma reversível, os potenciais de ação responsáveis pela condução nervosa.

Preparação para os bloqueios regionais

Para a realização de bloqueios regionais em oftalmologia, é necessário que o paciente esteja acomodado em decúbito dorsal horizontal, com parâmetros hemodinâmicos e sinais vitais estáveis. Punciona-se uma veia, podendo ministrar-se ansiolíticos em dosagem suficiente para que não haja comprometimento da colaboração do paciente para o procedimento.

Atualmente, a técnica mais utilizada para a realização do bloqueio, visto ser um procedimento extremamente doloroso, é a utilização de uma indução anestésica com propofol 1 mg a 1,5 mg /kg (podendo diminuir no paciente muito idoso) e oxigenação por máscara facial ou laríngea. A realização do bloqueio com o paciente em total hipnose e ausência de consciência facilita muito a realização do bloqueio. Após, o cateter nasal com fluxo de oxigênio de 3-5 l.min^{-1} pode ser instalado. O propofol tem meia-vida de 3 a 6 min ocorrendo o despertar ainda na preparação dos campos e assepsia do local para a cirurgia.

A desinfecção do local da punção deve ser rigorosa, utilizando-se álcool iodado.

Após a remoção do excesso da solução antisséptica, procede-se o bloqueio regional selecionado, seja o peribulbar, o periconal ou o retrobulbar.

Tipos de bloqueios regionais

Há 3 tipos principais de bloqueios regionais realizados em oftalmologia:
- Bloqueio peribulbar.
- Bloqueio periconal.
- Bloqueio retrobulbar.

Bloqueio peribulbar

O bloqueio peribulbar (Fig. 7-13, posição 2) tem tido boa aceitação por parte dos anestesiologistas devido à sua menor incidência de complicações. Demais detalhes acerca de seus paraefeitos são citados posteriormente. Várias técnicas são descritas para a execução deste bloqueio, porém, todas têm em comum a injeção paralela de anestésico local com relação ao cone musculomembranoso formado pela musculatura extrínseca do globo ocular.

Pode ser realizado por meio de:
- Punção única (Weiss).
- Punção dupla (Bloomberg) ou
- Punção quádrupla (técnica de Davis).

Antecedendo qualquer técnica, infiltra-se o local da punção com lidocaína 2% tanto na pele quanto na musculatura orbicular.

Na técnica de duas punções (Bloomberg), estas são realizadas através da pálpebra, no canto superomedial e inferolateral. Sendo empregada punção única, esta deve ser feita no ponto inferolateral. Já a técnica de Davis especifica quatro punções, com a utilização de 3 mL de anestésico local em cada punção a 20 mm de profundidade. O volume injetado é maior quando comparado com o retrobulbar, variando de 8 a 12 mL (somada a injeção na pele). Bloomberg especifica 5 mL de anestésico local injetados a 18 mm de profundidade.

Seu tempo de latência tende a ser maior que a técnica retrobulbar, com obtenção de acinesia sobre a musculatura orbicular das pálpebras.

Ao injetarmos a solução anestésica, é comum proptose ou deslocamento anterior do globo ocular.

Havendo indicação de imobilização de estruturas adjacentes ao olho, pode-se utilizar o bloqueio do nervo facial, sendo realizado através de várias técnicas descritas, como a de O'Brien, Van Lint, Wright e Atkinson.

A mais difundida é a de O'Brien, onde se introduz uma agulha sobre o côndilo da mandíbula (facilmente identificável quando o paciente articula a mandíbula) até atingir resistência óssea, aspira-se para evitar injeção intravascular

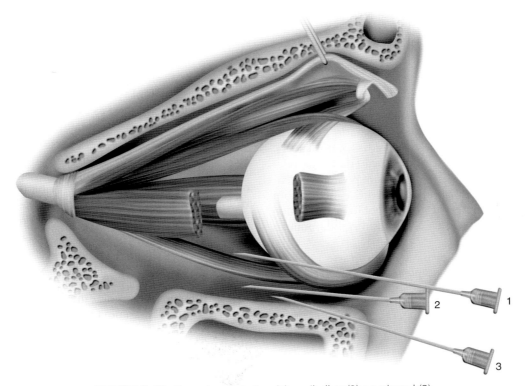

FIGURA 7-13 Bloqueio retrobulbar (1), peribulbar (2) e periconal (3).

CAPÍTULO 7 Farmacologia

e injeta-se um volume de 2 mL de anestésico local. Após, a agulha é tracionada em direção à pele, onde se infiltra mais 1 mL de anestésico local ao longo do trajeto. Esta técnica visa o bloqueio do ramo temporofacial, responsável pelo estímulo motor da musculatura orbicular, o qual é derivado do nervo facial.

Deve-se evitar que o paciente desloque a órbita para cima, como se estivesse olhando para os supercílios, uma vez que esta manobra faz com que as estruturas situadas posteriormente ao cone, entre elas o nervo óptico, sejam aproximadas ao trajeto da agulha, com risco de injeção acidental na bainha neural e possível deslocamento de anestésico local para estruturas centrais. Portanto, a injeção é realizada com o paciente fitando um ponto distante, com o globo ocular e a pupila posicionados na linha média.

O bloqueio peribulbar apresenta alta incidência de quemose, determinada pelo volume utilizado na técnica. Katayama sugeriu que o volume a ser injetado pode ser limitado pela queda da pálpebra superior no momento da injeção. Este sinal seria indicativo de aumento da PIO, a qual retorna aos seus valores normais após compressão leve e intermitente por 10 minutos sobre o globo ocular.

Bloqueio periconal

O bloqueio periconal (Fig. 7-13, posição 3) é uma variante da técnica peribulbar, também denominado peribulbar posterior. Neste caso, o anestésico local é depositado posteriormente ao cone musculomembranoso, ainda em sua porção externa. Garante resultados mais eficientes.

A anestesia é realizada utilizando-se agulhas mais longas (25 × 7 mm), nos mesmos pontos empregados para a peribulbar (técnica de Loots) ou por punção única (Davis e Mandel).

Bloqueio retrobulbar

Nesta técnica, a solução de anestésico local é realizada no cone musculomembranoso, o qual é formado pela musculatura extrínseca do globo ocular (Fig. 7-13, posição 1). O procedimento se inicia pela identificação da borda inferoexterna da órbita. Após, determina-se um ponto representando a junção entre os dois terços inferiores e médios com o terço inferolateral. Pode-se fazer um botão intradérmico no local, evitando-se a sensação desagradável da punção retrobulbar.

De posse de uma agulha de 3,5 cm, perfura-se a pele no local determinado e desloca-se posteriormente esta junto ao assoalho da órbita, com o bisel voltado para cima (bisel curto e ligeiramente rombo). Passando o equador do globo ocular, a direção é retificada, inclinando-se a extremidade da agulha para cima e continuando a progressão desta até um ponto imaginário situado atrás da mácula. Não se deve passar o plano sagital do eixo visual. Neste ponto, a distância da pele é, em média, de 31 mm, estando a extremidade da agulha junto ao gânglio ciliar, situado dentro do cone mus-

cular formado posteriormente ao globo ocular. O forame óptico dista de 1,1 a 2,3 cm. Após aspiração cuidadosa, certificando-se que a agulha está bem posicionada, injeta-se o anestésico local.

Os anestésicos mais utilizados são a lidocaína 2% e a bupivacaína a 0,5% e 0,75%. Mais recentemente tem sido introduzida no meio clínico o uso do anestésico local ropivacaína para bloqueios peribulbares, com bons resultados quando comparada com a bupivacaína.

Podem ser associados a vasoconstritores, como a adrenalina 1:200.000, sendo esta contraindicada em pacientes com risco de oclusão da artéria central da retina, como insuficiência carotídea, diabetes melito avançado e anemia falciforme.

Os volumes empregados situam-se de 3 a 6 mL, dependendo do tamanho da órbita. Quanto maior o volume injetado, maior será a proptose produzida.

Volumes muito reduzidos podem não produzir bloqueio motor satisfatório, uma vez que a musculatura extrínseca do olho é inervada por nervos motores que se deslocam junto à face interna destas estruturas, ficando fora do alcance da solução anestésica.

Volumes maiores aumentam o risco de perda vítrea durante cirurgias intraoculares.

Uma vez realizada a infiltração, massagear o globo ocular, aumentando a difusão do anestésico local e diminuindo a proptose produzida.

Para se aumentar a segurança durante a instalação do bloqueio retrobulbar, deve-se introduzir a agulha suavemente, reposicionando-a se houver resistência.

Uso da hialuronidase

O uso de hialuronidase é difundido entre os anestesiologistas que realizam bloqueios oftálmicos. É empregada na dose de 15 a 20UI.mL^{-1} de anestésico local para que este se difunda melhor por entre as estruturas do olho.

A literatura associa uma maior ocorrência de quemose nos pacientes que recebem hialuronidase. Katayama, em experimento comparando grupos que recebiam ou não hialuronidase, não evidenciou este achado, porém, o associou à técnica utilizada (em especial a peribulbar). Também não foram encontradas diferenças sobre o período de latência entre os grupos.

Esta substância é encontrada em seu estado natural em peixes, o que contraindica seu uso em pessoas com história de alergias a pescados.

Não permite esterilização.

Pode diminuir o tempo de duração do bloqueio, porém, com a adição de adrenalina há uma compensação deste.

Anestesia geral associada a bloqueios regionais

Bloqueios regionais têm sido associados com frequência à anestesia geral, permitindo controle sobre o ROC, níveis mais superficiais de anestesia e analgesia pós-operatória.

Tem indicação em pacientes pediátricos, onde o tônus vagal é mais elevado, somando-se outras vantagens, como diminuição do consumo de agentes anestésicos, menor índice de náuseas e vômitos e despertar precoce.

Pode ser realizado após a indução anestésica e intubação endotraqueal, em ambos os olhos. Utiliza-se uma agulha $13 \times 4,5$, injetando-se bupivacaína 0,5% com vasoconstritor a 1:200.000 associando-se à hialuronidase 7,5-15UI.mL^{-1}. Usa-se punção única na junção dos dois terços inferomediais com o inferoexterno. A dose de anestésico local é de 2 mg/kg de peso.

Bloqueios regionais e sedação

Podem ocorrer dificuldades para manter o paciente imóvel durante o ato cirúrgico, bem como obter condições ótimas para a realização dos bloqueios anestésicos.

Pacientes diabéticos, hipertensos e coronariopatas podem se beneficiar da associação de sedação prévia à instalação do bloqueio e durante o transoperatório. Para tal, os benzodiazepínicos se sobressaem pelos resultados satisfatórios, proporcionando ansiólise, sedação e amnésia. Podem ser facilmente dosados e administrados devido à possibilidade de fracionamento (p. ex., midazolam, diazepam).

Opioides como o fentanil podem ser utilizados, tomando-se precauções para se evitar instalação de depressão respiratória, sobretudo quando ministrados em pacientes idosos e pelo sinergismo da associação de fármacos.

Recentemente tem sido empregado o propofol em infusão contínua como agente sedativo, o que proporciona recuperação precoce uma vez interrompida a administração.

Nem sempre os resultados são satisfatórios ou podem ser garantidos. Porém, na maioria dos casos os pacientes demonstram cooperação, mantendo-se calmos no peroperatório, cientes do procedimento a que estão sendo submetidos.

Complicações dos bloqueios regionais

Podemos dividir as complicações decorrentes da anestesia em oftalmologia em dois grupos: aquelas decorrentes da anestesia geral e dos bloqueios regionais.

No primeiro grupo estão todas as complicações inerentes à exposição sistêmica de fármacos e perda de consciência do paciente, tais como: aspiração de conteúdo gástrico, reações alérgicas, hipotensão, hiperpotassemia, via aérea difícil e alterações ventilatórias. De maneira geral, todos os riscos que um paciente está exposto durante uma anestesia geral. Felizmente sua incidência é baixa quando se dispõe de materiais adequados e profissionais treinados.

No segundo grupo, outras complicações inerentes à técnica ou aos agentes podem ser citadas:

- Toxicidade anestésica – determinada por injeção intravascular, supradose, reações alérgicas ou vasovagais, principalmente por anestésicos locais.

- Punção de dura-máter – obtida durante a punção da gordura periorbital; neste caso há confusão, convulsões, inconsciência e parada respiratória e cardíaca (dependente da magnitude de droga injetada).

- Anafilaxia – produzida pelos anestésicos locais (mais relacionados com de tipo éster-procaína e tetracaína) e hialuronidase.

- Edema subconjuntival (quemose) – produzida geralmente pelos grandes volumes administrados pelos bloqueios peribulbares, contornável por compressão suave da órbita, não determinando alterações intraoperatórias.

- Equimose – originada pela punção com agulha, tanto pela pele como por via conjuntival.

- Hemorragia retrobulbar – complicação importante que atinge 0,1% a 1,7% dos pacientes. Alterações vasculares ou hematológicas podem ser predisponentes. Neste caso, há importância para a entrevista pré-anestésica, indagando o paciente do uso de aspirina, esteroides ou anticoagulantes. Manifesta-se por aumento da proptose, hemorragia periorbital e subconjuntival e um aumento dramático na pressão intraocular. Pode exigir cirurgia para descompressão ou paracentese de câmara anterior para se evitar perda permanente da visão.

- Perfuração de globo ocular – de maior ocorrência em míopes, cujo tamanho ocular é maior que os olhos emétropes. Pode ocorrer tanto nas técnicas peribulbar e retrobulbar, sobretudo se o paciente não demonstra colaboração. O diagnóstico é feito por queixa de dor, perda súbita da visão e hipotonia.

- Atrofia do nervo óptico – a ocorrência de atrofia óptica e oclusão vascular da retina pode ser determinada por dano direto do nervo óptico ou da artéria central da retina pela agulha ou injeção dentro da bainha nervosa. Pode ocorrer perda parcial ou total da visão. Não há evidência de que o uso de adrenalina em concentrações padronizadas de vasoconstritores tenha algum efeito adverso sobre a circulação retiniana.

- Penetração da bainha do nervo óptico – este evento leva à dispersão das substâncias anestésicas diretamente para o sistema nervoso central. Vários sintomas estão relatados, como convulsões, alterações neurológicas, vômitos, cegueira contralateral pela dispersão do anestésico local pela bainha cruzando o quiasma óptico. Devido a estas possibilidades, os pacientes devem ser monitorados durante a cirurgia e o equipamento para ressuscitação deve estar à disposição.

- Reflexo oculocardíaco – já descrito anteriormente. A rápida distensão dos tecidos ou hemorragia pode provocá-lo, ratificando a necessidade de monitorização e medidas adequadas quando necessário.

- Miotoxicidade – é vinculada aos anestésicos locais a produção de miotoxicidade quando utilizados em altas concentrações.

478 **CAPÍTULO 7** Farmacologia

- Complicações relacionadas ao bloqueio do nervo facial – além da dor produzida pela injeção local, as substâncias anestésicas podem se difundir ao longo do forame estilomastóideo ocorrendo paralisia de hemiface, além disso, o anestésico local pode se difundir para os nervos vago, glossofaríngeo e acessório levando a disfagia ou dificuldade respiratória.

ANESTESIA GERAL. ANESTÉSICOS. PREPARAÇÃO PRÉ-ANESTÉSICA

Indicações e contraindicações

A maioria dos oftalmologistas prefere anestesia local, já que é mais fácil de aplicar, mais barata, mais segura e tem menos efeitos posteriores, como náuseas, vômitos e mal-estar. No entanto, a anestesia geral é preferida sempre que o paciente for potencialmente não cooperativo, ocorrendo o risco de se mexer num momento crítico da cirurgia, como crianças, surdos, deficiente mental, pacientes instáveis emocionalmente ou apreensivos em demasia e psicóticos.

Procedimentos longos e desconfortáveis (como a retinopexia) ou emocionalmente traumáticos (como a enucleação) merecem a consideração sobre uma anestesia geral, embora possam ser realizados com bloqueio e sedação.

Nova técnica empregada pelos anestesiologistas é a utilização de bloqueio mais sedação pesada com propofol em bomba de infusão e a utilização de máscara laríngea.

Avaliação pré-anestésica

O paciente com cirurgia oftalmológica programada deve ser submetido a uma avaliação pré-anestésica como qualquer outro indivíduo. Assim, a história clínica e o exame físico devem ser detalhados.

Este procedimento nem sempre é de fácil execução, uma vez que na maioria dos casos o regime de internação é ambulatorial. Hoje em dia, a maioria dos anestesiologistas realiza essa avaliação no próprio consultório ou na clínica de oftalmologia, visto ser obrigatória a avalição pré-anestésica pelo CFM.

Especial atenção deve ser dada às doenças preexistentes, como coronariopatias, diabetes, hipertensão arterial, alterações pulmonares e patologias congênitas, valorizando-se, portanto, os extremos etários que compõem a maioria dos pacientes em oftalmologia.

Na entrevista, aborda-se ainda a questão dos hábitos, história pregressa de hipersensibilidade, uso crônico de medicamentos e anestesias anteriores.

Quanto a exames de admissão, recomenda-se um eletrocardiograma para pacientes acima de 40 anos e naqueles abaixo desta idade que apresentem manifestações clínicas. Os demais exames podem ser direcionados de acordo com a patologia do paciente. Medicamentos de uso crônico devem ser investigados para que possíveis efeitos sistêmicos possam ser evitados.

Medicamentos de uso crônico

Neste caso, salientam-se os colírios, os quais podem produzir cicloplegia, miose ou midríase, com efeitos sistêmicos importantes. São absorvidos pela conjuntiva ocular, saco lacrimal, mucosa nasofaríngea e conjuntiva hiperemiada pela incisão.

Suas composições podem conter vários fármacos de interesse ao anestesiologista, como:

- Atropina.
- Acetilcolina.
- Ecotiofato.
- Fenilefrina.
- Pilocarpina.
- Timolol.
- Acetazolamida.
- Manitol.

Atropina

Utilizada sob a forma de colírio a 0,5% e a 1% para produção de midríase. Como cada gota de colírio a 1% contém 0,5 mg de sulfato de atropina, a dose tóxica em crianças pode ser facilmente atingida. A produção de rubor facial, taquicardia e hipertermia é condizente com intoxicação atropínica.

Fenilefrina

É usada para a obtenção de midríase. Seus parefeitos sistêmicos mais comuns são hipertensão arterial grave, arritmias cardíacas, cefaleia e isquemia miocárdica. Para se evitar tais acontecimentos, preconiza-se o uso de solução a 2,5%.

Após o início da cirurgia a instilação de colírio com fenilefrina sobre o olho com os canais venosos abertos está contraindicada.

Há uma resposta exuberante de crianças quando da superdosagem.

Acetilcolina

Usada para obtenção de miose principalmente em cirurgias onde se extrai o cristalino. Apresenta efeitos sistêmicos semelhantes à da pilocarpina, embora menos frequentes (bradicardia, broncoespasmo, aumento de secreções nas vias aéreas e hipotensão arterial). Pode ter seus efeitos sistêmicos pronunciados quando em associação com anestésicos vagotônicos, como o halotano. É muito pouco utilizada.

Pilocarpina

Fármaco parassimpaticomimético de ação direta que produz miose no tratamento do glaucoma. Apresenta efeitos sistêmicos semelhantes aos da acetilcolina, porém em menor intensidade.

Ecotiofato

É um composto organofosforado e potente anticolinesterásico usado (raramente) no tratamento do glaucoma. Exerce ação inibitória sobre a enzima butirilcolinesterase, aumentando a atividade da succinilcolina.

Após 1 mês de terapia, os níveis plasmáticos da pseudocolinesterase podem estar abaixo de 5% do normal. Desta forma, uma pausa de 4 a 6 semanas deve ser observada para esses pacientes. Há retardo no metabolismo dos anestésicos locais de tipo éster (procaína, tetracaína).

Timolol

Droga bloqueadora adrenérgica beta não seletiva empregada no tratamento do glaucoma de ângulo aberto.

Deve-se considerar o paciente como se fizesse uso sistêmico deste fármaco.

Utilizar com cautela em pacientes portadores de insuficiência cardíaca congestiva, bloqueio atrioventricular de 2° e 3° graus, doenças broncoespásticas e bradicardia sinusal.

Pode exacerbar quadro de miastenia grave e está implicado na produção de apneia pós-operatória em neonatos e lactentes.

Acetazolamida

Inibidor da anidrase carbônica, empregada no tratamento do glaucoma. Reduz a produção de humor aquoso, com diminuição da pressão intraocular. Pode produzir acidose metabólica em períodos prolongados de uso, além de hipopotassemia e hiponatremia com possível reflexo sobre a função miocárdica. Pacientes em uso crônico devem ter estes eletrólitos dosados antes da cirurgia.

Manitol

Pelo aumento da pressão osmótica do plasma leva à desidratação do vítreo, diminuindo a pressão intraocular. Usado no glaucoma agudo ou no pré-operatório de cirurgias intraoculares.

A sobrecarga de volume circulante pode ser mal tolerada em pacientes com função cardíaca limitada, bem como a diurese proporcionada se reflete com queda na pressão arterial durante indução anestésica.

Medicação pré-anestésica

Se for utilizada medicação pré-anestésica recomenda-se o uso de benzodiazepínicos no preparo pré-operatório de pacientes oftalmológicos, salientando-se a via oral. Salienta-se que na maioria dos procedimentos com anestesia tópica e alguns com bloqueios a maioria dos anestesiologistas não utiliza medicação para não haver perda de resposta verbal e de comando, pois as drogas benzodiazepínicas alteram o sensório em maior ou menor grau dependendo da dose e da sensibilidade do paciente.

Medicamentos como opioides, anticolinérgicos e hipnóticos também podem ser utilizados quando o anestesiologista achar que houver indicação.

O midazolam e o diazepam não alteram o limiar emético e não determinam hipotensão arterial.

Em pacientes idosos e debilitados, a medicação pré-anestésica pode ser suprimida.

Apesar de não haver garantias, a atropina intramuscular é utilizada em pacientes pediátricos para diminuição do ROC.

Cuidados anestésicos

O principal determinante em uma anestesia geral para procedimentos oftalmológicos é a presença ou não de conteúdo estomacal durante a indução anestésica.

Apesar de a maioria dos procedimentos se realizarem sob preparo adequado, devemos estar preparados para a admissão de um paciente vítima de lesão penetrante no olho. Para esses casos, atenção especial deve ser dada à proteção das vias aéreas, para que não ocorra aspiração de conteúdo gástrico durante a instalação da anestesia ou obstrução, com elevadas taxas de mortalidade.

A perda da consciência e/ou a atenuação dos reflexos laríngeos e faríngeos pelo uso de drogas facilita a ocorrência desses efeitos indesejáveis.

Características anestésicas

Em pacientes submetidos a preparo pré-operatório adequado, a anestesia se processa como as demais. São utilizados hipnóticos, relaxantes musculares e opioides propiciando um procedimento seguro e confortável ao paciente. Configuram exceções pacientes grávidas e aqueles com diagnóstico de megaesôfago e hérnia de hiato.

O uso sistemático de succinilcolina nas entubações intratraqueais, salvo indicações precisas, deve ser evitado. A succinilcolina induz a alterações sobre os níveis de potássio plasmático, pode promover dores musculares pós-operatórias e aumenta a PIO. A PIO se eleva devido à compressão extrínseca da musculatura orbicular, retornando ao normal cerca de 6 minutos após a administração; cabe ressaltar que a PIO demonstra elevação mesmo em pacientes submetidos à ressecção dessas estruturas, o que sugere a associação de outros fatores encarregados de aumentar a PIO. Em pacientes com lesões penetrantes do globo ocular há risco de extrusão do conteúdo orbital. Para que tal fato seja evitado, diversas técnicas são sugeridas e, quando bem empregadas, tendem a diminuir a morbidade anestésica:

- Entubação com o paciente consciente.

- Entubação endotraqueal após uso de relaxantes de meia vida ultra curta

- Entubação endotraqueal sem succinilcolina

Entubação com o paciente consciente

Esta técnica encontra dois determinantes: presença de estômago cheio e lesão penetrante de globo ocular.

A utilização de anestésicos locais para a atenuação dos reflexos determinados pela laringoscopia e entubação traqueal expõe o paciente ao risco de regurgitação e aspiração de conteúdo estomacal. Se não o empregamos, há tosse e esforço respiratório, com aumento substancial da pressão intraocular. Portanto, não há indicação para a técnica descrita nessa situação.

Entubação endotraqueal após uso de succinilcolina

Também denominada intubação em sequência rápida. Neste caso, após venóclise, monitorização do paciente e pré-oxigenação com O_2 a 100%, são empregados hipnóticos (tiopental, propofol, etomidato) para supressão da consciência e succinilcolina intravenosa na dose de 1 mg.kg^{-1} para facilitação da intubação traqueal, possibilitando abertura bucal e glótica adequadas.

O reflexo determinado pela intubação endotraqueal pode e deve ser suprimido pela associação de drogas como lidocaína (1,5-2 mg.kg^{-1}) podendo ser administrada previamente as demais; opioides como o fentanil (5 µg.kg^{-1}), alfentanil (40-50 µg.kg^{-1}) ou sufentanil (0,8-1 µg.kg^{-1}) provêm boa proteção neurovegetativa frente à entubação.

Tão logo o paciente perca a consciência, um auxiliar deve pressionar a cartilagem cricoide contra a coluna cervical ocluindo a porção inicial do esôfago a fim de evitar regurgitação e aspiração de conteúdo gástrico, procedimento este conhecido como manobra de Sellick. Esta manobra não deve ocluir as veias jugulares, o que dificultaria o retorno venoso do olho.

Entubação endotraqueal sem succinilcolina

Com a evolução das drogas em anestesiologia, já dispomos de drogas relaxantes musculares com curto período de latência, o que permite seu emprego em substituição à succinilcolina. Dentre elas salienta-se o rocurônio, o qual é um relaxante muscular despolarizante com início de ação em 1 minuto, em dose de 0,6 mg.kg^{-1}. Neste caso, os parefeitos conhecidos da administração de succinilcolina são contornados.

Contudo, seu efeito tende a ser prolongado (em média 38 minutos); outra possibilidade é o uso de vecurônio em dose elevada (2-3 mg.kg^{-1}), também prolongando proporcionalmente seu tempo de ação.

A literatura cita o manuseio facilitado das vias aéreas quando do uso de propofol, dispensando o emprego de relaxantes.

Extubação

Toda a atenção durante a indução anestésica deve ser mantida na extubação traqueal, visando a profilaxia da regurgitação e aspiração do conteúdo gástrico. Para tal, os reflexos laríngeos e faríngeos deve estar presentes. Deste modo é comum o paciente demonstrar desconforto à presença do tubo endotraqueal, o que pode comprometer o resultado cirúrgico caso uma boa sutura não tenha sido feita.

Anestésicos e PIO

A maior parte dos agentes de inalação e depressores do SNC associam-se à redução da PIO. A exceção parece ser a cetamina, que tem sido associada à elevação da mesma.

CRIOTERAPIA

Noções gerais

A crioterapia é usada para criar adesão coriorretiniana nos casos de buraco retiniano e descolamento de retina. Atualmente é o método mais utilizado, pois é de fácil uso e causa pouco dano à esclera, através da qual é aplicada.

Método

O efeito de congelamento baseia-se no princípio de Joule-Thompson, que afirma que os gases sofrem mudança de temperatura quando são rapidamente expandidos ou reduzidos. A grande maioria dos gases reduz a temperatura quando são rapidamente expandidos sob forte pressão.

O instrumento criocirúrgico consiste basicamente em um tubo dentro do qual circula gás em alta pressão que, quando é liberado, esfria a temperatura e cria o efeito necessário de congelação. Dentro do próprio criotubo, o gás é comprimido de novo, causando o efeito contrário e aumentando a temperatura com consequente descongelamento.

Gases utilizados

Os gases utilizados são, em primeiro lugar, o óxido nitroso, cujo ponto de ebulição é –88,5° C, portanto capaz de baixar muito a temperatura, seguido pelo dióxido de carbono, que tem o ponto de ebulição em –56,6° C.

Técnica

A ponteira do crio é encostada no local da retina adjacente ao descolamento, que é empurrada contra o epitélio pigmentar. Forma-se uma bola de gelo no local, que envolve o epitélio pigmentar, a retina e a coroide, causando a adesão entre os tecidos. Logo depois o instrumento é descongelado, causando alteração na estrutura do epitélio pigmentar. O procedimento é observado e controlado sob oftalmoscopia.

Consequência tecidual

O congelamento tem seus efeitos dados por meio da alteração da estrutura celular dos tecidos retinianos. Formam-se cristais de gelo dentro das células, causando danos à sua composição, com separação da água e eletrólitos. Isso leva à alteração do Ph intracelular com rotura de suas membranas.

A regeneração celular produz adesões com interdigitações e vilos maiores do que normalmente são. Essas adesões são proporcionais à intensidade e ao tempo ao qual o epitélio é exposto à congelação. Crioterapias com maior intensidade poderão produzir destruição do epitélio em camadas posteriores, como as células de Müller, a lâmina basal e as células gliais retinianas. Quanto mais células forem atingidas, maior vai ser a adesão entre elas.

O efeito da crioterapia não é imediato. A adesão entre a retina e o epitélio pigmentar começa em cerca de 2 dias e tem seu pico máximo em 10 a 12 dias, continuando sua ação por até 8 meses.

A crioterapia tem seus resultados limitados à coroide, ao epitélio pigmentar e à retina.

Outras utilizações da crioterapia

A crioterapia pode ser também utilizada em oftalmologia para o tratamento de:
- Retinopatia da prematuridade.
- Descolamento de retina complicado.
- Roturas gigantes de retina.
- Uveíte.
- Retinoblastoma.
- Carcinoma basocelular.
- Glaucoma absoluto ou neovascular doloroso.

Retinopatia da Prematuridade

A retinopatia da prematuridade pode causar um descolamento de retina resultante da tração exercida por neovasos anormais formados na retina. Estes vasos são formados porque a vasculatura periférica retiniana só é formada completamente a partir do oitavo mês de gestação e só se completa em alguns meses pós-termo.

A oxigenoterapia é responsável por estímulos anormais dos neovasos.

Estudos comprovam que a crioterapia retiniana, além de auxiliar no descolamento de retina, leva à regressão do processo proliferativo dos vasos anormais.

Descolamento de retina complicado

Casos complicados podem ter na crioterapia uma ajuda bastante importante em sua resolução ou no seguimento do tratamento. Um descolamento de retina complicado com retinosquise degenerativa pode ser tratado com crioterapia, desde que a lesão esteja definida e não evolua mais.

Uma hemorragia de coroide com consequente descolamento de retina periférica pode ser tratada pela crioterapia, porém é necessário que sejam realizados outros tratamentos cirúrgicos para corrigir a causa da hemorragia. Na retinopatia diabética com descolamento de retina pode-se realizar

um tratamento crioterápico transescleral, porém este só é usado em lesões anteriores ao equador.

Roturas gigantes de retina

A grande maioria de roturas gigantes de retina, menores ou maiores que 180º, com ou sem asa invertida, pode ser tratada ou ter benefício no tratamento adjuvante com crioterapia.

Uveíte

Pacientes com uveíte crônica grave, que estejam recebendo tratamento com corticosteroides por pelo menos 6 meses, podem desenvolver neovascularização na base do vítreo e ter hemorragias. A crioterapia reduz o processo exsudativo e pode diminuir a formação de outros neovasos.

Retinoblastoma

A crioterapia pode ser usada para congelar pequenos tumores periféricos menores que 3,5 mm de diâmetro e 2 mm de espessura e que estejam localizados na parte anterior do olho.

Carcinoma basocelular

Pode ser útil em carcinomas basocelulares de pálpebras pequenos e superficiais.

Glaucoma absoluto ou neovascular doloroso

Pode ser realizada a cicloterapia sobre o corpo ciliar, diminuindo a produção de humor aquoso e, consequentemente, diminuindo a dor.

Efeitos adversos

Os efeitos adversos da crioterapia são:
- Descolamento de retina exsudativo: é um efeito incomum, que se desenvolve em cerca de 2 a 3 dias após a cirurgia. A absorção do fluido sub-retiniano pode levar um mês ou mais.
- Edema macular cistoide: é mais comum em olhos afácicos (40 %) do que em fácicos (25%) e em idade superior a 55 anos.
- Dispersão pigmentar sub-retiniana. Essa pigmentação no espaço sub-retiniano pode ser de restos de células consequentes das roturas de suas membranas com efeito da crioterapia. Esses pigmentos podem afetar a visão se estiverem na área foveal, além de ser uma das causas da proliferação de membranas sub-retinianas.

DIATERMIA

Noções gerais

A diatermia, assim como a crioterapia, é usada para o tratamento de descolamento de retina, criando adesão entre os

482 — CAPÍTULO 7 Farmacologia

tecidos coriorretinianos. Atualmente, com o desenvolvimento da crioterapia, a diatermia tem sido menos usada, pois necessita de dissecção da esclera, podendo levar a diminuição da espessura e rompimento de sua parede.

Método

O efeito da diatermia é a queima dos tecidos e coagulação através da aplicação de ondas de rádio no local da lesão de uma fonte, conduzidas por pequenos tubos (eletrodos). Ao contrário do cautério, os tubos são frios.

Quando a diatermia é aplicada nos tecidos, as moléculas bipolares e os íons celulares começam a vibrar na mesma frequência das ondas emitidas pela fonte. Com isso, essas moléculas e íons se friccionam durante a oscilação, produzindo o calor necessário para o efeito nos tecidos.

A oscilação de ondas produzidas pelos instrumentos é medida em Hertz (Hz), que significa ciclos por segundo, ou MegaHertz (MHz) – 1 milhão de Hertz. A frequência normalmente utilizada pelos aparelhos modernos é em torno de 13,56 MHz.

Tipos de sistema

Há dois tipos de sistema para se aplicar a diatermia: o unipolar e o bipolar. Atualmente, tem se preferido usar o bipolar porque ele restringe mais as ondas elétricas aos tecidos-alvo, com as ondas saindo e entrando do pequeno tubo (por isso bipolar), limitando-se a este espaço. Já as ondas unipolares são "soltas" em uma só direção, podendo atingir outros tecidos não desejáveis e até mesmo serem conduzidas no nervo óptico.

Técnica

O objetivo do tratamento com diatermia é criar uma área de adesão entre tecidos retinianos e coroide ao redor do rasgo retiniano. Isso é conseguido através da aplicação de microeletrodos de cerca de 2 mm de diâmetro, que conduzem as ondas elétricas até os tecidos e agem sobre as células por 3 a 5 segundos. A esclera é dissecada e os microeletrodos são encostados no globo ocular rodeando toda a lesão com uma distância de cerca de 2 a 3 mm.

Consequência tecidual

A ação da diatermia dá-se por elevação da temperatura do tecido atingido pelos microeletrodos. O efeito de queima dos tecidos acontece no nível das fibrilas de colágeno. A alta temperatura faz com que as bandas se desorganizem com consequente desnaturação das proteínas do colágeno. Essa lesão leva os tecidos da retina e da coroide a sofrerem adesão entre si estruturalmente, no leito escleral da área dissecada. A adesão leva de 6 a 10 dias para atingir seu máximo, dependendo da intensidade da aplicação. Com o aumento da temperatura ocorre coagulação, que pode ser muito útil para lesões exsudativas.

A diatermia também causa necrose da esclera, levando à fragilização desse tecido, que pode trazer dificuldades em casos de reintervenção cirúrgica, aumentando o risco de rotura do globo ocular.

Outras utilizações da diatermia

A diatermia também pode ser utilizada:

- Durante a cirurgia vítrea, para o controle do sangramento, a criação de retinotomia para drenagem e demarcação das margens do dano retiniano, o que será bastante útil no tratamento cirúrgico de certas patologias vítreas.
- Na retinopatia diabética proliferativa com consequente tração vítrea e descolamento de retina, a diatermia é utilizada após a vitrectomia para limitar o rasgo retiniano e evitar a piora do quadro.
- Em sangramentos: pequenos cortes na retina podem ser tratados com diatermia, para evitar o descolamento e parar o sangramento. Hemorragia em outras áreas, como tecido iridiano em olhos afácicos, também podem ser ajudados por esse tratamento. O princípio do tratamento de hemorragias é a coagulação sanguínea.
- Em uveítes, a diatermia age da mesma forma da crioterapia, ou seja, diminuindo a acumulação exsudativa e a formação de neovasos consequentes do uso prolongado de corticosteroides.

Efeitos adversos

A maioria das complicações da diatermia está relacionada à energia liberada pelos eletrodos. Elevação da pressão intraocular por dano na parede escleral, hemorragia de coroide, danos em vasos (veias vorticosas e artéria ciliares posteriores longas) e nervos, e rotura do globo ocular por perfuração da esclera são algumas delas. Essas complicações são atenuadas com uso de tubo bipolar já que a energia é limitada a certa região. Edema macular cistoide também pode acontecer no pós-cirúrgico, porém menos frequentemente do que após a crioterapia.

APLICAÇÕES DO *LASER* EM OFTALMOLOGIA

Noções gerais

O termo LASER é formado pelas iniciais das palavras da expressão em língua inglesa *light amplification of stimulated emission of radiation*. Ou seja, a luz gerada pela emissão estimulada de elétrons de determinado átomo por fótons ("pacotes" de energia radiante), quando passam de um nível de energia mais distante do núcleo (mais elevado) para um mais próximo do núcleo (mais baixo), é amplificada através de espelhos e emitida de forma contínua ou pulsada.

Uma das principais características do *laser* é a coerência, isto é, a luz com frequência e fase semelhantes às dos fótons responsáveis pela emissão estimulada. Atualmente, o *laser* tem função imprescindível em diversos procedimentos de diagnóstico e tratamento oftalmológico.

O *laser* pode apresentar vários tipos de ação nos tecidos, conforme o seu comprimento de onda e energia. Os efeitos mais importantes são o térmico, o fotoquímico, o vaporizador e o de rotura óptica.

O efeito térmico decorre da absorção de *laser* visível ou infravermelho por tecido pigmentado, ocasionando o aumento local de temperatura, desnaturação proteica e necrose tissular. Também conhecido como fotocoagulação, esse efeito depende da interação da luz com os principais pigmentos oculares, que são a melanina, a hemoglobina e a xantofila.

O efeito fotoquímico origina-se da absorção de *laser* visível ou ultravioleta, levando à rotura de ligações moleculares e formação de novas moléculas, que são expelidas ou geram toxicidade celular. São exemplos desta interação a fotossensibilização tissular com substâncias químicas, como a verteporfirina (terapia fotodinâmica) e a rotura de ligações moleculares com o *excimer laser*.

A vaporização resulta da absorção de *laser* visível ou infravermelho em altas temperaturas (acima do ponto de ebulição da água), com a evidência de microexplosões nos tecidos. Pode ocorrer em fotocoagulação de elevada intensidade ou emprego de *laser* com dióxido de carbono.

A rotura óptica decorre da interação de *laser* Nd:YAG ou *fentosecond*, de alta densidade energética (energia/superfície), que promove a eliminação dos elétrons de seus átomos e moléculas, com a formação de plasma e rotura do tecido.

Fotocoagulação

É a forma mais antiga de emprego do *laser* em oftalmologia e ainda uma das mais utilizadas, principalmente no tratamento de doenças vasculares retinianas, como retinopatia diabética, oclusão venosa retiniana e retinopatia da prematuridade, entre outras.

Atualmente, os principais fotocoaguladores oftálmicos utilizam o *laser* argônio azul-verde (comprimento de onda 488 a 514 nm), o Nd:YAG verde (comprimento de onda 532 nm), o *laser* amarelo (comprimento de onda 577 nm) e o diodo vermelho (comprimento de onda 810 nm). A Tabela 7.7 mostra a absorção dos diferentes comprimentos de onda pelos principais pigmentos oculares.

O emprego de *laser* em estado sólido, como o Nd:YAG verde (532 nm), o *laser* amarelo (577 nm) e o diodo vermelho (810 nm), popularizou-se pela sua eficiência, forma compacta e de fácil transporte. No entanto, o *laser* diodo pode produzir fotocoagulação ineficaz em fundos hipopigmentados (pequena absorção pela melanina) e em lesões vasculares retinianas (ausência de absorção pela hemoglobina).

Os novos equipamentos e tipos de *laser* promovem fotocoagulação mais eficaz, mais segura, mais rápida e com menor desconforto ao paciente. O *laser* micropulso propicia liberação de frações do *laser* durante a aplicação, com ação profunda e menor expansão térmica superficial e lateral. O *laser* de varredura padronizado (Patterned Scanning Laser ou Pascal) é um Nd:YAG *laser* de estado sólido e comprimento de onda de 532 nm que permite aplicações micropulsadas sequenciais extremamente rápidas e de padrões predeterminados; isso possibilita tratamentos mais breves e precisos, menor liberação de energia e, consequentemente, menor dor do paciente.

Fotocoagulação na retinopatia diabética

A fotocoagulação retiniana constitui-se o padrão-ouro para tratamento do edema focal de mácula, da retinopatia diabética não proliferativa avançada e da retinopatia diabética proliferativa. O edema de mácula é a causa mais comum de baixa visual em portadores de retinopatia diabética não proliferativa. Pode ser focal ou difuso. Define-se como edema significante de mácula, com indicação de fotocoagulação retiniana, a presença de:

a) Espessamento da fóvea ou dentro de 500 micra da fóvea.

b) Exsudatos duros na fóvea ou dentro de 500 micra da fóvea, se associados a espessamento retiniano adjacente.

c) Uma ou mais áreas de espessamento retiniano maiores ou iguais a um diâmetro papilar, desde que qualquer parte de uma delas esteja dentro de um diâmetro papilar da fóvea.

Atualmente, a melhor forma de tratamento do edema de mácula diabético difuso é a quimioterapia intravítrea com antiangiogênicos ou corticoides. No entanto, a fotocoagulação retiniana tem indicação em casos que não respondem adequadamente à farmacoterapia.

TABELA 7.7	Absorção dos principais tipos de *laser* térmicos pelos pigmentos oculares.		
	Xantofila	Hemoglobina	Melanina
Argônio 488 nm	+ + + +	+++	+++
Argônio 514 nm	-	+++	+ + + +
Nd-YAG 532 nm	-	+ + + +	+ + + +
Amarelo 577 nm	-	+ + + +	+++
Diodo 810 nm	-	-	++

A técnica de fotocoagulação, em edema focal de mácula, consiste na realização de disparos do *laser* sobre microaneurismas incompetentes, utilizando mira de 50 a 75 micra, baixa potência e pequeno tempo de exposição, de tal forma a produzir marcas levemente acinzentadas. Em edema difuso de mácula, realiza-se o *grid* (grade), com aplicações perifoveais e extrafoveais espaçadas e parâmetros menores do que os utilizados para a fotocoagulação focal, levando a marcas invisíveis (abaixo do limiar visível ou *subthreshold*) (Fig. 7-14).

A retinopatia diabética não proliferativa avançada caracteriza-se pela ocorrência de pelo menos dois dos seguintes sinais oftalmoscópicos: hemorragias retinianas nos quatro quadrantes, saucerização venosa (*venous beading*) em dois quadrantes e alterações microvasculares intrarretinianas em um quadrante (regra 4:2:1).

A retinopatia diabética proliferativa (RDP) é a que apresenta neovascularização de retina, de papila ou de íris. A RDP de alto risco (de perda visual grave) mostra neovasos de disco óptico com, no mínimo, 1/4 a 1/3 de área discal e/ou neovasos de disco óptico com hemorragia vítrea ou pré-retiniana e/ou neovasos de retina de, pelo menos, meia área discal com hemorragia vítrea ou pré-retiniana.

Para tratamento da retinopatia diabética não proliferativa avançada e retinopatia diabética proliferativa, há necessidade de extensa ablação da retina isquêmica da meia periferia e periferia (fotocoagulação panretiniana). Para isso, utilizam-se maior número de disparos, tamanho de mira, tempo de exposição e intensidade do *laser* (Fig. 7-15).

Fotocoagulação nas obstruções venosas retinianas

Em obstrução venosa central e obstrução de ramo venoso retiniano, indica-se fotocoagulação retiniana nos casos isquêmicos acompanhados de neovascularização de disco óptico, de retina ou de íris. Há necessidade de tratamento ablativo rápido para evitar progressão para glaucoma neovascular, hemorragia vítrea e descolamento de retina. Os parâmetros do *laser* são semelhantes aos utilizados em retinopatia diabética proliferativa (Fig. 7-16).

O edema macular causado pela obstrução venosa central pode regredir com o *laser* em *grid* na região dos capilares

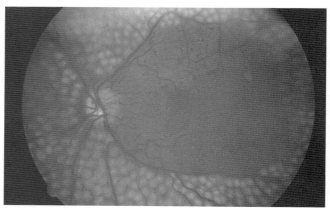

FIGURA 7-15 Fotocoagulação panretiniana na retinopatia diabética.

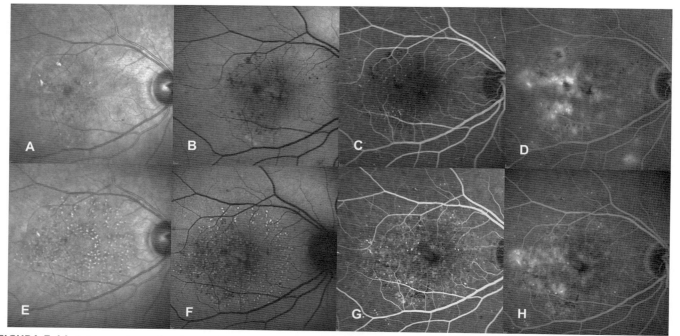

FIGURA 7-14 Fotocoagulação de edema difuso de mácula em retinopatia diabética. *Em cima:* Pré-tratamento. *Abaixo:* Pós-tratamento. A. Infravermelho B. Autofluorescência. C e D. Angiofluoresceinografia retiniana de fases precoce e tardia. *(Cortesia: Dr. José Augusto Cardillo.)*

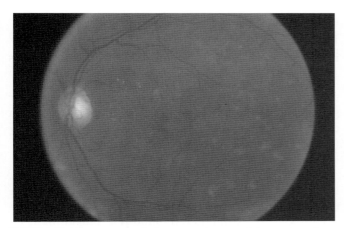

FIGURA 7-16 Cicatrizes de fotocoagulação retiniana pós-oclusão venosa. *(Cortesia: Dr. Manuel Augusto Pereira Vilela.)*

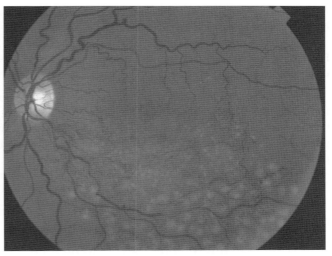

FIGURA 7-17 Fotocoagulação do quadrante temporal inferior em obstrução de ramo venoso retiniano com isquemia retiniana e edema focal de mácula. *(Cortesia: Dr. Evandro Luís Rosa.)*

vazantes. Porém, não há benefício visual e, por este motivo, não está indicado com esta finalidade.

Em obstrução de ramo venoso retiniano com edema de mácula, o tratamento preconizado é a quimioterapia intravítrea com antiangiogênicos ou corticoides. Caso isto não seja efetivo ou viável, utiliza-se a fotocoagulação retiniana se a acuidade visual for menor que 20/40 depois de 3 meses do quadro oclusivo. A aplicação é direcionada para as áreas afetadas (mácula e/ou quadrante afetado) e os parâmetros do *laser* são semelhantes aos adotados em edema de mácula diabético focal (Fig. 7-17).

Fotocoagulação na retinopatia da prematuridade

As crianças mais predispostas a desenvolver retinopatia da prematuridade são as nascidas com menos de 32 semanas de gestação ou peso menor de 1.500 g. Deve-se realizar o primeiro exame oftalmoscópico dos prematuros com 4 a 6 semanas de vida e depois a cada duas semanas, até se completar a vascularização retiniana. Indica-se a fotocoagulação retiniana, através de *laser* acoplado a oftalmoscópio binocular indireto, na área de retina avascular, em estágio 3 da doença, isto é, quando se observa proliferação vascular extrarretiniana junto à linha de demarcação entre a retina vascularizada e a isquêmica.

Fotocoagulação em outras retinopatias vasculares e inflamatórias

O edema de mácula associado aos macroaneurismas arteriais retinianos (Fig. 7-18) e à retinopatia da irradiação pode ser tratado com fotocoagulação focal nas áreas de vazamento capilar. As retinopatias vasculares e inflamatórias acompanhadas de neovascularização do segmento anterior ou posterior são tratadas com fotocoagulação nas áreas de isquemia retiniana. Dentre elas, estão a síndrome ocular isquêmica, anemia falciforme, doença de Eales, retinopatia da irradiação, toxoplasmose, *pars planite* e as vasculites idiopáticas.

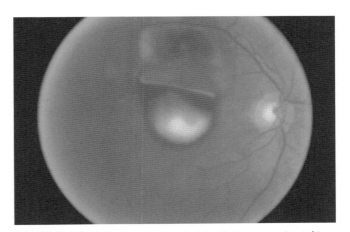

FIGURA 7-18 Macroaneurisma arterial retiniano superior à fóvea. Observam-se alterações secundárias. *(Cortesia: Dr. Manuel Augusto Pereira Vilela.)*

Fotocoagulação na neovascularização de coroide

O tratamento de membrana neovascular sub-retiniana na forma exsudativa de degeneração macular relacionada à idade é a quimioterapia antiangiogênica intravítrea. A fotocoagulação retiniana pode ser indicada em neovascularização de coroide extrafoveal do tipo clássico (bem definida).

Fotocoagulação na coriorretinopatia serosa central

Emprega-se a fotocoagulação focal da área de vazamento extrafoveal, na coriorretinopatia serosa central, em pacientes com ausência de melhora visual após 4 meses do início do quadro. Devem-se utilizar baixa intensidade, pequeno tempo de exposição e pequeno tamanho de mira do *laser* de tal forma a propiciar queimadura quase imperceptível, para diminuir o risco de aparecimento de membrana neovascular sub-retiniana. Nos últimos anos, têm sido relatados bons resultados com o emprego do *laser* micropulso abaixo do limiar visível (*subthreshold*).

Fotocoagulação nas roturas retinianas e descolamento de retina

As roturas retinianas agudas sintomáticas têm indicação de fotocoagulação pelo elevado risco de descolamento de retina. Realizam-se 3 a 4 fileiras confluentes do *laser* ao redor de toda a lesão, com parâmetros intermediários, de modo a produzir embranquecimento moderado da retina (Fig. 7-19). Pequenos descolamentos de retina também são tratados com fotocoagulação ao redor da área afetada, assim como casos específicos de descolamento de retina secundário a retinite por citomegalovírus ou necrose aguda de retina.

Fotocoagulação nos tumores vasculares de retina e coroide e melanoma de coroide

Em geral, indica-se a fotocoagulação retiniana em tumores vasculares extrafoveais de retina ou coroide pequenos, bem circunscritos, que causem descolamento seroso macular. Dentre os tumores, destacam-se o hemangioma de coroide (Fig. 7-20) e o hemangioma capilar de retina.

Nos melanomas de coroide pequenos, com até 3 mm de espessura, a fotocoagulação deixou de ser empregada por causa da alta incidência de complicações. Atualmente, nestas condições, emprega-se a termoterapia transpupilar, que é o aquecimento local do tumor com *laser* diodo, durante 1 minuto.

Fotocoagulação nos glaucomas

A trabeculoplastia a *laser*, fotocoagulação da borda pigmentada anterior da malha trabecular com o objetivo de aumentar a drenagem de humor aquoso, tem efeito hipotensor, especialmente em trabéculos hiperpigmentados, como no glaucoma pigmentar e no pseudoesfoliativo.

A iridotomia a *laser*, fotocoagulação da íris com a finalidade de promover uma via alternativa entre as câmaras posterior e anterior, é bastante utilizada para tratar ou prevenir glaucoma com bloqueio pupilar. No entanto, na maioria desses casos, realiza-se a iridotomia com o Nd:YAG *laser* (Fig. 7-21) (e não com o fotocoagulador), pela maior facilidade e rapidez do procedimento.

A iridoplastia a *laser*, fotocoagulação da raiz da íris, indicada para ampliar a profundidade do seio camerular e melhorar a drenagem do humor aquoso em câmara anterior estreita, apresenta bons resultados se a maior parte do ângulo estiver aberta. Pode-se associar a iridoplastia à iridotomia periférica para melhorar a circulação e o escoamento do humor aquoso, principalmente na síndrome da íris em *plateau* e no nanoftalmo. A ciclofotocoagulação, a ablação do corpo ciliar com *laser* que tem o objetivo de diminuir a

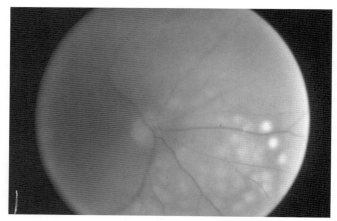

FIGURA 7-20 Imagem de hemangioma coróideo tratado com *laser*. (Cortesia: Dr. Manuel Augusto Pereira Vilela.)

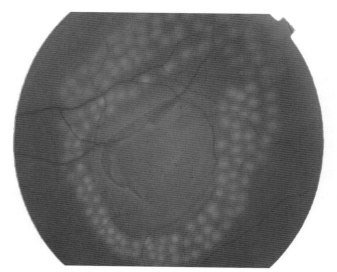

FIGURA 7-19 Rotura retiniana na arcada temporal superior do olho esquerdo tratada com fotocoagulação "em barreira". (Cortesia: Dr. Evandro Luís Rosa.)

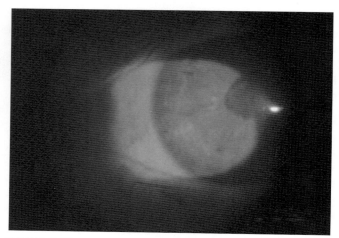

FIGURA 7-21 Iridectomia com Nd:YAG *laser*. (Cortesia: Dr. Manuel Augusto Pereira Vilela.)

secreção de humor aquoso, é utilizada como recurso final em glaucomas refratários à terapia clínica ou cirúrgica, pelo maior risco de complicações, inclusive hipotonia e atrofia bulbar.

Termoterapia transpupilar

Consiste na aplicação de *laser* diodo (comprimento de onda 810 nm) por longo período para provocar o aumento local de temperatura e citotoxicidade.

Suas principais vantagens são a penetração mais profunda e ação nos tecidos da coroide, menor dano à retina neurossensorial e pequena absorção pelos meios oculares. A termoterapia transpupilar é efetiva em tumores de coroide de até 12 mm de diâmetro e 4 mm de espessura, especialmente o melanoma maligno, quando combinada à braquiterapia.

Em geral, realizam-se 3 a 4 sessões com vários disparos do *laser* diodo sobre o tumor e empregam-se elevados tamanhos de mira (até 3 mm) e tempo de exposição (pelo menos 60 segundos).

Terapia fotodinâmica

É a modalidade de tratamento que combina a ação de uma substância fotossensível, a verteporfirina, de injeção endovenosa, à de um *laser* de baixa intensidade e penetração mais profunda (comprimento de onda 689 nm), aplicado diretamente sobre a retina. Isso gera uma reação fotoquímica intravascular com liberação de oxigênio singleto, lesão endotelial e trombose dos vasos neoformados provenientes da coroide.

A terapia fotodinâmica foi muito utilizada na forma exsudativa de degeneração macular relacionada com a idade no início da década de 2000. No entanto, com o advento da farmacoterapia antiangiogênica, houve diminuição considerável em suas indicações (Fig. 7-22).

Atualmente, a principal indicação da terapia fotodinâmica é o descolamento neurossensorial macular crônico associado à coriorretinopatia serosa central e ao hemangioma de coroide.

Aplicações do Nd:YAG *laser* em oftalmologia

A luz produzida pelo Nd:YAG *laser* é infravermelha (comprimento de onda 1.064 nm) e invisível. Suas características permitem a rotura óptica de tecido e, dessa maneira, serve como instrumento não invasivo de corte intraocular.

As principais indicações de tratamento com Nd:YAG *laser* são: opacidade de cápsula posterior do cristalino depois da cirurgia de catarata (capsulotomia posterior) (Fig. 7-23), crise de glaucoma agudo de ângulo fechado ou prevenção em pacientes com câmara anterior rasa (iridotomia periférica), aderência vítrea à íris, à incisão esclerocorneana (*vitreous wick syndrome*) ou a tubos de drenagem e hemorragia pré-retiniana macular (hialoidotomia posterior).

Aplicações do *laser* em cirurgia refrativa e de catarata

A cirurgia refrativa apresentou considerável avanço nos últimos 20 anos e, atualmente, seus resultados são mais satisfatórios e mais seguros.

A utilização do *excimer laser* (do inglês *excited dimer*) para a fotoablação corneana, associado às técnicas que

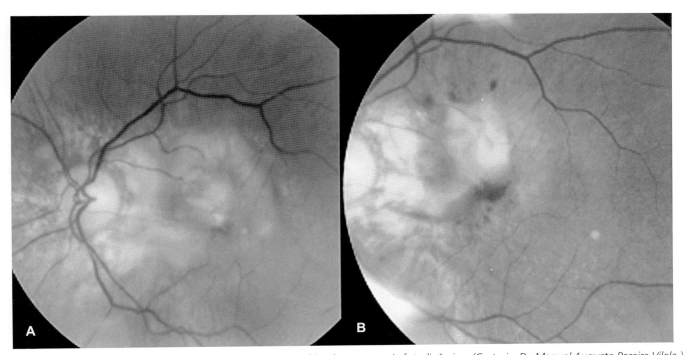

FIGURA 7-22 Aspecto pós-injeção intravítrea de antiVEGF combinado com terapia fotodinâmica. *(Cortesia: Dr. Manuel Augusto Pereira Vilela.)*

diminuem a cicatrização e ao maior conhecimento sobre aberrações visuais, desempenha papel fundamental nesta evolução. O *excimer laser* emite radiação na faixa ultravioleta do espectro eletromagnético através da emissão estimulada de gás composto por dois átomos diferentes. O comprimento de onda do *laser* varia de acordo com a natureza do gás: o fluoreto de argônio (ArF) gera *laser* no comprimento de onda 193 nm, o fluoreto de kriptônio (KrF) em 248 nm, o cloreto de xenônio (XeCl) em 308 nm e o fluoreto de xenônio (XeF) em 351 nm.

A interação do *excimer laser* com os tecidos promove a ablação fotoquímica ou seja, a quebra de ligações covalentes entre as moléculas por concentração de alta energia em pequena área. Com isso, há formação de diferentes moléculas que são eliminadas da superfície exposta. Devido à absorção de parte do *excimer laser* por colágeno, a penetração é pequena: o ArF, por exemplo, tem penetração de 4 micra; isto permite maior precisão no tratamento e evita o dano às camadas subjacentes.

Emprega-se o *excimer laser* em cirurgias de subtração do tecido corneano para correção da miopia, hipermetropia e astigmatismo. As técnicas mais utilizadas são o PRK (do inglês *Photorefractive keratectomy*) e o LASIK (do inglês *Laser-assisted in situ keratomileusis*). Além disso, ele também é utilizado para a remoção de opacidades e defeitos corneanos superficiais, como erosões recorrentes, distrofias estromais anteriores e nébulas de diversas origens (técnica PTK, do inglês *Phototherapeutic keratectomy*) (Fig. 7-24).

No PRK, aplica-se o *excimer laser* diretamente sobre o estroma superficial após a desepitelização corneana. No LASIK, confecciona-se uma lamela que preserva o epitélio e a membrana de Bowmann. Com o auxílio de microcerátomo ou de *femtosecond laser*, aplica-se o *laser* sobre o estroma anterior e recoloca-se a lamela sobre o leito tratado. A técnica LASEK (do inglês *Laser-assisted subepithelial keratomileusis*) consiste na realização de lamela epitelial sem a necessidade de microcerátomo, aplicação do *laser* sobre a membrana de Bowmann e estroma corneano superficial e reposicionamento epitelial sobre a área tratada.

O LASIK é a técnica mais utilizada para o tratamento das ametropias. Permite a correção de miopia entre −0,75 D e −10,00 D, de astigmatismo até −6,00 D e de hipermetropia entre +1,00 D e +6,00 D. Suas maiores vantagens, com relação ao PRK, são a recuperação visual mais rápida, maior conforto pós-operatório (pois não há desepitelização corneana) e possibilidade de correção de ametropias mais elevadas.

No entanto, pelo fato de necessitar a confecção de lamela superficial com microcerátomo ou *femtosecond laser*, o LASIK apresenta maior risco de complicações per e pós-operatórias. Dentre elas, estão alterações da lamela, deficiência lacrimal, crescimento epitelial na interface, ceratites

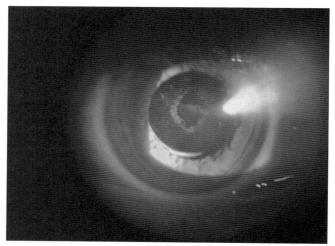

FIGURA 7-23 Capsulotomia posterior feita com Nd:YAG *laser*. (Cortesia: Dr. Manuel Augusto Pereira Vilela.)

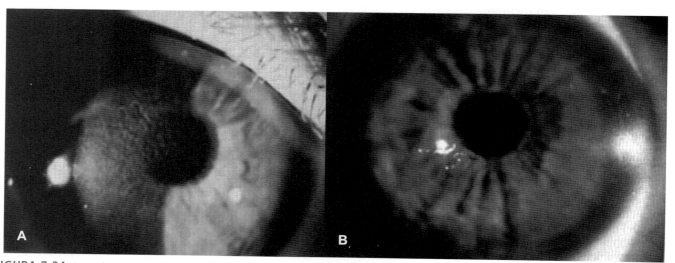

FIGURA 7-24 Portador de distrofia corneana de Reis-Bücklers antes (*à esquerda*) e depois do PTK (*à direita*). (Cortesia: Dr. Vinícius Coral Ghanem.)

e ectasias corneanas. A deformação ocular produzida pelo anel de sucção do microcerátomo, durante o procedimento, pode promover tração vitreorretiniana e maior chance de complicações no segmento posterior ocular.

Com o objetivo de aprimorar a confecção da lamela corneana, seja em cirurgia refrativa seja em ceratoplastia lamelar, iniciou-se a utilização do *femtosecond laser*. Trata-se de *laser* de baixa energia e pulso ultracurto aplicado num determinado ponto, que permite elevada densidade de potência e rotura óptica (eliminação dos elétrons dos átomos e formação de plasma). Como resultado, podem-se realizar cortes mais precisos e com menor risco de complicações do que os realizados com microcerátomos, especialmente em córneas muito curvas ou muito planas. Além disso, o menor vácuo utilizado no anel de sucção para criar a lamela, com o *femtosecond laser*, também acarreta menor chance de tração vitreorretiniana.

O rápido aumento de temperatura e pressão no tecido sob a ação do *femtosecond laser* gera a vaporização. No estroma corneano, formam-se bolhas de cavitação decorrentes deste efeito, que desaparecem 10 a 15 minutos depois da aplicação do *laser*.

No tratamento de catarata, o *femtosecond laser* tem sido empregado de forma crescente desde 2010, com os objetivos de propiciar maior segurança no procedimento cirúrgico e maior previsibilidade refrativa. Suas aplicações intraoperatórias são a incisão corneana, a abertura da cápsula anterior e a fragmentação do núcleo. Observam-se vantagens técnicas com a utilização do *femtosecond laser* nessas etapas da cirurgia, através de ceratotomia e capsulorrexe precisas e menor utilização de energia do ultrassom para remoção da catarata e, consequentemente, menor risco de lesão endotelial corneana. Entretanto, na atualidade, os seus resultados funcionais não diferem, de forma significante, dos obtidos com a facoemulsificação manual.

Aplicações do *laser* em recursos diagnósticos

O *laser* mostra importância crescente no diagnóstico e acompanhamento de pacientes com as mais variadas alterações oculares, graças à qualidade e quantidade de informações que podem ser obtidas com a sua utilização.

Os principais recursos diagnósticos em Oftalmologia que utilizam *laser* são a oftalmoscopia de varredura (SLO, do inglês *scanning laser ophthalmoscopy*), a tomografia de coerência óptica (OCT, do inglês *optical coherence tomography*) e a análise de frentes de onda.

A oftalmoscopia de varredura a *laser* permite a obtenção de imagens monocromáticas de maior resolução que a retinografia convencional devido à propriedade de coerência do *laser*. Este sistema também pode ser utilizado em angiografia com fluoresceína e com indocianina verde e em microperimetria. Além disso, pelo fato de projetar a luz ponto a ponto e não necessitar *flash*, o conforto do paciente, durante a realização do exame, é maior.

A tomografia de coerência óptica (Fig. 7-25) é um dos avanços propedêuticos em oftalmologia que mais evolui. Utiliza o *laser* diodo para produzir imagem em corte transversal de alta resolução, devido ao princípio da interferometria. Tem vasta aplicação em maculopatias, glaucoma e afecções do segmento anterior. Atualmente, equipamentos que utilizam o espectrofotômetro de interferência são os mais utilizados, pois permitem a captação de imagens com alta velocidade e definição (SD-OCT, do inglês *spectral/fourier domain-optical coherence tomography*).

A angiografia-tomografia de coerência óptica (ângio-OCT) é recente e promissor recurso tecnológico. Permite, de forma rápida e não invasiva, a obtenção de imagens de alta resolução, ao detectar movimento de hemácias nos vasos sanguíneos. Assim, podem-se avaliar detalhes estruturais e funcionais da retina interna, retina externa e coriocapilar em *scans* longitudinais e transversais de 2×2 mm a 12×12 mm (Fig. 7-26).

A análise da frente de ondas tem o objetivo de estudar as aberrações ópticas do olho humano, de acordo com princípios de óptica geométrica e de reversibilidade dos raios luminosos. Os sistemas de análise de frente de ondas, também conhecidos como aberrômetros, identificam as distorções presentes na frente de onda gerada por uma fonte luminosa puntiforme localizada na retina. São muito úteis em cirurgia refrativa, pela possibilidade de identificar as aberrações ópticas e corrigi-las por meio de ablações personalizadas.

Existem vários tipos de aberrômetros. Os mais comuns utilizam o princípio de Hartmann-Shack para avaliar as distorções da frente de onda. Projeta-se um pulso curto e fino de *laser* infravermelho na mácula, que reflete a luz do *laser* e, ao passar de volta através dos meios ópticos, tem sua frente de onda alterada; o sistema capta à frente de onda e fornece dados específicos da análise e da forma de correção das aberrações.

RADIOTERAPIA

Mecanismo de ação da radioterapia

A hipótese é de que a radioterapia (RT) afeta a viabilidade tumoral por dois mecanismos: efeito tóxico direto na célula tumoral mediante injúria cromossômica letal e dano direto à vasculatura tumoral, necessária para o crescimento e disseminação sistêmica.

Usos da radioterapia

A radioterapia tem sido utilizada em oftalmologia principalmente em três situações:

- Tratamento de tumores oculares: conjuntivais, intraoculares e orbitários.
- Prevenção da recidiva do pterígio.
- Orbitopatia de Graves.

490　CAPÍTULO 7　Farmacologia

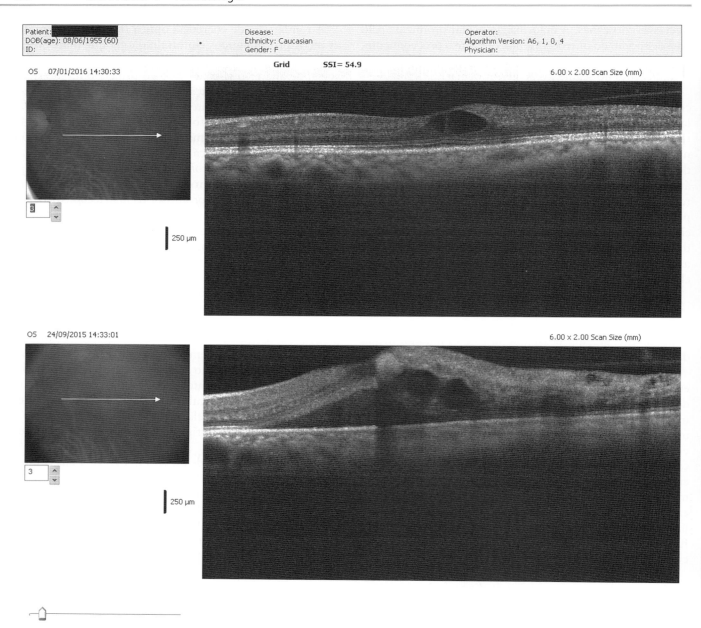

FIGURA 7-25 OCTs de pré e pós-operatório de oclusão venosa tratada com injeção de dexametasona intravítrea. *(Cortesia: Dr. Manuel Augusto Pereira Vilela.)*

Radioterapia nos tumores – noções gerais

Com os avanços da oncologia e novas medicações no tratamento de tumores, nem sempre a radioterapia ainda seria indicada. Existem tratamentos específicos direcionados a determinados tumores que podem curar com sucesso a metástase ocular. É o caso de uma mulher que tinha um tumor de mama Her-2 +, recidivado, com metástase uveal, e que foi tratada com sucesso com herceptin sistêmico. Casos como este sugerem que uma consulta com um oncologista experiente é importante no manejo do tumor ocular nos dias de hoje.

Vários tumores oculares ou de anexos podem ser tratados com sucesso através da radioterapia, mesmo que a radiação provoque efeitos danosos na estrutura ocular normal. Neoplasias de conjuntiva, melanomas uveais, metástases uveais ou orbitárias, retinoblastoma, tumores vasculares intraoculares, tumores linfoides extra e intraoculares, e tumores orbitários podem ser manejados com radiação.

Há dois métodos de radioterapia que são empregados para tumores oculares: irradiação de raio externo (teleterapia) e placa de irradiação episcleral (braquiterapia).

Radioterapia por raios externos (teleterapia)

Há vários métodos para tratar tumores oculares através do uso de raios externos (Fig. 7-27), entre eles: raios gama

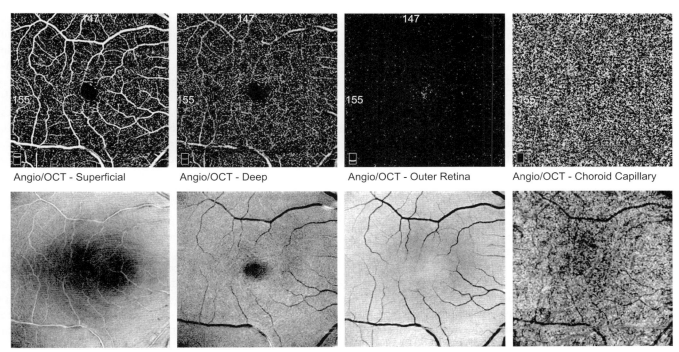

FIGURA 7-26 Angiografia-tomografia de coerência óptica evidencia detalhes da retina interna, retina externa e coriocapilar. *(Cortesia: Dr. André Romano.)*

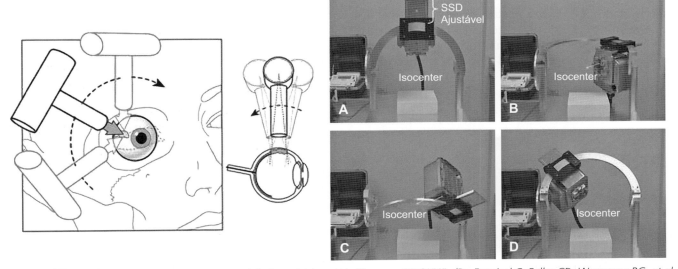

FIGURA 7-27 Radioterapia por raios externos, modelo Beamlet Low-kVp X-ray, or "BLOKX". *(De Esquivel C, Fuller CD, Waggener RG, et al. Novel low-kVp beamlet system for choroidal melanoma. Radiation Oncology (London, England) 2006;1:36.)*

com fontes de cobalto, raios X de ortovoltagem, raios X de megavoltagem e feixe de elétrons. A fonte de radiação fica distante e afastada da lesão a ser tratada. A seleção da fonte depende do local, área e da profundidade da lesão.

Placa episcleral de braquiterapia

A braquiterapia é uma forma de radiação aplicada a pequena ou mínima distância do tumor. A braquiterapia ocular é sempre aplicada por intermédio de placas episclerais de radiação (Fig. 7-28) e tem sido empregada para tratar vários tumores intraoculares, principalmente melanoma uveal e retinoblastoma.

Os elementos utilizados na confecção de placas episclerais para braquiterapia ocular são iodo-125, estrôncio-90, paládio-103 e rutênio106. Atualmente as fontes de radiação mais utilizadas são o iodo-125 e o rutênio-106. As placas de iodo-125 foram o tratamento padrão utilizado por participantes do Estudo Colaborativo de Melanoma Ocular (COMS). As placas de iodo-125 (125I) podem ser personalizadas com mais facilidade resultando em menos paraefeitos do que as demais e também têm maior penetração do que as placas de 106Ru, sendo utilizadas em tumores intraoculares com mais de 5 mm de espessura. Fontes de cobalto-60 não são mais usadas em braquiterapia ocular há vários anos.

Com 10 a 25 mm de diâmetro, as placas podem ser manufaturadas de muitas formas e tamanhos, dependendo do tamanho e da extensão do tumor. As placas podem ser entalhadas ou curvilíneas, sendo as primeiras utilizadas para tumores localizados adjacentes ao disco óptico, e as segundas para tumores que afetam o corpo ciliar e a íris periférica.

Shields *et al.* observaram que a placa de radioterapia é um método alternativo efetivo no controle de melanoma de íris difuso não ressecável e de metástases solitárias de íris com poucos efeitos adversos.

No preparo da aplicação de radiação com placa episcleral é necessário ter medidas exatas do diâmetro basal e da espessura da lesão mediante o uso de oftalmoscopia indireta, retinografias coloridas e ultrassonografia ocular.

Radioterapeutas experientes auxiliam na escolha da placa apropriada e no cálculo do tempo em que a placa ficará no lugar. O tratamento com placas esclerais para braquiterapia é complexo e deve ser realizado em centros especializados, que têm conhecimento e experiência nesta área. A introdução de braquiterapia ocular em uma instituição médica é complexa e multidisciplinar. A decisão de dispor do tratamento e qual elemento selecionado para tratamento depende de cálculos de custos, normatizações e legislação específica regional referente a uso médico de radioisótopos, estrutura física e estimativa da incidência de patologias tratáveis com essa técnica que serão referenciadas para determinado centro.

A técnica cirúrgica de aplicação da placa episcleral envolve peritomia conjuntival, reparo dos músculos extraoculares e exposição da esclera na área do tumor. Transiluminação, oftalmoscopia indireta e ultrassonografia ocular transoperatórias são usados para localizar e marcar a margem do tumor na esclera. Uma placa molde inativa é colocada no local adequado e suturas com nylon 5,0 não absorvíveis são pré-colocadas na superfície da esclera e alinhados com os buracos nos braços da placa. A placa molde é então removida e só então a placa ativa é retirada da sua caixa de segurança e colocada na esclera corretamente alinhada e fixada na esclera com as pré-suturas, reduzindo o tempo de exposição ambiental e da equipe médica ao elemento radiativo. Durante o tempo de aplicação da placa, precauções para radioterapia são seguidas, enquanto o paciente permanece hospitalizado em quarto com estrutura física adequada como paredes baritadas.

A placa é removida com o paciente sob anestesia local ou peribulbar vários dias depois que a dose apropriada é distribuída. Para melanomas do trato uveal, 80 a 85 Gy são empregados no ápice do tumor e cerca de 350 a 400 Gy na base do tumor. Já no retinoblastoma são empregados 35 a 45 Gy no ápice do tumor.

Como em todos os tipos de radioterapia, a retinopatia e a neuropatia pós-radiação, um processo de oclusão vascular lento e progressivo ou como resultado de lesão direta das fibras nervosas do nervo óptico, podem se desenvolver meses a anos após a braquiterapia. Tumores localizados próximos ao disco óptico ou à fóvea e doses altas de radiação na base do tumor são fatores de risco para vasculopatia pós-radiação. O risco de retinopatia proliferativa pós-radiação aumenta significativamente, em pacientes diabéticos e nos pacientes com diâmetro da base tumoral > 10 mm. Esses fatores devem ser levados em consideração enquanto se decide sobre a estratégia de tratamento.

Outras complicações secundárias incluem catarata, glaucoma neovascular e hemorragia vítrea, com risco de perda visual como complicação secundária. A visão é mais bem preservada em olhos com tumores pequenos fora de um raio de 5 mm do disco óptico e fovéola. Cerca de 50% dos olhos tratados com braquiterapia ocular irá desenvolver alguma das complicações com redução da acuidade visual igual ou menor que 20/200.

Melanoma uveal

Os melanomas uveais originam-se do melanócitos da úvea. Estes melanomas são diferentes dos melanomas cutâneos quanto ao seu manejo. Qualquer parte do trato uveal pode ser acometida pelo melanoma.

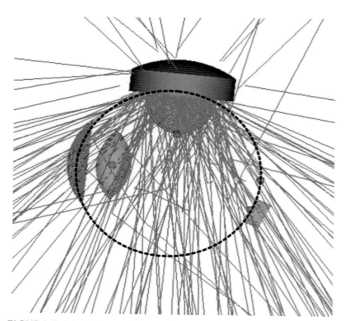

FIGURA 7-28 Radioterapia por placa episcleral: simulação do procedimento. *(De Esquivel C, Fuller CD, Waggener RG, et al. Novel low-kVp beamlet system for choroidal melanoma. Radiation Oncology (London, England) 2006;1:36.)*

CAPÍTULO 7 Farmacologia

A maior parte dos pacientes com melanomas uveais suspeitos ou muito pequenos < 2,5 mm em espessura e < 10 mm o maior diâmetro, podem ser observados para comprovar crescimento tumoral antes de serem tratados, pois várias dessas lesões têm crescimento muito lento e o tratamento pode provocar baixa visual.

A maioria dos oncologistas oculares trata os melanomas uveais pequenos e médios (entre 2,5 mm e 10 mm em espessura com o maior diâmetro basal de < 16 mm) com braquiterapia, se os pacientes estiverem bem e livres de metástases. O diagnóstico é primordialmente clínico e a comprovação diagnóstica histopatológica é desnecessária na imensa maioria dos casos. O controle local dos melanomas pequenos e médios com braquiterapia e a manutenção do globo ocular ocorre entre 80% e 95%, e a sobrevida é comparável à observada nos casos enucleados de melanomas de mesmo tamanho. O tratamento logo após o diagnóstico é a rotina. Um estudo foi realizado pelo COMS (Collaborative Ocular Melanoma Study) e verificou que a mortalidade geral em 5 anos foi mais baixa nos pacientes com melanoma uveal que tiveram tratamento imediato (até 90 dias após diagnóstico) comparado com os pacientes em que se observou por algum tempo antes de tratar.

A recorrência local é associada a uma maior incidência de metástases, e é de crítica importância que o melhor tratamento seja escolhido baseando-se nas características do paciente e do tumor.

Pacientes com melanomas grandes (> 10 mm em espessura ou > 16 mm em diâmetro basal) ou com tumores peripapilares ou maculares podem ter resultado visual e controle local piores, o que deve ser levado em conta na escolha do tratamento. Mesmo em casos de extensão extraescleral visível com pouca espessura, a braquiterapia pode ser aplicada. Melanoma anular, ou envolvimento tumoral envolvendo mais da metade do corpo ciliar, contraindicam radiação por placas episclerais.

Melanomas de coroide ou corpo ciliar grandes, com mais de 10 mm de espessura, podem ser tratados com braquiterapia, mas obtêm-se menor controle tumoral, além de o tempo prolongado de tratamento e a dose total muito elevada de radiação induzirem efeitos colaterais oculares muito acentuados. Nesses casos, a enucleação é mais indicada.

A radioterapia por raios externos tem sido pouco usada para tratar melanomas uveais. Embora tenha havido entusiasmo para radioterapia pré-enucleação, alguns estudos sugerem que não há aumento da sobrevida dos pacientes. Como a dose radioterápica dos melanomas é muito alta (80 Gy no ápice), a radioterapia externa convencional provoca muitos danos perioculares, inviabilizando sua utilização como tratamento primário. Por outro lado, radioterapia externa na forma de radiocirurgia com fontes de raios gama, em equipamentos como Gamma-Knife, ou prótons podem obter controle tumoral similar a braquiterapia. Porém, são de altíssimo custo e encontrados em poucas instituições no mundo.

Os melanomas de íris são menos comuns do que os melanomas da coroide (5% em contraste a 80% dos casos). Têm prognóstico mais favorável do que os melanomas ciliares e da coroide, e, pela sua natureza menos agressiva, esses tumores são manejados de forma conservadora (observação). Tumores que acometem até um quadrante da íris podem ser tratados cirurgicamente. A braquiterapia em melanomas de íris pode ser indicada em tumores que ocupam de 2 a 4 quadrantes, principalmente na ausência de glaucoma. Nesses casos, a catarata é uma complicação comum e rápida, mas pode ser corrigida cirurgicamente.

Retinoblastomas

O tratamento do retinoblastoma envolve diferentes técnicas terapêuticas, isoladas ou sequenciais, incluindo alternativas para permitir a preservação do globo ocular ou mesmo a visão, desde que não ponham em risco a sobrevida da criança. A escolha do tratamento depende da idade do paciente, do prognóstico visual, do tamanho e da localização tumoral, da lateralidade e da presença de sementes vítreas ou retinianas.

O tratamento inclui enucleação, quimioterapia (sistêmica, intra-arterial ou intravítrea), crioterapia, fotocoagulação ou termoterapia transpupilar com *laser* de diodo e radioterapia de feixe externo ou através de placas episclerais radiativas (braquiterapia).

A enucleação é indicada primariamente para tumores grandes (que ocupam mais de 70% do volume do globo ocular) que não têm potencial visual, tumor na câmara anterior, olhos com glaucoma neovascular, cegos, dolorosos e tumores que se estendem ao nervo óptico na oftalmoscopia binocular indireta ou observados nos exames de tomografia computadorizada ou ressonância nuclear magnética para estadiamento. A enucleação também é o tratamento de escolha nos olhos em que outras terapias, visando preservar o globo ocular, não foram bem-sucedidas.

A radioterapia externa após a enucleação, é indicada em casos em que o estudo anatomopatológico identifica doença microscópica nos limites cirúrgicos do nervo óptico ou dos tecidos epibulbares, aplicada após protocolo de quimioterapia adjuvante sistêmica.

Como opção para tratamento conservador inicial, a radiação externa é uma opção menos utilizada nos dias atuais.

Mais frequentemente, é indicada somente nas situações em que após tratamento com quimioterapia, nas suas diversas formas, associada a terapias focais (crioterapia ou fotocoagulação) permanecerem lesões ativas grandes ou sementes vítreas e retinianas difusas. A radioterapia não evita o aparecimento de novos tumores envolvendo a retina, principalmente nos casos bilaterais hereditários. O risco de recorrência tumoral seguindo RT em um estudo foi de 7%, com todos os tumores recorrentes aparecendo em 40 meses.

A terapia com placa radioativa (braquiterapia com125I) pode ser considerada como tratamento primário ou adjunto aos outros tratamentos conservadores. A dose de radiação é de aproximadamente 40-45 Gy aplicada ao ápice tumoral. Crianças tratadas com braquiterapia geralmente têm resultados visuais excelentes, com visão estimada em 20/20 a 20/30 em mais da metade dos casos, se as lesões tratadas estiverem distantes da mácula ou nervo óptico. Entretanto, nem todos pacientes são candidatos para braquiterapia, e os seguintes fatores devem ser levados em consideração:

- O tumor deve ser menor do que 15 mm em diâmetro e menor que 10 mm em espessura.

- Placas são contraindicadas se a radiação precisa ser aplicada em vários focos tumorais em ambos os olhos.

- A quantidade de radiação aplicada ao nervo óptico e à fóvea deve ser criteriosa, especialmente se há um potencial para a preservação visual.

- A colocação de placas pode ser difícil tecnicamente e sempre requer um segundo procedimento cirúrgico para a sua remoção.

Mesmo com estes critérios, as placas radioativas são preferíveis à radiação externa em casos em que ambos oferecem chances compáraveis de sucesso, porque a braquiterapia resulta em menor dose de radiação aos tecidos conjuntivo e ósseo adjacentes. E com isso há uma menor incidência de tumores secundários induzidos pela radiação. Além disto, o dano secundário aos tecidos da hemiface são menores, resultando em menor incidência de complicações relacionadas com a radioterapia (tais como a retração da órbita) e melhor efeito cosmético.

A maior parte da braquiterapia é feita através de placas de 125I, embora o rutênio-106 (106Ru) possa ser usado como alternativa. Um estudo retrospectivo na Alemanha sugere que braquiterapia com 106Ru pode ser o tratamento primário de tumores relativamente pequenos (espessura menor do que 6 mm), desde que o tratamento com placas de 106Ru reduza a dose de radiação a partes sem envolvimento da retina, cristalino e nervo óptico, reduzindo assim a perda de visual relacionada à radiação.

A maior complicação da RT é a indução de outras neoplasias. O aumento de risco de câncer secundário é visto primariamente em pacientes com a forma hereditária do retinoblastoma. Pode aumentar o risco de segundas neoplasias em até 35 vezes, sendo o mais comum o tipo sarcoma. Por esse motivo, a radioterapia externa tem sido evitada o máximo possível no manejo de tumores intraoculares, enfatizando-se outras terapias de resgate como quimioterapia intra-arterial seletiva ou intravítrea para os casos de sementes vítreas ou retinianas.

Outras complicações relacionadas com a radiação incluem dano radioativo à retina, ao nervo óptico, à glândula lacrimal, ao cristalino, perda dos cílios e hipoplasia hemifacial. Entretanto, com técnicas atuais de aplicação e de radiação, retardo do crescimento orbitário é menos comum do que no passado.

Radioterapia no pterígio

A betaterapia ocular para pterígio é aplicada com um dispositivo com fonte de estrôncio 90, cuja dose máxima de radiação ocorre dentro de um raio de 2 mm da ponteira do aplicador. Se a dose de 18 a 22 Gy é aplicada no leito de ressecção do pterígio, a superfície anterior do cristalino recebe 0,70 a 0,90 Gy, enquanto a retina posterior recebe somente 0,04 a 0,08 Gy, doses relativamente seguras para essas estruturas. A betaterapia inibe a mitose nas células endoteliais vasculares de neovasos que se dividem rapidamente.

Para a prevenção de recorrência pós-operatória do pterígio, a betaterapia foi utilizada, por muitas décadas, antes de suas complicações tornarem-se conhecidas e temidas, reduzindo a sua indicação.

Há ainda, no uso da betaterapia, controvérsias quanto à dosagem e ao momento ideal de aplicação no pós-operatório de pterígio. Historicamente iniciou-se com o uso de 72 Gy em dose única, no momento da cirurgia ou 24 horas após, paulatinamente reduzida até 35 Gy em dose única. Estudos mais recentes têm observado o efeito de 20 a 35 Gy, em 3 a 10 sessões, com intervalos de 2 a 5 dias, iniciando até 6 dias após a cirurgia. Voinea *et al.*, usando doses que não excederam 32 Gy em quatro sessões, concluíram que a recorrência de pterígio pode ser evitada sem qualquer irritação para olho irradiado. Enfatizaram, inclusive, que a opacidade corneana, causada pelo pterígio, diminuiria com a aplicação de betaterapia. Cameron acompanhou pacientes durante 15 anos e encontrou poucas complicações com o uso de betaterapia, relatando, porém, cinco casos de complicações em curto espaço de tempo. Enquanto Voinea *et al.* não encontraram sequelas no olho irradiado, Cameron relata complicações sérias, com 22 Gy logo após a cirurgia.

Embora a betaterapia seja nitidamente eficaz em reduzir as recidivas pós-operatórias dos pterígios, o seguimento desses pacientes a longo prazo tem demonstrado tratar-se de método de segurança duvidosa. A tendência a utilizar a betaterapia na semana seguinte à cirurgia, em doses menores e mais fracionadas, pode reduzir ou eliminar os efeitos adversos temidos, como escleromalacia, defeito epitelial crônico ou mesmo endoftalmite.

Paton recomenda que seu uso não seja abandonado, apesar de descrições de casos com atrofia escleral no local, presença de necrose no dia seguinte à cirurgia do pterígio com aplicação de 20 Gy e casos de cicatrização deficiente em nova cirurgia quando previamente submetidos à betaterapia.

A endoftalmite é uma complicação muito temida em olhos com escleromalacia e podem ser necessárias várias intervenções cirúrgicas para tentar evitar o seu desenvolvimento.

Nos casos em que mitomicina C foi utilizada no transoperatório, a betaterapia é contraindicada, pois a mitomicina aumenta muito a radiotoxicidade.

Orbitopatia de Graves

A radioterapia orbitária externa tem sido indicada em casos moderados (caracterizados por disfunção motora e diplopia frequente) a graves (caracterizados por exposição ocular e neuropatia óptica compressiva) de orbitopatia de Graves, como tratamento isolado ou associado à corticoterapia, oral ou endovenosa (pulsoterapia). A radiação elimina os linfócitos T orbitários, promotores da cascata inflamatória dessa patologia. A dose usual de tratamento é 20 Gy, administrada em 10 doses de 2 Gy ao longo de 2 semanas, em uma ou ambas as órbitas, conforme o quadro clínico.

Apesar da indicação consistente na maioria das instituições que assistem pacientes com orbitopatia de Graves moderada e grave, o valor da radiação orbitária é tema de controvérsia. Enquanto dois ensaios clínicos observaram maior efetividade da radiação comparada com corticosteroides, outros não observaram diferenças comparando com simulação de irradiação para melhora de sinais clínicos inflamatórios, mas a radiação orbitária foi superior para controle de diplopia.

Estudos sobre radioterapia associada a corticosteroides sugeriram que essa combinação é mais efetiva do que o tratamento isolado com uma das alternativas, tendo sido a pulsoterapia endovenosa superior à administração oral do corticosteroide.

Muitos trabalhos da literatura relatam que a radioterapia é mais efetiva em reduzir as manifestações inflamatórias, com pouca ou nenhuma influência sobre a proptose ou função muscular. Por outro lado, um estudo observou melhora tanto da proptose quanto da motilidade ocular, mas sem evitar progressão da orbitopatia. As diferenças entre os resultados desses estudos têm sido atribuídas à dificuldade de uniformizar alguns dos fatores cruciais em estudo, como escore de atividade clínica, de reprodutibilidade questionável, e o momento ou estágio da doença em que se encontra o paciente no momento da seleção.

Efeitos colaterais potenciais, observados em uma série de mais de 200 pacientes acompanhados por mais de 10 anos, incluíram: catarata em torno de 10% (taxa similar ao esperado usualmente em pessoas em torno dos 60 anos); retinopatia da radiação em 14% dos pacientes com diabetes e hipertensão arterial, em 3% dos pacientes com somente hipertensão; raros casos de neuropatia óptica transitória e nenhum caso de tumor secundário.

O uso de rituximab ou mesmo a descompressão orbitária podem ser necessários em casos graves com pouca resposta ao tratamento clínico com corticosteroides e radioterapia.

BIBLIOGRAFIA

Albert DM, Miller JW. Albert & Jakobiecs principles and practice of ophthalmology: clinical ophthalmology. 3rd ed. Philadelphia: Saunders Elsevier; 2008. 5461 p.

Alldredge BK, Corelli RL, Ernst ME, Guglielmo BJ, Jacobson PA, Kradjan WA, Williams BR. Koda-Kimble and Youngs Applied Therapeutics: The Clinical Use of Drugs. 10th edition. Baltimore: Wolters Kluwer/Lippincott Williams & Wilkins; 2013. xxxix, 2519 p.

American Academy of Ophthalmology. Basic and clinical science course 2011 – 2012. San Francisco: American Journal of Ophthalmology; 2011. 4943 p.

Anthony PK. Pharmacology secrets. Philadelphia: Hanley & Belfus; 2002.

Aristil Chéry PM, Jawetz E, Goldfien A. Manual De Farmacologia Básica Y Clinica. 6a ed. México: McGraw-Hill Interamericana; 2013. 319 p.

Atkinson AJ, Huang SM, Lertora JJ, SMarkey SP. Principles of Clinical Pharmacology. 3rd edition. San Diego: Academic Press; 2012. xxi, 626 p.

Bartlett JD. Ophthalmic drug facts. Facts and comparisons. 18th ed. Philadelphia: Lippincott Williams & Wilkins; 2007. xiii, 407 p.

Bartlett JD, Jaanus SD. Clinical ocular pharmacology. 5th ed. St. Louis: Butterworth-Heinemann Elsevier; 2008. xvi, 793 p.

Bope ET, Kellerman RD. Conn's Current Therapy 2014. 66 th edition Philadelphia: Elsevier; 2014. xxxiii, 1308 p.

Bowling B. Kanskís Clinical ophthalmology: a systematic approach. 8th ed. London: Elsevier; 2016. 917 p.

Brenner GM, Stevens CW. Pharmacology. 4th edition. Philadelphia: Elsevier/Saunders; 2013. viii, 520 p.

Bullock S, Manias E. Fundamentals of Pharmacology. 7th edition. Frenchs Forest: NSW Pearson Education; 2014. xxvi, 1222 p.

Bye LA, Modi NC, Stanford M. Oxford specialty training. Basic Sciences for Ophthalmology. Oxford: Oxford University Press; 2013. xii, 272 p.

Carruthers G, Hoffman BB, Melmon KL, Nierenber DW. Melmon and Morrelli's Clinical Pharmacology: Basic Principles in Therapeutics. 4th edition. New York: McGraw-Hill: Medical Pub. Division; 2000. xxi, 1433 p.

Chisholm-Burns MA, Wells, BG, Schwinghammer TL, Malone PM, Kolesar JM, DiPiro JT. Pharmacotherapy Principles & Practice. 3rd edition. New York: McGraw-Hill Medical; 2013. xxv, 1942 p.

Doughty MJ. Ocular Pharmacology and Therapeutics: A Primary Care Guide. Oxford: Butterworth-Heinemann/Optician; 2001. 132 p.

Duvall B, Kershner RM. Ophthalmic Medications and Pharmacology. 2nd ed. Thorofare: SLACK Inc.; 2006. 130 p.

Flórez J, Armijo JA, Mediavilla A. Farmacologia Humana. 6a ed. Amsterdam: Elsevier Masson; 2014. 1241 p.

Godara H, Hirbe A, Nassif M, Otepka H, Rosenstock A. The Washington Manual of Medical Therapeutics. 34th edition Philadelphia: Lippincott Williams & Wilkins; 2014. xxx, 1138 p.

Gomella LG, Haist SA, Adams AG. Clinician's Pocket Drug Reference 2013. New York: McGraw-Hill Medical; 2013. xxiv, 360 p.

González Agudelo MA, Arango Villa AI, Lopera Lotero WD. Fundamentos de Medicina. Manual De Terapéutica 2012-2013. 15a ed. Medellín: Corporación para Investigaciones Biológicas; 2012. xix, 743 p.

Griffin JP, Posner J, Barker GR. The Textbook of Pharmaceutical Medicine. 7th edition. Chichester: Wiley-Blackwell; 2013. xix, 833 p.

Hilal-Dandan R, Brunton LL. Goodman and Gilman's Manual of Pharmacology and Therapeutics. 2nd edition. New York: McGraw-Hill; 2014. vii, 1206 p.

Katzung BG, Trevor AJ. Basic and Clinical Pharmacology. 13th edition. New York: McGraw-Hill Education; 2015. 1203 p.

Pavan-Langston D. Manual of ocular diagnosis and therapy. 6th ed. Philadelphia: Lippincott Williams & Wilkins; 2008. 560 p.

Raffa RB, Rawls SM, Beyzarov EP, Netter FH. Netter's Illustrated Pharmacology. Updated edition Philadelphia: Saunders/Elsevier; 2014. xxvii, 408 p.

Rang HP, Ritter JM, Flower RJ, Henderson G. Rang & Dale's Pharmacology. 8th edition. Edinburgh: Elsevier/Churchill Livingstone; 2016. xv, 760 p.

Sweet B. Handbook of Applied Therapeutics. Philadelphia: Wolters Kluwer Heath; 2016. xii, 891 p.

Wells BG, DiPiro JT, Schwinghammer TL, DiPiro CV. Pharmacotherapy Handbook. 9th edition. New York: McGraw-Hill; 2015. x, 965 p.

Whalen K, Finkel R, Panavelil TA. Lippincott Illustrated Reviews: Pharmacology. 6th edition. Philadelphia: Wolters Kluwer; 2015.

CAPÍTULO

8

Iatrogenia Ocular

Carina Graziottin Colossi

NOÇÕES GERAIS

Iatrogenia é toda doença física ou psíquica decorrente da intervenção do médico e dos seus auxiliares, certa ou errada, justificada ou não, que resulta em consequências prejudiciais à saúde do paciente. A iatrogenia em oftalmologia abrange tanto as alterações oculares advindas de tratamento de afecções oftálmicas ou gerais quanto as alterações extraoculares derivadas do tratamento oftálmico.

Nos dois grupos se incluem os males provocados pela impropriedade de comunicação entre médico e paciente. Expressões menos cuidadosas do médico, a forma de anunciar um diagnóstico ou de esclarecer o prognóstico, uma demonstração de insegurança ou a insinuação de culpa de um colega que o precedeu na orientação do tratamento podem acarretar distúrbios psíquicos às vezes muito graves.

Entre as iatrogenias de causas médico-oftalmológicas devemos citar um fato comum em clínica oftalmológica: a prescrição de lentes negativas (as usadas na correção da miopia) para pacientes que não têm miopia. O uso prolongado dessas lentes leva a um espasmo acomodativo que, depois de estabelecido, pode ser de difícil solução. Da mesma maneira, um glaucoma mal diagnosticado e inexistente obriga o paciente a usar durante anos medicação desnecessária.

O uso, por vezes exagerado, sem o devido controle ou por longos períodos, de determinados medicamentos administrados topicamente ou por via sistêmica pode provocar as mais variadas lesões oculares ou em outros órgãos, algumas irreparáveis.

As doenças iatrogênicas estão se tornando cada vez mais frequentes, em parte pelo número crescente de drogas lançadas no mercado, pela propaganda exagerada de medicamentos e até de cirurgias, e também pela insuficiência de conhecimento sobre os efeitos tóxicos de alguns medicamentos.

PRINCIPAIS FÁRMACOS TÓPICOS QUE CAUSAM IATROGENIA

Noções gerais

Aproximadamente 1% a 5% do princípio ativo contido em uma gota de solução penetra o olho. Isso significa que até 80% da solução ativa pode atingir a circulação geral. A baixa biodisponibilidade da maioria dos tratamentos tópicos oftalmológicos requer o uso de doses com maiores concentrações para fins terapêuticos, contudo, aumentando o risco de absorção sistêmica. Cabe ressaltarmos que a principal via pela qual a medicação tópica atingirá a circulação sistêmica (exercendo efeitos indesejáveis) é a drenagem lacrimal. Como cerca de 40% do volume contido em uma gota de colírio não toca a córnea, a qual é a via de absorção desejada, há um direcionamento deste montante para o sistema de drenagem lacrimal, ricamente vascularizado. Uma pequena parcela da absorção sistêmica deve-se também à absorção conjuntival e, também, através dos vasos uveais.

Anestésicos locais

Anestésicos locais raramente apresentam problemas sistêmicos graves. Tetracaína, proparacaína e outras medicações desta classe são usadas em baixas doses, no entanto existem relatos na literatura de reação anafilática e óbito. A maioria dos efeitos oculares adversos decorre do uso a longo prazo dessas substâncias. Anestésicos locais inibem a taxa de migração de células epiteliais e destroem os microvilos do epitélio corneano. Há também evidência de ação tóxica direta ao estroma corneano, diminuindo a velocidade de cicatrização, aumentando o risco de úlcera e perfuração ocular.

Anestésicos tópicos devem ser usados apenas com o objetivo de obter alívio inicial da dor ocular e nunca como parte de um regime terapêutico prolongado.

Antibióticos

Os *aminoglicosídeos* tópicos (tobramicina, gentamicina), usados comumente para tratar conjuntivites bacterianas e infecções corneanas, podem causar toxicidade corneana significativa. O achado mais comum é a ceratite punctata superficial. Úlceras corneanas e pseudomembranas conjuntivais são raras. Altas dosagens desses antibióticos estão associadas à redução nas taxas de reepetelização corneana. Podem ocorrer reações conjuntivais como quemose, hiperemia e necrose. Estas reações não costumam ser graves e podem ocorrer 1 a 2 semanas após o uso dessas substâncias.

As *fluoroquinolonas* (ciprofloxacino, gatifloxacino, moxifloxacino) podem ocasionar prurido, hiperemia, quemose e fotofobia. A instilação frequente de ciprofloxacino causou o aparecimento de precipitados estéreis brancacentos na córnea de 17% dos pacientes, porém não exigiram a descontinuidade do tratamento.

O *cloranfenicol* comumente causa alergia ocular. Raramente, anemia aplásica.

A *neomicina* pode ocasionar dermatite alérgica, se usada por períodos acima de 7 dias (eritema, edema leve das pálpebras e injeção conjuntival).

A *polimixina B*, comumente associada à neomicina, é responsável pela sensação de corpo estranho e ceratite epitelial.

A *tetraciclina sistêmica* causa fotossensibilidade, irritação gastrointestinal, descoloração dos dentes, depressão do crescimento ósseo e interfere na coagulação sanguínea (aumentando os efeitos dos anticoagulantes).

Dentre todos os antibióticos tópicos, os aminoglicosídeos são os que mais apresentam associação com toxicidade corneana.

Antivirais

A *idoxiuridina (IDU)* foi o primeiro metabólito utilizado no tratamento da ceratite por HSV. É análogo à timidina e seu mecanismo de ação engloba a incorporação da fração do DNA viral, diminuindo a produção do vírion. No entanto, é pouco seletiva, comprometendo também as células normais do hospedeiro, acarretando dor, prurido, edema palpebral, ceratite epítelial punctata tóxica e retardando a cicatrização epitelial.

O *aciclovir* apresenta potente atividade seletiva sobre as células infectadas. Pode ser usado por via oral, intravenosa e tópica. Seu principal efeito colateral, quando usado por via sistêmica, é a alteração da função renal por cristalização e depósito do fármaco nos rins de pacientes com grau insuficiente de hidratação ou com função renal comprometida. Por sua potente seletividade e baixa toxicidade é, atualmente, o antiviral de escolha para o tratamento das diferentes formas de apresentação do HSV em humanos.

Antiglaucomatosos (brimonidina, timolol, levobunolol, latanoprosta, travaprosta, brinzolamida, dorzolamida, pilocarpina)

Toxicidade corneana (ceratoconjuntivite, ceratite, úlceras corneanas e opacidades corneanas) podem ocorrer com o uso destas medicações de acordo com dados da Organização Mundial da Saúde. A grande maioria delas tem associação com o uso de betabloqueadores, especialmente o timolol (droga mais frequentemente prescrita para o tratamento do glaucoma). Sistemicamente, o timolol pode provocar depressão letargia, perda de memória, dispneia e alterações na frequência cardíaca.

Os agonistas α-2 adrenérgicos (tartarato de brimonidina) podem ter como efeito colateral boca seca, hiperemia ocular, sensação de queimação, cefaleia, sensação de corpo estranho, conjuntivite folicular, reações alérgicas oculares, blefarite, insônia, depressão, ansiedade, palpitação, fadiga e secura nasal.

Inibidores da anidrase carbônica (acetazolamida) tem como paraefeitos: fadiga, depressão, anorexia, perda de peso, perda de libido, cólicas abdominais, vômitos, diarreia. Podem também levar à formação de cálculos renais, miopia transitória (pela alteração do índice de refração do cristalino), depleção de potássio e anemia aplásica.

Os análogos das prostaglandinas (latanoproste e bimatoproste) podem provocar sensação de corpo estranho local no início do tratamento, hiperemia conjuntival leve a moderada, edema macular cistoide em pacientes afácicos e pseudofácicos, alteração na coloração da íris, crescimento dos cílios e prurido ocular.

A pilocarpina provoca miose e contração do músculo ciliar; com isso, altera a acuidade visual (AV) porque induz miopia, e isso é um fator limitante para seu uso. Podem ocorrer também cefaleia e dor ocular. Em pacientes com anatomia predisponente, pode provocar descolamento de retina e crise de glaucoma agudo.

Anti-inflamatórios não hormonais

O diclofenaco é aprovado no uso para redução da dor e fotofobia após procedimentos de cirurgia refrativa e cirurgia de catarata, ao passo que o cetrolac é aprovado para debelar sintomas de alergia ocular sazonal. No entanto, existem diversos relatos na literatura de irritação na superfície ocular e toxicidade corneana com essas medicações. Irritação transitória é o sintoma mais comum, ocorrendo em até 40% dos pacientes. Há associação descrita entre o uso de diclofenaco e melting corneano. O uso dessas medicações deve ser judicioso, especialmente se usadas em conjunto com esteroides (tópicos ou sistêmicos), uma vez que essa associação reduz a taxa de cicatrização e retarda a reepitelização corneana, especialmente em pós-operatórios.

Corantes

Indocianina verde (ICG): Recentemente, publicações controversas apontaram possíveis efeitos tóxicos causados pela ICG. Clinicamente, algumas cirurgias que fizeram uso de ICG apresentaram atrofia óptica e de epitélio pigmentar da retina (EPR), bem como defeitos de campo visual. Análises histopatológicas disponíveis na literatura, realizadas durante a cromovitrectomia com ICG, mostraram resultados controversos de toxicidade nos tecidos subjacentes à membrana limitante interna removida. A presença de constituintes retinianos como membranas plasmáticas de células de Müller, miofibroblastos e astrócitos aderidos à face retiniana da membrana limitante interna (MLI) após ser corada com ICG gerou um conceito de risco aumentado para lesões retinianas. Estudos *in vitro* e *in vivo* mostraram uma toxicidade dose-dependente a várias células da retina, incluindo EPR, fotorreceptores e células ganglionares. Mais pesquisas são necessárias para descobrir o mecanismo de toxicidade, bem como a razão para a grande afinidade da ICG pela MLI. A injeção sub-retiniana de ICG em coelhos resultou em dano ao EPR mesmo em concentrações abaixo de 0,5 mg/mL.

Até o momento, somente alguns estudos clínicos controlados foram realizados para comparar a remoção de membranas pré-retinianas com ou sem o uso da ICG. Alguns autores analisaram a remoção de MLI com e sem o uso da ICG no tratamento do buraco macular idiopático e perceberam acuidades visuais piores nos pacientes submetidos a cirurgia com o uso da ICG. Esses achados também foram encontrados por outros autores, que relataram a atrofia de nervo óptico como uma das possíveis complicações. Em contraste com esses resultados negativos, um estudo prospectivo randomizado recente não mostrou diferença na acuidade visual final, risco de recidiva ou edema macular entre as cirurgias de retirada de MLI que usaram ICG *versus* as que não usaram. Outros autores compararam pacientes com e sem o uso de ICG na cirurgia de retirada de MLI e não reportaram efeitos adversos do corante. Os melhores resultados desses artigos podem ter sido devidos ao uso de técnicas de injeção de corantes com mais critério e cuidado que as publicações anteriores. Recentemente, uma metanálise que incluiu 837 olhos mostrou alterações anatômicas similares, porém aspectos funcionais finais piores no grupo que usou ICG para cirurgia de buraco macular, mas a maioria dos estudos usou ICG em altas concentrações.

Triancinolona acetonida (TA): A segurança da TA tem sido demonstrada em vários estudos *in vitro* e *in vivo*. Injeções intravítreas em altas concentrações (acima de 30 mg) não demonstraram nenhuma toxicidade relevante. Em alguns trabalhos, a TA sem preservativo injetada na cavidade sub-retiniana de coelhos não demonstrou toxicidade relevante. Foi proposto, recentemente, que o preservativo álcool benzílico presente no veículo da TA seria responsável pela indução de lesões retinianas. Embora alguns autores proponham que os cristais de triancinolona podem servir para melhorar a visibilidade da MER e MLI, a triancinolona sem preservativo é recomendada para corar vítreo apenas.

Fluoresceína sódica (SF): mostra-se muito segura para o uso em angiografia de fundo nas concentrações de 5% a 25%, além de ser amplamente utilizada como colírio para visualizar lesões corneanas. A SF tem absorção de espectro máxima a 490 nm e emissão máxima em 514 nm com água. Enquanto muitos fluorocromos fluorescem naturalmente, a SF é potencializada mediante luz azul. O vítreo acelular participa de várias doenças vitreorretinianas e sua remoção completa garante melhor prognóstico cirúrgico. Em meados de 1978, alguns autores reportaram que a SF cora bem o vítreo e facilita sua visibilidade, assegurando sua total remoção durante a cromovitrectomia; tal hipótese foi confirmada em uma recente série de casos. A toxicidade da SF para a retina necessita de mais dados por parte da literatura.

Corticoides

São comumente prescritos para o controle de doenças oculares e inflamação no pós-operatório. Tais medicações, quando administradas topicamente, apresentam poucos efeitos colaterais sistêmicos. Localmente reduzem a resistência a infecções, podem causar aumento da pressão intraocular e, se usados por tempo prolongado, podem levar ao surgimento de catarata subcapsular posterior, glaucoma e vasculopatia retiniana.

Preparações de esteroides atrasam a cicatrização corneana, aumentando o risco de úlcera. Devem ser usados com extrema cautela e, se possível, evitados em pacientes com ceratite epitelial herpética.

O glaucoma iatrogênico pode ocorrer em pacientes submetidos a cirurgia refrativa em vigência de corticoterapia tópica. Medidas equivocadas da pressão intraocular podem ocorrer em pacientes submetidos ao LASIK, pois a diminuição da espessura corneana provocada pela intervenção pode levar a leituras subestimadas da PIO.

Quando a administração é sistêmica, o principal efeito sobre os olhos é a formação de catarata subcapsular posterior, mas também por esta via pode levar ao aumento da pressão intraocular.

Os paraefeitos sistêmicos são diversos: alterações mentais, agravamento do diabetes melito e hipertensão arterial sistêmica, sangramento gastrointestinal, oesteoporose, desequilíbrio hidroeletrolítico, imunossupressão, síndrome de Cushing e síndrome do pseudotumor cerebral.

Drogas autonômicas

A *epinefrina* usada topicamente causa hipotensão e vasoconstrição, além de dor periorbitária, ardência, hiperemia, lacrimejamento, midríase, fotofobia, blefaroconjuntivite alérgica, pigmentação amarela ou castanho-escura na conjuntiva tarsal inferior e edema macular cistoide em afácicos. Quando utilizada em infiltração, apresenta efeitos colaterais pouco intensos como ansiedade, taquicardia, tremores, cefaleia e palidez.

A *dipivalil epinefrina* é uma pró-droga da epinefrina com poder de penetração intraocular muito maior, podendo ser utilizada em concentrações 10 vezes menores, diminuindo os efeitos colaterais.

A *fenilefrina* é usada na concentração de 10% como midriático. Pode causar crise de glaucoma agudo em pacientes com ângulo fechado. Seus efeitos colaterais sistêmicos são aumento da pressão arterial sistêmica, taquicardia, tremores e transpiração.

A instilação de *atropina* poderá produzir pele e boca secas, irritabilidade, delírio, taquicardia, hiperemia da face e febre, além de fotofobia e visão borrada, pela perda de acomodação. A midríase e a cicloplegia produzidas pelo seu uso podem durar semanas. Pode produzir aumento de PIO em pacientes portadores de glaucoma crônico simples e desencadear crise de glaucoma agudo em pacientes anatomicamente predispostos.

O *ciclopentolato* tem ação parassimpaticolítica, podendo ser substituído pela atropina quando não se deseja efeito prolongado. Apresenta os mesmos efeitos colaterais com relação ao glaucoma.

A *tropicamida*, além de produzir midríase e cicloplegia, causa ardência no momento da instilação.

A *pilocarpina* raramente produz efeitos sistêmicos após a instilação ocular, embora possa desencadear efeitos tóxicos como salivação, lacrimejamento, sudorese, náuseas, vômitos, diarreia, espasmo brônquico, edema de glote e hipotensão arterial. Localmente produz ardência, sensação de escurecimento, redução na adaptação ao escuro, diminuição da acuidade visual e dor periorbitária. Pode haver descolamento de retina em pacientes com grandes áreas de degeneração retiniana periférica.

Iodo

Preparações utilizadas para esterilização ocular que contêm iodo podem causar irritação ocular, especialmente ao epitélio conjuntival e corneano. No entanto, tais efeitos são reversíveis e de rápida resolução.

Quimioterápicos (mitomicina, 5-fluorouracil)

Antimetabólitos são tóxicos para o epitélio corneano, estando associados a afinamento corneano, úlceras e atraso na cicatrização. Os efeitos adversos mais comuns são conjuntivite e turvamento visual. No entanto, existem diversos relatos na literatura de úlceras e perfurações após cirurgia ocular associada à terapia adjuvante com mitomicina ou 5-fluorouracil.

Preservativos

Preservativos utilizados em colírios são uma importante causa de irritação ocular. O cloreto de benzalcônio, presente em alguns lubrificantes, ocasiona alterações no epitélio corneano com o uso prolongado, existindo, inclusive, associação não apenas a dano epitelial, mas também, endotelial. Outros preservativos presentes em colírios incluem clorobutanol, timerosal e ácido sórbico.

Os riscos e efeitos tóxicos de preservativos, no caso das lágrimas artificiais, suplantam os benefícios, devendo-se optar por preparações livres de preservativos, preferencialmente.

Solução de limpeza para lentes de contato

Para que os produtos destinados à conservação das lentes de contato possam ser efetivos em todas as etapas do processo de manutenção, eles devem conter, juntos ou isolados, em sua composição, diferentes classes de componentes, cada qual com sua função (surfactantes, desinfectantes, preservativos, agentes quelantes, estabilizadores, agentes de tonicidade, agentes umectantes, enzimas, agentes iônicos).

Ao mesmo tempo que devem proporcionar um controle efetivo contra os microrganismos, os produtos devem, também, não ser tóxicos à superfície ocular. Por este motivo, o timerosal e a clorexidina foram praticamente abandonados, já que, frequentemente, causavam hipersensibilidade e reações tóxicas aos pacientes. As reações tóxicas mais comuns são causadas por cloreto de benzalcônio, clorexidina, enxágue inadequado da solução limpadora, resíduo de limpador enzimático e contaminação das LC. A absorção ocorre dentro de minutos ou horas do início do uso da LC. O timerosal é a causa mais frequente de reação alérgica, que pode levar semanas ou meses para se manifestar. O soro fisiológico, muito usado antigamente para enxágue das lentes de contato, encontra-se em desuso para este fim devido ao seu risco de contaminação.

Vasoconstritores tópicos

A nafazolina, tetra-hidrozolina, imidazolina e a oximetazolina produzem vasoconstrição quando instiladas nos olhos. Além da midríase, podem causar ceratite puntata e vasodilatação rebote.

SUMÁRIO DOS PRINCIPAIS EFEITOS ADVERSOS SISTÊMICOS RELACIONADOS A SOLUÇÕES TÓPICAS

A Tabela 8.1 mostra uma relação das drogas mais comumente utilizadas e seus potenciais efeitos adversos.

CAPÍTULO 8 Iatrogenia Ocular

TABELA 8.1 Drogas mais comumente utilizadas e seus potenciais efeitos adversos

Para efeitos mais frequentes ou graves relacionados ao uso de betabloqueadores tópicos

Sistema nervoso central
  Depressão, ansiedade, confusão, fadiga, alucinações
Cardiovasculares
  Bradicardia, arritmia, insuficiência cardíaca, síncope, hipotensão
Respiratórios
  Dispneia, obstrução de vias aéreas, falência pulmonar
Dermatológicos
  Rash maculopapular, alopecia
Gastrointestinais
  Diarreia, náuseas

Para efeitos mais frequentes ou graves relacionados ao uso de adrenérgicos tópicos

Boca seca
Fadiga
Cefaleia
Hipotensão sistêmica e bradicardia (baixo risco)
Bradicardia, hipotermia e apneia em menores de 1 ano
Interação farmacológica com inibidores da monoamina oxidase

Reações adversas relacionadas aos inibidores da anidrase carbônica

Potencialmente graves
  Sensação de gosto amargo
  Desordens gastrointestinais
  Cefaleia, vertigem, parestesias
  Reações alérgicas (urticária)
  Neutropenia

Reações adversas relacionadas ao uso de parassimpaticolíticos tópicos

Em casos de superdosagem
  Náusea, vômitos, salivação, sudorese
  Bradicardia
  Alucinações, coma

Reações adversas relacionadas ao uso de esteroides tópicos

Colírios e pomadas
  Hipercortisolismo iatrogênico é muito raro, mesmo com o uso tópico frequente.
  Hipocortisolismo é muito raro com a retirada abrubta da corticoterapia tópica, no entanto recomenda-se sempre a retirada gradual da
    medicação (diminui as chances de exacerbação da inflamação).
Injeções perioculares
  A injeção subtenoniana de 4 mg de dexametasona produz efeito esteroidal sistêmico de aproximadamente dois terços do observado com
    uma dose oral de dexametasona de 7,5 mg (equivalente a 60 mg de prednisona).

Reações adversas relacionadas ao uso de antibióticos

Cloranfenicol
  Afecções hematológicas
Quinolonas
  Sensação de gosto amargo
Rifampicina
  Risco de asma e reação anafilática em pacientes sensíveis à sulfa
Polimixina B e neomicina
  Alergia cutânea difusa

TABELA 8.1 — Drogas mais comumente utilizadas e seus potenciais efeitos adversos *(Cont.)*

Agentes midriáticos e cicloplégicos

Em crianças com síndromes pseudo-oclusivas do trato urinário
Em idosos (particularmente em casos de bloqueio prostático)
    Retenção urinária aguda
Superdosagem (múltiplas instilações ou ingestão acidental)
    Xerostomia, febre, irritabilidade
    Psicose, ataxia, alucinações, convulsões, coma
    Taquicardia, arritmia, óbito
Observações:
    Superdosagens devem ser tratadas com fisostigmina (0,02 mg/kg);
    Estas drogas atravessam a placenta e leite materno, devendo ser usadas com cautela em mulheres grávidas e em aleitamento.

IATROGENIA POR USO DE HORMÔNIOS

Andrógenos

O *danazol* é um fármaco utilizado no tratamento de endometriose e doença fibrocística de mama. Trata-se de um derivado da etisterona, um esteroide sintético. Pode ocasionar diminuição da acuidade visual e edema palpebral. Há relatos na literatura de desenvolvimento de pseudotumor cerebral pelo uso de danazol.

Contraceptivos orais

Estrógenos-progestágenos combinados: existem casos de trombose retiniana vascular e neurite óptica relacionados ao uso de contraceptivos orais combinados, que podem resultar em perda total ou parcial da visão por meio de mecanismos tromboembólicos. É necessário cautela ao prescrever contraceptivos orais combinados para mulheres com fatores de risco para eventos tromboembólicos e trombóticos arteriais, como fumo, algumas trombofilias hereditárias e adquiridas, hipertensão, hiperlipidemias, obesidade e idade avançada; e o risco de acidente vascular cerebral (AVC) pode ser maior em usuárias de contraceptivo que sofrem de enxaqueca, particularmente enxaqueca com aura.

Antiestrogênio não esteroide

O *citrato de clomifene*, além da redução na acuidade visual, gera escotomas cintilantes e diminuição do campo visual. Estudos demonstram que mesmo com a retirada da medicação os sintomas podem persistir por anos, sendo muitas vezes irreversíveis.

Análogos do hormônio tireóideo

Levotiroxina, tireoglobulina: causam redução da acuidade visual (AV) e hiperemia palpebral. Pode afetar os músculos extraoculares, gerando pseudomiastenia (ptose, paralisia, exoftalmia).

Antitireóideos

Derivados do iodo: podem causar redução da AV, edema angioneurótico conjuntivite, hiperemia, ardência, prurido, irite hemorrágica, *flare*, PKs e exoftalmia.

IATROGENIAS PROVOCADAS POR MEDICAÇÃO DE USO SISTÊMICO

Efeitos sobre pálpebra e córnea

As pálpebras estão entre as estruturas que mais frequentemente estão envolvidas em toxicidade a fármacos e lesões relacionadas. O *eritema multiforme* é uma dermatite de manifestação aguda, autolimitada, podendo as reações de hipersensibilidade envolver apenas a pele (eritema multiforme menor) ou, na sua forma mais grave, pele e mucosas (eritema multiforme maior ou síndrome de Stevens-Johnson). Diversas medicações podem precipitar o quadro, dentre elas: paracetamol, amiodarona, alopurinol, ampicilina, captopril, cefazolina, clindamicina, doxiciclina, isoniazida, fenobarbital, penicilina, sulfadiazina, sulfonamidas e vancomicina.

Muitas drogas de uso tópico ou sistêmico podem causar desordens ceratoconjuntivais, que se manifestam como hiperemia com ou sem epiteliopatia associada. Depósitos no epitélio corneano são frequentemente associados ao uso de amiodarona, cloroquina, hidroxicloroquina e derivados do bismuto. A ceratopatia em faixa (calcificações corneanas subepiteliais) ocorre nos casos de intoxicação por vitamina D. Depósitos no estroma corneano são causados por intoxicação pelo ouro, prata, mercúrio e aumento do colesterol sérico.

Efeitos sobre o trato uveal

A íris, juntamente com a coroide e o corpo ciliar, formam o trato uveal. O corpo ciliar é composto de fibras de músculo liso arranjadas meridional, radial e circunferencialmente. Antagonistas adrenérgicos (alfabloqueadores), inibem o sistema autônomo simpático, causando relaxamento no músculo liso da bexiga, uretra prostática, assim como a íris. Tais medicações são amplamente usadas no tratamento de hiperplasia prostática benigna. A tansulosina, devido à sua urosseletividade, é um dos medicamentos de primeira linha para o tratamento da hiperplasia benigna da próstata (HBP), mas é também a maior causa de síndrome da íris flácida intraoperatória (SIFI) na cirurgia da catarata. A SIFI caracteriza-se pela tríade de: 1) flacidez do estroma da íris; 2) propensão para o colapso da íris durante a cirurgia e 3) má dilatação da pupila; sendo clinicamente significativa por existir o perigo real de comprometer a segurança e a eficácia da cirurgia de catarata.

Efeitos na indução do glaucoma

Glaucomas induzidos por drogas são glaucomas secundários ao uso de uma conhecida medicação tópica ou sistêmica. Podem induzir glaucoma de ângulo aberto ou fechado.

Glaucoma de ângulo aberto induzido por fármaco

Todos os *glicocorticoides* exógenos podem causar aumento da pressão intraocular, levando ao glaucoma, e este aumento pressórico deve-se ao aumento da resistência da drenagem do humor aquoso corticoide induzido. Agentes antineoplásicos (*docetaxel* e *paclitaxel*) podem ocasionar glaucoma por mecanismo ainda desconhecido.

Glaucoma de ângulo fechado induzido por fármaco

Diversas drogas podem ocasionar glaucoma de ângulo fechado, seja pelo estreitamento do ângulo camerular, seja pela dilatação da pupila, pela anteriorização da íris/cristalino (bloqueio pupilar), ou ainda pelo edema do epitélio do corpo ciliar, cristalino ou corpo vítreo. *Adrenalina, epineferina (agonistas adrenérgicos)* e os *anticolinérgicos*, por induzirem dilatação pupilar, podem desencadear uma crise glaucomatosa em pacientes suscetíveis, assim como o s*albutamol* (B2-adrenérgico seletivo), que pode ser absorvido através da córnea e da conjuntiva.

O *topiramato,* utilizado no tratamento de epilepsia, enxaqueca e depressão, ocasiona edema do corpo ciliar, e, consequentemente, anteriorização do cristalino, ocasionando estreitamento do ângulo na câmara anterior.

Efeitos sobre o cristalino

O cristalino é uma lente biconvexa, transparente, localizada atrás da íris. Apresenta uma cápsula, córtex e núcleo. Os efeitos tóxicos das medicações sobre o cristalino manifestam-se como opacidades em áreas anatômicas diferentes do cristalino, muitas vezes sendo determinados pela rota de administração da medicação. Por exemplo, mudanças equatoriais são comuns em drogas de administração sistêmica que atravessam a barreira hematoaquosa, ao passo que opacidades anteriores têm maior relação com drogas de administração tópica. Alterações subcapsulares posteriores decorrem em virtude da difusão de susbstâncias para a câmara posterior, as quais atravessam a barreira hematoaquosa, inflamações uveais e transtornos do humor vítreo.

Vale a pena ressaltar novamente os efeitos dos *glicocorticoides* que podem induzir cataratra subcapsular posterior, independendo da rota de administração (sistêmica, tópica, *sprays*, injeção intravítrea). A formação de catarata tem relação com a dosagem e o tempo de uso da droga. Agentes alquilantes, como o *bussulfan*, também produzem catarata subcapsular posterior.

Fenotiazinas (clorpromazina, tioridazina), um grupo de medicações psicotrópicas, estão envolvidas na formação de catarata. Sua admnistração leva ao acúmulo de finos grânulos amarelados no córtex anterior. Com o tempo, esses grânulos se arranjam de forma estrelada, formando a catarata polar anterior.

Alguns fármacos também produzem miopia transitória, causada pelo aumento do índice de refração do cristalino, podendo ocorrer após o uso de acetazolamida, aspirina, hidroclorotiazida, prometazina, espironolactona, sulfonamidas, tetraciclina e clortalidona.

Efeitos sobre a retina

Substâncias potencialmente nocivas à retina têm como via de acesso o suprimento vascular, e diversas drogas estão implicadas na formação de retinopatia.

Cloroquina e hidroxicloroquina (HXCL) apresentam toxicidade sobre a mácula, e seus efeitos têm relação com a dose e o tempo de uso da medicação. A cloroquina é muito pouco utilizada, mas a HXCL vem sendo prescrita numa série de doenças reumatológicas, dermatológicas e oncológicas. Deve ser enfatizado que não se exceda a dose diária ($<6,5$ mg/kg/dia) ou acumulada (> 1.000 g). Os pacientes que irão usar tais medicações devem ser submetidos a uma avaliação oftalmológica inicial e realizar um controle a cada 5 anos, incluindo campo visual com 10 graus centrais de estímulo branco, tomografia de coerência óptica, autofluorescência, e, se necessário, eletrorretinograma multifocal. A fundoscopia isolada não serve para o controle, uma vez que detecta apenas os defeitos mais avançados.

As fenotiazinas (*clorpromazina, tioridazina*) concentram-se nos tecidos uveais e epitélio pigmentar retiniano ao ligarem-se a grânulos de melanina. A *clorpromazina*, além das alterações provocadas no pigmento palpebral e conjuntival, tem um risco potencial de ocasionar retinopatia pigmentar. No entanto, a *tioridazina* apresenta um risco muito maior de retinopatia, podendo ocorrer nas primeiras semanas de uso.

O *tamoxifeno*, amplamente utilizado no tratamento do câncer de mama, pode gerar alterações retinianas e diminuição da percepção de cores. Também pode ocasionar hemorragias retinianas (atividade estrogênica da medicação).

A *isotretinoína* (*retinoide*) pode causar diminuição da visão noturna, provavelmente ocasionada por competição nos receptores retinianos entre o ácido retinoico e o retinol.

Efeitos sobre o disco óptico

O nervo óptico é um conduto para os axônios que carregam a informação visual da retina para o córtex cerebral. Aproximadamente 1,2 milhão de axônios estão arranjados na área conhecida como lâmina crivosa. Alterações nesta estrutura e atrofia dos axônios produzem nervos ópticos escavados típicos do glaucoma. Edema dos axônios e congestão vascular, no caso do papiledema, produzem a aparência de um disco "inchado" ao exame. Isquemia do nervo óptico e desmielinização axonal produzem um disco pálido (com ou sem escavação significativa). A neuropatia óptica induzida por drogas geralmente afeta os dois olhos. A desordem melhora com o desuso da droga causadora.

A *linezolida*, antimicrobiano utilizado no tratamento de infecções resistentes à vancomicina, gera neuropatia óptica pelo uso prolongado (5 a 11 meses).

A *amiodarona*, além de ocasionar depósitos corneanos (ceratopatia verticilata), pode, raramente, gerar um quadro de neuropatia bilateral semelhante à neuropatia óptica isquêmica não arterítica.

Inibidores da 5-fosfodiesterase (*sildenafil*) têm como efeitos mudança de percepção de cores e aumento da sensibilidade luminosa. Esses efeitos são incomuns e melhoram completamente com a descontinuação da droga. Recentemente, os inibidores da 5-fosfodiesterase foram implicados na patogênese da neuropatia óptica isquêmica não arterítica.

O *etambutol* apresenta associação ao desenvolvimento de neuropatia óptica, geralmente retrobulbar e bilateral.

Outras drogas utilizadas que podem provocar alterações oculares

AAS

A ingestão de grandes doses (8 a 20 g) pode provocar cegueira temporária.

LSD (ácido lisérgico)

A intoxicação por este ácido causa alucinações visuais, dilatação pupilar e enfraquecimento da acomodação.

Álcool etílico

A intoxicação sistêmica por álcool causa nistagmo, esoforia e estrabismo convergente temporário. A intoxicação crônica pode causar distúrbios da inervação motora, assim como miose e diminuição da reação pupilar à luz. A assim chamada ambliopia tóxica por álcool é, na realidade, uma consequência da deficiência vitamínica ocasionada pelo alcoolismo crônico. Pode ser observada palidez temporal da papila. Se for instituída terapia precoce para corrigir a deficiência de vitamina B, poderá haver completa recuperação da visão. O alcoolismo também pode causar alteração da visão das cores. Logo após a ingestão de álcool etílico ocorre diminuição da PIO, que persiste por tempo prolongado.

Álcool metílico (metanol)

É a principal substância causadora de cegueira por intoxicação. Se a intoxicação for leve e o tratamento instituído precoce e adequado, poderá haver a total recuperação da visão. Quando isso não ocorre, nota-se atrofia óptica à fundoscopia.

Amiodarona

O uso prolongado leva à formação de depósitos no epitélio corneano. Esses depósitos permanecem após a suspensão da droga e raramente interferem na AV.

Anfetamina

Causa dilatação pupilar, enfraquecimento da acomodação e aumento da PIO.

Barbitúricos

Podem causar cegueira bilateral transitória, que tende a regredir com a suspensão da droga, contração das artérias retinianas, papilite, ptose palpebral, diplopia, diminuição da PIO, nistagmo e alteração da visão de cores.

Cannabis

Causa uma significativa diminuição da PIO, além de hiperemia conjuntival e diminuição da produção de lágrima.

Cloranfenicol

Pode causar neurite óptica, principalmente em crianças.

Clorpromazina

Em altas doses provoca o aparecimento de depósitos no cristalino, córnea e conjuntiva. Esses depósitos não precipitam a formação de catarata e tampouco interferem na AV. Retinose pigmentar e atrofia óptica também já foram descritos como consequências do uso desta droga.

Digitálicos

A intoxicação por digoxina causa distúrbios da visão das cores e diminuição da AV por atingir principalmente as células receptoras da retina.

Estreptomicina

Foram observados paralisia dos músculos extraoculares, xantopsia, atrofia óptica e cegueira em pacientes usuários desta droga.

Etambutol

Pode causar neurite retrobulbar.

Indometacina

Os pacientes podem apresentar diminuição da visão, opacidade corneana com diminuição da sensibilidade, constrição do campo visual, cegueira noturna, palidez da papila e alteração no epitélio pigmentar retiniano.

Isoniazida

O uso diário provoca neurite e atrofia óptica.

Sulfonamidas

São responsáveis por vários tipos de distúrbios oculares, incluindo miopia aguda, conjuntivite e ceratite associada a reações cutâneas.

BIBLIOGRAFIA

Alm A, Grierson I, Shields MB. Side effects associated with prostaglandin analog therapy. Surv Ophthalmol 2008 Nov;53(Suppl1):S93-105. Review. PubMed PMID: 19038628.

Almeida AA. Compêndio de Oftalmologia. Rio de Janeiro: Guanabara Koogan; 1974.

Belfort R Jr, Bonomo PP. Oftalmologia e Clínica Médica. São Paulo: Roca; 1983. 240p.

Brunton LB, Chabner B, Knollmann BC. Goodman & Gilman's Pharmacological Basis of Therapeutics. 12th ed New York: McGraw-Hill; 2011. 2084 p.

Coutinho D. Terapêutica ocular. 1ª ed Rio de Janeiro: RioMed; 1994.

Dantas AM. Oftalmologia pediátrica. 1ª ed Rio de Janeiro: Cultura Médica; 1995. 932pp.

Fraunfelder FW. Corneal toxicity from topical ocular and systemic medications Cornea. 2006 Dec; 25(10):1133-8. Review. PubMed PMID: 17172885.

Fuchs FD, Wannamacher L, editors. Farmacologia Clínica. Fundamentos da Terapêutica Racional. 2ª ed Rio de Janeiro: Guanabara Koogan; 1998.

Horisch A. Iatrogenias. Rio de Janeiro: Cultura Médica; 1993. 80pp.

JBM. DEF 2007/2008. Dicionário de Especialidades Farmacêuticas. 35ª ed. Rio de Janeiro: Editora de Publicações Médicas; 2007.

Labetoulle M, Frau E, Le Jeunne C. Systemic adverse effects of topical ocular treatments. Presse Med 2005 Apr 23;34(8):589-95. Review. PubMed PMID: 15962500.

Langston DP, Dunkel EC. Handbook of ocular drug therapy and ocular side effects of systemic drugs. Boston: Little, Brown and Co.; 1991.

Li J, Tripathi RC, Tripathi BJ. Drug-induced ocular disorders. Drug Saf 2008;31(2):127-41. Review PubMed PMID: 18217789.

Parikh CH, Edelhauser HF. Ocular surgical pharmacology: corneal endothelial safety and toxicity. Curr Opin Ophthalmol. 2003 Aug;14(4):178-85. Review. PubMed PMID: 12888714.

Rodrigues MLV. Oftalmologia Clínica. Rio de Janeiro: Cultura Médica; 1992. 737p.

CAPÍTULO 9

Oftalmologia Sanitária e Prevenção da Cegueira

Manuel Augusto Pereira Vilela

Rafaela Correa-Meyer Campos Almeida

CONCEITOS IMPORTANTES

Graus de deficiência visual

De acordo com a décima revisão da Classificação Internacional de Doenças (CID-10), a definição de cegueira é acuidade visual (AV) abaixo de 0,05 ou campo visual de menos de 10° no melhor olho, com a melhor correção óptica possível; ainda segundo essa fonte, baixa visão é definida por AV abaixo de 0,3, mas igual ou melhor que 0,05 ou campo visual restrito a menos de 20° no melhor olho com a melhor correção.

As categorias de deficiência visual propostas pelo Conselho Internacional de Oftalmologia (ICO) em 2002 e revisadas pela OMS em 2003 estão expostas na Tabela 9.1.

Cegueira legal

A cegueira legal é definida como acuidade visual com a melhor correção óptica igual ou menor que 0,05 (20/400) no melhor olho ou campo visual igual ou menor que 10°.

Visão subnormal

Visão subnormal é a capacidade visual, com melhor AV corrigida, menor que 0,3, defeitos de campo visual e diminuição da sensibilidade ao contraste. Pessoas com visão subnormal, ao contrário da cegueira, ainda têm visão útil (que pode ser melhorada com recursos ópticos especiais) suficiente para a execução de algumas tarefas e orientação espacial.

Ambliopia

Ambliopia é a baixa visão em um ou, menos comumente, nos dois olhos, sem alterações ao exame oftalmológico que a justifiquem e que não melhora com correção óptica ou cirurgia. Acontece quando, durante o desenvolvimento do sistema visual, um dos olhos recebe menos estímulo que o outro em decorrência de catarata, anisometropia ou estrabismo, por exemplo.

ANÁLISE EPIDEMIOLÓGICA DA CEGUEIRA

Estima-se que haja atualmente 39 milhões de pessoas cegas no mundo, e 285 milhões com baixa visão. A distribuição das pessoas com alguma deficiência visual não é uniforme; 90% delas vivem em países em desenvolvimento.

Assim como a distribuição geográfica da cegueira não é equilibrada, sabe-se que alguns segmentos da população correm maior risco de sofrer algum tipo de deficiência visual. As mulheres são mais afetadas por cegueira e baixa visão que os homens, numa proporção de 3:2, e pessoas com mais de 50 anos respondem por mais de 82% do total de cegos no mundo.

Nas últimas décadas, o panorama global do problema vem se modificando. Em 1988, o número de pessoas cegas era estimado em 37 milhões no mundo. Em 2002, estimavam-se 45 milhões e em 2011 este número baixou para 39 milhões. Durante esse tempo, houve modificação também da proporção de causas de cegueira. A catarata continua sendo a principal causa, enquanto tracoma, oncocercose e deficiência de vitamina A tiveram sua participação no total de casos de cegueira reduzida. Isso se deve a melhorias em nutrição, abastecimento de água, saneamento, imunização contra sarampo, distribuição de antibióticos, antiparasitários e suplementos de vitamina A.

Visto que a prevalência de deficiência visual aumenta com a idade, com a combinação de crescimento populacional e envelhecimento esperava-se que isso fosse causar um aumento significativo no total de pessoas cegas ou em risco de cegueira. No entanto, segundo dados da OMS publicados em 2004, em muitos países foi documentado um declínio considerável na prevalência da cegueira. Esse

CAPÍTULO 9 Oftalmologia Sanitária e Prevenção da Cegueira

TABELA 9.1	Categorias de deficiência visual segundo a ICO	
Visão normal		Acuidade visual ≥ 0,8 (20/25)
Perda visual leve		< 0,8 (20/25) a ≥ 0,3 (20/63)
Baixa visão	Perda visual moderada	< 0,3 (20/63) a ≥ 0,1 (20/200)
	Perda visual grave	< 0,1 (20/200) a ≥ 0,05 (20/400)
Cegueira	Perda visual profunda	< 0,05 (20/400) a ≥ 0,02 (20/1200)
	Perda visual quase total	< 0,02 (20/1200) a ≥ SPL
	Perda total de visão (cegueira total)	SPL

declínio foi associado ao desenvolvimento socioeconômico e à melhor prestação de serviços oftalmológicos.

A cegueira em crianças, embora represente menos de 4% do total, tem grande impacto social e econômico, pois o número de "anos de cegueira" é evidentemente maior. Cerca de metade dos casos de cegueira em crianças com menos de 15 anos poderia ter sido evitada.

CAUSAS DE CEGUEIRA

As maiores causas de deficiência visual em todo o mundo atualmente são erros de refração não corrigidos e catarata, 43% e 33%, respectivamente. Glaucoma, degeneração macular relacionada à idade (DMRI) e retinopatia diabética (RD) também são causas importantes de deficiência visual. No entanto, a contribuição de cada doença muda de acordo com o país, o nível socioeconômico e a faixa etária da população estudada.

No Brasil, há cerca de 5,3 milhões de pessoas com perda visual grave. Extrapolando dados regionais, admite-se que as causas mais importantes de deficiência visual sejam, nesta ordem: vícios de refração não corrigidos, catarata, glaucoma, trauma, retinopatia diabética e degeneração macular relacionada à idade.

Em crianças, as principais causas de cegueira são deficiência de vitamina A, sarampo, conjuntivite neonatal, catarata congênita e retinopatia da prematuridade (ROP). As duas primeiras são preveníveis com alimentação adequada, suplementação de vitamina A em áreas de deficiência nutricional e imunização; percebe-se assim que são problemas majoritariamente de países pobres. Por outro lado, em países desenvolvidos a ROP adquire maior importância devido à cada vez maior taxa de sobrevivência de recém-nascidos prematuros de baixo e muito baixo peso em virtude da melhor assistência neonatal.

Em adultos, a catarata é a maior responsável por casos de cegueira; sua prevalência vem crescendo graças ao aumento da expectativa de vida da população. Embora a causa da doença – o envelhecimento – seja a mesma em todo o mundo, seu impacto não o é: em países

desenvolvidos a cirurgia da catarata é acessível à população, enquanto em países em desenvolvimento a realização em larga escala do procedimento, em ritmo suficiente para resolver os casos antigos e atender à demanda dos novos, ainda é um sonho distante.

Em países ricos, como a catarata não representa parcela tão expressiva do total de casos de cegueira, há um aumento da proporção de cegos por DMRI em virtude da maior longevidade da população. Tal é sua magnitude, que a DMRI é a terceira causa considerando-se a população mundial como um todo, sendo a primeira nos países ricos.

Doenças como glaucoma e retinopatia diabética (RD), por serem de prevenção mais difícil, têm importância semelhante em todo o mundo. Em quase todas as regiões do globo, o glaucoma é a segunda causa de cegueira. A RD varia de acordo com a região entre 4ª e 5ª causa e tende a ganhar maior proporção no futuro devido ao envelhecimento populacional, aumento da prevalência de diabetes, maior detecção de casos e redução das outras causas com medidas efetivas (p. ex., diminuição da cegueira por catarata por aumento de cirurgias).

PREVENÇÃO À CEGUEIRA

Até 80% das causas de deficiência visual são preveníveis ou curáveis. Na esteira dessa constatação, foi criado o programa "Visão 2020 – o direito à visão" pela OMS e IAPB (Agência Internacional para a Prevenção da Cegueira). Junto a uma coalizão de ONGs, associações profissionais, instituições de atenção oftalmológica e corporações ao redor do mundo, o Visão 2020 tem como finalidade eliminar a cegueira evitável em todo o mundo no ano de 2020 para dar a todos e, em particular, aos desnecessariamente cegos o direito à visão.

PREVENÇÃO DA CEGUEIRA NA GESTAÇÃO E PRÉ-NATAL

O nascimento de uma criança cega tem um grande impacto negativo para a família, o indivíduo e o país em termos pessoais, sociais e econômicos. A prevenção à cegueira durante a gestação é relativamente simples e muito custoefetiva. Por exemplo:

- A cegueira de origem genética pode ocasionalmente ser prevenida através do aconselhamento genético em casos de catarata ou glaucoma congênito na família.

- A infecção congênita que mais cursa com malformações oculares é a rubéola, cuja prevenção é feita por meio de programas eficazes de vacinação.

- Alguns medicamentos, quando administrados a gestantes, podem incorrer em malformações oculares e cegueira. O acompanhamento pré-natal de qualidade e a informação da população sobre os riscos da automedicação evitam esse problema.

- O pré-natal bem-feito diminui as chances de nascimento de bebês prematuros, o que influencia na incidência de ROP.

- A assistência adequada ao parto é essencial, pois traumas mecânicos (p.ex., fórcipe mal aplicado) e asfixia intraparto são causas importantes de cegueira, muitas vezes irreversível.

PREVENÇÃO DA CEGUEIRA EM CRIANÇAS

Noções gerais

O controle da cegueira em crianças é uma prioridade do programa Visão 2020, pois o número de anos de cegueira resultantes da deficiência iniciada na infância só é menor do que o impacto da catarata mundialmente. A OMS estima que 500.000 crianças nasçam ou fiquem cegas por ano (quase 1 criança cega a cada minuto); 50% a 90% delas morrem, a maioria em decorrência de complicações de desnutrição energético-proteica grave.

A causa mais importante de cegueira infantil no mundo todo é a catarata mal ou não tratada, responsável por 5% a 20% dos casos. No entanto, suas causas e prevalência variam drasticamente de acordo com o nível socioeconômico de cada região. Em países pobres, por exemplo, a deficiência de vitamina A ainda ocorre em crianças com menos de 5 anos, enquanto nos Estados Unidos e em outros países desenvolvidos as três maiores causas de cegueira infantil são a deficiência visual de origem cortical, ROP e hipoplasia do nervo óptico.

Em países em desenvolvimento, 30% a 72% da cegueira infantil são evitáveis: a perda visual por erro refracional e por catarata é tratável, e a cegueira por sarampo, rubéola congênita, oftalmia neonatal e deficiência de vitamina A é prevenível por programas de saúde pública.

Uma vez feito o diagnóstico preliminar da causa de cegueira em uma criança, todos os esforços deverão ser envidados para atingir a melhor acuidade visual com o uso de óculos, realizando-se um exame refratométrico cuidadoso. Além disso, deve-se sempre lançar mão de recursos de visão subnormal simples e úteis, como lupas. Metade das crianças em escolas para cegos pode ler textos impressos em tamanho usual, evitando o uso de Braille, se cuidadosamente refratadas e usando óculos e lupas adequados.

Catarata

Na cegueira infantil por catarata, o diagnóstico precoce é crucial. Atrasos no reconhecimento e tratamento cirúrgico podem levar à ambliopia. Estudos mostram um atraso médio de 18 meses entre o diagnóstico e o procedimento cirúrgico.

No Brasil, pediatras foram adicionados à estratégia de prevenção da cegueira com a pesquisa rotineira do reflexo vermelho, chamado de "teste do olhinho". Este método é útil, pois no país quase todos os nascimentos se dão em hospitais e a maioria das crianças é acompanhada por pediatra. Em 12 estados e algumas cidades, o exame é obrigatório por lei (são eles: BA, MT, MS, MG, PR, PE, RJ, RN, RS, SP, SC e DF). Além de possibilitar o diagnóstico de catarata congênita, o "teste do olhinho" também permite o diagnóstico de outras doenças, como o retinoblastoma.

Retinopatia da prematuridade

A retinopatia da prematuridade há algumas décadas era considerada uma causa de cegueira infantil quase exclusiva de países desenvolvidos. Isso se devia à capacidade de manter vivos recém-nascidos com muito baixo peso por meio da disponibilidade de recursos tecnológicos e humanos nas regiões mais ricas do mundo. No entanto, nos últimos anos a ROP emergiu como um problema significativo em países de média renda e em centros urbanos dos países em desenvolvimento. Há três motivos para a ocorrência dessa epidemia: serviços de atendimento neonatal mais disseminados (permitindo a sobrevivência de mais bebês prematuros); a má qualidade dos serviços neonatais oferecidos, por falta de recursos financeiros e técnicos; e o fato de bebês em risco não serem sempre examinados e tratados por oftalmologistas em tempo hábil para a prevenção da cegueira por ROP.

A cegueira por ROP é minimizável em vários níveis, desde a realização de pré-natal adequado, diminuindo o número de nascimentos prematuros, até seu tratamento quando detectada precocemente.

Conjuntivite neonatal

Causada pelo germe *Neisseria gonorrhoeae* ou *Chlamydia trachomatis*. A frequência relativa dessas infecções depende da prevalência delas nas gestantes e da profilaxia logo após o nascimento. O risco de transmissão vertical chega a 30% a 50%. A incidência presumida difere conforme o desenvolvimento. Nos subdesenvolvidos, oscila entre 5 e 50 casos/1.000 nascimentos; nos desenvolvidos, a gonocócica incide em 0,1 a 0,6 casos/1.000 nascimentos e a clamidiana em 5 a 50 casos/1.000 partos. A profilaxia com colírio de nitrato de prata a 1% é eficaz apenas contra a gonorreia, recomendando-se a eritromicina ou a tetraciclina a 1% instilando-se 1 gota nos primeiros 60 minutos de vida.

Deficiência de vitamina A e sarampo

São duas importantes causas de cegueira infantil em países pobres. A deficiência de vitamina A afeta principalmente crianças de menos de 5 anos com algum grau de desnutrição, e o aumento dos preços dos alimentos em todo o mundo pode vir a agravar esse problema. A reposição da vitamina A como estratégia de saúde pública é extremamente eficaz e custoefetiva. O sarampo, por sua vez, é evitado com vacinação e com medidas de vigilância epidemiológica eficazes.

PREVENÇÃO DA CEGUEIRA NO ADULTO

Catarata

Embora seja a maior causa de cegueira no mundo, a catarata é um desafio que pode ser vencido: é tratável com sucesso por meio de cirurgia. Nos últimos 20 anos, o maior avanço no tratamento da catarata foi a disponibilização no mundo todo de lentes intraoculares (LIOs) de boa qualidade e baixo custo desde o início da década de 1990. Outros dois importantes avanços foram a popularização da facoemulsificação e a introdução da técnica de cirurgia de catarata com incisão pequena (SICS), que permitiram a realização de cirurgias rápidas com excelentes resultados. Assim, os critérios para cirurgia de catarata mudaram: há 20 anos, admitia-se operar apenas pacientes com visão muito baixa (< 20/200), pois o resultado pós-cirúrgico não era tão satisfatório. Com as novas técnicas, passou-se a operar pacientes com níveis de AV melhores, mas que já sentem dificuldade em suas atividades de vida diária devido à doença.

Glaucoma

O glaucoma aparece nas estatísticas mundiais como a segunda causa de cegueira. No entanto, é provável que o número de 4,5 milhões de pessoas cegas por glaucoma esteja subestimado, pois muitos inquéritos não incluem a avaliação de campo visual e se limitam à definição de cegueira pela acuidade visual. Existem provavelmente 60,5 milhões de pessoas no mundo com algum tipo de glaucoma e mais de 8 milhões delas podem estar cegas pela doença. Sua prevenção ainda é difícil e o tratamento é longo, caro e conta com baixa adesão (20% a 50%) por parte dos pacientes.

Trauma

O trauma ocular é uma importante causa de morbidade ocular no mundo todo, embora geralmente não resulte em deficiência visual bilateral, não entrando assim como causa importante nas estatísticas de cegueira.

A exemplo dos outros tipos de trauma, os homens são mais afetados por trauma ocular do que as mulheres, e moradores de zonas rurais são mais acometidos do que os de áreas urbanas. A maior parte dos traumas oculares ocorre no local de trabalho; deste modo, é importante a educação sobre a utilização de proteção ocular adequada. Os esportes também contribuem nos casos de trauma ocular (especialmente a prática de hóquei e tênis). A contribuição de acidentes de trânsito na quantidade de traumas oculares graves diminuiu com a obrigatoriedade do cinto de segurança e o uso de vidros não estilhaçáveis em veículos.

DMRI

A DMRI é um grande exemplo de quanto a problemática da deficiência visual vem mudando ao longo do tempo. Hoje, é a principal causa de cegueira em países desenvolvidos; não era nem citada como causa importante 50 ou 100 anos atrás. Até o momento não há prevenção comprovada para a DMRI, embora o tabagismo seja um importante fator de risco: é o único desencadeante conhecido para a forma úmida da doença. Assim como no glaucoma, é difícil a prevenção da DMRI e o tratamento é longo, caro e apenas parcialmente eficaz. Ambas as doenças requerem bons serviços de visão subnormal para ajudar as pessoas a aproveitarem ao máximo sua visão residual.

Tracoma

O tracoma é um exemplo de causa de cegueira importante em países em desenvolvimento, mas perfeitamente evitável e tratável. Prova disso é que, em 1988, estimava-se que 150 milhões de crianças estavam infectadas por esta doença; este número caiu para cerca de 86 milhões em 2012. Da mesma forma, o número de pessoas cegas por tracoma caiu de 5 milhões em 1988 para 1,6 milhão. A estratégia SAFE (cirurgia [*Surgery*], antibióticos, higiene facial e modificações ambientais [*environment*]), introduzida em 1996 pela OMS, tornou-se amplamente aceita e adotada, reduzindo esses números.

Retinopatia diabética

Estima-se que haja 382 milhões de diabéticos no mundo atualmente. Destes, provavelmente 10% a 20% têm alguma forma de doença retiniana e cerca de 1,8 milhão são cegos. Esses números devem duplicar até 2030. O aumento da expectativa de vida no mundo todo permite que pessoas que outrora morreriam por diabetes antes de evoluir para cegueira agora sintam os efeitos da retinopatia. Outro fator que certamente contribuirá para o aumento de casos de cegueira por retinopatia diabética (RD) no futuro é o crescimento da prevalência de diabetes melito (DM) e obesidade nos países em desenvolvimento; antes, eram doenças de regiões ricas. Considere-se que cerca de 50% desses casos não vêm sendo examinados sob condições ideais (oftalmoscopia sob midríase), e que metade deles desconhece as consequências da doença. A cegueira por RD é prevenível se descoberta e tratada precocemente, antes de perda visual sintomática (o risco de cegueira chega a ser 25 vezes maior do que em indivíduos sãos).

Descolamento de retina

A incidência anual de descolamento de retina (DR) é estimada em 10 por 100.000 pessoas ao ano, com variações regionais. No mundo todo, 90 olhos ficam cegos por DR a cada hora. Fatores de risco para DR são o envelhecimento, miopia e cirurgia de catarata, todos cada vez mais comuns. Atendimento oftalmológico de fácil acesso para a população, exames fundoscópicos periódicos em pessoas em risco e pronta correção cirúrgica do problema podem ajudar a diminuir a cegueira por esta causa.

BIBLIOGRAFIA

International Centre for Eye Health / WHO. Eighth General Assembly of the IAPB. Comm Eye Health Journal 1999;22:1-16.

International Centre for Eye Health / WHO. How can blind children be helped? Comm Eye Health Journal 1998;11:33-48.

International Council of Ophthalmology. Visual Standards: aspects and ranges of vision loss with emphasis on population surveys. 29th International Congress of Ophthalmology, Sydney, Australia, April 2002.

Kara-José N, Rodrigues MLV. Saúde ocular e prevenção da cegueira. Rio de janeiro: Cultura Médica; 2009.

McCarty CA, Fu CLH, Taylor HR. Epidemiology of ocular trauma in Australia. Ophthalmology 1999;106:1847-52.

Resnikoff S, Pascolini D, Etya'ale D, et al. Global data on visual impairment in the year 2002. Bulletin of the World Health Organization 2004;82:844-51.

Steinkuller PG, Du L, Gilbert C, et al. Childhood Blindness. JAAPOS 1999;3:26-32.

Vision 2020 / WHO. Situação mundial da visão – Visão 2020 o direito de ver 1999-2005. Disponível em: http://www.who.org.

Vision 2020: the right to sight. Disponível em http://www.vision2020.org.

CAPÍTULO

10

Ética e Bioética

Sergio Manoel Ramos Filho

Rodolfo Augusto Ramos

ÉTICA MÉDICA NOS DIAS ATUAIS

Nos dias atuais, no mundo e no Brasil, em especial, o termo ética tem sido evocado de forma frequente devido à perplexidade e ao forte impacto social provocados por acontecimentos que envolvem as pessoas e afetam a dignidade humana, não somente na área médica e na pesquisa com seres humanos, mas também na economia, política, esporte, segurança pública, entre tantas outras.

Os médicos, especificamente os oftalmologistas, não podem evitar decisões difíceis, sejam elas clínicas ou cirúrgicas. Além da ética profissional, orientada no código de ética médico, existem áreas mais amplas para a reflexão: a bioética, a bioética clínica e, mais recentemente, o biodireito. Essas áreas se entrelaçam e têm seu embasamento teórico na filosofia.

ÉTICA MÉDICA

A tradição hipocrática é altamente paternalista e confere pouca autonomia ao paciente na tomada de decisão, diferentemente da prática médica de nossos dias. Tanto o Conselho Federal de Medicina (CFM) quanto o Conselho Brasileiro de Oftalmologia (CBO) aconselham e orientam o uso do consentimento livre e esclarecido a fim de materializar, após informação compreensível, o desejo do paciente. O termo de consentimento livre e esclarecido é um instrumento moral e legal.

O novo Código de Ética Médica está vigente desde 13 de abril de 2010, é a resolução do CFM número 1931. Revisado depois de 20 anos de vigência do Código anterior, ele traz novidades como a previsão de cuidados paliativos, o reforço à autonomia do paciente e regras para reprodução assistida e a manipulação genética. Também prevê a extensão de seu alcance aos médicos em cargos de gestão, pesquisa e ensino. Outros temas que tiveram suas diretrizes revistas, atualizadas e ampliadas se referem à publicidade médica, ao conflito de interesses, à segunda opinião, à responsabilidade médica, ao uso do placebo e à interação dos profissionais com planos de financiamento, cartões de descontos ou consórcios.

Em 15 de dezembro de 2015, a **Resolução nº 2.133**, do CFM esclareceu sobre a divulgação e publicidade de assuntos médicos na internet e em canais das redes sociais. O texto, que altera apenas um ponto do anexo 1 da Resolução nº 1.974/2011, permite que os médicos publiquem nos seus perfis dados como sua especialidade, CRM, RQE, além do endereço e telefone do local onde atendem. Entretanto não podem divulgar fotos, imagens ou áudios que caracterizem sensacionalismo, autopromoção ou concorrência desleal. Neste grupo se enquadram as fotos conhecidas como "antes" e "depois". O médico também não pode usar a internet para anunciar métodos ou técnicas não considerados válidos cientificamente e não reconhecidos pelo CFM, conforme prevê a Lei nº 12.842/13, em seu artigo 7º, que atribui à autarquia o papel de definir o que é experimental e o que é aceito para a prática médica. Entre outros pontos, também permanece sendo vedado ao médico anunciar especialidade/área de atuação não reconhecida, bem como especialidade/área de atuação para a qual não esteja qualificado e registrado junto aos Conselhos de Medicina. A restrição inclui ainda a divulgação de posse de títulos científicos que não possa comprovar e a indução do paciente a acreditar que o profissional está habilitado a tratar de um determinado sistema orgânico, órgão ou doença específica.

BIODIREITO

O Biodireito, ramo do Direito Público, ocupa-se da formulação de regras jurídicas referentes à biotecnologia, ligadas à preservação do meio ambiente e aos seres humanos. Está associado à Bioética e aos Direitos Ambiental, Civil, Penal e Constitucional.

A dignidade humana, valor maior e superior, moral e espiritual, observada no estudo da bioétca e do direito, foi prevista na Constituição Federal de outubro de 1988, no artigo primeiro, como um dos princípios fundamentais na República Federativa do Brasil, que é um Estado Democrático de Direito. Ganhou a sua formulação clássica por Immanuel Kant, na *Fundamentação da Metafísica dos Costumes* (título original em alemão: *Grundlegung zur Metaphysik der Sitten*), de 1785, que defendia que as pessoas deveriam ser tratadas como um fim em si mesmas, e não como um meio (objetos).

Segundo José O. Baracho, o biodireito "formalístico e legalístico pretende garantir a autonomia da opção individual, confrontando-se com os aspectos da incompatibilidade com a vontade oposta".

RAÍZES DA BIOÉTICA

Goldim cita que, em um artigo publicado no periódico alemão *Kosmos*, Fritz Jahr utilizou pela primeira vez a palavra bioética (*bio + ethik*). Esse autor caracterizou a Bioética como sendo o reconhecimento de obrigações éticas, não apenas com relação ao ser humano, mas para com todos os seres vivos. Esse texto, encontrado por Rolf Löther, da Universidade de Humboldt, de Berlim, e divulgado por Eve Marie Engel, da Universidade de Tübingen, também da Alemanha, antecipa o surgimento do termo bioética em 47 anos. No final de seu artigo, Fritz Jahr propõe um "imperativo bioético": respeita todo ser vivo essencialmente como um fim em si mesmo e trata-o, se possível, como tal.

A bioética, percebida como ferramenta de consenso diante de situações clínicas de grande complexidade e diversidade moral, tem sido evocada constantemente ao redor do mundo, inclusive no Brasil. Sua utilidade como arena de reflexão e discussão sobre os avanços biotecnológicos e suas aplicações em seres humanos encontram-se entrelaçadas no seu próprio surgimento. Desde o início, há quase 50 anos, a Bioética transmitiu conhecimento e acumulou experiências, auxiliando a Medicina e todos os profissionais envolvidos com a vida diante dos dilemas éticos decorrentes da prática diária.

As raízes da bioética encontram-se atreladas a uma série de eventos que tiveram lugar a partir do final da Segunda Guerra Mundial, especialmente os decorridos na década de 1960 nos Estados Unidos, que desencadearam o seu surgimento.

Por volta de 1970 foram fundados os Hasting Centers, D. Callahan e W. Gaylin, e o Kennedy Institute of Ethics, por A. Hellegers e P. Ramsey. Os dois institutos propuseram-se a analisar as questões emergentes do campo biomédico, realizaram pesquisa avançada em ética aplicada à biomedicina, estimularam o ensino ético em universidades, escolas médicas e de enfermagem, bem como pesquisas interdisciplinares e ecumênicas.

É crucial e inevitável que a bioética discuta nesse contexto, além dos dilemas éticos relacionados aos avanços da tecnomedicina, as questões relacionadas à distribuição de recursos escassos.

Os fatos a seguir são citados como elementos cruciais para o surgimento da bioética:

1. O dilema da alocação de recursos escassos, expresso no advento da hemodiálise crônica na década de 1960, suscitou grandes discussões. Em 9 de novembro de 1962, a revista *Life* publicou um artigo intitulado "Eles decidem quem vive e quem morre", relatando a existência de um comitê, formado por leigos, na cidade de Seattle, EUA, que selecionava pessoas para entrar no programa de diálise. O comitê foi nomeado pela associação médica e pelo hospital e era composto por um jurista, um sacerdote, uma dona de casa, um empregado, um banqueiro e um cirurgião. Com base na primeira escolha de utilidade clínica realizada pelos médicos, o comitê determinava quem deveria entrar ou não no programa. A decisão privilegiava o paciente segundo os seguintes critérios: quem tinha filhos em relação a quem não tinha, os ocupados em relação aos desocupados, os que desenvolviam atividades voluntárias na comunidade e frequentavam a Igreja em relação aos não participantes; e excluíam quem quer que fosse portador de desvio, seja por doença mental, seja por acusação de crime, incluindo nesta categoria também os que eram acusados de ter participado do movimento civil pelos direitos civis e da liga antivivissecção. É importante ressaltar que a hemodiálise havia sido descoberta em 1961 por Belding Scribner, possibilitando, naquele período, um acesso limitado de pacientes ao tratamento. O acesso amplo à hemodiálise nos Estados Unidos só foi alcançado em 1973 através de um programa federal baseado apenas em considerações clínicas.

2. O desenvolvimento tecnológico e a reconceituação da morte. Na década de 1960, entre os transplantes pioneiros, foi o de coração, realizado pelo dr. Christian Barnard na Cidade do Cabo, na África do Sul, que desencadeou amplas discussões éticas em relação à prática de transplantes. Para o transplante de órgãos há necessidade de que os órgãos doados estejam em plena vitalidade, o que é incompatível com a parada cardiorrespiratória. Assim, a definição clínica de morte, que até a década de 1960 era percebida como a parada do coração e de movimentos respiratórios espontâneos, transformou-se em morte cerebral, criando condições favoráveis para a retirada de órgãos humanos. Nesse momento deu-se um passo conceitual importante, definindo o cérebro, e não mais o coração, como o órgão crítico cuja falha irreversível define a morte. Houve considerável controvérsia para a aceitação desta nova concepção de morte encefálica, como nas comunidades ortodoxas judaicas e fundamentalistas cristãs.

3. Os problemas ocorridos em pesquisas com seres humanos nos Estados Unidos, especialmente os estudos de Tuskegge para sífilis, na Escola Willowbrook para hepatite e no Hospital Judaico para câncer hepático.

NOÇÕES GERAIS

O aparecimento de Comitês de Bioética Intra-hospitalares vem aumentando em todo o país. A abordagem prática de situações clínicas de conflito ético pode ser realizada de forma sistemática utilizando-se uma combinação de diversas correntes de pensamento dentro da bioética, como o principalismo, casuística, ética do cuidado, entre outros.

A oftalmologia, especialmente nos últimos 40 anos, sofreu grandes transformações – novos métodos propedêuticos, novos medicamentos, novas técnicas e dispositivos terapêuticos – e expõe o oftalmologista a opções cruciais que repercutirão diretamente sobre o bem-estar físico e psíquico do seu paciente.

ÉTICA, BIOÉTICA E CONDUTA MÉDICA

A fonte histórica primária para entender a responsabilidade dos médicos em relação aos pacientes vem da antiga Grécia. Os primeiros manuscritos, no Ocidente, sobre a conduta do profissional médico encontram-se no *Corpus Hippocraticum*. Nesta obra, Hipócrates assinala que a ética médica deve enfocar primariamente a obrigação dos médicos de prover benefícios ao doente e protegê-lo do mal – *bonum facere e non nocere*. O Juramento Hipocrático aponta, desta maneira, para um modelo baseado na beneficência, não fazendo menção a atitudes que expressem a autonomia do paciente ou muito menos a necessidade de veracidade das informações. Esses textos clássicos não fazem referência aos elementos atualmente considerados essenciais em uma relação médico-paciente baseada em responsabilidade: comunicação, informação e a permissão do paciente.

A medicina medieval amplia esta relação de autoritarismo e obrigação de obediência pelo forte apelo teológico presente neste período. A diretriz era de maximizar benefícios médicos por meio do cuidadoso manejo da informação médica. A preocupação era de que a informação sobre o estado ou sobre a intervenção terapêutica a ser instituída não poderia causar mal ao paciente, enfatizando o princípio "primeiro não fazer mal – *primum non nocere*". A tradição hipocrática, dos tempos medievais, traz a ideia de comportamento e de compromisso moral para a medicina moderna. Alguns autores, como o americano Rush e o escocês Gregory, apesar de não serem representantes típicos do pensamento do final do século XVIII, procuram valorizar a informação e o diálogo desde o ponto de vista do paciente. No entanto, o modelo beneficente permanece triunfante.

O trabalho clássico do inglês Percival, intitulado *Medical Ethics*, surgiu como proposta a desacertos ocorridos entre médicos no hospital de Manchester em 1803. Enfocou especialmente a "etiqueta médica", relacionada a pagamentos, hierarquia e consultas entre colegas. Sua preocupação essencial era com o *gentleman-like behavior* que o médico deveria possuir. Sua obra manteve-se distante do que atualmente considera-se a conduta moral na relação médico-paciente. No entanto, serviu como modelo para o primeiro Código de Ética da American Medical Association (AMA), datado de 1847. Assim como os escritos de Percival, o código de ética da AMA privilegiava a beneficência em detrimento do respeito à autonomia do paciente. Durante todo o século XIX e início do século XX, apesar da rápida expansão experimentada pela Medicina, pouca reflexão se fez sobre a ética da profissão ou sobre a relação médico-paciente. A relação entre consentimento e autonomia ainda estava por ser estabelecida.

Todos os profissionais da saúde devem ter conhecimentos éticos mínimos sobre os temas centrais que envolvem os direitos dos pacientes nas intervenções biomédicas. Entenda-se o termo intervenção biomédica, em um sentimento amplo, não apenas como as medidas que envolvem melhorar e curar doenças, mas como todas as atitudes, incluindo a prevenção, que contribuam para o bem-estar do ser humano.

É importante salientar, logo de início, que a bioética não deve ser confundida com ética ou deontologia médica. Sua perspectiva é autônoma e humanista, tende a ver o homem em sua globalidade. A reflexão bioética observa que o balizamento necessário à tecnociência deve ser dado pela garantia de dignidade humana. A aceitação da dignidade humana, como valor fundamental, trata o ser humano como um fim em si mesmo, e não como um meio para a satisfação de terceiros, da ciência, de cientistas ou de interesses comerciais ou industriais. A bioética necessariamente é multiprofissional, relacionada aos diversos campos que atuam na saúde, dela participando ativamente filósofos, teólogos, sociólogos, antropólogos, juristas, religiosos etc. Sem a utilização das ferramentas desse campo do saber como instrumentos para as transformações das relações médico-paciente, a avaliação moral da prática clínica reduz-se ao necessário, porém insuficiente, exercício de aplicação de normas deontológicas e códigos institucionais. Mostrando-se atenta ao extraordinário progresso da medicina, sobretudo no campo da biologia molecular e da manipulação gênica, a bioética nutre permanente expectativa de que, na prática clínica cotidiana, o ser humano seja privilegiado em sua unidade biopsicossocial e espiritual.

As questões deontológicas que envolvem médicos podem ser apreciadas pelos comitês de ética dos respectivos hospitais e, já em uma instância superior, pelos Conselhos Regionais de Medicina, tendo como ferramenta o Código de Ética Médica. A revisão e atualização do Código de Ética Médica foram concluídas durante o ano de 2009, após 2 anos de debates entre Conselhos Regionais de Medicina, Entidades

Médicas, médicos, instituições científicas e universitárias, as quais encaminharam sugestões.

É importante entender que se trata de uma Resolução do CFM, a de número 1.931 de 17/09/2009 (Código de Ética Médica), isto é, trata-se de um ato normativo e não legislativo, portanto não é Lei Ordinária; porém, em casos diversos, havendo o vazio do legislativo, o juiz de direito em questões que envolvam a prática médica poderá se utilizar do Código de Ética Médica para fazer seu juízo de valor. Também se nota que o novo Código ganhou dispositivos semelhantes aos dispositivos jurídicos, trazendo expressões que migraram do próprio Código Civil Brasileiro, do Código Penal Brasileiro, do Estatuto do Menor e do Estatuto do Idoso.

Em geral, podemos dizer que houve um enfoque nas questões de autonomia do paciente com destaque sobre o direito à informação, avanços tecnológicos (telemedicina), uso de seres humanos e animais em pesquisas, cuidados paliativos (tratamento de pacientes com doenças incuráveis ou terminais) e recomendações explícitas sobre os tratamentos de fertilização. Também instrui os médicos para que não fiquem submissos à pressão de hospitais e clínicas no sentido de atender um número maior de pacientes por dia, provavelmente, em razão da grande demanda de atendimento dos planos de saúde e do próprio Sistema Único de Saúde.

Do mesmo modo, houve um reforço na proibição do comércio de medicamentos, órteses, próteses ou implantes de qualquer natureza, ou, ainda, o recebimento de qualquer tipo de natureza, ou, ainda, o recebimento de qualquer tipo de comissão/favorecimento da indústria farmacêutica por produtos prescritos, porém não adequados ou desnecesários ao paciente. Foi proibido também estabelecer vínculo com empresas de financiamento, cartões de desconto ou consórcios para procedimentos médicos. Sobre o prontuário médico, além de dispor a necessidade de ser legível, foi proibida a permissão de manuseio e conhecimento dele por pessoas não obrigadas ao sigilo profissional quando da responsabilidade do médico.

Outra preocupação do Código foi deixar mais evidente o dever dos médicos de informar com precisão sobre o patrocínio em ocasiões de apresentações, palestras, conferências ou trabalhos técnico-científicos. Mais adiante neste capítulo, será discutido o conflito de interesse. Ressalta, ainda, a obrigatoriedade de registrar o Título de Especialista junto ao Conselho Regional em que é inscrito.

No que tange à responsabilidade médica, tratada no Capítulo 3, há novidades que podem auxiliar a clarear o posicionamento dos juízes em processos judiciais. A advogada Juliane Pitella aponta essas modificações:

1. A responsabilidade do médico na sua atuação profissional, ou seja, ficou evidenciado pelo Código o caráter intuito *personae* da relação médico-paciente, o que significa dizer que a responsabilidade civil do médico é pessoal, prescinde de culpa (negligência, imprudência ou imperícia), não podendo ser presumida, portanto, não se operando a responsabilidade civil objetiva, embora haja uma tendência mundial caminhando para a objetividade da responsabilidade civil profissional. Alguns tribunais dizem em seus acórdãos que a culpa do médico deve ser certa, ou seja, que não pode ser presumida, porém, que não há nenhuma resolução que abordasse isso de forma expressa.

2. A relação médico-paciente não é de consumo, ou seja, ficou evidenciado pelo novo Código que, quando essa relação é pessoal, não deve ficar sujeita às regras do Código de Defesa do Consumidor. Isso é uma novidade, pois, embora o Código de Ética Médica seja apenas uma resolução que regulamenta o exercício da medicina, não havia nenhum tipo de documento legal dizendo que a relação médico-paciente não é de consumo e isso só deve acontecer quando há contratação dos serviços médicos intuito *personae* (relação personalíssima). Podemos deduzir dessa informação que, quando a relação é personalíssima, não deve haver inversão do ônus da prova, pois, quando o juiz concede a inversão, ele acaba sinalizando que no seu entender já há culpa presumida do médico.

3. As causas excludentes da culpa também ficaram mais claras, reconhecendo que podem existir fenômenos imprevisíveis e inevitáveis na medicina, afinal não é uma ciência exata, e no direito civil a imprevisibilidade está relacionada ao caso fortuito e a inevitabilidade está ligada a força maior.

4. A culpa pode ser exclusiva do paciente naqueles casos em que o paciente abandona o tratamento, ocasionando-lhe danos à sua saúde, o que exclui a culpa do médico (o dano não ocorreu da atividade médica, e sim do abandono do tratamento ou de outras situações anteriores à situação médica).

CONSENTIMENTO INFORMADO OU LIVRE OU ESCLARECIDO

A relação ética entre o médico e o paciente deve ser baseada em participação e respeito mútuo, boa comunicação e decisões compartilhadas durante todo o curso do tratamento. A aliança terapêutica obtida com um bom diálogo facilita todo o processo, pois gera expectativas realistas em relação aos resultados.

O consentimento informado surgiu nos Estados Unidos. Na segunda metade do século XX, a sociedade norte-americana estava permeada por movimentos que lutavam por direitos civis: das mulheres, dos consumidores, dos deficientes mentais e de outros tantos que acabaram por influenciar fortemente a ética e a lei naquele período. Discutiam-se assuntos diretamente relacionados à medicina, como os direitos à reprodução, aborto, acesso a dados médicos, acesso à saúde e a questão da experimentação humana. Essas forças acabaram por colocar no centro da arena a questão da autoridade na decisão médico-paciente e, consequentemente, a questão do consentimento.

O termo "consentimento informado" foi cunhado nos Estados Unidos em 1957 como o resultado de um processo movido por um paciente, que ficou paraplégico após uma aortografia lombar, contra seu médico. Esse caso ficou conhecido no direito norte-americano como Salgo V. Leland Jr. University Bord of Trustees. A corte norte-americana, nesse caso, sugeriu que a obrigação de demonstrar a informação sobre os riscos e alternativas do tratamento não era uma obrigação, e sim uma extensão lógica da já estabelecida obrigação de demonstrar a natureza e as consequências do tratamento. Esse episódio foi um marco, pois estabeleceu a obrigação de fornecer ao paciente toda informação que possa colaborar na sua decisão – consentimento ou recusa – sobre o procedimento a ser executado. Durante a década seguinte surgiu, na literatura médica norte-americana, após esse e outros casos jurídicos, um número expressivo de artigos sobre consentimento informado. A maior parte deles foi escrita por advogados alertando os médicos sobre o consentimento informado como um novo procedimento legal. No entanto, a reação da classe médica na época não está bem documentada. Logo após esse período, no início da década de 1970, o consentimento informado passou a ser reconhecido como procedimento legal, mas não ainda requerimento moral.

Para Beauchamp, o consentimento informado deve ser composto por sete elementos:

A. Pré-condições (da pessoa que vai consentir ou recusar):

1. Competência (para compreender e decidir).

2. Voluntariedade (em decidir).

B. Elementos de informação:

1. Demonstração (do material de informação).

2. Recomendação (de um plano).

3. Compreensão.

C. Elementos de consentimento:

1. Decisão (em favor de um plano) – (ou contra ele, em caso de recusa).

2. Autorização (do plano escolhido) – (ou recusa, em caso de não adesão).

O primeiro contato do consentimento informado remete à competência dos agentes em decidir. O juramento da competência para decidir distingue as classes de entre os que devem ter decisões autônomas respeitadas e que devem ter suas decisões reavaliadas ou, até mesmo, efetuadas por outra pessoa. Esses julgamentos da competência e incompetência para decidir devem ser vistos de forma específica e não global.

Um indivíduo pode ser considerado competente para certas atividades e incompetente para outras durante sua vida. A competência pode ser mais bem entendida se considerada especificamente, caso a caso, em diferentes momentos temporais. Fade entende o conceito de competência como contínuo e mutável, e por isso de grande complexidade. Em biomedicina é necessário julgar um tipo de competência, ou seja, se o paciente é competente para decidir se aceita ou recusa um tratamento ou se adere ou não a um projeto de pesquisa. Um paciente com amnésia global transitória perde sua competência decisória durante a fase aguda do quadro. Esta situação é conhecida como incompetência transitória. Outros pacientes podem apresentar períodos de confusão e de perda de memória e continuar aptos, por exemplo, a realizar tarefas domésticas. Neste caso, caracteriza-se uma incompetência específica. Ambos os exemplos diferem da incompetência causada por retardo mental, alcoolismo, demência ou imaturidade, em que existem diferentes tipos e problemas de incompetência. Nessas situações, Pellegrino ressalta a falta de substrato fisiológico para tomada de decisão.

O questionamento ético é: "qual o critério aceitável para determinar quando um paciente que recusou tratamento deve ser tratado apesar de sua recusa?".

O segundo elemento refere-se à voluntariedade, que está relacionada à independência da pessoa em relação à influência manipulativa ou coercitiva de outras. Nesse sentido, relaciona-se estreitamente com a autonomia. Outros afirmam que está relacionada à presença de conhecimento adequado, ausência de compulsão fisiológica ou constrangimentos externos. No sentido mais amplo, seria condição suficiente, e necessária, para caracterizar uma ação autônoma. A voluntariedade pode estar diminuída em condições como doenças debilitantes, desordens psiquiátricas e em viciados em drogas.

O terceiro e quarto elementos referem-se à demonstração de informação e à recomendação de um plano de ação, respectivamente. A demonstração de informação é elemento indispensável para obter-se um consentimento informado válido. Desse ponto de vista moral, o consentimento atualmente tem menos a ver com a responsabilidade dos profissionais como agentes de informação e mais com escolhas autônomas de sujeitos e pacientes.

Beauchamp nomeia três padrões de demonstração de informação:

1. Padrão da prática profissional: assume-se que o papel dos médicos é agir em nome do melhor interesse do paciente, assim, uma informação adequada deve fazer parte das práticas profissionais. Os costumes da prática profissional é que estabelecem o tipo e a quantidade de informação a ser demonstrada. No entanto, uma série de fatores afeta esse padrão. Não existe, em algumas situações, um padrão de comunicação de informação em casos específicos. Outro fator consiste no inadequado nível de informação que a maioria da comunidade médica de um determinado local possa demonstrar. De fato, a informação a ser demonstrada vai depender não somente do conhecimento médico, mas também das crenças, medos e esperanças do paciente.

2. Padrão para uma pessoa "razoável": a demonstração da situação aqui está baseada em uma pessoa hipotética, de padrão razoável. A pertinência da informação a ser

transmitida baseia-se no nível de informação que seria necessário para uma pessoa hipotética, mediana, decidir se adere ou não a uma pesquisa ou tratamento. Os proponentes desse padrão acreditam que a obrigação ao respeito à autonomia sobrepuja a obrigação ao respeito à beneficência, e que, no balanço, a informação adequada para uma pessoa hipotética privilegia a autonomia dos pacientes melhor que o padrão da prática médica. No entanto, o conceito de pessoa "razoável" nunca foi cuidadosamente definido, o que torna difícil para a comunidade médica agrupar e elaborar as informações pertinentes a este padrão.

3. Padrão subjetivo: a informação adequada, neste modelo, é agrupada segundo as necessidades apropriadas a cada indivíduo. O médico, para tal, necessita de um conhecimento psicossociocultural mais profundo de cada paciente. Esse padrão, apesar de ser o mais adequado para a demonstração de informação, às vezes torna-se impraticável devido ao grande número de informações que o médico necessita sobre o paciente para elaborar suas observações.

O ponto principal na discussão sobre demonstração de informação está em caracterizar o que o médico pode fazer para facilitar uma tomada de decisão de modo esclarecido para aceitar ou recusar uma intervenção. Nesse sentido, a informação demonstrada deve conter, no mínimo, a natureza do procedimento, as alternativas existentes para o procedimento exposto, as possibilidades de sucesso e o balanço entre riscos e benefícios.

Em situação especial está o privilegiado terapêutico. O privilegiado terapêutico define toda situação em que o médico intencionalmente sonega informações sobre o procedimento com vistas a evitar danos a um paciente instável, emocionalmente abalado ou deprimido. Esta situação não afronta o princípio do respeito à autonomia e tampouco pode ser rotulada de paternalista, visto que sob estas condições o paciente encontra-se incompetente para consentir.

O quinto elemento do consentimento informado pauta a compreensão das informações recebidas. Aceita-se, aqui, a definição de compreensão como aquela em que há aquisição de informação pertinente e de conhecimento justificado pela natureza e as consequências de uma determinada intervenção. A compreensão não precisa ser total, visto que alguns fatos são irrelevantes ou triviais. As ações nunca são totalmente autônomas, e nem por isso deixam de ter autonomia, o mesmo acontecendo com a compreensão. Em intervenções médicas o essencial é haver compreensão do diagnóstico, prognóstico e natureza e do objetivo das intervenções, alternativas e os riscos e benefícios. O processamento de todas essas informações está sujeito a muitos vieses particulares a cada pessoa, por isso, a informação deve chegar de forma compacta, organizada e em termos acessíveis a cada caso em particular. Outro fator importante na falta de compreensão adequada são os preconceitos decorrentes da bagagem sociocultural de cada indivíduo.

TECNOLOGIA MÉDICA

O termo tecnologia médica não deve ser confundido com dispositivos ou equipamentos médicos, pois refere-se a todas as intervenções médicas sobre o ser humano. Em outras palavras, o que acontece com o ser humano quando os médicos atuam sobre o seu organismo. Todo o sistema médico, desde o início da formação, na graduação, está identificado com o uso crescente de tecnologia avançada, em contraste com a diminuição do tempo e energia despendidos na comunicação, exame, educação e negociação com os pacientes. Esse posicionamento certamente seria bem-vindo se todos os problemas médicos no ser humano estivessem resolvidos. No entanto, a prática médica revela outra realidade.

Os médicos sofrem pressão para solicitar um número crescente de exames laboratoriais e/ou complementares. Este fenômeno se deve à pressão dos próprios pacientes e das empresas produtoras de substâncias e dispositivos. Outras vezes, os médicos são movidos por temores legais ou por incentivos financeiros. Outra variável a ser considerada na relação médico-paciente são os planos e seguros de saúde, cada vez mais presentes, que para tornarem-se mais lucrativos, procuram limitar exames e procedimentos. Estudos realizados na década de 1970 apontavam que os médicos solicitavam cerca de 50% de exames "extras". Este mal já havia sido sentido por Harrison em 1944, comentado em sua clássica declaração: "Nos dias de hoje, existe a tendência a realizar-se a história do paciente em 5 minutos seguida de 5 dias de exames especiais, na esperança de que o coelho diagnóstico saia da cartola do laboratório".

A oftalmologia depende quase que exclusivamente de tecnologia para exames dos pacientes. A pressão mercadológica exige a aquisição de equipamentos que, às vezes, são subutilizados pelo baixo número de exames realmente necessários. Desta maneira, um número considerável de exames poderá ser realizado após indicação pouco criteriosa. O estudo de Kusserow, do U.S. Departament of Health and Human Services, publicado em abril de 1989, mostrou a relação entre o número de exames solicitados (em quase 45%) pelos médicos que eram proprietários dos equipamentos utilizados.

Com relação às intervenções para tratamento, tanto médicos quanto pacientes presumem um resultado otimista; no entanto, ensaios clínicos controlados foram usados em apenas 20% de todos os procedimentos médicos. Por fim, cabe lembrar que quando o paciente é exposto a algum tipo de tecnologia médica há risco potencial de dano.

PESQUISA EM SERES HUMANOS

A eficácia da moderna medicina, e mais especificamente da oftalmologia, depende grandemente da pesquisa científica nas causas das doenças, terapias inovadoras e métodos na organização e prestação dos serviços médicos.

Novos métodos de intervenção, através de fármacos ou procedimentos cirúrgicos, são testados em seres humanos que passam por pesquisa médica. Os pesquisadores devem lembrar-se de que tratam de pessoas doentes, algumas gravemente, que não devem sofrer dano diante das intervenções. Os conflitos de interesse dos pesquisadores, tais como relatos incorretos dos resultados (p.ex., dos efeitos colaterais de um novo fármaco) e comercialização da pesquisa médica devem fazer parte, ainda hoje, da pauta de discussões.

A pesquisa em seres humanos suscita importantes questões éticas e legais. O campo de atuação ética em pesquisa envolve a análise sistemática dessas questões assegurando que os participantes do estudo estão protegidos e que a pesquisa é conduzida no interesse dos participantes e da sociedade.

Deve-se ressaltar que as obrigações do médico-assistente são exclusivamente com o paciente, já o médico-pesquisador, além de se preocupar com o paciente, tem obrigações com o estudo em si, como sua validade e reprodutibilidade, possíveis fatores de conflito.

No Brasil, em outubro de 1996, o Conselho Nacional de Saúde emitiu a Resolução número 196/96, que contém as diretrizes e normas regulamentadas para as pesquisas que envolvem seres humanos, de formas diretas ou indiretas, individual ou coletivamente; pesquisas realizadas por quaisquer categorias profissionais nos campos biológico, psíquico, educacional, cultural, social, incluídas as realizadas no ambiente de trabalho e as referentes a informações sobre o ser humano, assim como as que utilizam materiais biológicos provenientes do ser humano.

As pesquisas realizadas no campo da saúde são eticamente movidas pelo princípio da beneficência, objetivando "aumentar o bem-estar do ser humano". No entanto, apesar dos importantes benefícios que trazem à humanidade, ainda se faz necessária a existência de orientação ética, verificada pelos históricos abusos realizados pelos pesquisadores, muitos dos quais chocaram a sociedade em tempos não longínquos.

O primeiro documento internacional de repercussão sobre a matéria remonta a 1947. Denominado Código ou Declaração de Nuremberg, foi fruto do julgamento dos médicos nazistas acusados por crimes atrozes contra prisioneiros utilizados em pesquisas na Segunda Guerra Mundial. O tribunal militar que realizou o julgamento afirma que toda experiência científica deve ter como objetivo o bem da sociedade, tendo em vista os resultados práticos que não podem ser obtidos por outros meios. Evoca a condição autonômica das pessoas que se prestam à pesquisa, enfatizando a essencialidade da informação do recolhimento do consentimento voluntário.

Na década de 1960, a Associação Médica Mundial, preocupada em ampliar o conteúdo ético advindo do Código de Nuremberg, adotou a Declaração de Helsinque (1964). Este documento internacional, referência para a reflexão ética no campo das pesquisas biomédicas, sofreu sucessivas revisões: em Tóquio (1975), Hong Kong (1989), e, mais recentemente, em Sommerset West/África do Sul (1996). Reforça a necessidade de que as pesquisas sejam realizadas, em fase de projeto, por comissões ou comitês independentes que avaliariam sua conformidade com as diretrizes éticas. Ressalta também os princípios do consentimento esclarecido e do balanço entre riscos e benefícios para os que se submetem a pesquisas, passando esses princípios a se constituir no fulcro da orientação ética na matéria.

Na década de 1960, a utilização de seres humanos em pesquisas consideradas eticamente incorretas suscitou forte questionamento, dentro e fora da comunidade médica norte-americana, com o artigo de Henry Beecher, de 1966, intitulado "Ethics and Clinical Research", em que ele denunciou uma série de procedimentos antiéticos em pesquisas bioéticas. Três estudos em que houve abuso em experimentação humana são classificados na literatura bioética como impulsionadores para o desenvolvimento da reflexão biomédica. São eles: o estudo realizado na Escola Estadual Willowbrook, de Staten Island, na Cidade de Nova Iorque, o estudo do Hospital Judaico para Doenças Crônicas de Nova Iorque e o estudo sobre sífilis de Tuskegee, no Estado de Alabama. Os debates sobre as variáveis éticas dos três estudos vieram à baila por volta de 1970. Na Escola Estadual de Willowbrook para crianças com deficiência mental grave, um infectologista pediátrico buscava em seu estudo um agente profilático contra a hepatite. Para tal fim, foram inoculadas cepas do vírus da hepatite em 700 ou 800 crianças, não protegidas com gamaglobulina como o grupo-controle. O consentimento voluntário dos responsáveis era obtido mediante coerção, pois deixava-se implícito que, caso a criança não aderisse ao estudo, não obteria vaga na escola. Esse estudo durou 14 anos, de 1956 a 1970. Não ocorreu nenhuma punição ao médico, seus associados ou à instituição.

No caso do Hospital Judaico para Doenças Crônicas, ocorrido em 1964, células de câncer hepático foram injetadas em 22 pacientes idosos. O consentimento informado, novamente, não era preciso e esclarecedor. A comissão de licenciamento médico, The New York Board of Regents, considerou os profissionais médicos culpados.

O estudo desenvolvido na Cidade de Tuskegee, Alabama, de 1932 a 1972, pelo Departamento de Saúde Pública dos EUA, pretendia determinar a evolução natural da sífilis em 399 agricultores negros não tratados. O grupo-controle era formado por 201 agricultores negros. O primeiro grupo não foi informado sobre a doença, nem que participavam de um experimento sobre sífilis em que não recebiam tratamento. A gravidade do caso reside no fato de que o estudo foi revisado inúmeras vezes pelo pessoal do departamento de saúde pública e submetido e aprovado para publicação em um número apreciável de revistas médicas de renome internacional. O estudo só foi interrompido após ser matéria do *New York Times* em 1972.

Em 1993, o conselho para as Organizações Internacionais das Ciências Médicas (CIOMS), juntamente com a Organização Mundial da Saúde (OMS), publicou as Normas Éticas Internacionais para Pesquisas Biomédicas Envolvendo Seres Humanos Revisadas. O texto conta com 15 diretrizes e atenta para as peculiaridades das diferentes realidades existentes nos países em desenvolvimento. Ressalta a proteção de grupos humanos vulneráveis – pessoas com transtornos mentais, crianças, prisioneiros, comunidades subdesenvolvidas, gestantes e nutrizes –, o consentimento em estudos epidermiológicos e multicêntricos e as pesquisas financiadas por fontes externas ao país onde são realizadas. Reforça o princípio da participação autônoma, privacidade, confidencialidade e sigilo dos dados e a necessidade dos comitês de ética em pesquisa.

Em 1988, no Brasil, o Conselho Nacional de Saúde (CNS) emitiu a Resolução número 01/88, que aprovou normas de pesquisas para a área da saúde. Apesar dos avanços, resultou na atual Resolução nº196/96. Passa a atual Resolução a constituir-se em um marco de referência, estimulando a discussão e o debate do tema e a formação de comitês institucionais de ética em pesquisa em estabelecimentos de saúde e ensino.

Seu campo de aplicação extrapola o das pesquisas farmacêuticas e o das atividades médico-biológicas. Abrange todos os campos científicos que envolvem seres humanos – pesquisas ambientais, nutricionistas, terapêuticas, sociológicas, educacionais, econômicas, físicas ou relacionadas à esfera psíquica.

As pesquisas devem ter relevância e utilidade social e científica. O projeto de pesquisa deve ser apresentado em um protocolo experimental e submetido à apreciação e aprovação de um comitê de ética de pesquisas, existente nos estabelecimentos de saúde onde a pesquisa for realizada e/ou nas instituições científicas ou de ensino.

A reflexão ética deve ser orientada pela garantia do respeito à dignidade humana, não podendo o pesquisado ser utilizado enquanto meio de satisfação ou interesses de terceiros, da ciência, dos cientistas ou de interesses industriais e comerciais.

O bem-estar das pessoas que se submeteram às pesquisas deve prevalecer sobre os interesses da ciência e da sociedade. Esse princípio, conforme já observado aqui, tem sua orientação no código de Nuremberg. Disso deriva que os pesquisadores não poderão alegar que, mesmo contrariando decisões autônomas ou causando danos aos pacientes, os interesses da sociedade justificam consequências nefastas para os pesquisados. Nenhum experimento deve ser realizado se ele puder ocasionar morte ou invalidez previsível.

As pesquisas com seres humanos devem estar fundamentadas em experimentação laboratorial, *in vitro*, em animais ou outros fatos científicos, utilizando metodologia científica adequada e realizada por pesquisadores competentes e cientes dos princípios éticos a serem preservados. Os dados obtidos somente podem ser utilizados dentro dos propósitos da pesquisa, devendo-se evitar que as informações sobre os indivíduos sejam usadas com objetivos políticos, ou fornecidas para empregadores ou seguros privados. E, ao se publicar os resultados da pesquisa, a exatidão dos dados obtidos deve ser preservada.

Torna-se necessário, para ter validade ética, que os procedimentos metodológicos possibilitem que todas as pessoas sejam sujeitos de pesquisa e beneficiárias de seus resultados proveitosos. Contraria esse pressuposto a prática comum, em nosso país, da utilização de pesquisados provenientes das camadas mais desfavorecidas da sociedade, que posteriormente não poderão se beneficiar dos resultados positivos das pesquisas em que tomaram parte.

É eticamente necessário que sejam respeitados os princípios da autonomia individual, do direito à informação, do consentimento esclarecido, da privacidade, da confidencialidade das informações e da ponderação (balanço) entre riscos e benefícios, com predomínio dos benefícios esperados sobre os riscos previsíveis.

De maneira geral, orienta-se que se utilizem como pesquisados preferencialmente pessoas com autonomia plena, respeitando seus valores éticos, morais, culturais, sociais e religiosos. A regra a ser observada afirma ser a própria pessoa autônoma que deve decidir sua participação como sujeito de pesquisa, tanto nas pesquisas em que possa esperar benefícios próprios quanto naquelas que não resultem em interesses ou benefícios diretos aos participantes.

A participação do pesquisado deve ser livre, voluntária e consciente. O respeito à autodeterminação da pessoa que atua como sujeito da pesquisa obriga que ela não seja submetida a coações que impeçam sua livre decisão. Não pode se sentir ameaçada na continuidade de sua assistência pela possibilidade de ser abandonada pelos profissionais de saúde quando se recusa a participar. Não deve haver indução à sua participação. Por isso se recomenda que não sejam submetidas a pesquisas pessoas dependentes dos pesquisadores, estudantes da área de saúde, prisioneiros, asilados e funcionários de laboratórios de pesquisa, pois são grupos vulneráveis que podem apresentar sérias dificuldades em manifestar recusa à participação.

Pessoas com autonomia reduzida, como deficientes mentais e crianças, somente devem ser sujeitos de pesquisa quando os conhecimentos daí provenientes possam lhes trazer benefícios diretos (pesquisas clínicas), ou para outras pessoas de sua faixa etária e quando não houver possiblidade de que a pesquisa seja realizada com pessoas com plena autonomia. O consentimento deve ser buscado junto aos pais ou responsáveis legais; no entanto, deve-se tentar obter, na medida de sua competência decisória, o consentimento da criança ou do incapaz, respeitando sua opinião e sua recusa em participar, manifestas dentro de seus padrões de desenvolvimento e maturidade.

A participação em pesquisas não deve ser paga, pois o pagamento pode constituir-se em uma forma indutiva que impedirá a livre decisão de participar. O pesquisado deve ser reembolsado pelos incômodos causados (viagens, perda de dias de trabalho) e pelo tempo dispensado.

Os pesquisados devem ser esclarecidos sobre a natureza, os objetivos, métodos, procedimentos e duração da pesquisa, assim como sobre inconvenientes, desconfortos, riscos físicos, psíquicos e sociais, benefícios, métodos alternativos existentes, liberdade de recusa, possibilidade de revogação do consentimento dado e garantia de sigilo. Devem ser esclarecidos sobre as formas de acompanhamento e assistência à saúde que terão no caso da ocorrência de danos à saúde. Porém, também existem circunstâncias excepcionais em que se justifica eticamente a sonegação de parte das informações ao pesquisado. Esta possibilidade deve ser vista com exceção, e, quando for necessário, o pesquisador deverá sempre apresentar justificativas coerentes no protocolo de pesquisa a ser apreciado pelos comitês de ética em pesquisas.

Quando do uso de técnicas retrospectivas, sem intervenção direta biopsicológica sobre pesquisados, nas revisões de prontuários e de dados secundários, ou quando os procedimentos não permitem identificação dos participantes, pode-se prescindir do consentimento. Nessas formas de delineamento de pesquisa, o pesquisador deve estar atento para que sejam mantidas as condições de garantia de privacidade, do anonimato e da confidencialidade das informações, a fim de evitar danos sociais para a imagem do sujeito de pesquisa.

Pesquisadores podem assentir à participação em uma pesquisa ou assinando termos ou fórmulas de consentimento, mas não estar devidamente esclarecidos de seu conteúdo. Para nós, a validade ética está no consentimento livre e esclarecido, quando o pesquisador informa, de modo adequado ao padrão sociocultural e às condições emocionais de cada sujeito de pesquisa, os objetivos da pesquisa, sua natureza, duração, benefícios a serem atingidos para o pesquisado ou para a sociedade, prováveis desconfortos, inconvenientes e possíveis riscos físicos, psíquicos, econômicos e sociais. Os termos ou formulários de consentimento devem ser escritos em linguagem simples e acessível ao pesquisado para que a decisão de participar seja verdadeiramente autônoma. Lembremos ainda que o respeito à autonomia do sujeito de pesquisa requer que seja mantido seu direito de revogar a decisão anterior à participação, a qualquer momento, sem que esteja sujeito à deterioração de sua assistência ou de quaisquer tipos de cuidados que venha recebendo.

Parte-se do pressuposto de que toda pesquisa tem riscos, mesmo que pequenos. Mas isso não significa que as pesquisas causem necessariamente danos aos sujeitos pesquisados.

Os profissionais e pesquisadores da área de saúde muitas vezes costumam minimizar ou esquecer emocional e socialmente do sujeito de pesquisa. Uma pesquisa é eticamente válida quando o balanço entre riscos e benefícios, quer para o indivíduo (no caso das pesquisas de benefícios ao pesquisado), quer para a sociedade (no caso em que não há

benefícios diretos para os pesquisados), e os riscos e inconvenientes para o pesquisado pender para a ação beneficente.

A Resolução nº 196/96 obriga toda instituição de saúde onde pesquisas em seres humanos estejam sendo desenvolvidas a criar Comitês de Ética em Pesquisa.

Essas instâncias devem ser diferenciadas das Comissões de Ética Médica e Ética de Enfermagem, pois requerem participação multipromocional e multidisciplinar. Devem contar com números de membros não inferior a sete, dos dois sexos, provenientes das diversas profissões de saúde, das ciências exatas, sociais e humanas. É interessante que incluam juristas, teólogos, sociólogos, filósofos e representantes dos usuários da instituição. O Comitê deve ter total independência para sua livre manifestação e elaboração de pareceres sobre os projetos de pesquisa.

A resolução requer que na composição do comitê a representação de uma única categoria profissional não seja contemplada com um número maior que a metade dos membros, para garantir a multidisciplinaridade. O Comitê deve ter papel consultivo, educativo, normativo e fiscalizador do cumprimento das normas emanadas pela citada Resolução, sendo responsável pela revisão de todos os protocolos de pesquisas que envolvam seres humanos que estejam sendo desenvolvidas na instituição.

Finalizando, cabe ressaltar que o respeito à dignidade do ser humano e à autonomia na sua tomada de decisão de participar de uma pesquisa, quando garantido, tem, como consequência, a concretização de melhores e mais adequadas pesquisas dentro das necessidades científicas e sociais de nossos cidadãos.

ALOCAÇÃO DE RECURSOS ESCASSOS

Em muitos países do mundo existe uma diferença considerável entre as necessidades da população de cuidados à saúde e a disponibilidade de recursos. A escassez, em diferentes dimensões, é uma constante em saúde: desde países como o Brasil, que gastam menos de 300 dólares *per capita*/ano, até países como o Canadá, com 3.000 dólares *per capita*/ano, queixam-se de falta de recursos. Por um lado, a tecnologia de ponta, os procedimentos experimentais, os medicamentos novos, os recursos humanos altamente especializados, e, por outro, a ânsia de viver mais e melhor farão sempre da saúde um campo de constante insatisfação.

As decisões tomadas neste cenário de escassez de recursos devem ser racionadas e baseadas em sólidos conceitos, visto que, em alguns países, surgirão situações envolvendo vida ou morte. A justiça distributiva, à luz do principalismo bioético, fornece ferramentas para esta reflexão. No entanto, alguns postos de discussão são distintos nos países centrais (anglo-saxônios) e nos países periféricos (América Latina, países asiáticos, África, entre outros). Algumas situações inerentes à pobreza dos países periféricos não decorrem nos países centrais.

Na última década, autores nacionais, em diferentes oportunidades, tanto no Brasil quanto no exterior, têm procurado apresentar uma alternativa ao modelo principalista, a denominação "bioética dura – *hard bioethics*" ou "bioética de intervenção". A bioética dura defende como moralmente justificável, entre outros aspectos: a) no campo público e no coletivo: a priorização de políticas que privilegiem o maior número de pessoas pelo maior tempo possível, mesmo com exceções pontuais a serem discutidas; b) no campo privado e no individual: a busca de soluções viáveis e práticas para conflitos identificados no próprio contexto onde se dá o próprio conflito.

A bioética de intervenção reavalia diferentes dilemas, tais como autonomia *versus* justiça/equidade; benefícios individuais *versus* benefícios coletivos; individualidade *versus* solidariedade; omissão *versus* participação. A fundamentação teórica dessa vertente bioética, no entanto, foge do escopo deste livro e ainda necessita de uma maior reflexão pela comunidade envolvida com a bioética.

Quanto ao sistema público de saúde no Brasil, o Prof. José Aristodemo Pinotti, ex-secretário de Saúde do Estado de São Paulo, ex-reitor da Unicamp, afirma: "O diagnóstico final é um item desorganizado, com crescente restrição de recursos – em face de suas demandas – e permeado por práticas delinquentes, cuja resultante é a situação precária em que hoje nos encontramos. Medidas pontuais não resolverão qualquer problema, porque estão sendo verticalizadas em um sistema que não funciona e que rechaça qualquer programa, mesmo os bem-intencionados, em que não se inseririam em um todo completamente modificado e com organicidade, de modo a permitir o seu funcionamento".

A oftalmologia brasileira incorpora com grande facilidade os avanços tecnológicos. No entanto, em algumas áreas do país ainda existem brasileiros aguardando por uma cirurgia de catarata ou mesmo uma prescrição de óculos. A primeira situação pode ser analisada à luz da bioética de situações emergentes (assim como os transplantes de órgãos e tecidos, novos fármacos, novas técnicas cirúrgicas) e a segunda por meio da bioética de situações persistentes (como a escassez e má alocação de recursos sanatórios, eutanásia etc.).

BIBLIOGRAFIA

Almeida M. Comentários sobre os princípios fundamentais da bioética – perspectiva médica. In: Pessini L, Barchifontaine CP, editors. Fundamentos da Bioética. São Paulo: Paulus; 1996. p. 56-7.

Banta HD. Personnel, payment and technology: integrating our approach to the control of health care costs National J. (The future of health care). April 25, 1981; p. 1143.

Beauchamp TL, Childress JF. Principles of Biomedical ethics. 4th ed New York: Oxford University Press; 1994.

Beauchamp TL, Veatch RM. The emergence of a brain-oriented definition. In: Beauchamp TL, Veatch RM, editors. Ethical issues in Death and Dying. 2nd ed. New Jersey: prentice-hall; 1996. p. 6-15.

Berlinguer G. As prioridades na medicina e a própria saúde. Ética da Saúde. São Paulo: Hucitec; 1996. p. 91-104.

Culver C. Relação médico-paciente B) Competência do paciente. In: Segre M, Cohen C, editors. Bioética. São Paulo: EDUSP; 1995. p. 63-73.

English DC. Interventions. Bioethics a clinical guide for medical students. New York: Norton Medical Books; 1994. p. 67-85.

Faden RR, Beauchamp TL. A History and Theory of the Informed Consent. New York and Oxford: Oxford University Press; 1986.

Fortes PAC. Ética e Saúde. São Paulo: EPU; 1998. p. 37-56.

Gracia D. Bioethics in the spanish speaking world. In: Viafora C, editor. Bioethics: a history. San Francisco: International Scholars; 1996. p. 178-9.

Guidelines for Determination of Death. In: Beauchamp TL, Veatch RM. Ethical Issues in Death and Dying, New Jersey: Presentice-Hall Inc. 2nd ed., 1996; p. 16-19.

Josen AR. Bioética: aspectos globais de sua gênese e desenvolvimento – o nascimento da bioética. In: Pessini L, Barchifontaine CP, editors. Problemas atuais da bioética. 3rd ed São Paulo: Loyola; 1996. p. 16.

Pellegrino ED. La relación entre la autonomía y la integridad en la ética médica. In: Bioetica Temas y Perspectivas, Organización Pan Americana de La Salud, Publicación Científica N. 517, 1990; p. 8-17.

CAPÍTULO 11

Epidemiologia Clínica e Medicina Embasada em Evidências

Lúcia Pellanda Zimmer

Maria Clara Restrepo Méndez

NOÇÕES GERAIS

A epidemiologia ocupa um importante lugar entre as ciências básicas que fundamentam a prática clínica. O estudo de grupos de pessoas (ou populações), em busca das causas de doenças ou com o objetivo de avaliar intervenções terapêuticas, por exemplo, gera conhecimentos que, aplicados à prática clínica, levam a uma mudança de conduta. Assim, o uso de métodos de pesquisa sobre a epidemiologia com o objetivo de aperfeiçoar a prática clínica é denominado *epidemiologia clínica (EC)*. A epidemiologia clínica, por sua vez, embasa uma forma de atuação, a *medicina embasada em evidências* (MEE). Não se trata de ignorar as ciências básicas tradicionais, desconsiderando a experiência clínica individual adquirida na relação médico-paciente, mas de acrescentar mais um elemento na cadeia de produção de evidências para embasar a prática.

A formação médica tradicional enfatiza os mecanismos de produção das doenças por meio do estudo da bioquímica, anatomia, fisiologia e outras ciências básicas. No entanto, muitas vezes esses mecanismos são insuficientes para explicar os fenômenos clínicos.

A *medicina embasada em evidências* (MEE) acrescenta às ferramentas do clínico a noção de que todas as decisões clínicas envolvem um certo grau de incerteza. A busca de evidências para reduzir esta incerteza é um dos propósitos fundamentais da MEE.

EVIDÊNCIAS EM EPIDEMIOLOGIA CLÍNICA

Mas o que são estas evidências?

As evidências que busca a MEE são oriundas de estudos clínico-epidemiológicos em seres humanos, que valorizam *desfechos* de saúde-doença realmente significativos para o paciente e a sociedade. Para gerar evidências válidas e que realmente possam ser utilizadas pelo clínico, o estudo deve preencher várias condições, como ter um delineamento adequado para responder à questão a que se propõe.

Estudos bem desenhados, envolvendo um grande número de pacientes e livres de vieses em geral, produzem evidências consideradas mais fortes. Assim, a força das evidências pode ser graduada de acordo com o seu peso científico, dependendo do estudo que as gerou. É fundamental, assim, que o oftalmologista se transforme em um leitor atento, capaz de identificar, entre tantas publicações da área, os artigos potencialmente úteis para a sua prática, realizando uma avaliação crítica deles para julgar a sua capacidade de produzir evidências fortes. Ao longo deste capítulo, serão apresentados elementos práticos para esta avaliação.

Elementos da Medicina Embasada em Evidências

- Incerteza das decisões clínicas.
- Insuficiência do saber biológico e da experiência clínica.
- Força da evidência clínico-epidemiológica.
- Aplicação das evidências à luz dos conhecimentos biológicos, experiência clínica pessoal e valores dos pacientes.

Incerteza das decisões clínicas

Durante o atendimento ao paciente, o médico deve constantemente tomar decisões (p. ex., prosseguir ou não a investigação, que teste diagnóstico utilizar, iniciar ou não um tratamento). Para a MEE, é importante reconhecer que, na maioria dessas decisões, ainda não dispomos de evidências suficientes para avaliar seu real impacto.

Insuficiência do saber biológico e da experiência clínica

Se todas as decisões clínicas envolvem um certo grau de incerteza, como reduzi-la? Os conhecimentos sobre mecanismos fisiopatológicos e a experiência pessoal são importantes, mas não suficientes.

Força da evidência clínico-epidemiológica

Uma das maneiras de reduzir a incerteza é buscar evidências clínico-epidemiológicas. Essas evidências nada mais são do que o resultado dos estudos clínico-epidemiológicos, por exemplo com intervenções clínicas sistematizadas. Aqui é importante reconhecer que cada estudo é capaz de produzir evidências de forças diferentes: quanto melhor o delineamento e mais cuidadosa a condução do estudo, mais forte a evidência.

Aplicação das evidências à luz dos conhecimentos biológicos, experiência clínica pessoal e valores dos pacientes

Após uma avaliação crítica de todas as evidências disponíveis sobre determinada questão, o médico pode então integrá-las no contexto de atendimento do seu paciente individual com o objetivo de chegar a uma decisão segura e fundamentada em princípios científicos, mas também "personalizada" para cada paciente. Essa decisão leva em conta aspectos culturais, sociais e a experiência pessoal do médico.

NÚMEROS E PROBABILIDADES

Na prática clínica e na pesquisa epidemiológica, realizam-se aferições que descrevem fenômenos de interesse. As aferições podem ser qualitativas ou quantitativas.

As variáveis quantitativas são aquelas em que os dados são valores numéricos que expressam quantidades, como, por exemplo, a medida de PIO, peso etc. Já as variáveis qualitativas ou categóricas são aquelas que fornecem dados de natureza não numérica, como a cor da íris, sexo ou cor de cabelo do paciente.

A ciência clínica alcança seu ponto forte quando as aferições são quantitativas. Desfechos clínicos como morte, sintomas ou perda de função podem ser contados e expressos em números.

A abordagem clínico-epidemiológica aceita que as predições clínicas sejam incertas, mas que possam ser quantificadas, expressando-as como probabilidade. Os números e probabilidades serão vistos com mais detalhes no Capítulo 12, "Bioestatística".

POPULAÇÕES E AMOSTRAS

Populações

São grandes grupos de pessoas que apresentam uma ou mais características em comum, seja morarem ou estarem num mesmo local (bairro, cidade, estado, país, hospital), possuírem determinadas características (idade, sexo, cor da íris, erro refrativo etc.) ou patologias (diabetes, hipertensão, glaucoma etc.). Assim podemos falar de população geral, população hospitalizada ou população de pacientes com uma doença específica.

É importante frisar que a população envolve a *totalidade* dos casos em estudos. Podemos fazer uma pesquisa em determinado bairro envolvendo todos aqueles que lá moram, esta é a nossa população. Ou podemos escolher todos os casos de determinada patologia em determinado hospital, esta é a nossa população.

Amostra

Como geralmente ficaria muito complicado conduzir trabalhos em uma grande população (p. ex., determinado país), muitas vezes é necessário que, em vez disso, sejam conduzidos numa determinada fração daquela totalidade, ou seja, numa amostra da população em estudo (Fig. 11-1). Se, nos exemplos anteriores, fizermos a pesquisa em algumas casas daquele bairro (e usando os dados para extrapolar para os outros moradores) ou escolhermos apenas alguns casos daquela patologia, querendo também extrapolar para os demais casos, estaremos coletando uma amostra.

É óbvio que essa amostragem deve refletir a população em estudo, não diferindo dela em aspectos significativos. Em outras palavras, a amostra deve ser representativa da população de origem, portanto, o processo de amostragem deve garantir que todos os indivíduos da população em estudo tenham a mesma probabilidade de ser selecionados.

Considerações gerais

Em qualquer estudo, para que ele tenha significância estatística, existe um número mínimo de indivíduos que devem

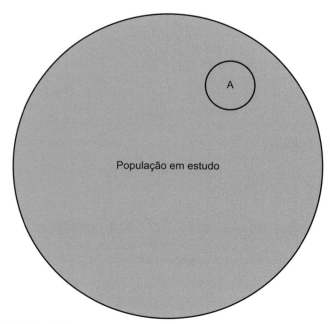

FIGURA 11-1 Representação esquemática de população e amostra. A é a amostra utilizada.

CAPÍTULO 11 Epidemiologia Clínica e Medicina Embasada em Evidências

fazer parte da amostra. Este número é tanto maior quanto menor o efeito que estamos buscando. Logo, se tivermos um fármaco que produza uma redução da PIO de 10 mmHg e outro que reduza 2 mmHg, o último necessitará de uma amostra muito maior para que possamos comprovar o efeito. Às vezes o fármaco pode ter uma significância estatística, mas não uma significância clínica. No exemplo citado, mesmo que pegássemos uma grande amostra e provássemos que determinado fármaco diminui 2 mmHg da PIO, esse efeito clinicamente pode ser pouco importante.

MEDIDAS DE OCORRÊNCIA OU FREQUÊNCIA

Noções gerais

A maioria das perguntas clínicas é respondida com base na frequência de acontecimento de determinados eventos. Há duas medidas mais utilizadas de frequência ou ocorrência:

- Incidência.
- Prevalência.

Incidência

Incidência é a proporção de um grupo suscetível que desenvolve casos novos da doença num intervalo de tempo; a incidência reflete uma mudança no estado da doença ou condição clínica, por exemplo, passar de sadio para doente, ou de vivo para morto, e, portanto, é a medida de frequência ideal para predizer o futuro. Essa frequência pode ser expressa como:

$$I = \frac{Número\ de\ casos\ no\ decorrer\ do\ período}{População\ em\ risco\ no\ início\ do\ período}$$

Por exemplo, o risco de um indivíduo com diabetes de desenvolver retinopatia dentro de 10 anos é de cerca de 50%. Logo, numa doença de longa duração, como a catarata, por exemplo, a prevalência pode ser alta, mesmo com uma baixa incidência, devido a muitos casos antigos, enquanto em doenças agudas, de curta duração, como no glaucoma agudo de ângulo estreito, a incidência e a prevalência praticamente se equivalem, pois praticamente não há somatório de casos novos e antigos.

Prevalência

Prevalência é a proporção de um grupo com a doença num único ponto ou período no tempo. Pode ser expressa como:

$$P = \frac{Número\ de\ pessoas\ com\ a\ doença\ ou\ condição\ clínica}{Total\ de\ pessoas}$$

Podemos, por exemplo, medir em determinada população quantas pessoas apresentam, naquele determinado momento, catarata.

Utilidades das medidas de prevalência e incidência

Medidas de incidência de doença, ou de desfecho, são ingredientes essenciais dos métodos de tomar decisões clínicas

quantitativas. São preferidas em investigações científicas, seja nas pesquisas etiológicas, em estudos de prognóstico, na verificação da eficácia das ações terapêuticas e preventivas, entre outras.

A prevalência serve apenas para quantificar a probabilidade de que um paciente, com certas características, tenha a doença num dado momento no tempo, e é usada para decisões sobre diagnóstico e rastreamento.

VÍCIOS OU VIESES

Noções gerais

Vieses são distorções que não acontecem por acaso, mas por erros no planejamento, condução ou interpretação do estudo, e que levam à alteração sistemática dos resultados dele, e também são chamados de *erros sistemáticos, vícios, tendenciosidades ou "bias"*.

Para facilitar sua identificação, os vieses podem ser classificados em três grupos principais:

- Viés de seleção.
- Viés de aferição.
- Viés de confusão.

Viés de seleção

São erros que ocorrem durante a seleção dos pacientes para o estudo, tornando a população selecionada não representativa da população que realmente deveria ser estudada. Quando são comparados dois grupos (p. ex., um que utiliza uma droga e outro que recebe placebo), o viés de seleção ocorre quando os pacientes são selecionados de modo diferente em cada grupo (p. ex., os pacientes que recebem a droga poderiam estar internados em um hospital, enquanto os do grupo placebo seriam selecionados entre voluntários menos doentes). Outro tipo de viés de seleção ocorre quando as perdas do estudo são desproporcionais entre os grupos, resultando em diferenças indesejadas.

Viés de aferição

Este viés ocorre durante a mensuração das variáveis em estudo. Se o pesquisador sabe a qual grupo o paciente pertence, por exemplo, pode insistir mais em obter respostas positivas em um grupo do que em outro, resultando em um viés de aferição. Uma das maneiras de evitar este erro é o mascaramento ou cegamento, em que nem o paciente nem o pesquisador sabem a que grupo o paciente pertence.

Viés de confusão

Neste caso, outras variáveis que produzem o desfecho clínico (denominadas fatores de confusão) estão desigualmente distribuídas entre os grupos, gerando uma distorção na associação entre o fator em estudo (exposição) e o desfecho. Os fatores de confusão podem agir em diferentes direções, por exemplo, simular um risco elevado de doença entre os expostos, quando de fato não existe, ou podem subestimar ou superestimar o efeito.

Este viés é favorecido pela vida real, em que vários fatores associam-se na etiologia de uma doença, dificultando a avaliação de cada fator isoladamente. Para isso, é necessário planejar bem o estudo, coletando dados sobre todos os possíveis fatores de confusão, e controlando-os depois durante a fase de análise estatística.

ACASO

Se formos medir a altura de vários pacientes da mesma idade e mesmo sexo, vamos ver que eles variam, a grande maioria um pouco acima ou abaixo da média (a), e alguns variam bastante, sendo muito mais altos ou mais baixos (b), conforme ilustra a curva da Figura 11-2.

A divergência entre uma observação na amostra e o valor real na população, devida somente ao acaso, é a variação aleatória. Se quisermos saber qual a altura que melhor representa o grupo e formos medir apenas uma pessoa, podemos escolher uma que esteja na média (a), assim como uma que esteja muito acima ou abaixo da média (b), não temos como saber.

Ao contrário do viés, que desvia os valores para uma ou outra direção, a variação aleatória tem a mesma probabilidade de resultar em observações acima ou abaixo do valor verdadeiro. Como consequência, a média de muitas observações, não viciadas, em amostras, tendem a corresponder ao valor verdadeiro na população, mesmo que isso não se observe nos trabalhos com amostras pequenas.

Portanto, no exemplo citado, se escolhermos várias pessoas, a chance de que a média delas represente a média do grupo é maior, pois as pequenas variações individuais serão menos sentidas, já que escolheremos provavelmente tanto pessoas acima quanto abaixo da média.

Se quisermos saber qual altura melhor representa aquele grupo, quanto mais pessoas medirmos, melhor, pois estaremos diminuindo a chance de anotar somente medidas muito mais altas ou mais baixas devido ao acaso. O acaso pode afetar todos os passos de uma observação clínica. As duas fontes, de erro, viés e acaso, podem estar presentes em um estudo.

O viés, em teoria, pode ser prevenido pela condução adequada das investigações clínicas, ou corrigido por meio de análise apropriada dos dados (Tabela 11.1). O acaso, por sua vez, é inerente a todas as observações, não podendo ser prevenido ou eliminado, mas sua influência pode ser reduzida pelo delineamento apropriado da pesquisa, e o erro remanescente, estimado pela estatística. A estatística auxilia a estimar a probabilidade de o acaso (variação aleatória) ser responsável pelos resultados.

TESTES DIAGNÓSTICOS

Padrão-ouro

A avaliação da acurácia de um teste baseia-se na sua relação com algum meio de saber se a doença está ou não presente – é o denominado padrão-ouro, técnica de referência considerada acurada. É o caso da tonometria para detectar um aumento da pressão intraocular, a fundoscopia para detectar o descolamento de retina ou a angiografia para detectar áreas isquêmicas após oclusão de ramo venoso.

Erros aleatórios

Na tentativa de generalizar os dados para uma população maior, utiliza-se a inferência estatística. No entanto, durante este processo existe um erro inerente, denominado erro aleatório, que se deve tão somente ao papel do acaso.

A avaliação da probabilidade deste tipo de erro é feita por testes estatísticos. Quando a probabilidade de erro é

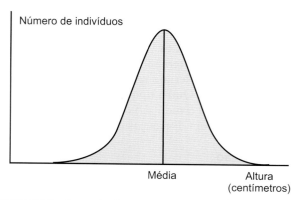

FIGURA 11-2 Curva de altura hipotética em determinado número de pacientes.

TABELA 11.1 Comparação entre erros sistemáticos (vieses) e aleatórios (acaso)	
Viés	**Acaso**
Sempre em uma direção. Prevenido pelo planejamento e análise adequada dos dados. Pode ser detectado por um leitor crítico. Nenhum tratamento estatístico pode "consertar" vieses não identificados.	Tem a mesma probabilidade de alterar os resultados em uma direção ou outra. Não pode ser eliminado, mas minimizado pelo planejamento adequado. O erro remanescente pode ser estimado pela estatística.

CAPÍTULO 11 Epidemiologia Clínica e Medicina Embasada em Evidências 527

bem pequena, diz-se que os resultados são estatisticamente significativos. Para isso, é necessário decidir, antes de iniciar o estudo, qual a probabilidade máxima de erro que o pesquisador está disposto a tolerar. Este valor é chamado de alfa crítico. Em medicina, geralmente utiliza-se um *alfa* crítico de 5%, ou seja, aceita-se uma probabilidade de até 5% de erro aleatório. Mas existe também um outro tipo de erro aleatório: aquele que estima a probabilidade de que o pesquisador *não* encontre em seu estudo uma diferença que realmente existe no mundo real. Este é denominado erro *beta*, como é possível observar na Tabela 11.2.

Quando se comparam os resultados obtidos no estudo com o que realmente ocorre na população, quatro situações são possíveis:

- O pesquisador encontra uma diferença que realmente existe.
- O pesquisador encontra uma diferença, mas ela não existe na população, ocorreu somente pelo papel do acaso. Este é o erro alfa ou tipo I.
- O pesquisador não encontra uma diferença que realmente existe. Este é o erro beta ou tipo II.
- O pesquisador não encontra uma diferença que realmente não existe.

Intervalos de confiança

Outra maneira de estimar o erro aleatório são os intervalos de confiança (IC). Os IC incluem uma faixa de valores de cada lado do valor obtido pelo estudo, que poderiam ainda ser esperados com base na variabilidade (ou imprecisão) da amostra estudada em relação à população original.

Desta maneira, é possível apresentar os resultados de um estudo com seus valores originais e uma estimativa de sua variabilidade através dos IC. Esta abordagem oferece muito mais informação ao leitor do que a simples classificação entre "estatisticamente significativo" e "não estatisticamente significativo" fornecida pelo uso do valor de *p* isoladamente. O IC mais comumente utilizado é o de 95%, ou seja, equivalente a um alfa de 5%.

Sensibilidade e especificidade

A *sensibilidade* é definida como a proporção de indivíduos com a doença que têm um teste positivo para doença.

Ou seja, a sensibilidade mede a capacidade de detectar a doença. Logo, um teste sensível raramente deixa de encontrar pessoas com a doença. A *especificidade* é a proporção dos indivíduos sem a doença que têm um teste negativo. Ou seja, não acusa a doença quando ela não existe. Logo, um teste específico raramente classificará, erroneamente, pessoas sadias como doentes.

Observando-se a Tabela 11.2, podemos dizer que:
- Sensibilidade = a / (a + c), e
- Especificidade = d / (b + d).

Razões de probabilidades

A probabilidade de que algo aconteça ou exista é expressa em porcentagem, enquanto a chance (*odd*) é a razão entre duas variáveis complementares. Ambas dizem a mesma coisa, mas de uma maneira diferente. Podemos então dizer que a probabilidade de que determinado paciente possua mesmo glaucoma é de 60%. Ou que a chance de ter glaucoma é de 3:2.

A razão de probabilidades é a probabilidade deste resultado em pessoas com a doença dividido pela probabilidade deste resultado sem a doença. No caso anterior, é de 3/2, ou seja, o paciente com aquele quadro tem 1,5 × mais chance de ter glaucoma do que de não ter a doença.

Para variáveis contínuas, como a PIO ou a glicemia, a RP fornece mais informação do que simplesmente um resultado positivo ou negativo. Afinal, dois pacientes com glicemias de 127 e 240 seriam considerados como positivos para diabetes, mas a probabilidade de que o segundo tenha mesmo a doença é bem maior.

RISCO

Noções gerais

O risco, em epidemiologia, é usado para descrever a probabilidade de que pessoas expostas a certos fatores adquiram subsequentemente uma determinada doença. Os fatores de risco são usados primeira e principalmente para predizer a ocorrência de doença. Entretanto, o fato de um fator de risco predizer uma doença não significa que ele a cause. Um fator de risco que não é a causa de doença é chamado de *marcador*, porque aumenta a probabilidade de doença.

TABELA 11.2	Acertos e erros possíveis dos testes diagnósticos.	
	Doença	
	Presente	**ausente**
Teste positivo	a (teste corretamente positivo)	b (teste falso-positivo – erro α)
negativo	c (teste falso-negativo – erro β)	d (teste corretamente negativo)

Diferentes exposições a um fator de risco

Quando as taxas de doença são comparadas entre grupos com diferentes exposições a um fator de risco, os resultados podem ser expressos de várias maneiras, entre elas:

* Razão de ocorrência ou risco relativo.

* Risco atribuível.

Razão de ocorrência ou risco relativo (RR)

A razão de ocorrência é uma medida de efeito ou associação e expressa a relação entre uma exposição e uma doença. Calcula-se da seguinte forma:

$$\text{Razão de ocorrências} = \frac{\text{Ocorrência da doença ou condição clínica em expostos}}{\text{Ocorrência da doença ou condição clínica em não expostos}}$$

Observe que o grupo de não expostos é sempre o grupo de "referência".

A expressão anterior pode ser aplicada para qualquer medida de ocorrência, gerando, portanto, razão de prevalência, razão de incidência, razão de chances. Exemplo:

$$\text{Razão de prevalência} = \frac{\text{Prevalência da doença ou condição clínica em expostos}}{\text{Prevalência da doença ou condição clínica em não expostos}}$$

A expressão "risco relativo" é frequentemente utilizada como denominação geral das medidas de efeito baseadas em razão de ocorrências. Entretanto, o risco relativo é, na verdade, a razão entre a incidência de pessoas expostas e a incidência de não expostas, ou seja, uma razão de incidência. O risco relativo não diz nada sobre a magnitude do risco absoluto (incidência). Ele expressa, na verdade, a força da associação entre exposição e doença, sendo, desse modo, uma medida de efeito útil nos estudos etiológicos da doença.

Risco atribuível

O risco atribuível é a parte da incidência ou a incidência adicional de doença que é devida (ou atribuída) a uma dada exposição, levando em conta a incidência basal (*background*), presumivelmente devido a outros fatores. O cálculo do risco atribuível é feito pela subtração da incidência (ou também taxa de mortalidade) de doença em pessoas expostas menos a incidência em pessoas não expostas. Por exemplo, o coeficiente de mortalidade por câncer de pulmão, entre fumantes, é de 70 óbitos anuais por 100 mil e, em não fumantes, de sete óbitos por 100 mil. Logo, a diferença de 63 óbitos anuais, ocorridos em 100 mil fumantes, é atribuída ao hábito de fumar. Os restantes sete óbitos de câncer de pulmão, por 100 mil, são atribuídos a outros fatores, como poluentes ambientais, entre outros. Esse modo de comparar taxas pressupõe que o fator de risco seja causa, e não apenas um marcador.

VALIDADE INTERNA E EXTERNA

Validade interna

É o grau pelo qual os resultados de um estudo estão corretos para a amostra de pacientes que está sendo estudada. Ela depende de quão bem a pesquisa é delineada, conduzida e analisada, e é ameaçada por todos os vieses e pela variação aleatória discutidos previamente.

Para um estudo ter utilidade, a validade interna é condição necessária, mas não suficiente. Por exemplo, um estudo sobre quais patógenos ocorrem com mais frequência em determinado hospital e quais as drogas a que são resistentes pode corresponder à realidade daquele hospital, mas não da população geral, onde os microrganismos geralmente não são tão virulentos nem tão resistentes, ou mesmo pode não corresponder à realidade de um outro hospital.

Validade externa

É o grau pelo qual os resultados de uma observação mantêm-se verdadeiros em outras situações. É também conhecida como capacidade de generalização ou extrapolação, ou seja, a viabilidade de aplicar os resultados de um estudo na rotina diária, pressupondo que os pacientes do estudo sejam comparáveis a outros pacientes. A capacidade de generalização de observações clínicas, mesmo daquelas de alta validade interna, pode ser uma questão de opinião em que mesmo pessoas sensatas podem divergir.

A realização de um estudo em vários centros pode melhorar a capacidade de generalização, mas não resolve o problema. Por exemplo, o estudo do resultado do tratamento de determinada patologia na população geral pode ser coletado em várias amostras de várias comunidades por todo o país, podendo corresponder, portanto, à realidade nacional.

Avaliação da validade

O melhor que um pesquisador tem a fazer, em relação à capacidade de generalização, é assegurar a validade interna. Ter a população de estudo apropriada para a questão de pesquisa e evitar estudos de grupos tão incomuns que a experiência com eles permita generalização a outros poucos pacientes. Igualmente, deve-se tentar diminuir o erro aleatório e evitar os erros sistemáticos, como já foi mencionado. Assim, cabe outros estudos, em outros contextos clínicos, ampliar o espectro de generalização.

DESFECHOS CLÍNICOS E BIOLÓGICOS

Os desfechos clínicos são os eventos de interesse para pacientes e médicos, e só podem ser estudados em seres humanos reais. Esses desfechos incluem, por exemplo, morte, doença, presença de sintomas, capacidade funcional, satisfação e até mesmo custo. Isso é importante porque muitas vezes o médico encontra, em sua busca por artigos

CAPÍTULO 11 Epidemiologia Clínica e Medicina Embasada em Evidências

científicos que fundamentem determinada questão, muitos trabalhos que não envolvem desfechos clínicos. Esses trabalhos devem ser considerados, mas fornecem um grau de evidência mais limitada do que um estudo com desfechos importantes.

Por exemplo, o oftalmologista deve decidir se utiliza um novo tratamento para um paciente que tem elevação da pressão intraocular (PIO). Mas a pressão intraocular em si não é um desfecho clínico, a não ser que esteja ligada a sintomas ou incapacidade funcional. A simples elevação da pressão ocular não interessa para o paciente se for assintomática. O que interessa é saber se a sua capacidade visual ficará intacta ou se ele poderá apresentar alguma dificuldade relacionada ao problema, como, por exemplo, perda de campo visual. Da mesma forma, a hipertensão arterial também não é um desfecho clínico. Ela serve como desfecho "substituto" para os desfechos importantes: morte, sintomas, complicações como o AVC etc.

Os desfechos biológicos não podem substituir os desfechos clínicos sem uma evidência direta de que os dois estejam relacionados. Assim, quando um trabalho mostra que determinada droga reduz a PIO, ainda é necessário saber se esta redução da PIO levará realmente a uma redução da morbidade. Um exemplo clássico foi o estudo CAST. Como as arritmias ventriculares estavam relacionadas a uma maior mortalidade após o infarto do miocárdio, este ensaio clínico procurou estudar o efeito de drogas antiarrítmicas que normalmente eram utilizadas para tratar essas arritmias. A ideia básica era de que suprimir as arritmias só poderia reduzir a mortalidade, mas os resultados mostraram justamente o contrário: os pacientes que utilizaram as drogas realmente tiveram menos arritmias, mas também apresentaram maior mortalidade. Esses dados levam novamente à reflexão de que o simples conhecimento sobre os mecanismos fisiopatológicos e o estudo de desfechos biológicos ou substitutos podem não ser suficientes para responder a questões tão complexas quanto as que normalmente envolvem os seres humanos.

ESTUDOS CLÍNICOS

Aspectos gerais

Existem diferentes formas de abordar uma pergunta de investigação. Assim, conforme o que se está querendo saber, um determinado delineamento de pesquisa é escolhido. É fundamental para a escolha do melhor estudo e de seu bom delineamento estabelecer no início o seu objetivo ou hipótese de forma clara. Quando isso não acontece, corre-se o risco de não coletar dados importantes para a avaliação e terminar com um estudo inconclusivo.

Se estamos querendo saber sobre o efeito nocivo da radiação em seres humanos, obviamente, teremos que fazer um estudo observacional, e jamais um ensaio clínico, pois não é razoável expor pessoas saudáveis a esse fator. Já quando estamos pesquisando se uma nova droga é melhor do que uma antiga, teremos que fazer um experimento, já que não há pessoas que já estejam usando a droga.

Tipos de estudos

Existem diversas classificações para os diferentes tipos de estudos. De forma geral, os estudos se classificam em descritivos ou analíticos e experimentais ou observacionais, conforme pode ser visto na Figura 11-3.

Os estudos descritivos relatam prevalências ou descrevem uma situação. Servem para planejamento de serviços de saúde ou para levantar hipóteses. Os estudos analíticos se caracterizam pela presença de um grupo de estudo e um grupo-controle, de referência. A comparação estatística entre os achados nos dois grupos permite as conclusões do estudo.

Os estudos podem ser classificados como experimentais ou observacionais. Nos estudos experimentais, o pesquisador tem o controle sobre o fator de exposição a ser estudado. Entretanto, nos estudos observacionais o pesquisador observa sem interferir.

Tipos de delineamento

- Delineamentos comparados experimentais.
  - Ensaio clínico randomizado.
- Delineamentos não comparados experimentais.
  - Experimento não controlado.
- Delineamentos comparados observacionais.
  - Estudo de coorte.
  - Estudo transversal.
  - Estudo de caso-controle com casos incidentes.
  - Estudo de caso-controle com casos prevalentes.
  - Estudo ecológico.
- Delineamentos não comparados não experimentais.
  - Estudo de incidência ou coorte não controlada.
  - Estudo de prevalência ou transversal não controlado.
  - Estudo de casos.

Ensaio clínico randomizado

Um ensaio clínico randomizado é um experimento em que a população em estudo é dividida em dois grupos, e para um é dado o fator em estudo e para o outro é dada uma outra substância, que pode ser um placebo (substância sem ação farmacológica), quando se quer verificar a eficácia do novo medicamento, ou uma droga de uso corrente, quando se quer comparar qual é a mais eficaz. Este grupo-controle é utilizado para que se elimine a influência da variabilidade natural da doença.

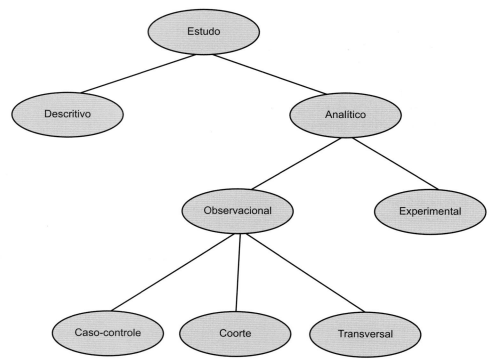

FIGURA 11-3 Tipos de estudo.

Obviamente, não seria ético tratar um dos grupos com placebo, quando uma substância eficaz já é conhecida no tratamento de uma doença que pode levar a uma incapacidade, como, por exemplo, um paciente com endocardite no teste de um novo antibiótico ou um paciente com arritmias na avaliação de um novo antiarrítmico. Nestas situações, o grupo-controle recebe, então, um tratamento conhecido, eficaz e padronizado.

O estudo é randomizado, ou seja, os indivíduos que fazem parte de cada grupo devem ser escolhidos de forma aleatória. Assim, formam-se grupos mais semelhantes entre si, evitando colocar pacientes mais graves num ou outro grupo, só porque se pensa que a droga é melhor. Além disso, é importante ter cuidado com os critérios de inclusão e exclusão dos pacientes para evitar distorções no resultado final.

É importante que o estudo seja cego, ou seja, o indivíduo não deve saber a que grupo pertence, para evitar que se sinta melhor ou com determinados sintomas só porque está no grupo tratamento, ou que ache que não tem diferença só porque está no placebo. Idealmente, o estudo deve ser duplo-cego, ou seja, nem o paciente nem o médico que avalia devem saber em qual dos grupos o paciente está, pois o médico pode ter uma tendência, geralmente involuntária, de achar os pacientes melhores no grupo de tratamento. O ensaio clínico randomizado é sempre prospectivo, ou seja, parte do fator em estudo (fator de exposição) para ver o desfecho.

Considere o delineamento a seguir, onde P é a população em estudo, ◊ significa que é um procedimento experimental, R o momento da randomização, o sinal ---//-- indica um seguimento no tempo e a barra sobre o desfecho significa que este foi negativo:

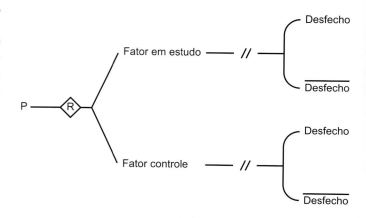

Um exemplo do estudo anterior seria uma nova droga para a conjuntivite alérgica, onde a população em estudo seria formada pelos pacientes que procuravam determinado hospital com queixas sugestivas de conjuntivite alérgica, com quadro biomicroscópico compatível, em que um dos grupos seria tratado com a nova droga e o outro, com um placebo ou outra droga-padrão. O desfecho positivo seria a melhora do quadro, e o negativo, a ausência de melhora.

Um recurso que o clínico pesquisador pode utilizar é o "estudo cruzado" ou *cross-over*, em que o mesmo indivíduo é submetido aos dois tratamentos consecutivamente, após um intervalo (*washout*), para que o efeito residual do primeiro tratamento seja minimizado. Pode ser usado em ensaios de duração curta (até 6 meses), quando o resultado ou efeito pesquisado é de fácil determinação (p. ex., PIO) e quando a evolução natural da doença não for curta demais (p. ex., medicação para o resfriado comum, no qual cada tratamento dura 1 semana – tende a curar espontaneamente durante o primeiro tratamento).

É importante ressaltar que, quando a história natural da doença é conhecida e previsível, é possível comparar um novo tratamento contra a evolução natural. Neste caso, o grupo controle será denominado "controles históricos". Este método é bastante restrito, já que não é possível fazer um estudo "cego", além de poderem ser feitas comparações incorretas devido à não formação de grupos homogêneos, mas pode ser bastante útil quando não pudermos, como já discutimos, formar um grupo-controle sem tratamento. Como exemplo, podemos citar uma droga para um tipo de câncer com mortalidade de 100% com o tratamento atual.

Experimento não controlado

Este estudo é parecido com o ensaio clínico randomizado, diferindo no fato de não usar controles. Obviamente, não é tão bom quanto o outro, mas há casos em que não poderíamos manter um grupo-controle, como no exemplo anterior de câncer com 100% de mortalidade com o tratamento atual. Neste caso, não é ético manter um grupo sem tratamento ou com placebo quando existem alternativas melhores.

Seu delineamento é o seguinte:

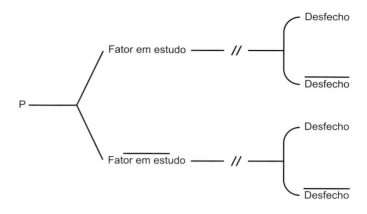

Estudo de coorte

O estudo de coorte é não experimental parte do fator em estudo (indivíduos que possuem e que não possuem o fator de estudo), seguindo-o ao longo do tempo para observar o desfecho nos dois grupos. Obviamente, e como sempre, os dois grupos iniciais devem ser comparáveis, como, por exemplo, estar na mesma faixa etária. O delineamento da coorte então é o seguinte, considerando-se que a barra sobre o fator em estudo significa indivíduos que não o apresentam:

Um exemplo deste estudo seria se selecionássemos pacientes de determinado bairro sem catarata, sem e com diabetes melito (fator em estudo: diabetes), e os seguíssemos ao longo do tempo para observar qual grupo desenvolve mais catarata (desfecho positivo).

Estudo transversal

O estudo transversal é observacional e estático, ou seja, não segue o paciente ao longo do tempo para ver o desfecho, mas tenta medir o fator em estudo e o desfecho ao mesmo tempo. A medida estática, por captar os casos existentes em determinado momento, e não só os novos casos, como na coorte, tende a super-representar aqueles de duração mais longa, talvez os de menor risco. O delineamento do estudo transversal, onde a O significa uma amostragem da população, será, portanto:

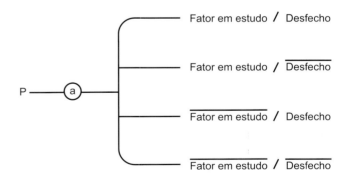

Um exemplo deste estudo seria se considerássemos, nos moradores de determinada cidade (P), uma amostra de pessoas escolhidas aleatoriamente em vários bairros O e estudássemos ao mesmo tempo quais tinham ou não diabetes (fator em estudo) e quais tinham catarata (desfecho).

Estudo de caso-controle com casos incidentes

Ao contrário dos outros, este estudo não experimental parte do desfecho para então investigar os fatores em estudo. É retrospectivo, porque parte de um desfecho para, a partir daí, tentar descobrir exposições do passado.

Os estudos de caso-controle com casos incidentes geralmente são estudos aninhados a uma coorte. Então, ele inicia com uma população definida, segue para verificar a incidência de casos, e, para cada um desses indivíduos que vão apresentando o desfecho, seleciona um controle sem a doença (ou o máximo de quatro controles), e compara para ver quais foram expostos ao fator em estudo.

Este tipo de estudo pode ser útil quando a patologia é rara e para variáveis cuja medida é muito cara e pode ser feita no final do estudo. Nesses casos, para realizar um estudo de coorte seria necessário acompanhar um número muito grande de indivíduos para obter indivíduos com o desfecho, e medir o fator em estudo em todos os indivíduos, verificando qual deles pode fazer o estudo inviável. O estudo de caso-controle seleciona os indivíduos com a doença e apenas uma amostra dos indivíduos sem o desfecho, portanto a medida do fator em estudo é feita apenas naqueles selecionados no final do estudo, fazendo que seja logisticamente eficiente. Seu delineamento é:

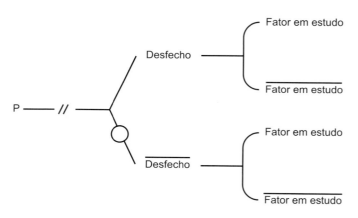

Podemos citar como exemplo todos os funcionários de uma grande firma metalúrgica (P) onde se queira investigar se a exposição ao arsênico (fator em estudo) está relacionada com a aparição de neurite tóxica (desfecho). Então, se escolhem os casos novos ou incidentes de neurite tóxica que se apresentem a partir do momento em que se inicia o estudo de caso-controle, e se comparam com funcionários que não apresentem neurite tóxica, escolhidos ao acaso, e se medem os níveis de arsênico nessas pessoas.

O estudo de casos incidentes evita alguns problemas do delineamento do estudo de caso-controle, como a seleção dos controles, pois neste caso é feita na mesma população que produziu os casos. Também evita o viés de recordação (de lembrança), pois a coleta da informação sobre a exposição é feita antes do desenvolvimento da doença.

Estudo de caso-controle com casos prevalentes

Neste tipo de estudo não experimental, parte-se direto do desfecho. Investiga-se quais entre os indivíduos com o desfecho e quais entre uma amostra sem o desfecho foram expostos ao fator em estudo. Difere do estudo anterior, de casos incidentes, pelo fato de não acompanhar determinada população ao longo do tempo, escolhendo os casos que já existem e uma amostra dos que não têm a doença. Também pode ser muito útil em patologias raras e com longo período de incubação. Seu delineamento é o seguinte:

Fator em estudo

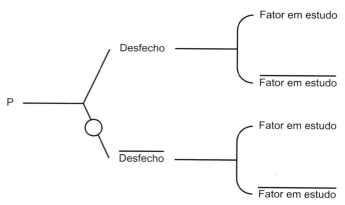

Como exemplo, podemos escolher pacientes de uma clínica oftalmológica, aqueles com melanoma conjuntival e outros sem a doença (controles), para verificar quais deles têm história de exposição intensa à luz solar. Observe que este tipo de estudo não apresenta uma população definida, como no estudo anterior (de casos incidentes). Neste exemplo, a nossa população poderia ser definida como as pessoas com melanoma conjuntival que procuram aquele serviço oftalmológico. Os controles selecionados têm de ser representativos da população de onde foram extraídos os casos, o que torna, às vezes, difícil a realização deste tipo de estudo pela dificuldade de definir um controle adequado.

Estudo ecológico

É também chamado de unidade de pesquisa agregada. Neste tipo, o fator em estudo e o desfecho clínico são descritos para grupos de indivíduos, e não para cada um deles. Assim, não se sabe se quem tem o fator é quem tem o desfecho, podendo ocorrer a chamada falácia ecológica.

Devido à falácia e à dificuldade de controlar o efeito de múltiplos fatores que atuam em uma mesma associação, os estudos ecológicos não têm sido muito utilizados como estudos confirmatórios, mas sim como geradores de hipótese. Seu delineamento é o seguinte:

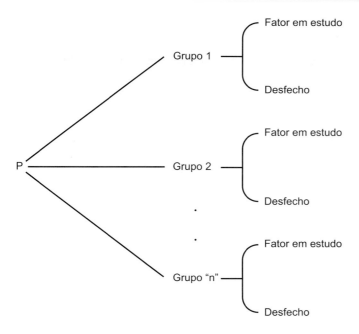

Um exemplo do estudo anterior seria, considerando-se a população de uma cidade, considerar cada bairro um grupo, e, dentro de cada grupo, ver quantos apresentam o fator em estudo, como diabetes, por exemplo, e quantos apresentam o desfecho, como catarata. Observe que assim não saberemos se quem tem catarata tem diabetes ou não.

Estudo de incidência ou coorte não controlada

Este estudo não experimental, dinâmico, parte do fator em estudo, fazendo-se um seguimento para ver quais desenvolverão o desfecho sem, no entanto, fazer um grupo-controle. Seu delineamento é:

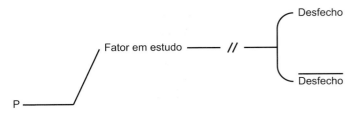

Um exemplo seria o seguimento de pacientes com IgG positivo para toxoplasmose para detectar a incidência de lesões por coriorretinite devido a esse parasita.

Observe que seria inútil fazer um grupo-controle de pacientes sem IgG positivo que apresentassem ou não lesão por toxoplasma.

Estudo de prevalência ou transversal não controlado

Este estudo não experimental, estático, tem a finalidade de ver a prevalência de determinada característica na população em estudo; não há, portanto, um fator em estudo que leve a um desfecho.

Seu delineamento é o seguinte:

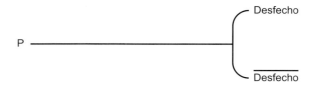

Como exemplo podemos escolher como população os moradores de determinado bairro, sendo o desfecho o resultado IgG positivo ou negativo para toxoplasmose.

Estudo de casos

Neste estudo, que é não experimental, parte-se de casos e se investiga para ver a presença ou não de determinada característica. Consiste, pois, na descrição detalhada de um caso, geralmente com a finalidade de sugerir uma hipótese. Entretanto, por mais sugestivos que sejam, o fato de não haver um grupo-controle não permite afastar a possibilidade de que o achado se deva apenas ao acaso. Seu delineamento é o seguinte:

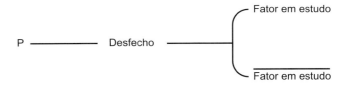

Por exemplo, a observação e o relato de cinco pacientes jovens com diagnóstico de pneumonia por *Pneumocystis carinii*, usualmente restrita a idosos ou pessoas imunodeprimidas, fez que se suspeitasse de que eles sofressem de outra doença. Posteriormente, esta doença foi identificada como AIDS. Como os cinco pacientes eram homossexuais, suspeitou-se de que a doença estava relacionada ao comportamento sexual. Para testar esta hipótese, foram necessários estudos analíticos que avaliassem se o risco de doença era diferente entre indivíduos homossexuais e heterossexuais.

LEITURA CRÍTICA DE ESTUDOS CLÍNICOS-EPIDEMIOLÓGICOS 13.1. GRAUS DE EVIDÊNCIA

As evidências obtidas por estudos clínico-epidemiológicos podem ser classificadas em graus crescentes, em limitadas, preliminares ou fortes, de acordo com o tipo de estudo e de desfechos considerados (Tabela 11.3).

CAPÍTULO 11 Epidemiologia Clínica e Medicina Embasada em Evidências

TABELA 11.3	Evidências conforme o tipo de estudo e desfecho
Evidência limitada	Mecanismos (dedutiva)
	Pesquisa básica
	Experiência clínica (indutiva)
	Informação clínica não sistematizada
	Pesquisa clínica observacional, sem grupo controle
	Estudo de casos, de incidência e de prevalência
Evidência preliminar	Intervenção clínica sistematizada, mas com desfecho bioquímicos, fisiológicos ou celulares
	Ensaio clínico randomizado
	Intervenção clínica sem grupo controle
	Experimento não controlado
	Pesquisa clínica observacional com desfechos clínicos
	Estudos de caso-controle, de coorte e transversal
Evidência forte	Intervenção clínica sistematizada com desfechos clínico-epidemiológicos
	Ensaio clínico randomizado

Como agir com base nos diferentes graus de evidência?

O médico deve sempre buscar evidências fortes para tomar suas decisões. Mas, muitas vezes, ainda não há evidências suficientes para uma determinada área. Em algumas áreas, o conhecimento avança mais rapidamente do que em outras, e muitas vezes nos vemos diante de evidências ainda limitadas para justificar uma intervenção. A justificativa para a ação é sempre baseada no fato de que o benefício medido nos estudos supera os riscos e o custo calculados. Mas quando não há evidência forte disponível, quando se justifica a ação?

Na ausência de evidências fortes suficientes, podemos ter basicamente duas situações: presença de evidências preliminares ou evidências limitadas. Quando houver evidências preliminares, a nossa justificativa para a ação poderá ser:
- Benefício potencial alto, risco e custos aceitáveis.
- Dificuldade em alcançar evidência forte (razões éticas, logísticas ou financeiras).

  Quando a evidência do tratamento for limitada, a nossa justificativa de ação poderá ser:
- Prognóstico reservado (p. ex., uma nova droga para o tratamento de uma doença que é rapidamente mortal em todos os pacientes acometidos, mesmo utilizando-se a terapia atual disponível).
- Ausência de alternativas.
- Risco (custo) seguramente baixo.

Medicina embasada em evidências na prática

Na prática, como encontramos as evidências de que necessitamos para responder a uma determinada pergunta? Há três "caminhos" básicos:
- Avaliação e síntese da literatura médica – o médico busca as evidências (p. ex., na internet, em bancos de dados como o MEDLINE) e analisa criticamente cada artigo encontrado, fazendo uma síntese de todos para chegar

a uma conclusão. Um roteiro de leitura crítica pode ser encontrado adiante neste capítulo.
- Revisões embasadas em evidências clínico-epidemiológicas – o médico procura revisões já prontas, ou seja, artigos que tenham por objetivo sistematizar todas as evidências sobre um tópico de acordo com os passos citados (busca e análise crítica). Um tipo especial de revisão é a metanálise, em que os resultados de vários estudos são agregados para se chegar a uma estimativa geral (ou agregada) do efeito. Uma fonte de metanálises é a Cochrane Collaboration, que tem por objetivos catalogar todos os relatos de ECR e disponibilizar metanálises sobre esses ensaios em um banco eletrônico (*http://www.mrw.interscience.wiley.com/cochrane/cochrane_search_fs.html*).
- Posicionamentos clínicos – o médico busca um tipo especial de artigo: os posicionamentos clínicos ou *guidelines*, que são recomendações de consenso que expressam as posições das sociedades médicas e organizações oficiais. Esses posicionamentos devem ser baseados em revisões sistemáticas e atualizadas da literatura, incluindo as metanálises.

Avaliação e síntese da literatura médica

Ao iniciar a leitura de um artigo científico, o médico oftalmologista deve fazer duas perguntas:
1. Este estudo é válido? (próximo da verdade)
2. Este estudo é importante?(potencialmente útil para o leitor-clínico)

Essas perguntas são desdobradas para formar um esquema de leitura crítica, detalhado a seguir. Para cada aspecto discutido, o leitor pode encontrar algumas sugestões de perguntas inseridas nos quadros.

Os aspectos que devem ser avaliados são:
- Indagação científica.
- Validade interna.

CAPÍTULO 11 Epidemiologia Clínica e Medicina Embasada em Evidências

- Inferência estatística.
- Significância clínico-epidemiológica.
- Validade externa.
- Aplicabilidade.

Indagação científica

O que se quer saber aqui é: "O autor investigou o que realmente queria investigar?".

Este ponto é importante, pois nem sempre o modo como foi planejado ou conduzido o estudo permite que se estabeleçam as conclusões que o autor pretendia no início.

Aqui é importante avaliar:

- Questão da pesquisa: dúvida a investigar.
- Objetivos: aspectos a abordar em determinado projeto.
- Hipóteses *a priori*: posições prévias sobre o resultado do estudo.
- Quadro teórico: conjunto de conhecimentos teóricos que norteiam o desenvolvimento de um estudo e a interpretação de seus resultados.

Ler título, autores, periódico e instituição, introdução e resumo

O assunto é relevante?
Qual é o objetivo principal do estudo?
Qual é o enfoque clínico?
Qual é o fator em estudo e qual é o desfecho clínico?
O estudo envolve comparações para teste de hipóteses?
Qual é a hipótese?
Qual é o quadro teórico?

Validade interna

O que se tenta saber agora é: "*Os resultados estão corretos para as pessoas da amostra?*". A validade depende de como o estudo é planejado, conduzido e analisado. É crucial neste ponto avaliar a possibilidade de vieses que influenciem os resultados do estudo.

Todos os vieses identificados pelo leitor devem ser agora avaliados quanto às suas possíveis consequências sobre os resultados do estudo, ou seja: os vieses identificados agem em que direção? Qual é a magnitude desses problemas? Em geral muitos potenciais vieses são identificados, mas poucos permanecem nesta segunda fase como realmente capazes de distorcer os resultados do estudo.

Ler Materiais e Métodos

Qual é a população da pesquisa?
Qual é o delineamento?
Como foi feita a seleção da amostra?
Como as variáveis foram medidas?
Há possíveis fatores de confusão?

Ler os Resultados

Quais são os achados principais?
Os autores controlaram possíveis fatores de confusão?
Formar uma opinião sobre a VALIDADE INTERNA
(magnitude e direção dos vícios identificados e não rejeitados na análise, controle dos autores sobre os vícios de confusão)

Inferência estatística

Na tentativa de generalizar os dados para uma população maior, utiliza-se a inferência estatística. No entanto, durante este processo existe um erro inerente, denominado erro aleatório, que se deve tão-somente ao papel do acaso, e cuja probabilidade de ocorrência deve ser calculada. Esse erro aleatório já foi discutido melhor em tópico anterior.

A escolha dos testes estatísticos foi adequada?
Se os achados do estudo foram significativos: qual o alfa ou IC?
Houve comparações múltiplas?
Se os achados não foram significativos: o poder do estudo foi avaliado?

Importância do estudo

Após a fase de avaliação da indagação científica, validade interna e inferência estatística, o leitor pode chegar a uma conclusão sobre a validade geral do estudo, ou seja, julgando se os resultados estão corretos para aquelas pessoas que foram estudadas.

Mas o objetivo de um trabalho científico nunca se restringe às pessoas que foram estudadas em determinada amostra. O pesquisador pretende generalizar os resultados para uma população maior (e geralmente mais abstrata) para que seu trabalho seja útil a um grande número de pessoas.

Assim, a segunda etapa da leitura crítica de um artigo científico inclui a importância do assunto estudado. Um estudo muito bem-feito e, portanto, válido, teria pouca importância se não produzisse nenhum impacto real na prática.

Significância clínico-epidemiológica

Trata do impacto que os resultados produziriam se aplicados na prática.

Validade externa

É a capacidade de generalização: os resultados do estudo podem ser verdadeiros em outras situações? Por exemplo, os estudos feitos em pacientes norte-americanos podem ser aplicados em pacientes brasileiros? Aqui o leitor deve julgar de acordo com as características da amostra e suas possíveis semelhanças e diferenças com seus próprios pacientes.

Aplicabilidade

Aqui, o leitor deve fazer algumas considerações de ordem prática: as técnicas ou intervenções descritas no estudo estão disponíveis e são aplicáveis no nosso meio? Quais seriam os custos? E os riscos?

A magnitude dos achados tem relevância clínico-epidemiológica?
Os resultados podem ser generalizados para os seus pacientes?
Os conhecimentos e técnicas necessários para a sua aplicação estão disponíveis em nosso meio, com custos aceitáveis e efeitos colaterais mínimos?

Finalizando a leitura do artigo

Ao finalizar a leitura do artigo é necessário estabelecer as próprias conclusões, integrando as informações presentes na publicação aos conhecimentos prévios do leitor e à sua experiência pessoal.

Você concorda com as conclusões dos autores?
De acordo com os objetivos com que você iniciou a leitura deste artigo, quais são as suas conclusões?

BIBLIOGRAFIA

Abdel-Aleem SM. Design, Execution, and Management of Medical Device Clinical Trials. Hoboken: John Wiley & Sons; 2009.

Andersen B. Methodological errors in medical research. Boston: Blackwell Scientific Publications; 1990.

Aranda Torrelio E, Mitru Tejerina N, Costa Ardúz R. ABC de La redacción y publicación médico-científica. 2ª ed. La Paz: Elite Impresiones; 2009.

Duncan BB, Schmidt MI, Giugliani E, editors. Medicina Ambulatorial: Condutas Clínicas em Atenção Primária. 2ª ed. Porto Alegre: Artes Médicas; 1996. p. 7-10.

Duncan BB, Schmidt MI. O método epidemiológico na conduta e na pesquisa clínica. In: Rouyquayrol MZ, editor. Epidemiologia e Saúde. 4ª ed. Rio de Janeiro: Medsi; 1993. p. 185-207.

Feinstein AR. Clinical Judgment. Baltimore: Willians&Willians; 1967.

Fletcher RH, Fletcher SW. Clinical epidemiology: the essentials. 4th ed. Philadelphia: Lippincott Williams & Wilkins; 2005.

Gordis L. Epidemiology. 4th ed. Philadelphia: Elsevier Saunders; 2009.

Gutiérrez Pulido H, De La Vara Salazar R. Análisis y diseño de experimentos. 2ª ed. México: McGraw-Hill; 2008.

Mayer D. Essential evidence-based medicine. 2nd ed. Cambridge: Cambridge University Press; 2010.

Pereira MG. Epidemiologia. Teoria e Prática. Rio de Janeiro: Guanabara Koogan; 1995.

Rothman KJ, Greenland S, Lash TL. Modern epidemiology. 3rd ed. Lippincott Williams & Wilkins; 2008.

Rothmann MD, Wiens BL, Chan ISF. Design and Analysis of Non-Inferiority Trials. Boca Raton: Taylor and Francis Group; 2012.

Sacket DL, Richardson WS, Rosenberg W, Haynes BR. Evidence-Based medicine: How to Practice and Teach EBM. Edinburgh: Churchill Livingstone, 19.

Terán R. Protocolos Terapéuticos. 7ª ed. Quito: Universidad Central del Ecuador; 2014. 361 p.

Ward H, Toledano MB, Shaddick G, Davies B, Elliott P. Oxford Handbook of Epidemiology for clinicians. Oxford: Oxford University Press; 2012.

Wormald R, Smeeth L, Henshaw K. Evidence-based Ophthalmology. London: BMJ Books; 2004. xvi, 414 p.

CAPÍTULO

12

Bioestatística

Lúcia Pellanda Zimmer

Maria Clara Restrepo Méndez

INTRODUÇÃO

A estatística é uma ciência que fornece métodos e técnicas para coleta, organização, descrição, análise e interpretação de dados para a tomada de decisões. Longe de ser mais uma complicação matemática, tem se mostrado um instrumento simplificador, extremamente útil na organização dos dados. Além disso, a estatística tornou-se uma ferramenta fundamental na prática médica e na pesquisa clínica, ao permitir um tratamento quantitativo adequado à incerteza que dificulta a tomada de decisões acerca de um diagnóstico, prognóstico, proposta terapêutica ou mesmo intervenção em nível populacional.

A incerteza é consequência da variabilidade de um fenômeno, e esta última se refere às diferenças que existem entre os indivíduos e as diferentes formas como eles reagem a um mesmo estímulo, e mesmo um único indivíduo não reage sempre da mesma forma. A estatística proporciona, então, uma avaliação adequada dessa variabilidade observada nos processos biológicos.

De modo geral, não existe certeza sobre a correção das conclusões científicas, mas os testes estatísticos nos permitem calcular a margem de erro associada às nossas conclusões com base no conhecimento da variabilidade observada nos resultados.

Na estatística, distinguem-se duas áreas principais: a estatística descritiva e a estatística inferencial. A coleta, a organização e a descrição dos dados estão a cargo da Estatística Descritiva, enquanto a análise e a interpretação destes mesmos dados ficam a cargo da Estatística Inferencial (ou Indutiva).

Pode-se definir o termo Bioestatística como a aplicação dos métodos estatísticos à solução de problemas biológicos. Muitas técnicas foram desenvolvidas especialmente direcionadas para esses problemas como, por exemplo, a análise de sobrevida.

CONCEITOS TÉCNICOS

Unidade

É a menor unidade a fornecer uma informação, por exemplo, uma pessoa, um animal, um evento etc. A unidade pode ser *experimental* quando é submetida a um experimento controlado, ou seja, o pesquisador interfere no processo, e pode ser *observacional* quando o observador se limita a registrar o que ocorre sem que haja interferência.

Dados

São as informações obtidas de uma unidade. Por exemplo, um indivíduo do sexo masculino, de 25 anos, fumante, tem como dados "sexo masculino", "25 anos" e "fumante".

Variáveis

Uma variável é toda característica que pode variar de indivíduo para indivíduo. Por exemplo, podemos citar sexo, idade, cor da íris etc. Uma variável pode ser *quantitativa*, quando os dados de um indivíduo são valores numéricos, como por exemplo peso ou estatura, ou *qualitativas* (categóricas ou atributos), quando fornecem dados de natureza não numérica, como sexo, cor da íris, cor do cabelo etc.

As variáveis quantitativas podem ser *discretas*, em que os dados podem apresentar somente determinados valores, em geral números inteiros, como número de chalázios (não existe meio chalázio ou um terço de chalázio), ou *contínuas*, em que os dados podem apresentar qualquer valor dentro de um intervalo possível, por exemplo, o volume de humor aquoso do olho.

As variáveis qualitativas podem ser obtidas segundo dois níveis de mensuração: o nível ordinal e o nível nominal.

No nível *ordinal*, as diferentes categorias apresentam diferentes graus de intensidade, permitindo, portanto, dar uma ordem para as categorias. Como exemplo, podemos

CAPÍTULO 12 Bioestatística

citar a classificação de 0 a 4 do fechamento angular na gonioscopia, ou a medida de 1+ a 4+ para descrever as células no humor aquoso.

No nível *nominal*, as diferentes categorias não podem ser relacionadas pela intensidade, ou seja, não apresentam uma ordem. Como exemplo podemos citar o sexo do indivíduo; não há qualquer ordem entre as duas possíveis categorias, feminino e masculino.

População

Como já foi visto no capítulo sobre Epidemiologia, uma população é o conjunto de indivíduos com uma ou mais características em comum.

Amostra

Uma amostra é uma fração de uma população que idealmente deve apresentar as mesmas características da população de origem, ou seja, deve ser representativa da população de onde foram extraídos os indivíduos em estudo.

Parâmetro

Um parâmetro é o valor que resume a informação relativa a determinada variável na população. Os parâmetros são de difícil obtenção, pois seria necessário estudo de toda a população.

Estimativa

As estimativas são valores que resumem a informação relativa a determinada variável na amostra.

AMOSTRAGEM

Como já foi mencionado, a estatística consiste basicamente em coletar dados e então analisá-los e interpretá-los. A seleção dos elementos que serão efetivamente observados é uma etapa importante, e deve ser feita sob uma metodologia adequada, de modo que os resultados da amostra sejam informativos para avaliar características de toda a população. Para que isso seja possível a amostra deve ser representativa da população na qual está inserida, de modo que o comportamento da variável em estudo na amostra seja o reflexo do seu comportamento na população, e que as estimativas avaliadas nesta amostra sejam uma boa aproximação dos parâmetros populacionais correspondentes; caso contrário, corre-se o risco de ver o processo de inferência comprometido ao gerar estimativas enviesadas dos parâmetros.

Um processo de seleção amostral adequado deve garantir que cada elemento da população passe a ter a mesma chance de ser selecionado ou amostrado. A melhor forma de se obter uma amostra representativa é empregar um procedimento aleatório para a seleção dos indivíduos, evitando-se assim a tendenciosidade.

Alguns procedimentos para a obtenção de *amostras aleatórias* são os seguintes:

- Amostragem aleatória simples: para se obter uma amostra aleatória simples, atribui-se um número de ordem a cada elemento da população. Logo, por meio de um dispositivo aleatório qualquer (como o uso de uma urna para sorteio ou tabela de números aleatórios eletrônica), seleciona-se ao acaso a quantidade desejada de indivíduos.

- Amostragem aleatória estratificada: algumas vezes, a variável de interesse apresenta um comportamento distinto conforme os estratos de uma população. Neste caso, a amostra deve ter a mesma estratificação da população de origem para que seja representativa. Para obter uma amostra estratificada, deve-se verificar os estratos presentes na população, calcular os tamanhos relativos (proporções) desses estratos, determinar proporcionalmente o tamanho dos estratos na amostra e obter aleatoriamente os indivíduos para cada estrato.

- Amostragem aleatória sistemática: quando os indivíduos estão ordenados de alguma forma (em listas, filas etc.) é possível realizar uma amostragem sistemática. Primeiro, escolhe-se uma constante conveniente, logo se sorteia o primeiro indivíduo, e evitam-se tantos indivíduos quantos forem indicados pela constante e seleciona-se o indivíduo seguinte. Repete-se esse procedimento a partir do segundo passo até obter o tamanho amostral desejado.

- Amostragem por conglomerados: quando a população está subdividida em pequenos grupos ou conglomerados, muitas vezes é conveniente realizar o processo de amostragem por conglomerados, assim identifica-se cada conglomerado com um número de ordem, logo sorteiam-se os conglomerados e analisam-se todos os indivíduos pertencentes aos conglomerados sorteados (amostragem de conglomerado em um estágio) ou amostras aleatórias dos indivíduos nos conglomerados escolhidos (amostragem de conglomerado em dois estágios).

- Cabe notar que existem também *amostras não aleatórias*, as quais são comuns em pesquisas clínicas por razões práticas. Elas são escolhidas porque são mais convenientes, embora não necessariamente representem a população de origem. Neste tipo de amostragem, o objetivo não seria generalizar conclusões, pelo potencial viés de seleção, senão descrever as características principais do grupo de estudo. Um dos procedimentos de seleção de amostras não aleatórias frequentemente usado é a *amostragem de conveniência*, denominada assim porque sua principal característica é que são de obtenção conveniente, por exemplo, amostras de pacientes que estão fazendo uma consulta em uma clínica médica, alunos de uma sala de aula, pessoas voluntárias de participar de determinada experiência etc.

TAMANHO DA AMOSTRA

O grupo, objeto de estudo, deve ter um certo número de repetições, ou seja, número de indivíduos. Esse número, preferencialmente, não deve ser baixo demais, pois não representaria a variabilidade que existe na população, nem elevado demais, uma vez que sobrecarrega o pesquisador na coleta e tabulação dos dados, dando equivalente resultado se trabalhasse com um número menor de indivíduos.

Não existe um número fixo para o tamanho da amostra a ser estudada. Há uma solução para cada caso, dependendo do tipo de estudo (descritivo ou analítico, observacional ou experimental etc.), do tipo de variável, da magnitude do erro estatístico aceito pelo pesquisador, do tamanho da diferença em uma comparação entre dois grupos, do poder desejado para o teste e do tempo, dinheiro e pessoal disponível para realizar a pesquisa.

Existem várias fórmulas para se obter o n amostral, as quais são amplamente descritas nos livros de estatística ou epidemiologia, portanto, elas não serão detalhadas neste capítulo. Além disso, existem programas estatísticos, como *Epi Info* (programa de domínio público, produzidos pelo CDC e pela OMS), ou páginas de internet que possibilitam cálculos de tamanho de amostra (p. ex., www.epibiostat.ucsf.edu/dcr/); faça uma busca por *sample size* (tamanho da amostra), *power* (poder) e *interactive* (interativo).

ORGANIZAÇÃO E DESCRIÇÃO DOS DADOS

Noções gerais

Após a coleta é realizada a organização desses dados, que nada mais é do que a tabulação deles, ou seja, dispor os dados de forma ordenada com os seus diversos parâmetros, como idade, sexo etc. Os dados nesta etapa são denominados dados brutos, pois ainda não sofreram nenhum tipo de modificação.

Descrição de dados qualitativos

A descrição ou apresentação dos dados categóricos pode se realizar através de tabelas de frequência e de gráficos específicos (Fig. 12-1), como os gráficos de barras, de pizza, cartogramas, entre outros.

Descrição de dados quantitativos

Os dados quantitativos também podem ser apresentados em tabelas ou em gráficos. Entre os gráficos utilizados para dados quantitativos estão o histograma, utilizado para variáveis contínuas, e o diagrama em bastão, para as quantitativas discretas (Fig. 12-2).

O gráfico visto à esquerda na Figura 12-2 é um histograma, suas colunas encostam umas nas outras, e é usado para medir, por exemplo, a altura das pessoas, que é uma variável contínua. O gráfico à direita na mesma figura é um diagrama em bastão, em que as colunas estão separadas umas das outras, sendo usado para medir, por exemplo, o número de filhos de uma população, que é uma variável quantitativa discreta.

MEDIDAS DE TENDÊNCIA CENTRAL OU DE POSIÇÃO

Noções gerais

Como as informações podem variar de indivíduo para indivíduo, procura-se uma medida que forneça o valor central, ou seja, que descreva os dados de forma sucinta. As medidas de tendência central mais utilizadas são a média aritmética, a moda e a mediana.

Média aritmética

A média aritmética é o valor provável de uma variável, que é obtida somando-se todos os valores encontrados e dividindo-se pelo número de unidades experimentais ou observacionais (n).

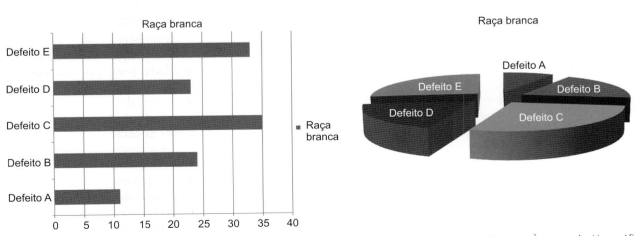

FIGURA 12-1 Distribuição de frequências de determinados defeitos congênitos na raça branca. Dados fictícios. *À esquerda:* Um gráfico de barras. *À direita:* Um gráfico de pizza.

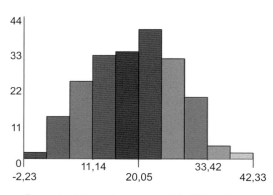 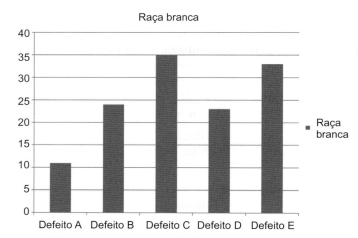

FIGURA 12-2 *À esquerda:* Histograma. *À direita:* Diagrama em bastão.

$$\bar{x} = \frac{\Sigma x}{n}$$

onde Σx é a soma de todos os valores de x.

Na amostra, a média é representada por $\bar{x}$ e, na população, por μ.

Quando alguns indivíduos apresentam valores muito extremos e distantes dos outros, a média não é uma boa medida de tendência central, pois irá se desviar para o lado dos valores extremos.

Moda

A moda é o valor mais frequente na amostra.

Mediana

É o valor, em uma série ordenada de dados, que divide a série em dois subgrupos de igual tamanho, ou seja, que tenha igual quantidade de valores maiores e menores do que ele. Em outras palavras, é o valor do meio.

Exemplo

Se em determinada variável encontrarmos os valores: 1, 2, 2, 2, 3, 4, 5, 5 e 6:

O valor da média será: (1 + 2 + 2 + 2 + 3 + 4 + 5 + 5 + 6) / 9, ou seja, 30/9.

O valor da moda será 2, já que é o número que mais se repete.

O valor da mediana será 3, já que há quatro números na sua frente e quatro atrás. É importante lembrar que para o cálculo da mediana os valores devem estar ordenados.

Quando o número de termos for par, por exemplo, ao invés de 9 tem-se 8 valores, serão utilizados no cálculo da mediana os dois números centrais que serão somados e a seguir divididos por dois, obtendo-se o valor médio, que será o valor da mediana. Sendo assim, em uma sequência com os seguintes valores: 1, 2, 2, **2**, **3**, 4, 5, 5, o valor da mediana corresponderá à media entre o 2 e o 3, ou seja, 2,5.

O valor da média e a mediana são próximos ou semelhantes se a distribuição dos dados é simétrica, e são distantes se a distribuição dos dados é assimétrica.

MEDIDAS DE DISPERSÃO OU DE VARIABILIDADE

Noções gerais

Conhecer simplesmente as medidas de tendência central não é suficiente, precisamos saber também o quanto os números variam em torno desses valores centrais. Existem várias maneiras de medir a dispersão (ou variabilidade) dos dados, e entre elas encontram-se a variância, o desvio-padrão e a amplitude.

Variância

A variância é uma média dos "desvios" ao quadrado de cada observação em relação à média geral. Para seu cálculo utilizam-se todas as observações, e ele representa uma vantagem quando se compara com a amplitude (note que para calcular a amplitude somente se usam os valores dos extremos).

$$s^2 = \frac{\sum(x_i - \bar{x})}{(n-1)}$$

Como a variância é uma medida da dispersão dos valores de uma série, podemos dizer que quanto maior a variância, maior a dispersão dos valores que a compõem. Já que a unidade da variância é o quadrado da unidade de mensuração de x, prefere-se a utilização do desvio-padrão no seu lugar.

Desvio-padrão

O desvio-padrão (s) é a raiz quadrada da variância, sendo a medida de dispersão mais utilizada. Mostra a dispersão dos dados na mesma unidade de medida de x.

$$s = \sqrt{\frac{\sum(x_i - \bar{x})}{n-1}}$$

A interpretação do desvio-padrão é igual à variância. Quanto maior o desvio-padrão, maior a dispersão.

Amplitude

A amplitude é a diferença entre os valores extremos. Mostra o intervalo entre a maior e a menor medida e não diz nada sobre as medidas centrais, portanto, pode ser "contaminada" por valores extremos.

DISTRIBUIÇÃO NORMAL OU DE GAUSS

Distribuição normal ou de Gauss

Muitas variáveis biológicas apresentam uma distribuição equilibrada, na qual os valores centrais são mais frequentes e os extremos mais raros, sendo os valores muito baixos tão infrequentes quanto os muito altos. Se fizermos a representação gráfica desses valores, vamos encontrar uma curva contínua, com a forma aproximada de um sino, cujos extremos jamais tocam o eixo do X, denominada curva de distribuição normal ou de Gauss (Fig. 12-3).

A curva de Gauss apresenta algumas características importantes em termos estatísticos:

- As duas metades são simétricas ao ser dividida pela média (μ).
- A área total sob a curva, que varia de $-\infty$ a $+\infty$ (lembre-se que as duas pontas não cortam o eixo do X), equivale a 1 ou 100%.
- Aproximadamente dois terços dos indivíduos da população apresentam valores entre ($\mu - 1\sigma$) e ($\mu + 1\sigma$), sendo μ a média e σ o desvio-padrão na população. Ou seja, 68% dos indivíduos têm valores entre um desvio-padrão abaixo e acima da média.
- Aproximadamente 95% da população têm valores entre ($\mu - 1,96\sigma$) e ($\mu + 1,96\sigma$).
- Cerca de 99% da população têm valores entre ($\mu - 2,58\sigma$) e ($\mu + 2,58\sigma$).

Quando esta curva se refere a uma amostra e não à população, a média é representada por x, e o desvio-padrão por s, como foi observado na seção anterior. Quando esta curva refere-se à população, à média é então representada pelo símbolo μ e o desvio-padrão pelo símbolo σ. Na maioria das vezes não conhecemos a média e o desvio padrão populacional, portanto, usamos comumente x e s para estimar os valores da μ. Já foi demonstrado que na medida em que as amostras sejam grandes, as médias de todas as amostras possíveis, de igual tamanho, retiradas aleatoriamente de uma mesma população, distribuem-se segundo uma curva normal, não importando como se distribuem os dados na população de origem. Essa conclusão é chamada de *teorema do limite central* e serve para justificar a estimativa da média populacional a partir de médias amostrais. Uma extensão desse teorema afirma que, se x tiver uma distribuição normal, as médias também apresentarão distribuição normal, mesmo que as amostras não sejam grandes.

A curva de distribuição normal é prática porque, para variáveis com distribuição normal, podemos dizer que o intervalo obtido por $x - (1,96 \times \text{erro-padrão})$ e $x + (1,96 \times \text{erro-padrão})$ contém 95% dos valores dos indivíduos. Dessa forma, os valores obtidos delimitam o limite inferior e superior do intervalo de confiança de 95% (IC 95%).

Observe que no parágrafo anterior foram introduzidos dois conceitos novos, erro-padrão e intervalo de confiança; vamos explicar um pouco mais esses conceitos.

Erro-padrão (EP)

Sabe-se que a média calculada para uma amostra dificilmente será igual à média da população. O tamanho da discrepância depende do tamanho da amostra e da variabilidade dos dados, assim, médias baseadas em amostras grandes variam menos do que as baseadas em amostras pequenas e médias de populações com pequena variabilidade variam menos que médias de populações com grande variabilidade. Quando uma amostra é escolhida ao acaso e é suficientemente grande, ela tem características que se aproximam bastante daquelas da população de origem. Mas, como saber com certo grau de certeza se a média da amostra representa a média verdadeira da população? Se forem selecionadas várias amostras de um mesmo tamanho e extraídas de uma mesma população, e calculadas as médias de cada uma dessas amostras, será obtida uma série de médias diferentes, todas eles representativas da mesma população. Verifica-se que a distribuição dessas médias tem uma distribuição normal em torno da média populacional, e o desvio-padrão das médias amostrais converte-se então no erro-padrão. Dessa forma, o erro-padrão mede a variabilidade das médias das

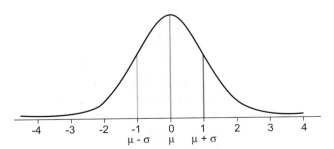

FIGURA 12-3 Distribuição normal padrão ou curva de Gauss.

amostras e indica com que precisão a média da população (μ.) pode ser estimada pela média amostral.

O erro-padrão para médias é calculado através da fórmula:

$$EP = \frac{s}{\sqrt{n}}$$

E para proporções:
EP = $\sqrt{p\,(1- p)\,/\,n}$, onde p é a proporção.

Quanto maior o n de uma amostra, menor é a dispersão dos valores, portanto, menor o desvio-padrão e menor o erro-padrão.

Intervalo de confiança (IC)

É uma faixa de valores em torno da média (ou proporção) da amostra, que se acredita conter a média populacional. Um intervalo de confiança de 95% significa que, se o cálculo for repetido com as médias de um número muito grande de amostras aleatórias diferentes, obtidas nas mesmas condições, da mesma população de origem, espera-se que 95% dos intervalos resultantes incluam o valor verdadeiro de μ.

O IC95% para médias é calculado da seguinte forma: $IC_{95\%} = x \pm (1,96 \times EP)$.

E para proporções: $IC_{95\%} = p \pm (1,96 \times EP)$

Quanto maior o n de uma amostra, menor é a dispersão dos valores, portanto, menor o erro-padrão, e, por conseguinte, menor o IC.

Exemplo prático

A partir dos seguintes dados de uma amostra: nível de glicemia x = 90 mg/dL; s = 8 mg/dL; n = 81; calcular o $IC_{95\%}$.

Primeiro devemos calcular o erro padrão:

$$EP = \frac{S}{\sqrt{n}} = \frac{8}{\sqrt{81}} = 0,89$$

Logo,
$IC_{95\%\,(\text{limite inferior})} = x - (1,96 \times EP).= 90 - (1,96 \times 0,89) = 88,3$
$IC_{95\%\,(\text{limite superior})} = x + (1,96 \times EP).= = 90 + (1,96 \times 0,89) = 91,7$

Então, o nível de glicemia médio na amostra é de 90 mg/dL, mas podemos dizer que existe uma probabilidade de 95% de que esse valor varie entre 88,3 e 91,7 mg/dL na população. Ou seja, se forem calculadas as médias de 100 amostras de tamanho igual, extraídas da mesma população e selecionadas com a mesma metodologia, 95 das médias se situarão dentro desse intervalo, e 5 médias não.

Note que o nível de significância (α=0,05) será 1,96 se quisermos um intervalo de confiança de 95%, mas, se quisermos outro IC, por exemplo, um $IC_{99\%}$, também teremos que alterar o nível de significância (no caso, α=0,01 ou nível crítico =2,58).

TESTE DE HIPÓTESES

Noções gerais

Os trabalhos científicos são realizados com objetivos bem estabelecidos, expressos através de afirmações que o pesquisador deseja verificar. Essas afirmações provisórias sobre o valor dos parâmetros nas populações são denominadas hipóteses.

Tipos de hipóteses estatísticas

As hipóteses estatísticas sempre comparam dois ou mais valores, quer dizendo que são iguais, quer que não o são.

As hipóteses podem ser de dois tipos:
* Hipótese nula (H_0): estabelece a ausência de diferença entre os parâmetros.
* Hipótese alternativa (H_1 ou H_A): estabelece a diferença entre os parâmetros, em geral é o que o pesquisador deseja.

Então, se quisermos provar que determinado medicamento causa catarata, nossa hipótese nula é: o medicamento X não causa catarata. A hipótese alternativa é: o medicamento X causa catarata.

Verificação das hipóteses

Como na maioria das vezes os dados provêm de amostras, a decisão final a respeito de uma hipótese científica está associada a uma probabilidade de erro: erro de afirmar que há diferença quando não existe (erro α ou tipo I) e erro de afirmar que não há diferença quando na realidade existe (erro β ou tipo II).

Levando em conta que a probabilidade complementar do erro tipo β representa a probabilidade de afirmar corretamente que existe uma diferença quando ela realmente existe, então (1 – β) corresponde ao *poder do teste* estatístico para detectar uma diferença real.

O erro de decisão não pode ser evitado, mas sua probabilidade pode ser controlada ou então mensurada, obtendo-se assim uma medida de validade das conclusões obtidas.

A decisão de aceitar a hipótese nula ou a alternativa depende do risco máximo admitido para o erro de afirmar que existe uma diferença quando na realidade não existe (α).

Costuma-se empregar na área médica um alfa (α) = 0,05, contudo podem ser usados os mais diferentes valores de alfa conforme os critérios estatísticos predefinidos pelo pesquisador.

Os diversos testes estatísticos de significância fornecem o *valor "p"*, ou seja, a probabilidade de se obter, ao acaso, uma diferença igual ou mais extrema que a diferença encontrada pelo teste estatístico, na condição de que a hipótese nula seja verdadeira. Assim, se o valor p for < 0,05, rejeita-se a H_0, pois a probabilidade de que a diferença encontrada seja devida ao acaso é muito baixa, mas se o valor p for $> 0,05$, não se rejeita a H_0, pois a probabilidade de que a diferença encontrada seja devida ao acaso é alta.

Utilizando um alfa de 0,05, por exemplo, podemos comparar se existe diferença na média da pressão intraocular (PIO) entre dois grupos, indivíduos com descendência africana e indivíduos com descendência caucásica. Após a realização do teste estatístico, encontrou-se que a média da PIO foi maior nas pessoas com descendência africana. A diferença média entre os grupos foi de 12 mmHg, e o valor p foi 0,03. Portanto, rejeitamos a H_0 e concluímos que existe uma diferença estatisticamente significativa nos níveis de PIO conforme as duas etnias estudadas.

ANÁLISE DOS DADOS

Noções gerais

Após formular as hipóteses adequadamente, o pesquisador realiza então o levantamento dos dados, e posteriormente a análise desses dados conforme os objetivos, as hipóteses, o delineamento da pesquisa e os tipos de variáveis coletadas.

Testes estatísticos paramétricos

Na análise estatística, buscam-se resultados que confirmem ou não as hipóteses. Para isso, costuma-se utilizar testes estatísticos. Em estudos com amostras grandes ou relativamente grandes, os testes mais comumente utilizados são os testes paramétricos, os quais exigem que os dados tenham uma distribuição normal ou aproximadamente normal na população para serem aplicados.

A seguir listamos alguns testes paramétricos e sua aplicação conforme o tipo de variável:
- Desfecho contínuo e exposição dicotômica (duas categorias):
  - Teste t-Student;
  - Teste ANOVA (análise de variância) de uma entrada;
  - Teste ANOVA (análise de variância) de duas entradas (permite ajutar para um fator de confusão).
- Desfecho contínuo e exposição politômica (três ou mais categorias):
  - Teste ANOVA (análise de variância) de uma entrada;
  - Teste ANOVA (análise de variância) de duas entradas (permite controlar para um fator de confusão);
  - Regressão linear (permite controlar para vários fatores de confusão).
- Desfecho dicotômico e exposição dicotômica (tabela 2 tabela 2×2)
  - Teste de qui-quadrado (X^2);
  - Teste de Mantel-Haenszel (permite o controle para fator de confusão);

- Regressão logística (permite controlar para vários fatores de confusão);
- Regressão de Poisson (permite controlar para vários fatores de confusão).
- Desfecho dicotômico e exposição politômica (tabela $2 \times k$)
  - Teste de qui-quadrado (X^2), se a exposição for uma variável nominal;
  - Teste de qui-quadrado para tendência linear, se a exposição for uma variável ordinal;
  - Regressão logística (permite controlar para vários fatores de confusão);
  - Regressão de Poisson (permite controlar para vários fatores de confusão).
- Desfecho contínuo e exposição contínua
  - Correlação de Pearson;
  - Regressão linear (permite controlar para vários fatores de confusão).

É importante mencionar que não é só o tipo de variável que determina a utilização do tipo de teste; existem certas exigências que devem ser satisfeitas para o uso correto dos testes, o qual permite que se realizem inferências válidas sobre os valores obtidos.

Testes estatísticos não paramétricos

Embora um grande número de variáveis apresente distribuição normal, existem também aquelas que não apresentam este tipo de distribuição, ou seja, a sua curva não é igual à curva de Gauss. Em alguns casos, é difícil até determinar que tipo de distribuição apresentam, porque as amostras nem sempre são suficientemente grandes para esse fim.

Essas variáveis não podem ser analisadas pelas técnicas estatísticas clássicas, devendo-se utilizar técnicas não paramétricas, que não dependem do conhecimento da distribuição da variável na população nem das medidas de tendência central.

Logo, as técnicas não paramétricas são as mais apropriadas quando não se conhece a distribuição dos dados na população ou quando essa distribuição é assimétrica.

Mas, quando utilizados em dados que satisfazem às exigências dos testes clássicos, os métodos não paramétricos apresentam uma eficiência menor. Em outras palavras, para se detectar uma diferença real entre duas populações por um teste não paramétrico, o tamanho da amostra deve ser um pouco maior do que seria necessário para um teste paramétrico apresentar significância.

Entre os testes não paramétricos utilizados, podemos citar:
- Teste U de Wilcoxon-Mann-Whitney (substitui o teste t para amostras independentes);
- Teste T de Wilcoxon (substitui o teste t para amostras pareadas);

- Teste de McNemar (alternativa para tabelas 2×2 quando os dados são pareados);
- Coeficiente de correlação de Sperman (alternativa não-paramétrica do coeficiente de correlação de Pearson);
- Teste Exato de Fisher (alternativa para tabelas 2×2 quando algum valor esperado é menor do que 5 ou o n é menor do que 20);
- Teste de Kruskal-Wallis (alternativa não paramétrica do ANOVA).

Escolha do teste estatístico

São poucos os médicos que têm um profundo conhecimento de estatística. Daí decorre que muitas vezes a escolha do teste estatístico é inadequada para os dados em questão. Por isso é importante que, durante a realização do plano de trabalho, um estatístico seja consultado para uma orientação no esquema geral do tratamento e na análise a ser empregada posteriormente.

CONSIDERAÇÕES FINAIS

Para o leitor médico, a estatística não é um fim e sim um meio que nos auxilia a interpretar os resultados de uma pesquisa. É preciso ter bom senso e critério ao se trabalhar com dados, caso contrário eles podem não ter sentido algum. O mais importante num trabalho científico, como já foi salientado, é a coerência entre os objetivos propostos, a metodologia empregada e a análise e interpretação dos dados feita com seriedade e responsabilidade.

BIBLIOGRAFIA

Altman D, Gore S. Statistics in Practice. Torquay: Devonshire Press; 1982.

Ambrosius WT. Methods in Molecular Biology volume 404. Topics in Biostatistics. Totowa: Humana Press Inc.; 2007.

American Academy of Ophthalmology. Basic and clinical science course 2011 – 2012. San Francisco: American Journal of Ophthalmology; 2011. 4943 p.

Armitage P, Colton T. Encyclopedia of Biostatics (8 vols). 2nd edition Wley; 2005.

Callegari-Jacques SM. Bioestatística: princípios e aplicações. Porto Alegre: Artmed; 2003.

Chernick MR. The essentials of biostatistics for physicians, nurses, and clinicians. Hoboken: John Wiley & Sons; 2011.

Doria Filho U. Introdução à bioestatística: para simples mortais. São Paulo: Negócio Editora; 1999.

Duncan B, Giugliani E, Schmiddt MI. Medicina Ambulatorial: Condutas Clínicas em Atenção Primária. 2ª edição. Porto Alegre: Editora Artes Médicas.

Härdle W, Mori Y, Vieu P. Statistical Methods forBiostatistics and Related Fields. Leipzig: pringer-Verlag; 2007.

Jacques SMC, Wagner EM. Notas de aula de Bioestatística. Porto Alegre: Departamento de Estatística, Instituto de Matemática, UFRGS; 1997.

Källén A. Statistics in Practice series. Understanding Biostatistics. 1st Edition Chichester: John Wiley & Sons; 2011.

Katz MH. Study Design and Statistical Analysis: A Practical Guide for Clinicians. Cambridge: Cambridge University Press; 2006.

Matthews DE, Farewell VT. Using and understanding medical statistics. 4th, completely rev. and enl. ed. Basel: Karger AG; 2007.

Nikulin M, Commenges D, Huber C. Probability, statistics and modelling in public health. New York: Springer Science + Business Media; 2006.

Nordness R. Epidemiology and Biostatistics Secrets. Elsevier; 2007.

Paulson DS. Biostatistics and Microbiology: A Survival Manual. New York: Springer; 2008. ix, 216 p.

Riffenburg RH. Statistics in medicine. 3rd ed Elsevier Saunders; 2012.

Vittinghoff E, Shiboski SC, Glidden DV, McCulloch CE. Statistics for Biology and Health series. Regression methods in biostatistics : linear, logistic, survival, and repeated measures models. New York: Springer Science + Business Media, Inc.; 2005.

ÍNDICE

A

AAS, 504
Acanthamoeba, 96
  tratamento da, 441
Acaso, 526
Acetato de fluormetolona, 452
Acetazolamida, 447, 479
Acetilcolina, 478
Aciclovir, 436, 498
Ácido
  aminocaproico, 453
  ascórbico, 457
  dimercaptossuccínico, dmsa, 469
  etilenodiaminotetracético ou edta, 469
  fólico, 457
  folínico, 440
  hialurônico, 467
Acomodação, 317, 321
Aconselhamento genético, 153
Acrocefalosindactilia, 144
Actinomicetos, 61
Actinomyces, 61, 69
Actinomyces israelii, 69
Acuidade
  de resolução, 342
  Vernier, 343
  visual, 343
    na infância, 344
    teste de sensibilidade ao contraste, 346
    variáveis afetando a, 344
Adaptação
  à luz, 350
  ao escuro, 350
  de lentes de contato duras e gás permeáveis,
    450
Adenina arabnosídeo, 436
Adenoma hipofisário, 367
Adenovírus, 76
Aderência microbiana, 47
Adrenérgicos tópicos, 501
Afacia congênita, 221
Agente(s)
  alquilantes, 426
  antialérgicos, 420
  antiglaucomatosos, 447
  antimetabólicos, 427
  antimicrobianos, 430
  etiológico, 45
  hiperosmóticos, 448
  imunossupressores, 426
  infeccioso, 43, 220
  midriáticos, 502
  oxidantes, 429
  quelantes, 468
  simpaticomiméticos, 446
Aglutinação, 181
Agonistas α-2 adrenérgicos, 498
AIDS, 83
Albinismo, 147
Álcool(is), 429
  etílico, 504
  metílico, 504
Aldeídos, 429

Aldosterona, 462
Alelos, 114
Alfa-quimiotripsina, 467
Alkylphosphocholina, 442
Alocação de recursos escassos, 521
Alterações
  cromossômicas
    estruturais, 127
    numéricas, 126
  oculares durante a acomodação, 322
  sensoriais no estrabismo, 405
  vítreas devido ao envelhecimento, 325
Ambliopia, 406, 507
Aminoglicosídeos, 433, 498
Amiodarona, 504
Amniocentese, 154
Amostra, 524, 538
Amostragem, 538
  aleatória
    estratificada, 538
    simples, 538
    sistemática, 538
  de conveniência, 538
  de vilos coriônicos, 154
  por conglomerados, 538
Amostras não aleatórias, 538
Amplificação gênica, 115
Amplitude, 541
  de acomodação, 322
Anáfase, 27
Anafilaxia, 477
Anafilotoxinas, produção de, 180
Análise
  do(s) cromossomo(s)
    aplicações médicas da, 113
    sexual pelo esfregaço de células epiteliais, 113
  dos dados, 543
  epidemiológica da cegueira, 507
Análogo(s)
  das prostaglandinas, 447, 498
  do hormônio tireóideo, 502
Anastomoses arteriais intracranianas, 243
Andrógenos, 502
Anel de Kayser-Fleischer, 146
Anestesia
  em oftalmologia, 472
  geral, 478
    associada a bloqueios regionais, 476
  local, 474
  tópica, 473, 474
Anestésicos, 478
  e pressão intraocular, 480
  locais, 497
    estrutura dos, 474
    mecanismo de ação dos, 473
  tópicos, 474
Anfetamina, 504
Anfotericina B, 439
Angiografia-tomografia de coerência óptica
  (ângio-OCT), 489
Angulação da órbita, 212
Ângulo
  camerular, 309
  visual, 341

Aniseiconia, 406
Anoftalmia, 220
Antecipação genética, 124
Anti-histamínicos, 420
Anti-inflamatórios
  esteroides, 421
  não esteroides, 423, 424
  não hormonais, 498
Antibacterianos, 432
Antibiograma(s)
  com disco, 59
  semiquantitativo, 59
Antibiótico(s), 430, 431, 498, 501
  administração do, 432
  betalactâmicos, 433
  suscetibilidade dos organismos aos, 431
Anticoagulantes, 452, 453
Anticorpos, 177
Antiestrogênio não esteroide, 502
Antifúngicos, 438
Antigenicidade, 172
Antígenos, 172
Antiglaucomatosos, 444, 498
Antimetabólitos, 500
Antioncogene, 152
Antioxidantes, 458
Antiparasíticos, 440
Antissepsia, 428
Antitireóideos, 502
Antivirais, 435, 498
Aparelho
  de Golgi, 13
  lacrimal, 212
  secretor, 279
Aplicabilidade, 536
Apoptose, 34, 35
Apraclonidina, 446
Área de *panum*, 401
Artéria(s)
  carótida comum, 241
  etmoidal, 246
  lacrimal, 245
  oftálmica, 244
  palpebrais, 246
  supraorbitária, 245
  supratroclear, 246
Arterite de células gigantes, 175
Artrite
  psoriática, 184
  reumatoide, 183
    juvenil, 184
Artroconídias, 86
Artrópodes, 95, 103
Artrósporos, 86
Ascaridíase, 101
Ascomicetos, 88
Ascósporo, 86
Aspergilose, 92
Assepsia, 427
Astigmatismo, 238
  irregular, 239
  oblíquo, 239
  regular, 238, 239
  simples, 239

545

546 **Índice**

Astrócitos, 332
Atopia, 186
Atrofia
coróidea generalizada, 142
do nervo óptico, 477
girata, 149
óptica, 378
autossômica dominante, 142
autossômica recessiva, 149
Atropina, 478, 500
Autoantígenos, 178
Avaliação da validade, 528
Axônios, 251
Azatioprina, 427
Azidotimidina, 437
Azul
brilhante G, 452
de bromofenol, 452
de metileno, 452
de tripano, 452
patente, 452

B

Bacillus, 64
Bacillus anthracis, 43, 60
Bacillus cereus, 64
Bacilos, 60
Gram-negativos, 65
Gram-positivos, 64
Bacitracina, 434
Baço, 160
Bacteremia, 45
Bactéria(s), 45, 49
ação de certos agentes físicos sobre as, 54
anfitríquias, 50
atríquias, 49
autotróficas, 50
curva de crescimento das, 52
de interesse médico, 61
fisiologia geral das, 50
heterotróficas, 50
isolamento e identificação da, 56, 57
lofotríquias, 49
modo de reprodução das, 51
monotríquias, 49
nomenclatura das, 59
nutrição, 50
peritríquias, 50
produção de calor e luz pelas, 51
respiração, 50
transferência genética entre as, 52
Bainha muscular, 395
BAL, ou 2,3-dimercaptopropanolol, 469
Barbitúricos, 504
Barreira hematoaquosa, 315
Basidiomicetos, 88
Basidiósporo, 86
Basófilos, 157, 170, 296
Beribéri
cardíaco, 455
infantil, 455
neurológico, 455
Betabloqueadores tópicos, 501
Betaterapia ocular para pterígio, 494
Biguanida chlorhexidine, 442
Bimatoprosta, 448
Biodireito, 513
Bioestatística, 537

Bioética, 513, 515
surgimento da, 514
Biotina, 456
Blastocisto, 199
Blastoconídias, 85
Blastomyces dermatidis, 90
Blastoporos, 85
Blefarite, 277
Blefarocálase, 277
Blefarofimose, 277
Bloqueadores β-adrenérgicos, 446
Bloqueio(s)
peribulbar, 475
periconal, 476
regionais, 474, 475
complicações dos, 477
e sedação, 477
retrobulbar, 476
Bomba lacrimal, 283
Borrelia burgdorferi, 71
Brimonidina, 498
Brinzolamida, 447, 498
Brolene®, 441
Bromidrato
de escopolamina, 443
de homatropina, 443
Buftalmo, 221
Bulbo ocular, 225
Butirilcolinesterase, 260

C

Cadeia de infecção, 45
Caderinas, 38
Calázio, 277
Cálice óptico, 207
constituição do, 208
Camada
anterior formação da, 213
de células ganglionares, 334
de fibras nervosas, 334
de fotorreceptores, 333
fibrosa, 274
mucosa das pálpebras, 274
nuclear externa, 333
nuclear interna, 334
submuscular, 274
Câmaras do olho, 229
Campo(s)
de ação muscular, 397
receptivos, 335
visual, 351, 379
binocular, 401
Canal
de Cloquet, 221
de Schlemm, 311
Canaliculite, 283
Câncer, genética e, 151
Cândida, 90
Cannabis, 504
Capacidade reprodutiva x mutação, 124
Cápsula, 49
de Tenon, 229, 287
do cristalino, 317
Carbacol, 445
Carboidratos, metabolismo dos, 463
Carcinoma basocelular, 481
Cariótipo, 112

Catarata, 509, 510
congênita, 139, 221
senil, 17
Cavidades do olho, 229
Caxumba, 83
Cefalosporinas, 433
de 1a geração, 433
de 2a geração, 433
de 3a geração, 433
de 4a geração, 433
Cegueira
análise epidemiológica da, 507
causas de, 508
legal, 507
noturna estacionária congênita, 140
para cores, 150
prevenção da, 507, 508
em crianças, 509
na gestação e pré-natal, 508
no adulto, 510
Células, 295
amácrinas, 331
bipolares, 331
caliciformes, 295
da crista neural, 206
de Leber, 296
de Müller, 332
dendríticas, 168
encontradas na retina, 328
epiteliais
multinucleadas, 296
normais da conjuntiva e córnea, 295
queratinizadas e em queratinização, 295
ganglionares, 331
K, 332
M, 332
parvocelulares, 332
gliais, 332
horizontais, 331
konicelulares, 332
mononucleares, 296
natural killer, 157
noções gerais de, 1
nulas, 165
Células-tronco, 1, 2
embrionárias e adultas, 3
unipotentes, 2
Centríolo, 10
Centrômeros, 21
Centros
corticais, 411
de associação do sistema oculomotor, 411
Ceratite, 91
Ceratocone, 293
Ceratoconjuntivite
epidêmica, 77
flictenular, 176
Ceratopatia em banda, 293
Cetoconazol, 440
Cetorolaco, 424
Cianocobalamina, 456
Ciclo
de Krebs, 16
do ácido cítrico, 16
do ácido tricarboxílico, 16
Ciclopentolato, 500
Cicloplégicos, 502
Ciclosporina, 427
Cílio, 11, 269

Índice   547

Cininas, 171
Circuitos *on* e *off* da retina, 336
Circulação
  ciliar, 247
  coróidea, 248
  do nervo óptico, 361
  ocular, 239
  orbitária, 244
  retiniana, 247
  sanguínea ocular, 240
Círculo(s)
  de Willis, 243
  no olho, 225
Cirurgias
  extraoculares, 473
  intraoculares, 473
Cisticercose, 99
Cistinose, 146
Citocinas, 157, 171
Citoesqueleto, 9, 10
Citogenética, 112
Citologia, 1
  bacteriana, 48
  conjuntival e corneana, 294
  córneo-conjuntival, 295
  das conjuntivites, 294
  de impressão corneoconjuntival, 296
Citoplasma, 1, 8
  citoesqueleto, 9
  organelas celulares, 12
Citoplasma bacteriano, 49
Citrato de clomifene, 502
Clamídias, 62, 71
Clamidoconídias, 85
Clamidósporos, 85
Clindamicina, 440
Clivagens, 197
Clonagem terapêutica, 222
Cloranfenicol, 434, 498, 504
Clorexidina, 429
Cloridrato
  de ciclopentolato, 443
  de fenilefrina a 10%, 444
Cloro, 429
Cloroquina, 503
Clorpromazina, 503, 504
Clostridium, 64
Clostridium botulinum, 468
Coccidioides immitis, 88
Cocos, 59
  Gram-negativos, 63
  Gram-positivos, 62
Codominância, 114
Coenurose, 99
Coesão entre as células, 38
Colágeno, 38, 292
Colesterol, 4
Coleta de amostra ou material, 295
Colírio, 418
Colobomas congênitos, 220
Colonização, 44
  e reinfecção na conjuntiva e pálpebra, 47
Coloração das bactérias, 55
  de Gram, 55
  de Ziehl, 55
Complemento, 157
  ativação do, 181
    via alternativa do, 180

Complemento *(Cont.)*
    via clássica, 180
    via da lectina, 180
Complexo
  de histocompatibilidade principal, 173
  unitivo, 39
Compostos
  de iodo, 428
  de prata, 429
Comunicações intercelulares, 36
Condução nas fibras mielinizadas, 253
Conduta médica, 515
Cones, 329
Confusão, 404
Conídias, 85
Conjugação bacteriana, 52
Conjuntiva, 229
    anatomia da, 283
    formação da, 212
Conjuntivite, 91, 286
    alérgica aguda, 186
    da febre do feno, 186
    de inclusão, 72
    folicular aguda, 77
    neonatal, 509
    papilar gigante, 186
    vernal, 186
Consanguinidade, 115
Consentimento informado, 516, 517
Contaminação recorrente, 44
Contraceptivos orais, 502
Contraste, 345
Convergência, 399
Corantes, 450, 499
Cordomas, 368
Coriocapilar, 354
Coriorretinopatia serosa central
    fotocoagulação na, 485
Córnea(s), 226, 235, 287
    efeitos sobre, 502
    formação da, 213
    vias de administração de medicamentos, 417
Coroa ciliar, 307
Coroide, 228, 248, 352, 354
    formação da, 217
Coroideremia, 151
Corpo(s)
    ciliar, 228, 306, 308, 311
        formação do, 213
        funções, 309
    de inclusão, 15
    geniculado lateral, 370
    residual, 14
Corpúsculos de inclusão, 296
Correspondência retiniana anômala, 406
Córtex visual, 373
Corticoide, 438, 499
Cortisol, 462
Corynebacterium, 64
Corynebacterium diphtheriae, 64
Cotransporte, 6
Craniofaringioma, 367
Crioterapia, 480
Criptococos, 91
Crista neural, 218
Cristalino, 236, 317
    efeitos sobre o, 503
    formação do, 214

Cromossomo(s), 109
  X, 22
  Y, 22
Crossing-over, 111
Cryptococcus neoformans, 91
Culturas corneanas, 294
Cytomegalovirus, 79

D

D-dimetilcisteína, 469
Dacriocistite, 283
Dados, 537
  organização e descrição dos, 539
Danazol, 502
Dano bacteriano, 54
Darwin, Charles, 107
  e evolução, 107
Defeito(s)
  de condução pupilar aferente absoluto, 382
  pupilares segundo o local da lesão neurológica, 381
Defesas oculares no hospedeiro, 47
Deficiência
  da galactocinase, 146
  de vitamina A, 510
  visual, graus de, 507
Degeneração
  hepatolenticular, 146
  macular, 17
    relacionada à idade (DMRI), 17, 327, 510
Deleção, 129
  do braço curto do cromossomo 5, 136
Delineamento, 529
Demonstração
  de ácidos orgânicos, 56
  direta da bactéria, 56
Dendritos, 251
Depuração de imunocomplexos, 180
Derivados
  da artéria carótida interna, 242
  da carótida externa, 242
  do iodo, 502
  fenólicos, 429
  furazônicos, 429
Dermatite de contato, 176
Dermatocálase, 277
Dermatofitoses, 93
Desbridamento, 438
Descolamento de retina, 339, 511
  complicado, 481
  congênito, 221
  fotocoagulação no, 486
Descongestionantes, 421
Descrição de dados
  qualitativos, 539
  quantitativos, 539
Desepitelização corneana, 438
Desfechos clínicos, 528
Desferal, 469
Desferrioxamina, 469
Desinfecção, 428
Desmossomas, 38, 39
Desvio de Hillebrand, 401
Desvio-padrão, 541
Detecção
  de corpos estranhos, 450
  de lesões corneanas, 450
Detergentes, 429

Índice

Determinantes
  alotípicos, 179
  idiotípicos, 179
  isotípicos, 178
Deturgescência, 292
Di-hidroxi-propoximetil-guanosina, 437
Diabetes melito, 463
  tipo I, 464
Diacinese, 28
Diagnóstico
  bacteriológico, 56
  clínico, 113
  etiológico, 56
  genético pré-implantação, 155
  pré-implantação, 154
  pré-natal, 113, 154
Diatermia, 481, 482
Diclofenaco, 426, 498
Dietilcarbamazina, 441
Diferenciação
  celular, 1
  do mesoderma, 203
  tissular, 205
Difteria, 64
Difusão, 6
  transversa ou *flip-flop*, 4
Digenia, 120
Digitálicos, 504
Dioptria, 234
Dipivalil epinefrina, 500
Dipivefrina, 447
Diplococos, 60
Diplopia, 404
Diploteno, 28
Disco
  embrionário didérmico, 199
  óptico, 357
    efeitos sobre o, 504
Discromatopsia, 367
Disfunção, 399
Disomias uniparentais, 124
Dispersão, 232
Disseminação
  hematogênica, 44
  linfática, 44
  local, 44
  microbiana no hospedeiro, 44
  neura, 44
  pelos fluidos corporais, 44
Dissociação luz-perto, 380
Distribuição
  independente, 111
  normal ou de Gauss, 541
Distrofia(s)
  corneanas, 138
  coróidea areolar central, 142
  de cones, 140
  foveomacular viteliforme do adulto, 141
  macular
    de Stargardt, 148
    viteliforme de Best, 141
  miotônica, 123, 144
  viteliforme de início juvenil, 141
Distúrbio(s)
  autossômicos dominantes, 137
    heredograma de, 132
  autossômicos recessivos, 118, 145
    heredograma de, 133
  de expansão repetidas de triplets, 123

Distúrbio(s) *(Cont.)*
  de Huntington, 123
  do fluxo de humor aquoso, 316
  ligado ao X, heredograma de, 133
  monogênicos sexuais, 150
  pós-quiasmáticos, 374
Divisão(ões)
  bacteriana por divisão binária, 51
  por esporogenia, 52
  celulares, 110
DMSA, ácido dimercaptossuccínico, 469
DNA, 20, 21
  mitocondrial, 17, 122
  replicação do, 23
Doença(s), 43, 44
  anticorpo-mediadas, 183
  autoimunes do olho, 189
  autossômica dominante, 117
  causadas por mutações do dna mitocondrial, 122
  célulo-mediadas que afetam o olho, 175
  cromossômicas, 122
  das pálpebras, 277
  de Behçet, 185
  de Fabry, 150
  de Graves, 461
  de inclusão citomegálica, 79
  de Lyme, 71
  de Newcastle, 82
  de Oguchi, 140
  de Reiter, 184
  de Tay-Sachs, 147
  de Von Hippel-Lindau, 143
  de Wilson, 146
  genéticas
    classificação das, 121
    grupos de, 122
  gênicas, 122
  inflamatórias das pálpebras, 277
  linforreticulares, 189
  multifatoriais, 122
Dominância, 114
Dorzolamida, 447, 498
Dosagem de alfafetoproteína, 154
Drenagem venosa, 249
Drogas
  antiprotrombínicas, 452
  autonômicas, 499
Drusas dominantes maculares, 141
Duplicação, 129
Duto nasolacrimal, 282

E

Echinococcus granulosus, 100, 101
Ecotiofato, 479
Ectoderma, 205
  cutâneo, 218
  da crista neural, 209
  invaginações do, 206
  neural, 218
Ectrópio involucional, 277
Edema subconjuntival, 477
Edetato dissódico cálcico, 469
EDTA, ácido etilenodiaminotetracético, 469
Ehlers-danlos, 139
Eixos de Fick, 395
Elastina, 38
Elementos transportáveis, 109

Eletroforese, 191
Eletroimunodifusão, 191
Embrião e resposta imune, 193
Embriologia, 193
  do olho, 205
Emetropia, 236
Endocitose, 7
Endoderma, 205
Endotélio, 291
Endotoxinas, 55
Ensaio
  clínico randomizado, 529
  imunoenzimático, 191
  para imunoglobulinas séricas, 191
Enterotoxinas, 55
Enterovírus, 81
Entrópio, 277
Entubação
  com o paciente consciente, 480
  endotraqueal
    após uso de succinilcolina, 480
    sem succinilcolina, 480
Envelhecimento
  alterações vítreas devido ao, 325
  modificações corneanas devido ao, 293
Envoltórios do globo ocular, 229
Enzimas, 467
Eosinófilos, 169, 296
Epicanto, 221
Epidemiologia clínica, 523
Epífora obstrutiva, 283
Epinefrina, 499
Episclera, 297
Episclerite, 300
Epistase, 121
Epitélio, 288
  da íris, 303
  pigmentar da retina, 228, 337, 338
Epítopo, 172
Equimose, 477
Equinococose, 100
Eritema multiforme, 185, 502
Erro-padrão, 541
Erros aleatórios, 526
Escavação óptica, 357
Escherichia, 65
Escherichia coli, 59, 65
Esclera, 226, 297
  formação da, 212
  patologias alterando a cor da, 299
Esclerite, 300
Esclerose
  da artéria carótida, 368
  múltipla, 185
  tuberosa, 143
Escola morganiana, 108
Escorbuto, 457
Esfíncter pupilar, 305
Especificidade, 527
Espectro eletromagnético, 229
Espermatogênese, 112
Espermatozoide, 194
Espiramicina, 440
Espirilos, 60
Espiroquetas, 71
Espiroquetídeos, 61
Espondilite anquilosante, 184
Esporangiósporos, 85
Esporão escleral, 311

Índice

549

Esporos, 50
  sexuais, 86
Estado refrativo da população, 239
Estafilococos, 60
Estatística, 537
Estenoses craniofaciais, 144
Estereopsia, 404
Esterilização, 428
Esteroides tópicos, 501
Estimativa, 538
Estímulos para a convergência, 399
Estrabismo, 400
Estreptococos, 60, 62
Estreptomicina, 504
Estreptoquinase, 453
Estresse oxidativo, 17
Estrógenos-progestágenos combinados, 502
Estroma, 290, 298, 301
  coróideo, 354
Estudo(s)
  clínicos-epidemiológicos leitura crítica de, 533
  clínicos, 529
  coorte não controlada, 533
  da circulação retiniana, 451
  da produção lacrimal, 450
  da qualidade e quantidade do filme lacrimal, 450
  de caso-controle
    com casos incidentes, 531
    com casos prevalentes, 532
  de casos, 533
  de coorte, 531
  de incidência, 533
  de malignidade, 113
  de prevalência, 533
  ecológico, 532
  transversal, 531
    não controlado, 533
Etambutol, 504
Ética, 513, 515
  médica, 513
Eubactérias unicelulares simples de vida livre, 61
Evidência
  forte, 534
  limitada, 534
  preliminar, 534
Exame
  bacteriológico direto, 56
  do fungo, 85
Excitação e condução, 252
Exocitose, 8
Exoftalmia, 462
Exotoxinas, 54
Experimento não controlado, 531
Expressividade variada, 119
Extubação, 480

F

Fagócitos, 157
Fagocitose, 8, 180, 181
Fanciclovir, 437
Fármacos
  através da córnea, 293
  tópicos que causam iatrogenia, 497
Fáscia orbital, 287
Fase pré-clínica, 416

Fator(es)
  ambientais, 219
  de crescimento, 205
  de necrose tumoral alfa, 171
  genéticos, 219
Febre faringoconjuntival, 76
Fecundação, 112
Fenilefrina, 478, 500
Fenocópia, 114
Fenômeno
  de Bell, 275
  de Mizuo ou Mizuo-Nakamura, 140
Fenotiazinas, 503
Fenótipo, 114
Fertilização, 193, 197
Fibras
  lenticulares, 318
  nervosas no quiasma, 364
  pupilares, 408
Fibrina, 296
Fibrinólise, 453
Fibrinolisina, 453
Fibrinolíticos, 452, 468
Ficomicetos, 87
Filamentos intermediários, 9
Filme lacrimal, 279, 280
  funções do, 281
Filtração, 7
Fímbrias, 50
Fisiologia sensorial, 400
Fixação excêntrica, 406
Flagelo, 11, 49
*Floater*s ou moscas volantes, 17
Flora normal ocular, 47, 48
Flucitosina, 439
Fluconazol, 439
Fluoresceína, 450
  sódica, 499
Fluoroquinolonas, 498
5-fluorouracil, 500
Flurbiprofeno, 425
Flutuação pupilar fisiológica, 304
Força da evidência clínico-epidemiológica, 524
Formações mesenquimais, 209
Foscarnet, 437
Fosfolipídios, 4
Fotocoagulação, 483
  na coriorretinopatia serosa central, 485
  na neovascularização de coroide, 485
  na(s) retinopatia(s)
    da prematuridade, 485
    diabética, 483
    vasculares e inflamatórias, 485
  nas obstruções venosas retinianas, 484
  nas roturas retinianas, 486
  no descolamento de retina, 486
  no melanoma de coroide, 486
  nos glaucomas, 486
  nos tumores vasculares de retina e coroide, 486
Fotogênese, 51
Fotoquímica da visão, 330
Fotorreceptores, 328
Fototransdução, 330
Fundus albipunctatus, 140
Fundus flavimaculatus, 148
Fungos, 84, 438
  classificação anatômica dos, 88
  imperfeitos, 88

Fusão, 402
  cêntrica ou robertsoniana, 128
Fusobacterium, 67

G

Galactosemia, 145
Ganciclovir, 437
Gânglio
  cervical superior, 262
  ciliar, 261
Gangliosidose GM2 tipo 1, 147
Gástrula, 201
Gastrulação, 201
Géis oftálmicos, 419
Gene(s), 114
  controlados pelo sexo, 121
  diretamente envolvidos no reparo do dna, 152
  envolvidos na apoptose, 152
  homeobox, 206
  limitados a um sexo, 121
  supressor tumoral, 152
Genética, 107
  e câncer, 151
Genoma, 109
Genótipo, 114
Germicida(s), 427
  escolha do, 428
Germinação dos esporos, 52
Germinomas, 368
Glândula(s)
  acessórias de Krause e Wolfring, 270
  adrenal, 462
  de Zeiss, 269
  endócrinas, 269
  exócrinas, 269
  lacrimais acessórias, 279
  lacrimal principal, 279
  palpebrais, 269
  pituitária, 459
Glaucoma(s), 143, 316, 357, 510
  absoluto, 481
  neovascular doloroso, 481
  agudo de ângulo fechado, 316
  congênito, 221
    primário, 148
  crônico de ângulo aberto, 316
  de ângulo aberto induzido por fármaco, 503
  de ângulo fechado induzido por fármaco, 503
  fotocoagulação nos, 486
  induzidos por drogas, 503
  juvenil, 139
Glicerina, 448
Glicocálice, 5, 49
Glicocorticoides, 503
Glicolipídios, 4
Glicoproteínas, 5, 38
Glicose hipertônica, 449
Glioma do quiasma óptico, 368
Globo ocular, 265
  forma do, 225
  fluxo sanguíneo no, 239
  perfuração de, 477
Glucagon, 463
Gonioscopia, 309
Gonococo, 63
Granulomatose de Wegener, 176

550   Índice

Grânulos
  de basófilos, 296
  eosinofílicos, 296
Grupamentos celulares, 51

H

Haemophilus, 67
Haemophilus ducreyi, 67
Haemophilus influenza, 67
Haemophilus pertussis, 67
Hanseníase, 68
Helmintoses, 441
Hemiplegia, 378
Hemorragia retrobulbar, 477
Heparina, 452
Herança(s)
  dominante ligada ao X, 119
  intermediária, 114
  ligada ao Y, 119
  monogênica(s)
    autossômica, 116
    sexuais, 118
  pseudogenética, 124
  recessiva ligada ao X, 118
Hereditariedade, base cromossômica da, 108
Heredograma, 131
  de um distúrbio autossômico dominante, 132
  de um distúrbio autossômico recessivo, 133
  de um distúrbio ligado ao X, 133
  de uma nova mutação, 133
Herpes-vírus, 77
Herpes-zóster, 78
  oftálmico, 78
Heterogeneidade
  alélica, 120
  genética, 120
  não alélica, 120
Heterozigose, 114
Hexafluoreto de enxofre, 471
Hialuronidase, 467, 476
Hidroxicloroquina, 503
Hiperglicemia, 463
Hipermetropia, 236
  axial, 237
  de índice, 237
  refrativa, 237
Hipersensibilidade
  anafilática, 185
  citotóxica, 187
  complexo-mediada, 187
  do tipo I, 185
  do tipo II, 187
  do tipo III, 187
  tardia, 176
Hipertireoidismo, 461
Hipófise, 459
Hipoglicemia, 467
Hipotálamo, 459, 463
Hipóteses estatísticas, 542
Hipotireoidismo, 462
Hippus, 304
Histamina, 171
Histoplasma capsulatum, 88
História
  familiar, 153
  gestacional, 153
HIV, 83
Homocistinúria, 147

Homozigose, 114
Hordéolo, 277
Hormônios, 458
  da hipófise, 459
  da tireoide, 461
Horóptero, 401
Hospedeiro
  definitivo, 95
  intermediário, 95
  suscetível, 46
Humor
  aquoso, 236, 312
    escoamento do, 313
    funções do, 315
    produção do, 313
    vias de administração de medicamentos, 417
  vítreo, 236, 323, 324
    substitutos do, 470, 471

I

Iatrogenia
  ocular, 497
  por uso de hormônios, 502
Idade de manifestação, 121
Identificação da bactéria, 58
Idiotia amaurótica infantil familiar, 147
Idoxiuridina, 435, 498
Imidazóis, 439
Impressão gênica, 116
Imunidade
  ativa, 181
  celular, 173, 176
    mediada por linfócitos T citotóxicos, 174
    mediada por linfócitos T helper, 173
  nas doenças produzidas por vírus, 75
  passiva, 181
  tipos celulares envolvidos na, 163
Imunigenicidade, 187
Imunização passiva, 47
Imunoaderência, 180
Imunoeletroforese, 191
Imunogenicidade, 172, 188
Imunoglobulinas, 177
  estrutura da, 177
  IgA, 178
  IgD, 178
  IgE, 178, 185
  IgG, 178
  IgM, 178
Imunologia, 157
  dos transplantes, 189
  dos tumores, 190
  em doenças infecciosas, 190
Imunossupressão, 187
  por doenças não infecciosas e infecciosas, 189
  por drogas, 189
Incerteza, 537
  das decisões clínicas, 523
Incidência, 525
Inclusões, 49
  intracelulares, 75
Incubação, 44, 57
Indagação científica, 535
Índice de refração, 231
Indocianina verde, 451, 499
Indometacina, 425, 505

Inervação
  dos músculos de expressão faciais, 257
  ocular, 250
  sensitiva, 254
Infecção(ões), 43
  bacteriana e olho, 430
  epidemiologia da, 46
  fúngicas, 438
  importância das, 46
  no sistema de drenagem da lágrima, 283
  prevenção da, 47
  subclínica, 44
Inferência estatística, 535
Inflamação, moléculas da, 170
Influenza, 82
Informação genética, 121
Inibidores
  da anidrase carbônica, 447, 498, 501
  da 5-fosfodiesterase, 504
Inserção, 128
Insuficiência do saber biológico e da
  experiência clínica, 523
Insulina, 463
Integrinas, 38
Interação(ões)
  antígeno-anticorpo, 181
  gênica, 120
  microbianas, 54
Interferon, 438
  -alfa, 171
  -gama, 171
Interleucina-1, 171
Interleucina-2, 171
Interleucina-4, 171
Interleucina-6, 172
Interleucina-12, 172
Interneurônios, 331
Intervalos de confiança, 527, 542
Inversão, 128
Iodeto, 460
Iodo, 500
Iopidine®, 446
Iridotomia a laser, 486
Íris, 227, 300, 301
  de cor azul, 303
  fisiologia da, 304
  formação da, 213
  processos da, 311
  vias de administração de medicamentos, 417
Isocromossomos, 129
Isolados genéticos, 115
Isoniazida, 505
Isotianato
  de dibromopropamidina, 441
  de propamidina, 441
Isotretinoína, 504
Itraconazol, 440, 441
Ivermectina, 441

J

Junção comunicante, 36

K

Klebsiella, 65
Klebsiella pneumoniae, 65
Koch, Robert, 43

Índice   551

L

Lacrimejamento, 283
  reflexo, 283
Lágrima(s), 282, 283
  artificiais disponíveis comercialmente, 449
  composição, 281
  vias de administração de medicamentos, 417
Lâmina fusca, 298
LASEK (*laser-assisted subepithelial keratomileusis*), 488
Laser
  em cirurgia refrativa e de catarata, 487
  em oftalmologia, 482
  em recursos diagnósticos, 489
LASIK (*laser-assisted in situ keratomileusis*), 488
Latanoprost, 447, 498
Latência, 44
Lei(s)
  de Hering, 399
  de Mendel, 107, 108
  de Sherrington, 399
  do "tudo ou nada", 253
Leishmânia, 95
Leishmaniose
  cutânea, 96
  mucocutânea, 95
Lente
  côncava, 233
  convexa, 233
Leptoteno, 28
Leptothrix, 69
Leptotricose do olho, 70
Lesão(ões)
  a tecidos normais, 180
  das radiações
    centrais parietais, 377
    ópticas temporais, 377
    parietais anteriores, 377
  das vias supranucleares, 411
  do corpo geniculado lateral, 377
  do córtex visual, 378
  do nervo óptico, 361
  do trato óptico, 375
  hemisférica e de tronco cerebral, 413
  quiasmáticas, 368, 369
Leucotrienos, 171
Levobunolol, 498
Levotiroxina, 502
Ligação genética, 119
Limbo, 226, 297
Limbo, 300
Linezolida, 504
Linfadenopatia, 287
Linfócitos, 163
  B, 165
    ativação dos, 180
    funções dos, 183
  T, 163
    ativação do, 173
    de memória, 164
    função dos, 175
    helper, 163
    supressores, 164
Linfogranuloma venéreo, 72
Linfonodos, 158
Linha de Schwalbe, 310
Lise celular, 180
Lisossoma, 13, 14

Lissamina verde, 452
Listeria, 64
Localização espacial, 400
LSD (ácido lisérgico), 504
Lubrificantes oculares, 449
Lúpus eritematoso sistêmico, 184
Luz, 229

M

Macrófagos, 157, 167
Macrolídeos, 434
Macropsia, 340
Maculopatia diabética, 465
Malformações congênitas, 219
  oculares, 220
Manitol, 449, 479
Mastócitos, 157, 170
  estabilizadores dos, 420
Matriz
  extracelular, 38
  interfotorreceptora, 339
Maurose congênita de Leber, 148
Mebendazol, 441
Média aritmética, 539
Mediana, 540
Medicação pré-anestésica, 479
Medicina
  embasada em evidências, 523
    na prática, 534
  regenerativa, 1, 2
Medida(s)
  de dispersão, 540
  de frequência, 525
  de ocorrência, 525
  de posição, 539
  de tendência central, 539
  de variabilidade, 540
  do desvio, 400
Medula óssea, 162
Meios de culturas, 57
Meios dióptricos do olho, 229
Meiose, 28, 108, 110
Melanoma(s), 493
  de coroide, fotocoagulação no, 486
  uveal, 492
Melatonina, 381
Membrana(s)
  celulares, 3
  citoplasmática, 49
  de Bowman, 289
  de Bruch, 355
  de Descemet, 290
  interna, 16
  limitante externa, 333
  plasmática, 3
  pupilar persistente, 221
Mendel, Gregor, 107
Meningioma, 368
Mesoderma, 205, 218
Metabolismo, investigação do, 56
Metáfase, 27
Metais, 468
Metamorfopsia, 340
Metanol, 504
Metazolamida, 447
Método
  de Gram, 55
  de Ziehl, 55

Metotrexate, 427
Micobactérias, 61, 67
Micologia, 84
Miconazol, 439, 441
Micoplasmas, 62
Micoses
  profundas
    não oportunistas, 88
    oportunistas, 90
  subcutâneas, 92
  superficiais, 93
Microbiologia, 43
Microcórnea, 288
Microfilamentos, 9
Microftalmia, 220
Microftalmo, 145
Micróglia, 333
Micropsia, 340
Microtúbulos, 9
Microvilo, 11
Midríase *versus* cicloplegia, 442
Mielinização, 251
Miíase, 103
Miltefosine, 442
Mínimo
  detectável, 342
  separável, 342
  visível, 342
Miopia, 236
  axial, 236
  de índice, 236
  refrativa, 236
Miotoxicidade, 477
Mitocôndria, 15, 16
Mitomicina, 500
Mitose, 26, 110
  fase G1, 27
  fase G2, 27
Moda, 540
Mola hidatiforme, 219
Molusco contagioso, 81
Monócitos, 157, 166
Mononucleose infecciosa, 79
Moraxella lacunata, 67
Mórula, 198
Mosaicismo, 123
Mosaico de cones, 329
Moscas, grupo das, 108
Movimento(s)
  binocular, 399
  conjugados, 411
    de procura delicada, 412
    sacádico, 412
  disjuntivos, 411
  horizontais do olhar, 412
  oculares, 411
    binoculares, 397
  vertical do olhar, 412
Muco, 296
Mucopolissacaridoses, 146
Mucormicose, 92
Multiplicação, 44
Músculo(s)
  dilatador da pupila, 305
  extraoculares, 393
    formação dos, 212
  extrínsecos oculares, 396
  heredograma de, 133
  levantador da pálpebra superior, 271

Músculo(s) *(Cont.)*
oblíquos, 394
inferior, 395
superior, 394
orbicular, 272
retos, 394
inferior, 394
lateral, 394
medial, 394
superior, 394
retratores da pálpebra inferior, 273
tarsal superior de müller, 272
Mutação(ões), 124
causas de, 124
cromossômicas, 125, 127
das células
embrionárias, 125
germinativas, 125
estruturais, 125
gênicas, 125, 131
genômicas, 125
local das, 125
nas células somáticas, 125
numéricas, 125
tipos de, 125
Mycobacterium leprae, 67
Mycobacterium tuberculosis, 67, 68

N

Não disjunção meiótica, 126, 127
Natamicina, 439
ND:YAG laser, 487
Neisserias, 63
Nematelmintos, 95
Nematódeos, 101
Neomicina, 441, 498
Neovascularização de coroide fotocoagulação
na, 485
Nervo
abducente, 409
maxilar, 257
oculomotor, 406
oftálmico, 255
óptico, 355
anatomia do, 356
formação do, 217
patologias do, 362
porção intracanalicular, 358
porção intracraniana, 360
porção intraorbitária, 358
troclear, 408
Neurite
óptica, 362
retrobulbar, 363
Neurofibromatose, 142
Neuroma acústico, 410
Neurônio(s), 250
colinérgicos, 260
da via visual, 369
Neuropatia(s)
compressivas, 364
nutricionais, 364
óptica(s)
de Leber, 18, 122
diabética, 467
hereditárias, 364
isquêmica, 364
radioativas, 364

Neuropatia(s) *(Cont.)*
tóxicas, 364
traumáticas, 364
Neurulação, 203
Neutralização das toxinas, 181
Neutrófilos, 157, 168
Niacina, 456
Nistagmo congênito, 144
Nistatina, 439
Nocardia, 70
Nocardia asteroides, 70
Nocárdias, 61
Nocardiose ocular, 71
Nódulos de Lisch, 142
Normas para aprovação de um novo
medicamento, 415
Notocorda, formação da, 202
Núcleo(s), 1, 18
cristalinianos, 318
Nucleoide, 49
Nucléolo, 22
Nucleotídeos cíclicos, 172
Números, 524

O

Obstruções venosas retinianas, fotocoagulação
nas, 484
Oftalmia
simpática, 175
neonatal, 63
Oftalmologia sanitária, 507
Óleo
de melaleuca, 442
de silicone, 472
Olho(s)
eixos e polos do, 225
formação do, 205
seco, 281
vascularização do, 241
Ora serrata, 327
Órbita
anatomia óssea da, 262
conteúdo da, 265
formação da, 212
globo ocular e, 265
sintomas dos distúrbios da, 267
Orbitopatia de Graves, 495
Órgãos linfoides, 158
Ortoforia, 399
Ortomixovírus, 82
Osmose, 6
Osteogênese imperfeita, 138
Ovários, 463
Óvulo, 193
Ovulogênese, 112

P

Padrão-ouro, 526
Padrões de infecção nos países em
desenvolvimento, 46
Pálpebra(s)
anatomia geral das, 267
efeitos sobre, 502
formação da, 212
funções da, 275
pele das, 271
vascularização das, 274
Papiledema, 364

Papilomavírus, 76
Papovavírus, 76
Paquiteno, 28
Paralisia
do terceiro nervo, 408
pupilar ipsilateral por lesão do terceiro nervo
craniano, 385
Parâmetro, 538
Paramixovírus, 82
Parasitologia, 43, 94
Parasitoses, 440
Parassimpaticolíticos, 442
tópicos, 501
Parassimpaticomiméticos, 444
Parede celular, 48
Pars plana, 327
Pasteur, Louis, 43
Patência lacrimal, 451
Patogenicidade, 43, 44
Pediculose, 103
Pediculus humanus, 103
Penetração
da bainha do nervo óptico, 477
de medicamentos no globo ocular, 417
Penetrância, 119
Pênfigo bolhoso, 185
Penfigoide cicatricial, 185
Penicilamina, 469
Penicilina(s)
de 1a geração, 432
de 2a geração, 433
de 3a geração, 433
de 4a geração, 433
de amplo espectro, 433
G, 432
semissintéticas, 433
Pentoxifilina, 453
Peptococcus, 63
Peptostreptococcus, 63
Perfluorocarbonos líquidos, 471
Período
de convalescença, 44
de divisão celular, 193
de estado, 44
de incubação, 44
de transmissibilidade, 44
do processo infeccioso, 44
embrionário, 193
fetal, 193
final, 44
pré-embrionário, 193
prodrômico, 44
refratário, 253
Peroxissomo, 15
Persistência, 44
da artéria hialoide, 221
Pesquisa
clínica, 416
da hipersensibilidade tardia, 56
da sensibilidade das bactérias a diversas
substâncias, 56
de antígenos bacterianos, 56
de fatores de virulência, 56
de sequências homólogas de ácidos nucleicos,
56
em seres humanos, 518, 519
Picornavírus, 81
Pilocarpina, 445, 478, 498, 500
Pimaricina, 439

Índice   553

Pinguécula, 287
Pinocitose, 8
Piridoxina, 456
Pirimetamina, 440
Pirimidínicos, 439
Piscar espontâneo, 275
Pitiríase, 103
Pityrosporum ovale, 93
Placa episcleral de braquiterapia, 491
Plano de Listing, 395
Plasmídeo, 49
Plasmócito, 296
Platelmintos, 94, 99
Pleiotropia, 120
Plexiforme
  externa, 334
  interna, 334
Poliarterite nodosa, 175
Poliênicos, 439
Poligenia, 120
Polimixina B, 434, 442, 498
Polimorfismo, 113, 114
Polimorfonucleares, 295
Polos do olho, 225
Polyhexamethylene de biguanida, 442
Pomadas oculares, 418
Ponto(s)
  lacrimais, 282
  nodal, 400
População(ões), 524, 538
Portador, 44
Portal
  de entrada, 46
  de saída, 46
Poxvírus, 80
Pranoprofeno, 425
Precipitação, 181
Preparação pré-anestésica, 478
Presbiopia, 322
Preservativos, 500
Pressão intraocular, 312, 315
  anestésicos e, 480
  aumento da, 17, 316
  diminuição da, 316
  e pressão sanguínea, 316
Prevalência, 525
Primeira divisão do trigêmeo, 255
Príons, 45
Prismas, 232
PRK (*photorefractive keratectomy*), 488
Probabilidades, 524
Problemas reprodutivos, 113
Processo notocordal, 202
Prófase, 27
Pronúcleos, 195
Propine®, 447
Propionibacterium acnes, 65
Proteínas
  estruturais, 5
  extrínsecas, 5
  integrais, 4, 5
  intrínsecas, 4
  multiadesivas, 38
  periféricas, 5
  quinases ciclina-dependentes, 29
Proteus, 66
Protooncogene, 152
Protozoários, 94, 95
Prováveis genótipos da descendência, 116

Pseudogenes, 116
Pseudomonas, 66
Pseudomonas aeruginosa, 59, 66, 73
Pseudotumor cerebral, 364
Pseudovírions, 75
Pterígio, 287
Pthirus pubis, 104
Ptose, 277
  congênita, 221
Punção de dura-máter, 477
Pupila, 236, 304, 378
  amaurótica, 382
  de Argyll-Robertson, 383
  de Marcus Gunn, 383
  hemianópica de Wernicke, 383
  tônica de Holmes-Adie, 387

Q

Quantificação da resposta imune, 190
Quelação, 469
Quemose, 477
Quiasma
  anatomia aplicada da região do, 365
  em relação à sela túrcica, 366
  vascularização do, 366
Quimiotaxia, 180
Quimioterápicos, 500
Quinolonas, 434

R

Radiações ópticas, 372
Radioimunoensaio, 191
Radioterapia, 489
  no pterígio, 494
  nos tumores, 490
  por raios externos, 490
Razão(ões)
  de ocorrência, 528
  de probabilidades, 527
Reação(ões)
  de aglutinação passiva, 191
  de Coombs, 191
  de hipersensibilidade imediata, 185
  de imunoaderência, 191
  de Waaler-Rose, 191
  teciduais da conjuntiva, 286
  tóxicas
    oculares, 474
    sistêmicas, 474
Rearranjos estruturais
  balanceados, 131
  desbalanceados, 131
Receptores
  colinérgicos, 260
  muscarínicos, 260
  nicotínicos, 260
Recessividade, 114
Recesso(s)
  angular, 311
  de Kuhnt, 307
Recombinação homóloga, 34
Rede terminal, 39
Reflexão, 230
Reflexo(s)
  de fixação, 400
  fotomotores direto e consensual, 391
  fusional, 403
  não ópticos, 412

Reflexo(s) *(Cont.)*
  oculocardíaco, 473, 477
  palpebral, 275
  para perto, 380
  pupilar à luz, 379
Refração, 230, 231
  na lente côncava, 233
  na lente convexa, 233
Regeneração epitelial, 293
Região promotora, 21
Regulação neural da produção lacrimal, 280
Rejeição
  aguda, 189
  crônica, 189
  hiperaguda, 189
Reparo de excisão
  de base, 31
  de nucleotídeo, 31
Replicação, 30
  do DNA, 23
  viral, 75
Representação gênica, 116
Reprodução fúngica, 85
Reservatório(s), 46
  ambientais, 46
  animais, 46
  humanos, 46
Resistência
  bacteriana, 73
  corneana a infecções, 293
  microbiana, 73
Resposta
  humoral, 180
  imune
    adquirida, 158
    embrião e, 193
    inata, 157
    modulação da, 180
    primária, 183
    secundária, 183
Retículo endoplasmático, 12
  liso, 13
  rugoso, 13
Retina, 228, 326, 338
  central, 326
  circuitos *on* e *off* da, 336
  efeitos sobre a, 503
  fluxo sanguíneo na, 240
  formação da, 216
    da imagem na, 236
  periférica, 327
  roturas gigantes de, 481
  vias de administração de medicamentos, 417
Retineno, 330
Retinoblastoma, 136, 481, 493
Retinol, 454
Retinopatia
  da prematuridade, 481, 509
    fotocoagulação na, 485
  diabética, 510
    fotocoagulação na, 483
    não proliferativa, 465, 484
    proliferativa, 465, 484
  vasculares e inflamatórias, fotocoagulação
    em outras, 485
Retinose pigmentar, 35, 139
Retinosquise congênita, 151
Retração palpebral, 461
Riboflavina, 455

554 Índice

Ribossomo, 12
Rickéttsias, 62, 73
Rifampicina, 434
Risco(s), 527
  atribuível, 528
  de recorrência, 154
  relativo, 528
Ritmo circadiano, 381
Rivalidade retiniana, 402
Rodopsina, 5, 330
Rosa-bengala, 451
Roturas
  gigantes de retina, 481
  retinianas, fotocoagulação nas, 486
RT-PA sintético, 453
Rubéola, 81

S

Sabões, 429
Saco lacrimal, 282
Sarampo, 83, 510
Sarcoidose, 175
Sedação, bloqueio regionais e, 477
Segunda divisão do trigêmeo, 257
Selectinas, 38
Semeadura, 57
Sensibilidade, 527
  espacial ao contraste, 345
  temporal ao contraste, 346
Sepse, 45
Sífilis congênita, 71
Significância clínico-epidemiológica, 535
Sildenafil, 504
Simpaticomiméticos, 442
Sinal
  autócrino, 37
  endócrino, 37
  neuronal, 37
  paraendócrino, 37
Sinapse(s), 254, 260, 261
  retinianas, 335
Síndrome, 219
  Aicardi, 151
  Bardet-Biedl, 148
  cavernosa anterior, 267
  Criswick-Schepens, 141
  cromossômicas
    autossômicas, 133, 136
    sexuais, 137
  da fissura orbitária superior, 267
  de Apert, 144
  de Claude-Bernard-Horner, 388
  de Claude, 407
  de Crouzon, 144
  de Down, 136
  de Duane, 144
  de Edwards, 135
  de Foville, 410
  de Goldenhar, 145
  de Horner, 388, 389
  de Klinefelter, 137
  de Louis-bar, 147
  de Lowe, 150
  de Marfan, 139
  de Millard-Gubler, 410
  de Nothnagel Ii, 407
  de Parinaud, 384
  de Patau, 133

Síndrome *(Cont.)*
  de SjöGren, 184, 281
  de Stickler, 141
  de Turner, 126, 137
  de Vogt-Koyanagi-Harada, 175
  de Waardenburg, 145
  de Weill-Marchesani, 139
  de Werner, 148
  do ápice orbitário, 267
  Favre-Goldmann, 149
  Kearns-Sayre, 18
  Pfeiffer, 144
  Treacher Collins, 145
Síntese proteica, 25
Sintomas corneanos, 293
Sistema
  complemento, 179
  de checagem e reparo do dna, 28
  de Shaffer, 312
  dióptrico do recém-nascido, 239
  imune, 157
    origem das células do, 158
  lacrimal, 279
  nervoso
    autônomo, 259
      ocular, 259
      parassimpático, 261
      simpático, 261, 262
    central × periférico, 259
    parassimpático, 260
    simpático, 260
  óptico do olho, 235
Solução
  de limpeza para lentes de contato, 500
  salina, 471
Somação
  espacial, 254
  temporal, 254
Sporothrix schenckii, 92
Staphylococcus, 62
Staphylococcus aureus, 47, 59, 62
Streptococcus, 62
Streptothrix, 69
Substâncias
  ativadoras de linfócitos por mecanismos
    inespecíficos, 173
  viscoelásticas, 468
Succimer, 469
Sulfato de atropina, 443
Sulfonamidas, 435, 440, 505
Supercílio(s)
  anatomia dos, 278
  formação do, 212
  funções dos, 279
  histologia dos, 278
Supracoroide, 354
Supressão fisiológica, 404
Suprofeno, 426
Suramin, 441

T

Tafluprost, 448
Tamanho
  da amostra, 539
  pupilar, 304, 379
Tamoxifeno, 503
Tecido subcutâneo, 271
Tecnologia médica, 518

Telangiectasia atáxica, 147
Teleterapia, 490
Telófase, 27
Telômero, 21
Teorema do limite central, 541
Teoria
  cromática de Young-Helmthotz, 347
  da oponência das cores de Hering, 347, 348
  da rede idiotípica, 172
  de seleção clonal, 165
  tricromática de Young-Helmholtz, 348
Terapia
  fotodinâmica, 487
  imunológica, 426
Teratogênese, 415
Termo de consentimento, 416
Termogênese, 51
Termoterapia transpupilar, 487
Teste(s)
  clínicos para avaliar o filme lacrimal, 280
  da luz alternante, 392
  da reação pupilar para perto, 392
  de fixação do complemento, 191
  de hipóteses, 542
  de sensibilidade ao contraste ×acuidade
    visual, 346
  diagnósticos, 526
  estatístico(s)
    escolha do, 544
    não paramétricos, 543
    paramétricos, 543
  radioimunoadsorvente em papel("prist"),
    191
  tuberculínico, 68
Testículos, 463
Testosterona, 463
Tetraciclina, 434
  sistêmica, 498
Tiabendazol, 441
Tiamina, 455
Timo, 162
Timolol, 479, 498
Tioridazina, 503
Tireoglobulina, 460, 502
Tireoide, 460
Tirosinas, 460
Togavírus, 81
Tolerância, 188
  imunológica, 187
Tomografia de coerência óptica, 489
Tonometria de aplanação, 451
Toxicidade, 415
  anestésica, 477
  corneana, 498
Toxina(s), 468
  botulínica, 468
Toxocara canis, 101
Toxoplasma gondii, 96
Toxoplasmose, 440
Trabéculo, 311
Tracoma, 71, 510
Tradução, 75
Trajeto dos raios luminosos, 234
Trama
  corneoescleral, 311
  cribiforme, 311
  endotelial, 311
  justacanalicular, 311
  uveal, 311

Índice 555

Transdução, 53, 75
Transformação, 53
Translocação, 127
  recíproca, 127
  simples, 127
Transmissão
  modo de, 46
  sináptica, 260
Transmissibilidade, 44
Transplante de córnea, 190
Transporte
  ativo, 6
  do material para o laboratório, 57
  pela membrana, 5
Trato
  óptico, 370
  uveal, 300
    efeitos sobre o, 502
Trauma ocular, 510
Travaprosta, 448, 498
Treponema, 71
Treponema pallidum, 59
Triancinolona acetonida, 452, 499
Trifluorotimidina, 435
Triquíase, 269
Trissomia
  do 13, 133
  do 18, 135
  do 21, 136
Tropicamida, 443, 500
Troxerrutina, 453
Tuberculose, 68
Tubo neural, formação do, 203
Tumores vasculares de retina e coroide, fotocoagulação nos, 486
Túnica(s)
  fibrosa, 225
    funções da, 227
  interna, funções da, 228
  oculares, 225
  sensorial, 228
  vascular, 227
    funções da, 228

U

Úlceras corneanas, 294
Ultrassonografia, 155
Unidade, 537
Unoprostona isopropílica, 448
Ureia, 449
Uroquinase, 453
Uveíte, 481
  facogênica, 185

V

Vaccínia, 80
Vacinação, 47
Vacinas, 47
Valaciclovir, 437
Validade
  externa, 528, 535
  interna, 528, 535
Válvula
  de Hasner, 282
  de Rosenmüller, 282
Vancomicina, 433
Variância, 540
Variáveis, 537
Varicela, 79
Varíola, 80
Vascularização
  ocular, 244
  vertebrobasilar, 243
Vasoconstritores tópicos, 500
Vasos, 210
  linfáticos, 158
Veia oftálmica
  inferior, 249
  superior, 249
Veilonella, 63
Verificação das hipóteses, 542
Vesícula
  da lente, 209
  óptica, 206, 207
Vetor, 44
Via(s)
  conjuntival, 422
  de administração de medicamentos, 417
  intracameral, 419
  intravítrea, 419
  koniocelular, 370
  magnocelular, 370
  oculossimpática, 381
  oral, 419
  parenteral, 420
  parvocelular, 370
  peribulbar, 419
  pupilar, 379
  retro, 419
  retroquiasmática, 369
  simpática, 381
  sistêmica, 422
  subconjuntival, 419
  subtenoniana, 422
  tópica, 418, 422
  visual, 355
    quiasma, 364
Vibrião, 60

Vícios, 525
Viés(es), 525
  de aferição, 525
  de confusão, 525
  de seleção, 525
Viremia, 45
Virulência, 43, 44
Vírus, 45
  características dos, 74
  classificação dos, 75
  defectivo, 75
  Epstein-Barr, 79
  estrutura, 74
  herpes-vírus simples, 78
  mecanismos das doenças por, 75
  noções gerais de, 74
Visão
  binocular, 401
  de cores, 349
  subnormal, 507
Viscoelásticos, 469
Visualização da cor dos objetos, 350
Vitamina(s)
  A, 205, 454
  B_1, 455
  B_2, 455
  B_3, 456
  B_6, 456
  B_{12}, 456
  C, 457
  D, 457
  E, 458
  hidrossolúveis, 454
  K, 458
  lipossolúveis, 454
Vítreo
  formação do, 216
  terciário, 320
  vias de administração de medicamentos, 417
Vitreólise farmacológica, 467
Vitreorretinopatia exsudativa familiar, 141

X

Xantelasmas, 277
Xeroftalmia, 17

Z

Zidovudina, 437
Zigósporo, 86
Zigoteno, 28
Zigoto, 197
Zônula, 317
  de adesão, 39
  de oclusão, 39

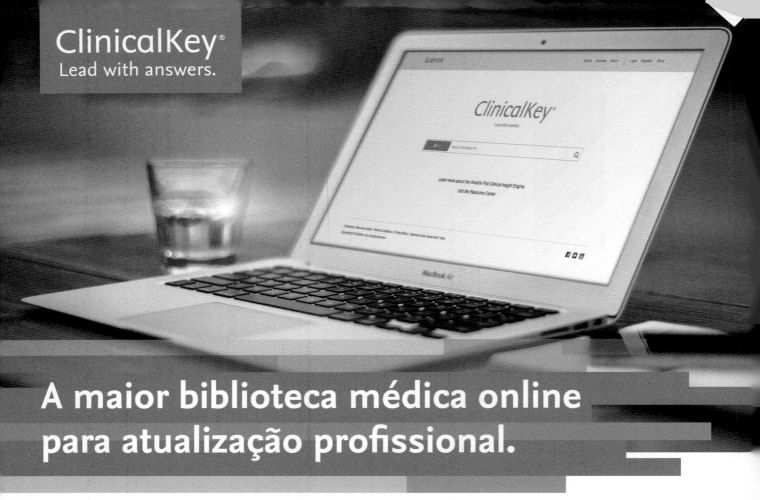

ClinicalKey
Lead with answers.

A maior biblioteca médica online para atualização profissional.

ClinicalKey é a única fonte de busca clínica que oferece a informação mais confiável, atualizada e abrangente, a qualquer hora, e em qualquer lugar.

A maior base de dados clínica

Mais de 1.000 e-books para download, 600 periódicos, 2.900 monografias sobre drogas, 17.000 vídeos de procedimentos, 2.000.000 de imagens e muito mais.

Buscas mais rápidas

Design que facilita a navegação e ferramentas que salvam o histórico de buscas, capturam e exportam imagens para uso em aulas e palestras.

A melhor tomada de decisão

Informações rápidas e precisas baseadas em evidências para o cuidado à beira do leito, Guidelines, MEDLINE indexado por completo, ensaios clínicos e muito mais.

Experimente. Acesse: www.elsevier.com.br/clinicalkey

Empowering Knowledge

ELSEVIER